国家级名医
秘验方

U0376360

王　迪◎主编

副主编　韩　捷　苏　鑫　孙　立　韦　倩
编　者　王　迪　韩　捷　苏　鑫　啜　菲
　　　　崔　巍　粟　栗　张文风　赵书锋
　　　　钟慧群　李　萍　聂金娜

吉林科学技术出版社

图书在版编目（CIP）数据

国家级名医秘验方 / 王迪主编 . -- 长春 : 吉林科
学技术出版社，2021.11
ISBN 978-7-5578-8978-4

Ⅰ . ①国… Ⅱ . ①王… Ⅲ . ①验方－汇编－中国
Ⅳ . ① R289.5

中国版本图书馆 CIP 数据核字（2021）第 225579 号

国家级名医秘验方
GUOJIAJI MINGYI MIYANFANG

主　　编：王　迪
出 版 人：宛　霞
责任编辑：练闽琼　李永百　　封面设计：创意广告
*
吉林科学技术出版社出版、发行
长春新华印刷集团有限公司印制
*
720毫米×990毫米　16开本　31.5印张　680千字
2021年11月第1版　2024年1月第2次印刷
定价：42.00元
ISBN 978-7-5578-8978-4
版权所有　翻印必究
如有印装质量问题，可寄本社退换。
社　　　　址：长春市福祉大路5788号　邮编：130118
发行部电话／传真：0431-81629529　81629530　81629531
　　　　　　　　　81629532　81629533　81629534
编辑部电话：0431-81629518
电 子 信 箱：JLKJCBS@public.cc.jl.cn
网　　　　址：www.jlstp.com

前　言

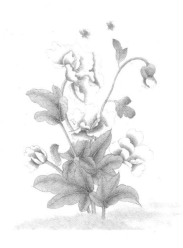

　　祖国医药学历史悠久、源远流长，涌现出众多的、灿若明星的医药学家。正是他们在悬壶济世、耕耘杏林的过程中，在一方一药的基础上，使其不断发展壮大，形成了今天的完整的中医药学体系，对中华民族的繁衍和昌盛做出了卓越贡献，成为中华民族文化的瑰宝。

　　秘验方，顾名思义是指或世代口传心授，或源于经典古方增删新订，或经民间验方修改补充，或独创并经验证确有良效的方剂。国家级名医指经卫计委国家中医药管理局审定的首批、二批、三批全国老中医药专家学术经验继承指导老师。他们在长期的临床实践过程中，形成了独到的学术思想和学术风格，他们的秘验方，传承经典，启迪后人，厚积薄发，勇于创新，是才华与智慧的结晶，有着很高的学术价值和实用价值。

　　本书在征集过程中，得到了全国 20 多个省、市、自治区，中国人民解放军的相关领导和名医的大力支持，尽管有很多名医相继谢世，但值得庆幸的是他们所带的学生或家人又将宝贵的秘验方收录在本书中，使之得以广为流传。我们可以从中看到，首批名医，如雷贯耳的名字，缜密的思维，精湛的医术，令人钦佩不已；二批、三批名医，活跃的思维，过人的胆识，令人更能感受到时代的韵律。使我们深感遗憾的是，由于种种原因，部分名医的秘验方未能如期送至，以至于未能收入。

　　本书集首批、二批、三批名医的学术经典于一体，少部分内容取自于近年来的文献。尽管有遗珠之憾，但也给我们展现出了一幅宏伟的画卷。我们细细品味，就会发现它是将前人的精髓赋予了新的内涵，使之更为适合临床，富有生命力。对于很多刚出道的年轻中医，本书犹如一把钥匙，开启大门；对于学有所成之士，本书则使您欲穷千里目，更上一层楼；对于中医药爱好者，本书则帮您按图索骥，与专家学者面对面。

　　本书的内容极为丰富，秘验方 581 首，涉及内、外、妇、儿、皮肤、五官、男 7 科 159 种疾病。每方分为组成、功效、主治、用法、方解、加减、点评、验案、简介 9 部分。方名大部分以中医传统方式命名，一部分以西医病名命名，一部分以中西医结合方式命名；组成中的药物和剂量，令人回味、令人赞叹；功效与主治，体现了中医疗效的关键所在——辨证论治；方解将全方的组成一步一步加以分析；点评点出用方及治疗过程的精华之处；验案则是取之最为典型的病例；简介概括了名医之业绩、临床之擅长；通信地址则便于读者与名医、或其学生、或其家人进一步沟通和交流。

　　在本书出版之际，我们谨向首批、二批、三批全国老中医药专家学术经验继承指导老师及其学生、家人表示深深的谢意，向秘验方未能收入本书的名医深表歉意。我们衷心地希望本书的出版能够促进中医药的普及与提高。愿中医药学新著如雨后春笋，愿中医药事业如火如荼，愿普天下百姓获益无穷！

编　者

2016年7月

目　录

内科疾病秘验方

四十六、脑痴呆

四十七、头痛

四十八、三叉神经痛

四十九、痫证

五十、神经衰弱

五十一、神经官能症

妇科疾病秘验方

外科疾病秘验方

儿科疾病秘验方

皮肤科疾病秘验方

五官科疾病秘验方

男科疾病秘验方

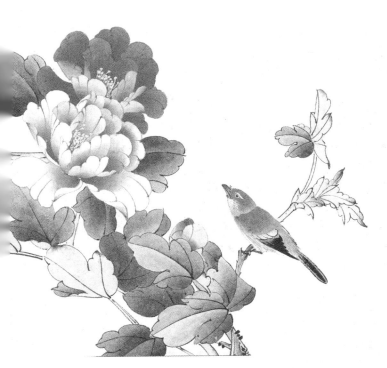

内科疾病秘验方

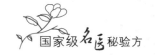

一、高血压病

1. 调络饮（王乐善）

【组成】桑寄生 15g　生地 15g　丹皮 15g　白芍 15g　黄芩 15g　菊花 15g　夏枯草 30g　杜仲 15g　牛膝 15g　桑枝 15g　桂枝 15g　生石决明 30g　甘草 15g

【功效】调和脉络，降压清眩。

【主治】缓进型高血压病，属肝阳上亢者。症见头晕目眩，甚则头痛且涨，每因烦劳恼怒而加剧，脉象弦数有力，严重时手足麻木。

【用法】水煎服，每日 1 剂，早晚各服 1 次。

【方解】牛膝补肝益肾，引血下行；生石决明镇逆潜阳；桑寄生、杜仲补肝益肾；生地以平血逆；丹皮、白芍凉血活血，生血和脉；黄芩养阴清热；菊花治头目眩晕；夏枯草补肝血，除虚烦；桑枝、桂枝调营通脉，以防偏风；甘草调和诸药。诸药合用，有补肝肾、平肝阳、降血逆、调血脉之效，使阴平阳秘，血脉调和，而适用于缓进型高血压病。

【加减】手足麻木加黄芪 30g，桂枝 15g。

【点评】缓进型高血压亦称良性高血压，起病隐匿，病程进展缓慢，近半数病人可无症状，血压增高常在体格检查或因其他疾病就医时才得发现，少数病人则在突然发生脑血管意外时发现，由此可见本病与肝阳上亢、血气上逆相关，即与"血脉"直接相关。王老用"调络饮"调和脉络，使血脉协调平衡，故对缓进型高血压病确有一定疗效。

【简介】王乐善，生于 1912 年，逝于 2002 年，辽宁义县人。历任锦州铁路中心医院中医科主任，辽宁中医学院附属医院副院长、主任医师，中华全国中医学会中医外科学会主任委员。业医 70 年，擅长内、外、妇、儿、针灸等科，临床上经常针药并举，每起沉疴。

原通信地址：辽宁中医药大学附属医院　邮编：110000

2. 育阴潜阳降压汤（邱保国）

【组成】生地 20g　白芍 15g　生石决明 12g　生龙骨 12g　怀牛膝 15g　夏枯草 10g　豨莶草 10g　杜仲 12g　罗布麻 15g

【功效】育阴潜阳，平肝熄风。

【主治】高血压病，属肝肾阴虚，肝阳上亢者。症见头晕目眩，目涨耳鸣，面潮红，急躁易怒，心烦失眠，耳鸣目涩，手足心热，舌红，苔黄或少苔，脉弦细。

【用法】水煎服，每日 1 剂，早晚各服 1 次。

【方解】本病多责之于肝肾阴亏，木少滋荣，阴不涵阳，则肝阳上亢，气血上逆。故用生地、白芍、生地滋阴生津，清热凉血，白芍敛阴养血，养阴柔肝，平抑肝阳；用生石决明平肝潜阳，生龙骨重镇安神，清肝潜阳，抑浮阳上越，怀牛膝活血化瘀，补益肝肾，引血下行，合用而镇逆潜阳；又加用夏枯草清肝火，平肝阳，渗湿利水降压；豨莶草搜风通络；杜仲入肝肾，养其阴血以协助降压；罗布麻平肝亢盛而降压，全方共奏育阴潜阳，平肝熄风之功，使头目清，目眩止，血压复常。

【加减】若情志所致，酌加佛手、白蒺藜、玫瑰花或绿萼梅；若眩晕急剧，手足麻木加桃仁、红花、地龙、水蛭；胸闷，加川芎、枳实、赤芍等。

【点评】本病多由情志所致病人素体偏阴虚，肾阴不足，水不涵木，可引起肝阳上亢，此为母病及子。肝属木，寓相火，体阴而用阳。情志抑郁，肝失疏泄，肝气内郁，气有余便是火，形成肝阳亢盛，故治疗宜育阴平肝潜阳。下列验案，病人胸闷而不移，有郁而气滞之象，故加用枳实、佛手、川芎，取得好的效果。

【验案】张某，女，55 岁，退休干部，2006 年 5 月 20 日初诊。近周来，因与子女生气，出现头晕、目涨、心惊易醒、急躁易怒、耳鸣目涩、口干、手心偏热。家族中父和兄均有高血压病，在家曾先后服复方降压片、心痛定等，血压仍高，症状不减。检查：血压 26.7 / 15.7 kPa（200 / 118mmHg），心率 72 次 / 分，节律，无杂音，舌黯红，苔薄白，脉弦细。诊断：眩晕（高血压病），证属阴虚阳亢。治当滋阴柔肝，平肝潜阳。方用滋阴潜阳降压汤：生地 20g，白芍 15g，生石决明 12g，生龙骨 12g，怀牛膝 15g，夏枯草 10g，豨莶草 10g，杜仲 12g，罗布麻 15g。连服药 3 剂，次日即感头痛、目眩明显减轻，精神好转，血压降至 19.3 / 12.0 kPa（145 / 90 mmHg），但仍感胸闷胀、耳鸣、睡眠差。二诊：上述方去豨莶草，加枳实 10g，佛手 10g，川芎 10g，服药 6 剂，血压降至 18.0 / 10.7 kPa（135 / 80 mmHg），头痛目眩消失，胸闷、耳鸣明显减轻。三诊：继续上方服 6 剂，测血压正常，症状消失。

【简介】邱保国，生于 1936 年，湖北武昌人。任河南省中西医结合学会副会长，河南省老年医学会主任委员，享受国务院特殊津贴。善于用中西医两法治疗心脑血管病，在老年中医文献研究，临床及新药研究方面均有很高造诣。曾出版《中国老年学》《现代老年学》《传统老年医学》《衰老与老年病》《心脑血管病临床治疗要览》等著作。

通信地址：河南省郑州市城北路7号河南省中医研究院　邮编：450004

3. 加味天麻丸（黄春林）

【组成】天麻 15g　川芎 10～30g　酸枣仁 20g　法半夏 10～15g

【功效】熄风定眩，化痰通络。

【主治】颈椎病或高血压病，属痰瘀阻络、虚风内动者。症见头晕或头颈痛为主，或伴心悸、恶心、呕吐等症，舌苔浊腻，脉弦或弦滑。

【用法】水煎服，每日 1 剂，早晚各服 1 次。

【方解】方中天麻熄风止晕，如《本草纲目》所云，"天麻乃定风草，故为治风之神药"；川芎为血中气药，善于活血通络，最适应于因瘀致虚、因虚致眩者；酸枣仁与天麻均有镇静安神作用，有利于消除眩晕症中的运动不稳定、不平衡感觉；法半夏则化痰降逆止呕，消除眩晕症中的恶心呕吐症状。全方共奏熄风定眩、化痰通络之功。

【加减】肝阳偏亢者，加钩藤、白蒺藜、蔓荆子各 15g，以平肝熄风定眩；头项强痛者，加葛根 30g，羌活、延胡索各 15g，以解痉止痛；伴有上肢麻木者，加桂枝 10g，玉竹 20g，土鳖虫 6g 等，活血柔筋通痹；伴有心悸、恶心呕吐者，则加用苏梗、藿香各 15g，化浊降逆止呕；本方尚可佐以石菖蒲 10g 涤痰开窍，麦冬 15g 养心安神，并适当加入活血化瘀类药物改善血液循环，帮助消除症状。

【点评】历代医家有"无虚不作眩""无风不作眩""无痰不作眩"及"无瘀不作眩"的说法。颈椎病或高血压病的中医病机多因年老或早衰致肾精亏损，脑髓空虚，复因饮食失节、劳逸失当等致痰瘀阻滞颈脉或脑络，造成局部血流不畅、血虚生风，故发为眩晕。本方针对"虚""风""痰""瘀"四种病理因素进行综合治疗，故疗效颇佳。

【验案】苏某，女，55 岁，2004 年 5 月 21 日就诊。症见头晕，颈项痹痛，双上肢麻木，时伴心悸、腰酸、口干、纳呆，二便可，舌淡黯，苔薄腻，脉弦细。颈椎CT示颈椎 5、6 骨质增生，并向后压迫神经根。诊断为颈椎病，辨证为因痰瘀阻滞，经脉不通，气虚血少，筋肌失养而致眩晕及相应部位麻木、疼痛。拟方：天麻 15g，川芎 12g，羌活 15g，法半夏 15g，黄芪 30g，茯苓 15g，杜仲 20g，丹参 18g，延胡索 15g，姜黄 12g，葛根 30 g，桂枝 15g，玉竹 25g，土鳖虫 12g，甘草 6g。患者服用 7 剂后，眩晕消除，守方继服半月，痹痛、麻木诸症亦明显减轻。

【简介】黄春林，生于 1937 年，广东惠阳人，毕业于广州中医学院。现任广东省中医院心内科及肾内科主任，博士生导师；兼任广东省中西医结合学会肾病专业委员会顾问，广东省中医药学会心血管病专业委员会顾问，广东省中西医结合糖尿病专业委员会常委，广东省保健食品协会理事。1993 年被广东省政府授为"广东省名中医"。1997、2003 年分别被原国家人事部、原卫生部、国家中医药管理局确定为第二、三批全国老中医药专家学术经验继承工作的指导老师。擅长心肾疾病的诊疗，对多种疑难杂症亦有独到的见解。主编《泌尿科专病中医临床诊治》等医学专著 5 部，副主编医学专著 20 余部，学术论文 50 余篇。

通信地址：广东省广州市大德路濠畔街广州中医学院　邮编：510120

4. 钩芍平肝降压汤（张崇泉）

【组成】钩藤 25g（后下）　生白芍 20g　干地龙 6g　生地 20g　葛根 20g　川牛膝 10g　泽泻 10g　甘草 5g

【功效】滋阴平肝，通络潜阳。

【主治】中老年轻中度高血压病，属阴虚阳亢型。症见头晕目眩，面部烘热，颈项强痛，小便黄，舌质黯红或紫黯苔薄，脉细弦。

【用法】水煎服，每日 1 剂，早晚各服 1 次。

【方解】高血压病根据其临床表现归属于中医"眩晕""风眩"等病证范畴。其主要病机为阴虚阳亢。由于本病起病缓慢，病程较长，久病入络，病久多瘀，故中老年高血压病的主要病机是阴虚阳亢，兼脉络瘀滞。方中用钩藤平肝潜阳；生白芍滋阴平肝；生地、葛根养阴舒筋；干地龙、川牛膝通络化瘀；泽泻利湿降浊；甘草调和诸药。各药配伍，共奏滋阴潜阳、通络化瘀、平肝降压之功效。现代药理研究表明，上述诸药可通过多方面影响循环系统和中枢神经系统而达到降压效果。

【加减】眩晕较重，面红目赤者，加夏枯草 15g，天麻 10g，杭菊 10g；胸闷胸痛者，加丹参 15g，瓜蒌 15g，郁金 10g；心悸失眠者，加炒枣仁 15g，夜交藤 20g；肢体麻木者，加豨莶草 15g，秦艽 15g；腰膝酸痛者，加杜仲 15g，桑寄生 15g；血脂升高者，加制何首乌 15g，山楂 15g；大便干结者，加草决明 10g，大黄 6g；气虚疲乏者，加生黄芪 30g。

【点评】本方可作为治疗中老年轻中度高血压病的常用基本方，临床以此为基础随症加减，有较好疗效。曾以本方为主治疗中老年Ⅱ期高血压病 50 例，并与口服尼群地平 50 例做随机对照。观察 1 个月，结果表明：本方有明显降压作用，降压总有效率 82%，显效率 39%，与对照组比较差异无显著性（$P>0.05$），并且本方降压幅度较西药对照组低（$P<0.05$），作用缓和，改善病人症状明显优于对照组（$P<0.05$），无不良反应，且能改善病人左心室舒张功能。

【验案】危某某，男，71 岁，2003 年 11 月 15 日就诊。患者头晕、胸痛、心悸 6 年，发作 1 周。就诊时头晕眼涨，面部烘热，劳累后胸闷胸痛，心悸，上楼气喘，疲倦乏力，睡眠不好，大便干结，舌质黯红，舌苔中心黄腻，脉弦细。查血压：21.3 / 12.0 kPa （160 / 90mmHg），心电图：ST–T 改变，频发室早。西医诊断：高血压病，冠心病心绞痛，心律失常。中医辨证：阴虚阳亢、心气不足，心血瘀阻。处方：天麻 10g，夏枯草 10g，双钩藤 25g（后下），生黄芪 30g，生白芍 20g，丹参 20g，红花 6g，瓜蒌壳 15g，郁金 10g，炒枣仁 20g，生地 20g，生龙齿 15g，草决明 15g，甘草 5g，夜交藤 20g。每日 1 剂，分 2 次水煎服，服药 7 剂后，头晕、面热减轻，胸闷胸痛好转，仍感心悸、气促、疲乏无力，去夏枯草、红花，加白参 6g，麦冬 12g，葛根 20g，调理月余，血压 17.3 / 10.7 kPa （130 / 80 mmHg），心电图改善，诸症缓解。

【简介】张崇泉，生于 1942 年，湖南邵东人，毕业于湖南中医学院。曾任湖南省中医药研究院附属医院副院长，享受国务院政府特殊津贴，卫计委审定的第三批全国名老中医专家，湖南省名中医。现任湖南省中西医结合虚证与老年病专业委员会主任委员，省中西医结合神经科专业委员会副主任委员，全国中西医结合虚证与老年病专业委员会委员、全国中西医结合神经科专业委员会委员等职。主攻心脑血管病和老年疑难病，擅长治疗高血压、中风、冠心病、肺心病、糖尿病、风湿类风湿病、肝胆疾病等。发表论文 30 余篇，主编论著有《高血压病中医治疗》等 4 部，主持省级科研课题 10 余项，获省部级科技成果奖 5 项。

通信地址：长沙市麓山路 58 号湖南省中医药研究院附属医院　邮编：410006

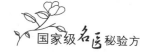

5. 夏栀泻肝汤（张崇泉）

【组成】夏枯草 10g　炒栀子 6g　白蒺藜 20g　黄芩 6g　生白芍 20g　生地 15g　泽泻 10g　生石决明 20g　甘草 5g

【功效】清肝泻火，平肝潜阳。

【主治】高血压头痛、血管神经性头痛，肝火亢盛型。症见头痛头涨，面红目赤，急躁易怒，小便短黄，舌质红苔黄，脉弦数。

【用法】水煎服，每日 1 剂，早晚各服 1 次。

【方解】方中夏枯草、栀子、黄芩清肝泻火；生白芍、生地滋阴柔肝；白蒺藜、生石决明平肝潜阳；泽泻、甘草利湿泻火调中。诸药合用，共奏清肝泻火，平肝潜阳之功。

【加减】头痛较重者，加羚羊角粉 2g（冲对）；颈项胀痛或强硬者，加葛根 20g；痰多呕恶者，加法半夏 10g，陈皮 10g，竹茹 10g；胸闷胸痛者，加丹参 15g，瓜蒌壳 15g；大便秘结者，加大黄 6g，草决明 12g。

【点评】本方治疗肝阳上亢、肝火上炎引起的头痛者有明显效果，尤其是方中白蒺藜、生白芍、夏枯草三药配伍，功效泻肝平肝柔肝，缓急止痛，专治肝火头痛，且白蒺藜、白芍用量宜大，白芍宜生用增加柔肝泻火之疗效。

【验案】肖某某，女，61 岁。2003 年 9 月 13 日就诊。主诉头痛反复发作 3 年，西医诊断为高血压病，2 天前因与人争吵后，血压升高。现头痛、头涨，右侧头部更甚，颈胀，眼睛充血，胸闷，烦躁易怒，出汗，口苦，尿黄，舌质黯红苔薄黄，脉细弦数。血压：21.3／12.0 kPa（160／90mmHg）。中医辨证为肝火上亢。治法：清肝泻火。处方：以自拟夏栀泻肝汤加减，药用夏枯草 10g，白蒺藜 20g，焦栀 6g，葛根 20g，杭菊 10g（后下），黄芩 6g，生白芍 20g，生地 15g，煅牡蛎 30g，浮小麦 20g，羚羊角粉 2g（冲对），泽泻 10g，甘草5g。每日 1 剂，分 2 次水煎服。服药 1 周后复查：头痛明显缓解，颈胀、烦躁、胸闷减轻，汗出止，小便转清，仍口苦，膝关节疼痛，乏力，舌脉同前，血压：17.3／10.9 kPa（130／82 mmHg），仍治以滋阴清肝潜阳法，前方去羚羊角、焦栀、浮小麦，加怀牛膝 10g，秦艽、杜仲各 15g，再服 10 剂，诸症均缓解，血压稳定。

6. 清肝汤（郭士魁）

【组成】葛根 12g　钩藤 12g　白薇 12g　黄芩 12g　茺蔚子 12g　白蒺藜 12g　桑寄生 12g　磁石 30g　牛膝 12g　泽泻 12g　川芎 12g　野菊花 12g

【功效】清肝抑阳。

【主治】高血压病，颈椎病，梅尼埃病，属肝阳上亢，阴虚阳亢之眩晕。症见目闭眼眩，身移耳聋，如登车舟之上，起则欲倒。

【用法】水煎服，每日 1 剂，分 2～3 次服。

【方解】本方以平肝为主，兼有补肾作用。方中磁石重镇潜阳；钩藤、白蒺藜平肝祛风；白薇、黄芩、茺蔚子、野菊花清肝抑阳；桑寄生、牛膝平肝兼能补

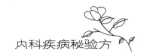

肾；泽泻利水消眩；川芎活血祛风；葛根舒筋解肌。全方合用，旨在清肝抑阳。

【加减】 阳亢明显，加生龙骨 15～20g；失眠，加合欢皮 15g，柏子仁 10g；肾阴虚明显，加女贞子 12g，续断 12g；腹胀纳差、肝胃不和，加陈皮 10g，木香 10g。

【点评】运用清肝汤对 21 例此类眩晕病人进行了治疗观察，大多数患者主诉眩晕好转或消失，头涨，头痛等症也相应好转。

【简介】郭士魁，生于 1915 年，逝于 1981 年，北京人。历任中国中医研究院西苑医院副院长，兼心血管病研究室主任、副研究员，中华全国中医学会理事等职。博采众长，主张中西医结合，从事心血管病研究20余年，对冠心病、心绞痛的治疗卓有成效，摸索出一系列有效方剂和药物。

原通信地址：中国中医研究院西苑医院　邮编：100091

7. 清肝降压汤（周次清）

【组成】柴胡6g　菊花 10g　钩藤 15g　黄芩 10g　丹皮 10g　栀子 10g　香附 1g　青木香6g　佛手 10g

【功效】清肝泻火降压。

【主治】早期高血压病，属肝阳上亢者。症见头痛头涨，眩晕，心烦口苦，胸胁胀满，多梦易惊，小便黄赤，大便秘结，舌红苔薄黄，脉弦数。

【用法】水煎服，每日 1 剂，早晚各服 1 次。

【方解】方中菊花、钩藤平肝清热；丹皮、栀子、黄芩清肝泻火；柴胡、香附疏肝解郁；青木香有降压之用；佛手理气和胃。诸药合用，共奏清肝降压之功。

【加减】多梦易惊者，加炒枣仁、夜交藤；手足发胀者，加泽泻；便秘者，加大黄；面红耳赤者，加龙胆草、黄连。

【点评】周老临证 40 余年，对高血压病的治疗积累了丰富的临床经验。认为初期多实，重在调肝，针对肝气郁结、肝火上炎、阴虚阳亢三证，分别采用疏肝、清肝、凉肝之法。疏肝用柴胡疏肝散；清肝采用自拟清肝降压汤（本方），凉肝首选羚角钩藤汤。三法之中尤以清肝降压汤最多用，疗效甚捷。

【验案】盛某某，男，50 岁。血压在 25／16 kPa（188／120mmHg）左右持续不降 3 月，伴头涨头痛，心烦口苦，舌红苔黄腻，脉弦数。辨证为肝阳疏泄太过，导致木火内生。治宜清肝泻火，药用清肝降压汤 6 剂，水煎服。药后血压降至 21／13 kPa（158／98mmHg），诸症明显好转。

【简介】周次清，生于 1925 年，山东青岛人。自幼爱好医学，跟族伯学习中医，20 岁即悬壶问医，济世救人。曾任全国中医学会老年学会委员，山东中医学会副主任委员，卫计委药品评审委员会委员。为山东中医药大学教授，博士生导师。从事中医工作 50 余载，医理娴熟，医术精湛，涉及内外妇儿及中西医诸多学科。长期潜心于心血管病的研究，造诣颇深，验之临床均收到良效，慕名求医者络绎不绝。

通信地址：山东中医药大学　邮编：250014

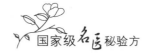
二、糖 尿 病

1. 愈消灵（董建华）

【组成】黄芪 15g　山药 10g　黄精 10g　石斛 10g　花粉 10g　生、熟地各 10g　竹叶 10g　地骨皮 10g　僵蚕粉 8g（分冲）

【功效】滋阴清热，益气生津，敛气固精。

【主治】糖尿病，属阴虚燥热者。症见渴饮无度，尿频量多或有甜味。

【用法】水煎服，每日 1 剂，早晚各服 1 次。

【方解】方中黄芪、山药益气健脾；生熟地、黄精、石斛、花粉滋阴养液生津；竹叶、地骨皮清热降火而止渴；僵蚕止渴降糖。全方具有滋阴清热、益气生津、敛气固精之功效。

【加减】若烦渴引饮、消谷善饥者，加生石膏、知母；心烦易怒者，加栀子、丹皮；失眠多梦者，加炒枣仁、丹参；遗精者，加金樱子、菟丝子；阳痿不举者，加巴戟天、阳起石；腰膝酸软者，加桑寄生、牛膝；皮肤疮疖者，加黄连粉、连翘。

【点评】糖尿病属中医"消渴""消瘅"的范畴。本病主要病机为阴津亏损，燥热偏盛，而以阴虚为本，燥热为标，两者互为因果，阴愈虚燥热愈盛，燥热愈盛则阴愈虚。若真阴亏耗，水源不充，虚热妄炎，耗损肺脾，而致气阴两伤。热伤肺阴，津液亏竭，敷布失职，渴饮无度，伤及脾肾，精气亏虚，输布失司，固摄无权，精微不藏，尿频量多或有甜味。故消渴病治疗以益气养阴、清热生津为基本原则，滋肾阴以降妄炎之火，补脾气以助运化之功，使水升火降，中焦健旺，气阴得复，消渴获效。本方系自拟方，具有滋阴清热、益气生津、敛气固精之功效，且补中寓消，滋而不腻，补而不燥，使气阴复，燥热除，恢复肺脾肾诸脏功能，三消之证随之而愈，故临床应用，疗效满意。但服药期间，应节制肥甘厚味，劳逸结合，避免过劳及七情内伤，预防外邪的侵袭，以防复发。

【验案】张某某，女，57 岁。口渴引饮，尿频量多 2 年余。患者烦渴多饮，口干舌燥，小便频数量多，伴气短乏力，时有心悸，腰酸腿软，日渐消瘦。空腹血糖 13.7mmol / L（247mg / dl），尿糖（+++），西医诊断为"糖尿病"，曾服用"降糖灵""优降糖"等药，效果不甚明显。舌质淡红，苔薄白，脉沉细滑。此为气阴两伤，肺胃蕴热所致消渴，治以益气滋阴，佐以清热。予上方去黄精、生地，加山茱萸 10g，葛根 15g。服 14 剂，同时嘱其节制饮食。症状改善，复查尿糖（+）。继守上法化裁调治月余，病情平稳，再服丸药巩固疗效。

【简介】董建华，生于 1918 年，逝于 2001 年，上海青浦人，师从上海名医严二陵先生。曾任北京中医学院附属医院副院长、中医系第一副主任，北京中医学院顾问，中华全国中医内科学会名誉主任委员，全国人大常委会委员，科教文卫委员

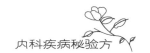

会委员，卫计委学术委员会委员。善治内、妇杂病，特别是治疗脾胃病和热病方面有着极其丰富的经验。

原通信地址：北京中医药大学附属东直门医院　邮编：100700

2. 二地降糖汤（汪履秋）

【组成】地锦 15g　地骨皮 15g　南沙参 12g　麦冬 10g　石膏 30g（先煎）　知母 10g　生地 10g　僵蚕 10g　青黛 5g（包）　泽泻 30g　苦参 15g

【功效】养阴生津，润燥清热。

【主治】非胰岛素依赖型糖尿病，空腹血糖小于 13.9 mmol / L（250 mg / dl），属阴虚燥热者。症见口渴欲饮，消谷善饥，小溲频多，疲乏无力，舌质偏红，苔薄黄，脉细数。

【用法】水煎服，每日 1 剂，早晚各服 1 次。

【方解】南沙参、麦冬、地骨皮清肺润燥；石膏、知母清胃泻火；生地滋肾清热；地锦、僵蚕、青黛、泽泻、苦参乃结合辨病用药，几味均有降糖作用，其中僵蚕并可针对糖尿病伴呼吸道感染、神经炎、皮肤瘙痒、血脂增高等并发症。诸药合用，共奏养阴生津，润燥清热之功。

【点评】糖尿病隶属祖国医学"消渴"范畴，主要病机是阴虚燥热，因上、中、下三消的不同，又有肺燥、胃热、肾虚之别，治疗以养阴生津、润燥清热为原则，本方据现代药理研究及汪氏临床经验，有显著的降糖作用，且辨证结合辨病，熔润肺、清胃、滋肾于一炉，实为上、中、下三消之通治验方。

【验案】刘某某，男，57 岁。糖尿病史 2 年，一直服消渴丸治疗，病情控制不明显，尿糖（+++），空腹血糖 13.2 mmol / L（238 mg / dl）。刻诊口渴多饮，小溲量多，腰膝酸软，精神疲乏，大便偏干，舌红苔薄黄，脉细数。治拟清肺胃，益肝肾，再参验方降糖之品，处方：南北沙参各 10g，大麦冬 10g，石斛 10g，天花粉 1~2g，知母 10g，枸杞子 10g，熟地 12g，山药 12g，泽泻 30g，地锦 15g，地骨皮 15g，青黛 5g（包），苦参 15g，僵蚕 10g。上方连服 14 剂，口渴显著减轻，小溲亦减少，复查尿糖（+），症情有减，守原方继服 50 余剂，症状基本消失，尿糖转阴，空腹血糖 6.0 mmol / L（108 mg / dl）。

【简介】汪履秋，生于 1919 年，江苏兴化人。汪氏出生于中医世家，幼承庭训，后从当地名医学习。为南京中医学院教授、附属医院主任医师。从事医、教、研 50 余年，擅长内科杂病的治疗，尤其对类风湿、红斑狼疮、肝炎等病的治疗经验丰富。

通信地址：南京中医学院　邮编：210000

3. 降糖方（祝谌予）

【组成】生黄芪 30g　生地 30g　苍术 15g　玄参 3g　葛根 15g　丹参 30g

【功效】益气养阴活血。

【主治】糖尿病，属气阴两虚型。症见多饮，多食，多尿，乏力，消瘦，抵抗

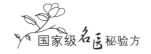

力弱，易患外感，舌淡黯，脉沉细。

【用法】水煎服，每日1剂，早晚各服1次。

【方解】本方所用的六味药，既属辨证用药又为辨病用药，通过药理研究证明均有降糖作用。生黄芪配生地降尿糖，是取生黄芪的益气升阳、固秘腠理与生地滋阴固肾精的作用，防止饮食精微的漏泄，使尿糖转为阴性；苍术配玄参降血糖，有认为治糖尿病不宜用干燥的苍术，而施今墨先生云：用苍术治糖尿病以其有"敛脾精"的作用，苍术虽燥，但伍玄参之润，可制其短而用其长。上述两个对药，从先后两天扶正培本，降血糖、尿糖确有卓效。葛根、丹参活血通脉，并降血糖。诸药合用，共奏益气养阴活血之功。

【加减】尿糖不降，重用花粉30g，或加乌梅10g；血糖不降，加人参白虎汤，方中人参可用党参代替：党参10g，知母10g，生石膏重用30～60g；血糖较高而又饥饿感明显者，加玉竹10～15g，熟地30g；尿中出现酮体，加黄芩10g，黄连5g，茯苓15g，白术10g；皮肤瘙痒，加白蒺藜10g，地肤子15g，白鲜皮15g；下身瘙痒，加黄柏10g，知母10g，苦参15～20g；失眠，加何首乌10g，女贞子10g，白蒺藜10g；心悸，加石菖蒲10g，远志10g，生龙骨30g，生牡蛎30g；大便溏薄，加薏苡仁20g，芡实10g；自觉燥热殊甚，且有腰痛者，加肉桂3g引火归元；腰痛、下肢萎软无力者，加桑寄生20～30g，狗脊15～30g。

【点评】现代医学将糖尿病分为两大类：依赖胰岛素糖尿病和非依赖胰岛素糖尿病。在我国以非依赖胰岛素糖尿病为最多。祝老在10余年观察中发现，糖尿病可分为气阴两虚型、阴虚火旺型、阴阳两虚型、气虚血瘀型、燥热入血型5个类型。其中以气阴两虚型为最多。本方为祝老为治气阴两虚型糖尿病创制的有效基本方剂，尤妙在加用活血之品。自古以来，有关消渴病或糖尿病诸文献中，未见有活血化瘀法治疗本病的报道，但在临床中遇到糖尿病合并血管病变者不少，通过血流变学研究，糖尿病患者血液黏稠度多有增高。气阴两虚型糖尿病者常见舌质黯，舌上有瘀点或瘀斑，舌下静脉怒张等血瘀征象。故而加用葛根、丹参两味药活血通脉。实践表明，加用活血药，疗效增强。本方为应用临床多年，疗效肯定，经得起重复验证。

【简介】祝谌予，生于1914年，北京市人，随名医施今墨学习中医，1939年留学日本金泽医科大学。曾任北京协和医院中医科主任，中华全国中医学会理事，全国中西医结合研究会副理事长，北京中医药大学名誉教授。从事医疗工作60多年，主张中西医结合，强调辨证施治，对中医内科脾胃病、糖尿病、妇科病及疑难病积有丰富的临床经验。

通信地址：北京协和医院中医科　邮编：100730

4. 温肾理气降糖汤（任继学）

【组成】生地80g　知母50g　花粉15g　天冬15g　黄精15g　红花3g　肉桂3g　黄连5g　白蒺藜15g　三棱10g　莪术10g　鸡内金15g　干姜5g

【功效】温肾滋胰，理气散结。

【主治】糖尿病，属肝肾阴虚，脾虚湿困者。症见口干而黏，多饮多尿，尿频短，腰酸膝软，五心烦热，腹满滑泻，两目干涩，胸闷无奈，倦怠乏力，阴囊湿凉。

【用法】水煎服，每日1剂，早晚各服1次。

【方解】方中生地、知母、花粉清热生津，滋阴降火；配伍天冬、黄精补脾润肺，养阴生津，以治阴虚之本；以肉桂、干姜温补脾肾，先后天同补；红花、三棱、莪术活血化瘀；白蒺藜平肝疏肝，祛风明目；鸡内金消食和胃；黄连清热散结。诸药合用，共奏温肾滋胰，理气散结之功。

【点评】消渴病以阴虚为本，燥热为标，病位在散膏（胰腺）而波及于他脏。下列医案久服寒凉清润之品，滋腻重浊之味，知其腻膈碍脾，湿从中生，致伤中和之气，所谓上热未除，中寒复起。故以三棱、莪术、鸡内金、干姜加入清滋方中，快膈利气，暖脾祛湿，则不畏地、知之寒腻，又无棱、术破气之虞。如任老所云："清而不凉，滋而不腻，兼顾胃气，是谓清和善法。"方中黄连、肉桂取坎离交泰之意；猪肚之用附子、仙茅，含阳生阴长以助气化之旨，两者相合，以静药为体而参以动药之用，具坤静之德而有乾健之运，则动静有常，刚柔有体。夫医合易道，贵在变通以应无穷，不将不逆，应而不藏，是在用心者。

【验案】陈某某，男，53岁，1989年3月12日初诊。主诉多饮多尿5年，伴消瘦加重1个月。5年前始发多饮多尿、汗出乏力等症，曾确诊为"糖尿病"。5年来经常服用消渴丸、玉泉丸及西药优降糖，病情每因情志不遂加重。1个月前，症状加重，多饮多尿，食量有增而日渐消瘦，服上药症状不见缓解。其中医开列苦寒泻火、滋阴生津之方与之，初服小效，烦热稍减而病增滑泻，余症不解，而求治。现症：口干而黏，多饮多尿，尿频短，腰酸膝软，五心烦热，腹满滑泻，两目干涩，胸闷无奈，倦怠乏力，阴囊湿凉。查：颜面虚浮鲜泽，印堂色赤，两颧黯红，两目少神，舌质黯红，苔白干，根部白厚白腻，脉弦大，沉取无力。血糖19.6m mol / L，尿糖（+++）。诊断：糖尿病，属肝肾阴虚，脾虚湿困者。治以温肾滋胰，理气散结。食疗：净猪肚1具，装入生地100g，知母100g，附子10g，仙茅5g，山药50g，泽泻10g，生牡蛎100g，花粉100g，大蒜1头，茶叶10g，黄酒100g，箍紧炖熟，两日内食肚尽。服药3剂，便溏即止，停服猪肚，继以上方调理月余，余证悉平。4月19日复查血糖7.1mmol / L，尿糖（-）。

【简介】任继学，生于1926年，吉林扶余县人。全国著名中医学家，国务院政府特殊津贴享受者、中华全国中医学会常务理事、内科分会委员、中国中医会副会长、长春中医药大学终身教授、博士研究生导师，吉林省英才奖章获得者，2004年白求恩奖章获得者。从医50余年，博览、精通中医典籍，擅治中医内科急性心、脑、肾等疾病，对内科之热、消渴、督脉病（脊髓病）等亦治有专长。其"中医药治疗急性缺血性中风的临床及实验研究"和"中医药治疗急性出血性中风的临床及实验研究"获国家"八五"科技攻关重大科技成果奖。主要著作：主编高等中医药院校规划教材《中医急诊学》、《中国名老中医经验集粹》、《汉英双解中医大辞典》、专著《悬壶漫录》等。

通信地址：长春中医药大学第一临床学院 邮编：130021

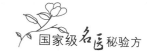

5. 益气固本育阴汤（娄多峰）

【组成】黄芪 60g　茯苓 30g　白术 20g　山药 30g　山茱萸 20g　川连 6g　麦冬 9g

【功效】益气固本，佐以育阴。

【主治】糖尿病，属肺脾两虚者。症见神志清晰，嗜卧，语声低弱，面色苍白，皮肤弹性降低，体瘦，双下肢轻度肿。舌淡胖有齿痕，苔少而干，脉虚弱无力。

【用法】水煎服，每日 1 剂，早晚各服 1 次。

【方解】方中黄芪补益脾肺之气；白术、山药益气健脾，三者共用，益气固本；茯苓健脾渗湿，既可健脾以扶助正气，又可渗湿泄浊，使湿邪得除，脾气得运；配伍山茱萸、麦冬养阴润肺，川连清热燥湿以治阴虚燥热之标。诸药合用，标本同治，共奏益气固本、滋阴清热之功。

【点评】消渴之病，以三多一少为特征，且大便往往秘结，乃燥热为患。但若治疗失当，过用苦寒，必伤脾胃，致脾失健运，升清失序谷气无以化为精气营血，而见乏力、消瘦等虚证。脾虚不运，水湿内生，则纳呆、便溏。下列医案即属于此，为消渴病的常见变证。此虽有口渴，为脾不升清，温邪阻滞所致。如清·赵献可曰："盖不能饮食者，脾之病，脾主浇灌四旁，与胃行其津液者也。脾胃既虚，脾则不能敷其津液，故渴。"治疗当以补益脾胃，祛湿固本为主。故除重用黄芪，补气升清，使精微不得流失（临床观察，此优于人参）外，又次用茯苓、山药健脾渗湿，固本止泄。一般说，消渴病人小便频多，应慎用渗利药物，然此乃困脾湿气独盛，湿邪不除，脾运难复，清气难升，况本药泌别清浊，利不伤正，重用无妨。且为防诸药阳刚有余，与燥热之本有违，而少佐麦冬、山茱萸、黄连，生津润燥清热。故用于本证，疗效甚佳。

【验案】赵某，女，51 岁，农民。1990 年 6 月 22 日初诊。主诉口渴多饮，乏力，消瘦 2 年余。患者素体肥胖，2 年前秋天，始有口干渴，喜饮，小便频多，体倦乏力。半年后诸症加重，日饮水 3～4 热水瓶，多食易饥，乏力，口有甜味。检查：尿糖（++），血糖13.5mmol／L，遂经中西医多方治疗，自觉症状无明显减轻。近 3 个月来，患者极度乏力，食欲不振，头晕目眩，口淡，饮水多，时下肢浮肿，小便夜频有浮沫，大便溏。查：神志清晰，嗜卧，语声低弱，面色苍白，皮肤弹性降低，体瘦，双下肢轻度肿，舌淡胖有齿龈，苔少而干，脉虚弱无力。尿糖（+++），血糖 12.8 mmol／L。诊为糖尿病，属肺脾两虚者。治以益气固本，佐以育阴。7 月 4 日复诊：服上药 10 剂，头晕、目眩等自觉症状有减，尿糖（+），血糖8.9mmol／L，守方继服。

7 月 20 日三诊：服上方 10 剂，自觉症状消失，面色红润，二便正常，尿糖（－），血糖 7.6mmol／L。守上方，按比例为末，制水丸，每服 9g，每日 3 次。1991 年 5 月来述，坚持用药 2 个月，诸症除，尿糖、血糖均在正常水平。

【简介】娄多峰，生于 1929 年，河南原阳人。出身中医世家，自幼随当地贤儒名医祖父娄宗海习岐黄，尽得真传。历任河南中医学院骨伤教研室主任、河南省中医学院骨伤科主任、河南中医学院类风湿关节炎研究所所长。潜心研究痹病数十年，提出了痹病的病因病机为"虚、邪、瘀"的论点。在长期的临床工作中，积累了丰富的经验，尤其对痹症、骨伤科有独到之处。

通信地址：河南中医学院　邮编：450000

6. 消渴安（南征）

【组成】生地 20g　知母 20g　玉竹 15g　人参 15g　地骨皮 15g　黄连 10g　丹参 5g　肉桂 5g　甘草 5g

【功效】滋阴清热，益气活血。

【主治】Ⅱ型糖尿病，气阴两虚挟瘀证。症见口渴多饮，多食易饥，倦怠乏力，五心烦热，便秘溲赤，舌红苔黄或少苔，脉弦数或细数。

【用法】水煎服，每日 1 剂，早晚各服 1 次。

【方解】方中生地、知母滋阴清热，黄连泻火解毒，共为君药；辅以玉竹、地骨皮养阴生津，人参大补元气，补五脏之虚，丹参活血，与人参相伍既祛瘀而不伤正，又可制滋阴药呆滞之性，以上共为臣药；佐以肉桂引火归元，温通经脉，阳中求阴；使以甘草，调和诸药，清热解毒。

【加减】阴虚明显者，加重生地、知母用量；燥热明显者，可加生石膏；气虚明显者，加黄芪、白术；阳虚甚者，加附子、干姜；气滞血瘀明显者，加三棱、莪术；瘀血甚者，可加地鳖虫、水蛭；口渴明显者，可酌加葛根、麦冬；多食易饥者，可用炒车前子（微黄即可）每次 5g，饿时嚼服；小便频数者，可加桑螵蛸、淫羊藿；肝郁气滞者，加柴胡、枳壳；恶心呕吐者，加陈皮、半夏；腹胀便溏者，可加山药、白术；热毒盛者，加蒲公英、马齿苋；湿热盛者，加黄柏、苍术；痰盛者，加胆南星、鲜竹沥；湿浊内阻者，加藿香、姜半夏；合并胸痹者，加用瓜蒌、薤白；心悸者，加用龙骨、牡蛎；眩晕者，加用天麻、钩藤；脉痹者，加用豨莶草、牛膝；白内障、雀盲、耳聋者，加用菊花、青葙子、决明子；疮疡、痈疽初起，加用玄参、当归、金银花；水毒证者，可加用土茯苓、白茅根；水肿初起者，加用车前子、茯苓、泽泻；淋证下焦湿热者，加用马齿苋、白头翁；眼底出血者，加用茜草、三七，以上各药量酌情。

【点评】南氏认为，糖尿病之初常以阴虚燥热为主，只要病程稍长，就会出现气虚、血瘀的病理表现。随之即会形成阴虚、燥热、气虚、血瘀、津枯、毒结、体衰之恶性循环，使病情缠绵难愈，五脏六腑功能失调，变证丛生。其中阴虚燥热、气虚、血瘀为发病之病理关键环节。本方具有滋阴清热，益气活血之功，标本兼顾，三消同治，有单纯疗法无法替代的综合效果。

【验案】靖某，男性，45 岁，教师，2000 年 6 月 20 日初诊。患者消渴病史 1 年余，起病时消渴三多一少症状明显，1 年来间断服用"优降糖"，每于血糖检查正常时停用药物，饮食未控制，病情时轻时重。近 1 个月来患者劳累后自觉口干渴，多饮、多尿加重，并伴有乏力、气短、多汗，手足心热，夜间尤甚，大便干，小便频，睡眠尚可，舌质红，苔薄微黄，脉缓无力。化验空腹血糖 9.5mmol

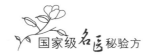

/L，果糖胺 3.7mmol/L，尿糖（++），肝功、肾功、心电图均正常，诊断为消渴病，气阴两虚证，西医诊断为糖尿病Ⅱ型。处方：生地 50g，知母 50g，玉竹 50g，黄连 10g，丹参 30g，榛花 10g，枸杞子 30g，地骨皮 20g，玄参 20g，黄芪 50g，党参 10g，甘草 5g，7剂，每日1剂水煎服，并嘱其控制饮食，加强运动。6月27日复诊，患者自述饮食控制严格，并配合适量运动，现尿不多，无乏力、气短，余症有所减轻，舌质红，苔黄，脉沉细。查空腹血糖 8.2mmol/L，调整方剂：生地 50g，知母 25g，玉竹 20g，黄连 10g，金银花 20g，丹参 30g，人参 15g，当归 20g，玄参 15g，枸杞子 30g，地骨皮 20g，7剂，饮食控制，运动疗法同前。7月4日复诊，偶有乏力、气短，大便不干，无多尿、夜尿频，查舌质红，苔白，脉沉细，空腹血糖 6.1mmol/L，果糖胺 3.2mmol/L，处方：上方加黄芪 50g，15剂。7月20日复诊，患者诸症全消，舌脉正常，查空腹血糖 5.0mmol/L，果糖胺 2.5mmol/L，未予药物，嘱其坚持饮食控制并配合运动疗法，随访多年，无复发。

【简介】南征，生于 1942 年，吉林龙井人。现任中华中医药学会内科分会常委，消渴病专业委员会副主任委员，吉林省中医学会副会长，长春市中医学会理事长，长春中医药大学教授、博士生导师。擅长疑难病症诊疗，尤擅治消渴病（糖尿病）、中风病、肝病、肾病等。治疗消渴病创立"三消同治"综合诊疗大法，研制的新药"消渴安胶囊"，已编入国家基本药物目录中。首次提出"消渴肾病"新中医病名，首创"毒伤肾络"学说和"益肾解毒通络保肾"法，研制了益肾解毒降糖胶囊。发表论文百余篇，著有《消渴肾病研究》，主编《难病中医治验》《糖尿病中西医综合治疗》等多部著作。

通信地址：吉林省长春市工农大路 1478 号　邮编：130021

7. 天地降糖饮（尹莲芳）

【组成】天花粉 20g　生地黄 15g　知母 10g　玉竹 10g　枸杞子 15g　白僵蚕 10g　山药 30g

【功效】滋阴润燥、生津止渴。

【主治】糖尿病，属阴虚燥热者。症见烦热口渴多饮，多食易饥，小便频多，形瘦乏力，头晕耳鸣，视物模糊，苔薄舌偏红，脉沉细数。

【用法】水煎服，每日1剂，早晚各服1次。

【方解】糖尿病属祖国医学消渴范畴。其病理变化以阴虚为本，燥热为标。治疗以滋阴增液，润燥清热为大法。故方中生地、枸杞子滋肾润肺；玉竹、知母养阴，清肺胃燥热，除烦止渴；天花粉甘苦酸凉，入肺胃二经，有生津止渴、降火润燥之功；僵蚕为结合辨病用药，临床证明有降糖作用；山药健脾胃，补肺肾，兼防方中诸药滋、清而伤及脾胃。全方辨证结合辨病，具有润肺、清胃、滋肾功效，上、中、下消中属于阴虚燥热型的糖尿病，用之确有良效。

【加减】口渴明显，加石斛、麦冬；消谷善饥甚，加黄连、熟地；四肢麻木，加鸡血藤、地龙；脾虚便溏、舌淡苔白腻者，加苍术、白术，去知母、生地；畏寒肢冷，加淫羊藿、肉桂；兼有高血压者，加钩藤、益母草、桑寄生、槐米；兼有冠心病者，加葛根、丹参、太子参、苏梗；皮肤瘙痒者，加白鲜皮。

【点评】本方为治疗糖尿病的基本方，在此基础上随症加减。经多年临床反复使用，能显著改善临床症状，血糖、尿糖均有不同程度的下降或降至正常。

【验案】尹某，男，54岁，1993年8月9日初诊。患者近半月来能食、多饮多尿，耳鸣目糊，腰酸乏力，口苦齿衄，曾在市一院检查发现尿糖（＋＋＋＋），空腹血糖10.17mmol／L，服D860及消渴丸后症状略有改善。前来就诊时症见形瘦，纳旺善饥，饮不解渴，小便频多，大便1日2次，苔薄质略红，脉沉细微数。证属肺胃阴虚，阳明热炽。治以滋阴生津，清热润燥。投天地降糖饮加丹皮10g，泽泻10g，山茱萸10g，茯苓20g，熟地20g，旱莲草10g，去生地、知母。水煎服15剂。复诊：药后"三多"症状明显改善。患者服完15剂中药后自行停服所有西药及中成药，要求单独服汤药治疗。诉近来乏力，尿频尿痛，观其舌苔根黄，脉细弦数。守原方加黄精15g，白茅根30g，石韦10g，生草梢6g，10剂煎服。三诊："三多"症状基本消失，诸症悉除，复查尿糖（±）。原方去石韦、生草梢，再进5剂。9月24日复诊：患者体力、体重均有增加，检查尿糖（－），空腹血糖5.3mmol／L，前方既效，可不更方。原方继服23剂。经治疗后"三多"症状一直未发。随访6年，除适当控制饮食外，未服任何降糖药，多次复查血糖、尿糖均正常。

【简介】尹莲芳，生于1940年，江苏启东人，毕业于安徽中医学院。曾任蚌埠医学院中医学教研室主任，附属医院中医科主任，安徽省中医药学会理事，蚌埠市中医药学会理事长、常务理事，安徽省卫生专业技术高级职务评审专家。擅长内、外、妇杂病，皮肤病及肿瘤等。撰写学术论文20余篇。

通信地址：安徽省蚌埠市延安4区16号楼一单元401室　邮编：233000

8. 清肝泻心汤（王行宽）

【组成】黄连4g　黄芩10g　炒栀子10g　柴胡10g　生地10g　知母10g　百合30g　天花粉15g

【功效】清肝泻心，滋阴润燥。

【主治】Ⅱ型糖尿病，心肝郁热证。症见烦渴多饮，多食易饥，尿量增多，体重减轻，或伴见烦躁易怒，失眠，口苦，心悸；或伴见头晕目眩，胸闷，舌红，苔薄黄少津，脉弦细数。

【用法】水煎服，每日1剂，早晚各服1次。

【方解】《素问·气厥论》，"心移热于胃，传为膈消"；叶天士《临证指南医案·三消》谓，"肝风厥阳，上冲眩晕，犯胃为消"；清·黄坤载在其《素灵微蕴·消渴解》中直言，"消渴之病，则独责肝木，而不责肺金"，故方中以栀子、黄连为君药，均系苦寒之品，清泻心肝火热；用柴胡辛散疏泄肝郁，黄芩苦寒，清泄郁火，共为臣药，君臣相配，心肝之火既泄，则肺胃燥热可清，肾脏阴精可葆；生地、百合、知母、花粉共为佐使，滋阴润燥以复阴精。本方苦寒、甘寒并用，清火滋阴兼顾，苦而不燥，滋而不腻，共奏清肝泻心、滋阴润燥之功。

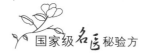

【加减】若烦渴甚者，可加用石膏（或以寒水石代之）、玄参、石斛清热养阴生津；大便秘结，可加用全瓜蒌、熟大黄；若头晕目眩甚，伴有血压升高者，可加天麻、双钩、石决明等平肝之品；"三消"症状不重者，可酌情撤减黄连、黄芩、栀子，合用六味地黄丸。

【点评】肝失疏泄，心用过度，心肝火旺，消灼阴精是消渴病的重要病理基础之一，故以清肝泻心法与滋阴润燥法联合应用治疗消渴病。本方是由滋水清肝饮、泻心汤、百合地黄知母汤化裁而成，适用于初中期之消渴病，"三多一少"症状昭著者。

【验案】李某，男，63 岁，因口渴多饮、尿量频多两年半，于 1998 年 4 月 2 日就诊。就诊时口干口苦，多饮，渴喜冷饮，尿量甚多，夜尿尤频，消谷易饥，五心烦热，夜寐梦扰，舌红，苔薄黄少津，脉弦细。查空腹血糖 13.8mmol / L，尿糖（+）。西医诊断：II 型糖尿病。中医诊断：消渴病（心肝火旺、阴虚燥热型）。治以清肝泻心、滋阴润燥法，拟清肝泻心汤：黄连 4g，黄芩 10g，炒栀子 10g，柴胡 10g，生地 15g，知母 10g，百合 30g，花粉 15g。服药 10 剂，临床症状显著减轻，血糖降至 8.6mmol / L，尿糖转为阴性。继服 20 剂，诸症消失，复查血糖为 6.0～8.8 mmol / L 之间，尿糖（−）。

【简介】王行宽，生于 1939 年，江苏镇江人。毕业于南京中医学院。现任湖南中医药大学内科教授、主任医师、博士研究生导师，湖南中医药大学内科学术带头人，全国第二批及第三批老中医药专家学术经验继承工作指导老师，1999 年经湖南省原人事厅和原卫生厅评为湖南省名中医。兼任湖南省中医药学会委员，内科专业委员会副主任委员等。擅长中医心脑、脾胃系疾病、急危重症及疑难杂症。
通信地址：湖南中医药大学附一院内科　邮编：410007

9. 保肝降糖解毒通络方（南征）

【组成】生地 15g　黄芪 50g　板蓝根 15g　五味子 15g　榛花 10g　茵陈 10g　枸杞子 30g　黄连 10g　丹参 15g　地龙 15g

【功效】益气养阴，滋补肝肾，通络解毒。

【主治】消渴肝病，气阴两虚兼瘀毒证。症见口渴多饮，气短、疲乏无力，食欲减退，体重减轻，胁肋胀满，舌质隐青，苔薄白或薄黄，脉沉缓无力。

【用法】水煎服，每剂分 3 次服，早晚各服 1 次。

【方解】黄芪、生地、五味子益气养阴；黄连、榛花降糖解毒；枸杞子滋补肝肾；板蓝根、茵陈解毒利肝胆；丹参活血化瘀；地龙通络。共奏益气养阴，滋补肝肾，通络解毒之功效。

【加减】食欲不振，加三仙 90g，莱菔子 10g，水红子 10g；肝区疼痛，加郁金 10g，川楝子 10g，延胡索 10g，橘络 6g，白芍 20g；恶心呕吐，加姜夏 5g，藿香 30g，竹茹 20g；胸胁满闷，加柴胡 10g，桔梗 10g，木香 10g，香附 30g；脘腹痞满，加川朴 10g，神曲 10g，青皮 10g，厚朴 10g；两胁胀痛，加赤芍 10g，延胡索 10g，白芍 20g；大便稀，加莲肉 10g，芡实 10g，金樱子 10g；面部浮肿，加防风

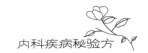

10g，益母草 20g，车前子 10g，茯苓 10g；皮肤瘙痒，加蛇床子 5g，地肤子 5g，白鲜皮 10g，苦参 10g。

【点评】消渴肝病，即糖尿病性肝脏病，还包括糖尿病与肝病并存疾病。消渴肝病患者中，气阴两虚兼瘀毒证者多见，占 40% 左右。其病位为肝肾二脏，中医认为肝肾同源，肾精化血，血养肝，肝藏血，血化精，精藏于肾，肝肾为母子之脏，水生木，益肾则能养肝，滋肝则能补肾，肝肾同补，消渴肝病则治愈。

【验案】陈患，女，55 岁，2003 年 5 月 13 日初诊。该患来院就诊时自感口渴多饮、气短、疲乏无力、消瘦3年，加重半年。睡眠尚可，饮食不控制，大便日 1～2 次，干稀不等，尿频，起夜 1～2 次，舌质隐青，苔微黄，脉沉缓无力。查：空腹血糖 11 mmol／L，果糖胺 3.3 mmol／L，肝功：谷丙转氨酶（ALT）72 U／L，谷草转氨酶（AST）40 U／L，亮氨酸氨基转移酶（LAP）32 U／L，碱性磷酸酶（ALP）146 U／L，尿常规：尿糖（+++），白细胞（++），B超：① 肝脏内脂肪沉着，提示脂肪肝；② 胆囊壁欠光滑，提示胆囊炎。根据以上情况诊断为消渴肝病，气阴两虚兼瘀毒症候。法宜益气养阴，滋补肝肾，通络解毒。方用保肝降糖解毒通络汤加减。处方：生地 15g，黄芪 50g，枸杞子 15g，五味子 10g，榛花 10g，板蓝根 15g，丹参 15g，金银花 15g，6 剂，水煎服。医嘱：控制饮食。该患身高 155 cm，体重 45kg，控制热量为 1 350 kcal／d。主食为 300g，蔬菜每餐为 250g，豆制品每餐 75g，瘦肉每餐 50g，服药期间，做到不吃面食、不吃咸、不吃甜、不吃水果，空腹不吃鸡蛋，不喝牛奶。坚持适当运动，要求心态保持平和。2003 年 5 月 25 日，二诊。该患症状大有改善，口不渴，不多饮，大便通畅，夜尿消失，疲乏无力等症状稍有改善，体重无增，时有胁肋胀满感，舌质淡红，苔薄白，脉沉缓无力。处方：上方加党参 10g，麦芽 20g，柴胡 10g，6 剂，水煎服。2003 年 6 月 6 日，三诊。诸症状大有好转，体重增加到 50kg，身轻有力，胁肋胀满消失，大便稍干，舌质红，苔薄白，脉沉缓有力。处方：上方加茵陈 15g，大黄 5g，6 剂，水煎服。2003 年 6 月 18 日，四诊。症状全部消失，身轻有力，睡眠正常，饮食控制，大便通畅，尿正常，夜尿消失，舌质淡红，苔薄白，脉沉缓有力。查：血糖：7.7 mmol／L，果糖胺：2.6 mmol／L，肝功：谷丙转氨酶（ALT）15 U／L，谷草转氨酶（AST）15 U／L，碱性磷酸酶（ALP）130 U／L，亮氨酸氨基转移酶（LAP）22 U／L，尿常规：正常，B超：均正常。处方：党参 10g，黄芪 30g，枸杞子 15g，生地 15g，丹参 15g，板蓝根 15g，五味子 15g，麦芽 15g，山楂 15g，茵陈 10g，榛花 10g，8 剂，为面，1 次 2g，日 3 次，饭后 20 分钟后口服。近期随诊，血糖降到 6.0 mmol／L，果糖胺 2.3 mmol／L，肝功恢复正常，余均正常，可视为消渴肝病临床治愈。

10. 解毒通络保肾汤（南征）

【组成】生地 15g　黄芪 50g　知母 10g　枸杞子 30g　大黄 10g　黄连 10g　陈皮 10g　金银花 20g　榛花 10g　丹参 15g　益母草 15g　土茯苓 100g

【功效】益气养阴，活血祛瘀，降糖解毒。

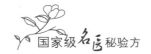

【主治】糖尿病肾病，气阴两虚挟瘀毒证。症见口渴喜饮，倦怠乏力，气短懒言，自汗盗汗，手足心热，腰膝酸软，肢体浮肿，肢体麻木，肌肤甲错，关节疼痛，舌红少津，舌体胖大或紫黯，脉沉细或细数或沉涩。

【用法】水煎服，日1剂，早、午、晚、睡前各温服1次。

【方解】以生地、黄芪为君药，益气升阳，鼓舞气机；知母、枸杞子滋阴补肾为臣药；陈皮、黄连燥湿祛浊；大黄苦寒，活血化瘀，通腹泄浊；丹参、益母草活血化瘀；金银花、榛花、土茯苓清热解毒，共为佐使药，解痰湿瘀热等互结之毒。

【加减】呕恶者，加藿香、竹茹、姜夏；尿少浮肿者，加车前子、茯苓、泽泻；腹冷痛恶寒者，加小茴香、肉桂；便干者，加当归、肉苁蓉；咽痛者，加金莲花、金荞麦；夜尿频者，加芡实、金樱子；久病疼痛甚者，加全蝎、地龙；手足心热者，加青蒿、地骨皮；反复感冒、咽痛不愈者，以川贝母、孩儿茶轧面含服；关节疼痛者，加豨莶草、威灵仙、伸筋草。

【点评】本方攻补兼施、扶正祛邪，滋而不腻、补而不滞、凉而不寒，活血化瘀而不伤正气，协调阴阳、脏腑、气血平衡，使元气旺、瘀浊去、肾络通、邪毒解，达到保肾之目的。故临床应用，收效甚捷。

【验案】王某，女，52岁。2005年11月1日初诊。糖尿病5年。现症见：口干多饮，尿频量多，倦怠乏力，关节疼痛，夜尿频，自汗盗汗，舌红隐青苔白，脉沉细无力。血压20.0/13.3 kPa（150/100mmHg），空腹血糖9.6mmol/L，果糖胺3.1mmol/L，尿蛋白（+++）。诊断：消渴肾病（气阴两虚兼瘀毒证）。处置：①糖适平口服控制血糖，珍菊降压片口服降压；②严格控制饮食，适当运动，低盐、低蛋白饮食。③方药：黄芪50g，党参10g，山茱萸15g，山药15g，生地10g，知母10g，车前子10g，茯苓15g，泽泻5g，土茯苓100g，白茅根50g，地榆30g，陈皮15g，连翘10g，蝉蜕15g，白僵蚕15g，益母草10g，牡蛎50g，每日1剂，水煎取汁，日4次早、午、晚、睡前分温服。11月10日复诊，空腹血糖8.4mmol/L，尿蛋白（+++），汗出明显，夜尿频，舌质隐青苔黄腻，脉沉细无力，上方加浮小麦15g，芡实15g，金樱子15g，苍术10g，黄柏10g。11月26日复诊，血压17.3/10.7 kPa（130/80mmHg），空腹血糖6.8 mmol/L，尿蛋白（++），夜尿无，汗出不明显，舌隐青苔微黄，上方去芡实、金樱子、浮小麦，加金银花20g，丹参15g。至12月31日，血压17.3/10.7 kPa（130/80 mmHg），空腹血糖降至6.5 mmol/L，尿蛋白（±），诸症明显改善。

11. 糖秘通汤（王敏淑）

【组成】生黄芪15～20g　当归10～20g　麻仁10～15g　郁李仁10g　桃仁10g　肉苁蓉10～20g　牛膝15g　白芍10～12g　丹参15～20g　生何首乌20g

【功效】益气养阴，养血活血，润肠通便。

【主治】糖尿病性便秘，属气血阴阳俱虚，重在气阴两虚者。症见大便燥结或软，久日不行，虽有便意，努挣乏力，难于解下，挣则汗出，口干咽燥，舌淡红，苔薄白，脉虚弱。

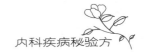

【用法】水煎服，每日1剂，早晚各服1次。

【方解】本方所治之糖尿病性便秘，属气血阴阳俱虚，重在气阴两虚，同时有燥热（屎）、瘀血等。方中君药生黄芪补气健脾益肺，中气足则便尿如常；当归补血活血润肠，合生黄芪益气生血；白芍养阴合营。臣药牛膝，入肾经，散瘀血，疗脐下坚结；制何首乌不寒不燥不腻，补血益精，润肠通便，治精血不足，肠燥便秘；肉苁蓉补肾阳，益精血，润肠通便；桃仁入肝、大肠经，破血行瘀，润燥滑肠，主治血燥便秘；麻仁、郁李仁，润肠通便以治标，即通气行津液。佐使药丹参，既活血祛瘀，又能养血，协助君药、臣药加强养血润肠之功。综合本方，寓通于补，以补治秘，通补结合，治本达标。通过益气养阴，活血养血，达到润肠通便之功。

【加减】津伤重，加生地、玄参、麦冬各10g，滋阴生津，润肠通便；肾阳虚，酌加肉桂6g，温补命门之火，益阳消阴。

【点评】依据中医学"腑病以通为用，腑疾以通为补"，"秘而不通，通而不秘"的学术思想，结合糖尿病性便秘的病机特点，治疗以扶正为先，缓缓图之，否则难求速效。糖尿病性便秘，通常是间歇性的，有时与腹泻交替出现，应用本方治疗时，还要注意选择恰当的时机。黄芪一味为必用之药，也是治疗糖尿病性便秘的要药，大补脾肺之气，脾气足，清气上升，浊气下降，则腑气通，肺气足，大肠传送有力，且黄芪、当归、麻仁、桃仁合用效佳。当然本病疗效与血糖控制情况有关，临床上还应综合治疗，积极控制血糖，尽可能使血糖达到理想范围。增加体力活动，加强腹肌锻炼，避免久坐少动，合理饮食，适当多食富含纤维的食物，避免辛辣之品，养成定时排便的习惯，保持大便通常。

【验案】代某某，女，69岁。糖尿病病史22年，顽固性便秘6年，靠口服通便药排便。大便3~10日一行，便干如粟，痛苦异常。刻下症见：便干难下，脘胀纳呆，胸闷，气短，舌黯红，苔薄黄少津，脉弦滑。治以益气宽胸，润肠通便。处方：生黄芪20g，全瓜蒌15g，薤白10g，丹参20g，降香10g，赤芍10g，川芎10g，红花10g，当归10g，桃仁10g，肉苁蓉10g，葛根12g，枳壳10g，白及10g，半夏6g，茵陈15g，三七粉4g（冲服），3剂。二诊：服后当日便通，脘胀减，纳食增加，仍胸闷肢麻，舌脉同前。上方加白芍10g、延胡索10g、生龙牡各15g、覆盆子12g，菟丝子15g，5剂。三诊：脘胀、纳呆、胸闷、气短、肢麻等均减轻，原方4剂巩固疗效。

【简介】王敏淑，生于1937年，河北保定人，毕业于北京中医学院。1994年被评为保定市自然科学带头人。2002年被确定为第三批全国老中医药专家学术经验继承工作指导老师。发表论文10余篇，参加编写《中国基本中成药》第一、第二部，《优选使用中成药》，《中华林场药膳食疗学》等。1997年参加虚拟古籍《本草纲目》的研究。

通信地址：保定市河北大学紫园　邮编：071000

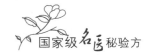
三、冠心病、心绞痛

1. 养阴清心汤（周仲瑛）

【组成】太子参12g　大麦冬10g　罗布麻叶15g　山苦参10g　丹参10g　炙甘草5g　桑寄生15g　熟枣仁10g　牡蛎30g（先煎）　珍珠母30g　黄连3g　生地12g　合欢皮10g　崂噜子10g

【功效】益气养阴，清心安神。

【主治】冠心病，室性早搏，属气阴两虚者。症见胸闷、心悸，面部潮红，脉细叁伍不齐，舌质红，苔薄黄。

【用法】水煎服，每日1剂，早晚各服1次。

【方解】方中牡蛎、珍珠母镇心安神；太子参、炙甘草补益心气；熟枣仁养心安神；桑寄生补益肝肾；麦冬、生地滋养心阴；罗布麻叶、山苦参、黄连、丹参清心火，安心神；合欢皮、崂噜子解郁安神。诸药合用，共奏益气养阴，清心安神之功。

【点评】心悸的病变主脏在心，但与脾、肝、肾密切相关。《景岳全书》云："凡治怔忡、惊悸者，虽有心、脾、肾之分，然阳统乎阴，心本乎肾，所以上不宁者，未有不由乎下。"认为心悸的发生与肾密切相关。全方在补益心肾的基础上配合清火镇心之品，乃属治本顾标之剂，故多收良效。

【验案】胡某，男，53岁，工人。1988年2月18日就诊。主诉胸闷、心悸8个月。既往有高血压病史。1987年5月开始，经常感到胸闷，心悸，经服西药慢心律，虽有减轻，但不能完全控制，胸闷间作，气短，心慌，活动后加重，头昏，面部发热，两目发涨。查：面部潮红，心率84次/分，心律不齐，每分钟早搏5～6次，脉细叁伍不齐，舌质红，苔薄黄。血压：18.7/11.7 kPa。心电图诊断：冠心病室性早搏。诊断：冠心病室性早搏，属气阴两虚者。治以益气养阴，清心安神。处方：太子参12g，大麦冬10g，丹参10g，山苦参10g，黄连3g，炙甘草3g，罗布麻叶15g，生地12g，炙黄精10g，珍珠母30g，牡蛎30g（先煎），熟枣仁10g，合欢皮10g，7剂，水煎服。2月25日二诊：早搏基本控制，心悸、胸闷、头昏、面部发热、口干均有减轻，夜寐多梦。舌苔薄黄，舌质红偏黯，脉细。血压20.5/12 kPa。仍从气阴两虚，心经郁热，心神不宁治疗。前方再服7剂，水煎服。3月2日三诊：早搏已控制，心悸、胸闷消失，头昏不著，面部发热减轻。舌质黯红，苔薄黄，脉细，血压20/12 kPa。从肝肾不足，气阴两虚，心经郁热治疗，以巩固疗效。随访6个月，早搏一直未再发作。

【简介】周仲瑛，出生于1928年，江苏如东人，家世业医，幼承庭训，22岁悬壶桑梓。曾任南京中医学院附属医院副院长，南京中医药大学校长，现任南京中医药大学教授、主任医师、博士研究生导师。从事中医临床近50年，学识经验至臻丰富，对中医内科和急症造诣殊深。

通信地址：南京中医药大学，南京市汉中路282号　邮编：210005

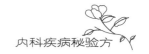

2. 养心定志汤（高辉远）

【组成】太子参 15g　茯神（茯苓）10g　石菖蒲 10g　远志 10g　丹参 10g　桂枝 8g　炙甘草 5g　麦门冬 10g　川芎 10g

【功效】益心气，补心阳，养心阴，定心志。

【主治】冠心病，属心气不足，心阳虚损，心脉失养者。症见心动悸、脉结代，心绞痛，疲倦乏力，胸闷气短或烦躁汗出等。

【用法】水煎服，每日 1 剂，早晚各服 1 次。

【方解】冠心病属胸痹、心悸、真心痛范畴。多见于老年患者，临床常呈现心动悸、脉结代，心绞痛，疲倦乏力，胸闷气短或烦躁汗出等症候，乃本虚标实之为病。本虚则心气不足，心阳虚损，心脉失养，心志不宁；标实则气滞血瘀，痰饮阻滞。故治疗宜标本兼顾，以治本为要。本方系以定志丸、桂枝甘草汤、生脉饮加丹参、川芎、延胡索而成，是治疗冠心病的通用方剂。根据《千金方》之定志丸，用太子参益心气；茯苓佐太子参调心脾；石菖蒲、远志通心窍以定志；龙骨镇静以安心神，立意有"补心强志"的作用；桂枝、甘草辛甘化阳以补心之阳；生脉饮酸甘化阴以养心之阴，合用有治虚为本的功效；再加丹参、川芎以活血化瘀；延胡索以理气止痛，散瘀治标。诸药合用，补心安神，标本兼顾。

【加减】胸闷憋气，胸阳痹阻较甚者，加瓜蒌、薤白；心痛剧烈，痛引肩、背、气血瘀滞重者，加三七、金铃子；心烦易怒，心慌汗出，心肝失调者，加小麦、大枣；高血压性心脏病，亦可用此方去龙骨，加决明子、川牛膝、杜仲；肺源性心脏病者，可加银杏、天冬、生地、杏仁，去川芎等。

【点评】本方为高老创制之方，验之临床多年，收效颇著。观方妙在安神宁心。盖心病者多心急而神不守舍，梦多烦躁；而心急烦躁又加重心病，易形成恶性循环。养心安神，可使心情舒畅，眠实梦香，截断上述恶性循环，故不仅可以治本，又可以治标。对此，学者当留心揣摩，方能有所悟解。

【简介】高辉远，生于 1922 年，逝于 2002 年，湖北蕲春人。受业于著名中医学家蒲辅周先生，长达 17 年之久，深得蒲氏亲传。曾为解放军 305 医院主任医师，兼任中国中医研究院、北京中医学院名誉教授，中华全国医学会副理事长等职。长于中医内、妇科、儿科，尤精于温热病和老年病。数十年来，致力于常见病与疑难病的研究，有较深的理论素养和丰富的临床经验，特别对老年病预防保健卓有建树，是中医保健专家。著有《蒲辅周医案》《蒲辅周医疗经验》《中医对几种传染病的辨证论治》等书，发表学术论文数十篇。

原通信地址：中国人民解放军 305 医院，北京西城区文津街甲 13 号

邮编：100017

3. 复脉通痹汤（尹莲芳）

【组成】太子参 15g　葛根 10g　玉竹 10g　丹参 15g　山楂 10g　延胡索 15g　瓜蒌皮 10g　炙远志 10g　苦参 10g　苏梗 10g　广木香 6g

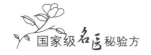

【功效】益气养心，行气活血，通痹止痛。

【主治】冠心病、心绞痛、心律失常、心肌炎，属心气不足，心血瘀阻者。症见胸闷气短，心悸不安，甚则心胸筑筑振动。心前区疼痛，有的可引及咽、肩、臂、背、心窝等部位。舌质黯红，脉结代。

【用法】水煎服，每日1剂，早晚各服1次。

【方解】方中太子参、玉竹、葛根补心气养心阴，据临床报道，诸药治疗冠心病、心绞痛、心衰有较好疗效；丹参、山楂、延胡索活血理气散瘀，《本草纲目》曰，"延胡索，能行血中气滞，气中血滞，故专治一身上下诸痛"；瓜蒌、远志润肺化痰，宁心安神；苦参为辨病用药，临床及实验观察有降低心肌收缩力，减慢心搏，延缓房性传导以及降低自律性等作用，故临床治疗心律失常收到一定效果；苏梗辛温，理气和血止痛；广木香行气止痛，温中和胃。

【加减】胸闷憋气，畏寒肢冷者加沉香、薤白、淫羊藿；气虚多汗者加生黄芪、生脉散；缓慢性心律失常者加炙附子、红参，去太子参；病毒性心肌炎者加板蓝根、连翘。诸药合用，共奏益气养心，行气活血，通痹止痛之功。

【点评】本方为治疗冠心病、心绞痛、心律失常的基本方，全方补中寓通，通中寓补，通补兼施，标本兼治，临床随症加减，经多年实践，效果较为满意。

【验案】佟某，女，62岁，1998年4月4日就诊。反复发作胸闷，左侧胸部疼痛引及左前臂半年余。发作时服速效救心丸可缓解。近1月来发作频繁，心慌，少气乏力，面目浮肿，大便干结，心电图示：ST-T变化。苔薄质暗，舌体胖大，脉细偶有结代。证属心气不足，导致心血瘀阻，不通则痛。治宜益气养心，活血通痹，以复脉通痹汤加薤白10g，服用15剂。1998年8月7日二诊：药后症状逐渐好转，服药至胸闷心慌、心前区疼痛消失后，自行停药数月。近因劳累、天热，睡眠不佳，又感胸部不适、多汗、心悸，早搏时作，小便黄，大便干结，苔薄腻，脉细略数。上方加生黄芪20g，薏苡仁30g，火麻仁10g，连服49剂，症状消失。随访8年，有时因劳累过度或心情不快而出现胸闷、心慌，自行按上方服药数剂即可缓解，心电图复查正常。

4. 冠心宁方（邱保国）

【组成】荜茇6g 良姜9g 细辛3g 檀香5g 丹参30g 川芎9g 赤芍12g 延胡索12g 水蛭9g 地龙9g

【功效】芳香温通，理气活血，宽胸祛瘀。

【主治】冠心病心绞痛急性发作，属气滞血瘀寒凝者。症见胸痛彻背，感寒痛甚，胸闷气短，心悸怔忡，四肢不温，舌苔白，脉沉细。

【用法】水煎服，每日1剂，早晚各服1次。

【方解】本病由膏粱厚味，七情内伤，气机郁滞，血脉瘀阻，受淫之寒邪所侵致病，以致寒凝脉阻，不通则痛。本方选用荜茇、良姜、细辛、辛温，有散寒温中止痛之效；檀香辛温，具有芳香温通，理气散寒祛郁作用，本品善调膈上诸气，与上述诸药伍用，可加强其治心绞痛疗效；丹参、赤芍清热凉血，可活血祛瘀，散瘀血留滞；川芎为"血中气药"，活血行气，通达气血，可增强血行散瘀之效；重用地龙、水蛭，可破血散瘀，又善走窜，使解痉通经散瘀力量增强；增用延胡索，可使全方理气活血止痛作用更强。诸药共奏芳香温通，理气活血，宽胸祛瘀功效。

【加减】如情志不遂，肝郁气结重，可加合欢花、玫瑰花、凌霄花等；若伴有脘腹痞闷，纳呆，可心胃同治，加枳实、焦山楂、神曲；如心悸重，脉结代，可用甘松、黄连、苦参等。

【点评】气滞瘀浊血瘀是真心痛的主要原因，芳香温通祛瘀治疗是其大法，可达到理气解郁，解心脉挛急，舒脉活血，行血中瘀滞，使气血调达，脉通则胸痛自止。下列验案，病机上表现为胸阳不振，气滞血瘀。唐容川在《血证论》中说："心病血急宜去瘀为要。"本病表现一为气郁，二为血瘀。治病必求其本，故治以温阳宽胸，理气祛滞，重在化瘀，意在通脉，而收良效。

【验案】赵某，男，62岁，退休干部，2005年1月15日初诊。两月前晨练时感胸前骨后隐隐作痛，继感胸部憋闷，始持续约3~5分钟可自行缓解，活动后又出现胸痛、胸闷，含速效救心丸可缓解，但近周来频繁发作，胸痛有时向左肩后背放射，痛闷部位较固定。检查：体胖，血压18.7 / 11.5 kPa（140 / 86 mmHg），舌黯红有裂纹、苔白，脉弦细。心电图：心肌缺血。X线胸透：主动脉段增宽、伸长、迂曲。诊断：胸痹（冠心病）。证属气滞血瘀寒凝证。治法：芳香温通，理气活血，宽胸祛瘀。方用荜茇6g，良姜9g，细辛3g，檀香5g，丹参30g，川芎9g，赤芍12g，延胡索12g，水蛭9g，地龙9g，3剂水煎服。服上药显效，2剂服后胸痛、胸闷明显减轻，有效则继用上方加减，调治15剂而安。

5. 宣痹化痰汤（商宪敏）

【组成】瓜蒌皮12g　薤白10g　法半夏10g　桂枝5g　郁金10g　枳壳6g　檀香10g（后下）丹参30g　葛根30g

【功效】通阳化痰，理气宽胸。

【主治】冠心病，心绞痛，属痰湿瘀血，痹阻脉络者。症见胸闷憋痛，胸痛掣背，背痛掣胸，心悸气短，胃满痰盛，苔浊腻，脉滑。

【用法】水煎服，每日1剂，早晚各服1次。

【方解】方中瓜蒌皮、薤白、法半夏、檀香宣痹化痰；枳壳理气宽胸，与瓜蒌皮、法半夏同用理气化痰，使气滞得以通畅；丹参、郁金活血以通心脉，与枳壳同用，共奏气血双活之功；桂枝温通活血；葛根为辨病用药，以扩张冠状血管，改善心肌供血。诸药合用，共奏通阳化痰，理气宽胸之功。

【加减】热盛，加黄连、黄芩、葶苈子等；寒盛，加细辛、苏子等；痰盛，加茯苓、橘红、薏苡仁等；瘀甚，加姜黄、红花；气虚，加黄芪、党参、甘草；阴虚，加玉竹、麦冬、五味子等。

【点评】本方可以作为治疗冠心病，心绞痛发作的基本方，随症灵活加减，可收良效。

【验案】杜某某，男，71岁。2004年8月10日初诊。主诉胸闷憋气反复发作3年余，加重1周。患者有高血压病史，冠状动脉粥样硬化性心脏病病史，脑

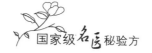

梗死病史，近 3 年来反复出现胸闷憋气症状，并伴心慌气短，汗出，常服各种中西药物。1 周来，胸闷憋气发作，已服复方丹参滴丸、速效救心丸等，见效不显，故来求诊治。刻下症：胸闷憋气，心慌气短，心烦汗出，头晕时作。舌黯胖苔白腻，脉滑。CT 提示：双侧脑梗死复中。心电图提示：ST–T 改变。诊断：中医：胸痹。西医：冠心病心绞痛。辨证：痰湿瘀血，痹阻脉络（气阳两虚，痰阻胸阳）。治法：通阳化痰，理气宽胸。处方予宣痹化痰汤去桂枝，加黄连 6g，五味子 6g。7 剂，水煎服，每日 1 剂，分 2 次服。二诊：2004 年 8 月 17 日。药后诸症减轻，仍诉憋气。属气机未畅。处方：上方加苏梗 10g，姜黄 10g。7 剂，水煎服。三诊：2004 年 8 月 24 日。胸闷憋气症状消失，诉头晕，脘腹胀，时心悸，微咳，舌黯胖苔黄微腻，脉滑数。症属痰湿化热。处方：生石决明 30g，决明子 30g，夏枯草 15g，黄芩 10g，苦参 10g，瓜蒌皮 12g，地骨皮 12g，丹参 30g，郁金 12g，苏梗 10g，荷梗 10g，法半夏 10g，玉竹 10g，檀香 10g（后下）。14 剂，水煎服。四诊：2004 年 9 月 6 日。诉无头晕，胸闷，无明显自觉不适，查舌黯苔薄黄，脉沉滑。继治以清热化痰，活血通脉，以期巩固。处方：生石决明 30g，决明子 30g，夏枯草 15g，黄芩 10g，瓜蒌皮 12g，生炒薏苡仁各 10g，僵蚕 10g，郁金 12g，远志 10g，葛根 30g，川芎 10g，丹参 30g。7 剂，水煎服。药后诸症未作。

【简介】商宪敏，生于 1940 年，毕业于北京中医学院。第三批全国老中医药专家学术经验继承工作指导老师。任北京中医药大学东直门医院大内科主任，老年病科主任，中医内科教研室副主任，临床研究所肾病研究室副主任，中国中医药学会老年病肾虚证分会秘书长，北京中医药学会风湿病专业学会副主任委员。擅长风湿病、肾病、老年病及疑难杂症的诊治。主编英文版《中医临床经验》，在美国被选为中医院校教材，其德文译本在德国成为中医翻译的范本。主编高等中医助学助考丛书《中医内科学》。发表论文数十篇。

通信地址：北京市东城区海运仓 3 号北京市中医药大学东直门医院
邮编：100700

6. 心痛宁方（沈宝藩）

【组成】当归 15g　丹参 15g　红花 10g　川芎 10g　瓜蒌 15g　薤白 10g　延胡索 10g　厚朴 10g　桔梗 10g

【功效】活血祛痰，宁心止痛。

【主治】冠心病、心绞痛，属气血瘀滞，痰瘀交阻者。心胸刺痛或闷痛，入夜尤甚，时或心悸不宁，形体肥胖，痰多而黏，纳呆恶心，或面色黧黑不华，舌苔薄白，舌质黯红或有瘀斑，或舌下血脉紫黯，脉弦或涩或结代。

【用法】水煎服，每日 1 剂，早晚各服 1 次。

【方解】本方据"百病兼瘀""百病兼痰""痰瘀同源"之说立方。方中当归辛甘温，养血活络止痛；丹参苦微寒，活血祛瘀通脉；川芎辛温活血行气止痛；红花辛温，活血祛瘀通脉；延胡索辛温，理气通络止痛；瓜蒌甘寒，利气化痰，散结宽胸；薤白辛苦温，辛开行滞，苦泄痰浊，温通心阳；厚朴苦辛温，行气祛瘀，宽胸消结；桔梗苦辛平，祛痰并能载药上行。诸药配合，可使瘀祛痰消，脉络通畅，疼痛自止。

【加减】应按标本缓急、痰瘀孰轻孰重、寒热虚实进行加减。血瘀偏重，症见疼痛发作剧烈而频繁，舌黯，脉涩者加生蒲黄、五灵脂、乳香、延胡索等；痰湿偏重，症见胸闷，肢体困重，苔厚腻，舌黯淡，脉弦滑者加桂枝、法半夏、石菖蒲、远志、茯苓等；痰热偏重，症见心烦口苦，胸闷，苔黄腻，舌黯红，脉弦数者，重用瓜蒌，加竹茹、郁金、炒山楂。心痛胸闷诸症缓解后，当兼顾本虚之证：气虚者，加黄芪、黄精、炒白术、茯苓；阴血虚者，加生地、沙参、玄参、丹皮、赤芍、郁金，去厚朴、川芎。

【点评】冠心病心绞痛或虚或实，均有不同程度的挟痰挟瘀。痰阻气滞，血行不畅则致瘀；瘀血阻滞，水津敷布运行不利，又可聚而为痰。因此痰瘀交阻是冠心病心绞痛共同的发病机制。故本方以痰瘀同治为组方精髓，标本兼顾为用方之法，虚实缓急为使方之道，功在经隧通达，气血流畅，疼痛得缓。故收效颇佳。

【验案】谭某某，男，汉族，68岁。患者冠心病史1年余，曾于两月前在新疆医科大学一附院住院，行冠脉造影术后，建议行冠状动脉旁路移植术治疗。近1周来反复心前区疼痛，向左肩背放射痛，持续5～10分钟，含"硝酸甘油片"可缓解，每因劳累、饱食、寒冷等原因而诱发。症见胸部憋闷疼痛，伴汗出、肢困、乏力、纳寐欠佳、大便略干、两日一行，舌质黯红，舌苔黄腻欠津，脉细。患者既往有高血压病史4年，日前服"海捷亚片"，血压降至18.7/12.0 kPa（140/90 mmHg）；吸烟史20年，已戒断15年。辅助检查：血脂：CH：7.08mmol/L，三酯甘油：1.44 mmol/L，LDL-CH：4.48 mmol/L。胸片：左室增大，主动脉迂曲。心电图：窦性心律，广泛前壁心肌缺血。外院行冠脉造影示：冠状动脉多支病变。西医诊断：冠状动脉性心脏病、不稳定心绞痛、高血压3级-极高危组。中医诊断：胸痹、风眩（痰瘀互阻）。辨证属痰瘀互结，痹阻胸阳，治以化瘀祛痰而通其血脉。治以活血化瘀，化痰通络，理气止痛。方用心痛宁方加减：当归15g，丹参15g，红花9g，川芎10g，何首乌藤9g，瓜蒌15g，薤白6g，延胡索10g，厚朴10g，桔梗10g，远志9g，牛膝9g。嘱：卧床休息，保持大便通畅，半流饮食，调畅情志。二诊：心痛胸闷气短有减，时见头晕乏力，汗出口干，大便稍软，苔腻渐退，脉细。复诊辨治：仍以宣通为主，佐以益气滋阴，润燥化痰。上方去薤白、厚朴、桔梗、远志、牛膝，加玄参13g，太子参15g，葛根9g，枳实9g，陈皮9g，炒枳壳9g。再诊：患者诸症大减，偶感胸闷，活动后气短，稍有乏困，纳食有味，二便畅调，舌红，苔薄白，脉细。视患者腻苔已去，标实症已解，故此诊扶正为主，前方中加黄芪以益气化痰，养血通络，数剂调理，门诊随访。

【简介】沈宝藩，生于1935年，上海市人。毕业于上海第一医学院。曾任上海中医药大学硕士生导师，新疆医科大学教学指导委员会委员，新疆中医学院临床教学部主任，中医内科教研室副主任，附属中医医院副院长，新疆中医药学会副会长，内科学会名誉主任委员等职。现任中国老年学会中医研究委员会委员，中国中医药学会脑病学会学术顾问，新疆维吾尔自治区中医医院首席专家。

通信地址：乌鲁木齐市黄河路59号新疆维吾尔自治区中医医院科教科　邮编：830000

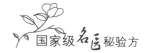

7. 养心通络汤（张崇泉）

【组成】黄芪 20g　人参 6g　丹参 15g　红花 6g　麦冬 15g　生地 15g　炒枣仁 15g　瓜蒌 15g　炙甘草 5g

【功效】益气养阴，活血化瘀。

【主治】冠心病，属气阴两虚、心脉瘀阻者。症见胸闷隐痛，遇劳发作，气短乏力，心悸怔忡，口咽干燥，或大便干结，舌质红或有齿印，苔少，脉沉细少力。

【用法】水煎服，每日 1 剂，早晚各服 1 次。

【方解】方中人参、麦冬益气养阴为君；黄芪补气、生地滋阴、丹参活血，共助君药益气养阴、活血养血，是为臣药；红花活血化瘀，炒枣仁养心定悸，瓜蒌宽胸理气，共为佐药；炙甘草调和诸药以为使。诸药配伍，共奏益气养阴、活血化瘀之功效。

【加减】胸痛甚者，加田三七 6g，郁金 10g；心悸、脉结代（早搏）者，加苦参 15g，桂枝 6g；头痛眩晕，血压升高者，去人参，加天麻 10g，白蒺藜 15g，生白芍 15g，平肝潜阳；大便干结者，加大黄或草决明祛瘀降脂通便。

【点评】冠心病是中老年最常见的心血管疾病之一，中医辨证以气阴两虚、瘀阻心脉为最多见。因此临床应用本方随症加减治疗，屡屡见效。曾以本方为主治疗冠心病心绞痛 60 例，结果缓解心绞痛显效 24 例（40%），有效 33 例（55%），无效 3 例，总有效率 95%；心电图改善总有效率 66%；两项结果与西医欣康（单硝酸异山梨醇酯片）对照组（60 例）疗效相似（94%，70%）。

【验案】蒋某某，女，71 岁，2003 年 3 月 10 日初诊。主诉胸闷胸痛、心悸反复发作 3 年，加重并伴胃脘痛 3 天。患者 3 年来反复发作胸闷胸痛，心悸，乏力，曾在省人民医院诊断为"冠心病心绞痛"，西药治疗后能缓解（具体药物不详），但经常复发，近 3 天来感左胸痛加重，活动后更甚，心悸心慌，上楼气促，疲倦乏力，口干，胃脘隐痛，饮食一般，睡眠尚可，大小便正常。舌质黯红，舌苔薄微黄，脉细弦缓。既往患高血压病史（2 级、极高危）5 年，一直用雅施达、倍他乐克等西药控制。查血压：19.2 / 10.7 kPa（144 / 80 mmHg）。心脏彩色 B 超示：① 支持冠心病诊断（肥厚型）；② 少量心包积液；③ 左室舒张功能减退。中医诊断：胸痹、心悸、胃脘痛。辨证：气阴两虚、心脉瘀阻夹胃虚气滞。治法：益气养阴、理气活血、养心和胃。处方：白参 10g，黄芪 20g，丹参、炒枣仁各 15g，红花 6g，茯苓、生地各 15g，广木香 10g，砂仁 6g，麦冬 15g，葛根 20g，田三七 6g，山楂 15g，炙甘草 5g。每日 1 剂，共服 7 剂。2003 年 3 月 17 日复诊：诉胸痛、心悸好转，仍口干，胃脘隐痛，纳差，乏力，近日大便稀，查舌黯红苔薄微黄，脉弦缓。血压：16.0 / 9.3 kPa（120 / 70 mmHg）。继以原方去黄芪、红花、山楂，加炒白术 10g，怀山药 15g，鸡内金 6g，助健脾益气，心胃同治，继服 1 周诸症缓解。

8. 五参顺脉胶囊（汤）（毛德西）

【组成】西洋参 30g　丹参 30g　北沙参 30g　三七参 30g　苦参 30g　赤芍 50g

川芎 30g　降香 50g　秦艽 30g　冰片 15g

【功效】益气养阴，活血化瘀，调整心脉。

【主治】冠心病之心绞痛，心律不齐以及脑动脉硬化症，属气阴两虚，血脉瘀滞者。症见心慌，气短，心胸闷痛；或头晕目眩，颈项不舒，思维迟钝等；舌质偏暗，舌下静脉迂曲，脉象弦紧或见结代。

【用法】共研为细末（个别药物浓缩提取研末）装胶囊，每粒 0.45g。每服 5 粒，1 日 3 次。

【方解】方中西洋参益气养阴，丹参养血活血，共为君药；北沙参、麦冬养心肺、润血脉，赤芍、川芎活血化瘀，此四味共为臣药；降香宽胸理气，为血中气药，止痛功效明显，苦参为辨病用药，有调整心律作用，此二味共为佐药；秦艽通络，冰片开窍，共为使药。

【加减】若作汤剂，胸闷甚者，加薤白；汗多，加地骨皮、五味子；畏寒肢冷，加桂枝、附子；便秘，加生白术、全瓜蒌；睡眠欠佳，加黄连、肉桂；舌紫黯甚者，加桃仁、红花。

【点评】五参顺脉胶囊作为河南省中医院传统保留药品，从建院至今，已在临床上使用近 20 年。该方吸取了唐代孙思邈《千金翼方》四参汤的经验，也是毛氏多年探索心脑血管病防治经验的结晶。在研发过程中，也加进了一些现代药理研究的成果，如以苦参纠正心律等。方药以益气养阴为本，活血化瘀为标，避免了那种单纯活血的弊端。其方具有扩血管、降血脂、抗缺血、抗缺氧以及恢复正常心律的作用。经临床观察，其强心止痛、纠正心律作用突出，部分病人的左心室肥大也得到了改善。

【验案】张某，男，56 岁。于 1996 年 10 月因心前区疼痛难以缓解而就诊。病人罹患冠心病 7 年，近日家事操劳，心前区疼痛加重，每日发作 10 余次，必用硝酸甘油与速效救心丸方可有所减轻。刻诊：痛苦面容，右手抚按左胸，不时呻吟，舌苔薄白腻，舌质紫黯，舌下静脉迂曲。急查心电示：广泛性心肌缺血。脉证合参，为气阴两虚，血脉瘀滞所致。拟益气养阴、活血通络法。处予五参顺脉胶囊，1 次 5 粒，1 日 3 次，白开水送服。并拟：炮附子 10g（另煎兑），桂枝 10g，苏木 10g，炙甘草 15g。水煎两次，药液混合，分多次服用。翌日，电话告知心前区痛明显缓解。服用3剂后，每日仅发作 1～2 次。后停服汤剂，仅服五参顺脉胶囊，2 周后症状消失。心电示：部分导联 T 波有所改善。

【简介】毛德西，生于 1940 年，河南巩义人。中医内科专家，现任河南省中医院中医内科主任医师、教授，全国首批老中医药专家学术经验继承工作指导老师。对心脑血管病、肝病、胃肠病及部分疑难杂症体验尤深。近年致力于中老年养生保健方面的研究。发表学术论文60余篇，编撰学术专著20余部。

通信地址：郑州市东风路6号河南省中医院（河南中医学院第二附属医院），邮编：450002

9. 通脉散（高咏江）

【组成】沉香 30g　檀香 30g　制乳香 30g　田三七 30g

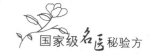

【功效】活血化瘀，通脉定痛。

【主治】通治各种症型冠心病心绞痛（症状见"加减"中所列各症候类型）。

【用法】将四药各等分研细末，过罗备用，每服 3～6g，汤水（同时配合服用"加减"中所列相应证型汤药）冲吞。

【方解】方中制乳香、三七活血通脉，沉香、檀香芳香定痛，全方合奏通脉定痛之功，乃治冠心病心绞痛之良方。

【加减】通脉散治疗冠心病心绞痛为急治其标之剂。须根据辨证施治，因人制宜的原则同时配合汤药吞服才能取得满意的效果。高氏将本病辨证分为 7 种症候类型，并指出应配合服用的相应汤药。① 气虚型：每因劳累而诱发。临床多伴有面色少华，头昏，心悸，气短，乏力，纳差，舌边有齿印，脉微弱或结代等心脾气虚证，方用归脾汤加减；② 气滞型：每因情志不遂而发作。临床表现为心痛连胁，胸闷叹息，脉弦或沉弦等肝郁气滞证，方用逍遥散加减；③ 血虚型：本类病人心绞痛，每于夜间或休时发作，临床多伴有面色无华，头昏眼花，心悸失眠，手臂麻木，舌淡，脉细弱或结代等营血亏虚证。治疗选用自拟验方"补血六君汤"：黄芪30g，当归 10g，丹参 10g，熟地 10g，阿胶（烊化）10g，枸杞子 10g；④ 血瘀型：临床可见心前区或胸骨后剧痛，甚则如针刺样，痛点每次发作固定不移，伴心烦，胸闷，唇甲青紫，舌紫黯、舌下静脉瘀紫，脉沉弦或涩等血瘀络阻证，方用血府逐瘀汤；⑤ 寒凝型：每因感寒而诱发。临床多见心痛彻胸连背，手足厥冷，舌青紫苔白，脉沉紧或涩等寒凝脉阻症，方用重剂麻黄附子细辛汤合二仙汤；⑥ 痰阻型：临床除见心下冷痛、胸闷心悸外，还伴有纳差、恶心呕吐、苔厚腻等痰浊中阻证，每用自拟验方"温脾豁痰汤"：瓜蒌皮 10g，薤白 10g，姜半夏 10g，陈皮10g，白芥子 10g，苏子 10g，茯苓 10g，白术 10g，桂枝 10g，干姜 10g，吴茱萸6g，远志 6g；⑦ 食滞型：临床可见心绞痛，每因过量饱餐而诱发，除表现为心胸闷痛外，尚可见脘满拒按、嗳腐恶食，苔厚浊，脉滑实等食滞中焦证，治疗用保和丸加减。

【点评】高老认为本病乃本虚标实之证，且以年老体弱者为多，复以不善摄生，而致脏腑功能失调，心脉痹阻不通，发为心痛之证。在治疗上主张标本兼顾，辨证与辨病结合。他根据本病因心脉闭阻而致心痛的病理特点，用自拟方"通脉散"通脉定痛，急治其标；又本着"因人制宜"的原则，将本病辨证分为五类七型，即气、血、寒、痰、食五类和气虚、气滞、血虚、血瘀、寒凝、痰阻、食滞七型，并据此七型遣方选药，以配合"通脉散"同时服用，取得满意的治疗效果。

【验案】王某，男，62 岁。1971 年 4 月 2 日初诊。素有"冠心病"史，近1 个月劳累后即觉头昏、乏力、心悸、气短，继则出现心前区疼痛，休息后能缓解。诊舌淡紫苔薄、舌边有齿印，脉结代。辨证为心痛证（气虚型），投以归脾汤加减，冲服"通脉散"。处方：黄芪 30g，党参 15g，当归 10g，茯神 10g，白术10g，酸枣仁 10g，龙眼肉 10g，龙齿 10g（先煎），远志 6g。每日 1 剂水煎，分 2次服，每服冲吞"通脉散"3g。汤散并服 1 个月，心绞痛未再发作，其他症状亦明显改善。遂停服"通脉散"以免耗气，单服归脾汤加减，追治月余，羔消症平。

【简介】高咏江，陕西省已故名老中医，逝于 1992 年。其耕耘杏林 50 余载，擅长于内科、妇科杂病。因其中年苦于胃病缠身，故潜心研究脾胃病理、法、方、药，且多有体会。其子高振华秉承父业，亦造诣颇深。

原通信地址：安徽省马鞍山市湖南路 36 号，冶金部十七冶医院　邮编：243000

四、心肌梗死

1. 救逆止痛汤（任继学）

【组成】金银花 50g　全当归 15g　玄参 20g　生甘草 10g　麦门冬 30g　川黄连 5g　阿胶 5g（另烊）

【功效】宣通救逆，祛邪止痛。

【主治】急性前侧壁心肌梗死，属心肾阴虚者。症见胸闷，心区闷痛，精神不振，形体肥胖，面色无华，两颧赤黯，口唇发绀，语声低弱，呼吸微喘，舌质红绛无苔，脉弦涩。

【用法】水煎服，每日 1 剂，早晚各服 1 次。

【方解】方中金银花清热解毒，当归补血养心，二者配伍，补血而败阴毒，凉营血且清气；麦冬、玄参滋养肺肾之阴，滋肾水以制心火；阿胶补血益阴；黄连清心泻火；甘草调和诸药。诸药合用，共奏宣通救逆，祛邪止痛之功。

【点评】厥心痛多本虚标实，病多急危。常因心体受损，心气涣散，心阴受损，助长心阳，累用活血之味益伤心气，已犯虚虚之戒，验之舌脉便知。治疗必当标本同治，祛邪扶正。本方乃四妙勇安汤加麦门冬、川黄连、阿胶而成，以救阴祛邪。外治之宗吴师机曰"外治之理，亦即内治之理"，故亦可配合外用药治疗。

【验案】郑某某，男，65 岁。1990 年 5 月 9 日初诊。主诉胸闷气短 5 年，心区闷痛 4 天。5 年前因情志不遂心前区闷痛、痛引肩背，求治于省医院，确诊为"急性心肌梗死"，抢救治疗 2 月好转出院，5 年来病情每因情绪激动则加重，常服"冠心苏合丸""速效救心丸""心得安""硝酸甘油片"，可缓解症状。4 天前，病情复作，胸闷气短，心区闷痛向左肩部放散，汗出淋漓，服上药无效，遂求治长春中医学院附属医院内二科，于入院后第 2 日请任老会诊。症状：心胸憋闷，气短乏力，动则加重，汗出肢凉，头晕口干而苦，时咳黏痰，小便黄，大便干。查：精神不振，形体肥胖，面色无华，两颧赤黯，口唇发绀，语声低弱，呼吸微喘。舌质红绛无苔，脉弦涩，时有虾游之象。血压 18 / 10 kPa（135 / 75mmHg），心界向左扩大，心率 81 次 / 分，节律不齐，心尖部可闻及 Ⅱ 级收缩期杂音。心电图提示：急性前侧壁心肌梗死、陈旧性前壁心肌梗死。诊断：急性前侧壁心肌梗死，属心肾阴虚者。治疗：宣通救逆，祛邪止痛。处方：金银花 50g，全当归 15g，玄参 20g，生甘草 10g，麦门冬 30g，川黄连 5g，阿胶 5g（另烊），水煎服。外治法：大黄粉醋调，擦涌泉、劳宫。二诊：上方服用 8 剂，心区闷痛减轻，汗止厥回，仍胸闷气

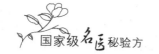

短，手足心热，痰液较黏，颜面黯红，舌质红绛无苔，脉弦涩。更方如下：金银花 60g，玄参 20g，当归 20g，甘草 10g，生蒲黄 10g，白参 10g，旋覆花 10g，佛手 15g，水煎服。继服 10 剂，并以参麦液 60 ml 加入 5% 葡萄糖 300 ml，日 1 次，静点。胸闷气短轻，痰液大减，病情稳定后出院。

2. 通痹汤（李永成）

【组成】石菖蒲 10g　丹参 30g　川芎 10g　厚朴 10g　沉香 6g　苏梗 10g　瓜蒌皮、仁各 15g　菊花 30g

【功效】活血理气，宣通胸痹。

【主治】陈旧性心肌梗死，心肌缺血、心绞痛，气滞血瘀型。症见胸闷憋气、胸痛，甚则胸背彻痛、背沉、饭后加重，面色少华，舌黯红有瘀斑、苔白、脉弦，或兼沉、缓。

【用法】水煎服，每日 1 剂，早晚各服 1 次。

【方解】石菖蒲入心肝，芳香开窍，通痹止痛；厚朴宽胸利气；苏梗理气解郁；沉香行气止痛；瓜蒌开胸散结；川芎、丹参活血祛瘀；菊花平肝利血气。共奏宽胸利气血，止痛通胸痹之功。

【加减】阳虚则手足欠温、畏冷胆怯、面色㿠白，脉弦缓无力，加桂枝 10g，薤白 6g；痰浊壅塞则少气喘促、咳嗽痰多不得卧、脉弦滑、苔腻，加法半夏 15g，茯苓 15g，陈皮 10g；瘀血较重则胸背痛如刺、脉弦缓、舌黯，或有瘀斑，加郁金 10g，桃红各 10 g，归尾 10g。

【点评】血在脉中运行，全靠心阳鼓运。胸阳不足，易形成阴乘阳位，心血瘀阻。本证虽以理气开窍、活血通痹立法施治，但处方中总宜偏温，切忌寒凉，应加注意。

【验案】杨某某，男，61 岁，2004 年 6 月 11 日初诊。宿患 Ⅱ 型糖尿病已 7 年，现胸闷憋气，背沉乏力，眩晕口干，双手麻木，纳可，寐安，二便如常，舌黯苔薄白，脉弦硬有力。心电图：ST 影 Ⅱ、V_5、V_6 下降，心肌缺血。治法：理气开窍，活血通痹。处方：石菖蒲 10g，沉香 6g，瓜蒌皮 15g，瓜蒌仁 15g，泽泻 15g，丹参 30g，苏梗 10g，菊花 15g，鸡内金 15g，厚朴 10g，川芎 10 g，桃红 10g，天麻 10g，桑枝 30g。连服本方 1 个月，诸证悉减，后守法治疗半年，胸闷憋气、背沉消失，查心电图大致正常。

【简介】李永成，生于 1944 年，天津市人。全国第三批老中医药专家学术经验继承工作指导老师，天津中医药大学第二附属医院主任医师。行医近 40 年，经验颇丰，擅长诊治内、妇科疑难病，尤其应用半夏泻心汤加味治疗各种慢性胃炎得心应手，疗效颇佳。近年来随着对胃肠动力的深入观察，结合经验，做了一些探索，总结了一系列改善胃肠动力障碍的中药。著有《汉英中医辞海》，合著《中国人的养血之道》《中国食疗食养大全》等。

通信地址：天津市河北区胜利路北岸华庭 24 门 501　邮编：300022

五、心律异常

1. 宁心定悸汤（王行宽）

【组成】白参8g　麦冬15g　五味子5g　柴胡10g　黄芩10g　枳实10g　竹茹10g　陈皮10g　茯苓15g　法半夏10g　丹参10g　郁金10g　全瓜蒌10g　炙远志6g　紫石英15g　炙甘草10g

【功效】补气豁痰化瘀，疏肝解郁安神。

【主治】心律失常，以室性、室上性早搏，或房颤为主，属气阴两虚，痰热内蕴证。症见心悸气短，神疲乏力，胸闷胀满，纳呆，口干口苦，夜寐不安。舌淡黯红，苔薄，脉弦细兼结代脉，或三五不调。

【用法】水煎服，每日1剂，早晚各服1次。

【方解】《难经·十四难》谓："损其心者，调其营卫。"肝为心之母，胆气内通于心，宋·严用和《济生方》曰："夫惊悸者，心虚胆怯之所致也。"故治疗心悸、怔忡之疾，每常从心、肝、胆论治入手。本方系生脉散合柴芩温胆汤化裁而成。方中生脉散大补心气，兼滋心营；柴芩温胆汤既可化痰清胆和胃，又可疏肝宁心，有肝胆并治、一举两得之功；妙在瓜蒌，一为润燥开结，荡热涤痰，二为舒肝郁，润肝燥，平肝逆，缓肝急，冀"肝气通则心气和"；丹参清心活血，使补而不滞；郁金既可助柴胡疏肝行气解郁，又可伍丹参增强其活血化瘀之功；紫石英镇心定惊；远志养心安神。全方通补兼施，标本兼顾，通而不伤其正，补而不碍其邪。

【加减】伴见肝郁化火之证者，可加栀子、川连；若伴见善惊易恐者，可加珍珠母、牡蛎、龙骨等重镇安神之品；若为病毒性心肌炎所致，可加重楼、苦参、虎杖等清热泄毒，祛邪护心；心气不敛，加柏子仁、酸枣仁养心安神；瘀象明显者，加鸡血藤、炙水蛭等活血通络。

【点评】心悸、怔忡之证，病位在于心，据其阴阳气血而做相应治疗，历代诸家认识不一，辨证殊多，治法迥异，王氏崇尚明·李梴在《医学入门》中所倡"心悸怔忡宜治胆为主"之说，该方以此立法，临床每获良效。

【验案】郭某某，女，68岁。患者因反复心慌发作10年，加重7天于2002年5月27日就诊。就诊时症见心悸时作，发则心中筑筑悸动，嗳气频作，无胸闷痛及气短之象，夜寐梦扰不谧，纳食不多，晨起口苦唇干，二便自调，舌质淡黯苔薄，脉叁伍不调，形如雀啄之状。24小时动态心电图示：室上性早搏，阵发性房颤，不纯性房扑等。治拟补气豁痰化瘀、疏肝解郁安神为法，方用宁心定悸汤加减。柴胡10g，白芍10g，黄芩10g，珍珠母20g，白参10g，麦冬15g，五味子5g，紫石英15g，法半夏10g，陈皮10g，竹茹10g，枳实10g，丹参10g，鸡血藤15g，姜黄10g，水煎服。上方7剂后，心悸、嗳气明显改善。此后续以此方加减调理2个月，患者病情稳定，心悸甚少发作。

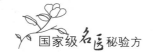

2. 温阳复脉汤（张崇泉）

【组成】人参 10g　黄芪 30g　麦冬 15g　制附片 6g　丹参 15g　北细辛 5g　炙麻黄 10g　桂枝 6g　五味子 10g　红花 6g　葛根 20g　淫羊藿 15g　炙甘草 5g

【功效】温阳益气，祛寒复脉。

【主治】病窦综合征、窦性心动过缓，属心肾阳虚型。症见脉象迟缓，心跳缓慢，胸闷气短，头晕目眩，神疲乏力，舌质淡紫或黯红，苔白。

【用法】水煎服，每日 1 剂，早晚各服 1 次。

【方解】《内经》云："心痹者，脉不通。"心脏以阴血为本，以阳气为用。心气心阳不足，气虚则运血无力，阳虚则阴寒内生，寒凝心脉，血行不畅，而生心率缓慢，脉象迟缓，胸闷疼痛诸症。本方以生脉饮（人参、麦冬、五味子）加黄芪、炙甘草、桂枝补益心气心阳；麻黄、细辛辛温走窜，温阳散寒，敷布阳气于心脉；葛根生津助阳；附片、淫羊藿温通心肾阳气；丹参、红花活血通脉。诸药配伍，共奏益气温阳，祛寒通络，强心复脉的功效。

【加减】胸痛明显者，加郁金 10g，川芎 10g；胸憋闷明显者，加瓜蒌 15g，薤白 10g；脉结代心悸者，去麻黄、附子，加生龙齿 20g，炒枣仁 20g，生地 20g；胃脘饱胀者，加广木香 10g，砂仁 6g。

【点评】本方系生脉饮、麻黄附子细辛汤、保元汤三方配合加减而成，功能温阳益气，祛寒活血，鼓动心脉，临床随症加减，治疗病窦综合征、心动过缓效果甚佳。

【验案】胡某某，女，53 岁，2003 年 9 月 1 日就诊。患者于 1 个月前因胸闷胸痛、心率缓慢、头晕于省人民医院住院治疗。心电图检查：窦性心动过缓及不齐，心室率 45 次 / 分，Ⅰ度房室传导阻滞。诊断为"冠心病、病窦综合征"，经用改善冠脉循环、增加心率等西药治疗半个月，病情好转出院。3 天前病情复发加重，特来我院就诊中医，现症：胸闷时痛，心跳缓慢，时感怔忡气短，头晕眩欲仆，面色苍白，疲倦乏力，舌质淡舌边青紫，苔薄白，脉沉迟缓，心率 42 次 / 分，血压：13.3 / 8.3 kPa（100 / 62mmHg）。中医辨证：心阳亏虚，寒凝心脉。治法：补气温阳，活血祛寒，鼓动心脉。处方：黄芪 30g，红参 10g，麦冬 15g，丹参 15g，桂枝 6g，北细辛 5g，葛根 20g，淫羊藿 15g，五味子 10g，制附片 6g，炙麻黄 10g，红花 6g，炙甘草 5g，水煎服。本方加减治疗 1 个月后，心率恢复至 55 ~ 60 次 / 分，诸症缓解。3 个月后随诊，患者心率仍维持在 60 ~ 62 次 / 分，病情巩固。

3. 清凉滋补调脉汤（魏执真）

【组成】太子参 30g　麦冬 15g　五味子 10g　丹参 30g　川芎 15g　香附 10g　香橼 10g　佛手 10g　丹皮 15g　赤芍 15g　黄连 10g

【功效】益气养心，理气通脉，凉血清热。

【主治】各种快速型心律失常，包括窦性心动过速、阵发性室上性心动过速、心室率偏快的各种早搏、室性心动过速等，属心气阴虚，血脉瘀阻者。症见心悸，气短，疲乏无力，胸闷或有疼痛，面色少华，口干欲饮，舌质黯红、碎裂，苔薄白或薄黄，脉数、疾、促、细。

【用法】水煎服，每日1剂，早晚各服1次。

【方解】太子参、麦冬、五味子益心气养心阴；丹参、川芎活血通脉；丹皮、赤芍、黄连清热凉血；香附、香橼、佛手理气以助通脉。全方共奏益气养心、理气通脉、凉血清热之功，以使心气阴足、血脉通而瘀热清，数、疾、促脉平，心悸止。

【加减】若兼纳差，脘腹胀满，大便不实，黏而不爽，苔厚腻或兼淡黄，舌质黯红，脉数、疾、促、滑，此乃心脾不足，湿停阻脉，瘀而化热，原方去麦冬、五味子、香橼、佛手，加苏梗10g，陈皮10g，半夏10g，白术30g，茯苓15g，川朴10g，乌药10g，以理气化湿、凉血清热、补益心脾；若兼劳累后心悸，气短尤甚，舌胖淡暗或黯红，苔薄，脉促代（频发的各种早搏，甚至形成二联律或三联律）者，此乃心气衰微、血脉瘀阻、瘀而化热，原方加生芪、人参以助太子参大补心气；若兼面色不华，疲乏无力，大便易秘，舌质红黯碎裂，薄白或少苔，脉涩而数（快速型心房纤颤），此乃心阴血虚，血脉瘀阻，瘀而化热，原方加白芍、生地以助麦冬、五味子滋补阴血；若兼咳喘，不能平卧，尿少，水肿，舌质红暗，苔薄白或薄黄，脉细数（心力衰竭心动过速），此乃心气阴虚，肺瘀生水，瘀而化热，原方去香附、香橼、佛手，加生芪助太子参大补心气，加桑白皮、葶苈子、泽泻、车前子泻肺利水。

【点评】魏氏从事心血管系统疾病医疗教学、科研工作40余年来，对心律失常进行了更加深入的研究，参阅了大量古今中外有关心律失常的资料，在中医理论指导下，通过大量临床实践，对心律失常长期反复、深入地观察、总结，创建了自己独特的辨证论治思路和方法，研制了一系列疗效卓著的验方。但需要强调的是，因为中医满意疗效的取得，须在中医理论指导下，运用辨证论治原则，选方、遣药、用量，所以使用验方，也要根据患者的具体情况变通，切忌生搬硬套。若需对魏教授验方进一步了解，可参考魏老其他著作有关内容。

【验案】某某某，女，49岁，1985年10月就诊。患者素有风湿性心脏病，近一月来心悸气短，胸闷隐痛，时有太息，寐少梦多，饮食不香，口苦咽干，便秘，尿黄，舌质黯红，苔薄黄，脉促且代。检查：心率90次/分，心律不齐，频发早搏有时呈三联律，心尖部可闻及双期杂音，Ⅱ级以上。心电图示右室肥厚，房性早搏呈三联律。服用异搏定治疗无效。辨证：心气衰微，血脉瘀阻，瘀而化热。治以益气养心，活血通脉，清热凉血之法。处方：生芪30g，太子参30g，麦冬15g，五味子10g，丹参30g，川芎15g，香附10g，香橼10g，佛手10g，丹皮15g，赤芍15g，黄连10g，炒枣仁30g，水煎服。服上方1周，脉象由促代脉转成数脉。心率86次/分，心律转齐。心电图示：心律齐，未见房性早搏。继续用该方治疗观察1个月，心悸气短明显改善，食寐好转，二便正常，胸闷隐痛，口苦咽干等症消除，随访2年，未出现心律异常。

【简介】魏执真，生于1937年，天津市人，毕业于北京中医学院，受教于著名老中医秦伯未、任应秋、施今墨等。曾任北京中医医院心血管科主任及内科副主任，中国中医药学会内科心病常务委员，中国中医药学会急诊胸痹病常委，中国中

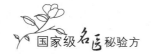

医药学会糖尿病学会顾问并曾任副主任委员，北京市中医药学会糖尿病委员会顾问并曾任副主任委员。从事心脑血管疾病和糖尿病的诊治工作，特别对心律失常、冠心病、糖尿病性心脏病、脑动脉硬化、脑供血不足做了更加深入的研究。研究成果荣获卫计委、国家中医药管理局、北京市科委及北京中医局科技进步奖10项。发表论文30余篇，出版专著17部。

通信地址：北京东城区美术馆后街23号，北京市中医医院老专家诊区

邮编：100010

4. 健脾补气调脉汤（魏执真）

【组成】太子参30g　生芪30g　白术30g　陈皮10g　半夏10g　茯苓15g　泽泻15g　羌活15g　川芎15g　丹参30g

【功效】健脾补气，活血升脉。

【主治】缓慢型心律失常，包括窦性心动过缓、结区心律、加速的室性自搏性心律，属心脾气虚，心脉瘀阻者。症见心悸，气短，胸闷或胸痛，乏力，不怕冷，或怕热，肢温不凉；舌质黯红，苔薄白，脉缓而细弱。

【用法】水煎服，每日1剂，早晚各服1次。

【方解】太子参、生芪补气升阳；茯苓、白术、陈皮、半夏、泽泻健脾化湿；羌活祛风以助化湿；川芎、丹参通脉。全方共奏健脾补气、活血通脉之功，使因心脾气虚所致之湿邪化解，缓脉得以平复。

【加减】若兼脘腹胀满，纳差，大便不实不爽，头晕涨，苔白厚腻，质淡暗，脉缓而弦滑，此乃心脾气虚，湿邪停蓄，心脉受阻，原方去生芪，加苏梗、川朴、香附、乌药理气化湿。

【验案】某某某，男，34岁，工人，1993年12月1日就诊。患者两年来自觉心悸、胸闷、乏力、心率慢，每分钟50次左右。心电图示：窦性心动过缓。超声心动图、心肌酶、血沉、抗"O"、血脂等均未见异常。阿托品试验阴性。食管调搏正常。临床未发现心脏气质性损害证据。诊断为："心律失常，心动过缓。"曾服阿托品等西药未见明显效果，遂来就诊。现症：心悸，气短，胸闷，乏力，头晕，脘腹胀满，不怕冷，肢不凉，大便溏。查体：血压14.7／9.3 kPa（110／70 mmHg），心率52次／分，律齐，未闻病理性杂音，两肺正常，肝脾不大，下肢不肿。患者神情倦怠，语声不扬，面色不华，苔白腻，质淡暗，脉细缓。心电图示：窦性心动过缓。西医诊断：心律失常，窦性心动过缓。中医诊断：心悸病。证属心脾气虚，湿邪停蓄，心脉受阻。治拟化湿理气，活血升脉为法。处方：苏梗10g，陈皮10g，半夏10g，白术15g，茯苓15g，香附10g，川朴10g，乌药10g，太子参30g，羌活15g，川芎15g，丹参30g。水煎服，每日1剂。上方服7剂后，心率上升至每分钟58次，诸症均减轻。继服7剂后，心率升至每分钟60次，继服1个月后心率每分钟64次，连续服2个月心率每分钟70次，心电图正常。诸症消失。

5. 温阳散寒调脉汤（魏执真）

【组成】生芪 30g　太子参 30g　白术 15g　茯苓 15g　附片 10g　肉桂 10g　鹿角 15g　桂枝 10g　川芎 15g　丹参 30g　干姜 10g

【功效】温阳散寒，活血生脉。

【主治】缓慢型心律失常，主要见于病态窦房结综合征、Ⅲ度房室传导阻滞或Ⅱ度Ⅱ型房室传导阻滞及室性自搏心律等，属心脾肾虚，寒阻心脉者。症见心悸、气短、胸闷、胸痛、乏力、怕冷、肢冷、便溏、腰腿酸软无力或可伴头晕耳鸣、阳痿等，舌质淡暗，苔薄白或白滑，脉迟。

【用法】水煎服，每日 1 剂，早晚各服 1 次。

【方解】附片、肉桂、鹿角、干姜、桂枝温阳散寒；生芪、太子参、白术、茯苓健脾益气，以助温阳散寒；川芎、丹参活血通脉。全方共取温阳散寒，活血生脉之功效。

【加减】若见脉结、结代（主要见于早搏而心室率慢者，Ⅱ度Ⅰ型房室传导阻滞及心室率慢的窦房传导阻滞等），此乃心脾肾虚，寒痰瘀结，心脉受阻，原方去附片、桂枝、丹参，加白介子、莱菔子、陈皮、半夏，助白术、茯苓化痰湿，加三七粉助川芎活血通脉散结；若见脉细涩（主要见于心室率缓慢的心房纤颤）、舌黯红或兼碎裂、苔薄白，此乃心肾阴阳俱虚，寒湿瘀阻，心脉涩滞，原方去附片、鹿角、桂枝，加陈皮、半夏助白术、茯苓健脾化湿，加当归、白芍、生地、阿胶滋补心肾之阴，使寒湿消散，心肾阴阳充足，心脉得以温煦濡润、畅通，涩脉得以纠正。

【验案】某某某，女，52 岁，工人，1994 年 4 月 20 日就诊。患者于 1994 年 2 月份出现心悸、胸闷、憋气，症状逐渐加重。3 月份查心电图示心动过缓，心率每分钟 46 次。经全面检查后诊断为"病态窦房结综合征"，嘱安装起搏器，患者拒绝，遂来我院就诊，要求中医治疗。目前患者仍觉心悸，气短，胸闷憋气，乏力，头晕，腰腿酸软，怕冷肢凉，大便溏薄。查体：血压 16.0 / 10.7 kPa（120 / 80 mmHg），心率每分钟 49 次，律齐，未闻及病理性杂音，两肺正常，肝脾不大，下肢不肿，苔薄质黯淡，脉迟。心电图：窦性心动过缓，心率每分钟 48 次。动态心电图：最低心率每分钟 46 次，最快每分钟 72 次，平均每分钟 52 次，可见Ⅱ度Ⅱ型窦房传导阻滞，并见窦性停搏，最长 RR 间期达 26 秒。阿托品试验：阳性。食管调搏示窦房结功能低下，窦房结恢复时间为 1 760 ms，矫正窦房结恢复时间为 830ms。西医诊断：病态窦房结综合征。中医诊断：心悸病。证属心脾肾虚，寒邪内生，阻滞心脉。治以温阳散寒，活血生脉之法。拟方：生芪 30g，太子参 30g，白术 10g，茯苓 15g，桂枝 10g，肉桂 10g，仙茅 15g，附片 15g，干姜 10g，鹿角 15g，川芎 15g，水煎服。服药 1 周后自觉症状减轻，但心率未见明显提高，服药 2 周后心率稍有上升。服药 1 月后心率上升至每分钟 56 次，半年后心率每分钟 60～65 次，复查动态心电图示：平均心率每分钟 62 次，未见窦性停搏，未见窦房传导阻滞。阿托品试验：阴性。

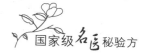

六、室性早搏

1. 豁痰宁心汤（李振华）

【组成】党参 10g　白术 10g　茯苓 15g　橘红 10g　半夏 10g　节石菖蒲 10g　远志 10g　枳壳 6g　厚朴 10g　郁金 10g　砂仁 8g　桂枝 6g　薏苡仁 30g　甘草 3g

【功效】健脾益气，豁痰宁心。

【主治】室性早搏，属痰湿阻滞型。症见心悸胸闷，气短喘促，体倦乏力，四肢沉重，或逐渐肿胖，脘腹胀满，大便溏薄，头晕头沉，口干不欲饮，嗳气，舌质淡黯，舌体肿大，边有齿痕苔白腻，脉弦滑或濡缓。

【用法】水煎服，每日 1 剂，早晚各服 1 次。

【方解】方中党参、白术、茯苓、薏苡仁、甘草健脾利湿；枳壳、厚朴、砂仁醒脾理气，燥湿化痰；橘红、半夏降逆豁痰；桂枝通阳利水，配白术、茯苓、薏苡仁以增强脾之运化功能；节石菖蒲、郁金、远志化湿透窍，宁心安神。诸药合用，共奏健脾化痰，通阳宁心之功。

【加减】气虚甚者加黄芪 30g，生山药 30g 益气健脾；大便溏薄甚者，加煨肉蔻 10g，苍术 10g 以燥湿固涩；脘腹胀满者加广木香 6g，大腹皮 10g 理气化湿，除满消胀；痰郁化热者，加黄连 6g，胆南星 10g，竹茹 15g 以清热化痰；痰瘀交阻者，加当归 10g，丹参 15g，瓜蒌 12g 以宽胸理气，养血活血；心悸明显者加龙齿 10g，琥珀 3g，以镇心安神。

【点评】室性早搏是临床常见的一种心律失常，发生于心室的一种异位搏动。大量流行病学调查资料证实室性早搏是冠心病患者猝死的高危险指标。李氏根据数十年的临证体会，以病因病机为指导，将本病辟为气阴亏虚、痰湿阻滞两方面论治，分别自拟养阴益心汤（见前）和豁痰宁心汤（本方），至于气滞、气虚、血瘀与本病的关系，李氏则将其作为兼证处理。这样根据主要病机，辨证简要，便于记忆，易于掌握，验之临床，每获良效。

【简介】李振华，生于 1925 年，河南洛宁人。出身中医世家，自幼习医，为求深造，又就读于北京国医学院，曾从师于孔伯华等中医名流。现为河南中医学院教授、主任医师，曾任河南中医学院内科教研室主任，附属医院内科、医教部主任、副院长，河南中医学院中医系副主任、副院长、院长等职。兼任中华全国中医学会常务理事、河南分会副会长等职。长于治疗中医内科疑难杂病，且晚年致力于脾胃病研究，疗效颇著。采用整体用药与局部灌肠法治疗慢性结肠炎，曾获"天津市科技进步成果奖"，并主编了《中医秘方验方汇集》及中医内外科、针灸等教材，发表学术论文 20 余篇。

通信地址：郑州市金水路 1 号，河南中医学院　邮编：450008

2. 振心复脉汤（魏汉林）

【组成】桂枝 10g　炙甘草 15g　太子参 15g　大枣 5 枚　茯苓 10g　茯神 10g　远志 6g　生龙骨 30g（先煎）　生牡蛎 30g（先煎）　珍珠母 30g（先煎）

【功效】益气温阳，安神定志。

【主治】室性早搏，属心中阳气不足者。症见心悸，胸闷，气短神疲，失眠多梦，易感冒，脉结或代等。

【用法】水煎服，每日 1 剂，早晚各服 1 次。

【方解】方中桂枝配炙甘草以振奋心阳；炙甘草、太子参、大枣、茯苓合用以补益心气；远志、龙骨、牡蛎、珍珠母、茯神合用而安神定志；若有燥热之象，用黄芩以佐之。诸药合用，益气温阳，安神定志，标本兼顾。

【加减】若阳虚较甚，面色㿠白或萎黄，畏寒肢冷，加淡附片 5g；心悸甚，早搏频发，用红参 10g 代太子参，炙甘草加倍；咽中不适，舌尖红者，加黄芩 10g，或再加知母 10g；胸闷喜叹息，加旋覆花 10g（布包）、广郁金 10g；失眠或彻夜不眠，加丹参 20g、炒枣仁 10g。

【点评】室性早搏多因心中阳气不足所致。因心居胸中属阳，五行属性归"火"，为阳中之阳。心脏的功能，主要是阳气的功能，心气（阳）推动血液在脉管中川流不息，周而复始地运行。若心中阳气不足，行血无力，则可形成室性早搏和脉结代。采用振心阳、益心气、安心神、复心脉的振心复脉汤治疗，就是从根本上恢复心中阳气的功能。因而，取得了满意的疗效，自 1985 年以来，运用本方治疗本病多例，有效率达 92.2%。部分病例追踪观察 10 余年未复发，足以说明振心复脉汤的疗效可靠。而从原发病来看，振心复脉汤对心肌炎所致的室性早搏疗效最好，治愈率达 90.47%，而且极少复发，这可能是本方补益阳气而具有改善心肌供血、供氧、促进传导，与抑制异位节律点兴奋性功能有关，还有待进一步研究。

【验案】周某某，女，24 岁。11 岁时患病毒性心肌炎，经治疗缓解后，遗有心悸、胸闷，动则更甚，频发室性早搏。服用慢心率、心律平等药，早搏明显减少，但停药后复发。就诊时已患病 10 年余，平时易感冒，心悸气短，胸闷喜叹息，神疲乏力，面色少华，舌红苔薄，脉结而无力。Holter 检查：发作时室性早搏 8～11 次/分钟，24 小时共 4 385 次。用振心复脉汤加味治疗：桂枝 10g，炙甘草 30g，红参 10g，大枣 5 枚，茯苓 10g，茯神 10g，远志 6g，生龙骨 30g，生牡蛎 30g（先煎），珍珠母 30g（先煎），旋覆花 10g（布包），广郁金 10g，知母 10g，水煎服。服药 15 剂后，心悸、胸闷明显好转，精神转佳，早搏发作次数减少，发作时仅 2～3 次/分钟。上方炙甘草减为 15g，红参改为太子参 15g，继服 30 剂，早搏消失，精神佳，无特殊不适。随访 5 年未复发，且极少感冒。

【简介】魏汉林，出生于 1963 年。1984 年毕业于湖北中医学院中医专业，1994 年毕业于北京中医药大学中医内科热病专业，获博士学位。副主任医师，兼任全国热病专业委员会委员，全国中医药延缓衰老专业委员会委员。主要研究外感高热和心律失常的中药治疗，芩蒿退热饮治疗外感高热的临床疗效和实验研

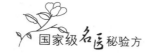

究以及振阳复脉汤治疗室性早搏的临床观察，均取得阶段性成果。主编了《中医肾病学》等专业著作200余万字。

通信地址：中国人民解放军空军总医院（内科），北京市阜成路30号

邮编：100036

七、慢性心衰、风心病

1. 通脉饮（朱锡祺）

【组成】桂枝 6～12g　赤芍9g　桃仁 12g　川芎6g　益母草 30g　红花 6～9g　丹参15g　麦冬 15g　黄芪15～30g　甘草6g

【功效】活血化瘀，益气通脉。

【主治】慢性心衰或风心病，属虚实相杂，血气瘀滞者。症见胸闷气急，心悸咳嗽，颧红唇绀，舌质黯或有瘀斑，脉细弦带涩。

【用法】水煎服，每日1剂，早晚各服1次。

【方解】方中桂枝通阳化气，是活血通络的要药，朱氏认为舌红若舌上有津，运用桂枝并无大碍；赤芍、桃仁、川芎、益母草、红花、丹参活血化瘀；麦冬养阴清心，可制其燥；黄芪益气，补胸中大气，大气壮旺，则气滞者行，血瘀者通，痰浊者化；甘草调和诸药，和中健脾。

【加减】肺部感染，加鱼腥草30g，开金锁 15g，山海螺 15g；心衰出现肺水肿征象，加附子 9～15g，万年青根 15～30g，葶苈子12g，泽泻15g，槟榔 9～12g（心率慢于 60 次／分时不用万年青根）；心源性肝肿大或肝硬化，加三棱 9～12g，莪术 9～12g。

【点评】慢性心衰或风心病其主要病机都系循环系统障碍，脏器郁血，朱氏用通脉饮治疗此病，获得良效。

【验案】　程某某，女，38 岁。患者患风心病 20 年。近又伴发房颤，住某院 2 月，于前日出院。目前咳嗽频、喉头黏痰，咯之不利。房颤虽暂控制，胸闷气急，口唇紫绀依然。常服地高辛、异搏定、乙胺碘肤酮等西药。脉数而时一止，苔薄舌边有齿痕。症属心气不足，痰瘀交阻，壅塞气道。先当活血强心，清肺化痰，待咳嗽趋平，再商调治。桂枝 9g，赤芍 12g，川芎 6g，益母草 30g，桃仁 12g，杏仁 12g，丹参 12g，鱼腥草 30g，开金锁 30g，葶苈子 15g，麦冬 15g，万年青根 15g。复诊告知，药后症情稳定，地戈辛已停服，胸闷改善，咳痰亦少。治宜益气活血通脉，寓补于通，以期巩固：桂枝 6g，赤芍 12g，丹参 15g，仙鹤草 30g，益母草 30g，麦冬 15g，桃仁 12g，杏仁 12g，黄芪 15g，万年青根 15g。

【简介】朱锡祺，生于 1917 年，毕业于国医专科学校，悬壶于上海、浦东、莫干山等地。任上海中医药大学教授、附属岳阳医院内科主任医师、顾问，上海中医学会常务理事。从事中医临床 60 余年，积累了丰富的经验，擅长治疗心脏

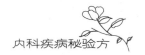

疾患、哮喘、慢性肠炎、胆囊炎、男子不育等内科疾病。

通信地址：上海中医药大学附属岳阳医院　邮编：200031

2. 保元强心汤（钟坚）

【组成】红参 10g（另煎冲）　黄芪 30g　麦冬 15g　炙五味 10g　丹参 15g　川芎 15g　鹿角霜 10g　三七粉 3g（分冲）　制附片 10g　桂枝 10g　泽泻 20g　车前子 20g（包煎）　地龙 12g　炙甘草 15g

【功效】补益心肾，活血通络，温化水饮。

【主治】风湿性心脏病，心功能不全、心律不齐，属心肾阳虚，血瘀水泛者。症见胸痛心悸，畏寒乏力，唇舌两颊发绀，喘息不能平卧，动则加剧，水肿腰以下为甚。舌淡胖，脉沉细或结代。

【用法】水煎服，每日 1 剂，分 6 次温服。

【方解】方中人参、黄芪补益元气；配鹿角霜、桂、附温补心肾之阳；辅麦冬、五味子益气复脉强心；心衰者，血脉瘀阻，心络以通为用，故加入丹参、川芎、地龙、三七以活血化瘀通络；心衰者阳虚水泛，方中桂枝、附子佐泽泻、车前子温阳利水；桂枝配炙甘草以助心阳，鼓舞气血运行。诸药合用，有温补心肾之阳，活血化瘀通络，强心复脉，利水退肿之效，实为标本同治之验方。

【加减】水肿减退，夜能平卧者，去桂枝、附片；阳虚肢冷，加淫羊藿 15g，干姜 6g，温脾肾之阳；舌紫有瘀斑者，加桃仁 10g，红花 6g；脘腹胀气，加木香 10g，枳壳 12g；苔腻纳差，加炒苍白术各 10g，白茯苓 15g，山楂 12g，鸡内金 6g。

【点评】保元强心汤为钟氏 30 余年之经验方，该方以《博爱心鉴》之保元汤和《内外伤辨惑论》之生脉散加减而成。该方主治中医辨证属心肾阳虚，血瘀水泛之心功能不全，笔者曾以该方加减治疗风心心衰，经住院以强心利尿治疗疗效欠佳，心衰难以纠正患者多例，服药 5 剂后即能收效。心功能改善，夜能平卧，水肿减退后人参改用党参 30g，去桂附加淫羊藿、干姜。因患者全心功能不全，多脏器慢性持续性充血，消化吸收功能差，故每剂药煎后宜多次分服，若将该方去利水药泽泻、车前子用于治疗冠心病之阳虚血瘀型，心功能不全之心绞痛，疗效亦佳。

【验案】陈某某，女，50 岁，1993 年 8 月 7 日初诊。患风湿性心脏病 32 年，胸闷、胸痛、心悸反复发作。近 5 年来胸闷心悸加重，动辄气促，时有两下肢水肿。曾在市、县医院住院 7 次，诊为"风心心衰、心功能Ⅳ级、二尖瓣病变、房颤"。近 1 月胸闷心悸加重，再次住院，喘息不能平卧，全身水肿，脘腹胀满，尿少。经住院用强心利尿药治疗 2 周，症状未减。症见水肿腰以下为甚，畏寒乏力，胸闷气促，咳吐稀痰，两颊及口唇发绀，舌质紫黯胖大，心下痞坚，苔薄白腻，脉沉细促。证属心肾阳虚，血瘀水泛。治拟补益心肾，活血通络，温化水饮，保元强心汤加减：红参 10g（另煎冲），黄芪 30g，麦冬 15g，炙五味 10g，丹参 20g，制附片 10g，川芎 15g，桂枝 10g，鹿角霜 10g，三七粉 3g（分冲），泽泻 20g，地龙 12g，车前子 20g（包煎），炙甘草 15g。5 剂。另减地高辛为每日

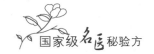

0.125mg，停用他药。每日 1 剂，分 6 次温服。8 月 12 日二诊，心悸气促明显减轻，尿量增多，水肿已减，夜能平卧，再拟原法出入：党参 30g，黄芪 20g，麦冬 10g，炙五味 6g，炒白术 10g，丹参 20g，桂枝 10g，桃仁 10g，红花6g，当归 15g，泽泻 20g，白茯苓 20g，淫羊藿 15g，生山楂 15g，炙甘草 15g。5 剂。8 月 17 日三诊，药后水肿已退，心律转规则，咳吐稀痰已瘥，纳增，脘腹舒适，能缓步上三楼，再以二诊方加干姜 6g，带药 15 剂回原籍。

八、心脏神经官能症

解郁宁心汤（邱保国）

【组成】柴胡 12g　香附 10g　枳实 10g　郁金 10g　白芍 10g　当归 10g　川芎 10g　玫瑰花 10g　凌霄花 10g　合欢花 10g　炙甘草6g

【功效】疏肝解郁，行气养血，宁心安神。

【主治】心脏神经官能症，属肝郁气滞者。症见心烦易躁、心悸，常有胸闷胁胀或心前区隐痛，善太息，咽喉似有物梗塞，舌红，脉弦细或数。

【用法】水煎服，每日 1 剂，早晚各服 1 次。

【方解】方中柴胡枢转气机，疏肝解郁，疏解郁结为君药；香附疏肝理气解郁为良药；枳实破气除胀，消积导滞，以行气宽中；郁金行气解郁，祛瘀止痛，凉血清心，既能破有形之血瘀，又能散无形之气郁，为"郁中之金"，上述3药配柴胡，可加强柴胡之疏肝解郁，升清降浊作用，以缓气滞郁结为臣药；方中选白芍养血平肝，长于敛阴，缓急止痛；当归甘温而润，既养血又和血，辛香散善于行走；川芎活血行气，祛风止痛，为"血中气药"，通达气血，可增强血行散瘀作用；方中又选用玫瑰花、凌霄花、合欢花入肝脾均有理气、行气和血、疏肝散郁，安神功效，上述六味药可助君臣药为佐药；炙甘草益气补中，缓肝之急，是为佐使药。全方共奏疏肝解郁，行气养血，宁心安神之效。

【加减】心悸，加煅牡蛎、琥珀；胸胁痛，加三七粉、血渴、乳血；阴虚有热，加麦冬、枸杞子、女贞子；口干，加石斛、芦根、生地；头晕（血压高），加天麻、夏枯草、野菊花、杜仲等；失眠，加合欢皮、夜交藤、炒枣仁。

【点评】本方所治心脏神经官能症，是一种因心脏植物神经功能失调所引的综合征，亦称为高 β 受体亢进综合征，心电图和ECT检查可表现为心肌缺血，常易误诊为心肌炎或冠心病，心得安试验可资鉴别诊断。属中医胸痹，心悸，肝郁范围。常表现肝郁气滞证。多因过劳多思，心失所养，神不潜藏，用心过度等所致。郁证多由气郁开始，《素问·举痛》记载有："百病生于气也，怒则气上，喜则气缓……惊则气乱……思则气结。"其病理机制为肝气郁结，故治疗以枢转气机，疏畅气滞，调和中气，疏解郁结为主，并兼以养血行血药物以养心安神为治疗要旨，临床常可获得明显效果，症状消失，心电恢复正常，彰显中医治疗效果和优势。

【案例】魏某，女，46 岁，干部，2004 年 10 月 10 日初诊。主诉胸闷、善太息、心悸已半年余，常出现胸闷、胁胀，烦躁易激动，有时心前区隐痛。查：舌质红、苔薄，脉沉细。血压正常。心率 80 次 / 分，节律齐、无杂音，心电图肢和胸前多导联出现 S-T 段压低，T 波低平。心得安试验（+）。诊断为心脏神经官能症，证属肝郁气滞。治法：宽胸理气，行气养血，宁心安神。选用柴胡 12g，香附 10g，枳实 10g，郁金 10g，白芍 10g，当归 10g，川芎 10g，玫瑰花 10g，凌霄花 10g，合欢花 10g，炙甘草 6g，服 6 剂。4月17日复诊：感胸闷、胁痛、心悸明显好转，但述睡眠稍差，在上方中加夜交藤 15g，炒枣仁 30g，又继用 6 剂。按方加减共服36剂，自觉症状消失，心电图复常。

九、高脂血症

1. 降脂通脉饮（邵念方）

【组成】何首乌 30g　金樱子 30g　决明子 30g　生薏仁 30g　茵陈 24g　泽泻 24g　生山楂 18g　柴胡 12g　郁金 12g　酒大黄 6g

【功效】滋阴降火，行滞通脉，泻浊洁腑。

【主治】高脂血症，属肝肾阴虚，瘀浊内阻者。症见眩晕耳鸣，脘腹痞闷，或伴胸痹心痛等。

【用法】水煎服，每日 1 剂，早晚各服 1 次。

【方解】降脂通脉饮采用了补泻并施、标本兼顾的组方原则。方用何首乌、金樱子补肝肾固精气；配泽泻、茵陈清利下焦湿热；以决明子、酒大黄润肠通便，导滞泻浊；生薏仁、生山楂健脾渗湿，消食导滞；更用柴胡、郁金行气解郁活血，斡旋阴阳。全方补而不腻，固而不涩，行而不散，共奏滋阴降火，行滞通脉，泻浊洁腑之效。

【加减】偏于肝肾阴虚、肝阳上亢，症见眩晕明显者，加桑寄生 30g，生赭石 30g；偏于脾胃失健，症见脘腹痞闷、倦怠乏力者，去金樱子，加黄芪 30g，茯苓 15g，炒莱菔子 12g；偏于经脉瘀阻，症见肢体麻木、疼痛者，去金樱子，加丹参 30g，炒桑枝 30g，桃仁 12g，路路通 12g；偏于肝肾不足、目失濡养，症见视物昏花者，加茺蔚子 12g，青葙子 12g，杭菊花 12g。

【点评】邵氏认为本病的病因病机是肝肾阴虚，瘀浊内阻，气机不利，经脉失养。其中肝肾阴虚为本病之本，而气血瘀滞、痰浊内阻为本病之标。对临床无明显症状而仅出现血脂升高者，当以滋补肝肾治疗为主，佐以理气解郁活血之品；若症状明显，患者自觉头目眩晕、胸闷而痛或肢体麻木，则当治以理气化痰、活血通脉为主，佐以滋肾养肝益血之味。总之，应掌握标本缓急，根据不同脉症而辨证施治，方能取得满意疗效。治疗本病，1 周为 1 疗程，一般服药 1~3 个疗程。

【验案】李某某，男，48 岁。眩晕、胸痛 10 余年，经服烟酸肌醇酯片、降压灵、维生素 C、路丁等 3 个多月，疗效不明显。就诊前 7 天，因劳累诱发左胸发紧、胸痛如掣，彻背连项、心悸、头痛、不寐、多梦、纳少、便秘、溲赤。查见舌红、苔薄白、脉弦细，血压 18.7／12.0 kPa（140／90 mmHg）；心电图示电轴左倾，慢性冠状动脉供血不足；血胆固醇264mg％，三酰甘油285mg％，β-脂蛋白 636 mg％。西医诊断为高脂血症、冠心病。为阴液亏虚、筋脉失养、瘀血阻络所致之眩晕、胸痛证，治当滋阴降火、通脉泻浊，予降脂通脉饮去生薏仁，加桃仁 12g。服药 25 剂，诸症基本消失，唯午后微有头晕、耳鸣、脉弦，血压 15.3／10.0 kPa（115／75 mmHg）；血胆固醇 5.93mmol／L，三酰甘油 1.45mmol／L；心电图较前好转。继服上方去酒大黄，隔日 1 剂，以巩固疗效。

【简介】邵念方，生于 1938 年。山东中医药大学附属医院教授、主任医师。任中华医学会中医学会心病委员会委员、中西医结合委员会委员、山东省专业技术拔尖人才、国家药品评审委员会委员等职。从事中医临床和急诊工作 40 年，对内科领域的常见病、多发病和疑难危重病的诊治，进行了潜心研究，具有高深的专业理论和技术水平，特别擅长心、脑血管及老年病的诊治，并具有独到见解和独特的诊治方法。著有《脏腑证治与用药》《中医诊治心脑病证》等著作 7 部，发表学术论文 40 余篇。曾主持承担科研课题 10 余项，获省部级以上奖励 4 项。获科研专利 2 项，其中 1 项获 1997 年美国爱因斯坦国际发明博览会金奖。

通信地址：山东省济南市文化西路 42 号，山东中医药大学附属医院

邮编：250011

2. 神仙服饵方（陈克忠）

【组成】制何首乌 20g　枸杞子 15g　熟地黄 20g　黄精30g　淫羊藿 30g　泽泻 40g　生山楂 30g

【功效】益肾填精，健脾渗湿，化痰祛瘀。

【主治】高脂血症，属痰浊、血瘀者。

【用法】水煎服，每日 1 剂，早晚各服 1 次；也可研末炼蜜为丸，长期服用，每次 10g，日 2 次。

【方解】本方以何首乌、枸杞子、熟地、淫羊藿益肾填精；黄精补益脾气；泽泻助脾渗湿；生山楂消食化瘀。

【加减】若肾阴偏虚，心烦失眠，口燥咽干，舌红少苔，脉细数者，加女贞子、黑芝麻，并重用熟地；肾阳偏虚，畏寒肢冷，舌淡苔白，脉沉细者，加肉苁蓉、巴戟天、制附子；脾虚偏重，脘腹胀满，倦怠乏力者，加党参、黄芪、半夏。

【点评】陈氏认为，脂质代谢紊乱状态，可视为痰浊，血瘀。痰浊、血瘀为脏腑虚损所产生的病理产物。其基本的病理变化为本虚标实，虚实夹杂；本虚，主要为肾虚，波及脾、肝两虚；标实，是指痰浊、血瘀。故设本方益肾固本，佐以化痰祛瘀。本方具有降低血脂的作用，是却病延年的良方。现代药理研究证实，何首乌是一味较理想的抗动脉粥样硬化药，可减少胆固醇在肠道的吸收，阻止脂质在组织沉积；枸杞子、淫羊藿均有降低血脂的作用；黄精有降低低密度脂蛋白的作用；泽

泻能减少胆固醇原料的合成，从而影响胆固醇的合成，促使血浆中胆固醇的运输和清除；山楂能加快对胆固醇的清除。

【验案】张某某，男，52 岁，干部。1992 年 3 月 31 日诊。高脂血症史 1 年，平时无不适感觉，近两周来，手足心热，两目干涩，大便时干，舌红苔少，脉弦细数。血压 13 / 10 kPa（100 / 75mmHg）。血脂：胆固醇 8.56mmol / L、三酰甘油 2.80 mmol / L、高密度脂蛋白 0.95 mmol / L、载脂蛋白 A–11.02g / L、载脂蛋白 B–1000.9 8 / L。证属肾阴不足，且累及肝阴。治宜滋补肝肾为主。处方：制何首乌 30g，枸杞子 15g，熟地 30g，女贞子 15g，黑芝麻 30g，黄精 30g，菊花 15g，泽泻 40g，大黄 6g（后入）。连服 10 剂，症状明显减轻。续服 10 剂，诸证悉除。复查血压 13 / 9kPa（98 / 68mmHg）。血脂：胆固醇 6.7 mmol / L、三酰甘油 l.52 mmol / L、高密度脂蛋白1.16 mmol / L、载脂蛋白A–1.23g / L、载脂蛋白B–0.9g / L。

【简介】陈克忠，生于 1927 年，江苏铜山人，毕业于山东医学院七年制医疗系，后二次入中医研究班学习中医五年。曾任山东医科大学中医教研室主任、附院中医科主任。现任山东医科大学教授、主任医师、中国中西医结合学会理事、中国中西医结合学会四诊研究专业委员会主任委员、山东中西医结合学会副理事长、中华医学会山东老年学会主任委员等。擅长治疗泌尿系、脑系疾病，疗效卓著。先后承担卫计委、省科委等科研课题 14 项，发表论文 130 余篇、主编和参编书 9 部，获省科委及各级科技进步奖等 17 项。

通信地址：山东省济南市文化西路 44 号，山东医科大学　邮编：250012

3. 降脂方（沈宝藩）

【组成】当归 13g　丹参 13g　蒲黄 10g　桑寄生 13g　决明子 10g　泽泻 15g　山楂 13g

【功效】化浊，通络，降脂。

【主治】高脂血症、冠心病、经皮冠状动脉腔内成形术后、脂肪肝、脑动脉硬化、脑梗死等心脑血管疾病，属痰浊、血瘀者。

【用法】水煎服，每日 1 剂，早晚各服 1 次。

【方解】当归、丹参活血化瘀，祛瘀生新；蒲黄既有活血散瘀作用，又有利尿功效；桑寄生、决明子补益肝肾强筋骨；泽泻利湿降浊；山楂健胃消食而兼活血之功，脾胃得健，肝肾得补，则无生痰湿之源头。

【加减】肝肾虚，加枸杞子 10g，淫羊藿 10g，女贞子 10g，生何首乌 10g；气虚，加黄芪 13g，党参 13g，黄精 10g；痰湿重，加茯苓 10g，法半夏 10g，陈皮 6g 或茵陈 13g，郁金 10g，花粉 10g；瘀重，加郁金 10g，没药 6g；肝气郁滞，加柴胡 10g，郁金 10g，制香附 10g。

【点评】沈氏认为高脂血症与"痰瘀"相关。其发病外因是饮食不节、膏粱厚味、酗酒而伤脾，导致痰湿内生；内因多为脏腑功能失调，气不化津，痰浊壅滞，气机不畅，脉络瘀阻。故根据辨病辨证相结合的原则，选用活血化瘀、利湿降浊、补益肝肾之药配伍，既能针对高脂血症的直接病因——痰浊血瘀，又能兼顾脾胃肝肾亏虚

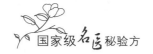

的根本原因。同时现代药理研究证实，所选大部分药物均有降血脂功效。

【验案】曹某某，男，42岁，主因"头晕乏力月余"收住入院。入院时症见：神志清，精神疲，头晕阵作，身困乏力，倦怠，纳食可，大便偏干，夜寐欠安。舌质黯淡、苔白腻，脉弦滑。查体：形体肥胖，腹部膨隆。神经系统检查阴性，血脂分析示：三酰甘油8.31mmol / L，胆固醇9.3mmol / L，提示血脂增高，脂质代谢紊乱。中医诊断：眩晕（痰浊中阻）；西医诊断：异常脂蛋白血症。治疗以化痰泄浊通络为法，方选降脂方加减：当归13g，桃仁13g，川芎9g，蒲黄10g，桑寄生13g，决明子13g，天麻10g，白术10g，半夏10g，枳壳6g，陈皮6g，泽泻13g，山楂13g。嘱其多运动，控制饮食，戒烟酒，多食蔬菜水果。服药1周后，患者自觉头晕减轻，乏力感有所改善。守方守法继续治疗1月余，复查血脂三酰甘油和胆固醇均有明显下降，但均未达标，继续门诊治疗。3个月后复查血脂完全正常，临床症状缓解，临床治愈。

十、痛　风

1. 化湿清热通络汤（章真如）

【组成】苍白术各10g　牛膝10g　黄柏10g　木瓜10g　忍冬藤10g　夜交藤10g　细辛3g　秦艽10g　薏苡仁30g　茯苓10g　威灵仙10g　桑枝30g　木香10g

【功效】健脾化湿，清热通络。

【主治】痛风，属湿热阻络者。症见关节红肿热痛，舌黯淡，苔黄腻，脉沉细。

【用法】水煎服，每日1剂，早晚各服1次。

【方解】方中苍术、白术燥湿健脾；配伍茯苓、薏苡仁利水渗湿；黄柏、忍冬藤清热解毒，化湿通络；木瓜、夜交藤、细辛、秦艽、木香祛风除湿，通络止痛，可解除由湿热之邪而致的疼痛；牛膝、威灵仙祛风湿，通经络，可解下肢疼痛；桑枝祛风湿，舒筋活络，而解上肢疼痛。诸药合用，共奏健脾化湿，清热通络之功。

【点评】痛风本为中医传统病名，与痹证相同，如《丹溪心法》有痛风专节，指出："痛风，四肢百节走痛是也。亦谓白虎历节风证，大率有痰、风热、风湿、血虚……。"现代医学也有"痛风"之名，与中医学痛风症状基本相似，但病因病理概念完全不同。现代医学认为，痛风是一种嘌呤代谢紊乱所引起的疾病，血液尿酸浓度增高，往往与动脉硬化并存。下列验案患者年至耄耋，肯定有动脉硬化存在，服西药"布洛芬""消炎痛"有效，但不能停药，停药则复发，有时不停药也复发，不仅足痛发作，血尿酸亦增高，说明西药收效并不巩固，且有导致腹泻的不良反应。中医认为本病为湿热下注，阻滞经络，故为肿痛。用健脾化湿，清热通络法，即二妙散、三妙散等加味，药味平和。自服中药后，症状很快获得控制，血尿酸降至正常，久服既无不良反应，且疗效巩固，未再复发。

【验案】邓某，男，80岁，干部。1990年12月15日初诊。主诉左踝骨肿痛半年余。1990年6月间，气候乍寒乍热，某日晚间洗脚，意外发觉左踝骨微红肿，按之痛，初不介意，第二天肿痛加剧，站立时疼痛更甚，跛行并伴低热，食欲亦减退，由家人送至某医院检查并住院治疗，通过各项检查，发现血尿酸为553μmol/L（9.3mg/dl），诊断为"痛风"，乃用"布洛芬""消炎痛"等治疗，服药之日后肿痛逐步消失，20日后停药1周观察，肿痛复作如前，乃继续服药，有时服药中也发作肿痛，不敢轻易停药。血尿酸在服药时降至正常，停药1周则高于正常，并反复腹泻，病情时轻时重，拖延6个月，患者不愿继续服前药，出院转求中医治疗。检查：身体尚健，精神、饮食基本正常，行动略有跛行，左踝骨仍有红肿，按之痛。舌黯淡，苔黄腻，脉沉细。血尿酸520μmol/L。诊断：痛风，湿热阻络。治疗：健脾化湿，清热通络。1991年1月15日二诊：服上方10剂后，肿痛全消，并已停服"布洛芬""消炎痛"，中间因饮食不慎，腹泻3天，除用藿香正气丸及时处理外，守原方不变，嘱继服20剂。1月19日三诊：前后共服清热化湿药30剂，肿痛未再发作，复查血尿酸为315μmol/L（5.3mg/dl），因要去外地，便未再服煎剂，乃按原方做成丸药长期服用。半年后追访，患者尚健康，肿痛从未复发。

【简介】章真如，生于1924年，江西南昌人。早年习医，尽得江西名医许寿仁真传。现任武汉市中医医院名誉院长、内科主任医师、中国中医药学会理事。擅长中风、糖尿病、前列腺肥大、冠心病等老年病，亦对肝胆病研究有素，所创"消石利胆丸"为临床广泛使用。著《章真如医学十论》刊于海内外，发表论文60余篇。

通信地址：武汉市汉口江岸区黎黄陂路49号，武汉市中医医院　邮编：430014

2. 痛风定痛汤（商宪敏）

【组成】萆薢30g　土茯苓30g　车前子30g（包）秦艽15g　秦皮15g　虎杖10～30g　山慈菇10～15g　伸筋草15g　牛膝10g　金银花藤30g

【功效】清热利湿，通络止痛。

【主治】痛风急性发作期，属湿热痹阻者。症见足趾踝关节局部红肿热痛，灼痛难忍，痛不可及，甚者下肢活动受限，每因过食肥甘醇酒厚味而诱发，或伴身热咽干，烦渴汗出，舌质红，苔黄腻，脉滑数或弦滑。

【用法】水煎服，每日1剂，早晚各服1次。

【方解】平素嗜食肥甘醇酒厚味，痰浊湿热内蕴，复又过食厚味、海鲜、醇酒，内外合邪，阻滞经络气血，而致热痹骤作急发。本方以萆薢、秦皮、土茯苓、车前子清利湿热；虎杖、金银花藤、秦艽、伸筋草清热通络；山慈菇、伸筋草通络止痛；怀牛膝通络活血。

【加减】热甚，加红藤、豨莶草；湿盛，重用萆薢，加防风、防己、薏苡仁、木瓜；痛甚，加乳香、没药、延胡索、生蒲黄等。

【点评】本方可以作为治疗痛风病急性发作的基本方，以此为基础随症灵活加减，可取得很好的疗效。在用药方面车前子必要用到30g。

【验案】李某某，男，74岁。2004年5月11日初诊。主诉：有痛风史10余

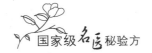

年，足趾关节肿痛剧烈 1 周。症见双足第一跖趾关节均明显红肿，形体肥胖，心烦急躁，小便黄赤，舌质暗胖，苔黄腻，脉弦滑。化验检查：血尿酸 500μmol/L。诊断：中医：痹症（热痹）；西医：痛风、急性痛风性关节炎。辨证属湿热挟瘀，痹阻脉络。治法予清利湿热，活血止痛。处方予痛风定痛汤加生蒲黄 12g（包）。予上方口服 1 周。二诊：2004 年 5 月 25 日。药后关节红肿稍减，灼痛较前减轻，入夜能睡，偶有关节触痛。舌胖黯，苔黄腻，脉沉滑。属湿热挟瘀阻络，肝肾亏虚。处方予痛风定痛汤加益母草 15g，生蒲黄（包）12g，枸杞子 15g。7 剂，水煎服。三诊：2004 年 6 月 8 日。症状基本缓解，但关节仍重按有痛。舌胖黯，苔薄黄腻，脉沉滑。属湿热挟瘀阻络，肝肾亏虚，气阴不足。处方予痛风定痛汤加生蒲黄（包）12g，女贞子 15g，炙何首乌 12g，续断 15g，生黄芪 15g。继服 12 剂，复查血尿酸 402μmol/L。后嘱病人需严格饮食控制，随访半年余，至今病未再发作。

3. 治痛风方（张文泰）

【组成】当归 15g 苍术 15g 桂枝 10g 桃仁 10g 胆草 15g 红花 10g 羌活 15g 川芎 15g 威灵仙 15g 防己 10g 黄柏 20g 穿山甲 10g

【功效】清热除湿，活血通络。

【主治】原发性或继发性痛风，属湿热瘀阻者。症见多突发双足拇趾、跖趾关节及踝等部位红肿热痛，不能活动，遇热尤甚，甚者下肢活动受限，每因过食肥甘醇酒厚味而诱发等。

【用法】水煎服，每剂分 3 次服，早晚各服 1 次。

【方解】方中穿山甲、当归活血生血；桃仁、红花活血祛瘀；黄柏清热；苍术燥湿；胆草泻火；防己利水；羌活、桂枝、威灵仙去手臂足胫之风湿之邪。故此方既能疏风邪于上，又能泻热渗湿于下，能收到相得益彰之功效。

【加减】如果出现手足心烦热，可加玄参 20g，生地 10g，白芍 10g；肌肤有热，可加柴胡 10g。

【点评】该病中医认为是人体受寒湿之邪或夹热挟瘀，致使血脉不和郁而化热，引起关节疼痛，尤以骨突部红肿热痛为主要症状。现代医学认为是嘌呤及核酸代谢异常而致本病。本方有活血，补阴阳，清湿热，解毒邪之功效，在临症时要辨证施治，在方中桃仁不宜过量，恐活血太重。在服药过程中或日常生活上不宜吃动物内脏、瘦肉、豆类、沙丁鱼之类，禁饮啤酒类。孕妇忌服本方。

【验案】徐某某，男，38 岁，司机。突然发现双足拇趾、跖趾关节及踝部红肿热痛，不能活动，遇热尤甚，X 线照片示未见骨质有明显改变，查血尿酸含量增高 1190μmol/L（20mg/dl），当晚劳累后饮 4 瓶啤酒而发病。经口服煎药 10 剂而痊愈。

【简介】张文泰，生于 1939 年，吉林榆树人。曾任长春中医药大学附属医院骨科主任、学科带头人，中国中西医结合骨科学会委员，东北地区骨质疏松专委会副会长，吉林省中医骨伤专委会主任委员，中西医骨科专委会主任委员。擅长中医正骨、辨证用药，尤其是对关节内骨折能够用手法复位取得良好效果，对骨的缺血性坏死、骨质疏松症、类风湿性关节炎的治疗都有很高造诣，能承担骨科领域各种手

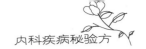

术，撰写国家级论文 6 篇、省级论文 20 多篇，主编及参编著作 10 多部。

通信地址：长春市朝阳区文化街 106 号　邮编：130051

十一、感　冒

上感清汤　（谢强）

【组成】柴胡 15g　葛根 15g　黄芩 10g　薄荷 6g　甘草 10g　药引用桔梗 6g

【功效】疏风解热，消肿利窍。

【主治】急性上呼吸道感染、流行性感冒，属风热型或风寒郁而化热型。症见发热恶风，汗出，头痛，鼻塞、浊涕，口干，咽喉肿痛、咳嗽喑哑等；舌质红，苔薄白或黄，脉浮数。

【用法】水煎服，每日 1 剂，分 3 次早中晚各服 1 次。

【方解】方中重用性味苦辛微寒的柴胡、性味甘辛凉的葛根为君，使其疏邪透表力专，以疏风解热；臣以苦寒之黄芩、辛凉之薄荷，清里透表，助柴胡、葛根清肃上焦之风热，且黄芩能解毒消肿，薄荷可清利上窍，使上窍肿消痛止；佐以甘平之甘草，既可清热解毒、缓散火势、祛痰止咳、缓急止痛，又能扶正护中、通调表里、调和诸药、缓和药性；使以苦辛平之桔梗，既可开提肺气、宣通上窍，助君药宣散上焦风热，又能祛痰排脓、利咽开音，且入肺经，引诸药上达病所。诸药合用，共奏疏风解热，消肿利窍之功。

【加减】发热重者，加青蒿 20g，苏叶 6g；头痛甚者，加白芷 10g，菊花 10g；鼻塞甚者，加辛夷花 10g；黄涕多者，加鱼腥草 20g；咽喉肿痛吞咽困难者，加瓜子金 20g，天竺黄 15g；咳嗽黄痰者，加金荞麦 20g，冬瓜仁 15g；喑哑甚者，加蝉蜕 6g，僵蚕 6g。

【点评】本方可以作为治疗上呼吸道急性炎症清解法的基本方，以此为基础随症灵活加减，取得执简驭繁的效果。本方从柴胡汤、柴葛解肌汤化裁而来，重用柴胡、葛根，热甚者加青蒿、苏叶等，达到清解透热之效。此外，药煎煮完毕，先用毛巾围住口鼻与药罐，趁热熏口鼻 15 分钟，然后内服，其效更佳。

【验案】范某某，女，29 岁。2006 年 6 月 24 日早上初诊。感冒发热 2 天。发热恶风、体温 39.2℃，汗出，头痛、鼻塞有涕、口干、咽喉肿痛、吞咽不顺，咳嗽痰黏，声略嘶哑，舌质红，苔薄黄，脉浮数。检查：鼻黏膜充血水肿，下鼻甲肥大；咽峡充血，咽后壁淋巴滤泡增多；喉黏膜及声带充血，声带闭合欠佳。西医诊断：急性上呼吸道感染；中医诊断：风热感冒，证属风热型。治以疏风解热，消肿利窍法。处方：上感清汤加青蒿 20g，苏叶 6g。每日 1 剂，分 3 次水煎，先熏口鼻 15 分钟，然后内服。当晚热退身安。再进 1 剂，上感清汤加南沙参 10g，病告痊愈。

【简介】谢强，生于 1953 年，江西南昌人，毕业于江西中医学院。任世界中医药学会联合会耳鼻喉口腔科专业委员会副会长，中华中医药学会耳鼻咽喉科分会

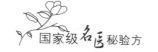
副主任委员，中国针灸学会针灸文献专业委员会委员，江西省中医药学会耳鼻咽喉科分会主任委员，江西中医学院嗓音言语听力医学研究所所长，江西中医学院附属医院耳鼻咽喉科主任。擅长用针灸、中药、按摩、导引等方法治疗五官科急症及疑难病症。发表论文 112 篇，出版著作36部，主编大学校内教材 2 部。

通信地址：江西省南昌市八一大道 445 号，江西中医学院附属医院

邮编：330006

十二、急慢性支气管炎

1. 旋覆苏子汤（吴震西）

【组成】旋覆花（包）10g　炙苏子 10g　炙紫菀 10g　炙冬花 10g　佛耳草 10g　杏仁 10g　黄芩 6g　法半夏 10g　茯苓 10g　橘红 6g　甘草 6g

【功效】降气化痰，止咳平喘。

【主治】急、慢性支气管炎，支气管哮喘，属痰阻气逆者。症见咳嗽咳痰，气急喘促，苔薄白，脉弦滑等症。

【用法】水煎服，每日 1 剂，早晚各服 1 次。

【方解】方中旋覆花、苏子降气化痰平喘；紫菀、冬花润肺止咳化痰；杏仁、佛耳草宣肃肺气止咳；黄芩清肺热；法半夏、茯苓、橘红、甘草健脾理气、燥湿化痰。诸药合用，共奏降气化痰，止咳平喘之功。

【加减】外感风寒去黄芩加荆防以疏邪散寒；发热加连翘或知母以解毒清热；痰多加大川贝母、冬瓜仁以祛痰；喘息甚者加地龙以平喘；咽痒加蝉蜕、僵蚕祛风化痰、解痉利咽；久病加丹参、当归以活血化瘀；痰中夹血加白及、煅花蕊石以止血化瘀；咳而呕吐者加炙枇杷叶以降胃气；阴伤加沙参、麦冬以养阴；体虚易感者，加玉屏风以补肺益脾，扶正固本。

【点评】本方为吴氏自拟治疗咳喘的经验效方。治疗慢性支气管炎、支气管哮喘，随症灵活加减，临床疗效显著。咳喘多由肺气上逆，治疗应予降气化痰；吴老除感受外邪外，一般不用麻黄。本方不宜用于肺肾两虚的咳喘。

【验案】冯某，男，83 岁。2006 年 12 月 6 日诊。有慢支病史 40 余年，秋冬季易发作，刻下症见咳嗽气急喘促，喉间痰声漉漉，痰黏色白难咯，苔白腻，脉小滑。治以止咳平喘，降气化痰。处方：旋覆花（包）10g，炙苏子 10g，炙紫菀 10g，炙冬花 10g，杏仁 10g，佛耳草 15g，大川贝母 10g，黄芩 6g，法半夏 10g，茯苓 10g，橘红 6g，炙僵蚕 10g，生甘草 6g，7 剂。药后证情明显好转，痰亦易咯，续上方7剂，咳喘诸恙渐除。

【简介】吴震西，生于 1928 年，江苏南通人。1942 年从师名老中医黄星楼学习。现任中华中医药学会外治分会名誉主任委员。除从事内科专业外，致力于中医外治法的研究，广泛应用于临床实践。先后组织召开 6 届全国中医外治学术交

流会。曾主持"宁嗽贴膏治疗外感咳嗽"和"头痛塞鼻锭治疗偏头痛"两项科研课题，均已经专家鉴定并获奖。发表学术论文 80 余篇，著有《中医外治研究》《吴震西内病外治集》《中医外治求新》《中医内病外治》。

通信地址：江苏省南通市白家园 8 幢 211 室　邮编：226001

2. 锄云止咳汤（岳美中）

【组成】荆芥 6g　前胡 9g　白前 6g　杏仁 9g　川贝母 9g　化橘红 6g　连翘 9g　百部草 9g　紫菀 9g　桔梗 6g　甘草 3g　芦根 24g

【功效】疏风清热，祛痰止咳。

【主治】慢性支气管炎，属外寒内热兼痰者。症见咳嗽痰多色白而黏，胸闷喉痒，日久不愈者。

【用法】水煎服，每日 1 剂，早晚各服 1 次。

【方解】本方以荆芥疏散积久之风寒余邪；前胡下气祛痰；白前祛深在之痰；浙川贝母治外感咳嗽，合杏仁利肺气，有相互促进作用；橘红咳而喉痒者必用；连翘、甘草解毒；百部草镇咳；桔梗利胸膈排痰；芦根清肺热；紫菀治伤风痰咳。诸药合力共奏止嗽之功，而冠名"锄云止咳汤"。

【点评】岳老治寒热兼痰之证，反对强制其咳或兜涩其痰，而主用宣散，清热，祛痰之剂，其制"锄云止咳汤"，诚为经验之得，临床用之，多有效验。

【验案】高某某，男性，58 岁。患气管炎，咳嗽夜甚，喉痒，胸闷，多痰，日久不愈。处锄云止咳汤原方，嘱服 4 剂。复诊大见轻减，夜间已不咳，剩有微喘，仍痰多，加海浮石 9g 祛痰，紫苏子 9g 定喘，服 4 剂，追访已愈。

【简介】岳美中，生于 1900 年，逝于 1982 年，河北滦县人。曾任五届全国人大常委会委员，全国政协医药卫生组副组长，中华医学会副会长，中华全国中医学会副会长，中国中医研究院西苑医院内科主任，中医教授等职。长期从事老年病研究并卓有成效，长于治疗热性病，对肝脏病、脾胃病、慢性支气管炎等治疗经验也很丰富。一生著有《岳美中医案集》《岳美中医话集》等 10 余部著作，国内外发表学术论文 100 余篇。

原通信地址：中国中医研究院西苑医院　邮编：100091

3. 黛麦养肺止咳汤（黎炳南）

【组成】青黛 5g　海蛤粉 30g　人参 10g（或党参 20g）　五味子 10g　细辛 3g　炙甘草 10g（小儿用量酌减）

【功效】益气生津，清咽止咳。

【主治】外感后咳嗽、慢性咽喉炎、气管炎等，属气阴虚者。症见久咳不止，气短神疲，面色苍白，甚或呛咳频频，痰难咳出，纳呆多汗，舌淡或嫩红，脉细无力。

【用法】水煎服，每日 1 剂，早晚各服 1 次。

【方解】本方为黛蛤散合生脉散加减而成。生脉散方载于《内外伤辨惑论》，有生津养阴之效，对热病后期气津两伤者每可广泛应用。黛蛤散方载于《卫

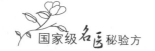

生宝鉴》，有清咽除热、化痰去烦之功。方中人参味甘微苦性温，能补益元气，固脱生津，李杲称其能补肺中之气，肺气旺则四脏之气皆旺，肺主诸气故也；麦冬气味甘凉，能养阴润肺，清心除烦，是治阴虚咳嗽的要药；五味子味酸性温，可敛肺生津，治咳逆上气，《本草求原》指其为治诸种咳嗽之要药；以上三味，一补、一清、一敛，相辅相成，功效益彰。青黛性味咸寒，有清热、凉血、解毒之能；海蛤粉为咸寒之品，得之则火自降，痰结自消，善治热痰、老痰、顽痰；细辛气味辛温，功在搜剔阴络之邪，祛风止喉痒，增强镇咳之效，咳久者邪据阴络，深潜难除，投之每获捷效；炙甘草益气化痰，调和诸药，尚可合五味子以酸甘化阴。各药合奏益气养阴、清咽除痰、祛风止咳之功。

【加减】痰多而稀白、纳呆苔白者，加白术、陈皮、法半夏；咽红、扁桃体增大者，加射干、板蓝根、金银花，其中兼便结者，再加胖大海；素有喘咳（哮喘、痉支）气逆痰多者，加麻黄、桂枝、苏子、葶苈子；若见阵发痉咳，状若百日咳者，加百部、马兜铃；时有低热者，加青蒿、鳖甲；汗明显者，可加黄芪、防风；咽痒甚者，加僵蚕、胆南星，并酌加细辛用量；血虚心悸、舌淡脉细者，酌加当归、熟地、丹参。

【点评】久咳不愈常见于素体虚弱，或外感病后，此多因气阴不足、正虚邪恋故也。小儿阴阳稚弱之体，尤易罹患。施治之要，在于扶正祛邪。长期咳嗽者，咽部常见充血，但多呈黯红，与外感风热有所不同。若误投苦寒，愈服清凉，则其咳愈甚，不可不知。本方以清养肺胃为本，令气津得复，正旺而邪祛；配合清解余热，搜风剔邪，以理其标；寓有攻补兼施、标本同治之意，正复邪去，咳喘自愈，服后每见显效。

【验案】霍某，男，25岁，1991年6月5日初诊。反复咳嗽半年。年初因感冒发热后，一直咳嗽不愈，喉咙发痒，有痰难咳，夜晚较甚，常因频频咳嗽而致整夜辗转难眠。曾拍胸片，显示双肺清晰。在这期间，进服清热解毒、止咳化痰、活血化瘀等中药及多种抗生素，均未能收到满意效果。就诊时大便干结，2日一行，咽稍红，咽后壁滤泡增生，双肺听诊未闻干湿性啰音。舌红，苔薄白，脉细数。诊为咳嗽，属气阻虚型。拟用养肺止咳法。方用：海蛤粉30g，青黛5g，党参20g，麦冬15g，五味子6g，细辛3g，炙甘草6g，胖大海10g，毛冬青15g。上方连服4剂，咳嗽顿减，喉咙异物感消失，大便通畅，继服上方6剂痊愈。

【简介】黎炳南，生于1914年，广东惠州人。出身医学世家，随父学医，尽得真传，后攻读于广东中医药专科学校。历任惠阳医馆副馆长、惠州卫生工作协会主任委员、广州中医药大学儿科教授，兼任中华全国中医学会广东儿科学会副主任，中华医学会广东儿科学会名誉顾问。曾被省政府授予"广东省名老中医"称号。从事中医临床工作60余载，对中医儿科造诣尤深，擅长儿科、内科，对哮喘、小儿久咳、久热不退诸症，尤有独到之处。

通信地址：广州中医药大学　邮编：510000

4. 紫菀止咳汤（周玉朱）

【组成】炙紫菀、款冬花、蒸百部、炙麻黄、细辛各 10～40g　苏子、五味子苦杏仁、桔梗各 10～15g

【功效】温肺化痰，止咳平喘。

【主治】慢性支气管炎，寒邪袭肺型。症见咳嗽，咳痰色白清稀，胸闷或喘；舌淡苔白或润，脉濡缓或沉细。

【用法】水煎服，每日 1 剂，早晚各服 1 次。

【方解】寒邪袭肺，肺失清肃，故取手太阴经专药炙紫菀、款冬花、蒸百部、炙麻黄、细辛、苏子温肺化痰，止咳平喘；久咳或喘，乃肺气虚弱，肾水不足，故入五味子、苦杏仁收敛肺气，滋补肾阴，以助宁嗽定喘之功；配桔梗者，旨在止咳化痰，引领诸药直达病灶也。

【加减】肺虚久咳，痰少稠黏，加川贝、白果各 5～10g；胃气上逆，咳甚欲呕，加制半夏、化橘红各 5～10g。

【点评】慢性支气管炎的病根为肺虚寒乘。用辛温之品的关键在于痰清而稀，口干口苦，舌淡苔白，脉缓或细；其药量必须根据病情，逐渐递增。

【验案】陈某，女，8 岁。2005 年 11 月 10 日初诊。咳嗽或喘近 2 年，入冬则发。曾用过急支糖浆、青霉素等药。刻诊：体形丰满，咳嗽，痰多色白，呈泡沫状。肺部透视：两肺野纹理增粗。舌淡苔白，脉细。拟诊为慢性支气管炎（寒邪袭肺）。治以温肺化痰。处方：炙紫菀、款冬花、蒸百部各 10g，炙麻黄 8g，细辛 5g，苏子、五味子、苦杏仁各 6g，桔梗 5g，10 剂。二诊：病情依旧。炙紫菀、款冬花、蒸百部各 12g，炙麻黄 10g，细辛 8g，苏子、五味子、桔梗各 9g，10 剂。三诊：咳嗽略减。炙紫菀、款冬花、蒸百部、炙麻黄各 15g，细辛 10g，苏子、五味子、桔梗各 6g，10 剂。四诊：咳嗽显减，但剧烈活动后又明显，二诊方 10 剂。五诊：咳嗽、咳痰均大大改善，舌淡苔白，脉缓，二诊方 10 剂。六诊：几乎不咳，初诊方 7 剂。1 周后，其母前来反馈：孩子病已痊愈。随访 1 年未发。

【简介】周玉朱（珠），生于 1936 年，江苏宝应人，毕业于南京中医学院。安徽中医学院教授，第一附院外科主任医师，全国老中医药专家学术经验继承工作指导老师，安徽省跨世纪中医学术和技术带头人培养对象首批导师。1996 年美国CICSC 提名"国际著名民族医学外科专家"。发表论文 30 余篇，任高等中医院校教材等 8 部书和多家医学杂志的编委。

通信地址：安徽省合肥市琥珀山庄琥珀潭村 6 幢 301 室　邮编：230031

5. 皂星片（李振华）

【组成】皂荚 12g　诃子 30g　杏仁 30g　胆南星 15g　蛤粉 30g　百部 30g　紫菀 30g　黄芩 15g

【功效】化痰肃肺，止咳平喘。

【主治】慢性气管炎，属痰浊阻肺者。症见咳喘痰多，咳吐大量黄白黏痰等。

【用法】将上药先用水煎，取汁浓缩成膏，烘干制成颗粒，再加赋形剂制成片剂，每片 0.5g。每服 6~8 片，每日 3 次，温开水送服。

【方解】方中紫菀、百部温润平和，止咳化痰，善治新久咳嗽；皂荚利气化痰；蛤粉化痰软坚；胆南星燥湿化痰；杏仁、诃子肃肺下气，止咳平喘；黄芩既可燥湿，以杜生痰之源，又可制诸药之温，以防温燥太过。诸药合用，化痰肃肺，止咳平喘。

【点评】慢性气管炎属于内伤咳嗽，但每因外邪入侵而急性发作，治疗时，必须内外兼顾，不可偏废。本方功擅化痰肃肺，止咳平喘，对痰浊阻肺的实证适宜，对虚证或燥热伤肺之咳喘则非所宜。运用此方临床观察 356 例，其中单纯型慢性气管炎 206 例，喘息型慢性气管炎 150 例，总有效率达 81%。

【验案】毛某某，男，48 岁。患咳喘 36 年，加重 1 年，四季均发。咳喘较频，痰多，呈泡沫状，胸闷气短，呼吸短促。检查：两肺呼吸音粗；脉缓软，舌淡红，苔白腻少津。胸透：两肺纹理增强，白细胞及分类无异常。诊断为单纯型慢性气管炎（寒痰证）。服皂星片 20 天后，临床症状明显好转，少咳无痰，不喘。服药 40 天时，因外感，复发低烧热嗽，咳痰加重，无喘。加大药量，每次 8 片，日 3 次。1 周后，外感愈，继续服药 2 个月，诸症消失。

6. 柴胡清肺饮（邵长荣）

【组成】柴胡 9g 前胡 9g 赤芍 18g 白芍 18g 青皮 9g 陈皮 9g 平地木 15g 功劳叶 12g 黄芩 12g 淮小麦 30g 枣仁 9g 炙甘草 9g 佛耳草 9g 江剪刀草 9g 辛夷 4.5g 蝉蜕 4.5g

【功效】平肝清肺，祛风止咳。

【主治】慢性咽炎咳嗽、感冒后咳嗽、变异性咳嗽等慢性咳嗽，证属肝郁风袭犯肺者。症见咽痒或闻及刺激性气味阵发性咳嗽，咳嗽频繁，干咳无痰，口干口苦，言语激动，性情急躁，寐差，舌黯苔薄白，脉弦。

【用法】水煎服，每日 1 剂，早晚各服 1 次。

【方解】柴胡、青皮、白芍疏肝平肝；平地木平肝止咳；淮小麦、炙甘草、枣仁养血柔肝，安神镇静；辛夷、蝉蜕祛风止咽痒；前胡、陈皮、功劳叶、黄芩清肺化痰止咳；佛耳草、江剪刀草止咳。诸药合用，共奏平肝清肺，祛风止咳之功。

【加减】外感后，加荆芥 9g，防风 9g；肩胛周身酸痛，加羌活 9g，独活 9g；痰多白黏，加竹茹 9g，栝楼仁 9g，冬瓜仁 9g，薏苡仁 18g；便溏，改枣仁为大枣。

【点评】肝郁风袭是慢性干咳的常见病因，疏肝祛风是止咳的有效治法，故临床应用本方，可收良效。

【验案】何某某，女，69 岁。一诊 2006 年 7 月 3 日：患者反复咳嗽多年，现神情忧郁，目光呆滞，痰白黏，口干咽痒，烦躁，汗多，脘胀纳平，寐差，便稠，心慌脉数，脚不肿。自述有抑郁症，正在精神病院接受治疗。治以柴胡清肺饮加减：柴胡 9g，前胡 9g，赤芍 18g，白芍 18g，平地木 12g，功劳叶 9g，青皮 9g，陈皮 9g，竹茹 9g，猪苓 12g，茯苓 12g，淮小麦 30g，炙甘草 9g，大枣 9g，郁金 9g，藿香 9g，佩兰 9g，六曲 9g，谷芽 9g，麦芽 9g，水煎服。二诊 2006 年 7 月 20 日：药后咳减，遇风寒后诸症如初。调方：淮小麦 30g，炙甘草 9g，枣仁 9g，青皮 9g，陈皮 9g，半夏 9g，竹茹 9g，柴胡 9g，前胡 9g，赤芍 18 g，桂枝 6g，川楝子 9g，延胡索 9g，郁金 9g，厚朴 4.5g，牡蛎 30g，龙骨 9g，吴茱萸 4.5g，水煎服。三诊 2006 年 8 月 31 日：显效，咳几平，随证调理。

【简介】邵长荣，生于 1925 年，浙江慈溪人。上海市首批名中医。曾任第一届上海市中西医结合学会呼吸专业委员会主任委员、上海中医药大学和上海中医药研究院专家委员会副秘书长、上海中医药大学附属龙华医院专家委员会副主任委员。现任全国中西医结合呼吸病专业委员会顾问。从事呼吸系统教学研究工作 50 余年，对结核、支气管扩张、急慢性支气管炎、哮喘、慢性阻塞性肺病等各种呼吸系统疾病的诊疗有着丰富的临床经验，发表论文百余篇，著作 10 余部。

通信地址：上海市闵行区都市路 4448 号　邮编：200441

7. 加减止嗽散（何秀川）

【组成】百部 15g　桔梗 9g　陈皮 9g　蝉蜕 10g　僵蚕 10g　荆芥 9g　杏仁 9g　大贝 10g　甘草 6g

【功效】利咽润肺，宣肺止咳。

【主治】各种咳嗽。

【用法】水煎服，每日 1 剂，早晚各服 1 次。

【方解】百部清热止咳；桔梗、甘草为桔梗甘草汤，能利咽、宣肺、缓急、止咳；蝉蜕、僵蚕，宣肺利咽、疏风止痒；陈皮理气化痰；荆芥解表宣肺；大贝、杏仁润肺止咳。诸药合用，共奏利咽润肺，宣肺止咳之功。

【加减】风寒咳嗽，加防风、川芎；风热咳嗽，加金银花、黄芩、连翘；痰多，加半夏、茯苓；干咳咽痒，加百合、紫菀；咳嗽日久不愈，加桃仁、当归；咽炎咳嗽，加青果、金果榄、丹参。

【点评】此方为止嗽散加减，全方温润平和，不寒不热，有润肺止嗽之功，但无留寇敛邪之虞，有宣肺驱邪之能，但无攻击过当之偏，故加减得当，可用于各种咳嗽。

【验案】关某，女，35 岁，1996 年 9 月 17 日初诊。患者有慢性咽炎病史数年，近因工作劳累，并患有感冒而出现咽痛、咽干、呛咳不止，自服速效感冒胶囊及草珊瑚片等药，外感症状及咽痛有所缓解，但咽干痒、呛咳不减而来诊。查患者咽红，咽喉壁黯红色，并伴有淋巴滤泡增生，脉弦细数，舌苔薄白，舌质红。此肺热郁结不宣，日久伤阴之虞，拟清宣肺热，养阴利咽之法。处方：蝉蜕 10g，僵蚕 10g，桔梗 10g，百部 15g，麦冬 15g，荆芥 10g，杏仁 9g，川贝 9g，黄芩 9g，桑皮 12g，紫菀 9g，甘草 6g，水煎分 2 次服。9 月 21 日复诊：上方服 4 剂后，呛咳明显减轻，咽干咽痒也好转，再以原方加减调治。9 月 26 日三诊：又服 5 剂呛咳止，咽干咽痒亦基本消除，嘱再服 3 剂善后。

【简介】何秀川，生于 1939 年，河北河间人，毕业于天津中医学院。曾任沧

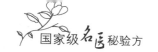

州市中医医院业务副院长、沧州地区中医学会理事长、河北中医学会理事。从事中医临床 40 多年，擅长中医内科、妇科及疑难杂症，发表论文 40 余篇，并著有《中药配伍应用心得》（人民卫生出版社）一书。

通信地址：河北省沧州市运河区西环中街 69 号　邮编：061001

十三、支气管哮喘

1. 温肺化痰平喘汤（周仲瑛）

【组成】蜜炙麻黄 6g　射干 6g　法半夏 10g　炒苏子 10g　炒白芥子 6g　葶苈子 10g　炙紫菀 10g　炙款冬 10g　广地龙 10g　炙僵蚕 10g　细辛 3g　炙白前 10g　茯苓 10g

【功效】温肺散寒，化痰平喘。

【主治】慢性喘息型支气管炎，属寒哮者。症见咳嗽，痰多，呼吸急促，喉中喘息痰鸣有声，不能平卧，心慌，胸闷，气塞，夜间较重，纳差；舌苔白滑，脉滑。

【用法】水煎服，每日 1 剂，早晚各服 1 次。

【方解】方中麻黄、射干宣肺平喘，豁痰利咽；细辛、半夏温肺蠲饮，降逆化痰；紫菀、款冬、葶苈子泻肺平喘、化痰止咳；白芥子、苏子、白前化痰利气；地龙、僵蚕通经活络以助祛痰；茯苓健脾祛湿以杜生痰之源。诸药合用，共奏温肺散寒，化痰平喘之功。

【点评】哮喘的病理因素以痰为主，如朱丹溪说："哮喘专主于痰。"下列医案原有慢性咳嗽、哮喘病史，此次因受寒诱发，咳嗽、哮喘持续半年之久，咳逆痰黏，呼吸急促，喉中痰鸣有声，喘憋，胸闷如塞，面色不华，形寒怕冷，受寒加重。证属痰浊壅肺，寒饮内伏之候，故治以温肺散寒，化痰平喘得效。寒饮得化，则哮喘自平。

【验案】郭某，女，55 岁，退休工人。1990 年 2 月 19 日就诊。主诉咳嗽、哮喘10 余年，加重半年。1980 年受寒感冒后，咳嗽迁延不愈，经常发作，1986 年起伴见哮喘，去年 9 月受寒发作后咳喘迄今不愈，咳嗽、痰多稠黏呈灰黑色，呼吸急促，喉中喘息痰鸣有声，不能平卧，心慌，胸闷，气塞，夜间较重，纳差，经用多种西药如青霉素、链霉素、麦迪霉素、氨茶碱、止咳药无效。既往有高血压病史。诊断：慢性喘息型支气管炎，属寒哮者。治疗：温肺散寒，化痰平喘。温肺化痰平喘汤原方，12剂，水煎服。3 月 3 日二诊：症情明显好转，喘平，痰少，色灰，口干减轻，寐佳。舌质红，苔薄白腻，脉细滑，继守意法。处方：原方加佛耳草 12g，14 剂，水煎服。3 月 17 日三诊：病情稳定，偶有咳嗽，痰量少，呈灰黑色，夜间气喘。舌质红，苔薄白，脉细。痰浊壅肺，寒饮内伏，仍从温肺散寒、化痰平喘法治疗。处方：蜜炙麻黄6g，射干 6g，法半夏 10g，炒苏子 10g，炒白芥子 10g，葶苈子 10g，炙紫菀 10g，炙款冬 10g，广地龙 10g，炙僵蚕 10g，北细辛 3g，炙白前 10g，茯苓 10g，14 剂，水煎服。服用上药 10 剂，症状消失，随访 3 月余，咳喘无复发。

2. 补肾清肺化痰汤（周仲瑛）

【组成】南北沙参各 10g　生地 12g　诃子肉 3g　当归 10g　竹沥半夏 10g　炙桑皮 10g　知母 10g　天花粉 10g　炙射干 6g　炒苏子 10g　炙僵蚕 10g　沉香 3g（后下）

【功效】补肾纳气，清肺化痰。

【主治】支气管哮喘，属肾元亏虚，痰热蕴肺者。症见神疲乏力，面色无华，呼吸气促，两肺闻及哮鸣音及湿性啰音。舌质黯红，苔淡黄中灰，脉沉细滑数。

【用法】取坎脐 2 条、海蜇 50g、荸荠（打）7 只，同煮代水，以煎上述诸药。

【方解】方中南北沙参、天花粉滋阴润肺；生地、当归、坎脐、沉香滋养肾元，纳气归元；射干、知母、苏子、竹沥半夏、桑皮、僵蚕清肺化痰；诃子肉收敛耗散之气；海蜇、荸荠清化痰热，甘寒生津。诸药合用，扶正祛邪，共奏补肾纳气，清肺化痰之功。

【点评】"发时治标，平时治本"，此为治哮喘之常法。临床所见，发作之时，虽以邪实为多，但正虚为主亦不少见。若囿于治标之说，纵投大剂祛痰降气之品，亦鲜有效验。下列医案以其素禀不足，产后体虚，阴血耗伤，复加受感冒诱发哮喘，故投治标之剂少效。痰稠少黄，舌苔黄腻，脉滑数，虽属痰热之象，但审其痰有咸味，脉见沉细，乃肾元亏虚，气失摄纳，津液成痰所致。治当补肾纳气，清肺化痰。诸药合参，肺得清宁，肾能蜇藏，痰消气降而哮喘告平。

【验案】曹某，女，32 岁，工人。1988 年 9 月 17 日就诊。主诉哮喘反复发作 10 个月。10 月前剖宫产后发作哮喘，迁延不愈，常用氨茶碱、舒喘灵及中药等，经治不愈，哮喘每日均多在夜晚，发则胸闷气塞，气逆作喘，不得安枕，吸气尤难，伴有烦热多汗，痰少，质稠，色黄味咸。素有过敏性鼻炎。检查：神疲乏力，面色无华，呼吸气促，两肺闻及哮鸣音及湿性啰音；舌质黯红，苔淡黄中灰，脉沉细滑数。诊断：支气管哮喘，属肾元亏虚，痰热蕴肺者。治疗：补肾纳气，清肺化痰。以"补肾清肺化痰汤"原方 7 剂，水煎服。9 月 24 日二诊：药后哮喘旋即控制，唯咳频痰稠，汗出量多；苔淡黄灰腻，脉细滑。肺实肾虚，治守前意观察。处方：原方去诃子肉，加五味子 3g，山茱萸 6g，7 剂，水煎服用，诸症悉平。随访 9 月，哮喘未见发作。

3. 川芎平喘合剂（邵长荣）

【组成】黄荆子 9g　射干 9g　款冬 9g　川芎 9g　石菖蒲 9g　半夏 9g　陈皮 9g　蝉蜕 4.5g　胡颓叶 9g　赤芍 18g　白芍 18g　紫菀 9g

【功效】祛风和营，宣肺平喘。

【主治】间歇期、轻中度持续期哮喘，症见喘而气急，胸闷，怕冷，面䊹，痰白。

【用法】水煎服，每日 1 剂，早晚各服 1 次；上海中医药大学附属龙华医院有院内制剂（合剂），20 ml/次，每日 3 次口服。

【方解】黄荆子、川芎、石菖蒲、白芍、胡颓叶解痉平喘；射干、款冬、半

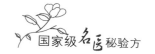

夏、陈皮、紫菀清肺化痰，止咳平喘；蝉蜕祛风抗过敏。

【加减】不怕冷而怕热、口干口渴、痰黏，加黄芩 9g，桑白皮 9g，苦参 9g；寒盛，加桂枝 6g，麻黄 9g，细辛 4.5g；哮喘缓解期，加黄芪 12g，防风 9g，白术 9g，补骨脂 12g，杜仲 12g。

【点评】本方是邵老长期用于治疗支气管哮喘的经验方，豚鼠过敏性哮喘模型的实验研究证实，其能明显拮抗组胺和乙酰胆碱介导的支气管平滑肌痉挛，降低哮喘的发生率和死亡率；临床 100 例与 50 例氨茶碱或复方氯喘片组比较，本方能明显提高第一秒用力呼气量百分率和降低血浆血栓烷 B_2 含量，提示本方具有拮抗血栓烷 B_2 的合成和释放，松弛平滑肌和改善肺功能的作用。方中黄荆子能平喘，而无发汗、升高血压等不良反应，药性平和，对于体虚、汗多、高血压的病人，可以替代麻黄使用。

【验案】吴某某，男，30 岁。一诊 2005 年 12 月 19 日：哮喘间歇发作。形体壮实，面红怕热，汗多，舌黯苔薄白。治以祛风清热，宣肺平喘。处方：桑叶9g，桑白皮 9g，黄荆子 9g，麻黄根 9g，辛夷 4.5g，黄芩 9g，款冬 9g，路路通 9g，川芎 9g，石菖蒲 9g，桔梗 4.5g，紫菀 9g，炙甘草 9g，射干 9g，胡颓叶 9g，苦参 9g，蝉蜕4.5g，鹅管石 9g，10 剂，水煎服。二诊 2005 年 12 月 29 日：上药显效，喘平。巩固疗效，方用：桑叶 9g，桑白皮 9g，黄荆子 9g，麻黄根 9g，川芎 9g，石菖蒲 9g，款冬 9g，紫菀 9g，鹅管石 9g，桔梗 4.5g，炙甘草 9g，蝉蜕 4.5g，荆芥 9g，防风 9g，藿香 9g，青皮 9g，陈皮 9g，竹茹 9g。

4. 解郁泄热降逆汤（周世印）

【组成】沉香 6g　乌药 10g　肉桂 4g　黄连 9g　木香 6g　柴胡 12g　槟榔 12g　枳壳 12g　白芍 20g　甘草 6g

【功效】解郁泄热，降逆平喘。

【主治】支气管哮喘，属肝火犯肺者。胸胁闷胀，精神忧郁或易怒，发作时咽喉有痰鸣，喘息不能卧，腹满呃逆，不思饮食，舌质红，苔薄黄，脉弦数。

【用法】黄连、白芍同煎取汁，以汁磨制诸药后，轻煎（三五沸）服用，每日1 剂，早晚各服 1 次。

【方解】方用柴胡、白芍，疏肝解郁清热为主；配枳壳、木香、乌药，泻脾之滞，调中焦之运化；沉香降逆；槟榔消胃中之滞；黄连清心火，此"实者泻其子"以缓肝急；少量肉桂暖命火以交心、肾。诸药合用，使肝郁得解，气机畅达，气降热清，肝胃调和，上下畅通，气机无阻，不治喘而喘息缓解。

【加减】肺热盛痰热内蕴，加橘红、桑白皮、金银花；喘甚，加旋覆花、代赭石降气平喘；若心肝火盛，烦躁、不眠，加丹皮、栀子、赤芍清肝泻火。

【点评】此方为五磨饮、四逆散、交泰丸三方合用。重在舒达肝胃，畅达气机，使热清气降，喘息得平，用黄连等煎汤磨诸药，因诸药多气味俱厚，磨则取其气味俱足，不损其本性，轻煎者调其气味之纯和，使气味俱到，更好地发挥药物的作用，磨法往往被后世所忽视，为医者应细究制剂之理，以领会古人制方之意。

【验案】李某某，女，21 岁，农民。3 年前因感冒持续月余而愈，愈后仍感胸闷，咽喉不利，当时未能调治，继而发生喘息，每春夏之交或恼怒之后病情加重。且喘息不能平卧，咳嗽吐痰不多，经多方治疗不能控制。若季节已过或气平怒消症状可自行缓解。此次犯病已 5 天之久，是因家中生气而发。经某医院化验血、尿、便常规均无异常，透视两肺纹理清楚，心肺正常，诊为：① 支气管哮喘，② 癔病。患者因咽喉有痰鸣，喘息不能卧，胸闷呃逆，腹满，不思饮食。曾服用抗生素、氯茶碱、安定等药物，且只能暂时缓解，并做过暗示疗法，而未奏效。查脉缓弦有力，舌淡苔薄。给予服用解郁泄热降逆汤，服药 1 周后病情缓解，发作减轻，发作时持续时间缩短，胸闷、呃逆已除。续用上方，加入射干 10g，与黄连、白芍同煎磨制诸药，治疗月余，症状完全控制。

【简介】周世印，生于 1936 年，毕业于河南中医学院，1975 年毕业于全国首届中医研究生班。曾任中国中医药学会第二届、第三届理事；第一届全国中医内科学会委员；河南省中医药学会第一届、第二届常务理事、副秘书长，第三届常务理事；河南省中医内科学会副主任委员兼秘书。对中医内科、儿科疾病的治疗有较深的造诣，尤精于内科疑难杂症和消化系统疾病的研究治疗。发表学术论文40余篇；编写医学专著 8 部。获省中医药管理局科技进步三等奖 3 项。

通信地址：郑州市纬五路7号，河南省人民医院　邮编：450003

5. 解表化痰平喘汤（邵经明）

【组成】炙麻黄 9g　杏仁 9g　桂枝 9g　陈皮 9g　半夏 9g　苏子 9g　炙甘草 6g

【功效】温散解表，理气降逆，化痰平喘。

【主治】哮喘，包括支气管哮喘、喘息性支气管炎，属外感风寒或痰饮所致者。症见喉中痰鸣，呼吸急促，难以平卧。

【用法】水煎服，每日 1 剂，早晚各服 1 次。

【方解】有关历代文献记载中，哮与喘多分别论述。《东医宝鉴》云，"呼吸气促谓之喘，喉中有声者谓之哮"，又说："哮即痰喘甚而常发者。"从而说明，哮可兼喘，而喘不一定兼哮。据临床观察，哮与喘的临床表现都没有离开呼吸急促，故现多合称之为哮喘。本方所主治之哮喘，为临床最为常见者。其病因多为外感风寒，侵袭于肺，内伏痰饮上逆，壅塞气道所致。治疗用麻黄、杏仁、桂枝为君，温散寒邪以解表，可使肺气得以宣通；内伏痰饮，故用陈皮、半夏、茯苓为臣以消痰化饮；佐甘草增强祛痰和中健脾之力；加苏子为使，其有助陈皮、半夏理气降逆化痰之功。诸药合用，具有温散解表、理气降逆、化痰平喘之功。

【加减】内有痰火、微感外邪，症见微恶寒，身壮热，痰稠色黄，吐之不利，舌苔干燥或色黄，脉数或滑者，此乃寒束痰火之哮喘，本方减桂枝、苏子，加知母、川贝母、生石膏以清热利痰平喘；如病程较长，损及于脾，健运失司，化生痰饮，上注于肺，阻塞气道，喉中痰鸣，舌苔白或腻，脉象缓弱，此乃脾虚痰湿所致，加党参、白术补中健脾；寒甚，加干姜温化痰湿，喘可自平。年老病久，肾虚失纳，下元不固，动则即喘，登高加剧，此乃肾不纳气之虚喘，本方慎用，以免虚

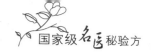

虚之虞，改服都气丸或麦味地黄丸。肾阳虚者可服金匮肾气丸（病情需要也可改为汤剂），坚持长期服用，缓缓图之。此类方药具有益肾气，固下元，壮水益火，治疗虚喘之作用。

【点评】本方系由《伤寒论》方麻黄汤加味而成，功擅辛温解表、化痰平喘，对于外寒束肺之寒喘有良效，对于热喘、虚喘则不宜用之。另外，本方是祛邪之剂，故应中病即止，不可久用。

【简介】邵经明，生于 1911 年，河南省西华县人。邵氏幼读私塾，后从师当地名医，又受教于承淡安先生，深得真传。河南中医学院教授，主任医师。曾任针灸教研室主任、针灸系名誉主任。临证重视辨证与辨病相结合，对急性前列腺炎、前列腺增生、血小板减少性紫癜等病，治疗颇有心得。对针灸治疗哮喘、急性阑尾炎等病亦有独特经验。参编高等中医院校《针灸学》、《各家针灸学说》教材，撰写《针灸锦囊》《针灸防治哮喘》等专著。发表论文 60 余篇。

通信地址：郑州市金水路1号，河南中医学院　邮编：450008

6. 四子平喘汤（陆芷青）

【组成】葶苈子 12g　炙苏子 9g　莱菔子 9g　白芥子 2g　苦杏仁 9g　浙川贝母 12g　制半夏 9g　陈皮 5g　沉香 5g（后下）　生地 12g　当归 5g　紫丹参 15g

【功效】化痰止咳，纳气平喘。

【主治】慢性支气管炎、支气管哮喘、肺气肿等病，属肾虚失纳、痰饮停肺之咳喘者。症见胸膈满闷，咳喘短气，痰多色白，苔白腻，脉沉细滑等。

【用法】水煎服，每日 1 剂，早晚各服 1 次。

【方解】本方取《局方》苏子降气汤方意，合三子养亲汤（《韩氏医通》）、金水六君煎（《景岳全书》）化裁而来。肺为气之主，肾为气之根，肺主呼气，肾主纳气。咳喘之因，在肺为实，实则气逆，多因痰浊壅阻；在肾为虚，虚不纳气，多因精气亏虚，而致肺肾出纳失常。故咳喘之病主要在肺，又关乎肾，其治不离肺肾。又脾为生痰之源，治痰应不忘理脾。因津血同源，治疗又当痰瘀同治，临床方能显效。本方以四子为君，苏子降气化痰平喘，白芥子温肺利膈豁痰，莱菔子利气行滞消痰，葶苈子泻肺化痰利水，四者合用奏化痰之功；沉香、生地为臣，取沉香温肾纳气平喘，生地滋肾培本，且制诸药之燥；佐以杏仁、浙贝化痰止咳；半夏、陈皮燥湿健脾；更用当归，一则《本经》谓治咳逆上气，再则合丹参以增养血活血化瘀作用，共为使药。全方配伍，有行有补，有燥有润，降纳并施，标本兼顾，是一治疗肺实肾虚咳喘的效方。

【加减】畏寒肢冷，加肉桂；咳嗽甚者，加百部、前胡；咳痰黄稠，去沉香、生地，加黄芩、焦栀子；咳痰不畅，加竹沥、瓜蒌皮。

【点评】四子平喘汤为陆氏治疗肺实肾虚咳喘的常用方，经临床数十年使用，效验确实。对慢性支气管炎、支气管哮喘、肺气肿及慢性肺源性心脏病症见咳嗽气急、痰多稀白及胸闷心悸者，用本方化裁即可控制病情而获康复，有效率可达 90% 以上。

【验案】蔡某，男，57 岁。1992 年 5 月 2 日初诊。主诉咳嗽反复发作已有 30 年，经西医诊断为慢性支气管炎、肺气肿。久治少效，近旬咳嗽气急，心悸胸闷加剧，经同事介绍前来求治。查：面色黯滞，语声不扬，咳嗽气急，痰多色白，口干不饮，苔黄腻，脉沉细。处方：四子平喘加瓜蒌皮 10g，薤白 10g，7 剂。二诊：药进 7 剂，胸闷心悸气急减轻，效不更方，原方再服 7 剂。三诊：诸病悉除，原方再进 7 剂。

【简介】陆芷青，生于 1918 年，逝于 2006 年，浙江温州人。陆氏出生于中医世家，其父为浙南名医，陆氏幼承庭训，尽得其传，后赴上海，入中国医学科学院深造，得聆名家陆渊雷、徐小圃、丁仲英等教益。曾任中医学会浙江省分会理事、中医基础理论研究分会副主任。为浙江中医学院教授。精于中医内科，擅治时病及内科疑难杂症。近年来对心胆病研究颇有成效，有两项成果通过省级鉴定并获奖，并有50余篇论文在海内外杂志发表。

原通信地址：杭州市滨江区滨文路 548 号，浙江中医药大学　邮编：310053

7. 补肺定喘散（陈世安）

【组成】野人参 10g　大蛤蚧 1 对　川贝母 10g　杏仁 10g　藏红花 10g　桃仁 10g

【功效】宣肺补肺，纳气定喘。

【主治】支气管哮喘缓解期，属肺肾不足者。症见自汗畏风，短气息促，易感冒，喉中常有轻度哮鸣音，舌淡或暗，苔薄白，脉虚细。

【用法】将上药研细末，装入胶囊，每服 1～2 g，日服 1 次。忌天麻、鱼腥及发物。

【方解】人参大补元气，有补肺定喘之功效；蛤蚧补肺益肾，纳气定喘，为治肺肾虚喘之要药；川贝母、杏仁宣肺理气，止咳平喘，常用于肺虚喘咳之症；藏红花、桃仁活血化瘀之品以达血运而气行，可增强宣肺定喘之功。

【点评】本方是陈氏积多年临床经验所拟。几十年来治愈不少多年不愈的哮喘顽症，临床用于治疗慢性支气管炎和肺气肿的患者，亦取得了良好效果。

【验案】徐某，女，29 岁。自幼患哮喘病 20 余年，每遇寒冷则发作，喘不得卧，痛苦异常。诊时症见喘息抬肩夜不得卧，呼吸急促，喉中哮鸣，腰酸腹胀，胸痛结气，舌苔白腻，舌质淡，脉沉弦细，兼有滑数。辨证为寒痰阻肺，肺肾不足。治以宣肺化痰定喘，补肺纳气归元。处方：麻黄 6g，桂枝 10g，细辛 3g，杏仁 10g，法半夏 10g，陈皮 10g，川贝 6g，参蛤散 3g（每服 1.5g）。服上方 7 剂后，哮喘见平，胸痛已减，为巩固疗效，预防复发，遂投以补肺定喘散，每服 1g，日服 2 次，半月后哮喘渐平，1 料服完后精神倍增，腰酸胸痛诸症悉除，此后多年未复发。

8. 蠲哮汤（洪广祥）

【组成】葶苈子 10g　青皮 10g　陈皮 10g　槟榔 10g　大黄 10g　生姜 10g　牡荆子 15g　鬼箭羽 15g

【功效】泻肺除壅，涤痰祛瘀，利气平喘。

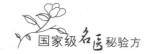

【主治】本方适用于支气管哮喘急性发作或哮喘持续状态，亦可用于喘息型支气管炎急性发作期，属肺气壅实者。症见哮喘痰鸣漉漉，或喘咳胸满，痰多不利等。

【用法】水煎服，每日1剂，每剂煎3次，分上、下午及临睡前服用，连服7天；重症哮喘或哮喘持续状态，且体质尚好者，可日服2剂，水煎分4次服；病情缓解后，可按常规服用，每日1剂，早晚各服1次。

【方解】根据《内经》"肺苦气上逆，急食苦以泻之"的理论，全方着眼于疏利气机，故用葶苈子、青皮、陈皮、槟榔、牡荆子泻肺除壅，脾气顺则痰降，气行则痰消；肺与大肠相表里，哮证病作，多因肺气壅滞而致腑气不通，浊气不降而上逆，又加重肺气之壅滞，而使哮喘难以缓解，故方中伍大黄以通腑气，腑气通则肺气自降；鬼箭羽活血祛瘀，且具抗过敏作用，与逐瘀除壅之大黄相配，更能增强行瘀之力；哮证之作，多为外感诱发，伍生姜既可外散表寒，又可内散水饮，且能防葶苈子、大黄苦寒伤胃之弊。全方合用，共奏泻肺除壅、涤痰祛瘀、利气平喘之功。

【加减】在一般情况下不必加减，如他症明显，可根据辨证酌情加药。如寒痰哮，可加干姜、细辛；兼表寒，加生麻黄、苏叶；热痰哮，加黄芩、鱼腥草；有过敏性鼻炎或其他过敏症状，加蝉蜕、辛夷或白鲜皮、地肤子；大便不畅者，大黄宜生用后下；大便稀溏者，大黄宜熟用同煎，剂量不减。

【点评】服本方，药后1~3个月内，若解痰涎状黏液便，为疗效最佳的标志。哮喘症状完全缓解后，大便自然恢复常态。本方适用于支气管哮喘的急性发作期。在"药疗"的同时配合运用"食疗"扶正固本，可取得较好的远期疗效，特介绍如下。截哮蛋制法：备瓦罐或瓷盆1个，留置健康人或患者自身的24小时尿液，取新鲜鸡蛋7~10枚，先在蛋壳上按顺序编号，然后浸入盛有尿液的容器内，尿液应高出蛋面约半寸，每天换新鲜尿液一次，连浸3~5天（夏季3天，冬季5天）即可食用（截哮蛋无特殊异味，患者乐于接受）。用法：每天早晨按编号顺序，依次取出截哮蛋1~2枚，洗净连壳煮熟，然后去壳空腹食用。每次取出鸡蛋后，应及时补充，并与原序号的尾数相连续。1个月为1个疗程，连食3个疗程。适用范围：用于哮证服本方（蠲哮汤）缓解后的患者，食蛋期间如遇哮证发作，可同时配合蠲哮汤治疗，毋须停食截哮蛋。平时对蛋类过敏者忌服。明龚廷贤《万病回春·哮吼》记载："用鸡子（鸡蛋）1个，略敲碎损，膜不损，浸尿缸内三四日，夜取出煮熟，食之神效。"余认为，鸡蛋经尿液浸泡后，不仅能扶正补益，且有活血祛瘀、治嗽疗喘之功能，实属哮证扶正固本的妙方。经临床验证，对青少年哮喘患者的远期疗效较好。

【验案】吴某某，女，6岁。患孩4岁时因外感咳嗽，未彻底治愈而继发哮喘，每遇气候突变、感冒或活动增加均可诱发。发作时以夜间为甚，用氨茶碱、非那根之类药可收暂效。近1年来发作更加频繁，每月数次，常持续数天，并须加服泼尼松后方能缓解。本次发作已持续5天，中西药均难奏效。证见哮喘持续不解，胸满气急，昼夜不能平卧，喉间痰鸣漉漉，汗出透衣，颜面及口唇发绀，肢凉，大便不畅且少，不欲饮食，舌质偏暗，舌苔白黄而腻，脉沉细滑数，两肺满布哮鸣音。西医诊断为支气管哮喘急性发作。中医辨证为痰气哮。给予蠲哮汤3剂，每日1剂，水煎服。药后当日哮喘缓解，并解稀便3次，夹有多量痰涎黏液便。3 剂服毕，哮喘未作，听诊两肺哮鸣音消失，大便日解 3 次，色黄，未见痰状黏液便。继服蠲哮汤 3 剂。然后每天早晨服食截哮蛋 2 枚，连续食用 3 个月，其间每月加服蠲哮汤 3 剂，并嘱注意适寒温及饮食调理。经追踪观察 10 年，疗效巩固，发育如常。

【简介】洪广祥，生于 1938 年，江西婺源人。为江西省中医学院教授、主任医师、硕士、博士生导师。兼任中华全国中医内科学会委员会委员、肺系病专业委员会副主任委员，江西中医药学会副理事长、内科学会主任委员。承担多项部、省级科研课题，主著或参与编写出版 9 部专著；在国际国内发表颇有影响的论文 60 余篇。多年来潜心研究肺系疾病颇有建树，研制成功国家级三类新药"定喘宁"片，已应用于临床。其系列产品"咳喘固本冲剂""复方参蛤片""寒咳宁""蛭散胶囊"等临床疗效肯定，畅销海内外，受到广大患者的欢迎。

通信地址：江西省南昌市云湾路 18 号，江西中医学院　邮编：330006

9. 金水六君煎加减（沈英森）

【组成】当归 6g　熟地 15g　半夏 6g　陈皮 5g　茯苓 6g　生姜 3 片　甘草 3g

【功效】滋养肺肾，祛湿化痰。

【主治】急慢性支气管炎、肺气肿等，属肺肾不足，或年迈阴虚伴发的湿痰喘证。症见咳嗽呕恶，喘逆多痰等。

【用法】水煎服，每日 1 剂，早晚各服 1 次。

【方解】当归补血理气；熟地滋补肺肾；半夏燥湿祛痰，和胃降逆；陈皮醒脾行气和中；茯苓甘淡性平，淡能渗湿，湿无所聚，而具健脾祛湿、化痰和胃之功；生姜降逆化饮；甘草补中扶正，调和诸药。诸药合用，共奏滋养肺肾，祛湿化痰之功。

【加减】胸闷喘促、咳嗽气急、喉间痰声辘辘、舌淡苔白滑或腻，加五味子、麻黄、葶苈子、薏苡仁、瓜蒌皮；肾阳衰微，寒水泛滥心悸气促、语声低微，甚则喘息抬肩不能平卧，且有形寒肢冷、双下肢浮肿，脉沉细或浮大无力，应加入附子、肉桂等；中气不足，胃纳不佳，腹胀便溏，加党参、黄芪、白术等；喉间常痒、咳嗽痰白带清涎，舌红苔白脉弦，加白芥子、苏子、麻黄等。

【点评】运用此方治疗喘证，尤其是老年人，肺肾不足，虚实错杂者收到一定疗效。

【验案】邓某，男，66 岁，教授。每于秋天哮喘发作，胸闷气急，喉间痰鸣，睡眠不宁，甚则喘促不得卧。素有高血压，冠心病史。故平时头晕目眩，口干少饮，偶有胸闷心悸，心前区疼痛，双下肢浮肿，舌黯红苔薄脉弦细滑。老人素体阴虚阳亢，津液暗耗，阴血亏损。治疗以金水六君煎加党参、五味子、麦冬、款冬花。服药半月后，病情稳定，喘证已减，尔后偶用上方调服几剂，哮喘至此未发作，血压也下降稳定。

【简介】沈英森，生于 1941 年。毕业于广州中医学院，曾任暨南大学医学院中医针灸培训中心副主任、主任。1999 年参与创建暨南大学医学院中医系，并担任该系首届系主任。广东省名中医，现任广东省老教授协会中医药专业委员会顾问，广东

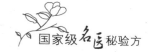

省中医药学会理事，中华中医药学会肿瘤专业委员及广东省肿瘤专业委员会常务委员，中国中西医结合学会康复与养生专业委员会委员，广东省中医药学会中医美容专业委员会顾问，广东省医学会医史专业委员会副主任委员。主要著作有《叶天士临床指南医案发挥》《岭南中医》等20多部，发表论文40余篇。

通信地址：广州市黄埔大道西601号　邮编：510632

十四、肺　炎

1. 加味温胆汤（董廷瑶）

【组成】陈皮3g　姜半夏9g　茯苓9g　清甘草2.4g　枳壳4.5g　竹茹6g　象贝9g　杏仁6g　川朴24g

【功效】清肃肺气，祛痰化浊。

【主治】肺炎，属痰浊内阻者。症见咳嗽痰多，胃纳不佳，二便尚通；舌苔厚腻，脉象弦滑。

【用法】水煎服，每日1剂，早晚各服1次。

【方解】方中姜半夏燥湿化痰，和胃降逆；茯苓健脾渗湿，以助化痰之力；川贝母、竹茹清热祛痰止咳；因痰阻气滞，气滞则痰聚，气顺则痰消，故配伍厚朴、陈皮、枳壳理气以助化痰，杏仁降利肺气以助宣上；清甘草调和诸药。诸药合用，共奏清肃肺气，祛痰化浊之功。

【点评】痰浊内恋，咳嗽痰多，为肺炎迁延不愈，患儿治疗主方有清气化痰丸、温胆汤、三子养亲汤。下列医案，乃因痧后肺弱，感邪较深，又未尽外泄，致痰浊内恋不清。病程已久，不宜疏散，故治以清肃肺气，祛痰化浊。三诊时症状显见改善，但咳嗽、啰音尚未消失，乃加入扶脾之品，俾中焦实而杜生痰之源。药后肺炎基本吸收，续以调理而安。

【验案】陈某某，女，3岁。初诊：患儿痧后3周，新感发热，咳嗽气急，发为肺炎。今热虽退，仍咳嗽痰多，胃纳不佳，二便尚通，舌苔厚腻，脉象弦滑。属痰浊内阻，治以清肃化痰。二诊：舌苔已薄，咳嗽亦差，痰声尚有，胃纳初动。前法奏效，再以止嗽。处方：橘红3g，竹沥半夏9g，茯苓9g，清甘草2.4g，竹茹6g，杏仁6g，象贝9g，紫菀4.5g，竹节白附子4.5g，3剂。三诊：舌苔薄腻，胃纳尚佳，咳瘥痰少，大便欠畅，唯听诊啰音尚有，兹拟调扶。处方：太子参4.5g，焦白术9g，茯苓9g，炙甘草2.4g，竹茹6g，橘红3g，瓜蒌仁9g，法半夏6g，杏仁6g，3剂。嗣后症状消失，咳痰均愈，胃和便稠，肺炎基本吸收，遂出院调理。

【简介】董廷瑶，生于1903年，逝于2002年，浙江鄞县人。出生于中医世家。幼承庭训，又遍访名师，博采众长。弱冠之年，其父病逝，即继祖业，独立应诊，以其家学渊源，医术精湛，名闻江浙。抗战避难迁沪，悬壶上海，专擅幼科，名噪遐迩，享誉海内外。历任上海市静安区中心医院中医科主任、上海市中医文献馆馆长、中华全国医学会上海分会中医儿科学会顾问、上海中医药大学客座教授、中国中医儿科学会顾问。从事中医工作70余年，以其学识渊博，医术精湛，医德高尚，救治危重病儿无数，被尊为当代中医儿科泰斗。经他悉心治疗的患儿达百万人次之多，曾6次获得部、局级中医药科技进步奖，并撰写《幼科刍言》《劫科撷要》等专著和大量学术论文。

原通信地址：上海市西康路259号，上海市静安区中心医院　邮编：200040

2. 肺炎合剂（郑惠伯）

【组成】麻黄 6g　杏仁 10g　石膏　40g　虎杖 15g　金银花 20g　大青叶 15g　柴胡 15g　黄芩 15g　鱼腥草 20g　青蒿 15g　贯仲 15g　草河车 12g　地龙 10g　僵蚕 10g　野菊花 15g　甘草 6g

【功效】热清解毒，宣肺平喘。

【主治】肺炎、急性支气管炎，属肺热喘咳者。症见发热，咳嗽，喉间痰鸣，喘息甚则鼻煽，呼吸急促，唇绀，苔黄，脉浮数，指纹深红紫黯。

【用法】水煎服，日服 1 剂，分 3 次服用。或制成合剂备用。以上为成人 1 日量，小儿酌减。

【方解】方中麻黄、杏仁、石膏、甘草宣肺、开闭、清热；僵蚕、地龙、草河车、虎杖清热解毒，祛痰止咳，活血行瘀通便，以促进肺部炎症的吸收；金银花、大青叶、柴胡、黄芩、青蒿、贯仲、野菊花，清热解毒，以抗病原菌和病毒；鱼腥草清热解毒，配合地龙以利尿，消炎，消肿。本方源于《伤寒论》麻杏石甘汤，在原方基础上增加药物甚多，以求力大效宏。

【加减】热入营血证，高热神昏者，同时配用犀角粉（吞服），或配用安宫牛黄丸或至宝丹，以清营凉血解毒，豁痰开窍；抽搐频繁者，另煎羚羊角、钩藤、全蝎取汁，与"肺炎合剂"兑服，或配用紫雪丹，以清热解毒，镇痉熄风；气虚邪陷证，改用参附汤、射干麻黄汤，以扶正温肺，开闭化痰；心阳虚衰证，改用参附汤加干姜，以益气回阳救脱。

【点评】郑氏治疗小儿肺炎，均以"肺炎合剂"一方统治，但随其变证而又有所变化。另外，且可采用缺氧明显者给氧，心衰严重者予西药强心利尿的中西医结合治疗，待变证证情稳定后，肺炎症状及体征未消失者，仍再以"肺炎合剂"治疗，直至病愈。郑氏于 1977 年 3 月至 1978 年 5 月，在万县地区医院儿科病房中西医结合治疗小儿肺炎 232 例，全部病例均系有呼吸道感染之症状及肺部体征，并X线胸透或摄片证实肺部有炎症者。其中186例辨证为卫气实热型（普通型），均采用肺炎合剂治疗，只有 69 例加用抗生素。平均退热时间 3.6天，啰音消失时间 6.5天，阴影消失时间 7.5天，平均住院天数 7.45天。此型无一例死亡，全部治愈。且"肺炎合剂"不仅治疗小儿肺炎疗效可靠，治疗小儿急性支气管炎，以及成人肺炎、急性支气管炎疗效亦十分满意。四川万县地区人民医院，多年来一直将该方制成院内制剂供门诊及病房使用。

【验案】李某，男，9 岁。10 天前因感冒发热至今未愈，咳嗽较剧，经用多

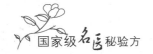

种抗生素及中药治疗无疗，于 1977 年 12 月 17 日入院。查体：唇干燥，咽干，脉数，苔黄厚，体温 39.2℃，白细胞 10.35×10^9／L，中性 57%，胸透右肺下叶后基底炎变。辨证：风温袭肺，气分热盛。治疗：入院后经用肺炎合剂，次日体温降至 37.2℃。入院后第 4 天，右肺细湿啰音消失。入院后第 7 天胸透，肺部（－），咳嗽减轻，饮食基本正常，精神较佳，舌苔正常，痊愈出院。

【简介】郑惠伯，生于 1914 年，四川奉节人。郑氏幼随父学医，少师承名医，后毕业于京师大学堂。四川省万县人民医院主任医师，曾兼任中华全国中医学会四川分会理事、《四川中医》编委等职。擅长治病，对于发热、急黄、小儿肺炎、尿毒症等积累了较丰富的经验。

通信地址：四川省万县人民医院　邮编：634000

3. 清肺饮（谢昌仁）

【组成】金银花 12g　连翘 12g　薄荷 6g（后下）　荆芥 8g　杏仁 10g　冬瓜仁 12g　薏苡仁 12g　桃仁 6g　黄芩 10g　浙川贝母 10g　芦根 20g

【功效】疏风清肺，化痰泄热。

【主治】肺炎，属风热犯肺，痰热蕴结者。症见发热微恶寒，咳嗽痰白或黄，咽痛，胸痛，口渴欲饮，舌边尖红，苔薄黄，脉滑数。

【用法】水煎服，每日 1 剂，早晚各服 1 次。

【方解】方中金银花、连翘辛凉透表，清热解毒；薄荷疏散风热而利咽；荆芥穗辛而微温，开皮毛而助发散表邪；冬瓜仁、薏苡仁上清肺热而化痰，下利大肠而渗湿；黄芩清泄肺热，燥湿以助消痰；杏仁、肃肺下气；桃仁活血润肠；浙川贝母、芦根既可清肺化痰，又可润燥而治热伤阴津。诸药合用，既可外疏风热而解表，又可内化痰热而治肺；既可上清肺热而化痰，又可下利大肠而渗湿，使痰热从大便而解，共奏疏风清肺，化痰泄热之功。

【加减】若热甚加石膏；口渴加花粉；气喘加桑皮；便秘加大黄；痰稠加金荞麦。

【点评】本方系由银翘散合千金苇茎汤化裁而成。对风热犯肺，痰热蕴结之风温证甚为合适，临床应用，多获良效。

【验案】卫某，女，34 岁。2 周前汗出受风，开始发热，夜间尤甚，体温 39℃，微恶寒，咽痒，咳嗽吐痰，黄白相间，量多，左下胸部隐痛，口干欲饮，苔中根黄厚，脉滑数，大便8日一行。近来体温高达 40.8℃，西医诊断：左下肺炎。证属风温犯肺。治宜疏风清肺，化痰泄热，予清肺饮。连服4剂，体温渐降，已不恶寒，有汗不多，咳痰稠而量少，胸痛不显，苔黄腻渐退，脉濡滑不数。原方去薄荷、荆芥，加鸡苏散 12g，豆卷 12g，赤白芍、赤茯苓各 10g。又服 4 剂，发热已平，微咳，痰少色白，左胸不痛，苔薄黄，舌质偏红、脉濡。上方去豆卷、桃仁，加沙参、丝瓜络以巩固疗效。

【简介】谢昌仁，生于 1919 年，江苏南京人。先承其父传授，1946 年毕业于南京国医传习所，1953 年毕业于南京市中医进修学校。曾任江苏中医学会理事、南京市中医学会副会长等职。首批全国老中医药专家学术经验继承工作指导老师，主任中医师。从医 60 余年，积累了丰富的临床经验，精研医理，崇尚实践，重视辨证论治，擅长治疗急重症及内、妇科杂症，尤擅长治疗脾胃病、时令病、中风及各种疑难杂症。发表论文 30 余篇，有 10 余篇医案录入《中国现代名医医案精华》内，另有 5 篇列入《当代名医临证精华》专辑之中。

通信地址：南京市金陵路一号，南京市中医院　邮编：210001

4. 金银花大贝散（煎）（何任）

【组成】麦冬 9g　北沙参 9g　炙百部 12g　玄参 9g　蒲公英 15g　干芦根 9g　薏苡仁 9g　炒金银花 12g　冬瓜子 12g　浙贝 9g　甘草 6g

【功效】滋阴清热润肺。

【主治】肺炎、肺脓疡，属阴虚肺热，痰热蕴肺者。症见咳唾脓痰，苔白，脉细数。

【用法】上述诸药捣为散剂，每服 6～10g，日 2 次；或水煎服，每日 1 剂，早晚各服 1 次。

【方解】方中金银花、蒲公英清肺蠲痰；冬瓜子上清肺热而排脓，配合薏苡仁下利肠胃而渗湿；川贝母、百部化痰散结止咳；沙参、麦冬、玄参、芦根、甘草润肺生津解毒。合而成方，共奏滋阴清热润肺之功。

【点评】肺痈乃痰热聚于肺，日久化脓而成。热熬津液为痰，热蓄不解，血凝不通而成痈脓。肺痈本是实证，然缠绵不愈，正气耗损，亦可渐成虚证。下列医案即虚实相兼者。本方以"千金苇茎汤"加减而成，可使蓄热清泄，浊痰蠲化，肺润津复而肺痈自愈。

【验案】金某，男，28 岁。1971 年 12 月 13 日初诊。主诉咳痰脓稠夹血，胸闷，晨起咳嗽较甚，咽喉有阻塞感。曾以肺脓疡住院治疗。查：咳唾脓痰，苔白，脉数虚。诊断：肺脓疡，属阴虚肺热，痰热蕴肺者。治疗：滋阴清热润肺。以"金银花大贝散"水煎服。复诊：痰量大有减少，仅夹血丝。咽喉阻塞已消，晨起咳嗽亦轻。仍以原方加炒谷芽 15g，神曲 9g，再服 5 剂。以后即以原方调治而愈。

【简介】何任，生于 1921 年，浙江杭州人，其父何公旦乃浙江名医，幼得庭训，精研医典，尤崇仲景之学，深得医道之真谛。1941 年毕业于上海中国医学院后，悬壶故里，声名日噪。1959 年筹建成立浙江中医学院后长期从事医、教、研工作。曾先后任杭州市中医协会会长、浙江中医进修学校校长、浙江中医学会常务理事、浙江中医院院长。从医 50 余年来，临证注重实效，对疑难杂症、肿瘤病的诊治均有独到之处，屡起沉疴。

通信地址：杭州市大学路浙江中医学院　邮编：310009

5. 清肺消瘀汤（张炳秀）

【组成】绵黄芪 15g　薏苡仁 30g　败酱草 30g　鱼腥草 30g（后下）　淮山药 12g　京三棱 10g　蓬莪术 10g　制半夏 10g　广陈皮 10g　玉桔梗 10g

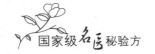

【功效】清热解毒，消瘀破癥，祛痰排脓。

【主治】肺炎、肺脓肿、球型肺炎、炎性假瘤、肺癌，属热毒壅肺或成痈者。症见咳嗽、咳吐黄痰或脓痰，或有胸痛，或发热，舌红，苔黄腻或不腻，脉滑或滑数。

【用法】水煎服，每日1剂，早晚各服1次。

【方解】上方取《金匮》薏苡附子败酱散排脓消痈之用；以黄芪易附子，善补肺气、托疮生新；参以大剂鱼腥草清热解毒；合三棱、莪术破癥散结；复伍陈皮、半夏，援引《局方》"二陈"燥湿化痰之功。诸药合用，共奏清热解毒，消瘀破癥，祛痰排脓之效。

【加减】发热不退，属热毒炽盛者，可加黄芩10g，黄连10g；痰清稀、伴畏寒肢冷者，配加熟附片10g，玉苏子10g，白芥子10g；咯血者，加三七粉6g冲服；痰黄稠咳出不爽者，宜加冬瓜仁10g、川贝母10g，亦可将桔梗用量增至15～20g，肺癌，伴有上述症状，可在原方基础上加白英10g，冬凌草10g，白花蛇舌草30g。

【点评】黄芪伍三棱、莪术之用，宗张锡纯《医学衷中参西录》"参、芪能补气，得三棱、莪术以流通之，则补而不滞，而元气愈旺；元气愈旺，愈能鼓舞三棱、莪术之力以消癥瘕，此其所以效也"之意。鱼腥草，味辛，性微寒，归肺、膀胱、大肠经，《滇南本草》载，"治肺痈咳嗽，带脓血者，痰有腥臭"；"脾为生痰之源，肺为贮痰之器"，黄芪伍山药援增补益脾肺之功，乃从脾肺双管齐下，截以源断以流，标本兼而治之；《本草求真》载，"桔梗系开肺气之药，可为诸药舟楫，载之上浮"，此桔梗之用，主以引经之凭，载药上行，以达上焦华盖之灶，力有专攻，而收药简效宏之妙。本方可使早期炎症消散，成痈可以化瘀消痈，脓成可以排脓解毒，一方三用而收阻断病情发展之效。

【验案】王某，男，62岁，六安人。2004年3月24日，以咳嗽伴胸痛10余天来诊。刻下：咳嗽较甚，咳引胸痛，痰色黄、有腥臭味，且每午后发热，最高体温达39℃，面色晦黯，纳差，小溲黄，大便如常。检：PPD（—），白细胞$16.6×10^9$/L，胸片示：右肺门一类圆形软组织阴影，面积3.5cm×4.5cm，密度均匀，边缘清晰；听诊：右肺中叶可闻及湿性啰音；诊脉弦滑，舌淡红，苔厚腻微黄。辨证乃热毒壅肺，痈成脓生之候。姑以清热解毒、祛痰排脓、消痈破癥为治；加之患者年事已高，长期大量吸烟（1包／日），当防他变。药予清肺消瘀汤加白英10g，白花蛇舌草15g，暂投7剂；并嘱戒烟，清淡饮食，晨起于田间深呼吸，天然氧疗，以资辅佐调瘥。4月3日复诊：诉服上方后，咳嗽、痰量均已减少，胸痛亦轻，小溲不黄，且午后不再发热，脉象如前，厚苔始退，纳食亦增，效不更方，守原勿替，药予15剂。4月20日三诊：诉诸症悉去，脉象平和，厚苔已净，胸片已正常。嘱上方继服半月，以防炉灰虽熄，余火尚存；素日可用陈年麻鸭煲百合汤，而收调瘥之资。

【简介】张炳秀，生于1946年，安徽六安人。现任安徽省六安市中医院大内科主任，中医肿瘤内科业务指导，安徽中医学院兼职教授，安徽中医学院临床学院中医内科教研室主任，安徽省六安市疾病控制中心专家组成员，安徽省原卫生厅"首届跨世纪学术和技术带头人培养对象"导师，原人事部、原卫生部、国家中医药管理局第三批全国老中医药专家学术经验继承工作指导老师。擅长治疗各种"痹证""老年病""血液病";对中医急证、肺系疾病、脾胃疾病及部分疑难杂症有独到见解。近年致力于中医药治疗肿瘤放、化疗引起的毒副反应以及扶正抗癌研究。发表学术论文 20 余篇。

通信地址:六安市人民路 76 号,六安市中医院 邮编:237006

6.肺痈汤(唐江山)

【组成】金银花 60g 鱼腥草 60g 鲜苇茎 60g 败酱草 15g 桔梗 20g 黄芩 10g 百部 15g 桃仁 10g 薏苡仁 30g 浙川贝母 12g 陈皮 10g 甘草 10g

【功效】清热解毒,化瘀排脓。

【主治】肺炎、肺脓疡,属肺痈成痈期。症见高热不退,咳吐腥臭黄脓痰,胸中烦闷而痛,面赤口渴,舌质红,苔黄腻,脉滑数。

【用法】水煎服,每日 1 剂,早晚各服 1 次。

【方解】大剂量金银花、鱼腥草清热解毒;苇茎性甘寒,清热排脓,其茎专利肺窍;败酱草消痈排脓,祛瘀止痛;桔梗宣肺祛痰排脓;黄芩善清肺热;百部止咳化痰;桃仁祛瘀散结;佐以薏苡仁上清肺热而排脓,下达膀胱而利湿;浙川贝母散结化痰;陈皮既能理气化痰,又可固胃和中;甘草调和诸药。诸药合用,共奏清热解毒,化瘀排脓之功。

【加减】痰脓壅盛,加服鲜竹沥;气虚无力排脓,加生黄芪;咯血,加侧柏叶、藕节;肺络损伤引起胸痛,加郁金、白芷;大便不通,加大黄、枳实;津伤口渴,加天花粉、百合。

【点评】肺痈是因邪郁于肺,久蕴生热,热壅血瘀,蒸化成脓。脓已成,排除脓毒是治疗关键,本方组成在清热解毒的同时,增强祛痰排脓,脓除方能保全肺气与津液。且据药理研究方中鱼腥草对化脓性细菌有明显抗菌作用,百部对人型结核杆菌有抑制作用,针对结核性肺脓疡,均属辨病用药,可收治疗病本的作用。

【验案】林某某,男,54 岁,1981 年 9 月 4 日初诊。因寒战高热,咳吐脓痰,拍片和抽脓提示左胸肺脓疡,住院先后采用多种抗菌和抗痨药物治疗无效,自动出院改服中药。症见壮热面赤,体温 39.5℃,咳嗽气急,脓血相兼,味带腥臭,痰黏难出,咳而无力,胸胁引痛,烦躁不安,舌质红,苔黄腻,脉滑数。证为热毒瘀结,肺络损伤,治以清热排脓,补气托毒。处方:金银花 60g,鱼腥草 60g,鲜苇茎 60g,败酱草 15g,蒸百部 15g,黄芪 15g,桃仁 10g,黄芩 15g,桔梗 20g,甘草 10g。连服 10 剂,病者咳吐大量脓血痰,体温下降至 38℃左右。继服 10 剂,痰的颜色由脓血转为黄稠,体温 37.5℃,多于午后潮热,口燥咽干,纳呆体倦,舌红苔薄黄,脉细数。改用桑白皮 15g,地骨皮 15g,金银花 30g,鱼腥草 30g,黄芪 15g,太子参 15g,桔梗 10g,百合 15g,天花粉 15g,百部 15g,陈皮 6g,甘草 6g。再进 12 剂,体温降至正常,痰由黄稠转为稀白,且日渐减少。继以养阴润肺,救治损伤肺气,加以健脾"补土生金"。后拍片复查,左肺脓疡吸收。随访 20 余年,身体状况良好。

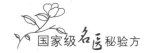

【简介】唐江山，生于1939年，福建省罗源县中医院主任医师，第三批全国老中医药专家学术经验继承工作指导老师。从医40余载，擅长诊治以内、儿科为主疾病，尤其对脾胃病有专长，对急危症的治疗也独具匠心。对疑难病证揭奥探微，得心应手，出奇制胜。学验俱丰，在学术上颇多建树，发表论文30余篇，已出版《临证与用药心悟》专著，参与编撰专业医书7部，获得中医科研成果奖2项。

通信地址：福建省罗源县城关西大路13号，福建省罗源县中医医院　邮编：350600

十五、慢性肺源性心脏病

1. 清燥救肺汤（何炎燊）

【组成】桑叶15g　枇杷叶10g　北杏仁15g　石膏25g　甘草5g　麦门冬15g　人参10g（宜用西洋参，另炖服）阿胶12g（烊化）火麻仁25g（代原方之胡麻）

【功效】清燥润肺，益气救津。

【主治】慢性肺源性心脏病急性发作，属外邪诱发，本虚标实者。症见身热，咳喘无力，呼长吸短，声低，神烦，口渴，舌干红苔燥，脉浮数虚大。

【用法】水煎服，每日1剂，早晚各服1次。

【方解】此方原乃喻嘉言治秋燥之方，今用治慢性肺心病，由外邪诱发，急性发作，本虚标实者。方药可分两组：一是桑叶、枇杷叶、北杏仁、石膏、甘草，即麻杏石甘汤去麻黄之辛温，易以桑叶、枇杷叶之辛凉，此治标实；另一组乃西洋参、麦冬、阿胶、火麻仁、甘草，即复脉汤去桂姜枣之温，此治本虚。标本同治，疗效显著。

【加减】痰多，加川贝母12g，天竺黄12g；喘咳无力，加五味子10g；神情烦躁，舌绛，或舌尖多红色小粒，为肺性脑病之先兆，加安宫牛黄丸1~2枚。

【点评】近年医刊报道，从大量临床资料表明，肺心病急性发作，用辛凉解表，清热祛痰之法，如麻杏石甘汤、银翘散等，远较温阳利水，温补脾肾之法为优。此论与何氏之经验不谋而合。然而，肺心病皆是本虚标实之症，用喻氏此方，恰到好处。

【验案】李某，男，65岁，退休职工，一向嗜烟久嗽，10年前经某院确诊为肺心病。1996年4月底，发热喘咳，某某院诊断为肺心病失代偿期。用中西药物治疗无效，病濒危。5月7日，余诊之。病者骨瘦如柴，面色黯晦，发热（37.5℃~38.5℃），喘咳痰鸣，呼长吸短，呈三凹征，神烦错语，颈动脉怒张，下肢浮肿，口唇指甲发绀，舌瘦干红，苔燥如沙，舌尖多红色小粒，脉浮细数，结代（135/分，频发早搏）。辨证乃肺叶焦枯，化源将涸，而邪热内陷心营危候。即用清燥救肺汤（上方）加川贝母10g，天竺黄10g，玄参20g，海蛤壳20g，五味子10g，和服安宫牛黄丸1枚。3剂热退，能安静入睡，喘咳渐减。仍用此方加减治之数月，恶候悉平，后用平补肺脾肾收功，随访5年，健康尚可。

【简介】何炎燊，生于 1922 年，广东东莞人。东莞市中医院名誉院长、广州中医药大学兼职教授，广东省中医药学会终身理事，首批国家级中医培训带教老师。1978 年广东省人民政府授予"广东省名老中医"称号。1991 年国务院批准享受政府特殊津贴。发表学术论文 62 篇，出版专著《常用方歌阐释》《竹头木屑集》《何炎燊临证试效方》《双乐室医集》《何炎燊医著选集》等 5 部。

通信地址：广东省东莞市城区环城路 61 号　邮编：523005

2. 温肾救心汤（查玉明）

【组成】炙附子 7.5g　白术 25g　茯苓 25g　白芍 15g　生芪 25g　五加皮 25g　细辛 5g　桂枝 7.5g　五味子 10g　甘草 10g　生姜 15g

【功效】温阳益气，化湿利水。

【主治】肺心病、风心病，属阳虚水停，上凌心肺之水气病。症见心悸怔忡，尿少浮肿，喘不得卧，口唇发青。

【用法】水煎服，每日 1 剂，早晚各服 1 次。

【方解】本汤系真武汤衍化。寒淫所胜，治以辛热，附子壮阳益肾，温散水气；黄芪益气利水；桂枝温阳化气；细辛平喘行水；五加消肿去水。五药相伍，使气化水去而肿消。配五味子收敛肺气，以益心气，使心肺得补，相得益彰。诸药合用，使阳复而水化，循环改善，心阳得振，心衰可解。

【加减】下肢肿甚，加防己 15g；上感咽痛，加鱼腥草 25g；咳喘，加车前子 25g，杏仁 15g；呕逆不食，加砂仁 10g，藿香 4.5g。

【点评】慢性心衰是临床常见重症之一，查氏在多年医疗实践中，运用此法治疗本病，屡见成效。慢性心衰的发展：心肺两损，气血两耗，正虚邪实，最终精气被夺，出现心阳衰竭之重病。病理变化其标在心肺，其本在肾。阳气虚衰，水湿不化，内停为肿，上逆凌肺则喘，内遏心阳则悸，故肿、喘、悸是心衰主要表现。肾阳既衰，不能振奋心阳，进而导致血行涩滞，呈现唇青、肝大、颈脉怒张等阻瘀症候。在治疗上，"病痰饮者，当以温药和之""形不足者，温之以气"的理论，对控制心衰，改善循环具有指导意义。因其衰而彰之，是本病立法之旨。本方在于温补，温补可以化气，从而达到阳复阴化、水行悸安的目的。

盖"风心"及"肺心"两病，一是外邪内侵，留恋血脉，内舍于心，心肌受累；一是内伤痰饮，肺气先伤，痰浊壅塞，水邪内伏，累及心阳。两病始发病因虽然不同，但殊途同归，最终转化为心阳衰竭。

本病具有瘀血内停的症候，论治采取何法为宜，是温阳益气固其本，还是活血化瘀治其标，两者何为施治心衰的主要环节。查氏认为，首先应扶正为主，正复则邪去，气充则血行。若心衰尚未改善，切不可化瘀攻邪徒伤其正也。正气愈虚，气血愈难复，邪气侵凌，导致病势恶化。待心衰控制后，在益气的同时，兼以化瘀，攻补兼施，诚为必要。

【简介】查玉明，生于 1918 年，辽宁新民人，从师名医杨耀泰先生，后于辽宁中医进修学校深造。辽宁省中医研究院主任医师，兼任原省药品审评委员会委员

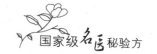

等职。擅长内科，尤对糖尿病、心脑血管疾病、肾病有独到见解。

通信地址：辽宁省中医药研究院　邮编：110000

十六、慢性阻塞性肺疾病

1. 三桑肾气汤（邵长荣）

【组成】桑白皮 9g　桑椹 12g　桑寄生 12g　平地木 12g　功劳叶 12g　半夏 9g
陈皮 9g　茯苓 12g　五味子 4.5g　补骨脂 9g　川芎 9g　石菖蒲 9g

【功效】补肾纳气，柔肝健脾，活血平喘。

【主治】慢性阻塞性肺疾病，属脾肾两虚、痰阻血瘀者。症见气急、气喘，呼吸困难，咳嗽痰多色白，伴畏寒，纳少，腰酸，耳鸣，舌黯苔薄腻，脉弱。

【用法】水煎服，每日 1 剂，早晚各服 1 次。

【方解】桑寄生补肾，活血通络；桑椹养肝补肾；桑白皮清肺化痰；平地木、功劳叶化痰止咳平喘；半夏、陈皮燥湿化痰；茯苓健脾利水；五味子敛肺平喘；补骨脂补肾纳气平喘；川芎、石菖蒲活血平喘。

【加减】肺热痰多色黄，加黄芩 9g，连翘 9g，芦根 12g；湿盛痰多苔腻，甚至水肿，加猪苓 12g，泽泻 12g，车前草 12g，陈葫芦 30g；顽痰不去，气喘不止，加鹅管石、海藻各9g；肝郁脾虚便溏失眠，加大枣 9g，淮小麦 30g，炙甘草 9g；寐差便坚，加枣仁 9g；咳甚，加紫菀 9g，款冬 9g，江剪刀草 9g，佛耳草 9g；肾虚畏寒明显，加杜仲 9g，狗脊 9g，牛膝 9g；肾虚口渴怕热，加女贞子 9g，墨旱莲 9g，黄精 9g。

【点评】慢性阻塞肺病程长，病情复杂，既有脾肾之虚，脾虚则生痰，痰阻气滞血瘀，终成虚、痰、郁、瘀、湿错杂之证。三桑汤补不恋邪，攻不伤正，健脾化湿，补肾纳气，活血利水化痰，众矢一的，共奏平喘之功。

【验案】陈某某，女，77 岁。一诊 2005 年 11 月 17 日：慢支肺气肿多年，体形矮胖。现症：咳，痰多发绿，气急气短，喘不得平卧，怕冷，自觉呼气热，面红气粗，目红眼眵多，纳差，脚肿，寐欠安，便干，苔薄黄；无发热，血压控制中。治以补肾纳气，祛痰平喘。处方：桑叶 9g，桑白皮 9g，桑椹 9g，桑寄生 9g，竹茹 9g，半夏 9g，川芎 9g，石菖蒲 9g，肉桂 3g，桂枝 6g，赤芍 12g，白芍 12g，紫菀 9g，黄荆子 9g，陈葫芦 30g，猪苓 12g，茯苓 12g，车前草 9g，冬瓜仁 9g，干姜 3g，青皮 9g，陈皮 9g。二诊 2005 年 12 月 1 日：药后肿退痰减，咳少喘平，调理善后：桑叶 9g，桑白皮 9g，桑椹 9g，桑寄生 9g，青皮 9g，陈皮 9g，半夏 9g，六曲 9g，薏苡仁 18g，猪苓 12g，茯苓 12g，女贞子 12g，杜仲 9g，黄荆子 9g，补骨脂 9g，山药 12g。

2. 加味麦味地黄汤（董建华）

【组成】紫石英 15g　肉桂 5g　沉香 8g　麦冬 10g　五味子 5g　熟地 10g　山萸

萸 10g　茯苓 10g　泽泻 10g　丹皮 10g　山药 10g　冬虫夏草 6g

【功效】温肾润肺，镇摄纳气。

【主治】老年性肺气肿，支气管哮喘等，属肾虚摄纳无权者。症见气短气喘，吸气难，动则喘喝，腰酸膝软等。

【用法】水煎服，每日 1 剂，早晚各服 1 次。

【方解】此方为六味地黄丸加温肾润肺、镇摄纳气之品而成。方中熟地、五味子、冬虫夏草温肾纳气；紫石英、沉香温肾纳气，重镇降逆而平喘；麦冬润肺养阴；肉桂既能温补肾阳，又能引火归原，纳气归肾，与六味地黄相伍，肺肾同治，补肾纳气而平喘。

【点评】咳喘一证，临床有虚实之分，在肺者多实，治以宣肺止咳平喘，在肾者多虚，治以温肾纳气佐以镇摄。老年人喘证，总以肾虚为本。此乃肾为气之根，年老肾气先衰，且久病不愈，由肺及肾，以致肾气摄纳无权，逆气上奔而喘。故治应在温肾润肺之中佐以镇纳之味。此方治疗老年性肺气肿、支气管哮喘每获良效。若属风寒、痰热等实喘者，不宜用本方。平时应该慎风寒，节饮食，戒烟酒。

【验案】唐某某，男，60 岁。咳喘反复发作 20 余年，每年入冬即喘，久治不愈。近1个月因感冒病情加重，气喘再发，动则喘急，呼多吸少，胸闷气促，心悸气短，夜间不能平卧，咳吐少量黏痰，面黄消瘦，腰酸痛，纳差，尿频。舌红苔薄黄，脉沉滑。西医诊断为支气管哮喘。用前方加减服 6 剂，喘咳渐平，胸闷、心悸亦减。守方调治 20 余日，咳喘基本控制，已能平卧。

十七、支气管扩张

1. 清肺止血汤（邵长荣）

【组成】鹿衔草 15g　黄芩 12g　连翘 12g　白茅根 15g　芦根 15g　侧柏叶 9g　脱力草 12g　藕节 9g　陈皮 9g　六月雪 12g　半夏 9g　竹茹 9g　薏苡仁 18g　瓜蒌 9g

【功效】清肺化痰，止咳止血。

【主治】支气管扩张，属痰热恋肺者。症见咳嗽痰多色黄质稠，痰中带血或咯血，血色鲜红，口干口苦，舌红苔腻，脉滑。

【用法】水煎服，每日 1 剂，早晚各服 1 次。

【方解】黄芩、连翘、芦根、六月雪清肺热；鹿衔草、白茅根、侧柏叶、脱力草、藕节凉血止血；陈皮、半夏、竹茹、薏苡仁、瓜蒌清化热痰。诸药合用，共奏清肺化痰，止咳止血之功。

【加减】肺热盛，加蚤休 12g，开金锁9g，鱼腥草 12g，地锦草 9g；痰多，加桑白皮 9g，冬瓜仁 9g，杏仁 9g，车前草 9g；咳甚，加百部 9g，紫菀 9g，款冬花 9g；伴有鼻炎或鼻窦炎鼻塞不通，加辛夷 4.5g，路路通 9g。

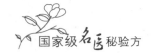

【点评】本方为邵氏治疗支气管扩张，属痰热恋肺型之经验方。其症既有咳嗽痰多色黄质稠，又有痰中带血或咯血，而方中鹿衔草、白茅根、黄芩既可以清恋肺之热，又能化痰止血，物尽其用，再配清化热痰之品，可使热清、痰祛、血止、咳平，故治疗本病，收效甚佳。

【验案】季某某，女，30岁。一诊2005年11月17日：支扩。痰多黄稠，偶有咯血，痰中带血，易升火，性情急躁易怒，面红、口干，纳可，大便干，无发热。治以：鹿衔草18g，黄芩12g，连翘9g，脱力草15g，白茅根15g，芦根15g，茜草9g，青皮9g，陈皮9g，柴胡9g，前胡9g，平地木15g，功劳叶9g，藕节9g，紫菀9g，枳实9g，枳壳9g，淮小麦30g，炙甘草9g，枣仁9g。二诊2005年12月1日：咳嗽咳痰减少，以下方维持治疗。鹿衔草18g，功劳叶12g，黄芩18g，青皮9g，陈皮9g，连翘12g，藕节9g，白茅根15g，芦根15g，脱力草15g，平地木15g，冬瓜仁9g。

2. 滋阴凉血止血汤（陈乔林）

【组成】生地黄15g　玄参15g　麦冬20g　白芍15g　黄芩10g　生大黄10g（后下）　白茅根20g　醋烊花蕊石20g　藕节15g　苏子8g

【功效】滋阴降火，清泄肺胃，凉血止血。

【主治】支气管扩张，属阴虚火旺，肺胃积热者。症见形体消瘦，小便黄，口气臭；舌质红，苔黄少津，脉细弦数。

【用法】上述诸药水煎取汁，加童溲1盅，兑服，每日1剂，早晚各服1次。

【方解】方中大黄泄热逐瘀，配伍黄芩通腑泻火；生地、玄参、麦冬甘寒阴柔，滋养肺肾之阴；白芍酸寒收敛逆气；茅根、藕节、花蕊石化瘀止血；苏子平降肺气；童溲咸寒降火，引败血下行。诸药合用，共奏滋阴降火，清泄肺胃，凉血止血之功。

【点评】下列医案，久咳肺损在前，产后劳累于后，阴虚火旺，血气轻燥不宁；又有肺中积热，腑实不通，实火逼迫。两火相加，血从肺络伤损之处奔逸而出。治疗必须补阴抑阳，滋水泻火。非徒用苦寒直折能平抑其冲气，亦非单投甘寒柔润可宁静其躁动，唯以甘寒苦寒相合方为合拍。

【验案】蒋某，女，25岁。1965年3月12日住院。主诉咯血4天。慢性咳嗽迁延不愈已11年。3年前开始晨起咳黄绿色脓痰，间或带血，左胸隐痛，X线胸片提示"支气管扩张"。近5个月来痰中带血增多。仅续断用青霉素、链霉素及止血剂。本次于4日前背小孩上楼时喉中觉热气上冲，旋即咯鲜血约100ml，次日又咯1次约150ml，服云南白药及止血西药后痰中仍带血。今日午后又咯血约100ml，服柏叶汤无效。X线胸片提示"双肺纹理增粗，左下肺有环状透亮阴影"，以"支气管扩张"收住院治疗。查其神清，形体消瘦，自觉喉中灼热，口干欲饮，咳黄绿色稠痰带血，咯血每发于午后，血色鲜红，来势较重，大便2日未解，小便黄，口气臭，舌质红，苔黄少津，脉细弦数。心率94次/分，律齐，两肺呼吸音粗，左下背部可闻局限性湿啰音。诊断：支气管扩张，属阴虚火旺，肺胃积热者。治疗：滋阴降火，清泄肺胃，凉血止血。予"滋阴凉血止血汤"2剂，水煎服。3月14日二诊：服上方后解大便 1 次，口干减，未再咯血，但痰中仍带血，胸中觉热痛，夜咳，舌质仍红，黄苔退薄仍乏津，脉细，体征无变化。此火热冲气尚未平戢，阴液未复，守方再服 2 剂。3 月 16 日三诊：药后每日均解大便 1 次，黄绿痰已甚少，未再带血，胸中不作热痛，舌红，苔薄黄有津，脉细。续以清燥润肺，泄热化痰，以沙参麦冬饮加芦根、浙川贝母、黄芩。3 月 20 日四诊：上方共服 3 剂，夜咳甚疏，黄绿痰消失，舌质仍偏红，脉细。以益气养阴、补肺敛肺善后。处方：生脉饮加白及、紫菀、牡蛎、白芍、旱莲草。

【简介】陈乔林，生于 1937 年，湖南益阳人。为主任医师，曾任云南中医学院教务处处长、云南省中医医院院长，兼任云南中医学会常务理事、省中医急症学会及中医基础学会主任委员、全国老年病学会委员等职，为全国第二批老中医药专家学术经验继承指导老师。行医 40 年，学验俱丰，擅治疑难病证。

通信地址：昆明市光华街 120 号，云南省中医医院　650021

3. 平肝清肺汤（邵长荣）

【组成】柴胡 9g　前胡 9g　青黛 9g　丹皮 9g　炒蒲黄 9g　六月雪 9g　茜草根 9g　平地木 30g　海蛤壳 12g　野菊花 12g

【功效】平肝清肺，凉血止血。

【主治】支气管扩张，属肝火犯肺，血逆妄行者。临床特征为咳嗽气促，痰黏，咯吐鲜血、血量多，每因情绪抑郁不舒或发怒激动而发病；伴胸胁胀痛，口干口苦，大便偏干。舌质红、苔薄黄，脉弦滑数。

【用法】水煎服，每日 1 剂，早晚各服 1 次。

【方解】方中柴胡、前胡宣肺解表引邪外出；青黛清热解毒，清肝凉血；丹皮清肝凉血散血不留瘀；炒蒲黄、茜草根凉血止血；海蛤壳清肺化瘀，六月雪、平地木、野菊花清热解毒，清肝凉血。诸药合用，肝肺邪火得清，肺气宣畅，肝血归经。

【加减】胸胁胀痛明显者，加瓜蒌皮 12g，徐长卿 12g，郁金 12g，以疏肝通络解郁；对于少量咯血，长期不愈而有瘀血者，加川芎、桃仁等。

【点评】邵氏认为，支气管扩张咯血除了疲劳、用力过度引发外，还与患者情绪抑郁或性情急躁有关。支气管扩张的急性发作，常咯血如涌，患者的肝火炽盛和邪火迫肺见症非常突出，治疗应平肝清火为先，以阻止病情发展，火降则血宁静，气顺血自归经。邵氏还认为，如患者出现反复少量咯血，长期不愈者，往往有瘀血交叉存在，治疗要在平肝清火的基础上加入几味活血祛瘀的药物，这是行血和止血的辨证关系，可以起到相辅相成的作用。

【验案】张某某，男，37 岁。1994 年 6 月 22 日初诊。有支气管扩张病史20余年，平时痰多，经常咯血。1 年前因患病毒性肝炎后，咯血增频，每次咯血量多，1 碗左右。经X线胸片和肺部CT检查确诊为左下肺支气管扩张。住院用垂体后叶素、止血敏、青霉素等治疗。近日因风邪外感，咳嗽咯血又作。证见：面色萎黄，咯吐黄痰，咯血鲜红，动则汗多，气促，无发热，口淡纳少，两便尚调，舌苔薄腻，脉细滑数。辨证肝火犯肺，痰热内壅，灼伤肺络。拟平肝清肺，凉血止血为治。药用：柴胡 9g，前胡 9g，丹皮 9g，炒蒲黄 9g，川芎 9g，连翘 9g，野菊花 12g，夏枯草 12g，茜草根 15g，鹿衔草 18g，黄芩 18g，平地木 30g，野荞麦根 30g，7 剂。二诊：药后咯血已止，咳嗽痰多，每日痰量 100～200 ml，色黄、夹有血丝，舌苔薄腻，脉细滑。原方加炒藕节 9g，7 剂。三诊：痰血已除，咳减痰多，每日痰量约 200 ml，色黄黏稠，鼻塞黄涕，身重胸闷，胃纳不馨，口淡，两便尚调，舌苔薄腻，脉沉细。拟清肺健脾，祛痰通窍。处方：鹿衔草 9g，连翘 9g，佛耳草 9g，苍白术 9g，陈皮 9g，姜半夏 9g，生甘草 9g，海藻 9g，苍耳子 9g，路路通 9g，黄芩 15g，猪苓 12g，茯苓 12g，海蛤壳 12g，海浮石 12g。调治 1 月，随访半年，病未复发。

十八、肺 结 核

1. 养血益肺汤（何任）

【组成】北沙参 9g　当归 9g　远志 4.5g　川贝母 4.5g　茯神 12g　知母 6g　平地木 12g　焦枣仁 9g　川柏 4.5g　六味地黄丸 15g

【功效】养血益肺。

【主治】肺结核，属肺阴不足，心肾不交者。症见夜寐易醒，两肩酸楚，干咳无痰，胃纳不展，大便艰下，耳鸣。舌红绛，脉虚数。

【用法】水煎服，每日 1 剂，早晚各服 1 次。

【方解】方中沙参养阴润肺，当归补血益阴，二味配合六味地黄丸滋阴补肾，金水相生，可补肺阴之不足；酸枣仁、远志、茯神养心安神；知母、川柏、平地木合用，以清虚热，滋肾水；川贝母清肺止痰嗽。诸药合用，共奏养血益肺之功。

【点评】下列医案病机属心营与肾水交亏，其重点又在于肺阴不足。治以参麦六味汤为基本方，酌入补心丸之一半。病情有主次，治法亦有层次，药证相合，故可收良效。平地木为朱砂根之异名，可清热解毒，散瘀止痛。

【验案】徐某，女，30 岁，1965 年 5 月 3 日初诊。主诉夜寐易醒，两肩酸楚，干咳无痰，胃纳不展，大便艰下，耳鸣。病史：患肺痨已久，治疗不愈。检查：舌红绛，脉虚数。诊断：肺结核，属肺阴不足，心肾不交者。治疗：养血益肺。予养血益肺汤 5 剂。5 月 10 日二诊：肩酸轻，饮食增加，咳稍瘥，大便已润。舌微绛，脉数而弱。予原方加大枣 5 枚，续进 5 剂。5 月 17 日三诊：纳食已为常时，咳亦减轻。又以原方加玄参 9g，续服 10 剂。肩酸解，夜寐安，咳嗽愈。舌色转常，脉微数而已。

2. 抗痨丸（汤）（张炳秀）

【组成】绵黄芪 15g　玉桔梗 10g　紫丹参 10g　大川芎 10g　粉葛根 10g　五味子 10g　大羌活 10g　蒸百部 10g　野百合 10g　生白及 10g

【功效】滋阴润肺，化瘀通络，培元固本。

【主治】肺结核、支气管扩张，属阴虚内热者。症见咳嗽，或痰中带血，或有胸痛，或干咳无痰，潮热、盗汗，形体消瘦，面颧泛红，舌红苔薄或少苔，脉细或细数。

【用法】每10剂为1料，共研细末水泛为丸，如绿豆大小，每次20丸，每日3次。

【方解】黄芪善补肺气；百合养阴润肺；五味子收敛固涩，益气生津，补益肺肾两脏，《张氏医通》立有"都气丸"一方，《医学启源》载"孙真人曰，五月常服五味子，以补五脏之气"；百部乃"清痰利气，治骨蒸劳嗽之圣药"；川芎、丹参活血化瘀，有效改善肺络血瘀病灶；白及"治痨伤肺气，补肺虚，止咳嗽，消肺痨咳血，收敛肺气"；羌活、葛根退虚热；桔梗化痰止咳，载药上行。

【加减】咳嗽痰黄不易咯出，加半夏10g，竹茹6g；咯血甚，色鲜红，甚至成口咯出，舌红，脉数者，加地榆炭10g，槐花炭10g，或加云南白药；盗汗甚，加浮小麦30g，左牡蛎30g（先煎），冬桑叶10g。口干、喜饮，加麦冬10g，北沙参10g，石斛10g；纳差、体倦者，重用白术20g，加谷麦芽（各）10g。

【点评】药理研究表明，百部乙醇浸液对人型结核杆菌有显著抗菌作用；总丹参酮及其单体对人型结核菌H37RV均有不同程度的抑菌效果。方中诸药合用，辨证用药与辨病用药结合，共奏培元固本，抗痨疗瘵之功，故临床疗效甚佳。

【验案】汪某，男，79岁，农民，六安市石婆店人，2002年8月14日初诊。自诉发热、咳嗽1月余，当地医院给予抗炎、止咳化痰对症治疗，收效不显。1周前出现低烧不退（37.5℃～38℃），盗汗、咳嗽仍作，痰黄白相兼夹有血丝，口干苦，纳呆，倦乏；痰菌试验（＋），胸片示：右上肺空洞型结核；肺部CT示：两上肺结核伴胸膜肥厚粘连，继发性间质病变。传染病医院施以"三联"抗痨药后，患者脘胀难忍、不思饮食、乏力严重，自感体力不支，要求改服中药，遂求诊于张氏。刻症潮热、盗汗，咳嗽痰多黄色夹有血丝，大便稠，小溲黄，脉细，舌淡红，苔薄黄，施以抗痨丸改汤剂加谷麦芽各10g，药予10剂，每日1剂，煎水取汁，每日2次，加服异烟肼0.3g，每日1次。2002年8月29日，复诊。诉上方服后低热退，潮热盗汗明显好转，纳食亦增，效不更方，贵在守法，原方继施10剂。2002年10月10日，三诊。潮热盗汗已消。咳嗽偶作，无痰无血，饮食如常，精神大振，似无病恙。然抗痨之效，非短时能尽其功，嘱以抗痨丸丸剂进服，药施2料。2003年2月15日，四诊。血象、肝肾功能均正常，痰菌试验（－），胸片示：结核病灶大部分吸收；嘱继服2料，并停服异烟肼，4个月后来电告愈，随访体健神振。

十九、流行性腮腺炎（痄腮）

疏风散热解毒汤（余鹤龄）

【组成】黄芩15g　黄连15g　牛蒡子5g　连翘6g　僵蚕3g　薄荷3g（后下）

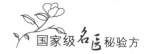

玄参 6g　板蓝根 6g　橘核 10g　荔枝核 10g　赤芍 10g　栀子 8g　泽泻 10g　龙胆草 6g　大黄 8g（后下）

【功效】疏散风热，解毒透邪。

【主治】流行性腮腺炎并发睾丸炎，属风热疫毒者。症见发热微恶寒，右耳下肿胀，酸楚，张口及咀嚼受限，右侧阴囊肿胀、疼痛，行走不便，大便结，小便短，色深黄。

【用法】①上述诸药水煎服。②紫金锭醋磨外敷于腮腺肿胀处。③睾丸用宽布条兜起。

【方解】方中黄芩、黄连清热泻火；牛蒡子、连翘、僵蚕、薄荷疏散上焦风热；玄参、板蓝根清热解毒；橘核、荔枝核皆归肝经，可行气散结止痛；龙胆草、栀子清泻肝胆实火；赤芍活血化瘀；大黄泄热逐瘀，引热下行；泽泻利水渗湿，引热从小便而出。诸药合用，共奏疏散风热，解毒透邪之功。

【点评】春初冬末感受风热疫毒之邪，壅于少阳、阳明之络，以致气血凝滞张口不利，《疡科心得集》对本病描述甚详，治疗以内服普济消毒饮（本方即为普济消毒饮加减而成）为主，成人偶可并发睾丸炎或卵巢炎，可合用龙胆泻肝汤，局部用紫金锭或金黄散、青黛散等醋调外用，一般预后良好。

【验案】胡某某，男，21 岁，木工。1990 年 5 月 27 日就诊。主诉发热，右耳下肿涨已 3 天。3 日前自觉精神倦怠，胃纳减退，右耳下肿涨，酸楚，曾自服板蓝根冲剂。昨日起发热微恶寒，右耳下肿涨加剧，张口及咀嚼受限，今日右侧阴囊肿胀、疼痛，行走不便，大便结，小便短，色深黄。检查：体温 38℃，脉搏 86 次/分，舌淡红、苔薄黄、脉象濡数。血红细胞 6.5×10^9/L，淋巴细胞 82%，右侧耳下漫肿，按之酸楚，皮色不红，无灼热感，左侧肿涨不明显，自诉有轻微酸痛感，阴囊皮色无潮红，灼热，右侧睾丸肿大，压痛明显。诊断：流行性腮腺炎并发睾丸炎，属风热疫毒者。治疗：疏散风热，解毒透邪。以疏风散热解毒汤，配合外治。
5 月 29 日二诊：守上法内服外敷药物之后，发热已退，腑气已通，右耳下肿涨及同侧睾丸肿痛均显著减轻，行走已不感困难，上方去大黄，续服 2 剂，外用药不变。
6 月 1 日患者已不感痛苦，照常上班。

【简介】余鹤龄，生于 1928 年，江西南昌人，祖籍安徽歙县。曾就读于江西中医学院，并曾师上海名医张跃卿、沈楚翘等。现为江西省中医药研究所研究员，南昌市中西医结合医院顾问，中国中西医结合研究会江西分会副理事长。从事外科临床、教学、科研工作近 50 年，积累了丰富的临床经验。撰写中西医结合治疗阑尾炎、严重灼伤、闭塞性脉管炎及负压疗法治疗高血压病和艾灸至阴穴矫正胎位的研究学术论文多篇。

通信地址：江西省中医药研究所，南昌市文教路 221 号　邮编：330077

二十、食 管 炎

1. 健脾温肾止呕汤（刘炳凡）

【组成】西党 10g　白术 6g　茯苓 6g　炙甘草 4g　法半夏 4g　广皮 4g　藿香 5g　砂仁 3g　淮山 12g　附片 2g　澄茄 2g　麦芽 6g　鸡内金 3g　龙齿 10g（另包）

【功效】健脾温肾，化湿降逆。

【主治】贲门弛缓症并发返流性食管炎，属脾肾阳虚，胃失和降者。症见四肢厥冷，出汗，激烈活动后尤甚，食纳极少；舌质淡红，苔薄白，脉弦小。

【用法】①上述诸药水煎服，以锈铁、灶心烧红液淬水兑药。②艾叶 30g、附片 5g，煎汤洗手足。

【方解】方中六君子汤合淮山药健脾益气；藿香、砂仁醒脾化湿；附片大补元气，温肾回阳；龙齿、锈铁重镇降逆；澄茄、麦芽、鸡内金健胃增纳；灶心土辛而微温，入脾、胃经，能温中散寒，降逆止呕。诸药合用，共奏健脾温肾，醒脾化湿降逆之功。

【点评】呕吐一证，有实有虚，而虚又有脾胃虚寒，胃阴不足及脾胃阳虚之分。然胃失和降为其病机关键，治疗则必须和胃降逆。本方证属脾肾阳虚，胃失和降者，故治以健脾温肾，化湿降逆之内外合治，收效甚佳。下列医案，受寒即发呕吐食物残渣及痰涎，四肢厥冷出汗，大便完谷不化，食纳极少，口不渴，脉细小，属脾肾阳虚、胃失和降所致，故方用六君子汤加温肾醒脾、降逆止呕之品，诸药合用，共奏健脾温肾，醒脾化湿降逆之功。三诊方中隔山消，《本草纲目》言其可"主腹胀积滞"，具健脾消食之功，对脾胃之积气留滞有特殊疗效，故用之而达理气之功。

【验案】唐某，男，3.5岁，1988 年 2 月 25 日就诊。主诉反复呕吐近 1 年。患儿出生 15 天即发生喷射性呕吐。1987 年 3 月、7 月、11 月曾 3 次出现上消化道出血，平素受寒即发，为间歇性呕吐食物残渣及痰涎，大便日 3 次，为不消化残渣。经西医院 X 线诊断为"贲门弛缓症并发返流性食道炎"。就诊时四肢厥冷，出汗，激烈活动后尤甚，食纳极少，睡眠尚可，口不渴；舌质淡红，苔薄白，脉弦小。诊断：贲门弛缓症并发返流性食道炎，属脾肾阳虚，胃失和降者。治疗：健脾温肾，化湿降逆。以上方内服，配合外洗。二诊：服上方配合外洗后，病情好转，现因受寒或激动引起咳嗽，即发呕吐。仍用原方去藿香、澄茄、麦芽、龙齿、灶心土，加杏仁 10g、冬花 5g、杜仲 10g、木蝴蝶 3g，继服 14 剂。三诊：服药后咳嗽止，呕吐症状已基本消失，唯笑声剧时则反应，临睡前有汗出，余皆正常。在本院做上消化道钡餐照片检查为：胃呈"丁"形，胃泡圆形，无潴留（贲门开放正常，食管下段无扩张征），胃壁光滑，黏膜较粗，蠕动，张力可，移动性好，柔软，幽门功能正常，十二指肠球部充盈良，形规则，无压痛，降部及小肠黏膜正

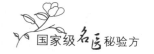

常。意见：胃炎。处方：党参 12g，白术 8g，茯苓 8g，炙甘草 5g，法半夏 5g，广皮 5g，北黄芪 10g，丹参 8g，西砂 3g，麦芽 8g，鸡内金 3g，隔山消 8g，服 10 剂以善后。现已 1 年余，呕吐未复发，患儿发育正常。

【简介】刘炳凡，生于 1910 年，逝于 2000 年，湖南汨罗人。曾任卫计委医学科学委员会血防研究委员会委员，中华中医学会湖南省分会副会长，中华全国中医学会第一、二届理事。为湖南省中医中药研究院研究员，中医药研究院血样顾问，湖南省中西药品高级评审委员会委员等。擅长诊治内科、妇科、儿科疾病，对血吸虫病的中医防治研究亦有建树。著有《晚期血吸虫病辨证分型论治》《脾胃论注释（卷下）》《刘完素学说研究》《朱丹溪学说研究》等。

原通信地址：长沙市河西麓山路273号，湖南省中医中药研究院　邮编：410000

2. 沉苏四逆汤（姚树锦）

【组成】柴胡 5g　白芍 15g　枳实 10g　甘草 10g　沉香 3g（冲）苏子 10g

【功效】舒肝理气，降逆缓冲。

【主治】膈肌痉挛、慢性咽炎、食管炎，属肝胃不和者。症见嗳气，泛酸，反胃，呃逆，或咽部异物感；舌红苔黄，脉沉细或弦细。

【用法】水煎服，每日 1 剂，早晚各服 1 次。

【方解】本方以《伤寒论》四逆散为疏肝理气、和营解郁之方，改为汤剂以增强功效；加沉香降气止呕；苏子祛痰降逆，使理气降逆作用更佳。诸药合用，共奏舒肝理气，降逆缓冲之功。

【加减】食管灼痛者，加吴萸 3g，黄连 3g；嗳酸反胃者，加浙川贝母 15g，乌贼骨 15g，煅瓦楞 15g；纳呆、消化不良者，加砂仁 6g，鸡内金 10g。

【点评】本方为治疗肝胃不和、胃气上逆所致病证的基础方。四逆散在临床应用范围极广，加沉香、苏子对于气机升降异常之证可谓得心应手，用之辄效。

【验案】茅某某，男，57 岁。1997 年 4 月 24 日就诊。患呃逆之症已历数年，曾于数年前经治疗而愈。此次因支气管扩张咯血而住院治疗，呃逆复发，频繁不止；脉弦数舌红苔微黄。证属肝气犯胃，治宜疏肝降逆。方用沉苏四逆汤加生地 15g、白茅根 30g，7 剂水煎服，呃止而愈。

【简介】姚树锦，生于 1936 年，河北武安人。曾任中华全国中医基础理论学会委员，陕西省原卫生厅新药审评委员会副主任委员，陕西省中医学会常务理事，西安市中医学会副理事长，西安市政府文史研究馆馆员，原卫生部审定第二、三批老中医药专家学术经验继承工作指导老师。擅长诊治肝肾病、风湿病、红斑狼疮、肿瘤等疑难病症。编著《太和医室内妇儿科秘录》《姚树锦中医世家经验辑要》《黄河医话》等10余部著作，发表论文近百篇，有3项科研成果已转让药厂上市。创办"西安树锦国医馆"，深受广大患者欢迎。

通信地址：西安市尚爱路 55 号，西安树锦国医馆　邮编：710054

二十一、萎缩性胃炎

1. 香砂健脾疏肝汤（李振华）

【组成】党参12g　白术10g　茯苓15g　陈皮10g　半夏10g　香附10g　砂仁8g　川朴10g　乌药10g　丁香5g　干姜10g　山楂15g　神曲12g　麦芽12g　甘草3g

【功效】温中健脾，疏肝解郁。

【主治】萎缩性胃炎，属脾胃气虚兼肝郁者。症见形体消瘦，面色无华，神情倦怠，皮肤干燥；舌苔薄白，舌质淡，舌体胖大，舌边有齿痕，脉弦细无力。

【用法】水煎服，每日1剂，早晚各服1次。

【方解】方中以香砂六君子汤益气和胃，燥湿化痰；山楂、神曲、麦芽消食和胃；厚朴行气宽中除满；乌药、丁香行气疏肝，散寒止痛；干姜温补中焦，暖肝散寒；甘草调和诸药。诸药合用，共奏温中健脾，疏肝解郁之功。

【点评】脾胃为仓廪之官，主运化和受纳水谷，寒邪犯胃、饥饱失常或情志不畅均可以引起脾胃受损，胃失和降而发生疼痛。肝喜条达而恶抑郁，若情志不舒，则肝不得疏泄，横逆犯胃而作痛，日久必然导致脾胃功能虚弱而迁延难愈。本方证虚实互见，故治疗肝脾同治，温中健脾，疏肝解郁，而收良效。

【验案】王某某，男，54岁，干部。1987年4月3日就诊。主诉反复胃痛10余年。10年前因情志不畅，出现胃部疼痛，以后常因饮食失宜或情志不畅症状加重。1986年4月经纤维胃镜检查及病理活检：胃黏膜萎缩性胃炎伴轻度肠上皮化生。诊为萎缩性胃炎。几年来不时出现胃部隐痛，喜温喜按，有时痛连两胁，饮食减少，食后胀满，下午及夜间胀甚，大便溏，日行1~2次，肢倦乏力。检查：形体消瘦，面色无华，神情倦怠，皮肤干燥；舌苔薄白，舌质淡，舌体胖大，舌边有齿痕，脉弦细无力。诊断：萎缩性胃炎，属脾胃气虚兼肝郁者。治疗：温中健脾，疏肝解郁。以香砂健脾疏肝汤，水煎服。5月5日二诊：服上方25剂，胃及两胁隐痛消失，腹胀减轻饮食增加，精神好转，大便正常；脉象弦细，舌苔薄白，舌质淡红，舌体肥大。上方去丁香，加川芎8g，党参改为15g，嘱继服。7月15日三诊：上方共服40余剂，饮食正常，诸症消失，体重增加2kg。纤维胃镜及胃黏膜病理活检：胃黏膜呈轻度浅表炎。

2. 沙参养胃滋阴汤（李振华）

【组成】辽沙参15g　寸冬15g　石斛15g　知母10g　花粉12g　白芍12g　山楂15g　鸡内金10g　赤芍12g　陈皮10g　乌梅肉10g　丹参15g　延胡索10g　丹皮10g　甘草3g

【功效】养阴和胃，活血化瘀。

【主治】萎缩性胃炎，属脾胃阴虚兼血瘀者。症见形体消瘦，神倦乏力；舌质

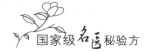

红，舌苔薄白少津，边有瘀斑，脉象弦细。

【用法】水煎服，每日 1 剂，早晚各服 1 次。

【方解】方中沙参、麦冬、石斛滋阴养胃；天花粉、知母清热以退虚热；山楂、鸡内金消食和胃以促脾胃运化；丹参、赤芍、丹皮活血化瘀；白芍、乌梅肉酸敛固涩，与甘草配伍酸甘化阴以养胃阴；陈皮理气和中，配合延胡索行气止痛以解肝脾之气机郁滞；甘草调和诸药。诸药合用，共奏养阴和胃，活血化瘀之功。

【点评】萎缩性胃炎，国际卫生组织于 1978 年将其列 5 种癌前病变之一。据国内有人统计恶变率约为10%。本病属中医胃痞范畴，近几年中医治疗本病取得了一定疗效，但由于该病病理变化不一，因而在辨证用药上也不统一。李氏对本病经多年临床治疗观察研究，认为其致病因素主要是饮食所伤和情志失调，导致肝胃不和，胃失和降，脾失健运，久而脾胃虚弱，健运失职，气机不利，胃部痞满。其病位在胃，发病过程与肝脾密切相关，故脾虚为发病之本，肝郁气滞为病机变化之标。肝郁气滞，随着机体素质的强弱，阴阳的盛衰，亦可不经化热而成脾胃气虚，甚至阳虚证。所以李氏认为在临床上脾胃阴虚和脾胃气虚（包括阳虚）是辨证的内在病理依据，也是临床认证的两大证型。由于本病病程长，易伤中焦之气，因而不经化热而出现的脾胃气虚证多于脾胃阴虚证。此外肝郁气滞在两个证中均可出现偏于气滞，或气滞血瘀，或气虚血瘀，或痰湿较盛，或气郁化热，热盛伤津等兼证，在辨证中均需注意。本病治疗在脾虚是发病之本这一基础上，应分清气（阳）、阴虚证。气（阳）虚者宗东垣之说甘温补之；阴虚者遵天士之论甘凉润养之。但二证均强调要疏肝理气，注意兼证。能使脾土敦厚，胃气和降，肝气条达，则胃痞自愈。

【验案】齐某某，女，40 岁，干部。1987 年 5 月 10 日就诊。主诉胃部烧灼感，饥不饮食已 14 年。1973 年饮食失宜，出现吞酸，胃痛胀满。后不吞酸，自感胃中有烧灼感。1987 年 2 次做纤维胃镜检查及胃黏膜活检，诊为萎缩性胃炎。现胃部仍有烧灼感，不断有隐刺痛，嗳气不舒，饥不欲食，每日进食约 250g，喜食流质食物，食后腹胀，常因饮食不调而胀满加重。经服药效果不显而来就诊。检查：形体消瘦，神倦乏力；舌质红，舌苔薄白少津，边有瘀斑，脉象弦细。诊断：萎缩性胃炎，属脾胃阴虚兼血瘀者。治疗：养阴和胃，活血化瘀。以沙参养胃滋阴汤，水煎服。6 月 15 日二诊：上方连服 20 剂，胃部烧灼感、刺痛基本消失，食欲好转，饮食增加，腹胀减轻。上方去延胡索，加党参 15g 以益气生津。其后随症加减，共治疗 4 个多月，诸症消失，日食主食 400～450g，体重增加。经纤维胃镜及胃黏膜活检，胃黏膜萎缩消失。

3. 疏肝和胃消瘀汤（朱良春）

【组成】柴胡 4g　生白芍 15g　广郁金 15g　炒白术 12g　生黄芪 15g　莪术 6g　淮山药 20g　鸡内金 10g　丹参 15g　蒲公英 30g　白花蛇舌草 30g　徐长卿 15g　甘草 6g

【功效】疏肝和胃，益气消瘀。

【主治】慢性萎缩性胃炎伴肠化，属肝脾气郁兼血瘀者。症见眩晕倦怠，面

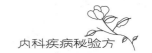

色少华，口苦纳呆，脘胀，隐隐作痛，脘部按之较舒，有时午夜胃内有烧灼感，得食稍安。

【用法】水煎服，每日1剂，早晚各服1次。

【方解】方中柴胡、白芍、郁金疏肝解郁；黄芪配莪术、山药配鸡内金消补并进，补不壅中，消不伤正；蒲公英、白花蛇舌草清肝胃之郁热；丹参活血化瘀；白术补气健脾；徐长卿和胃消胀，止痛安神；甘草调和诸药。诸药合用，共奏疏肝和胃，益气消瘀之功。

【加减】舌红、口干等阴虚见证者，可加川石斛、北沙参、枸杞子等养阴之品；中寒甚者，加川桂枝、高良姜以温中散寒。

【点评】慢性萎缩性胃炎属中医"胃痞""胃脘痛"之范畴，其病检见肠上皮化生，易继发胃癌，故患者思想负担较重。本病目前尚未见特效药物，但中医辨证施治，每奏佳效。其病位虽在胃，却与肝胆脾肾诸脏功能失常有关，尤以中焦气机之失调，更为病机之关键。患者多有饮食失节，饥饱不时，辛劳过度，或情志失调等因素，如不及时治疗，常致造成本病。故其病型往往表现为肝郁胃壅，或湿热中阻，或气阴两伤，或中虚气滞，或脾虚中寒等证型，且多兼挟混杂。故立法用药，必须面面俱到，既总体辨证，又具体施治，丝丝入扣，收效始著。方中玉蝴蝶为木蝴蝶之异名，可润肺、疏肝、和胃、生肌。

【验案】白某，女，53岁，干部。1988年12月15日就诊。主诉经常脘胀纳减，有时隐痛，已历8年。1982年秋季，常感脘胀不适，偶伴隐痛，时轻时剧，未曾介意，翌年有增剧之势，乃自服胃痛成药"胃必治"略有好转，旋又加重。遂去医院求治，仍做一般常规处理，病情未见减轻，延至1984年春季，做胃镜检查，始确诊为慢性浅表萎缩性胃炎，对症治疗，中西药物并进，病情有所稳定。1988年因工作劳累，加之精神刺激，症情加剧，脘胀纳减，偶有烧灼感，便溏，形体消瘦，神疲乏力，自觉不支，而住院进一步检查。复做胃镜：慢性萎缩性胃炎，伴肠上皮化生。经中西药物治疗，收效不够满意，思想负担较重，由友人介绍前来求治。检查：近年来体重减轻8kg，眩晕倦怠，面色少华，口苦纳呆，脘胀，隐隐作痛，脘部按之较舒，有时午夜胃内有烧灼感，得食稍安，便溏，日1～2行，夜寐欠实，多梦。苔薄黄，质胖衬紫，脉弦细。诊断：慢性萎缩性胃炎伴肠化，属肝脾气郁兼血瘀者。治疗：疏肝和胃，益气消瘀。予疏肝和胃消瘀汤，水煎服。12月26日二诊：药后脘胀显松，纳谷略增，神疲减轻；苔薄，舌质衬紫稍化，脉细小弦，此佳象也。效不更方，前方损益继进之，去柴、芍，加玉蝴蝶6g、凤凰衣6g，20剂。1989年1月20日三诊：体重增加3kg，脘胀减，眠食颇安，大便亦实。改予散剂以巩固之。处方：生黄芪120g，炒白术90g，莪术45g，山药120g，鸡内金45g，玉蝴蝶45g，凤凰衣45g，蒲公英120g，白花蛇舌草120g，丹参90g，广郁金90g，甘草45g，上药共研极细末，每服5g，每日3次，食前半小时服。药粉服至1989年3月24日，诸象均除，体重恢复至62kg，自觉精神爽，乃复做胃镜检查：慢性浅表性胃炎，未见萎缩及肠化，基本治愈，嘱注意劳逸结合以巩固之。

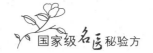

【简介】朱良春，生于1917年，江苏丹徒人。少时从师于名医马惠卿先生和丹徒名医章次公先生，并读于苏州国医专校，1938年毕业于上海中国医学院。曾任南通市中医院院长、江苏省科委委员、中华全国中医学会理事、江苏省分会名誉会长、主任医师、客座教授。擅治内科杂病，尤其对痹证、肝病、脾胃病、肾病研究深邃，诊治自成体系，经验丰富，疗效卓著，并擅用虫类药治疗疑难杂症，独具匠心，有"虫类药学家"之称。主要著作有《章次公医案》、《虫类药的应用》、《现代中医临床新选》（日文版）、《朱良春用药经验》等10余部。

通信地址：江苏省南通市起凤园1栋303室　邮编226001

4. 舒肝健脾汤（陈景河）

【组成】乌梅10g　柴胡15g　白芍20g　山药15g　白术15g　党参20g　神曲20g　焦楂30g　厚朴15g　延胡索20g

【功效】舒肝健脾。

【主治】萎缩性胃炎，属肝郁脾虚者。症见神志清楚，面色无华，体瘦弱。舌质淡红，苔白厚，脉弦细缓弱。

【用法】水煎服，每日1剂，早晚各服1次。

【方解】方中延胡索化瘀而止痛，祛久病停瘀之患。柴胡疏肝解郁，配伍白芍养血柔肝，以散标实；参、术、山药补脾之虚，培元固本；乌梅助肝脾化酸之力，用焦楂、神曲消食而健胃；厚朴理气宽中以除痞满之证。诸药合用，标本兼治，共奏解肝郁，健脾补虚之功。

【点评】萎缩性胃炎，按中医分型，无统一标准。据脉弦缓细弱，以肝郁为标，脾虚为本。肝郁因脾虚，脾气不能入肝，曲直不能作酸，郁气横犯脾胃，致逆气作胀，脾虚因肝郁无力疏土，故脾不运化，是其胀之来由也。诸药共奏解肝郁、补脾虚之功，标本兼治，其证自愈。

【验案】黄某，男，49岁，干部。1981年12月11日初诊。主诉胃脘胀痛3年余。1978年春起自觉饭后胃胀，未治疗，逐渐加重，遇情志不畅时尤甚，并有隐痛，经中西医治疗3年不效。其胀更重，不敢多食，食后1小时许胃胀难忍。大小便如常，口不渴，既往无吐酸史。检查：神志清楚，面色无华，体瘦弱；舌质淡红，苔白厚，脉弦细缓弱。胃镜检查报告：胃内壁黏膜红白相间，以白为主，有血管分枝透见。诊断：萎缩性胃炎，属肝郁脾虚者。治疗：舒肝健脾。予舒肝健脾汤内服。12月18日二诊：药后胃胀减轻，饮食增加，自觉有力，继服前方12剂。

1982年1月3日三诊：症状日减，大感好转，舌苔薄白，脉弦缓，嘱继服原方1个月后再复查。

1982年3月21日来诊，诸症悉退，食欲大增。胃镜复查：胃黏膜呈粉红色，恢复正常，随访至今，未见复发。

【简介】陈景河，生于1917年，辽宁锦县人。幼年从岳父贺绍武习医，尽得亲传，又曾于黑龙江省中医药讲习所深造。曾任齐齐哈尔市联合中医院院长，市中医院副院长、院长、名誉院长。从医70余年，擅长内科，在治疗肝炎、脾胃病、肾炎、痹证等方面有独到见解。对妇、儿、外科也具有丰富经验。发表论文 40 余篇，其中《活血化瘀治疗发作性睡病》一文发表于国外，并获省优秀论文三等奖、市科技成果三等奖。有两项科研"微机模拟陈景河诊疗肝病的研究""中风预防性治疗"，分别获黑龙江省中医管理局科技进步二、三等奖。

通信地址：齐齐哈尔市铁锋区平安南街 140 号，齐齐哈尔市中医院

邮编：161000

5. 萎缩性胃炎方（俞尚德）

【组成】黄芪 10～30g 党参 15～20g 甘草 10～15g 白芍 30g 茯苓 30g 桂枝 10g 当归 10g 莪术 10g 白花蛇舌草（或七叶一枝花）15～20g 参三七粉 3g（分吞）

【功效】健脾益气，活血通络，清热解毒。

【主治】萎缩性胃炎，属气虚血瘀、夹有湿热者。症见胃脘隐隐作痛，绵绵不断，得食则减，纳少，乏力神疲等。

【用法】水煎服，每日 1 剂，早晚各服 1 次。

【方解】组方补中益气与通络行瘀并举。黄芪、党参、甘草补中益气；白芍柔肝养血，能于土中泻木，与甘草配伍，酸敛甘缓，则肝脾和调而腹（胃）痛自除；桂枝温阳通络；莪术、当归、三七活血行瘀；白花蛇舌草／七叶一枝花清热解毒；茯苓健脾利尿，为甘草之佐药，以防止甘草潴钠而引起浮肿。诸药合用，共奏健脾益气，活血通络，清热解毒之功。

【点评】慢性萎缩性胃炎中医分型繁杂，病因病机亦众说纷纭。我们认为气虚、血瘀、湿热是其主要病因病机。该方针对性较强，疗效确切。因久病气虚，不可过用苦寒以损胃气。另外，近年来发现香茶菜对慢性萎缩性胃炎的治疗作用较好，故常加用之。

【验案】张某，男，49 岁。1998 年 12 月 25 日初诊。患者有胃病史 22 年。1998 年 12 月 5 日胃镜诊断：慢性萎缩性胃炎；活检病理诊断胃窦部重度萎缩性胃炎伴中度肠化；黏液染色分型为不完全性结肠型；Hp（+++）。刻诊：胃脘隐痛，嗳气有馊腐味；苔黄白厚腻，脉细滑。处方萎胃方去党参加苍术。7 天后复诊，腻苔已化，处方萎胃方。连续服药 32 周，胃镜复查诊断：慢性浅表萎缩性胃炎伴胃底黏膜糜烂。活检病理诊断：胃角慢性浅表性胃炎（活动期）；胃窦黏膜慢性炎。未见肠上皮化生。

【简介】俞尚德，生于 1919 年，浙江诸暨人。50 余年来对食管、胃、肠、肝、胆等病症，分阶段、有重点、连贯有序地进行系列临床研究，倡导中西医结合"审病辨证，辨证治病"的诊疗思维，明显提高了医疗质量。1997 年被评为国家级名老中医。发表《胃十二指肠溃疡病因病机研究》等论文 60 余篇，著有《俞氏中医消化病学》《消化系病证治》《中药不良反应防治》等专著 3 种。

通信地址：浙江省杭州市上城区严官巷 34 号，杭州第四医院 邮编：310002

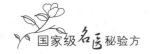

6. 胃宁茶（邵荣世）

【组成】苏梗 10g　厚朴 10g　炒白术 10g　炒枳壳 10g　莪术 10g　淡吴萸 3g　雅连 3g　石见穿 30g

【功效】辛开苦降，理气通络。

【主治】慢性萎缩性胃炎、慢性浅表性胃炎、胆汁返流性胃炎、胃癌癌前病变，属肝胃不和、气血瘀滞者。症见脘胁胀痛，纳减，恶心嗳气，苔薄，舌质紫黯，脉弦或涩。

【用法】水煎服，每日 1 剂，早晚各服 1 次；另有南通市中医院制剂室制成袋泡剂，每包 10g，每次 2 包，开水冲泡，代茶饮，1 个月为 1 个疗程，连服 3 个疗程。

【方解】苏梗、厚朴行气宽中，化湿除满；枳壳、白术为枳术丸，健脾化湿，破气消积，寓消于补；吴茱萸、黄连为左金丸，吴萸理气温中降逆，黄连降逆止呕，燥湿化痰，共奏辛开苦降之功；莪术活血化瘀，消积和络；石见穿清热解毒、散结，药理研究，其又能清除幽门螺杆菌，预防胃癌，亦属辨病用药。

【加减】恶心、呕吐、嗳气，加代赭石 30g 先煎，砂蔻仁 3g（后下）；便秘，加制大黄 6g；胁痛，加炒柴胡 10g，延胡索 10g；合并胆囊炎，加大金钱草 30g，郁金 10g；食欲不振，加建曲 10g，炒麦芽 15g；气虚，加太子参 15g，黄芪 15g；阴虚，加北沙参 15g，麦冬 10g。

【点评】本方根据古人"腑以通为用，胃以降为和"之说，采用通降法治疗慢性胃炎为其特色。若见胃癌癌前病变，宜在辨证的基础上适当加入清热解毒、活血化瘀之味；体虚者仍当扶正，做到既防癌又不伤正、不伤胃。

【验案】施某，男，49 岁，2004 年 6 月初诊。患者因胃脘胀痛、嗳气返酸反复发作 3 月余，在某院做胃镜提示慢性萎缩性胃炎伴胃窦部糜烂，并发现 1.0cm×0.8cm 的隆起，病理提示慢性萎缩性胃炎伴肠化、中度不典型增生，HP+，嘱其 3 个月后复查，查其苔薄白而干、脉小弦。余先用三联疗法清除幽门螺杆菌，继用胃宁茶加减，药用苏梗 10g，厚朴 10g，白蔻 5g（后下），姜半夏 10g，陈皮 5g，淡吴萸 3g，雅连 3g，炒白术 10g，炒枳壳 10g，炮穿山甲 10g 先煎，煅花蕊石 15g，藤梨根 30g，上方化裁服用 4 月余，复查胃镜提示慢性浅表性胃炎、胃窦部隆起物已消失，病理示黏膜中度慢性炎症，不典型增生与肠化均已消失。

【简介】邵荣世，生于 1943 年，江苏南通人，毕业于南京中医药大学，师从全国孟河派名医张泽生。曾任南通市中医院院长，南通市中医研究所所长。现任南通市中医院名誉院长，中华中医药学会理事，中华中医药学会内科分会委员，江苏省中医药学会常务理事，江苏省中医药学会内科分会主任委员。擅长于中医内科消化系统疾病和疑难病的诊治。出版书籍 1 部，发表论文 50 余篇。

通信地址：南通市建设路 41 号，南通市中医院　邮编：226001

二十二、慢性胃炎

1. 健脾汤（张羹梅）

【组成】党参 12g　白术 9g　茯苓 12g　炙甘草 8g　白芍 9g　半夏 9g　陈皮 6g　川楝 3g　吴萸 8g　瓦楞子 30g（先煎）

【功效】培土制木，降逆止痛。

【主治】慢性胃炎、胃和十二指肠溃疡病，属于脾胃虚弱，或偏于虚寒者。症见中脘疼痛，呕恶泛酸，神疲乏力，纳食减少，舌淡苔薄白或腻，脉濡细无力。

【用法】水煎服，每日 1 剂，早晚各服 1 次。

【方解】方中党参、白术、茯苓、半夏、陈皮健脾益气，川连、吴萸平肝制木，降逆止呕；白芍、甘草缓急止痛；瓦楞子散结制酸。诸药合用，共奏培土制木，降逆止痛之功。

【加减】如见纳呆，便溏，口黏，苔厚腻，可加用苍术、厚朴燥湿；如湿盛不化，加肉桂丸；如并发上消化道出血，呕血，黑便，可加用阿胶、仙鹤草止血；如有呕恶，泛酸，嗳气腹胀，则加旋覆花、代赭石、枳壳等理气降逆。

【点评】本方是在六君子汤、白芍甘草汤、左金丸的基础上加减化裁而来，临床应用数十年，疗效满意。

【验案】徐某某，女，42 岁。1979 年 4 月 29 日诊。中脘疼痛，腹胀，泛酸作恶，嗳气频作，脉细弦，舌质淡红，苔薄白。胃镜检查提示：胃窦炎。予上方加减调治半年，胃镜复查示：胃及十二指肠无明显器质性病变。自觉症状完全消失。

【简介】张羹梅，生于 1905 年，上海川沙人，毕业于江苏省立师范学校，后从师名医凌秀千先生学习中医内科、陈雪生公学习中医外科。历任上海中医学院附属曙光医院内科主任医师，上海中医学院专家委员会委员。擅长治疗胃肠病证和内科杂病，在辨证论治和理法方药方面有其独到之处。

通信地址：上海市普安路 185 号，上海中医学院附属曙光医院　　邮编：200021

2. 养胃汤（张羹梅）

【组成】川石斛 12g　太子参 15g　川楝子 9g　延胡索 9g　白芍 9g　川连 8g　吴萸 1g　生甘草 6g　谷麦芽各 12g　佛手 9g　瓦楞子 18g

【功效】养胃益阴，平肝缓急。

【主治】慢性胃炎、胃和十二指肠溃疡病，偏于胃热者。症见胃脘疼痛，呕恶泛酸，或有口干而苦，胃脘灼热，脉弦细数，苔薄白或黄，舌质红绛或偏红。

【用法】水煎服，每日 1 剂，早晚各服 1 次。

【方解】方中用太子参、石斛益气养阴；川楝子、延胡索理气化瘀；白芍、甘草缓急止痛；左金丸（黄连、吴茱萸）平肝抑木；瓦楞子制酸；谷麦芽、佛手理气

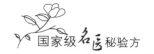
消积和胃。诸药同用，共奏养胃益阴，平肝缓急之效。

【加减】如伴有上消化道出血，两胁疼痛、易怒，口干而舌质红绛，可加焦栀子、丹皮、茅根、藕节等养阴清肝之品；如脘腹胀闷，加用枳壳、柴胡理气；如舌红苔光，口干甚，加沙参、麦冬、玉竹生津养阴。

【点评】养胃汤是张氏自拟验方，用于慢性胃炎、胃和十二指肠溃疡病，偏于胃热者，临床应用数十年，疗效满意。

【验案】朱某某，女，38 岁。1986 年 4 月 9 日诊。胃脘疼痛、胀闷，泛恶，嗳气，口干且苦，舌质红，苔薄黄。钡餐摄片检查示：浅表性胃炎，胃下垂。以上方加减服药 200 余剂。于 1987 年 2 月 13 日钡餐摄片复查：上消化道未见明显病变、外形均正常。自觉症状完全消失。

3. 健中调胃汤（李寿山）

【组成】党参 15g　白术 15g　降香 15g　公丁香 7.5g　姜半夏 10g　甘草 10g

【功效】益气温中，降逆止痛。

【主治】慢性胃炎、消化性溃疡，属阳虚气滞者。症见胃脘隐隐作痛，喜暖喜按，得食则减，食后腹胀，嗳气或矢气则舒，时吐清水，纳少，乏力神疲，手足欠温，大便溏薄等。

【用法】水煎服，每日 1 剂，早晚各服 1 次。

【方解】方用参、术益气补中；半夏降逆和胃；甘草缓中止痛；公丁香散寒、降逆、止痛；降香止血定痛，消肿生肌。共奏益气温中，降逆止痛之功。

【加减】兼阳虚寒痛者，加肉桂 5g，五灵脂 15g；兼气滞不畅者，加佛手 15g；兼停饮，泛恶欲吐者，加陈皮 10g，茯苓 15g，生姜 10g。

【点评】本方系李氏自拟验方，据现代药理研究，方中人参、白术有抗炎、抗溃疡的作用；甘草流浸膏有缓解胃肠平滑肌痉挛的作用；降香乙醇提取物有镇痛作用。故其方适用于消化性溃疡、慢性胃炎等。临证应随症加减，并忌食生冷硬辣、油腻之食品。

【验案】房某某，男，44 岁。1970 年 10 月 6 日诊。胃病史 10 余年，空腹胃痛，得食则缓，喜热喜按，嘈杂泛酸，大便先硬后溏，矢气频作，胃有振水声，舌淡红，苔薄白，脉沉细。钡透及摄片检查，诊断为胃、十二指肠复合溃疡。服健中调胃汤加陈皮 10g，茯苓 20g，佛手 10g，生姜 10g。8 剂后胃痛止，原方加减治疗 1 个月，复查钡透及摄片，病灶愈合，龛影消失。随访 2 年，一切正常。

【简介】李寿山，生于 1922 年，山东平度人。辽宁中医学院客座教授、大连市政府科技顾问，大连大学医专教授，大连市中医学会理事长，大连市中医医院院长，大连市中医研究所所长、顾问，兼任中华全国中医学会理事等职。擅用经方以疗热病，急证重证，尤长于脾胃病，心肾疾患与妇科疾病，对瘀血证治及舌下脉诊颇有研究。

通信地址：辽宁省大连市中山区解放路 321 号，大连市中医院　邮编：116013

4. 安中汤（张镜人）

【组成】柴胡 6g　炒黄芩 9g　炒白术 9g　香扁豆 9g　炒白芍 9g　炙甘草 3g　苏梗 6g　制香附 9g　炙延胡索 9g　八月札 15g　炒六曲 6g　香谷芽 12g

【功效】调肝和胃，健脾安中。

【主治】慢性胃炎，属肝郁脾壅湿阻者。症见脘部胀满、疼痛，口苦，食欲减退，或伴嗳气泛酸，脉弦、细弦或濡细，舌苔薄黄腻或薄白腻，舌质偏红。

【用法】水煎服，每日 1 剂，早晚各服 1 次。

【方解】本方证，其病在胃，但从病机分析，显系肝失条达，少阳津气不展，郁热犯胃侵脾，气机阻滞所致。治疗当遵吴鞠通"中焦如衡，非平不安"的法论，疏肝胆以调升降，适燥润以和脾胃，纠其偏而达其平。方中柴胡疏泄肝胆，升清解郁；黄芩苦寒沉降，泄热除湿；白术、扁豆健脾助运；白芍、甘草缓急安中；苏梗、制香附理气畅膈，温而不燥；延胡索、八月札调营止痛，散而能润；炒六曲消胀化滞；香谷芽和胃助纳。合用，共奏调肝和胃，健脾安中之功。

【加减】疼痛较甚，加九香虫 6g；胀满不已，加炒枳壳 9g；胃脘灼热，加连翘 9g（包），或炒知母 9g；嗳气，加旋覆花 9g，代赭石 15g；泛酸，加煅瓦楞 15g，海螵蛸 15g；嘈杂，加炒山药 9g；苔腻较厚，加陈佩梗 9g；舌红苔剥，去苏梗，加川石斛 9g；便溏，加焦楂炭 9g；伴腹痛，再加炮姜炭 5g，煨木香 9g；便结，加全瓜蒌 15g，望江南 9g；腹胀，加大腹皮 19g；X 线示胃及十二指肠壶腹部溃疡，加凤凰衣 6g，芙蓉叶 9g；胃黏膜活检病理示肠腺化生，加白花蛇舌草 30g；腺体萎缩，加丹参。

【点评】张氏临床经验丰富，善治胃病，闻名海内外。所创方药，验之临床颇具良效，本方亦复如是。然药多辛窜，有伤气耗阴之虞，肝郁湿阻用之相宜，而虚证则当禁用，即便实证亦当中病即止，不可久服。学习名家，师其精髓而不为其名所囿，是为会学者也。

【简介】张镜人，生于 1923 年，上海市人。曾任上海医科大学教授，上海中医药大学教授，上海第一人民医院中医研究室主任，中国中医药学会副会长，上海中医药学会理事长等职。为饮誉申城的张氏医家第十二代传人，家学渊深，行医 50 余载，以善治外感热病称著于江南，并常治慢性萎缩性胃炎、慢性肾炎、病毒性心肌炎、心律失常、红斑狼疮等病，均获满意疗效，享誉沪上。

通信地址：上海市虹口区武进路 85 号，上海市第一人民医院　邮编：200080

5. 沙参养胃汤（李振华）

【组成】辽沙参 20g　麦冬 15g　石斛 15g　白芍 20g　山楂 15g　知母 12g　鸡内金 10g　花粉 12g　丹皮 10g　乌梅肉 10g　陈皮 10g　生甘草 3g

【功效】养阴和胃，理气清热。

【主治】用于各种慢性胃炎病，属脾胃阴虚者。症见胃脘隐痛，脘腹胀满或牵及两胁，嗳气，纳呆食少，少食即饱，胃中灼热嘈杂，口干咽燥，便干，身倦乏力，面色萎黄，形体消瘦，舌体瘦小，舌质红而缺津，少苔或花剥，脉细弱或细数等。

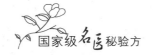

【用法】水煎服，每日1剂，早晚各服1次。

【方解】脾胃阴虚证，其病机变化侧重在胃，胃主受纳水谷，其性以通降下行为顺，喜润恶燥，燥则胃气热，失于通降，当治以甘凉清补酸甘养阴，理气和胃。方中辽沙参、麦冬、石斛、花粉甘凉濡润，滋胃养阴；白芍、生甘草、乌梅肉酸甘化阴；知母清胃中燥热；山楂、鸡内金、陈皮理气和胃，以防甘凉滋腻碍脾；丹皮清血热并行血中之气。全方甘淡味薄，清虚灵达，滋而不腻，清而不泄，恰针对脾虚病机本质，顺其升降之性，重在健运脾胃，选药精当，配方严谨，故疗效显著。

【加减】兼气滞者，加枳壳10g，川楝子12g，郁金10g；兼血瘀者，加丹参15g，桃仁10g，延胡索10g；阴虚内热、胃逆嗳气者，加竹茹10g，柿蒂15g；心烦易怒、失眠多梦者，加焦栀子10g，夜交藤30g；大便干结者，加火麻仁15g；兼脾胃气虚者，加党参10g；若大便出血，加白及10g，黑地榆15g。

【点评】李氏集数十年临床经验，自拟本方。其为阴虚胃病而设，药症相符，收效颇著。虽以大剂养阴之品为主，但伍以陈皮、山楂、鸡内金之属则不致腻胃重滞。养阴而不腻膈，消导而不伤中，故为治疗胃病之良方。

6.四逆散合朴姜夏草参汤（陈瑞春）

【组成】柴胡6g　白芍10g　枳壳10g　炙甘草6g　厚朴10g　法半夏10g　西党参10g　白术10g　生姜3片

【功效】调和肝脾，行气消痞，补消兼施。

【主治】慢性胃炎，属肝郁脾虚兼有气滞者。症见胃脘、腹部胀痛或胀满，牵及两胁，或胃脘至脐腹终日痞满不畅，大便稀软，舌苔薄白，脉弦缓。

【用法】水煎服，每日1剂，早晚各服1次。

【方解】本方是调气祖方四逆散与朴姜夏草参汤合方组成。柴、芍为肝药，所以能疏肝理气，调和脾胃；芍、草相伍，可以除血痹，缓挛急，有缓急止痛之效；枳、芍相伍，在《金匮》中治妇人产后腹痛，实则有和营消满之功；枳、术相伍有行气化湿之力；朴、夏斡旋中州气机之枢；佐以参助气补虚。诸药合用，共奏调和肝脾，行气消痞，补消兼施之功。

【加减】肝有余，则加郁金、香附；脾虚不足而纳呆、嗳气，加炒谷麦芽、炒鸡内金。

【点评】本方立旨之病机在于肝脾不和，虚实兼夹，凡临床符合从肝论治的虚实兼夹的脾胃及腹部疾患，陈氏习用此方加减。临床上胃脘及腹部胀痛者用行气药罔效，必然要考虑到其气虚的一面，在行气药中加补气药可取效，亦有腹胀气滞者用补药而愈补愈胀者，又势必要加行气药。本方在疏理肝气的基础上兼有补泻兼施，补中有消，消中有补，对气虚腹胀者正合病机。

【验案】廖某，女，46岁。2003年11月8日初诊。患者1年前因胃脘至脐周部隐隐作痛不适服用过多种中西药，疗效不稳定，每于饮食不慎则隐痛会加重，并时有嗳气，腹部胀感。诊其大便稀软，小便尚可，舌质淡，苔薄黄，脉弦弱。治从调和肝脾，补虚消痞入手，处方：柴胡10g，枳壳10g，白芍10g，厚朴10g，法半夏 10g，郁金 6g，香附 10g，苏梗 10g，党参 15g，白术 10g，炙甘草 6g，生姜 3 片。7 剂而诸症大减，再服 7 剂巩固，随访年余病情稳定。

【简介】陈瑞春，生于 1936 年，江西铜鼓人。江西中医学院教授、主任中医师，广州中医药大学伤寒论专业博士生导师。曾任江西中医学院伤寒教研室主任、附属医院第一副院长。现为中国中医药学会理事，全国中医内科学会顾问，全国中医内科疑难病专业委员会副主任委员，江西中医药学会副会长。长于内科心、肝、胆病及内、妇、儿科疑难病的治疗，临床擅用经方疗疾。发表论文百余篇，出版有《陈瑞春论伤寒》《伤寒实践论》两部专著。

通信地址：江西南昌市阳明西路 56 号，江西中医学院　邮编：330006

7. 通降汤（邵荣世）

【组成】代赭石 30g（先煎）　姜竹茹 5g　炒枳壳 10g　雅连 3g　姜半夏 10g　玉蝴蝶 5g　制大黄 5g　炒白术 10g　蒲公英 30g　郁金 10g

【功效】清胃利胆，降逆宽中。

【主治】急慢性胃炎、胆汁返流性胃炎，属胆胃郁热者。症见胃脘灼痛，呕吐，嘈杂，烧心，大便偏干，舌红苔薄黄，脉弦数等。

【用法】水煎服，每日 1 剂，早晚各服 1 次。

【方解】方中姜竹茹、蒲公英、雅连清胃泻火，止呕和中；代赭石、姜半夏降逆和胃，消痞散结；枳壳下气宽中，除胀利胆；制大黄泻火导滞，行瘀通经；玉蝴蝶疏肝理气，护膜生肌；白术健脾益气，化湿和中；郁金行气解郁，利胆和络。诸药合用，共奏清胃泻火，利胆降逆，宽中消痞，和络护膜之功。

【加减】若泛酸、嘈杂，加炙乌贼骨 15g，煅瓦楞 15g 以制酸止痛；气虚神倦乏力，加党参 15g，黄芪 15g 以健脾益气；胃阴虚见嘈杂似饥、舌红少苔或有裂纹者，加麦冬 10g，玉竹 10g 以清养胃阴；脘痛牵及两胁，加炒柴胡 6g 以疏肝和络；胃寒苔白者，去竹茹、蒲公英，加干姜 10g，淡吴萸 3g 以温中降逆。

【点评】经云"诸逆冲上皆属于火""胆随胃降"，清降通利为本方的特色，方中制大黄清降利胆，通腑和络，无便秘者亦可用之，便秘者可根据体质用制大黄 10g 或改用生大黄 15g（后下）。

【验案】张某，男，62 岁，2006 年 3 月 12 日初诊。患者因胃癌行胃大部切除术，术后 1 周，胃脘灼热、疼痛，晨起呕吐黄绿苦水，白天食入即吐，烦躁口苦，大便干结，三四日未行，舌质红，脉沉弦。考虑为胃大部切除术后胆汁返流性胃炎，用通降汤加减，清胃泻火，通腑降逆，方用代赭石 30g（先煎），炒柴胡 6g，郁金 10g，法半夏 10g，陈皮 5g，炒枳壳 10g，制大黄 10g，全瓜蒌 15g，服 2 剂后大便通畅，呕吐稍减，原方加减治疗 1 个月后，除胃脘嘈杂外，诸证均除，体重增加。

8. 加味温胆汤（邵荣世）

【组成】法半夏 10g　炒竹茹 5g　炒枳壳 10g　陈皮 5g　茯苓 15g　陈胆南星 10g 石菖蒲 10g　郁金 10g　甘草 3g

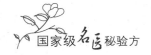

【功效】理气化痰，清胆和胃。

【主治】急慢性胃炎，胆汁返流性胃炎，神经衰弱，肾功能不全的呕吐等，属胆胃不和，痰热内蕴者。症见夜寐不安，胃脘疼痛，恶心呕吐，惊悸不宁，烦躁，舌苔黄腻，脉象弦滑。

【用法】水煎服，每日 1 剂，早晚各服 1 次。

【方解】法半夏降逆和胃，燥湿化痰；竹茹清热化痰，止呕除烦；炒枳壳行气消痰；陈皮理气燥湿；茯苓健脾化湿，宁心安神；陈胆南星清热化痰，熄风定惊；石菖蒲开窍安神，化湿和胃；郁金行气活血，利胆清心；甘草调和诸药。共奏理气化痰，清胆和胃之功。

【加减】兼胆汁返流，恶心呕吐者，加代赭石 30g，大金钱草 30g，降逆利胆；夜寐不安，加丹参 15g，珍珠母 30g，炙远志 10g；癫痫，加制僵蚕 10g，全蝎末 2g（另吞），明天麻 10g，熄风止痉化痰；烦躁不宁，加合欢皮，疏肝解郁；热重，加雅连3g；大便干结，加制大黄 10g。

【点评】本方为清热化痰，清胆和胃的主方，临床用于急慢性胃炎，胆汁返流性胃炎，神经衰弱，癫痫，肾功能不全的呕吐等，属胆胃不和，痰热内蕴者，收效颇佳。方中竹茹可用姜汁炒制，既可止呕又能清化痰热。陈胆南星乃胆南星加胆汁炒制，既能清化痰热，又能熄风止痉。

【验案】李某，男，41 岁，1985 年 9 月 30 日初诊。不寐 3 月，每日仅能睡 1~2 小时甚至通宵不寐，后服 2～3 片安定罔效，来门诊求治。患者精神异常紧张、烦躁，食欲欠振，口苦，精神涣散，注意力不集中，不能工作，舌质红，苔黄腻，脉弦滑。此痰热内蕴，心神不宁。用加味温胆汤。药用法半夏 10g，炒竹茹 5g，陈胆南星 10g，炒枳壳 10g，陈皮5g，石菖蒲 10g，炙远志 10g，郁金 10g，丹参 15g，雅连 3g，莲芯 5g，合欢皮 30g，甘草 3g。一面做思想工作，解除其恐惧心理。5 剂药后睡眠增至三四小时，3 周后睡眠如常。

9. 调胃护膜汤（唐江山）

【组成】白术 10g 枳壳 10g 香附 15g 延胡索 15g 茯苓 20g 莪术 10g 丹参 15g 蒲公英 20g 甘草 3g

【功效】调畅气机，和胃护膜。

【主治】慢性胃炎，属脾虚气滞者。症见胃脘痞闷或胀痛或烧灼痛，食后尤甚，常伴嗳气、泛酸、纳差，舌质红，苔薄白或腻，脉左关弦，右关缓。

【用法】水煎服，每日 1 剂，早晚各服 1 次。

【方解】方中白术补脾胃燥水湿，枳壳行气滞除痞满，补消兼施，互相为用，共达升清降浊，舒畅枢机；香附行气滞，消胀痛；延胡索行气活血止痛，促进损伤胃黏膜修复；茯苓健脾利水，其药理旨在消除组织中的水肿，使幽门管得以通畅，配合枳壳，促进胃内容物包括潴留的液体下入十二指肠，小肠得通，运化亦随之改善；莪术疏通瘀滞，药理作用改善微循环，保护胃黏膜，促使损伤胃黏膜康复；丹参重在活血，配合茯苓、莪术改善胃黏膜水肿充血；蒲公英味微苦而性寒，清热而不伤胃，能杀灭幽门螺杆菌，具有健胃和消炎双重作用，且可加速局部血液循环，促进上皮生长；甘草有保护胃黏膜作用。诸药合用，共奏调畅气机，和胃护膜之功。

【加减】辨证属脾胃湿热，加黄连、厚朴；肝气犯胃，加柴胡、白芍、婆罗子；脾胃气虚，加黄芪、党参；寒凝气滞，加毕澄茄、高良姜；胃阴不足，合白芍甘草汤，配石斛、麦冬、乌梅；血瘀胃络，合丹参饮，或加用丹参滴丸；胃脘剧痛，加延胡索、五灵脂；烧心泛酸，加海螵蛸、浙川贝母、煅瓦楞子；萎缩性胃炎，加黄芪、枸杞子、绞股兰；合并不典型增生或肠上皮化生，加白花蛇舌草、天花粉；幽门螺杆菌感染，属脾虚加党参，湿热加黄连，实热加虎杖，气滞加厚朴，血瘀加三七，阴虚加乌梅、阳虚加桂枝等，以上药物均有抑杀HP感染的作用，又达到辨病与辨证相结合。

【点评】慢性胃炎以胃脘痞闷或胀痛为主要症状，其病机多为脾胃虚弱，气滞血瘀的虚实夹杂，选用白术、茯苓、甘草、枳壳、香附、丹参以补通兼施；又常表现寒热错杂，配以白芷、莪术、蒲公英温清并用。是一组综合药性、调动药效的配伍方法，从而达到调补正气、消除胀痛、畅通气血、修复黏膜的目的。方中白术与枳壳用量，应根据虚实而调整用量，若无虚实偏重，二者等量应用；因虚而致满，白术量多于枳壳；因滞而致虚，枳壳量多于白术。

【验案】张某，男，43岁，2006年11月20日初诊。症见胃脘痞闷，食后尤甚，嗳气得舒，大便不畅，舌黯红、苔薄腻，脉左关弦，右关缓。素有饮酒，抽烟嗜好。胃镜提示：慢性萎缩性胃炎；病理报告：全层胃黏膜中度慢性萎缩性炎，腺体增生、肠化。先用西药治疗，其效不著。细审其证为脾运不健，胃气失和，胃膜受损，治以健脾行气，和胃护膜，取调胃护膜汤加减。处方：白术10g，枳实10g，香附10g，丹参15g，莪术10g，茯苓15g，佛手10g，绞股兰15g，鸡内金10g，全瓜蒌20g，甘草3g。药服10剂，胃脘痞闷消除，大便通畅，食量增进，舌脉同上，循前方去鸡内金、瓜蒌。继服10剂，胃脘痞闷未作，食多时有微胀，兼见睡眠多梦易醒，前方加石菖蒲6g，炙远志6g，酸枣仁30g。继服10剂，胃脘舒畅，睡眠好转。原方去石菖蒲、远志、枣仁，加黄芪20g，继续调治两个半月，胃镜复查转为慢性浅表性胃炎。

10. 加味良附汤（王敏淑）

【组成】香附10g 良姜4~6g 生芪20g 白及10g 三七粉2g（分冲） 苏梗10g 苏子10g 茯苓15g 半夏6~8g 乌贼骨10g 煅瓦楞子10g 延胡索20g 米壳4~6g 白芍10g

【功效】温健脾胃，调畅气机。

【主治】慢性胃炎等，属脾胃虚寒、气滞不舒者。症见胃脘或胀或痛，痞满，返酸，嗳气，口苦，腹泻或溏或便秘，心烦失眠，面色萎黄，乏力纳呆，舌脉均见虚证之候，每遇饮食生冷刺激，饮食不均或生气，劳累均复发或加重。

【用法】水煎服，每日1剂，早晚各服1次。

【方解】香附味辛性平而不寒不热，疏肝调理气机，行气止痛；高良姜温中止痛，善于温散脾胃寒邪，止痛，止呕；《本草汇言》言良姜："若治脾胃虚寒之证，须与参、芪、半、术同行尤善，单用多用，辛热走散，必耗冲和之气也。"故配用生芪、白及、三七粉、茯苓健脾益气，生肌，修复胃黏膜，脾阳温润，可运化水湿，代谢水液；半夏燥湿化痰，降逆和胃止呕；乌贼骨、煅瓦楞子、制酸止痛；苏梗、苏子行气宽中，降气润肠通便；延胡索、米壳行气止痛；白芍活血化瘀，合甘药，酸甘敛阴，缓急止痛。诸药合用，共奏温健脾胃，调畅气机之功。

【加减】肝气犯胃化火，加郁金20g，焦栀子10g，淡豆豉10g，清火疏肝；伴胃阴虚，加麦冬12g，菟丝子15g，葛根12g，甘凉濡润养阴；便秘者，加当归、桃仁、肉苁蓉各10g，养血活血，润肠通便；瘀血明显而舌黯红，加丹参20g，红花10g，炒灵脂10g，活血化瘀止痛；痰浊上泛，加白叩4~6g，川朴10g，茯苓20g，燥湿化痰浊；饮停胃脘，加桂枝6g，白术10g，健脾温中化饮；脾胃气滞，加香橼10g，佛手10g，疏理脾胃气滞止痛。

【点评】胃脘痛久病多虚，久病多寒，久病多瘀，治疗重在温健脾胃，调畅气机，宗李东垣之法，"凡脾胃不足之证，当以辛甘温之剂补其中而升其阳"，方用加味良附汤，其中生芪、白及、三七粉为必用之品，修复胃黏膜。煎服法方面，嘱患者空腹服药后，平卧20分钟，并在床上翻滚几次，以利药物和胃黏膜充分接触，药效发挥充分，有利于胃黏膜损伤的恢复。

【验案】患者葛某某，男，35岁，于2004年4月15日初诊。患者于3年前开始出现胃脘痛，间断用药（具体不详），症状时轻时重，1周前饮食不慎，胃脘痛加重，做胃镜示：慢性胃炎（黏膜水肿脱落）、十二指肠球炎。现症：胃脘胀痛，烧心、返酸，空腹及夜间痛甚，有时大便溏，眠安；舌黯红，苔薄白，脉沉弦。既往嗜酒多年。辨证为脾胃虚寒，胃腑失于温养，且久痛多瘀。治以温胃健脾止痛。处方：香附10g，高良姜4g，广木香6g，炒灵脂10g，延胡索10g，米壳4g，白及10g，煅瓦楞子10g，乌贼骨10g，白芍12g，香橼6g，佛手6g，生黄芪20g，茯苓20g，炒白术10g，三七粉3g（分冲），4剂。嘱忌生冷油腻之品，劳逸结合。药后胃脘痛减轻，无烧心、返酸，舌黯红、苔薄白，脉沉弦。原方不变5剂，症状缓解。上方去米壳、延胡索，7剂巩固疗效。随访3个月未见复发。

11. 健脾益心方（黄春林）

【组成】党参15g　茯苓15g　淮山药15g　谷、麦芽各30g　海螵蛸15g　法半夏15g　藿香15g　蒲公英20g　石斛20g　甘草5g

【功效】健脾益气，清热和胃。

【主治】慢性胃肠炎或冠心病、心律失常等，属脾虚湿阻或脾病及心者。症见胸脘不舒或心胸憋闷，或时而心悸不适，时而嗳气泛酸，或兼见腹胀、纳差、虚烦失眠等；舌苔腻，脉细或滑者。

【用法】水煎服，每日1剂，早晚各服1次。

【方解】方中党参、茯苓、淮山健脾益气；谷芽、麦芽健胃消食；法半夏化痰降逆；藿香祛湿理气以助运化；蒲公英清热和胃；海螵蛸收敛护胃；石斛兼养胃阴；甘草调和诸药。诸药合用，共奏健脾益气，清热和胃之功。

【加减】胸闷痛较甚、舌黯者，加郁金、丹参、延胡索各 15g，活血化瘀止痛；心悸明显者，加珍珠末 10g，生龙齿 30g（先煎），甘松 12g 等，宁心定悸；舌质偏红，口干明显者，以西洋参或太子参15 ~ 30g易党参，以益气养阴；大肠湿热、便溏腹泻者，加秦皮 15 ~ 20g，清热燥湿止泻。

【点评】慢性胃肠疾病患者病因多错综复杂，常存在脾虚、胃弱、气滞、湿热、积滞等多种病机，且以上病机常互相影响，使疾病缠绵难愈。本方综合健脾、益胃、理气、祛湿、消滞 5 种治法，可根据临床辨证有所侧重，灵活加减，因为解决了疾病多个环节存在的问题，故疗效得以明显提高。另因"心脾相关"，心病可以及脾，脾病反过来也可及心，故冠心病、心律失常等表现为心脾两虚者，也可通过本方进行治疗。

【验案】戴某，男，43 岁。胸闷痛反复发作半年，在当地医学院及多家医院查心电图、心脏彩超、颈椎片、脑电图等均未见异常，疑诊"冠心病"，予服活心丸、万爽力等药无效，患者于 2002 年 9 月就诊。症见胸闷痛，时有嗳气，口干苦，舌质红，苔黄腻，脉弦。拟诊胃病及心，心胃疼痛，予查胃镜提示"重度糜烂性胃炎"，以健脾益心方加减，拟方如下：太子参 25g，茯苓 15g，淮山药 15g，扁豆 15g，鱼古 15g，秦皮 15g，蒲公英 20g，黄芩 15g，石斛 20g，谷麦芽各 25g，木香 15g（后下），甘草 6g。服 2 周，症状完全消除。

12. 双枳术丸（何晓晖）

【组成】白术 30g　苍术 12g　枳实 12g　枳壳 15g

【功效】健脾运湿，理气消痞。

【主治】慢性胃炎、慢性肠炎、胃下垂、胃肠动力障碍等，属脾虚湿困气滞者。症见脘腹痞满，不思饮食，大便结溏不调，或便有黏液，嗳气矢气，舌苔腻等。

【用法】水煎服，每日 1 剂，早晚各服 1 次。

【方解】双枳术丸是在枳术丸基础上加枳壳、苍术二药，即由枳实、枳壳、白术、苍术四药组成。枳术丸出于《脾胃论》，由枳实和白术两味药物组成，具健脾消痞之功；白术、苍术二术，健脾以助化，运脾以祛湿，脾健则积消湿除；枳实、枳壳二枳，下气以行滞，理气以宽中，气顺则痞除满消。四药同用，健运相助，补消相兼，升降相宜，共奏健脾、除湿、导滞之功。

【加减】脾虚甚者，加党参、茯苓、山药等；寒湿者，加厚朴、半夏、干姜等；湿热者，加黄连、黄芩等；大便干结，加大黄；脘腹疼痛者，加木香、乌药；食积者，加莱菔子、山楂、谷麦芽等。

【点评】本方源于古方枳术丸，配伍严谨，药简力专。苍、白二术，燥运相助，是健运脾胃的最佳药对；实、壳二枳，行消相济，是理气消痞的有效配伍；二术二枳合用，则消补同施，最宜于脾虚湿阻气滞之脘腹痞满之证。何氏常以此方治疗痞满之顽症，屡屡获效。

【验案】陈某某，男，52 岁，干部。2006 年 8 月 8 日初诊。患"肠梗阻"并发胸水，住某市第一人民医院治疗半个月，中西医会诊治疗数次，仍脘腹胀满闷痛，腹部膨大，大便不解，进硫酸镁或大剂量大黄（50g）则解少许大便，努挣而不畅，矢气极少，嗳气频繁，口苦口腻，不思饮食，食后胀甚，神疲乏力，舌质红，苔黄腻，脉伏而细。证属湿热阻滞，腑气不畅。以连厚饮合小承气汤加减治疗，3剂后腹胀稍有缓解，纳稍增，苔腻略减，但大便仍不畅，嗳气频作，饮水后胃中有振水声，食少。改用双枳术丸治疗：白术30g，苍术12g，枳实15g，枳壳15g，茯苓20g，厚朴12g，槟榔15g，黄连5g，黄芩12g，芦根30g，薏苡仁30g，莱菔子15g。服药3剂，大便已畅，诸症好转，舌苔黄腻见净，纳大增。仍守方进3剂，痞消便畅，诸症均缓解。再以此方合四君子汤以善其后。

【简介】何晓晖，生于1952年，江西东乡人，毕业于上海中医药大学。江西中医药高等专科学校校长、党委副书记，中国中西医结合学会消化专业委员会常委，江西省中西医结合学会常委。2006年获全国五一劳动奖章，抚州市拔尖人才，江西省名中医，第三批全国老中医药专家学术经验继承工作指导老师。主持国家、省厅、市科研课题11项，获奖6项。主编著作和全国性教材11部，发表学术论文、译文74篇，申请专利1项。

通信地址：江西省抚州市赣东大道1111号，江西中医药高等专科学校

邮编：344000

13. 槟榔牛黄散（赵国岑）

【组成】大黄12g 槟榔10g 牵牛子10g 陈皮10g 甘草5g

【功效】泻下攻积。

【主治】胃炎等，属胃肠积热之胃脘痛者。症见脘腹胀痛，热毒疮疡，舌苔黄燥，质红或黯红，脉象弦数。

【用法】上药除杂去尘，共为极细面，1次3~5g，1日2~3次，内服。

【方解】方中大黄苦寒，有泻下攻积、消积导滞、清热泻火、祛瘀解毒之功，治胃肠积滞、大便秘结，善于荡涤胃肠实热、消食化积，又有祛瘀生新之能，故为君药。槟榔苦辛温，驱虫消积、行气利水，治气滞、食积；牵牛子苦寒，泻下逐水、祛积杀虫，治胃肠实热积滞、大便秘结、虫积腹痛，与槟榔配伍，能增强君药消食导滞之力，又能去虫积，故二者为臣药。陈皮辛苦温，理气健脾、燥湿化痰，用于脾胃气滞、痰湿咳嗽，能辅大黄消积导滞，治胃肠积滞，又能消痰积，故为佐药。甘草甘平，补益中气，能缓和大黄泻下攻积，损伤正气，苦寒伤胃之弊，故为使药。

【加减】若阳明热盛、胃肠实热积滞，见大便难者，大黄剂量增大，加芒硝；湿盛积于脾胃，见倦怠、浮肿者，加茯苓、白术；食滞纳差、腹胀者，加炒麦芽，炒神曲，炒山楂；虫积腹痛，可选加使君子、苦楝皮、乌梅、南瓜子等；痰湿壅肺，见咳喘者，加杏仁、葶苈子；气滞血瘀，见脘腹胀痛者，君药大黄酒炒，加木香、砂仁、香附、延胡索。

【点评】本方主治胃肠积热证，可作为治疗因不同原因所致积滞病证的基础方。若随症加减，灵活变通，疗效益彰。在用药剂量方面，根据患者体质和病

情，大黄用量可用至 30g 或更多。但其苦寒，性沉降，且能活血祛瘀，故对妇女妊娠、经期和哺乳期忌用本方。

【验案】栗某，男，41 岁。2006 年 2 月 28 日以脘腹胀痛1月余为主诉就诊。病初因饮食不当未及时治疗，逐渐加重。满腹胀痛，口干欲饮，大便燥结，靠药物排便。舌苔黄厚乏津，质稍红，脉弦紧稍数。证属胃肠燥热型胃痛。治以泻下攻积法。用牛黄槟榔散，大黄 15g，加芒硝 10g，木香 10g，砂仁 10g，炒山楂 10g，炒麦芽 10g，改散剂为汤剂。水煎内服 3 剂后便通、痛止、胀消，但有腹部不舒，嘱用原方为散剂，继服 1 周巩固疗效，随访1年，未复发。

【简介】赵国岑，生于 1937 年，河南郑州人，毕业于河南中医学院。河南省中医药研究院主任医师。曾任河南省中医研究所副所长，中华中医药学会第二、三届理事，河南省脾胃病专业委员会主任委员。临床上总结出了"补中气调脾胃治消化，益心气活瘀血治胸痹，健脾土固肾气治消渴，纳肾气调阴阳治不育"36 字治病要诀。著有《赵国岑临证选集》《针药并用治疗慢性萎缩性胃炎》等多部专著，发表数十篇学术论文。

通信地址：河南省郑州市城北路7号，河南省中医药研究院　邮编：450004

14. 楂梅益胃汤（廖金标）

【组成】沙参 30g　麦冬 10g　玉竹 10g　生地 10g　木瓜 10g　山楂 15g　石斛 12g　山药 15g　甘草 6g　乌梅 12g　白芍 12g

【功用】酸甘化阴，养阴益胃。

【主治】慢性胃炎，属脾阴不足，胃土燥热者。症见胃脘嘈杂，似饥似辣，似痛非痛，食已即饥，一食即饱，口干舌燥，少苔、无苔或花剥苔。

【用法】水煎服，每日 1 剂，早晚各服 1 次。

【方解】方中以叶氏益胃汤（沙参、麦冬、玉竹、生地）为主，滋阴养胃；配合白芍、甘草酸甘化阴，滋养胃体，即柔肝抑木；加乌梅、山楂、木瓜酸敛和胃消食；配山药、石斛，乃为养阴敛液，扶脾悦胃之良药。

【加减】胃脘胀痛者，加调气不伤阴之佛手片、代代花、萼梅花等；大便秘结，加火麻仁、瓜蒌仁、黑芝麻；疼痛偏气分者，加川楝子、香附；疼痛偏血分者，加延胡索、丹参；舌光红无苔者，用乌梅、山楂、木瓜、白芍之类以酸敛养胃；合并胃黏膜糜烂者，加蒲公英、白及；合并胃息肉者，加薏苡仁、山慈菇；在病理检查中发现肠上皮化生者，加半枝莲、石见穿、石打穿，忌大苦大寒、燥热刚烈之品。

【验案】林某，女，44 岁。胃脘隐痛，嘈杂如饥，大便干结，形体消瘦，气短乏力，月经超前涩少，脉虚细而弱，胃镜检查为"慢性萎缩性胃炎"。证属肝胃阴虚，以滋敛合化，滋阴养胃为治，药用石斛 15g，麦冬 10g，玉竹 10g，生地 10g，火麻仁 10g，南沙参 15g，白芍 18g，乌梅 10g，山楂 12g，玫瑰花 10g，百合 12g，佛手 10g。用上方加减调理半年，诸证悉平。

【简介】廖金标，生于 1938 年，江西南昌人。教授，主任中医师，省名中

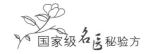

医，国家级名中医。现任中华老年医学会消渴病专业委员会委员，省中医学会常务理事，省中医抗癌协会副会长。擅长治疗中医内科心脑血管病、中风、血液病、糖尿病、肝硬化、肿瘤及男女不孕不育症。著有《廖金标医案医话》，发表论文50余篇。

通信地址：南昌市文教路529号，江西省中医药研究院　邮编：330077

15. 加减半夏泻心汤（李永成）

【组成】清夏15g　干姜10g　黄连4.5g　木香6g　枳壳15g　厚朴10g　大腹皮15g　焦四仙60g　延胡索10g　佛手10g

【功效】平调寒热，理气通滞。

【主治】慢性胃炎、食管炎、胃溃疡、十二指肠壶腹部溃疡，属寒热错杂，夹各种郁滞者。症见胃脘痛、胀满、堵闷、嗳气、纳呆等；舌黯有裂纹，苔白腻，脉弦，或右关无力，或左关有力。

【用法】水煎服，每日1剂，早晚各服1次。

【方解】清夏、干姜辛开散郁以祛寒，黄连入胃，苦寒降泻以除热，共奏平调寒热，调和升降之机，使脾胃得复其功能；木香、枳壳、厚朴、大腹皮均可入胃通滞；焦四仙消导积滞；延胡索、佛手以温通止痛。诸药合用，共奏平调寒热，理气通滞之功。

【加减】挟郁胁肋痛满，加香附15g，郁金10g，青陈皮10g；郁而化热、胃脘灼热，加左金丸、黄连各10g，吴萸3g；挟虚面色㿠白、缺气乏力、大便溏，加补益中气之品，太子参30g，白术10g，茯苓15g；挟寒胃脘冷痛，重用干姜15g，良姜10g，香附15g；挟阴虚口干、舌红少津液，加天冬15g，百合15g，花粉30g；挟瘀血胃脘刺痛、舌黯有瘀斑，加五灵脂10g，炒蒲黄10g；挟湿纳呆、口干不欲饮、舌苔厚腻，加苍术10g，佩兰10g。

【点评】本方以平调寒热、理气通滞为法，用药常念胃喜柔润、脾喜香燥的习性，寒热之药不可太过；本病脾胃受损、气血生化不足，常见气血亏损，故理气不可过，务使清阳得升。

【验案】王某某，女，37岁，2001年9月30日初诊。患者胃痛、胀满、纳呆，得寒、得热均加重，夜寐欠安，二便可，舌黯苔薄白、脉弦。胃镜：慢性胃炎，Hp（＋）。治则：平调寒热，舒肝和胃。处方：清夏15g，干姜10g，黄连3g，青、陈皮各10g，木香6g，枳壳10g，厚朴10g，大腹皮15g，焦四仙60g，延胡索10g，佛手10g，蒲公英15g。连服半月，诸证悉减，后守法取药3月余，诸证已解，兼调情志、避寒热，半年后胃镜复查，胃炎已愈。

【简介】李永成，生于1944年。天津中医学院第二附属医院主任医师。擅用补中益气汤、半夏泻心汤等名方，擅治眩晕、胸痹、胃脘痛等病。编写了《汉英中医辞海》部分内容，编著了《中国人的养生之道》等著作，发表的《阳虚型高血压治验体会》获1995年全国中医高血压学术大会一等奖。

通信地址：天津市河北区王串场真理道2号路，天津中医学院第二附属医院邮编：300150

16. 健脾饮（徐富业）

【组成】党参 25g（或人参 9g） 白术 12g 茯苓 30g 淮山药 30g 陈皮 5g 神曲 9g 鸡内金 10g 玫瑰花 6g 炙甘草 5g 砂仁 4g 山楂 10g

【功效】补脾益气，助运行气。

【主治】各种慢性胃炎，以及胃、十二指肠壶腹部溃疡等慢性病变，属脾胃气虚，运化力弱者。症见脘腹隐隐疼痛，脘痞腹胀，纳食减少，口淡乏味，少气懒言，四肢倦怠，面色萎黄，神疲乏力，大便溏泻或食谷不化，每因进食生冷油腻及不易消化的食物而加重，舌质淡苔白，脉沉细弦。

【用法】水煎服，每日 1 剂，早晚各服 1 次。

【方解】方中以四君子汤为底方，加山药以求甘温健脾益气；少许陈皮理气助运；砂仁调中行气醒脾，与陈皮配对治疗胃脾气滞并治便溏腹痛；鸡内金、山楂、神曲等开胃消食，导行积滞；脾虚易泄泻，故选玫瑰花收涩止泻，并能舒肝和胃止痛。

【加减】如服药 1 周仍未缓解，引起肝气不舒，导致胃痛连及胁痛，再加素馨花 6g，合欢皮 6g，舒肝和胃缓痛；久服口干舌燥，胃脘有轻微灼热感，加川楝子 6g，延胡索 9g；脾虚挟湿腹泻重者，加薏苡仁 25g，扁豆 25g，石榴皮 15g；乏力气短，中气不足者，加黄芪 15g；纳呆脘痞明显者，加枳壳 9g，并重用焦白术；兼有嗳气泛酸者，加瓦楞子 20g。

【点评】本方治证，以脾胃气弱为因，食积不化，阻滞不通则痛为果。故治因为本，治标为次，单一治标运化难复，单一治本，运用大剂量补益药，急于求成，会反得其果。故徐氏亟须运用"动静并治"之理，用四君子汤补气补脾作为"静"与"守"药，用助运消导行气之类作为"动"与"走"药，如此动静结合，久病则已，盖因脾胃虚多，气滞较少，故组方"静"药大于"动"药，诊察虚滞关系，予以调动动静平衡为目的，方奏显效。此方若加疏肝、柔肝药，还可治疗肝郁脾虚，肝郁脾湿证。

【验案】张某某，女，58 岁。于 2006 年 8 月 27 日就诊。患者反复胃脘部隐隐疼痛 2 年，再发症状明显 1 周，来门诊求治。西医做胃镜检查：慢性浅表性胃窦炎；胆汁返流性胃炎。长期服药无效。诊见：胃脘隐隐作痛，时或胀痛，疼痛无节律，伴有泛酸，欲吐，兼见食欲不振，纳谷无味，大便稍溏，形体较瘦，面色萎黄，舌质淡，苔白，脉沉细略弦。中医辨为脾胃虚弱证；予以健脾饮加海蛸 12g 治疗。服药 1 周，症状缓解，大便溏，日 2~3 次，无黏液脓血，加淮山 30g，扁豆 25g。再服 1 周，食欲增加，大便成形，日行 1 次。随后守首次方适量增减，连服 1 月余，胃痛消失，自觉一切良好，停药半个月，因饮食不节，偶有胃胀，在原方基础上，随证变通，诸症豁除。

【简介】徐富业，生于 1939 年，广西玉林人。全国名老中医。曾任广西中医学院第二附属医院、广西中西医结合医院院长，广西中医学院临床医学系主任。现任中华中医药学会内科分会委员，中华中医药学会肝胆病技术顾问、肺系病常务委员，广西中医药学会技术顾问，广西中医药学会内科学会技术顾问。擅治中医内科

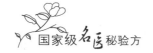

胃肠病、肝胆病、肺系病以及内科疑难杂症，独创"动静并治法"治疗内科各种病证，发表论文50余篇，合编、审编《肝病论治学》等著作6部。

通信地址：广西南宁市华东路10号　邮编：530011

17. 五花芍草汤（魏长春）

【组成】佛手花 6g　扁豆花 6g　绿梅花 6g　玳玳花 6g　厚朴花 6g　白芍 15g　甘草 5g

【功效】养阴清热，和胃生津。

【主治】慢性萎缩性胃炎、胃及十二指肠溃疡，属阴虚者。症见脘腹灼热或隐痛，嘈杂，饥不欲食，口燥咽干，大便燥结，舌红少津，苔薄黄或舌光无苔，脉细数或细弱，甚则食难下咽，干呕呃逆。

【用法】水煎服，每日1剂，早晚各服1次；10日为1个疗程，连服10日休息2日，服2~3个月。

【方解】方中佛手花、扁豆花、绿梅花、玳玳花、厚朴花诸花类药，质地轻，气味薄，养阴柔肝，开胃生津，柔而不刚；芳香理气，化湿和中，其性不燥；清热凉血，止血缓急，无碍胃气。而白芍、甘草相配酸甘化阴，提示它们能促进胃液分泌，且药理研究证明，白芍有明显的镇痛作用，配甘草协同抑制胃平滑肌运动而起到止痛、抗炎、预防胃溃疡作用，故二者可谓辨证与辨病兼顾之品。诸药合用，共奏养阴清热，和胃生津之功。

【加减】合并溃疡，加白及、海螵蛸收敛止血，促进溃疡愈合；肠上皮化，加太子参、生黄芪补脾益气，增强免疫，促进胃黏膜上皮肤组织再生，加浙贝、白花蛇舌草清热解毒，软坚化痰以防癌变；癌变，加穿山甲、三棱、莪术、白花蛇舌草，解毒化瘀抗癌。

【点评】慢性萎缩性胃炎多见于阴虚证，本方以养阴清热、和胃生津为主要功能，故同样也可用于胃及十二指肠溃疡，胃神经官能症及部分食管或胃肿瘤等属于阴虚证者。以五花芍草汤为基本方，诸药为伍，随症加减，养阴清热，切中病机，故均可获得满意疗效。

【简介】魏长春，生于1898年，逝于1987年，浙江宁波人。曾任中华全国中医学会浙江分会副会长、顾问，浙江省政协常委，浙江中医院副院长等职。早年以治外感时病为擅长，后又致力于内伤杂病之调治，尤精于脾胃、肝胆疾病。对摄生颐寿、饮食保健亦有所研究和阐发。主要著作有《魏长春医案》《魏长春临床经验选辑》《中医实践经验录》等，并留有遗稿《诊治提要》等多种。

原通信地址：杭州市邮电路54号，浙江省中医院　邮编：310006

18. 胃肠合剂（徐富业）

【组成】党参 20g　白术 10g　茯苓 25g　砂仁 9g　法半夏 12g　陈皮 6g　广木香 9g（后下）　川黄连 6g　黄芩 6g　葛根 20g　神曲 9g　白芍 20~30g　玫瑰花 9g　甘草 6g

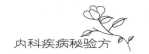

【功效】健脾和胃，清除湿热。

【主治】慢性胃炎、慢性肠炎属脾虚大肠湿热者。症见胃脘虚痛，下腹灼热胀痛，食冷则胃痛，食辛辣则腹胀，大便稀烂，日行3~4次，多则5~6次，排便不畅，肛门不舒，时见脘腹同时作痛；每因饮食无节，起居不顺，症状易见；舌质淡，苔黄厚，脉弦滑，重按力弱。

【用法】水煎服，每日1剂，早晚各服1次。

【方解】本方由《医学正传》香砂六君子汤和《伤寒论》葛根芩连汤合方加味而成。香砂六君子汤（党参、白术、茯苓、砂仁、法半夏、陈皮、广木香、甘草）健脾益胃，以助运化；葛根芩连汤（葛根、黄芩、黄连、甘草）清解大肠湿热；白芍合甘草缓急止痛；神曲消食健脾止泻；玫瑰花收敛止泻又止痛。诸药合用，共奏健脾和胃、清除湿热之功。

【加减】兼气滞偏热，加川楝子10g，延胡索10g；胃虚兼寒，加干姜10g；食滞，加山楂10g，麦芽30g；肝火，加吴茱萸4g（取左金丸之意）；兼见血瘀，加桃仁10g，红花6~9g；呕吐，加藿香10g，佩兰10g。

【点评】本证因脾胃虚弱为本，大肠湿热为标，中虚下热，虚实夹杂并存，故治宜上下兼顾，胃肠同治。拟方运用"动静并治"，以香砂六君子汤中四君子汤作为"静"药，以葛根芩连汤作为"动"药。即凡具有辛、散、泻、利、清、活等动、走作用之药，统称为"动药"，凡具有酸、涩、温、补、滋养之药称为"静"药，如此动静结合，达到体内动静均衡，即"动"药和"静"药合理适度，协调人体相对动静平衡状态，故使重笃顽疾康复。

【验案】马某某，女，48岁。于2003年7月8日就诊。患者诉反复上腹部、下腹部疼痛3年余，再发症状加重，慕名求医。诊见：胃脘部隐痛，下腹胀痛，自觉胃脘空虚感，上腹按之痛缓，左下腹按之痛甚，但无反跳痛，伴嗳气、欲吐，大便溏烂，日行5~6次，量少，排便不爽，舌质淡红，苔黄白相兼厚腻。曾到多家医院及个体诊所诊治，服西药消炎药、止痛药，以及服中药均无效，诊时天气炎热，气温35℃~36℃，身着长袖厚外衣，仍觉怕冷，但无外感表证。面色萎黄，形瘦目陷，精神萎靡，诉语低沉无力。曾到市某医院做胃镜检查，诊断为"慢性浅表性胃窦炎"；肠镜报告：慢性结肠炎，胃肠均未发现肿物。徐氏深究病情复杂，本体虚弱，中阳不振，下焦肠腑湿热困扰，应胃肠同治。辨为脾胃虚挟湿热证。选用自拟胃肠合剂试治，用药1周，果然见效，服药舒适，症状大减，药扣病机，原方适当增损，坚持服药月余，效果显著，随后继服2个月，诸症悉除，体重增长10kg，面色红润，精神奕奕。经过整体系统动静并治后，效果满意，2004年5月"CCTV4：中华医药"采访报道，病人自述一切如常，体健复康。

19. 柴芍和胃汤（张镜人）

【组成】柴胡10g　炒白芍10g　水炙甘草6g　生白术10g　桔梗10g　平地木10g　徐长卿10g　连翘10g　八月札10g　制香附10g

【功效】调肝和胃，健脾运中。

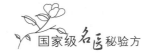

【主治】慢性胃炎。

【用法】水煎服，每日1剂，早晚各服1次；连续服药3个月为1个疗程，症状好转或消失者，仍应继续服用一段时间，巩固疗效。

【方解】张老拟定的柴芍和胃汤乃宗《伤寒论》的白芍甘草汤、《和剂局方》的香苏散、《景岳全书》的柴胡疏肝散。主要以白芍、甘草缓急安中；苏梗、香附和胃理气；柴胡、白术调肝健脾；《素问·藏气法时论》曰："肝欲散，急食辛以散之，用辛补之，酸泻之。"白芍酸收，苏梗的辛香亦有敛木散肝的功能；增入清热的平地木、连翘，止痛的徐长卿，疏肝理气的八月札，寓温凉通补于一炉，以符衡平之旨，庶几缓缓图功。

【加减】痛甚，加九香虫、炙延胡索；胀甚，加青陈皮、枳壳、佛手片；嗳气，加旋覆花、代赭石；胃酸缺乏，加陈木瓜、炙乌梅；嘈杂得食可缓，加香扁豆、炒山药；便溏，加炒六曲、焦楂炭；便秘，加全瓜蒌、望江南；出血，加当归炭、仙鹤草、白及片、参三七粉；气虚，加孩儿参、六君子丸；阴虚，加南沙参、川石斛；舌质紫或边有瘀点，加当归、丹参等。

结合胃镜和病理检查可加减用药：在临床上若见胃脘灼热疼痛、口苦、嘈杂、苔黄腻等肝胆郁热者，胃镜常提示胃黏膜充血、糜烂较重，或见胆汁返流。胃黏膜充血、水肿糜烂，可选加丹参、芙蓉叶、蒲公英；胆汁返流，加旋覆花、代赭石等。若见乏力、面色萎黄、胃脘隐痛、饥时痛甚、得食则缓、嗳气、腹胀、便溏等脾虚症状者，常伴有十二指肠球炎或溃疡，以及胃黏膜脱垂等，可选加党参、黄芪补中益气。若见胃酸缺乏，脘部灼热，常示腺体萎缩，选用陈木瓜、炙乌梅。病理诊断为肠腺化生或见间变上皮细胞者，加白英、白花蛇舌草等药。据初步观察，芙蓉叶对糜烂性胃炎，白花蛇舌草对肠腺化生，可获得较好的疗效。

【点评】经用本方治疗38例慢性胃炎患者做治疗观察，临床症状大多在2~3周后渐见减轻，1个疗程后，可望基本消失，其临床总有效率为81.6%。对脘痛、胀满、嗳气、泛酸等症状改善较快，其他症状如口苦、口干、灼热、便秘、泛恶等，亦均有不同程度的改善或消失。患者继续治疗一段时间可获得更好的效果。

20. 百合荔楝乌药汤（程绍恩）

【组成】生百合40g　川楝子20g　荔枝核15g　乌药15g

【功效】养阴和胃，理气止痛。

【主治】慢性胃炎、消化道溃疡，属阴虚气滞者。症见胃脘痛，腹胀，恶心，吞酸，食少纳呆等。

【用法】水煎服，每日1剂，早晚各服1次。

【方解】方用百合润肺养阴，《本经》称其能治"邪气腹胀心痛"，肺气降则诸气皆降；川楝子疏肝行气；乌药理气止痛；荔枝核不仅擅治疝气、睾丸肿痛，而且对胃寒气滞的疼痛有较佳疗效。诸药合用，共奏养阴和胃，理气止痛之功。

【加减】腹胀，加枳实、麦芽、香橼皮；胁胀，加郁金、木香、青皮；嗳气，加木香、莱菔子；痛甚，加白芍、甘草；刺痛，加蒲黄、五灵脂；吐酸，加川黄连、吴茱萸；恶心，加藿香、陈皮；口渴饮冷，加石膏；口干不欲饮，加麦冬、生地、玉竹、玄参；食少，加山楂、神曲、麦芽；气短乏力，加党参、桂枝；腹泻，加白术、茯苓；便秘，加火麻仁。

【点评】本方为胃痛而设，是简便廉验的经验方，用之临床，常获良效。在治疗期宜忌腥冷、辛辣及油腻食物；避免过劳及情志所伤。

【验案】李某某，男，45 岁。胃部隐痛，时轻时重已 4 年余，曾服用多种中西药，一直未愈，近1月加重。顷诊胃痛隐隐，口燥咽干，渴而不饮，食量渐减，食后作胀，食辛辣之品痛甚，头晕乏力，两目干涩，视物昏花，五心烦热，面色萎黄，舌红无苔，脉细数。胃病日久，胃阴被伤，失于濡养，气滞作痛。方用百合荔楝乌药汤加减。药用：生百合 40g，川楝子 15g，乌药 15g，白芍 15g，甘草 15g，麦冬 15g，玉竹 15g，生地 15g，沙参 20g，生麦芽 30g。3 剂。药后胃痛已止，诸症悉减，唯便干，手足心热。予上方加胡黄连 15g、银柴胡 15g、地骨皮 15g，继服 3 剂痊愈。

【简介】程绍恩，生于 1929 年，吉林九台人。长春中医药大学教授，曾任长春中医药大学内经、中医基础、中医诊断教研室主任，吉林省中医学会理事，长春市中医学会常务理事。从事中医教学 30 余载，临床医疗 50 余年，对各种疑难重病积累了丰富的治疗经验。研发小儿肺宝、理气舒心片、肝炎系列药等 10 余种中药新品，疗效显著。编著中医理论与临床学术著作 20 余部，发表学术论文 80 余篇。

通信地址：长春中医药大学　邮编：130117

二十三、胃及十二指肠溃疡

1. 健胃散（郭谦亨）

【组成】鸡子壳 80g　甘草 20g　川贝母 20g　佛手 20g　枳实 20g

【功效】理气解郁，制酸健胃。

【主治】胃及十二指肠溃疡，属胆胃不和，气机阻滞者。症见上腹隐隐作痛，进食缓解，饥则痛显，痛处固定，发作规律，或灼热嘈杂，脘闷腹胀，恶心呕吐，嗳气吞酸。

【用法】鸡子壳拣去杂质，洗净烘干，枳实放麸上炒至微黄色，同其他药共研成细粉，放入玻璃瓶内贮存备用。每日饭后1小时，调服 4g。

【方解】胃及十二指肠溃疡，中医属"胃痛"之一。其病位在上腹（偏右）或当"心窝"处，多由胆胃不和，气机阻滞，以致邪郁胃脘。本方功能理气解郁、和中健胃。其中鸡子壳制酸消饥止胃痛，止血敛疮治反胃；甘草和中护胃，缓急止痛。据药理研究，前者含碳酸钙、磷酸钙有制酸作用；后者能使胃酸高者降、低者升而起调节作用，其浸膏对"消化性溃疡"有抑制作用。二者相偕，更增强制酸和保护黏膜作用而敛疮，亦属辨病用药之列。再合浙川贝母之辛散苦泄、开郁散结，佛手、枳实之理气解郁、降浊升清，既可使木郁解而不克胃，又能防甘草之甘

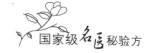

腻壅滞，合为治脘痛、泛酸之通用方。

【加减】疼痛势急，心烦易怒，嘈杂口苦，舌红苔黄燥，为热郁，加石膏20g，大黄15g，芦根20g，川楝子12g；痛而喜暖，肢凉乏力，舌淡苔白，为虚寒痛，加黄芪40g，白芍20g，肉桂10g；痛处固定，拒按，舌紫脉涩，为血瘀，加丹参30g，郁金15g，三七15g，桃仁15g；兼有黑便，或便血，加大黄20g，三七15g，花蕊石15g，地榆炭20g，延胡索15g。

【点评】本方药少、平和，舒肝理气、制酸、护膜，且散剂调服，故最宜胃病。堪称简、便、廉、验之方。此方经数十年临床应用，治例甚多，效亦称著。然而，疾病是不断变动进退的，脘痛也一样，此证初起多实，久则寒热交错，虚实间见。始则在经多气滞，久则入络血亦瘀，故又必须辨明虚实、寒热、气血而随症加减。

【简介】郭谦亨，生于1920年，陕西榆林人。郭氏出身中医世家，幼承庭训，并从医于当地名医。曾任陕西中医学院温病教研室主任兼中医基础理论研究室副主任、医疗系副主任，中华全国中医学会陕西省分会一、二届理事等职。陕西中医学院教授，主任医师，河南仲景国医大学名誉教授。擅长内科，尤精于脾胃病的诊治。

通信地址：陕西省咸阳市陈阳寨世纪大道，陕西中医学院　邮编：712046

2. 脘腹蠲痛汤（何任）

【组成】延胡索9g　白芍12g　川楝子9g　生甘草9g　海螵蛸9g　制香附9g　蒲公英20g　沉香曲9g　乌药6g

【功效】行气疏郁，缓急止痛。

【主治】急慢性胃炎、胃及十二指肠溃疡、胃神经官能症、慢性肠炎、慢性胆囊炎、胆石症、慢性胰腺炎、内脏植物神经功能紊乱等病，属肝脾（胃）气血不调者。症见脘腹疼痛或连及胁肋等。

【用法】水煎服，每日1剂，早晚各服1次；或将上药研末为散，开水吞服。

【方解】朱丹溪曰："气血冲和，万病不生，一有怫郁，诸病生焉。"引起脘腹痛的病因有多种，但气血郁滞则一。气血郁滞，责之于肝。《素问·至真要大论》有"木郁之发，民病胃脘当心而痛"。故肝胃气郁则脘痛，肝脾气郁则腹痛，并且均可连及胁肋，以其部位为肝气所郁也。本方即抓住肝胃（脾）气郁这一关键病机，方中除首选治"心痛欲死"的延胡索外，并辅以乌药、香附、沉香曲，降气行气止痛；"肝苦急，急食甘以缓之"，故方中入白芍、甘草，酸甘化阴，缓急止痛，与理气之品相伍，既疏肝气，又缓肝急，一散一收，相辅相成，切中治肝要旨，故取效甚捷；川楝子、蒲公英，清热解毒，疏肝行气，二味其性寒凉，与温性的沉香曲、乌药配伍，寒温并用而专理气血。诸药合用，共奏行气疏郁，缓急止痛之功。

【加减】脘腹疼痛并有泛酸呕吐者，可酌加姜半夏9g，吴茱萸3g；噫、嗳气多者，可加越鞠丸（包煎）15～30g。

【点评】本方名曰"脘腹蠲痛汤"，旨在止痛，验之临床确收良效。从临床上看，许多脘腹痛都是寒热错杂的。本方即有性偏寒凉的川楝子、蒲公英，又有属于温性的沉香曲、乌药，寒温并用而专理气血，因而适应面较为广泛。但药多香燥，易伤阴耗气，故应中病即止，不可久服。方中蒲公英为清热解毒佳品，何氏认为，此药味甘性寒，除用于乳痈及疮疡之外，用以治胃，常能起养护之作用，故凡脘痛偏于热者，亦可加大剂量至30g，每获良效。

【验案】罗某，男，35岁，职员。1989年4月25日初诊。曾患十二指肠壶腹部溃疡，经常胃脘作痛，空腹时为甚，亦常于午夜痛醒；苔微腻，脉弦。先予蠲痛：延胡索9g，白芍12g，川楝子9g，乌药9g，制香附9g，海螵蛸9g，蒲公英20g，沉香曲12g，3剂。服药后痛即缓解，再服5剂巩固。

3. 溃灵散（孔昭遐）

【组成】乌贼骨（去硬壳）120g　白及60g　黄芪50g　当归30g　浙川贝母30g延胡索40g　炙乳香、炙没药、黄连各20g　生甘草20g

【功效】制酸止血，解痉止痛，补托生肌。

【主治】胃、十二指肠溃疡病，或合并上消化道出血，浅表性或肥厚性慢性胃炎，属气滞血瘀者。症见脘胀疼痛，或持续刺痛，有呕血或黑便史。舌质紫黯，或有瘀斑，脉弦。

【用法】共研细末，过100目筛。每次3g，饭前半小时至1小时空腹开水送下；如半夜发胃痛者，可于临睡前加服1次。

【方解】方中乌贼骨有制酸止血作用；延胡索解痉止痛；炙乳、炙没药行瘀止痛；黄芪、当归、川贝母补托生肌；甘草和中缓急止痛；黄连可抗菌消炎，乃因胃炎和溃疡病多与幽门螺杆菌感染有关，白及既能止血，又有成膜作用，可以保护胃黏膜，其质黏粘，又有利于其他药物吸附于胃壁，延长作用时间，二味又属辨病用药。全方既可制酸止血、解痉止痛，以改善症状，抗菌消炎以祛除病原；又有补气和血，托里生肌，促进溃疡愈合的作用。

【加减】胃痛甚者，加白芍；胃胀甚者，加木香；胃中灼热者，加黄芩；舌苔厚腻者，加炒白术、茯苓。

【点评】本方治疗胃、十二指肠溃疡病疗效可靠，浅表性或肥厚性慢性胃炎亦可参考应用。曾总结胃、十二指肠溃疡病合并上消化道出血148例，均获良效，全组无1例因止血失败而手术或死亡。

【验案】田某，男，42岁。1972年12月15日入院。患者因上腹部疼痛伴黑便3天入院，大便匿血反应强阳性，胃肠钡餐透视示十二指肠溃疡伴胃黏膜脱垂。入院后先予白及粉3g，1日3次，以塞流止血，继用溃灵散3g，3次1日，以澄源治本。治疗28天，诸症皆消，复查胃肠钡餐透视，十二指肠溃疡已愈合。以后数年凡觉胃痛不适时，即配服溃灵散，症状即可缓解。2000年4月10日因上腹部不适做胃镜检查，示慢性浅表性胃炎，十二指肠壶腹部变形，未见溃疡复发。

【简介】孔昭遐，出生于1934年，浙江宁波人。求学于苏州中国针灸学研究社，后随陆善仲老师转至安徽医学院实习，出师留校后又毕业于安徽医学院医学系夜大本科。曾任安徽医科大学中医学教研室主任兼附属医院中医科主任、烧伤科副

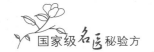

主任、安徽省中医药学会内科分会理事。安徽医科大学教授、附属医院中医科主任医师。从事中医医疗、教学、科研工作近50年，为全国名老中医，安徽省首届名中医，安徽医科大学中医学教研室和附属医院中医科奠基人之一。编写了《中医基础理论》《针灸学讲义》《中医内科学》等多种教材，主编或合编《中医外科学》等专著6部，发表学术论文50余篇。

通信地址：安徽省合肥市安徽医科大学校园宿舍25幢104室　邮编：230032

4. 溃疡愈合汤（唐江山）

【组成】黄芪30g　白及15g　生地榆15g　海螵蛸30g　浙川贝母10g　白芷10g延胡索15g　丹参15g　乌药10g　白白芍15g　炙甘草10g

【功效】健脾助运，活血抑酸。

【主治】胃或十二指肠溃疡，属胃络失养或受损者。胃脘隐痛，空腹痛甚，得食痛减，嗳气泛酸，纳呆食少，舌黯红，苔薄白，脉缓。

【用法】水煎服，每日1剂，早晚各服1次。

【方解】方中黄芪补益中土，温养损伤脾胃，可增强保护因子，对空腹辄发胃痛，得食可缓，用之最宜；白及消肿生肌，促进病灶愈合；生地榆生肌敛疮，对溃疡病的壁龛有护膜疗疡之功；海螵蛸、浙川贝母中和胃酸、平复溃疡；白芷"通经理气而疏其滞"，畅通胃气，消肿止痛；延胡索疏肝理气，和胃止痛；丹参祛瘀止痛，破宿血生新血；乌药行气止痛，对胃肠平滑肌有双重调节作用，还能增加消化液的分泌；白芍配甘草缓急止痛，消除痉挛，且甘草对治疗胃、十二指肠溃疡有较好的近期疗效，尤其对活动期有疼痛症状者疗效更佳。诸药合用，辨证与辨病结合，共奏健脾助运，活血抑酸之功。

【加减】脾胃虚寒，加桂枝、荜澄茄；肝胃郁热，加素有"疮家之最"美称的蒲公英，有清胃定痛作用，善疗胃热脘痛；寒热夹杂，加干姜、黄连；胃阴亏虚，去白芷，加百合、麦冬；肝郁气滞，痛连胸胁，加柴胡、青皮；肝阴不足，加枸杞子、绞股兰；胃蠕动减慢引起胃脘胀痛，加枳壳、厚朴；湿浊阻胃，加薏苡仁、白蔻仁、佩兰；胃黏膜脱垂，加升麻、党参；幽门关闭迟缓、胆汁返流，加郁金、砂仁；瘀血阻络引起呕血便黑，去白芷、延胡索、丹参、乌药，属热迫妄行出血者加马勃，用于溃疡病出血既能疗疮，又可止血；属气虚出血，加西洋参（兑服）、阿胶（烊服）；大便秘结属虚者，加火麻仁、肉苁蓉，属实热者加大黄（便通即止）。

【点评】消化性溃疡主要由于脾胃本虚，病机变化由气及血，也因胃酸分泌增强刺激溃疡面有关，治以健脾益胃，理气活血，抑酸护膜为大法。本方标本同治，从而可达消除症状，促进溃疡愈合，减少溃疡复发之疗效。

【验案】曾某某，女，37岁。2003年1月5日初诊。上腹疼痛，咽痛，小腹痛，经市、省级医院检查，诊断十二指肠溃疡、慢性咽炎、尿道炎。经中、西药治疗，症状反复，其效不著。细审其证，胃脘疼痛，饥时尤甚，烧心泛酸，进食痛缓，面黄形寒，咽干痛作咳，小便混浊，溲后少腹灼痛，大便2日来见棕黑色，隐血检查（++++），舌质嫩红，苔前薄白，根厚浊，脉细缓。综合脉证，此阴阳两虚为其本，血瘀伤络，湿热残留为其标，治以调和阴阳，护膜止血，佐以清热通淋。处方：黄芪 30g，桂枝 6g，白芍 20g，甘草 10g，马勃 5g（布包），玄参 15g，海螵蛸 30g，浙川贝母 10g，生地榆 30g，白及 30g，蒲公英 20g，三七粉 5g（研粉末冲服）。服药 4 剂，胃痛减轻，大便色转黄，咽喉稍舒，小便仍浊痛。宗效不更方，继服 6 剂，大便隐血检查 3 次阴性，咽喉得舒，干咳止，小便正常，原方去玄参，加生晒参 10g。连服 20 剂，诸症悉除，食量增进，体重由 44kg 增至 52kg。胃镜复查提示浅表性胃炎。

5. 柴百连苏饮（王行宽）

【组成】柴胡 10g　百合 15g　黄连 4g　吴茱萸 4g　蔻仁 6g　苏叶 6g

【功效】疏肝和胃，左金平木。

【主治】消化性溃疡、慢性胃炎，属肝胃不和者。症见胃脘胀痛不适，连及两胁，攻撑走窜，纳呆，或伴见嗳气、泛酸；或兼见腹胀，大便软溏不畅。舌苔薄白或薄黄，脉弦。

【方解】宗清·叶天士《临证指南医案》提出的"安胃和肝"之法，方中柴胡疏肝解郁，条达肝气，不使肝气横逆犯胃，为君药；黄连、吴茱萸相配为左金丸之意，取其寒温并用、辛开苦降、清肝泻火、疏肝和胃之功效；黄连、苏叶相伍，为薛生白连苏饮，黄连清湿热，以苦降胃火上冲，苏叶味甘辛而气芳香，通降肺胃之气，二者苦辛通降，寒温并用，用以疏通气机，降逆和胃。苏叶、百合合用，宣肃肺气，令金行左位，使肺司治节而起制木之能，达左金平木之意，四药共为臣药；蔻仁芳香化湿，醒脾和胃，而为佐使。诸药合用，共奏疏肝和胃，左金平木之功。

【加减】如寒偏盛，黄连用 2~3g；热偏盛，黄连用 5~6g，或加用黄芩；若伴有大便秘结者，去蔻仁之温燥；若伴见大便溏稀者，可合用痛泻要方；痛甚者可加用金铃子散。

【点评】凡肝气犯胃之胃脘痛无论或寒或热，本方均宜。该方运用于临床，每获良效。曾观察 120 例胃脘痛患者（符合消化性溃疡、慢性胃炎及中医肝胃不和证者），有效率达 86.7%，且有较好的消炎、杀灭或抑制幽门螺杆菌、降低胃张力、抑制胃排空亢进、调节胃蠕动、促进溃疡面愈合等作用。另外，该方加乌药 10g，川楝子 10g，太子参 10g，甘草 3g，名为连苏畅中饮，对功能性消化不良及糖尿病胃轻瘫有良好效果。

【验案】邓某，女，41 岁。因脘腹反复疼痛近 10 年，加重 4 月，于 2003 年 9 月 23 日就诊。就诊时脘腹疼痛，嗳气，泛酸不多，纳少，口微干，肠鸣，大便软溏，日 3~4 次不等，舌淡红，苔薄黄，脉弦缓。胃镜、肠镜分别示慢性胃炎、慢性结肠炎。胃痛、久泻之疾，治宜疏肝和胃、左金平木，方拟柴百连苏饮合痛泻要方加减：百合 15g，苏叶 6g，川连 4g，吴茱萸 3g，蔻仁 6g，太子参 10g，防风 8g，白术 10g，白芍 15g，葛根 20g，炮姜 8g，广木香 5g，神曲 10g，炙甘草 5g。服药 14 剂后，脘腹疼痛已除，大便转为日一行。

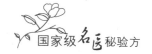

6. 和胃调中汤（何晓晖）

【组成】姜半夏 10g　干姜 3g　黄连 5g　黄芩 10g　党参 12g　吴茱萸 3g　白芍 12g　白术 12g　茯苓 15g　枳壳 12g　丹参 12g　蒲公英 15g　海螵蛸 15g　莱菔子 12g

【功效】和胃健脾，平调中焦。

【主治】胃十二指肠溃疡、慢性胃炎，属寒热虚实夹杂者。症见胃脘疼痛胀闷，灼热嘈杂，嗳气泛酸，咽喉不利，大便不调，舌苔白或黄，脉细弦或缓。

【方解】本方由半夏泻心汤、四君子汤、己戊丸（左金丸加白芍）等方化裁组成，其中半夏泻心汤（半夏、干姜、黄连、黄芩等）辛开苦降，除实补虚，寒热并治；戊己丸（黄连、吴茱萸、白芍）疏肝和脾，清热降逆；四君子汤（党参、白术、茯苓）健脾益胃运湿；再加枳壳、莱菔子理气化滞；丹参理血活血；蒲公英清热健胃；海螵蛸制酸护膜。诸药合用以平调中焦脾胃阴阳、寒热、虚实、升降。

【加减】脘痛明显者，加木香、延胡索；脘腹胀闷甚者，加厚朴、大腹皮；胃冷明显者，加桂枝、制附子；大便干结者，加大黄、虎杖；大便溏薄者，加山药、扁豆；泛酸明显者，加瓦楞子、浙川贝母；嗳气明显者，加旋覆花。

【点评】脾胃疾病多病程长，反复发作，其病机多虚实夹杂，寒热并存，气血同病，湿食同阻，临床表现错综复杂。"治中焦如衡，非平不安"，和胃调中汤以"衡"为法，即寒热并治，攻补兼施，升降相宜，气血同调，湿食同理，以达调和脾胃之效。本方可作为治疗寒热夹杂型胃病的基本方，若辨证准确，效果显著。

【验案】许某，男，40 岁。初诊日期：1998 年 3 月 1 日。近 1 月来胃脘痞胀不适，饥时嘈杂，食后稍舒，喜热食，纳可，胸骨后灼热，大便时结时溏，口干口苦，消瘦，面色萎黄，疲乏无力，舌质红，苔薄黄，脉沉细。胃镜及病理切片诊断为"食管炎、慢性萎缩性胃炎、胃黄色瘤、十二指肠壶腹部溃疡"，西医治疗不显。辨证为寒热并兼，虚实夹杂，气滞血瘀，气阴两虚。治宜虚实同调，寒热并治，益气养阴，化瘀抗化。方予和胃调中汤加减。药用姜半夏 8g，黄连 4g，干姜 2g，吴茱萸 3g，太子参 15g，茯苓 12g，白术 12g，白芍 15g，蒲公英 15g，莱菔子 15g，陈皮 6g，北沙参 12g，五灵脂 10g，石见穿 12g，刺猬皮 10g，7 剂；锡类散 14 支，吞服，每次 1 支，每天 2 次。二诊时胃脘灼热见减，痞胀已缓，精神好转，仍时有口苦，大便时结，舌脉如前。前方去北沙参，加龙胆草 3g，7 剂。三诊诸症见缓，再投前方加减。11 周后，胃无所苦，诸症均消失。胃镜及病理切片复查为"慢性浅表性胃炎"，"萎缩性改变、黄色瘤、溃疡均消失"。再服胃康 4 号丸（院内制剂）1 个月，以巩固疗效。随访 8 年，胃无所苦。

7. 补中生肌汤（俞尚德）

【组成】黄芪 15～30g　党参 12～15g　炙甘草 10～15g　赤芍 10～15g　白及 10g　制乳香 3～5g　当归 8～10g　茯苓 15～30g　乌贼骨 15g　淡吴萸 3～5g

【功效】补中益气，活血生肌。

【主治】消化性溃疡，属脾胃气虚者。症见胃痛隐隐，空腹痛重，得食痛减，食后腹胀，倦怠乏力，神疲懒言，大便溏薄或黑便等。

【用法】水煎服，每日 1 剂，早晚各服 1 次。

【方解】党参、黄芪、甘草，甘温建中；甘草配赤芍即白芍甘草汤，有明显的解痉镇痛作用；白及止血生肌，且能保护溃疡创面；白及、乳香伍用，能对病损黏膜起包裹性的保护作用；当归、赤芍、乳香通络行瘀、活血止痛，能增加微循环灌流量，提高溃疡愈合质量，减少并发症，降低复发率；乌贼骨、茯苓温化痰饮，且茯苓的利尿作用可防治甘草的潴钠而引起的浮肿。诸药合用，辨证与辨病结合，共奏补中益气，活血生肌之功。

【加减】对一些巨型溃疡和难治性溃疡，可加用参三七3g。

【点评】该方治疗消化性溃疡不仅疗效可靠，且不良反应少，复发率低。试用于其他非消化性溃疡，如食管溃疡、结肠溃疡也有较好的疗效。

【验案】陈某，65 岁。2004 年 1 月 12 日初诊。半月来黎明胃痛，偶泛酸，食欲减退，大便正常。苔薄脉弦。3 天前胃镜示：十二指肠壶腹部前壁霜斑样溃疡；幽门管小弯侧 0.8 cm 深溃疡，覆白苔。诊断：幽门管溃疡，十二指肠壶腹部霜斑样溃疡。处方：补中生肌汤加三七粉 3g，14 剂。2004 年 1 月 27 日二诊：餐前及晚间微嘈，不痛，食欲欠佳，大便正常。苔薄滑脉弦。处方加大黄芪量至 40g，14 剂。2004 年 2 月 13 日复诊，诸症均和，苔薄脉弦。原方续服 2 周。胃境复查：十二指肠壶腹部前壁 0.6 cm 浅圆溃疡，原幽门管溃疡已愈合，有瘢痕形成。诊断：十二指肠壶腹部溃疡，幽门管溃疡愈合期，浅表性胃炎。续服补中生肌汤 10 周。再次胃镜复查：未见溃疡，诊为浅表性胃炎。

8. 清胃饮（徐富业）

【组成】川连（打）5g　川朴 10g　法半夏 15g　石菖蒲 9g　芦根 20g　白术 10g　川楝子 10g　延胡索 10g　蒲公英 30g　广木香 9g（后下）　吴茱萸 3g　甘草 6g

【功效】清热除湿，行气止痛。

【主治】胃、十二指肠壶腹部溃疡，急、慢性胃炎等胃肠疾病，属脾胃湿热者。症见胃脘部灼热痛或辣痛、胀痛，嗳气，泛酸，欲吐，口苦，口臭，进餐后痛楚益甚，或兼见食欲减退，脘痛及腹，大便溏烂不畅，或大便溏秘交作等；舌质红，舌苔黄厚或腻，脉弦滑，或弦滑略数。

【用法】水煎服，每日 1 剂，早晚各服 1 次。

【方解】方中黄连清热燥湿；厚朴行气化湿；石菖蒲芳香化浊；法半夏化湿和中；芦根清胃热止吐；白术补脾益气，性温燥湿，助运化并助止呕止泻；广木香行气止痛，醒脾胃；川楝子行气止痛，配合延胡索活血，理气止痛；蒲公英清热解毒；吴茱萸下气止痛，配黄连即左金丸，川连苦寒清火或清热，吴茱萸辛以散郁，协调达到辛开苦降的目的。诸药合用，共奏清热除湿，行气止痛之功。

【加减】溃疡出血或胃炎糜烂出血者，加炮穿山甲 10g，鸡内金 10g，三七 6g，白及 10g；兼见气滞，加合欢花 9g，素馨花 6g；食滞，加山楂 10g，麦芽 30g；痛甚胃气上逆，沉香易广木香 9g；泛酸较多，加海螵蛸 15g，瓦楞子 20g；大

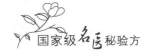

便湿热泄泻者，加黄芩 9g，葛根 20g。

【点评】此方由连朴饮化裁，为脾胃湿热基本方，若治疗胃肠湿热症状，兼见胁痛肝胆湿热证（急、慢性乙肝），也是临床选择良方之一。方中配入金铃子散专治热性脘腹痛，镇痛效果确实可靠，连朴饮中已备川黄连，其实加吴茱萸，即成左金丸。黄连苦寒清热，稍佐吴茱萸辛以散结，郁散则火热随之则泄，吴茱萸味辛，气味浓郁，性大热，故用量宜少不宜多，一般用 3g 即可，多用则改变原方清热功能，导致温里的相反作用，所以量大弊多利少。蒲公英味苦甘，不大寒，具有健胃作用，用药宜大，可用 30～60g，此乃徐氏选药一大特点，其同川连、芦根并用，加强清胃热、胃火的作用，据中药新用之意，三味同用，具有杀灭幽门螺杆菌效果，临床所见此症候，HP 多见阳性，故非用不可，否则热气不去，胃中幽门螺杆菌未灭，病根难除。

【验案】覃某，男，43 岁。2003 年 5 月 11 日就诊。患者诉反复上腹部灼热辣痛5年，再发症状加重 2 个月。胃镜检查结果：十二指肠壶腹部溃疡，胃窦部糜烂并出血，HP（＋）。曾到市某医院住院治疗半个月，症状好转出院。出院后症状复发如故，慕名求治于徐氏。就诊所见：以胃脘部灼辣痛为主，伴嗳气、泛酸、欲吐，饥饿时辣痛尤甚，大便溏烂，登厕难解，舌质红，苔黄厚腻，脉象弦滑稍数。辨为胃脘痛，属脾胃湿热证。投清胃饮，水煎服，1 日 1 剂。连服 3 周，自觉症状日渐减轻，舌苔厚腻渐退，仍有泛酸，原方加海螵蛸 15g，瓦楞子 25g，炮穿山甲 12g，鸡内金 10g，再服 5 周，诸症基本消除。尔后原方适当减量，配入异功散，加强益气健脾行气，综合调理 1 个月。复查胃镜示：原溃疡愈合，胃窦部未见糜烂、出血，病告痊愈。1 年后随访，患者诉无上述症状继发，正常经商谋生。

9. 养胃饮（徐富业）

【组成】太子参 15g　沙参 12g　玉竹 12g　麦冬 10g　石斛 20g　芦根 20g　葛根 20g　川楝子 9g　广木香 9g　甘草 6g

【功效】益气养阴，清除虚热，理气止痛。

【主治】胃、十二指肠壶腹部溃疡，萎缩性胃炎等，属胃阴虚者。症见胃中微觉灼疼痛或隐痛，口干不欲饮，或饮不多，食少，饥饿时胃脘不适，大便稍秘难解，舌质干红，舌苔薄黄干少津，过食油炸燥热食品，症状加重。

【用法】水煎服，每日 1 剂，早晚各服 1 次。

【方解】方中以太子参、沙参、玉竹、石斛等益气养胃阴，为主药；配入芦根、葛根、生甘草清热生津，协助护阴；以川楝子、广木香理气行气，达到气行通利，通则不痛的目的。诸药合用，共奏益气养阴，清除虚热，理气止痛之功。

【加减】疼痛明显者，加台乌药 10g，素馨花 6g；口干涩，加花粉 10g，乌梅 6g；胃胀，加佛手 9g；兼见食滞，加山楂 10g，谷芽 30g，鸡内金 10g；中气虚，加黄芪 10g，白术 9g；如西医确诊为萎缩性胃炎，胃脘疼痛，食后尤甚，口臭，苔黄变腻，加川连 5～6g，知母 10g，焦栀子 10g 等；兼血瘀，加蒲黄 6g，五灵脂 6g，三七 6g，白及 9g；便秘，加火麻仁 25g，桃仁 15g。

【点评】本方是治疗胃阴虚型的主方，药物以益气养胃为主，阴虚则津液不足，胃失柔润，故需一派滋阴润燥之品，但用药量确有技巧之妙。一般初期量宜轻，量大则易见大便溏烂，甚则泄泻，患者不接受坚持治疗。待胃气渐复，阴津回升之机，转入中期治疗，药量适当增加，尤其是太子参、石斛两味。病情稳定，向愈转归，进入后期调养，缓图而治，药量比初期适减，特别是芳香行气燥热之药，少佐为佳。此症候西医认定为萎缩性胃炎，病理检查无恶变，应坚持治疗，长则半年，或更长时间，中途停药则徒劳无功。

【验案】黄某某，女，73岁。于2002年11月5日就诊。缘诉反复胃脘轻微灼热胀痛20余年，再发症状加重1个月。诊见：胃脘部灼胀痛，痛无定时，饥饱均痛，无嗳气、泛酸、呕吐，食欲日渐减退，大便燥结难解，年内体重减轻10 kg，形体瘦，精神差，自悲命尽。胃镜及病理均诊断为"慢性萎缩性胃炎"。舌质干红，无舌苔，脉沉细略数。辨证为胃阴虚证。予以自拟养胃饮治疗2个月，症状减轻，饮食量增，大便通畅，舌苔少长，舌稍润。药已对证，守方加大蒲公英30g，石斛25g，坚持治疗半年，痛楚基本豁除，精神转佳，体重增加，舌质淡红，苔薄黄有津。胃镜复查示"慢性浅表性胃炎"。病情稳定，无特异变化，为巩固疗效，仍以原方增损，药量递减，继投半年不停药。嘱其心情舒畅，根据爱好，适当娱乐，避食辛辣油炸之品，配合清淡饮食，经常见面随访，时达3年，患者身体康复如常，欢乐度日。

10. 温胃饮（徐富业）

【组成】党参30g（或红参10g）　白术15g　干姜12g　广木香10g（后下）（或沉香6g）藿香10g　香附10g　丁公香3g　素馨花9g　台乌药15g　川厚朴10g　炙甘草6g

【功效】补脾温中，祛寒暖胃，理气止痛。

【主治】胃、十二指肠壶腹部溃疡，慢性浅表性胃炎，慢性糜烂性胃炎，慢性肥厚性胃炎，十二指肠炎，胃窦部炎等，属中焦虚寒者。症见胃痛隐隐，泛吐清水，嗳气频作，喜暖喜按，遇寒辄发，胃冷背冷，四肢不温，舌质淡白，脉沉软或沉迟紧。

【用法】水煎服，每日1剂，早晚各服1次。

【方解】方中以理中丸（汤）为基本方，药物（干姜、白术、人参、甘草）以温性药为主，意在祛除中焦虚寒之沉寒痼冷，其中人参大补元气，补脾益气，扶助正气，提高机体抵抗疾病能力，党参功同人参，力较弱，人参甘微温，党参甘平，可根据病人接纳情况选用人参或党参；方中"四香"（广木香、藿香、香附、丁公香）均属理气行气药，病本属寒，寒则气滞，故可达解除散寒、行气止痛的目的；乌药、厚朴辛温，素馨花辛平，温平相配，燥而不烈，协同"四香"理气止痛，功效甚捷。

【加减】胃中寒痛较明显，并有呃逆较重，一般缠绵难止，去广木香，加沉香温降下气，气沉则呃逆嗳气得缓；大便秘结难解，脘腹胀痛者加槐花10g，枳实10g；久服、多服理气药易损阴，疼痛不休，宜重用白芍30g，原方已有甘草，即白芍甘草汤缓急止痛；大便溏烂，肠鸣者，加神曲9g，防风10g，助于消化行气，泻后痛止。

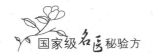

【点评】方中以理中丸为基本方，古人认为此方为治疗中焦虚寒的要方。而据药理研究，干姜含有挥发油及姜辣素等，可促进血液循环，服后胃肠有温暖感，此即所谓"温中散寒"作用。治疗中，慎审虚寒，气虚气滞。定方注意采用动静并治法，以补益、温补、固涩药为"静"药，以行气、理气、消导药为"动"药，如此动静相配，效多益彰。方中选用党参者，需量大，一般用 30～50g，此品鼓舞阳气，振奋中气，而无刚燥之弊，量大无毒及不良反应，而且党参与干姜结合，刚柔相济，恰到好处。

【验案】陈某，男，58 岁，2001 年 12 月 5 日就诊。缘患反复胃胀隐痛 10年，症状加重半个月来门诊治疗。诊见：胃脘胀痛，嗳气，泛吐清水，遇寒或进冷饮，痛感益甚，喜暖喜按，疲乏无力，四肢冷，时或背冷，平时易感冒，纳食不多，大便稍溏，舌质淡，脉细软，或沉迟。胃镜诊断：慢性浅表十二指肠炎、胃窦炎。辨证为：脾胃虚寒证。执方自拟温胃饮：党参 25g，白术 12g，干姜 12g，广木香 9g（后下），藿香 9g，香附 9g，公丁香 2g，素馨花9g，台乌药 15g。服药 1周，胃痛症状好转，仍觉畏寒肢冷，考虑久病，中气虚愈，阳气不振，原方加黄芪25g，补中益气，扶助阳气，温散寒气。连续1月余，诸症基本解除，最后用香砂六君子汤调理善后，病人自述一切如常，不同意胃镜复查，嘱患者忌食寒凉冰冻之食物，3 年后因外感询知，原病无特异，病告痊愈。

二十四、上消化道出血

溃疡止血粉（谢昌仁）

【组成】乌贼骨3份　白及2份　参三七1份

【功效】收敛止血，制酸止痛。

【主治】上消化道出血，属脾虚不摄者。症见胃脘隐痛，吞酸、嗳气，便血等。

【用法】三味共研极细末。每服 5～10g，日服 2～3 次，温开水送下。

【方解】此方乌贼骨既可制酸，又能止血；白及有止血生肌之功；参三七有化瘀止血作用，共奏收敛止血、活血化瘀、制酸止痛、生肌护膜之效。

【点评】上消化道出血有属胃热偏盛，血热妄行者，有属中阳不足，气不摄血者，处方用药，迥然有别。本方不失为一良好的内服止血剂，具有收敛止血、活血化瘀、制酸止痛、生肌护膜之效，做散剂可披护于溃疡面，收效更著。曾作171例观察，临床治愈率为 95%。本品需研成极细末，否则易对胃造成刺激。适用于虚多实少者，如胃热偏盛，实多虚少者用之宜慎。服药期间，忌食生冷刺激之品。

【验案】潘某某，男，32 岁。患胃痛多年，曾经钡餐摄片检查，诊断为"十二指肠壶腹部溃疡"。此次又解柏油样便约 600g，化验大便隐血（++++）。证见面色少华，神疲乏力，口干喜热饮，四肢欠温，纳谷不馨，大便色黑如柏油状，日行 1 次，舌苔薄白，脉濡。证属中阳不运，气不摄血，血从下溢。治予益气摄血为法。药用：① 溃疡止血粉 60g，每服 10g，1 日 3 次。② 溃疡止血方：黄芪 15g，太子参 12g，白术 6g，炙甘草 5g，当归 6g，白芍 10g，阿胶 10g，地榆炭 10g，侧柏炭 10g，乌贼骨 12g，煅龙牡各 15g。2 剂，每日 1 剂。经粉剂与汤剂并用，治疗 2 日，大便转黄，隐血转阴，精神较佳，纳谷亦馨。

二十五、慢性结肠炎、溃疡性结肠炎

1. 扶脾抑肝清肠煎（丸）（胡建华）

【组成】党参 12g　焦白术 12g　茯苓 15g　炙甘草 6g　炒防风 9g　陈皮 9g　白芍 15g　焦山楂、神曲各 12g　秦皮 12g

【功效】扶脾抑肝，清肠止泻。

【主治】慢性结肠炎，属肝旺脾虚者。症见大便溏薄，日行数次，便前腹痛，便后痛减，大便夹有黏冻，稍进油腻或情绪波动，则症状加重；脉弦或弦细，舌苔腻或薄腻。

【用法】水煎服，每日 1 剂，早晚各服 1 次；或丸剂每服 10g，早晚各服 1 次。

【方解】本方为四君子汤合痛泻要方加味而成。方用党参、白术、茯苓、甘草益气培土；白芍于土中泻木；防风搜风升清；山楂、神曲、陈皮和胃消食；秦皮清肠止泻。共奏扶脾抑肝、清肠止泻之功。

【加减】如畏寒，腹中冷痛，舌质淡，苔白腻，加肉桂 3g，炮姜 6g，亦可加熟附子 9g；大便夹白色黏冻，加苍术 12g；夹黄色黏冻，加黄芩 9g；如大便黏冻夹血，加马齿苋、生地榆各 15g；腹痛较甚，加木香 9g；如大便次数多，无腹胀后重，可选加肉豆蔻、煨诃子各 9g，以温涩止泻，亦可用罂粟壳 4.5~9g，以固涩止泻。

【点评】从本方的适应证来分析，便前腹痛，便后痛减，情绪波动，症状加重，责之土虚木贼；大便夹有黏冻，多系湿热、食滞蕴阻肠间。其方既着眼整体调节，又兼顾局部病变，为标本兼顾之良方。使用本方，初起以汤剂为宜，病情好转，则可改用丸剂（以方 10 倍量为 1 料，研极细末，水泛为丸）缓图。服药期间，需注意保持情绪舒畅，避免急躁烦恼。忌生冷、油煎等饮食，宜低脂肪及容易消化之食品。

【验案】季某某，男，61 岁。1975 年 5 月 17 日初诊。慢性腹泻已 3 年余，经多方医治，未见效果。每日大便少则 2~3 次，多则 4~5 次，如受寒或饮食不节，则次数更多，便前阵阵腹痛，便后痛势渐减，每遇情绪抑郁时，则腹痛加重，大便夹有白色黏液，精神困惫，形瘦色萎，四肢欠温，舌淡胖，脉濡、重按弦。乙状结肠镜检，见肠壁充血水肿，诊断为慢性结肠炎。是为脾胃虚寒，中阳不运，肝气怫郁，肠中湿浊留恋，乃本虚标实之证。予扶脾抑肝清肠煎加减。处方：党参 12g，焦白术 12g，炮姜炭 6g，肉桂 3g（后下），炒防风 9g，白芍 15g，陈皮 9g，焦山楂、神曲各

12g，炒苍术 12g，秦皮 9g。服上方 14 剂后，大便次数减少至每月 1～3 次，质烂，腹痛减而未已，仍夹有白色黏冻，畏寒。原方加熟附子 9g（先煎），续服 28 剂，大便每日 1～2 次，偶有 3 次，质烂，有时先成形后溏薄。前后共服煎药 150 剂左右，大便成形，每日 1～2 次，偶见黏冻，腹痛基本消失，精神渐振，情绪亦佳，体重增加。改用丸剂调治，以巩固疗效。处方：党参 150g，焦白术 150g，炮姜炭 80g，炒防风 120g，白芍 150g，陈皮 100g，炙甘草 80g，焦山楂、神曲各 120g，秦皮 100g，炒苍术 100g。上药共研细末，水泛为丸，每服 10g，早晚各服 1 次。连服 3 料，半年后大便成形，无黏冻，腹亦不痛，粪检正常，面色转华，体重增加。

【简介】胡建华，生于 1924 年，上海人，毕业于原上海中医学院，师从丁济万、程门雪、黄文东先生。现任上海中医药大学内科教研室主任、教授，龙华医院专家室主任。有 50 余年中医内科临床与教学经验，研究治疗胃脘痛、泄泻、癫痫等课题，均获科技成果奖。

通信地址：上海市零陵路 530 号，上海中医药大学　邮编：200032

2. 乌梅败酱方（路志正）

【组成】乌梅 12～15g　败酱草 12g　黄连 4.5～6g　木香 9g（后下）　当归 10g　炒白芍 12～15g　炒枳实 10g　太子参 12g　炒白术 10g　茯苓 15g　葛根 12g　炙甘草 6g

【功效】清热化湿，调气行血，健脾抑肝。

【主治】慢性非特异性结肠炎，属湿毒滞肠兼脾虚者。症见长期腹泻，大便黏滞或带脓血，腹痛坠胀，或里急后重，脘腹痞闷，纳少乏力，面色黄白，舌质黯滞，苔腻，脉弦缓滑。

【用法】① 水煎服，每日 1 剂，分 2 次服。② 乌梅用 50% 醋浸一宿，去核打烂，和余药按原方比例配匀，烘干研末装入胶囊。每服生药 1.5g，每日 2～3 次，空腹温开水送下。

【方解】方中白术、太子参、茯苓、炙甘草四君健脾益气，使脾健而行其运化水湿之职，不止泻而泻止；乌梅、白芍柔肝，缓急止痛，且乌梅擅涩肠止泻；木香、黄连擅治泻痢；当归养血和血；败酱草辛苦微寒，功擅解毒排脓；葛根升阳止泻；枳实抑肝理气。诸药合用，共奏健脾、抑肝、清热、利湿之功。

【加减】大便脓血，口苦急躁，舌红苔黄腻，脉弦滑，热盛邪实者，减太子参、白术等健脾益气药，加白头翁、秦皮、大黄炭、炒榔片等清肠导滞之品；胃脘痞闷，舌苔白腻，湿阻气滞者，酌加薏苡仁、白蔻。

【点评】慢性非特异性结肠炎缠绵难愈，易于复发，临床治疗颇为棘手。其病理，既有湿毒滞肠的一面，又有久病入络脾虚的一面。故治疗既应扶正，又当祛邪。本方即为扶正祛邪并施的代表方剂，故用于临床多获效验。

【简介】路志正，生于 1921 年，河北藁城人，幼承家传，继而从师，并曾就读于河北中医专科学校、北京中医进修学校。曾任中华全国内科学会副主任委员，北京中医药学会副理事长，北京老年康复医学研究会副会长，北京中医学会理事。为中国中医研究院广安门医院内科主任医师、教授，从医 60 年，博采众长，勤于实践。擅长中医内科、针灸，对妇、儿科亦很有造诣。对眩晕、胆结石、风湿、类风湿性关节炎、萎缩性胃炎、甲亢和甲状腺瘤、白塞病、干燥综合征、妇科经带胎产及不孕等疑难杂症均有独到见解和丰富经验，屡起沉疴。主编《中国内科急症》《中医痹论治学》等书，著有《路志正医林集腋》，发表学术论文50余篇。

通信地址：北京中国中医研究院广安门医院　邮编：100053

3. 扶正祛邪汤（汤承祖）

【组成】党参 20g　黄芪 20g　苍术 12g　广木香 10g　肉豆蔻 10g　制附子 10g　骨碎补 12g　荜茇 10g　败酱草 20g　白花蛇舌草 20g

【功效】益气健脾，温肾清肠。

【主治】慢性结肠炎，属脾肾虚寒者。症见久泻不愈，便夹黏液或脓血，四肢不温等。

【用法】每日 1 剂，水煎 2 次分服。

【方解】方中党参补中益气，善理脾胃诸痿；黄芪补气升阳，为扶正之佳品；苍术燥湿健脾，且有强壮之效；木香行气止痛，为疗肠胃气滞之要药，功专温里止泻；肉豆蔻性涩，以温中涩肠为主效，用于久泻；制附子功能温中止痛，性纯属阳，走而不守，温中焦暖下元；骨碎补温肾阳；荜茇温中止痛，且能温肾；败酱草活血散瘀、解毒，为消炎排脓之要药；白花蛇舌草为清肠之品。诸药合奏益气、健脾、温肾、清肠之功，以达扶正祛邪之效。

【加减】湿重者，去败酱草、白花蛇舌草，加川朴 10g，槟榔 10g；肾阳不振者，加仙茅 12g；纳谷不馨，加炒谷芽 30g；血便者，加仙鹤草 20g。

【点评】慢性结肠炎系现代医学之病名，概括于中医"泄泻"一证之中。慢性泄泻，又称之为久泻，其因可由感受外邪泄泻失于调治转化而来，亦可由饮食所伤（不节），情志失调，起居不慎，发于痢下之后，又可因脾胃虚弱，运化失司所致，命门火衰，肾虚火不生土，土失温暖而成五更泄泻等等。脾主一身之运化，肾寓一身之真阳，在治则上虽有多种，唯脾运化无力非温其肾阳不可。汤氏扶正祛邪汤，以益气健脾、温肾清肠之品，攻补兼施，实为其60年临证治慢性久泻之经验结晶。

【简介】汤承祖，生于 1907 年，逝于 1995 年，江苏南通人，家学渊源，幼承庭训，早年随祖父侍诊，尽得真传。曾任南通市中医院副院长，省中医学会理事等职。首批国家级名老中医，主任医师。汤氏精通中医典籍，对疑难病的治疗有丰富的临床经验，擅长肾病、肝病、血液病的治疗。

原通信地址：江苏省南通市建设路 41 号，南通市中医院　邮编：226001

4. 肠安宁（邵荣世）

【组成】生黄芪 30g　炒白术 10g　茯苓 15g　干姜 10g　参三七 3g（另吞）补骨脂 10g　肉豆蔻 10g　煨木香 10g　防风 10g　黄连 3g　白芍 10g　乌梅3g

【功效】补益脾肾，祛风胜湿，升清举陷，和络护膜。

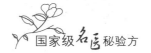

【主治】慢性结肠炎、溃疡性结肠炎属脾肾阳虚兼挟湿瘀者。症见腹部隐痛，便溏或泻，便挟黏液或脓血，舌淡紫，苔薄白脉细者。

【用法】水煎服，每日1剂，早晚各服1次。

【方解】黄芪补气健脾，升清托疮；白术健脾化湿；木香升降诸气治泻痢；黄连苦寒燥湿，与木香配伍为香连丸，可调气化滞除后重；干姜温中散寒；肉豆蔻、补骨脂补肾壮阳，温脾止泻；白芍养血敛阴，柔肝止痛；乌梅酸敛涩肠以防燥热太过，阴液反灼；防风祛风胜湿，举陷升提。

【加减】湿热偏重，利下赤多白少，去干姜、补骨脂、肉豆蔻，加地榆15g、槐花15g、仙鹤草30g；寒湿偏重，舌苔白腻者，去黄连，加炒苍术、羌活祛风化湿；气虚，加炒党参健脾益气；便稀，加炒薏苡仁30g、炒扁豆15g；畏寒肢冷，加制附片10g，温补肾阳。

【点评】慢性结肠炎以脾肾阳虚为主者用该方治之，其中防风、乌梅有抗过敏作用，也是治疗溃疡性结肠炎的特色。湿热为主舌红苔黄者，宜用葛根芩连汤加减，若挟湿滞者不宜滥用兜涩，而应通因通用。

【验案】钱某，女，46岁，2005年6月初诊，患者因腹痛，里急后重，便下脓血反复发作4月余来院诊治，近周症状加重，大便日五六行，挟有脓血，肠镜检查发现左半结肠充血、糜烂、溃疡、出血，肠腔高低不平，局部狭窄，提示"溃疡性结肠炎"，察其面色㿠白虚浮，舌质淡，舌体胖嫩，脉细无力，此脾肾阳虚，肠络受损。治拟温补脾肾佐以和络，用胺安宁加减，药用生黄芪30g，炒白术10g，防风10g，煨木香10g，参三七3g（另吞），补骨脂10g，肉豆蔻10g，炒薏苡仁15g，乌梅3g，生山楂10g，泽泻15g。上方加减服用半月后大便已正常，无脓血便，服用4月后复查，左半结肠除轻度充血水肿外，糜烂、溃疡均已愈合，肠腔光滑无增生、狭窄。

5.止泻通润汤（姚树锦）

【组成】白术15g　白药15g　陈皮10g　防风　6g　当归15g　瓜蒌仁10g　大芸30g

【功效】补土泻木，滋润通便。

【主治】慢性结肠炎，属脾虚肝郁者。症见大便无规律，时痛泻日达数次，时大便三五日不解，可单独出现，亦见于其他慢性病中。

【用法】水煎服，每日1剂，早晚各服1次。

【方解】方中前四味为"痛泻要方"。其中白术健脾止泻；白芍疏肝缓急；陈皮理气和胃；防风祛湿治泄；后3味为润导药，当归养血通便；瓜蒌仁涤痰润肠；大芸补肾润便。诸药合用，共奏补土泻木、滋润通便之功。

【加减】病久成痢疾者，加白头翁10g，秦皮10g，马齿苋15g；兼协热利者，加葛根12g，黄芩5g，黄连3g；渐成水泻者，加炒扁豆15g，炒山药30g，炒薏苡仁30g；中气虚弱者，加黄芪30g。

【点评】本方为慢性结肠炎肝脾不和的基础方，六腑以通为用，泻则止，闭则通。本方通利并用，对于中老年肠道津枯或无力通导者尤为适用。

【验案】李某某，女，64岁。2004年6月22日就诊。大便时干时稀已数月，有时腹痛腹泻，有时数日不行，心烦急怒，神疲乏力。脉弦细，舌淡苔白。症属肝脾不和，治宜疏肝和脾。方用止泻通润汤，连服10剂，水煎服，大便复常而愈。

6. 加味葛根芩连汤（曾章超）

【组成】葛根　黄芩　黄连　茯苓　泽泻　厚朴　木香　甘草

【功效】清肠解热，化湿止泻。

【主治】腹泻病，属湿热中阻（热重于湿）者。症见大便稀溏或如水注，粪色深黄而臭，发热较甚，口渴烦躁，腹痛，纳差，小便短赤，舌红苔黄腻，指纹紫滞，脉滑数。

【用法】水煎服，每日1剂，早晚各服1次。

【方解】本方为葛根芩连汤加味而成。方中葛根解肌退热；黄芩、黄连清解胃肠湿热，黄连还能坚阴燥湿；厚朴、木香行气，消胀，止痛；茯苓、泽泻淡渗分利。诸药合用，共奏清肠解热，化湿止泻之功。

【加减】呕吐者，加半夏；大便夹黏液或血丝者，可加野麻草、凤尾草；暴注下泻者，加乌梅、石榴皮。

【点评】葛根芩连汤乃《伤寒论》治疗表邪未解，里热下利之经典方剂，临床上在此基础上加减，成为治疗中焦湿热所致泄泻之常用方剂。无湿不成泻，本方除了清热利湿外，更重要的是在于淡渗分利，此所谓利小便而实大便之意。只要不是明显脱水者均可应用。

【验案】张某某，男，3岁。腹泻水样便4天，1日5~6次，夹少量黏液，伴腹痛，发汗，纳差，小便短黄，大便化验：白细胞（+），黏液（+）。查体：精神稍倦，面红，唇干，舌红苔黄腻，脉濡。中医辨证：泄泻（湿热中阻证）。治则：清热利湿，行气和胃。方药：加味葛根芩连汤。葛根9g，黄连3g，黄芩9g，木香3g，厚朴6g，茯苓15g，泽泻9g，车前草12g，法半夏9g，甘草3g。上药加清水浸泡，煎煮取汁200ml，分2次温服，日1剂。药服3剂后复诊，大便次数已减少，但仍夹少量黏液及不消化物，继以上方加野麻草10g，北山楂9g，续服2剂后痊愈。

7. 灌肠I号方（周世印）

【组成】炉甘石10g　白及10g　滑石15g　白芷10g　当归10g　琥珀6g　甘草6g

【功效】消炎解毒，化湿去腐，活血生肌。

【主治】直、结肠慢性非特异性炎症，临床以虚实夹杂为特点，病变局部为湿热化毒，损伤气血者。症见腹泻，腹痛，黏液血便，易复发等。

【用法】水煎2次，煎液浓缩为200ml，保留灌肠用。

【方解】炉甘石收涩生肌；白及消肿止血生肌；滑石清利湿热；白芷辛温而香，燥湿消肿，疏大肠之滞气；当归配琥珀，养血活血，消瘀止血；甘草生肌解毒，若配合锡类散（见"加减"项中），则清热解毒、活血消炎，以增强敛溃愈疡

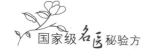

的效果，联合应用可提高疗效。

【加减】脓血便重者，加锡类散 3 支；腹痛较明显加三七粉 4g 或云南白药 2 支；若病人达不到保留时间，可在灌肠给药前用等渗生理盐水清洁灌肠或在药液内加10% 葡萄糖酸钙注射液 10 ml 摇匀备用，加钙剂可减缓药物的刺激及抗过敏性，便药物保存在肠腔内的时间延长，或改用滴注法给药。

【点评】直肠给药法，首见于《伤寒论》，经过长期的实践不断发展和完善，药物通过直肠黏膜吸收后能促进血液循环，改善组织营养，降低毛细血管通透性，减少炎症渗出，有利于抑制结缔组织增生，促进炎症包块吸收和痉挛的解除，对直肠的局部病变和周围组织器官的病变都有较好的治疗作用，能直接接触病变，取效优于口服药。本方对直、结肠局部有溃疡、糜烂、出血的病人疗效尤佳。

使用中应注意：导管插入深度，一般应插入 15 cm。对病位较深的，以达到病变部位为准，不宜超越病变部位，以防止胶管对肠黏膜的摩擦损伤；但进管也不宜过浅，太浅容易造成药液外溢，使进药量不够，又不便保留，影响疗效。药液温度在39℃ 左右，有个别患者药温可达到45℃ 以上或低至37℃ 以下。若无温度计，应用手背接触加温后的药瓶，无烧灼感即可灌肠。体态：给药时应取左侧卧位，给药后应保持胸膝卧位半小时，垫高臀部再取左侧卧位后继右侧卧位，延时轮换卧位。药液保留时间：常规情况下药液在肠道内保留 1.5h 左右便可全部吸收。药量：常规用量每次200 ml，应因病因人可适当增减；病变部位较深、范围广泛、体形肥胖高大者给药量可适当增加；病变部位距肛门较近，病变部位较小，体形瘦弱，药量宜 100ml 左右。病程：2 周为 1 个疗程，休息 2 天，继续应用，可重复 2~3 个疗程。

【验案】吴某某，男，32 岁，工人。患者于 5 年前患痢疾治愈后，间断出现大便次数增多，日达 3~4 次。近 4 个月来，因劳累症状加重，腹泻腹痛，大便带有脓血，便后下坠感明显，伴有不思饮食，少气懒言，四肢乏力，大便时常有尿意。乙状结肠镜检查：进入 30cm，肠黏膜轻度潮红、水肿、充血，在 18cm、9点、12点处有片状深在溃疡，10cm 至 6cm 之间肠黏膜有多处糜烂，上覆以黄白色脓性物，伴少量渗血。病理报告：溃疡性结肠炎，部分腺上皮细胞单纯性增生。经多次大便常规检查及培养除外痢疾及肠结核等，确诊为溃疡性结肠炎。脉沉细、舌质淡、体胖嫩有齿痕、苔白滑。处理：生理盐水 800 ml，清洁灌肠，再用灌肠Ⅰ号 200 ml，加锡类散 5 支，保留灌肠，每日 1 次。坚持上法治疗，60 天后，患者自觉症状基本消失。但时有间断出现大便稀薄。内服药用补中益气汤配合治疗。乙状结肠镜复查，除肠黏膜有轻度潮红充血外，未见溃疡、糜烂和出血点。患者带药出院，继续巩固治疗。

8. 车前苍苓汤（赵国岑）

【组成】车前草20g　黄连10g　猪苓10g　苍术10g　诃子10g　甘草6g

【功效】利湿健脾，止血止痢，清热解毒。

【主治】泄泻，属湿热者。症见泄泻腹痛，大便急迫或不爽，粪便色黄或褐，气味腥臭，肛门灼热疼痛，小便短少色黄，伴有体倦乏力，口干渴而不饮水；舌苔黄腻，舌质稍红，脉滑数或濡数。

【用法】水煎服，每日 1 剂，早中晚 3 次温服。可参照平日饮食量，尽量多服药液效果好。

【方解】方中车前草甘寒，渗湿止泻，故为君药；黄连苦寒，清热燥湿，泻火解毒，治胃肠湿热，泻痢呕吐；猪苓甘淡平，利水渗湿，治小便不利，泄泻，和黄连共辅君药止泻痢而为臣药；苍术辛苦温，燥湿健脾，祛风湿，治湿滞中焦，脾运失调而致呕恶吐泻，因其性温，燥湿健脾，能缓和君药寒凉伤胃之弊，又能佐君药止泻之力；诃子苦酸涩平，涩肠止泻，和苍术配伍，有佐君药止泻之力，故为佐药；甘草甘平，益气补中，清热解毒，调和药性，对上药有协同作用，并能调和诸药，故为使药。君臣佐使配伍得当，共奏止泻痢、解热毒之效。

【加减】若舌苔厚腻，湿邪重者，可加厚朴、薏苡仁；若热邪重者，可加黄芩；若湿热并重，肛门红痛者，可加大黄；若食滞者，可加炒麦芽、炒神曲、炒山楂。

【点评】本方是赵老数十年治疗湿热型泄泻的基本方，辨证加减，临床验之，效果颇佳。特别是煎服方法有独到之处，起到药灌满肠，药尽其效的作用。

【验案】范某，男，38 岁。2003 年 1 月 15 日以腹痛、腹泻半月为主诉就诊。大便一日 4~5 次，急迫不爽，色黄，臭秽，肛门灼热，体倦乏力，口干不欲饮。舌苔黄腻，脉滑数。证属湿热型泄泻。治以利湿健脾，清热止泻法。用车前苍苓汤加炒山楂 10g，大黄 3g。取3剂，水煎服，1 日 3 次，早中晚温服。嘱其忌食酸甜辣，限饮食量，多服药液。1 月 18 日复诊：述腹痛止，大便 1 日 1~2 次，已基本恢复正常，唯有体倦乏力。按原方加太子参 10g，取 4 剂，1 剂药服 1 天半。6 天后患者专程告之，病已痊愈。

9. 运化分利汤（窦金发）

【组成】苍白术、猪茯苓、泽泻、陈皮、藿香、木香、厚朴、荷叶、车前子、荆芥炭各 10g　黄连 5g

【功效】健脾助运，分利水湿。

【主治】急慢性肠炎等，诸凡属寒泻、湿泻、虚泻等各类大便不实者。症见大便泄泻，舌质淡红，苔薄白或腻，脉濡缓或濡数。

【用法】水煎服，每日 1 剂，早晚各服 1 次。

【方解】苍术、白术、荷叶健脾升清；猪苓、茯苓、泽泻、车前子渗利水湿；藿香、厚朴、木香、陈皮行气化浊，荆芥、黄连祛风厚肠。诸药合用，共奏健脾助运、分利水湿之功。

【加减】热象明显者，增黄连至 10g，加黄芩 10g；腹痛，加炒白芍 10g，甘草 5g；病程较长者，加乌梅炭、石榴皮各 10g；形寒肢冷，脉沉弱者，加附片、补骨脂各 10g；有伤食史，加神曲、焦楂各 10g。

【点评】本方为窦氏在学用业师经验方的基础上加减而成，旨在"利小便而实大便"。历近 50 年的临床验证，该方疗效可靠，且药味平易，价格低廉，深得患者称道。

【验案】王某某，男，35 岁，2002 年春诊治。据诉经常拉肚子 3 年多，曾做肠镜诊断为慢性结肠炎，一直在服中西药治疗，或有小效，终未能控制病情发展。大便多为日 3~4 次，饮食稍不慎或受凉，则必泄泻日 7~8 次。腹痛绵绵，身形消瘦，少气乏力，畏寒肢冷，舌淡红带青气，苔薄白，脉濡缓。处本方加附片、炮姜、乌梅炭各 10g，周日后即告判若两人，不但便次减少，胃口、精神均明显改善。坚持服药近 2 个月，大便成形，精神复常，予金匮肾气丸巩固，迄今安然。

【简介】窦金发，生于 1938 年，安徽青阳人。安庆市立医院中医科主任医师。从事临床、教学工作近 50 年，一直在临床第一线工作，善于调治各种疑难杂症，对肝病、肾病、消化、心血管系统疾病及不孕不育症的辨治尤多心得体会。获省科委及市政府科技进步奖各 1 项，发表论文 40 余篇。

通信地址：安徽省安庆市人民路 178 号，安徽省安庆市立医院　邮编：246003

10. 白马乌梅汤（张邦福）

【组成】乌梅 10g　细辛 6g　干姜 6g　附子 10g　桂枝 10g　黄柏 10g　黄连 6g　当归 10g　党参 30g　白头翁 15g　马齿苋 15g　甘草 6g

【功效】祛寒清热，扶正止泻。

【主治】慢性溃疡性结肠炎，属寒热虚实夹杂型。症见腹痛时作，大便次多难尽，且夹黏液、脓或血样大便，里急后重，缠绵难愈，舌淡红，苔薄白，脉细弦数。

【用法】水煎服，每日 1 剂，早晚各服 1 次。

【方解】本方以《伤寒论》中主治蛔厥、兼治久痢的乌梅丸为基础，并致刃为汤剂、药味加减而成。方内乌梅敛物止泻，附子、桂枝、干姜、细辛，温阳祛寒；黄柏、黄连清肠泻火；党参、当归滋养气血；白头翁、马齿苋解毒止痢；甘草调和诸药。诸药合用，共奏祛寒清热、扶正止泻之功。

【加减】寒偏盛者，加吴茱萸 6g；热偏盛者，加秦皮 10g；腹痛剧者，加白芍 20g；气虚甚者，加黄芪 30g，以人参易党参；脾虚纳呆者，加砂仁 6g，麦芽 20g。

【点评】本方治疗慢性溃疡性结肠炎，屡用屡效，但中病即止，痛泻里急诸症缓解便应辨证改方；另外合并有慢性胃炎，特别同时患有十二指肠溃疡患者，更应慎用。

【验案】易某某，男，48 岁，农民。患者腹痛腹泻、脓血便反复发作数年，此次因受寒发作 3 天，于 2005 年 11 月 23 日就诊。症见形寒体倦，腹痛纳呆。大便每昼夜 10 余次，黏液夹血，舌质淡、苔白夹黄、脉弦细。乙状镜检提示：结肠黏膜呈弥漫性充血、水肿、糜烂，血管纹理模糊。治拟祛寒清热，扶正解表。药用白马乌梅汤加防风、荆芥各 10g。服药 3 剂，形寒消失，痛泻症减，去荆、防二味，继服 6 剂。痛泻消失，仍觉神疲体倦，食欲欠佳。改用柴芍六君子汤加白头翁、马齿苋诸药巩固疗效，1 年后随访，未见病情复发。

【简介】张邦福，生于 1940 年，湖南衡阳人，湖南中医学院毕业。曾任衡阳县中医学会理事长，县中医医院副院长。长期工作在农村医院，接诊病人多而诊治病种广泛。在家传经验秘方和吸取民间单方验方基础上，参照现代中医药研究资料，结合临床实践，总结出不少经验良方。特别是对神经痛、肝炎、肝硬化、胃肠病、骨关节病，更形成了自己的独特治疗经验。对中医经典颇有研究，发表多篇有关《内经》中的整体观念、藏象学说、同病异治、治疗过失等专题论文，已发表中医学术论文 50 余篇。

通信地址：湖南省衡阳县三塘镇衡祁东路45号，湖南省衡阳县中医医院

邮编：421101

11. 慢性肠炎丸（朱锡祺）

【组成】焦楂炭 135g　苍术 60g　淮山药 60g　苦参 60g　白头翁 60g　补骨脂 45g　川朴 30g　煨木香 30g　蚂蚁草 30g　升麻24g　炮姜24g

【功效】清热燥湿，健脾止泻。

【主治】慢性结肠炎，属湿热脾虚者。症见腹泻、腹痛及粪便中带有黏液或兼有脓血等。

【用法】上药共研细末，水泛为丸。每次 6g，日服 2 次；服 1 料药为 1 疗程。

【方解】本方川朴、苍术燥湿健脾；白头翁清利湿热；煨木香、苦参清热止泻；补骨脂、炮姜温中益肾；淮山药、升麻健脾益气，升提中气；焦楂炭味酸收敛，涩肠止泻；蚂蚁草清热解毒，利湿止泻。诸药合用，共奏清热燥湿，健脾止泻之功。

【点评】朱氏认为：慢性结肠炎病在结肠，服用汤药，经胃及小肠，已尽吸收，到达结肠，药力薄弱，故疗效欠佳。于是以丸剂代之，取"丸者缓也"之意，使药力至肠道发挥作用，定名"慢性肠炎丸"。多年来，在临床上使用，效果显著，受到患者的欢迎。本方治证，以腹泻、腹痛及粪便中带有黏液或兼有脓血为主要症状。但对大便呈"带鱼肚肠"样的患者（古云五色痢）须排除结肠肿瘤；对五更泄（鸡鸣泄），要考虑肠结核；另外，血吸虫感染或早期肝硬化者，也可能出现慢性腹泻，应予鉴别。这类疾病引起的慢性腹泻，运用此方效果欠佳。

12. 补脾清热止血汤（何任）

【组成】党参 9g　白术 12g　黄连 4.5g　炮姜 3g　广木香 4.5g　赤石脂 12g　茯苓 12g　伏龙肝 12g　炙甘草 4.5g　山药 15g　炒金银花 9g

【功效】补脾益气，清热止血。

【主治】便血，属脾虚不摄者。症见大便下血，面色不华，舌淡，脉虚而大。

【用法】水煎服，每日 1 剂，早晚各服 1 次。

【方解】方中四君子汤（党参、白术、茯苓、甘草）配伍山药，补气健脾以恢复脾土统摄之权；炮姜入血散寒，温中补虚；赤石脂、伏龙肝辛温而涩，温中止血；黄连、金银花清热解毒，以清肠内邪热；木香行气止痛，又可使诸药补而不滞，涩而不滞。诸药合用，共奏补脾益气、清热止血之功。

【点评】本方为四君子汤、黄土汤合方加减而成，临床治疗便血属脾虚不摄者，多获良效。下列医案的便血，以脉证而言，亦为脾气虚亏，不能摄血。仍以四

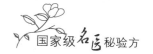

君合黄土汤意，以补脾土；以其血夹黏液，肠间有邪热趁之，故合香、连、金银花，再以炮姜之温，石脂之涩。《会约医镜》谓："便血久不愈者，当用温剂以补脾土，使能统血而血有所归。"故7剂见效。

【验案】故某，女，47岁，1977年11月20日初诊。主诉大便出血夹黏液，每日5～6次。此症已历8年，初时作痢疾治，但检验不是痢疾，一度痊愈，现又发作。检查：腹不痛，喜热饮，面色不华；舌淡，脉虚而大。诊断：便血，属脾气虚亏，不能摄血者。治则：补脾益气，清热止血。予补脾清热止血汤，7剂，水煎服。11月28日复诊：药后便次减少，已不夹黏液。原方去伏龙肝、山药，再进7剂而痊愈。

13. 倍降汤（窦金发）

【组成】五倍子、降真香、侧柏炭、地榆炭、黄芩各15g 仙鹤草15g 乌梅甘草各5g

【功效】凉血宁络，收敛止血。

【主治】消化系统出血，属血络不宁者。症见便血，大便色黑如漆，或吐血，血色紫黯或呈咖啡色，甚则鲜红，常夹有食物残渣，心烦不安等。

【用法】水煎服，每日1剂，早晚各服1次。

【方解】五倍、降香和顺气机，平降逆乱，和络涩血；侧柏、地榆、黄芩、仙鹤草凉血清气，宁络止血；荆芥轻扬疏畅；乌药抑伏胸腹逆邪而行药势；甘草燮理和谐诸药。用"炭"较多者，炭能止血，仙鹤草用量较大者以其兼可补虚。

【加减】热偏重者，加大黄炭、炒栀子各5g；偏寒，加炮姜炭、艾叶炭各5g；气虚，加黄芪、党参、当归各10g；腹痛，加炒白芍、煨木香各10g。

【点评】窦氏认为，医治血证应着眼止血，止血当重宁络，宁络须防瘀滞，祛瘀要在和畅气机，本方兼顾各面，着眼于宁络止血，而暗锲清气降逆、和络化滞于其中，故疗效确切。除消化系统出血如呕血、便血外，其他如"支扩"症之咯血，妇科之"宫血"，以及尿血、齿衄等皆可选用。能止血而不嫌凝滞，清泄而不伤和气，共成清气平逆、和络止血之功。血止之后，标证以除，还当调养善后。

【验案】程某，男，40岁，干部，1982年6月1日初诊。黑便4天，大便隐血（+++）而住院。有胃痛史6年，2年前行胃镜检查诊断为十二指肠壶腹部溃疡、胃窦炎。时下面色无华、肢软乏力、头昏、心悸、舌淡红而瘦、苔薄干，脉沉数。证属气虚血热、损伤阴络。予以倍降汤加大黄炭6g，黄芩12g，每日1剂，水煎分2～3次服。药后无不良反应。6月3日大便隐血（-）。后予厚土培中，益气生血善后，黄芪、白及各15g，党参、生地黄、熟地黄、茯苓各12g，当归10g，炙甘草3g，每日1剂，水煎服。守方2个月而愈，随访10余年，无任何不适。

二十六、肠　粘　连

香附行气汤（周玉朱）

【组成】制香附 10～30g　薄荷 6～10g　橘叶、川楝子各 10～20g　生麦芽 6～12g　青葱管 3～5根（后下）　合欢皮、乌药各 10～30g　生木香 10～20g

【功效】疏肝理气，止痛散结。

【主治】肠粘连，属肝郁气滞者。症见腹部胀痛，矢气或大便则减，或恶心，思吐，舌淡苔薄白，脉弦。

【用法】水煎服，每日 1 剂，早晚各服 1 次。

【方解】肝司疏泄，性喜酒脱，厌恶抑郁。木郁不达，则气机壅滞。首选归入肝经的制香附，直抉厥阴之滞；次加薄荷、橘叶、川楝子、生麦芽、青葱管疏肝理气；气血相依，喜温恶寒，气滞固可导致血瘀，然血瘀亦能形成气滞，佐以合欢皮、乌药、生木香辛开温通，散结止痛。诸药合用，共奏疏肝理气，止痛散结之功。

【加减】木郁侮土，胃气上逆，表现为嗳气，纳少，加苏梗、公丁香各 6～10g；腑气不行，通降乏力，引起腹胀或痛，或大便秘结，加莱菔子、苏子各 10～30g。

【点评】肠粘连可位于腹部的不同部位。若少腹胀痛，得矢气与便后则减，乃为木失条达的经典表现。本方辛温之品较多，不独伤阴，尤损正气，气血虚者，不得沾唇。其中的香附，宜醋炒为佳，这既与酸入肝，以增强解郁散结之功的中医理论一致，又和现代药理学经实验提示的醋炒该药有利于其止痛的有效成分——香附酮（为较强的前列腺素生物合成抑制剂）煎出的结果不谋而合。

【验案】王某，男，41 岁。初诊日期 1999 年 8 月 9 日。右下腹常感胀痛或刺痛，2 年余，矢气则减。2 年前因化脓性阑尾炎于他院行阑尾切除，烟卷引流术。术后 10 余天即觉切口旁痛，时轻时重。右下腹有一纵形瘢痕，按其两侧时自述有胀痛感，以外侧明显。嗳气，舌淡苔薄白，脉弦劲。拟诊肠粘连。少腹为肝经所过之处。是恙系肝郁不达，法当疏肝解郁，行气止痛。处方：制香附30g，薄荷 6g，橘叶、川楝子各 12g，生麦芽 6g，青葱管 4 根（后下），合欢皮 10g，乌药 15g，生木香 10g，苏梗 8g，连进 10 剂，其痛稍减。大便 3 日未行，加莱菔子 15g，苏子 10g，10 剂。三诊：大便日行，嗳气几失，腹痛显轻，再服初诊方 10 剂，诸症告瘳。

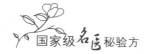

二十七、消化不良

1. 健脾益营汤（何晓晖）

【组成】太子参 20g　白术 15g　山药 15g　莲肉 15g　茯苓 20g　薏苡仁 20g　扁豆 15g　鸡内金 10g　陈皮6g　山楂 12g　大枣 5 枚

【功效】健脾益营。

【主治】慢性虚损性疾病，以营养不良和消化不良为临床表现者，常见于消化道慢性疾病、营养不良性疾病、桑寄生虫病、恶性肿瘤及慢性消耗性疾病等，属脾弱营虚者。症见腹泻缠绵不愈，稍进油腻饮食腹泻即发，粪质清稀，夹有白色脂块，日行数次；腹中绵绵而痛，纳呆乏味，身重胸闷，面色萎黄，消瘦，肢倦乏力；舌胖苔白或白腻，脉沉滑。

【用法】水煎服，每日 1 剂，早晚各服 1 次。

【方解】本方由参苓白术散变化而来。方中太子参益气健脾、养阴益营，为主药；白术、茯苓健脾助运；鸡内金、山楂健脾消食；山药、莲肉、薏苡仁、扁豆、大枣等味甘性柔质润，既有健脾之功，又富有营养，是健脾益营之佳品；陈皮理气和中，使补而不滞。

【点评】脾弱营虚证以营养不良、机体失养为临床特征，是由多种消化系统疾病或消耗性疾病所引起。本方为治疗本病的经验方，药性平和，作用可靠，可用于既有消化不良，又见营养不良的病证，尤其适用于小儿与老人。应用时一要注意原发病的治疗；二要坚持较长的疗程；三是注意饮食的调节；四是临床应用本方时应随症加减。

【验案】吴某某，女，35 岁，工人。初诊日期：2004 年 3 月 24 日。患"胃窦低分化磷状上皮癌"，已接受手术治疗，术后进行化疗 2 次，因毒不良反应明显无法坚持而求治于中医。诊时面色苍白，形体消瘦，精神萎靡，头晕心悸，不思饮食，少食则脘胀，大便溏薄，下肢轻度水肿，舌质淡胖而暗，舌苔薄黄稍腻，脉沉细数，血常规检查三血均减少。证属脾胃虚损，脾营不足，气血两亏。以健脾益营汤加清热解毒药治之。处方：太子参 30g，白术 15g，山药 15g，莲肉 15g，茯苓 30g，薏苡仁 20g，扁豆 15g，鸡内金 10g，黄芪 20g，灵芝粉5g，石见穿 15g，半枝莲 15g，白花蛇舌草 30g，大枣 5 枚。服药14剂后胃纳增进，脘腹胀闷缓解，大便转实，精神和面色明显好转。在此方基础上加减变化，治疗 3 个月后，纳食如常，胃部无所苦，体重增加了 5.5kg。每月服药 1 周，1 年后恢复工作。随访 3 年，身体健康。

2. 胃安方（陈镜合）

【组成】乌贼骨15g 浙贝10g 砂仁10g（后下） 延胡索10g 白术10g 党参15g

【功效】益气健脾降逆，收湿生肌去瘀。

【主治】慢性胃炎、胃及十二指肠溃疡，属中虚湿滞者。症见胃脘胀痛反复不愈，空腹明显，喜按，嗳气返酸，或伴纳呆肢乏，大便不实，苔薄白舌质淡，脉弱。

【用法】水煎服，每日1剂，早晚各服1次。

【方解】参、术益气健脾；乌贼骨收湿生肌并制酸，与浙贝同用，名"乌贝散"专治胃痛急慢性发作之"标"；砂仁行气健脾，化湿降浊；延胡索活血去瘀止痛。六药合用能扶正祛邪、标本同治，疗效更佳。

【加减】气虚明显，加北芪；湿盛者，加茯苓；兼血瘀，加田七；口淡、遇寒凉痛增者，加高良姜；兼肾阳虚者，加制附子、肉桂；食不消，加神曲。

【点评】本方可做慢性胃炎或胃及十二指肠溃疡病之首选方，胃肠神经官能症加柴胡、白芍亦佳。本方扶正祛邪、标本同治，故临床应用，疗效颇佳。而下列医案，前医者用药误区是：用西医思维指导用中药。见胃炎的"炎"就是"热"，用所谓能消炎中药；即使其知属虚而用香砂六君之类，但仍不放心，硬要加所谓能"消炎"的中药如大青、蒲公英之属；或知属脾肾阳虚而不敢用干姜、附子、肉桂。所以终致病情无法控制，治以健脾降逆，温补脾肾，药证相应，方收佳效。

【验案】黄某某，男，54岁。胃脘部疼痛反复3年，胃镜显示十二指肠壶腹部溃疡，浅表性胃炎，前经中西医治疗可缓解症状。近3个月，中西药亦无法控制症状。于2004年10月4日来门诊诊治。时见患者面色无华，上腹痛喜按，空腹更甚，口淡频嗳，遇寒凉生冷痛增，畏寒肢冷，大便不实微溏，腰膝酸软，肢体乏力，唇舌淡白，舌边有齿痕。诊断：胃痛（因脾肾阳虚所致）。治则：益气健脾降逆，温补脾肾。用"胃安方"加味：乌贼骨15g，浙贝10g，砂仁10g，延胡索10g，白术10g，党参15g，干姜10g，肉桂5g，制附子10g。每日1剂，水煎服，早晚各服1次。连服3天复诊，症明显减轻。再进3剂，临床症状消失。照方去制附子，经治3个月后改隔日1剂，再服3个月后停药。半年后随访未见再发病，因病者畏惧胃镜未做复检。

【简介】陈镜合，生于1937年，广东广州人，师从世界著名心血管专家河合忠一教授及鹰津良树博士。广州中医药大学首席教授、主任医师、博士生导师、博士后科研流动站合作导师。国家级重点学科中医内科学前学科带头人、心血管研究方向学术带头人。国家中医药管理局全国中医急症诊疗中心主任，中华中医药学会内科分会常委，广东省中医药学会终身理事，广东省中医内科专业委员会主任。主攻心脏内科急救与心脏内科介入疗法。有《当代名老中医临证荟萃》等多部著作，发表论文70多篇。

通信地址：广州市机场路12号，广州中医药大学三元里校区内科教研室
邮编：510405

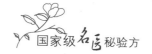

3. 除湿汤（段亚亭）

【组成】太子参 20g　苍术 10g　茯苓 15g　厚朴 10g　法半夏 10g　薏苡仁 20g　砂仁 10g　藿香 15g　佩兰 15g　甘草 10g

【功效】健脾除湿。

【主治】消化不良，属湿阻中焦、脾胃运作失常者。症见胸腹胀痛，饮食不化，大便稀溏，神疲乏力，倦怠嗜卧，苔厚腻，脉濡等。

【用法】水煎服，每日 1 剂，早晚各服 1 次。

【方解】方中苍术、厚朴、法半夏、藿香、佩兰、砂仁健脾除湿，主治中焦湿阻产生的胸腹胀满痛、饮食不化、纳差、腹泻呕吐等；太子参、薏苡仁、茯苓益气健脾利湿，主治体弱自汗、神疲乏力、小便少、纳差等；甘草补气和中，调和诸药。诸药合用，共奏健脾除湿之功。

【加减】腹胀甚者，加大腹皮、木香；大便稀，加白术、建曲；身酸痛乏力，加木瓜、五加皮；热重，加黄芩、黄连；气虚者，加黄芪、党参；口苦，加胆草、黄芩。

【点评】本方用于脾胃虚弱湿阻中焦引起的脾胃功能失调产生的诸症。以健脾化湿为主，随症加减，在治疗中都能取得较好的疗效。由于湿性重浊黏滞，为病无处不到，易侵犯脾胃等，故常出现病程较长难愈，反复性较大，给治疗带来一定的困难，因此做好湿邪的预防甚为重要。平时不食易伤脾胃食物，保护好脾胃功能，是预防治疗湿邪引起湿阻中焦的关键。

【验案】患者，张某，男，38岁，重庆市人，2004年5月28日就诊。主证：本人素有脾胃虚弱，近日因过吃冷食，引起胸闷腹胀痛，饮食减少，大便稀，日 2～3 次，头晕，口干，苔白厚腻，脉濡等。辨证：脾胃湿阻。治疗：健脾除湿。方药：太子参 20g，苍术 10g，茯苓 15g，藿香 15g，佩兰 15g，薏苡仁 30g，砂仁 10g，厚朴 15g，法半夏 15g，甘草 10g，3 剂，每日 1 剂。6 月 2 日复诊：服药后诸症明显好转，胸闷腹胀腹泻消失。纳差、苔微黄、脉缓。方药：太子参 20g，白术 15g，茯苓 15g，藿香 15g，佩兰 15g，薏苡仁 20g，莲米 15g，建曲 15g，麦芽 30g，藿香 15g，甘草 10g，3 剂，日 1 剂。病愈。3 月后随访，病愈未发。

【简介】段亚亭，生于 1928 年，安徽界首人。曾于豫皖苏军区医务专科学校、成都中医药大学学习。曾任重庆市中医院院长，重庆市针灸推拿研究所所长，四川省中医学会常务理事，重庆市中医学会副会长，重庆市针灸学会会长等职。对中医内科、妇科、男科有较深的研究，行医 50 余年，有坚实的中医理论基础和丰富的临床经验，解决了不少重症、疑难病和多发病，总结出很多好的治疗经验。主编出版了《新编中医三字经》，发表文章 160 余篇。

通信地址：重庆市渝中区北区路 1 号，重庆市中医院　邮编：400013

二十八、便　秘

1. 施氏通便方（施汉章）

【组成】白术 30～50g　火麻仁 10g　杏仁 10g　决明子 10g　番泻叶 3g

【功效】健脾润肠通便。

【主治】习惯性便秘，属脾虚肠阻者。大便干结难以排出，食少纳呆，腹胀不休，或面色萎黄，精神不振等。

【用法】水煎服，每日 1 剂，早晚各服 1 次。

【方解】便秘一症，临床多见，其原因多种多样，病机亦错综复杂。古有风秘、冷秘、气秘、热秘、虚秘等症。治疗当审证求因才能收到疗效。施氏认为此病主要原因为脾阳不足，脾虚不能为胃行其津液，胃失和降，糟粕传导失常，于是久停肠内而成此症。浊阴不降，清阳不升，食少纳呆，腹胀不休。脾为阴土，宜健宜升；胃为阳土，宜通宜降。故用白术健脾益气而滋润为主药；因肺与大肠相表里，故用杏仁开肺润通；决明子、火麻仁通腑润肠；加入小剂量番泻叶通下，推动糟粕向下运行。如此脾气振奋，津液输布正常，健运通下，则便秘自愈。

【点评】本方妙在重用白术，多数人认为白术性温燥，对大便秘结不敢妄用，根据体会：小剂量白术则健脾止泻，大剂量治脾阳不足便秘。《本草正义》说，白术"富有膏脂，故苦温能燥，亦能滋润津液……万无伤阴之虞"，认为白术有益气健脾、通利水道、活血化瘀的功用。习惯性便秘，久秘必伤气。故重用白术健脾益气滋润津液，自然效如桴鼓。

【验案】患者女，43 岁。1994 年 11 月 5 日初诊。大便干结，排便费力 3 年，每 7 天一行，且非服泻药不下，粪便多呈球状。每伴有腹胀、头晕、乏力、纳少。查：面色萎黄，精神不振，舌质淡，苔薄白，脉缓。辨证：脾虚健运失常，治以健脾润肠通便。处方：白术 40g，火麻仁 10g，杏仁 10g，决明子 10g，番泻叶 3g，7 剂水煎服。二诊：腹胀明显好转，矢气较多，大便每周 2～3 次，头晕减轻，身较前有力，饮食增加，继守原方 7 剂。三诊：精神转佳，临床症状完全消失，大便成形每日一行，告愈。再守原方 3 剂给予巩固。

【简介】施汉章，生于 1922 年，江苏启东人。中华全国中医药学会外科学会副主任委员，全国有独特学术经验和技术专长的老中医药专家。现为北京中医药东直门医院主任医师，兼任中国中医药学会肝肠专业委员会理事，外科专业委员会副主任委员。施氏中医外科学术思想是在《内经》的基础上，汲取明代陈实功，清代王洪绪、高锦庭等流派精华，结合当今医学的发展及临床实践经验，形成了自己对外科疾病诊疗方法的特点，尤其对前列腺肥大、前列腺炎、周围血管病、乳房疾病有着深刻的理论认识和实践经验。在国内外发表、交流论文 20 余篇，主编、合编中医外科著作 4 部。

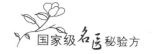

通信地址：北京东内海运仓5号，北京中医药大学附属东直门医院

邮编：100700

2. 芦荟通便胶丸（熊寥笙）

【组成】芦荟6g

【功效】泻热通便。

【主治】习惯性便秘，热结便秘。

【用法】将芦荟研细末，分装在6枚空心胶囊内。成人每次用温开水吞服2~3枚，每日2次。小孩每次服1枚，日2次。如无胶囊装药末，亦可用白糖温开水吞服，成人每次2~3g，小孩每次1g。

【方解】方中仅用芦荟一味，其性味苦寒，有清热通便、凉肝、杀虫之作用，对肝经实火而兼大便秘结者，尤为适宜。

【点评】《医学广笔记》之"更衣丸"，由芦荟、朱砂组成，治肠中干燥、便秘。此方即由更衣丸去朱砂而成，熊氏认为："较原方更为简便，减少监制之繁。"又说："予集六十年之临证感受，尝苦泻下剂缺乏实效，大黄、芒硝，服后多感腹痛，效亦难必。自拟芦荟丸方，经治男女老小不下数十人，凡津血亏损，便如羊屎马粪者，服之无不应手而下，诚便秘良方也，故敢录之以告来者。"但阳虚气弱者忌用。

【验案】孔某某，男，60岁。患者因医痔疮住外科病房，术后不大便五六日，曾服泻下剂多次，继又灌汤2次，大便仍不通，舌质红、少津，脉涩。血枯津伤，致燥结便秘。用芦荟胶丸1剂。服胶丸2次，即下硬结大便甚多，药未尽剂而愈。

【简介】熊寥笙，生于1905年，四川巴县人。重庆市名中医，研究员。曾任重庆市中医研究所副所长，四川省及重庆市中医学会理事等职。从医70余年，工专内、妇科，擅治咳嗽、黄疸、水肿、妇人不孕，崩漏、带下等病，莫不效验。在国内首创人参针、参附针并用于临床，取得了显著的效果并先后总结出论文11篇。退休后笔耕不辍，先后撰写了《七百味中草药歌括》《伤寒名医案选新注》《中医难症论治》《医学难症方歌括》等多部医著。

通信地址：重庆市中医药研究所　邮编：630013

3. 老人便秘方（赵恩俭）

【组成】黄芪30g　金银花20g　威灵仙10~20g　白芍20g　麻仁20g　肉苁蓉20g　厚朴3~10g　当归20g　酒大黄3~10g

【功效】益气养液，润肠导滞。

【主治】老年虚证便秘。

【用法】水煎服，每日1剂，早晚各服1次。

【方解】老人便秘与一般习惯性便秘不同，因为年事既高，多有阴虚血燥、气虚不运等基本病机，同时亦难免燥热气滞等夹杂其中。所以单纯润肠药往往用久作用不大，而"承气"等泻法又易引起正气愈虚等问题。此方以黄芪之补气，归芍之养血，麻仁、肉苁蓉之润燥以治本，以其本虚也，且皆于通便有利；厚朴行气，酒大黄缓降，不后下免其致泻伤中等弊，方从"青鳞丸"等方化裁而来；佐以金银花清脏腑之热而不伤正；威灵仙通气利脏腑以治标，其"宣通五脏，去腹内冷滞，心腹痰水"，故胸腹不利，痰水气滞，脏腑不通之症皆有良效，并非只是散风去湿之品，此方用之亦具襄赞之功。

【加减】若大便数日不下，燥热明显，可加延胡索粉 3~5g 冲服，得便下即止，不可过量；大便连日得畅，可减免酒大黄；气虚重，加党参20g；腹胀重，加木香10g；腰腿酸软，加杜仲10g，牛膝 10~15g。

【点评】应用此方，用量可根据病情稍事加减，酒大黄不必后下，方剂可连服，俟大便稠顺再停药。此方之特点：一为重用黄芪以健运中气；二为大黄不后下免其致泻，并且可以连续服用以缓调其六腑功能；三为威灵仙可以自胸腹至下腹通闭解结，三焦俱畅达，虽有痰水气滞等亦均得以疏导而解。此方多年来加减运用所治病例甚多，疗效甚佳。

【验案】张某，男，81岁，原患糖尿病及冠心病、心房纤维颤动多年，现两病均较稳定，但苦于大便干燥不畅，数日一行，腹满而痛，先时用麻仁润肠丸等尚有效，近数月亦不起作用。如用泻药则引起便泻不止，虚惫气短，痛苦万状；诊脉弦大，涩而少力，代止不匀；舌嫩而赤，苔黄浊不匀。证属气血阴液俱不足，燥热蕴蓄六腑。宜标本兼治，于补气养血益阴药中，辅以清降之品，以"老人便秘方"加延胡索粉3克，服药后大便得下，且下后腹中舒泰，气力精神转佳。减去延胡索粉连服此方月余，大便每 1~2 日一行，很正常，糖尿病及心脏病较前好转，诊脉仍代止，但已较前柔和有力，舌苔亦渐趋正常。以此方改配丸剂，用以巩固疗效，2个月后停药病愈。

【简介】赵恩俭，生于 1926 年，天津人，赵氏早年习医，1946 年考取高等中医师。天津南开医院主任医师。长期从事医、教、研工作，积累了丰富的经验。擅长内、妇、儿科，对理论研究有素，颇具声望。

通信地址：天津南开医院　邮编：300193

二十九、急性胰腺炎

自拟清胰汤（段亚亭）

【组成】柴胡 15g　生大黄 6g　黄芩 15g　川楝子 15g　郁金 15g　红藤 30g　金银花 30g　蒲公英 30g　延胡索 15g　白芍 30g　甘草 10g

【功效】舒肝理气，行气止痛，清热解毒。

【主治】急性胰腺炎，属肝郁气滞型。症见突发性上腹部疼痛，局限于右上腹持续疼痛，并向背部放射；恶心呕吐，腹胀，便秘，发热，苔薄黄，脉数。

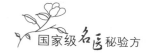

【用法】水煎服，每日1剂，早晚各服1次。

【方解】方中柴胡、延胡索、郁金、川楝子舒肝理气，行气止痛；金银花、蒲公英、红藤清热解毒；黄芩、生大黄清热通下；白芍、甘草柔肝舒筋、缓急止痛、抗炎、解痉。

【加减】大便干结，加番泻叶10g，芒硝10g；食滞，加山楂15g，鸡金15g，白术10g；恶心呕吐，加竹茹30g，半夏15g，旋覆花15g；发热重，加野菊花20g，紫花地丁20g，大青叶15g；湿热重，加金钱草20g，黄柏15g，栀子15g；腹胀甚，加大复皮15g，木香10g，厚朴10g；黄疸者，加茵陈30g，田基黄30g，龙胆草15g；小便黄少，加车前子15g，赤小豆20g，茯苓皮20g；有蛔虫者，加槟榔10g，使君子10g，川楝子10g；肩背痛者，加瓜蒌20g，葛根20g，羌活15g。

【点评】本方所治之急性胰腺炎病，属实证、急证。采用舒肝理气，泻热通下、祛瘀，随症加减，先后治疗6例，取得满意的疗效。段氏认为中医可以治疗急性病。

【验案】甘某，女，58岁。1964年5月13日上午8时，突发性上腹部疼痛，局限于右上腹持续性疼痛，并向背部放射。恶心呕吐，腹胀，便秘，发热，苔薄黄，脉细数。先到市医院门诊就医，诊断为"急性胰腺炎"，嘱入院治疗，因病人经济困难，故回家而来求治。检查诸证同上。辨证：肝郁气滞，舒泻升降失衡。属实证，急证。治法：舒肝理气，行气止痛，清热解毒，用本方1剂，观察性治疗。下午2时服药，分3次服完。8时许病人明显好转，腹痛大减，呕吐停止，大便已解。又嘱病人再服本方，去生大黄、加大青叶20g，再服2剂。3天后病人诸证消失，能做家务劳动。3个月后随访未发。

三十、幽门不全梗阻

启幽汤（俞尚德）

【组成】炒茅术10g　炙甘草10g　赤芍12g　车前子10g　公丁香2g（后下）吴萸4g　苏木10g　炒枳壳10g　炙鸡金15g　干姜5g　附块5g　代赭石30g

【功效】健脾益火，活血降逆。

【主治】幽门不全梗阻，见于溃疡病及功能性幽门不全梗阻者。

【用法】水煎服，每日1剂，上下午各服1次。

【方解】干姜、附块、茅术、甘草益命大火，补脾阳，茅术还善消胃中停饮；甘草配赤芍活血解痉；苏木通络行瘀，《本草拾遗》言其"治人常呕吐"；吴萸、丁香暖胃止呕；枳壳宽中下气；鸡金磨化积滞；赭石泽逆通结；车前子利湿以防甘草量大潴钠的不良反应。

【加减】瘢痕性梗阻者，加桃仁、三棱；便秘者，加肉苁蓉、当归，便秘甚者加制大黄或番泻叶，务使大便通利，腑气下行，呕逆必止。

【点评】在使用启幽汤前注意鉴别引起不全梗阻的原因，启幽汤适用于溃疡病及功能性幽门不全梗阻，对肿瘤引起的器质性幽门梗阻还应及早外科治疗。另外启幽汤的服药时间以上午9点左右，下午2点左右为佳。服药后2小时内禁食。

【验案】占某，60岁。1997年4月6日初诊：胃病宿疾。近半月来心窝区偏右胀痛，较剧，伴呕吐胃内容物，量多，有馊腐味。大便量少，数日一行。舌尖红，苔薄腻脉细弦。1年前胃镜示十二指肠溃疡，浅表性胃炎伴糜烂。1周前胃镜示：幽门管溃疡伴幽门不全梗阻。胃镜不能插入十二指肠壶腹部。处方：启幽汤加黄芪15g，7剂。二诊诉无呕吐胃痛，食后腹亦不胀，纳便正常。苔薄黄脉细弦。前方5剂。以后未再有呕吐，改用补中生肌汤治疗溃疡病。

三十一、慢性肝炎、早期肝硬化

1. 荣肝汤（关幼波）

【组成】党参12g　炒白术10g　炒苍术10g　木香10g　茵陈15g　当归12g　白芍12g　香附10g　佛手10g　山楂15g　泽兰15g　生牡蛎15g　王不留行12g

【功效】健脾疏肝，活血化瘀，清热利湿。

【主治】慢性肝炎、早期肝硬化，症属肝郁脾虚、气滞血瘀、湿热未清者。

【用法】水煎服，每日1剂，早晚各服1次。

【方解】党参、白术健脾益气，培土荣木；苍术、木香醒脾化湿；茵陈清热解毒、利湿退黄；香附、佛手舒肝理气；当归、白芍养血柔肝；山楂、泽兰、王不留行活血化瘀；牡蛎软坚散结。诸药合用，脾土得健，湿浊得化，热毒得清，瘀血得解，而收本固标去、正复邪除之效。

【点评】肝炎尤其是乙型肝炎，病机复杂，易于反复，难于根除。其根源即在于既有肝损伤之正虚的一面，又有乙肝病毒潜伏之邪实的一面，并贯彻整个病程之中，又因祛邪解毒、祛湿、活血易伤正气，扶正又易恋邪，故临床治疗颇为棘手。由此认为治疗本病应两手抓：既要祛邪务尽，又要处处顾护正气。祛邪扶正并施，方能达到预期目的。本方即为扶正祛邪的代表方剂。若能坚持治疗，注意调养，多能根治。

【简介】关幼波，生于1913年，逝于2005年，北京人。出身中医世家，16岁随父学医，29岁独立行医，已60余年。历任北京中医医院主任医师、教授，中华全国中医学会常务理事、北京中医学会理事长。对内科杂病、儿、妇、皮肤、五官等科疾患的治疗有丰富的经验和独到之处。对于危难重症，常有药到病除之效。对肝病的论治见解独特，疗效卓著，堪称大家。

原通信地址：北京东城东直门外38楼2门204号　邮编：100027

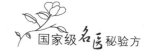

2. 加味一贯煎（章真如）

【组成】生地 15g　枸杞子 10g　白芍 10g　当归 10g　麦冬 10g　条参（黄花菜）15g　郁金 10g　川楝子 10g

【功效】滋阴养血，理气疏肝。

【主治】慢性肝炎，迁延型肝炎，肝硬化，血吸虫病肝肿等，属肝肾阴虚，气滞不运者。症见胁肋痛胀或觉烧灼，脘腹胀满，遇劳辄发，舌赤苔薄黄脉弦等。

【用法】水煎服，每日 1 剂，早晚各服 1 次。

【方解】本方为一贯煎加减而成。一贯煎中重用生地滋阴养血，补益肝肾；麦冬、当归、枸杞子益阴养血而柔肝；用少量川楝子疏肝泄热，理气止痛；加郁金协助川楝子理气，加白芍助当归、枸杞子等养血柔肝，使之滋阴而不滞气，理气而不伤阴；以条参易沙参养血平肝。诸药合用，共奏滋阴养血，理气疏肝之功。

【加减】若肝硬化，可加丹参、鳖甲；转氨酶高者，加五味子；有黄疸者，加茵陈；腹胀者，加广木香。

【点评】本方是在《续名医类案》一贯煎的基础上加减而成，一贯煎为滋阴舒肝之剂，为肝肾阴虚，气滞不运，胸脘胁痛，吞酸吐苦等症而设，本方对其加减后，适于慢性肝病属阴虚气滞者。《中药大辞典》称条参有黄花菜、仙茅参两种，方中所用系指黄花菜，可养血平肝，利尿消肿。

【验案】伍某某，男，45 岁。10 年前曾患无黄胆型肝炎，近年来每因劳累则肝区痛，腹胀，甚至有灼热感。舌赤，苔薄黄。脉弦细。治以养阴疏肝，用本方加丹参、五味子、广木香、白蒺藜，连服 20 余剂，诸症消失。以后每遇肝痛，则进本方数剂，亦有效果。

3. 犀泽汤（颜德馨）

【组成】广犀角粉 8g（冲，或以水牛角粉 30g水煎代）　泽兰 15g　败酱草 15g　土茯苓 30g　对坐草 30g　平地木 30g

【功效】凉血化瘀，解毒利湿。

【主治】乙型肝炎属湿热蕴蒸，气滞血瘀者。

【用法】水煎服，每日 1 剂，早晚各服 1 次。

【方解】方中犀角凉血解毒；泽兰活血祛瘀，利湿消肿；败酱草清热解毒；土茯苓解毒利湿；对坐草清热利湿，消肿解毒，擅治黄疸；平地木清热解毒，散瘀止痛。

【加减】湿重者，加苍术；胁痛者，加川楝子、延胡索；腹胀者，加味罗子、八月札、枳壳；胃脘不适者，加生麦芽、檀香；出血者，加生蒲黄、大黄；肝脾肿大者，加莪术、鳖甲、地鳖虫。

【点评】本方为自拟验方，功能凉血化瘀，解毒利湿。据现代药理研究，方中犀角且降转氨酶，可使澳抗转阴。经多年临床，治疗本病疗效满意。方中对坐草、平地木均为异名，对坐草即大金钱草；平地木常见者有紫金牛和朱砂根，考其功用，当是清热解毒，散瘀止痛之朱砂根。

【验案】徐某某，女，26岁。患无黄疸型传染性乙型肝炎4个月余。查谷丙转氨酶200U/L，HAA阳性，肝区疼痛，经事愆期，舌紫，苔薄腻。证属湿热瘀滞。服犀泽汤加减1个月后，肝功恢复正常，HAA转阴，经事如期而至。随访8年，情况良好。

【简介】颜德馨，生于1920年，山东人。系先贤亚圣颜渊之后裔，自幼从父江南名中医颜亦鲁学医，复入上海中国医学院深造，毕业后悬壶于沪。曾任中国中医药学会理事、上海铁道大学医学院研究室主任、美国中国医学研究院学术顾问等。为上海铁道大学医学院教授、主任医师，全国著名中医理论家、中医临床学家，对治疗疑难杂病、老年病，均取得显著疗效。著有著作9部，发表学术论文200余篇。

通信地址：上海延长中路301号，同济大学附属铁路医院中医科　邮编：200072

4. 软肝缩脾方（赵绍琴）

【组成】柴胡6g　黄芩10g　蝉蜕6g　白僵蚕10g　片姜黄6g　水红花子10g　炙鳖甲20g　生牡蛎20g　生大黄1g　焦三仙各10g

【功效】行气开郁，活血化瘀，软肝缩脾。

【主治】肝炎晚期等出现的早期肝硬化，属气滞血瘀者。症见胁痛，腹胀，癥瘕，舌质有瘀斑，苔白，脉弦涩等。

【用法】水煎服，每日1剂，早晚各服1次；或倍量研末蜜丸，重10g，日2次，每次1丸。

【方解】方中柴胡疏肝理气开结；黄芩苦寒清热、利胆，与柴胡配伍擅解肝胆郁热；蝉蜕、僵蚕、片姜黄、生大黄为清·杨栗山名方"升降散"，功擅开通内外，平调升降，燮理阴阳气血；水红花子活血且能利水，除血滞、化水湿；焦三仙消积导滞，开胃增食；鳖甲、牡蛎咸寒软坚以散瘀结、消癥瘕。诸药合用共奏行气、开郁、活血、利水、软肝缩脾之功。

【加减】肝功异常，舌苔黄腻，有湿热征象者，加茵陈30g，土茯苓30g；胸胁不适，善叹息，脉沉而滞，气郁明显者，加佛手10g，香附10g；脘痞厌食、呕恶、苔白腻，湿阻中焦者加藿香10g，佩兰10g，姜半夏10g；心烦易怒，舌红起刺，火郁症显者，加黄连6g，胆草3g，丹皮10g；形体消瘦，神疲乏力，脉弱，气虚明显者，加太子参6g，白术10g；血虚者，加阿胶10g，当归10g；中阳不足，畏寒肢冷者，加干姜3g，吴茱萸3g；舌质红绛，苔少且干，肝肾阴亏者，加生地20g，枸杞子10g，女贞子10g。

【点评】肝硬化早期，临床表现颇为复杂，但总以肝脾肿大之邪实为主。治疗时不应因正虚而纯用补剂，否则痰瘀胶结更甚；也不可因邪实而攻伐太过，伤正气，与病无益。不可速决，只宜缓图。用药上更应讲究，不可鲁莽。赵氏方用"升降散"既别出新裁，又符合本病病机，且无伤正之弊。另外，僵蚕、大黄又有推陈致新、祛浊升清之功，对于肝硬化的恢复大有益处。如《伤寒温疫条辩》云："僵蚕味辛苦气薄，喜燥恶湿，得天地清化之气，轻浮而升阳中之阳，故能胜风除湿，清热解郁……散逆浊结滞之痰也……能辟一切怫郁之邪气。"大黄《本经》谓其"下瘀血，血闭，寒热，破癥瘕积聚，留饮宿食，荡涤肠胃，推陈致新，通利水

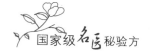

谷，调中化食，安和五脏"。

【简介】赵绍琴，生于 1917 年，逝于 2001 年。北京人，三世清太医院御医，受业于御医瞿文楼、韩一斋和旧北京四大名医之一汪逢春诸先生，尽得三家真传。北京中医药大学终身教授。临床经验丰富，详于辨证，精于用药，擅治温热病和内科疑难病。

原通信地址：北京中医药大学　邮编：100029

5. 疏肝运脾软坚汤（朱良春）

【组成】炒白术 20g　广郁金 20g　甘枸杞子 20g　鸡内金 10g　田基黄 20g　丹参 15g　紫草 18g　水牛角 20g　炒枣仁 15g　甘草 6g

【功效】疏肝运脾，软坚化积，和血护营。

【主治】慢性活动型肝炎、脾肿大、肝硬化失代偿期，属肝郁脾滞、络伤动血者。症见面色晦黯，形瘦神疲，纳呆便溏，鼻牙出血不止，心悸腹胀，夜寐欠实，多梦纷纭；苔薄腻，舌红边有瘀斑。

【用法】① 上述诸药水煎服，每日 1 剂，早晚各服 1 次；② 复肝丸（自订方：由红参须、紫河车、参三七、地鳖虫、鸡内金、广郁金、广姜黄等组成）每服 3g，每日 2 次。

【方解】方中田基黄清热利湿，消肿解毒；水牛角清解营分热毒；枸杞子滋阴补肾，益阴除热；白术、鸡内金健脾运中；丹参、紫草、郁金行气活血；炒枣仁养心安神；甘草调和诸药；配合寓消于补，消积软坚之复肝丸，汤丸并用，相得益彰，共奏疏肝运脾，软坚化积，和血护营之功。

【点评】肝炎为湿热之邪蕴结肝脾为患，但邪有偏盛，体有强弱，期有长短，因而症状表现各异，虚实、阴阳、寒热、气血之矛盾，错综复杂，变化多端，必须详辨细析，病机始能阐明，施治方可见效。"乙肝"病在肝经，营伤为多是其特点，易于伤经动血，故而导致鼻牙出血之病例，屡屡见之，一般止血药不易见效，须用紫草、水牛角（剧者用广角粉）入经清营，始克有临。而甘枸杞子之滋肾补脾，益阴除热尤为不可缺之药，余屡用得效。本品仅《本草述》用于"诸见血证"，他书均未提及。实则凡虚性血证，均宜用之。因为肝肾精血交损所致之失血，偏寒、偏热之品均非所宜，唯枸杞子为当选之佳品，举凡鼻衄、牙宣、咯血、崩漏等证见精血内夺，肝不藏血者，在辨治方中加用枸杞子，均可提高疗效。方中田基黄为藤黄科植物地耳草的异名，可清热利湿，消肿解毒。

【验案】陈某某，男，34 岁，医师。1990 年 3 月 21 日就诊。主诉恶心、腹胀、鼻牙出血 6 个月。1988 年 7 月体检发现乙肝三阳，谷丙转氨酶 88U／L，自觉疲乏，即行休息治疗，服益肝宁、复肝宁、维生素 C 药物治疗3个月，肝功仍未正常，后改用中药及聚肌胞、联苯双酯等西药，治疗1个月后，肝功正常，恢复工作。1989 年 6 月因公出劳累，返回后自觉疲乏，伴有轻度牙龈渗血，复检谷丙转氨酶80 U／L，白球蛋白比值倒置，乃第二次休息治疗，用氨基酸类及保肝药物 2 个月，后白蛋白／球蛋白倒置纠正，但谷丙转氨酶为 78U／L，继续中西药结合治疗。

同年 10 月自觉症状加重、恶心、腹胀、牙龈出血，仍感乏力、四肢浮肿、大便溏薄，小溲少而色深黄、肝肋下 2cm，质中度，脾肋下 4cm。肝功复查：谷丙转氨酶 120U／L，白球蛋白比值 4.1／4.1。诊为慢性活动性肝炎、脾肿大、肝硬化失代偿期。往南通市某医院治疗，肝功反复不正常，全身症状未见明显好转，白蛋白／球蛋白比值倒置，体重下降，鼻牙出血不止，至 1990 年 3 月下旬病势沉重，乃自动出院前来就诊。检查：面色晦黯、形瘦神疲、纳呆便溏、鼻牙出血不止、曾用各种止血剂乏效；心悸腹胀、夜寐欠实、多梦纷纭；苔薄腻、舌红边有瘀斑。谷丙转氨酶 120U／L，白球蛋白比值倒置、肝肋下 2cm，质中等、脾肋下 4cm。诊断：慢性活动型肝炎、脾肿大、肝硬化失代偿期，属肝郁脾滞、癥积已成、络伤动血。治疗：疏肝运脾、软坚化积、和血护营。1990 年 3 月 28 日二诊：药后鼻出血渐止、精神较佳、颇感爽适、纳增眠安、便溏转实、苔薄、脉细弦、此佳象也。上方去紫草、水牛角、枣仁、续服 14 剂。1990 年 4 月 11 日三诊：复查肝功：谷丙转氨酶 40U／L，白球蛋白比值正常、全身症状消失、体重增加、脾肋下 1cm，肝肋下 1.5cm，续服复肝丸以巩固之。1990 年 8 月 15 日随访，一切均安，已恢复工作。

6. 舒肝开肺汤（印会河）

【组成】柴胡 10g　赤芍 30g　当归 15g　丹参 30g　生牡蛎 30g（先下）　广郁金 10g　桃仁 10g　地鳖虫 10g　紫菀 10g　桔梗 10g　川楝子 12g

【功效】舒肝开肺，通利三焦，活血消胀。

【主治】慢性肝炎，迁延性肝炎及早期肝硬化所致的肝性腹胀。

【用法】水煎服，每日 1 剂，早晚各服 1 次。

【方解】方中柴胡、当归舒肝养肝；赤芍、丹参、郁金活血化瘀；川楝子泄肝止痛，取气为血帅，气行则血行之意；桃仁破血行瘀，以泄血结；地鳖虫、牡蛎能磨化久瘀，软坚消积；紫菀、桔梗宣肺通便，通利兰焦，畅气消滞，从而消除腹胀。

【点评】印氏治疗肝性腹胀，擅用桔梗、紫菀。认为它们能通利三焦，三焦通利，则气畅水调，腹胀自消，开从肺论治肝性腹胀之先河。验之临床，常获效验。考《本经》谓桔梗"主胸胁痛如刀刺，腹满，肠鸣幽幽"，《别录》谓其"利五脏肠胃……下蛊毒"，《指掌》谓其"为诸药之舟楫"，等等。紫菀《本经》谓其"去虫蛊痿躄，安五脏"，张石顽谓其"能通调水道"等。可见，用于腹胀，古人已有认识，值得重视。

【简介】印会河，生于 1923 年，江苏靖江人。出身世医，自幼继承家学，上海开业行医，后二度进修西医。曾任北京中医学院内科"金匮"教研室主任兼附院内科主任，"中医基础"教研室主任，中日友好医院副院长，专家室副主任兼学术委员会副主任，国际肝病研究协作交流中心学术委员。热衷于中西医结合工作，多年来对肝炎、肝硬化引起的腹胀、腹积水进行了深入研究，取得了较高的疗效。主要著作有《中医学概论》《中医内科新论》等。

通信地址：北京市和平里北口樱花东路 2 号，北京中日友好医院　邮编：100029

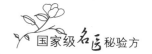

7. 燮枢汤（焦树德）

【组成】北柴胡、泽泻各 9~10g　炒黄芩、炒川楝、白蒺藜各 9~12g　制半夏 10~12g　草红花、刘寄奴（或茜草）各 9~10g　皂角刺 3~4.5g　片姜黄 9g　焦四仙、炒莱菔子各 10g

【功效】调肝和胃，活血消痞。

【主治】慢性肝炎、迁延性肝炎、早期肝硬化、慢性胆系感染，属肝胃不和者。症见较长时间具有右胁疼痛，腹部胀满，不思饮食，胁下痞块，倦食乏力，小便发黄，大便欠爽或溏软，舌质红或有瘀斑，苔白或黄，脉弦或弦滑。

【用法】水煎服，每日 1 剂，早晚各服 1 次。

【方解】方中柴胡升清阳，黄芩降浊阴，一升一降，能调转燮理阴阳升降之枢机，共为君药；半夏辛温，善降中焦逆气而燥湿和胃健脾；白蒺藜苦辛而温，宣肺之滞，疏肝之郁，下气和血；川楝子苦寒入肝，清肝热、行肝气而止胁腹痛；红花辛温，活血通经，并能和血调血，四药共为臣药；片姜黄辛苦性温，行血中气滞，治心腹结积、痞满胀痛；皂刺辛温，开结行滞，化痰祛瘀，破坚除积；刘寄奴苦温而辛，破瘀消积，行血散肿；炒莱菔子辛甘性平，理气消胀，配焦四仙助消化而除胀满，运中焦而健脾胃，为佐药；泽泻入肝肾，能行在下之水，使之随清气而上升，复使在上之水随气通调而下泻，能泄肝、肾水湿火热之邪，而助阴阳升降之机，为使药。

【加减】中湿不化，脘闷食少，舌苔白厚者，加苍术 6~9g，草蔻 6~10g；气血阻滞，胁痛明显者，加延胡索 9g，枳壳 10g，制乳没各 5g；如血瘀明显者，加茜草 12~20 g，海螵蛸 6~9g，桂枝 6~10g；胃纳不佳、饮食少进者，加谷芽、陈皮各 10~12g；心悸失眠、健忘多梦者，加珍珠母 30g，远志、天竺黄各 9g，栀子 3g；下午低热者，加生白芍 12g，银柴胡 10g，青蒿 15g；口苦、尿黄、目赤者，加栀子 6~10g，龙胆草 3g；肝脾肿大者，加炙鳖甲 15~30g，射干 10g，三棱、莪术各 3~6g，玄参 12~30g；有轻度腹水者，加大腹皮 12~15g，茯苓、冬瓜皮各 30~40g，水红花子 10~12g，车前子 10~20g；情志不舒者，加香附 10g，合欢花 6g；呕逆便秘、舌苔不化者，加代赭石 30g，旋覆花 10g，生大黄 3~5g，炒五灵脂 9g；谷丙转氨酶高者，加五芦散（五味子 95g，芦荟 25g，共为细面，每服 3g，每日 2 次，温开水送下，或随汤药服用）；腹部喜暖，遇凉隐痛者，减黄芩为 6g，去川楝子；药后胁痛反剧者，去皂刺、减片姜黄。

【点评】本方功擅理气、活血、消痞，对于慢性肝炎、早期肝硬化确有良效，但须掌握其适应证，不可妄投。盖因本方总属消导之剂，每易伤气耗血，损伤肝脏，故虚或虚实夹杂证均非所宜。《金匮要略》有云："见肝之病，知肝传脾，当先实脾。"故于方中伍入黄芪、白术、山药之属，收效更佳。

【简介】焦树德，生于 1922 年，河北辛集人。自幼随外祖父学习中医，熟读经典，后毕业于天津中国国医函授学院。中日友好医院主任医师、教授，中华全国中医学会常务理事，中华全国中医学会内科学会副主任，北京中医药大学名誉教授。擅长治疗心脑血管病，类风湿性关节炎，高热性疾病，肝、肾、胃、肠重病和各种疑难病。曾获部级科研成果奖 1 项。发表文章50 余篇。

通信地址：北京市和平里北口樱花东路2号，北京中日友好医院　邮编：100029

8. 化肝解毒汤（周仲瑛）

【组成】平地木 20g　虎杖 20g　红藤 20g　土茯苓 15g　贯众 10g　紫草 10g　黑料豆 10g　甘草3g　二妙丸 12g（包煎）

【功效】清化湿热瘀毒。

【主治】慢性迁延型肝炎，属湿热瘀郁者。症见神志较清，神疲乏力，腹软；舌质红，尖部黯紫，舌苔薄黄腻，脉小弦滑。

【用法】水煎服，每日 1 剂，早晚各服 1 次。

【方解】方中平地木、红藤清热解毒，活血化瘀；虎杖活血止痛，清热利湿；贯众、紫草清热解毒；土茯苓清热除湿；甘草调和诸药；配合清热祛湿之二妙丸，则湿热可清，瘀毒可除，诸症自愈。

【点评】乙型肝炎的基本病机为湿热瘀毒郁结，困脾伤肝，日久病及于肾，治当清化湿热瘀毒为主，同时根据病程长久，邪正虚实，辨证配伍健脾益气、舒肝养阴、益肾培本等法。周老据此自拟化肝解毒汤，作为治疗本病的基本方。药用虎杖、平地术、土茯苓、垂盆草、贯众、黑料豆、甘草等清化湿热瘀毒。本方药理研究有抗乙肝病毒，调节机体免疫功能作用，正虚者酌予调补，每获良效。下列医案为外感湿热，热毒瘀郁，肝失疏泄，肝络失和，故右胁隐痛；湿热中阻，升降失常，则纳差，恶心欲吐；肝病及脾，脾失健运，则腹胀、便溏、乏力；气滞湿阻、热郁皆可致瘀，瘀毒阻滞肝络，故胁痛难已；舌质红，舌尖黯红，苔黄腻，脉弦滑属湿热蕴结之证。治疗以化肝解毒汤加减，化肝经湿热瘀毒，继则辨证转予调养肝脾，清化瘀毒，标本同治取效。

【验案】张某，女，27 岁，工人。1987 年 8 月 14 日就诊。主诉右胁隐痛，纳差 9 个月。去年1月中旬因纳差，乏力，恶心，欲吐，右胁隐痛，就医诊治。检查肝功能发现异常，黄疸指数8U，谷丙转氨酶100U／L，乙型肝炎表面抗原（＋）。诊断急性黄疸型乙型肝炎，一直服用云芝肝泰、复合维生素 B、维生素 C 及中药汤药，经治 9 个月，复查肝功能、黄疸指数降至 5U，谷丙转氨酶一直高于正常值，乙型肝炎表面抗原检查始终阳性。刻下肝区时有隐痛，恶心欲吐，纳差，口干，腹胀，大便日行 2 次，便溏。检查：神志较清，神疲乏力，腹软，肝胁下 1.5cm，剑下 2.5cm，质Ⅰ～Ⅱ度，有压痛。舌质红，尖部黯紫，舌苔薄黄腻，脉小弦滑。体温：37.4℃，血压：15.47／10.4 kPa（116／78 mmHg）。8 月 10 日复查肝功能：谷丙转氨酶 90U／L，麝香草酚浊度试验 8U，锌浊度 11U。乙肝免疫指标 乙型肝炎表面抗原（血凝法）1：24，乙型肝炎表面抗体、乙型肝炎核心抗原、乙型肝炎 E 抗体、乙型肝炎核心抗体均阴性。诊断：慢性迁延型肝炎，属湿热瘀郁者。治疗：清化湿热瘀毒。予化肝解毒汤。8 月 21 日二诊：药后恶心欲吐消失，腹胀减轻，肝区时有隐痛，大便日行 2 次，欠实；舌质红，尖部黯紫，舌苔薄黄，脉小弦。肝经湿热瘀结，热郁阴

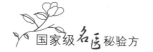

伤。治以清肝化湿解毒，佐以养阴。处方：前方加垂盆草30g，茯苓10g，川石斛10g，30剂，水煎服。9月21日三诊：自觉症状明显改善，食纳转佳，小便正常，唯不耐疲劳，大便欠实；舌质红，尖黯紫，苔薄脉细；9月15日复查肝功能：谷丙转氨酶60U/L，二对半：乙型肝炎表面抗原1∶16，其他均阴性。湿热瘀毒未净，肝脾两虚。治以清化湿热瘀毒，调养肝脾。处方：平地木20g，虎杖20g，红花20g，贯众10g，紫草10g，白花蛇舌草20g，炙何首乌10g，炙黄精10g，生地12g，白术10g，太子参10g，黑料豆10g，甘草3g，二妙丸12g（包煎），30剂，水煎服。10月22日四诊：自觉症状基本消失，肝区间有不适；舌质红，苔薄黄，脉细。10月14日复查肝功能，二对半均正常，前法有效，继服上药以资巩固。随访1年，未见复发。

9. 软肝煎（邓铁涛）

【组成】太子参、鳖甲（醋炙）各30g　白术、茯苓各15g　楮实子、菟丝子各12g　草薢18g　丹参10g　甘草6g　土鳖虫3g

【功效】健脾护肝补肾，活血化癥软坚。

【主治】肝硬化。

【用法】土鳖虫烘干研成细末；水3碗，入鳖甲先煎半小时，纳诸药煎至1碗，冲服土鳖虫末，渣再煎服。每日1剂，1日2次。

【方解】方中茯苓、白术、甘草健脾益气；太子参补而不燥，气阴双补，其为合宜；楮实子擅治水气蛊胀，配菟丝子补肝而益肾，此乃虚则补其母之意；丹参一味，功同四物，养血活血；土鳖虫、鳖甲皆灵动之物，活血软坚化癥；草薢则助四君以祛湿健脾。诸药合用，共奏健脾养肝补肾，活血化癥软坚之功。

【加减】酒精性肝硬化加葛花；肝炎后肝硬化加黄皮树叶30g；门脉性肝硬化加炒穿山甲10g；牙龈出血加紫珠草或仙鹤草30g；阴虚无湿者去草薢，加山药15g，石斛12g。

【点评】肝硬化属中医癥瘕、臌胀范畴，病因不一，病理复杂，但不外肝、脾、肾三脏功能失调，以致气血痰水瘀积于腹内而成。邓氏根据几十年临床经验，认为本病多由湿热邪毒或虫蛊、酒毒侵犯肝脏日久所致，属本虚标实之证；治当扶正祛邪、标本兼固；用药精当、平和，化癥不伤气血，补益不碍癥消，为不可多得的治疗肝硬化之良方。

【简介】邓铁涛，生于1916年，广东开平人，毕业于广东中医药专门学校。曾任广东中医药专科学校、广东省中医进修学校教务处主任，广州中医学院教务处副处长，广州中医学院副院长等职。现任中国中医药学会常务理事、中国中医药学会中医理论整理研究委员会副主任委员、中华医学会医史学会委员和该会中医理论整理研究委员会副主任委员、广州市科委顾问、中华医学会广东分会医史学会主任委员。出版论著多部，其中专著有《学说探讨与临证》《耕耘集》《邓铁涛医话集》，主编著作有《中医学新编》《中医大辞典》《实用中医内科学》《中医论断学》《实用中医诊断学》等，发表论文80多篇。

通信地址：广州市机场路12号，广州中医药大学　邮编：510000

10. 减味三石汤（方药中）

【组成】生石膏 30g　寒水石 30g　滑石 30g

【功效】清热利湿解毒。

【主治】迁延性肝炎、慢性肝炎合并黄疸，属湿热盛者。症见小便黄赤，舌苔黄腻，转氨酶持续高限不降。

【用法】合入加味一贯煎（或加味异功散，或加味黄精汤）方中同煎，每日 1 剂，早晚各服 1 次。

【方解】方中生石膏擅清邪热；寒水石不仅清邪热，尚可利小便，使湿热从小便而解，与滑石相伍，其效更彰，故为治疗湿热肝炎之妙品；合加味一贯煎滋肾、养肝、疏肝；或合加味异功散健脾和胃，养肝疏肝，养血和血；或合加味黄精汤养肝疏肝，滋补肾阴，运脾和胃。

【点评】本方系在《温病条辨》"三石汤"方基础上减味而成，对湿热型肝炎有卓效，为治疗迁延性肝炎、慢性肝炎之辅助方，但不宜单独使用，恐寒凉伤中。该方一般与自拟加味一贯煎（南沙参 15g，麦冬 10g，当归 12g，细生地 20g，金铃子 10g，夜交藤 30g，丹参 30g，鸡血藤 30g，柴胡 10g，姜黄 10g，郁金 10g，薄荷 3g），或加味异功散（党参 15g，苍白术各 10g，茯苓 30g，甘草 6g，青陈皮各 10g，黄精 20g，当归 12g，焦山楂、神曲各 10g，丹参 30g，鸡血藤 30g，柴胡 10g，姜黄 10g，郁金 10g，薄荷 3g），或加味黄精汤（黄精 30g，当归 12g，细生地 30g，夜交藤 30g，苍白术各 10g，青陈皮各 10g，甘草 6g，柴胡 10g，姜黄 10g，郁金 10g，薄荷 3g）合用。方中寒水石不仅清邪热，尚可利小便，使湿热从小便而解，与滑石相伍，其效更彰，故为治疗湿热肝炎之妙品，后学不可不知。

【验案】过某，男，42 岁，1978 年 5 月初诊。患者 3 年来肝功损害，确诊肝炎。转氨酶长期持续在 500 U／L 以上，百治不效。就诊时，肝区疼痛，疲乏无力，大便偏干，小便黄赤，舌红苔黄，脉细数，查转氨酶 500 U／L 以上。中医辨证为肝肾阴虚，气滞血瘀。先予加味一贯煎。1 个月后症状好转，但转氨酶无变化。考虑虽属阴虚，但挟有湿热，遂于原方中加入减味三石汤以清利湿热。1 个月后复查肝功，转为正常。后连续服用此方 3 个月，每月复查肝功，均在正常范围，遂嘱停药观察。10 年来，患者定期复查肝功，均在正常范围。在此期间，患者两次出国工作，颇为劳累，但肝功始终正常，肝炎治愈，疗效巩固。

【简介】方药中，生于 1921 年，逝于 1995 年，重庆人。出身世医家庭，幼读私塾，19 岁时从学于陈逊斋（"京都四大名医"之一，是清代著名医家陈修园的后裔）门下，后毕业于北京医学院医疗系。中国中医研究院研究员，国家科技进步奖评委，卫计委药品评审委，中华全国中医学会常务理事。长期从事中医理论和内科临床研究工作，理论造诣深，临床经验丰富，对肝病、肾病的诊治尤为擅长，提出了新的认识和有效系列方药，疗效卓著。

原通信地址：中国中医研究院西苑医院　邮编：100091

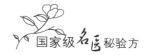

11. 退黄三草汤（李昌源）

【组成】鲜车前草 10 株　天青地白草 20g　酸浆草 20g　绵茵陈 20g　白花蛇舌草 20g　大青叶 20g　板蓝根 20g　郁金 20g

【功效】清热解毒，退黄除湿。

【主治】急性黄疸性肝炎，慢性迁延性肝炎急性发作。

【用法】水煎，每日 1 剂，分 3 次服。

【方解】本方专为黄疸症之阳黄而设。现代医学中所称之急性黄疸型肝炎，慢性迁延性肝炎急性发作等，多属阳黄范围。宗《金匮要略·黄疸病》中"黄家所得，从湿得之""黄家，但利其小便"之说，以清热除湿利尿为法。用鲜车前草、天青地白草、酸浆草入肝脾，清热利湿凉血为主药；辅以绵茵陈、白花蛇舌草除湿清热退黄；大青叶、板蓝根清热解毒凉血；佐以郁金行气解郁化瘀。诸药合用，以收清热解毒除湿、疏肝利胆除黄之功。

【加减】湿热蕴结者，加黄连 6g，大黄 10g（后下），滑石、蒲公英各 20g；肝郁气滞血瘀者，加桃仁、红花、莪术各 10g，没药 6g；脾气虚者，加太子参、苍术、茯苓各 10g，炙甘草 3g；肝肾阴虚者，加旱莲草、女贞子、枸杞子各 20g，麦冬 15g。

【点评】证属湿热，医者每易苦寒直折，往往湿热未除，脾胃已伤，治疗肝炎更忌如此。湿热胶结，如油入面，难解难分。一味清热必碍湿除，单纯化湿又易助热，故应慎用苦寒和温化。然本方所用之品轻清泄热、利尿除湿，使邪热得清、湿浊得除，且不伤中土，可谓得治肝炎之味。

【简介】李昌源，生于 1916 年，四川铜梁人，1933 年跟师学医 4 载，1937 年考入成都国医馆。贵阳中医学院教授。从事教学和临床 50 余年，学验俱丰。擅治外感热性病及各种杂病，尤对急慢性肝炎、肝硬化等病的治疗有很深的造诣。

通信地址：贵州省贵阳市市东路 50 号，贵阳中医学院　邮编：550002

12. 舒肝解毒汤（赵清理）

【组成】当归 12g　白芍 15g　柴胡 15g　茯苓 15g　板蓝根 15g　败酱草 15g　茵陈 30g　川楝子 12g　金银花 15g　蒲公英 15g　甘草 6g　生姜 10g　红枣 5 枚

【功效】疏肝健脾，清热解毒。

【主治】急、慢性乙型肝炎，属肝郁脾虚有热者。症见或右胁肋隐隐疼痛，或两胁胀痛不舒。

【用法】每日 1 剂，水煎服，分 2 次服。

【方解】肝为将军之官，主疏泄，性喜条达而恶抑郁，为藏血之脏，体阴而用阳，是人体气机运行畅达的保证，若情志不遂，肝木失于条达，肝体失于柔和以致肝气横逆，胁痛等症随之而起。且肝木为病，易于横犯脾土，脾胃居于中焦，为气机升降之枢纽，若中土受损，人体气机之升降逆乱，诸症蜂起。故本方使用疏肝解郁之品，意即顺其条达之性，发其郁遏之气，正合《内经》"木郁达之"之旨。又伍健脾助运之味，实土以御木乘。且肝气有余，则肝血不足，所以肝郁易致血亏，虚则外邪侵入，恋于肝内，故更佐清肝解毒之剂，补肝体而和肝用，以消除外来之邪毒，如是则体用兼顾，肝脾并治，共奏祛邪扶正之效。方中柴胡疏肝解郁；当归、白芍养血柔肝；茯苓、甘草、生姜、红枣健脾和胃，此乃逍遥散抑肝健脾之意；板蓝根、败酱草清热解毒，抗菌谱较广，又兼有抗病毒作用，尤其对肝炎病毒有较强的杀灭作用，并能促进肝细胞再生，防止肝细胞变性；金银花、蒲公英清热解毒，对多种细菌、病毒有较强的杀灭作用；茵陈、川楝子清热利湿，疏肝利胆，对多种病毒、细菌有较强的抑制作用，为肝胆疾患所常用。以上诸药相伍，既可以通过清热解毒杀灭病菌等作用以祛邪，又可通过疏肝健脾而调动机体抗病力以扶正，此即寒热并用，攻补兼施，实乃治疗慢性迁延型肝炎的理想方剂。

【加减】若两胁胀痛甚者，加青皮、佛手、川朴；若纳差、腹胀者，可加焦三仙、鸡内金；若右胁肋痛甚者，可加延胡索、郁金、丹参；若肝脾肿大者，可加炙鳖甲、三棱、莪术；若转氨酶升高者，可加五味子、黄芩、半枝莲；若体倦乏力者，可加太子参、黄芪等。

【点评】本方是赵氏治疗慢性乙型肝炎的经验方。临床根据病情，随症灵活加减，每获良效。

【验案】简某，男，36岁。1991年3月24日就诊。自觉全身疲倦乏力，右胁肋隐隐作痛，初未介意。1990年9月初体检时发现转氨酶升高（84U/L），表面抗原阳性（1∶64），随后又作"两对半"，乙型肝炎表面抗原阳性、乙型肝炎E抗体阳性，乙型肝炎核心抗体阳性。曾服肝泰乐、肝必复、云芝肝泰、灭澳灵和复方树舌片等药半年，病情时轻时重。复诊见右胁肋隐隐作痛，脘腹胀满，纳差，体倦乏力，小便微黄，舌质淡红，苔薄黄，脉沉细稍数，遂以舒肝解毒汤加减。当归12g，白芍15g，柴胡15g，茯苓15g，板蓝根2g，败酱草15g，茵陈30g，川楝子15g，金银花15g，蒲公英15g，五味子12g，焦三仙各12g，甘草6g，生姜、红枣适量为引。水煎服。每日1剂。上方连服9剂，饮食略有增加，照上方加鸡内金10g，继服9剂。4月12日三诊，又服药9剂，饮食明显增加，右胁肋疼痛减轻，继续照上方服用。4月26日四诊，连续服药32剂，做肝功能检查：转氨酶正常（20U/L），乙型肝炎表面抗原阴性（1∶8），"两对半"仅有乙型肝炎E抗体阳性，余项皆为阴性。为巩固疗效，照首方去金银花、蒲公英、茵陈、川楝子，加党参12g、黄芪20g，继续服用近2个月，肝功检查均正常，"两对半"各项皆为阴性。随访半年，身体健康，复查"两对半"3次诸项皆为阴性。

【简介】赵清理，生于1932年，河南邓州人，赵氏出生于五代中医世家，幼承庭训，弱冠随祖父、父亲侍诊，22岁悬壶乡里。先后在郑州、北京深造，深得任应秋、秦伯未、陈慎吾几位师长之传。河南中医学院教授、主任医师，1985年创办张仲景国医大学并任校长。理论有见地，临床有经验，治病求本，尤重胃气。

通信地址：郑州市金水路1号，河南中医学院　邮编：450008

13. 加味异功散（方药中）

【组成】党参15g　苍白术各10g　茯苓30g　甘草6g　青陈皮各10g　黄精

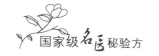

20g　当归 12g　焦山楂、神曲各 10g　丹参 30g　鸡血藤 30g　柴胡 10g　姜黄 10g　郁金 10g　薄荷 3g

【功效】健脾和胃，养肝疏肝，养血和血。

【主治】① 适用于迁延性肝炎、慢性肝炎、肝硬化、肝癌等病，属脾虚肝乘、气滞血瘀者。症见胸胁满闷，胁下隐痛，纳呆纳少，便溏，舌质淡润，舌苔薄白，脉濡细等；② 上述肝病患者，虽见有阴虚证症，但服养阴剂后，胃脘不适，纳差便溏者；③ 上述肝病患者，当前虽见有阴虚证症，但询问病史，素体脾虚者。

【用法】水煎服，每日 1 剂，早晚饭后 2 小时各服 1 次。每服 2 剂停药 1 天，每月共服 20 剂。或间日 1 剂。

【方解】方中党参、苍白术、茯苓、甘草四君，健脾益气、运湿和中；黄精、当归、丹参、鸡血藤养阴补血和血；青陈皮、焦山楂神曲、柴胡、郁金、薄荷、姜黄疏肝理气活血化瘀。诸药合用，共奏健脾养肝，理气活血之功。

【加减】肝区疼痛剧烈者，加金铃子 10g，延胡索 10g。

【点评】肝病后期邪除正虚，土衰木枯，治疗的关键在于扶正。又久病多瘀故又当和血祛瘀。本方既补脾土、荣肝木，又畅肝气、调血脉，故为治疗肝病之良方。阴虚患者服用本方注意中病则止，不宜长服久服，亦可在服用养阴方剂过程中间断服用本方。

【验案】刘某，女，54 岁，1973 年 3 月初诊。患者 10 年来经常胃脘胀满，大便偏溏，右肋下隐痛。1972 年检查肝功，转氨酶 200～300 U／L，麝浊 10 U／L，白蛋白/球蛋白比值接近平值，血小板 100×10^9 以下，诊断为慢性肝炎。一直服用中西药物，但肝功损害未恢复正常。于 1973 年 3 月来诊。就诊时，症状同前，脉沉细而濡，舌淡润，苔薄白。检查肝功：转氨酶 256 U／L，麝浊 10 U／L，A／G：3.0／2.8，血小板 86×10^9，诊断为慢性肝炎。中医辨证为病在肝脾，证属脾虚肝乘，气滞血瘀，予加味异功散加砂仁、莱菔子。服药后，患者自觉症状明显好转，1 个月后复查肝功，各项指标均有好转，治疗 3 个月后复查肝功恢复正常，以后多次复查肝功，均在正常范围。1980 年患者右侧乳房发现肿块，经某医院病理检查确诊乳癌，行根治手术。术后肝区疼痛、脘腹胀满、大便稀溏等症状又复作，检查肝功各项指标均明显异常，白蛋白/球蛋白 比值倒置。再予加味异功散，同时合用冬虫夏草粉。服药后，各症相继消失，肝功检查亦转正常，后仍间断服用加味异功散调理。现乳癌术后已 10 年，患者多次复查肝功均在正常范围，并恢复工作，疗效巩固。

三十二、肝硬化腹水

1. 疏肝解郁利水汤（章真如）

【组成】木香 10g　当归 10g　赤芍 10g　蚕沙 10g　香橼 10g　柴胡 8g　鸡内金 10g　茅根 10g　厚朴 10g　大腹皮 10g　枳壳 10g

【功效】疏肝解郁，行气利水。

【主治】肝硬化腹水，属肝郁气滞，血瘀水聚者。症见形体消瘦，面色不华，腹胀膨隆，下肢轻度浮肿。舌黯红，苔黄，脉弦细。

【用法】上述诸药加鲜葱5根，水煎服，每日1剂，早晚各服1次。

【方解】方中柴胡、木香、香橼疏肝解郁，行气止痛；厚朴、枳壳行气宽中除满；大腹皮行气止痛而利水；赤芍、当归、蚕沙活血止痛；鸡内金消食健脾以助行水；茅根凉血止血而利尿，使水湿之邪从下焦而出。诸药合用，共奏疏肝解郁，行气利水之功。

【点评】本病亦称"单腹胀"。现代医学多见于多种原因引起的肝硬化腹水。以腹胀大，皮色苍黄，脉络暴露为特征。下列医案系肝郁气滞，肝脾不和，气滞湿阻，升降失司，浊气充塞，脉络痹阻，水气内停所致，故拟疏肝解郁，行气利水为法，选用何廉臣的宽中达郁汤化裁，加二丑逐水利湿，腹水渐消。后期则以补脾为主，调治后天之本，可望康复。本案患者体质条件尚可，发现腹水较早，治疗及时，故疗效较佳。对体质差、病程长者，疗效差，章氏历来以本方为主，随症加减，治疗不少病例，皆收到预期效果。必须指出：本病容易复发，患者必须注意劳累、饮食、情绪，病后常以调护肝脾，以冀巩固，防止复发。

【验案】李某某，男，46岁，工人。1984年5月11日初诊。主诉：腹胀如鼓，下肢浮肿半月。患者于1983年4月因胃溃疡到某某医院手术治疗，术中发现肝脾肿大，即行肝组织取样病检，诊断为"肝硬化"。手术后，胃痛消失。以后逐步发生腹胀，食欲不振，四肢乏力，肝功能检查：谷丙转氨酶42U／L，碘试验（++），总蛋白62U／L，白蛋白26U／L，球蛋白38U／L。B超检查为肝硬化腹水。发病原因不明，以往无肝炎病史，到过血吸虫疫区，但多次检查未见血吸虫卵。虽服中西药治疗，腹胀未减，遂来我院门诊治疗。检查：形体消瘦，面色不华，腹胀膨隆，下肢轻度浮肿；舌黯红，苔黄，脉弦细。体检：巩膜无黄染，腹围83cm，腹壁静脉曲张，肝右肋下未扪及，剑突下8cm，质硬，脾左肋下5cm，腹部叩诊有移动性浊音。诊断：肝硬化腹水，属肝郁气滞，血瘀水聚者。治疗：疏肝解郁，行气利水。方予疏肝解郁利水汤。5月16日二诊：服药5剂后，下肢浮肿消退，腹胀稍减，食欲增加，小便尚多，舌脉同前，再守上方加白术10g，嘱服1剂。5月27日三诊：服上方后，小便明显增多，腹胀大减，大便秘结。B超检查侧腹可见1.0cm的液性暗区。腹围78cm，药已有效，再守上方加二丑10g，每日1剂。6月15日四诊：服上方15剂，腹胀消失，食欲精神亦佳，检查腹围74cm。肝功能检查：谷丙转氨酶正常，总蛋白60U／L、白蛋白36U／L、球蛋白25U／L。B超检查未见腹水，脾在肋下3.5cm。舌质黯红，苔薄白，脉沉弦，再拟疏肝扶脾。处方：广木香10g，柴胡8g，香橼10g，蚕砂10g，白术10g，茯苓10g，鸡内金10g，厚朴10g，当归10g，郁金10g，每日1剂。7月21日五诊：服上方30余剂，饮食增加，工作、学习如常人，嘱其用逍遥丸和鳖甲煎丸调理善后。

2. 健脾行水汤（谢昌仁）

【组成】太子参12g　白术10g　猪苓10g　茯苓12g　泽泻12g　大腹皮12g

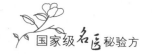

车前子（包）12g　紫丹参 12g　马鞭草 12g　木香 6g

【功效】健脾行水，活血化瘀。

【主治】肝硬化腹水，属脾运失健，水湿内停者。症见腹胀有水，脐突、青筋怒张、小溲短少、大便溏、面色萎黄、食少神倦等。

【用法】水煎服，每日 1 剂，早晚各服 1 次。

【方解】方中太子参、白术益气健脾；猪苓、茯苓、泽泻、腹皮、车前子行水消胀；丹参活血化瘀；马鞭草化瘀利水；木香行气宽胀。诸药合用，具有健脾行水、活血化瘀之功。

【加减】肝经湿热，加茵陈、蒲公英、田基黄；肝郁气滞，加柴胡、枳壳、青皮；脾虚气滞，加山药、薏苡仁、陈皮；肝脾血瘀，选加赤芍、鳖甲、三棱、莪术、半枝莲；脾肾阳虚，加附片、干姜、桂枝；肝肾阴虚，去太子参、白术、木香，加地黄 12g，沙参 12g，麦冬 12g。

【点评】本方系谢氏自拟方。肝硬化腹水的主要病机是脾土虚弱，肝病传脾，运化失职，水湿停聚，瘀滞中焦所致，故治以健脾行水、活血化瘀。曾观察 30 例住院病人，门诊多例，均未配用西药，效果良好。

【验案】陈某某，男，60 岁。患者腹部胀大，两胁隐痛，下肢水肿已 20 余天，纳少暖气，脘腹痞闷，神倦乏力，大便稀溏，小溲量少。检查肝功能：麝浊 15U / L，锌浊 20U / L，白蛋白 32U / L（3.2 g / dl），球蛋白 28U / L（2.8 g / dl）。腹部叩诊有移动性浊音，两下肢呈重度凹陷性水肿，腹围 84cm，体重 62 kg，苔薄黄微腻、脉细弦。西医诊断为肝炎后肝硬化腹水。中医诊断为臌胀。辨证属肝病传脾，脾失健运，水湿停聚。以基本方加减，服药 2 个月余，精神好转，腹胀消失，腹围减至 72 cm，体重减为 56 kg，腹水及下肢浮肿消退，复查肝功能均有好转出院。

3. 慢肝六味饮（邓铁涛）

【组成】党参 15g　茯苓 15g　白术 12g　甘草 5g　川萆 10g　黄皮叶 15g（无黄皮叶亦可用）

【功效】健脾祛湿。

【主治】慢性肝炎，属脾虚不运、湿浊内困者。症见怠倦，纳差，胁痛，面黄等。

【用法】水煎服，每日 1 剂，早晚各服 1 次。

【方解】本方以四君子汤为基础加味而成。方中党参甘平补脾益气；白术健脾燥湿，助党参益气；茯苓健脾渗湿，合白术共能健脾祛湿；炙甘草甘温益气，并调诸药；加川萆利湿；黄皮叶行气利水。全方在配伍上补中有泻，补而不滞，动静结合，健脾祛湿。

【加减】若脾虚较甚，并见气短声低，精神不振者，加黄芪 15～25g 以补气健脾；兼湿浊上泛，脘闷并见恶心呕吐，舌苔厚浊，脉缓滑者，加法半夏 10g，砂仁 6g 以和胃降浊；若湿浊中阻，身肢困重，腹胀便溏明显者，加薏苡仁 15g，白蔻仁 6g 以通阳除湿；兼肝气郁结，胁痛明显，易急躁，头晕，头痛，脉兼弦者，加素馨花 10g，郁金 10g 以舒肝解郁；若肝阴不足，头目眩晕，失眠多梦，舌边尖红，苔少，脉弦细弱稍数者，加桑寄生 30g（或桑椹子 15g），旱莲草 12g，女贞子（或五味子）12g，以太子参 20g 易党参，去川草薢，以养肝阴；兼肾阴虚，面白唇红，头晕，睡眠不佳，口干咽燥，腰膝酸痛，舌质红嫩，苔薄白或苔少，脉细数而弱者，加何首乌 30g，山茱萸 12g，熟地 20g，桑寄生 30g，旱莲草 12g，以太子参 18g 易党参，淮山药 12g 易白术，以滋养肾阴；兼肾阳虚，面色青白或黯晦，精神不振，腰腿酸软，四肢欠温，脉兼迟或稍沉者，加杜仲 15g，巴戟天 12g，肉桂 2g（后下），楮实子 10g，以温补肾阳；兼血瘀阻络，面色黧黑或唇色紫黯，胁痛明显，胁下癥块（肝大，质较硬），舌质紫黯，或有瘀点，脉弦缓或涩者，加丹参 15g，茜根 12g，桃仁 10g，地鳖虫 10g 以活血祛瘀；兼湿郁化热，口苦，小便黄浊，或轻度黄染，或低热，舌嫩红，苔黄白厚浊，脉虚数者，加金钱草 25g，田基黄（或鸡骨草）25g，土茵陈 25g，以太子参 18g易党参，以清利湿热。

【点评】本方是根据仲景"见肝之病，知肝传脾，当先实脾"之旨，以健脾益气之四君子汤为基础加味而成。临床用于慢性肝炎，可以改善症状，纠正肝功能异常，取得良好疗效。

【验案】华某，女，40 岁。患无黄疸型传染性肝炎 1 年多，不能工作已数月，肝大 2.5 cm，谷丙转氨酶 500 U／L，症见怠倦，纳差，胁痛，面黄，唇淡，舌淡嫩，苔白厚，脉弦。此为脾虚不运，湿浊内困。治拟健脾祛湿为主。予慢肝六味饮加扁豆 12g，黄皮叶 9g，甘草 4.5g。经服药半月后，胁痛减，胃纳增，仍怠倦。又服半月，谷丙转氨酶降至 200 U／L。守方加减治疗 3 个多月，症状消失，肝功能转正常，再服药半年以巩固疗效，至今 5 年未复发。

4. 复方葵子茯苓汤（窦金发）

【组成】冬葵子、半边莲各 15g　茯苓、泽泻、防己、商陆、杏仁、厚朴、葶苈子、腹子皮各 10g

【功效】健脾宣肺，通窍利水。

【主治】臌胀（肝硬化腹水），属湿郁者。症见腹胀满，腹大膨隆，腹内有水气，小便少，大便不爽；胀甚攻撑两胁肋作痛，影响呼吸、饮食；舌淡红，黄薄白或厚腻，脉沉或濡数。

【用法】水煎服，每日 1 剂，早中晚各服 1 次。

【方解】茯苓、泽泻益脾胃而助水之中转精；杏仁、葶苈子、宣肺气而利水之上源；冬葵子、槟榔通窍祛滞；腹皮、厚朴行气宽膨；半边莲及商陆、防己俱为利水佳品。诸药合用，共奏健脾宣肺、通窍利水之功。

【加减】大便干结者，加生大黄 5g，芒硝 3g；胀满甚者，加青陈皮、炒枳实各 10g，胃纳不佳，加谷麦芽、生楂各 10g；胁肋不舒或疼痛，加郁金、延胡索各 10g。

【点评】本方为窦氏在学用业师经验方的基础上加减而成。原方从《金匮》葵子茯苓散方脱出，更加强了宣肺降逆、疏畅气机的一面，使通窍利水的效力增强。该方除对湿郁型"肝腹水"屡建殊功外，对急慢性肾炎水肿或不明原因水肿亦常获

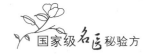

满意疗效。

【验案】胡某某，男，65 岁，2005 年 9 月门诊。患者诉尿少、腹胀、腹大膨隆 20 多天，逐渐加重，纳谷衰少，呼吸气促。半年前有类似发作而住院治疗，诊断为肝硬化腹水。有"血吸虫病"和"乙肝"病史。验血肝功能呈明显损害，白球蛋白比绝对倒置。舌淡红，苔薄白，脉沉细带弦。辨证为湿郁型膨胀，用本方加谷麦芽各 15g，半边莲增至 30g，1 日 1 剂，水煎分 3 次服。1 周后复诊，诉腹胀减轻，胃口亦改善。又 7 日后再诊，小便转利，腹围明显缩小，呼吸平稳，精神大振。守原方出入月余，腹水消失。嘱节饮食、慎起居以谨防腹水再起。

三十三、急、慢性黄疸型肝炎

1. 加味茵陈五苓散（李振华）

【组成】白术 10g　茯苓 18g　泽泻 10g　猪苓 10g　桂枝 6g　香附 10g　砂仁 8g　厚朴 10g　茵陈 12g　腹皮 15g　干姜 10g　郁金 10g　青皮 10g　甘草 3g

【功效】健脾温中，祛湿退黄。

【主治】黄疸，属湿重于热者。症见腹部隆起，平卧叩诊呈鼓音，移动叩诊有浊音，少量腹水，皮肤及巩膜色黄。舌质淡，舌体大，舌苔白厚腻，脉滑。

【用法】水煎服，每日 1 剂，早晚各服 1 次。

【方解】方中茵陈清热利湿退黄；白术、茯苓、猪苓、泽泻健脾利湿；香附、砂仁、腹皮、厚朴、青皮、郁金疏肝理气，和中消胀；桂枝、干姜温阳化气，借其辛温之性以温中通阳、助膀胱之气化，使湿从小便排出；甘草调和诸药。诸药合用，共奏健脾温中，祛湿退黄之功。

【点评】本病初起为阳黄热重于湿证，因长时间过服苦寒之茵陈，以致转为阳黄湿重于热证。盖黄疸病以湿为本，即《金匮要略·黄疸病脉证并治》篇说："黄家所得，从湿得之。"湿为有形之阴邪，但可随着患者脾阳之盛衰、体质之强弱、用药之寒热、病程之长短等，湿阻气机而热化或寒化，此即所谓分阳黄、阴黄，阳黄又分热重于湿、湿重于热证。"黄疸当以十八日为期……"患者长时服苦寒之茵陈，黄疸不减，腹胀愈甚，此即热虽减而寒伤脾出现湿更盛。"祛湿当以温药和之"，故以清热利湿之茵陈配伍健脾温中之品，使中焦脾胃功能健旺，湿祛热退，黄疸得消。如热重于湿证甚至急黄者勿用，因理气之药，芳香化燥，对热证不利。

【验案】黄某某，男，工人，1980 年 5 月 3 日就诊。主诉黄疸病已 2 月余。今年2月突然出现黄疸，住郑州市某传染病医院，诊断为黄疸型肝炎，除输液外（药物不详），长期服丹茵合剂（丹参、茵陈）。病情日趋严重而出院。现腹部胀甚，不能平卧，每日其食主食 150g 左右，困倦肢沉，不能行走，小便黄混，大便溏，口干不欲饮。检查：腹部隆起，平卧叩诊呈鼓音，移动叩诊有浊音，少量腹水，皮肤及巩膜色黄，黄疸指数 60U。舌质淡，舌体大，舌苔白厚腻，脉滑。肝脾未触及。诊断：黄疸，属湿重于热者。治疗：健脾温中，祛湿退黄。予加味茵陈五苓散。5 月 10 日二诊：服上方 5 剂，腹胀大减，食量有所增加，小便清黄色淡，精神好转。以上方为主，随症加减，共治疗 2 个月余，痊愈，肝功能恢复正常，至今仍做司机工作。

2. 新生饮（窦金发）

【组成】凤尾草、金钱草、板蓝根各 15g　连翘、山楂、茅根、苦参、丹参、丹皮各 10g　甘草 5g

【功效】健脾舒肝，清热利湿。

【主治】黄疸病，见于急、慢性黄疸型肝炎，属脾虚肝郁、湿热内蕴者。症见巩膜及一身黄染，腹胀满，心烦闷，饮食衰少，神情不安；舌质红，苔粗白或黄腻，脉滑或弦。

【用法】水煎服，每日 1 剂，早晚各服 1 次。

【方解】山楂、甘草和中安脾胃；凤尾草、金钱草、板蓝根解毒泄浊气；茅根、连翘、丹皮凉血散结热；丹参一味与四物同功，活血养血；苦参祛热除湿，利水固肾。诸药合用，共奏健脾舒肝，清热利湿之功。

【加减】腹满甚者，加厚朴 10g，青、陈皮各 10g；胃口差，加谷、麦芽 10g，鸡内金 10g；大便不畅，加大黄 5g，炒枳实 10g。

【点评】本方加减，可用治各类黄疸病，肝功能多呈急性损害，疗效确切，大有推陈布新之妙，故名"新生"。

【验案】杜某某，男，26 岁，2003 年 6 月经治。患者原住当地县医院诊断为"急性坏死性肝炎"，因疗效不著建议转外地治疗，而来我院。据诉发病仅 10 天。症见面色黧黑，巩膜及一身深黄，腹膨胀大如牛，两下肢肿胀如杵，不便弯曲下蹲，阴囊亦水肿晶亮；呼吸气粗而促，神情烦郁。舌质红，苔厚腻，脉沉。肝功能呈急性重度损害。辨证为瘟黄，水肿。急于煎服新生饮，1 日 1 剂。同时予安宫牛黄丸，日 1 粒，分 2 次化服。3 天后，诸症改善，精神为之一振。效不更方，守新生饮加减继进，不一月，黄退肿消，复查肝功能大为改善，遂出院，门诊随访向愈，迄今康健。

3. 加味兰豆枫楮汤（尤松鑫）

【组成】黑料豆 10g　楮实子 10g　路路通 5g　泽兰 10g　广郁金 5g　麦芽 12g

【功效】清滋肝肾，化瘀利水。

【主治】各型慢性病毒性肝炎、药物性或酒精中毒性肝炎、脂肪肝日久所致肝硬化，甚或伴见腹水等病症，属胁痛、黄疸、癥积、膨胀，见湿热阴伤者。症见脘胁胀痛，纳差口苦，面色萎黄，或面有赤缕红丝，或见黄疸，齿鼻衄血，腹胀满，下肢浮肿，大便干结或溏泄，尿少而黄赤，舌苔黄腻，舌质红，脉弦细数等。

【用法】水煎服，每日 1 剂，上下午各服 1 次。

【方解】方中黑料豆（亦名野料豆）、楮实子滋养肝肾；路路通（亦名枫实）、泽兰化瘀利水；郁金行气活血；麦芽疏肝和络、健脾消积。诸药合用，共奏

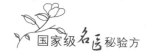

清滋肝肾，化瘀利水之功。

【加减】黄疸明显，加茵陈 10g，海金沙 10g（包）；伴低热，加青蒿 10g；便溏薄，加炙鸡内金 10g，炒落米 10g；尿少，加川牛膝 10g，车前子 10g（包）；齿鼻衄血，加茜草炭 10g，白茅根 15g；足胫肿、伴有腹水者，加连皮茯苓 20g，大腹皮 10g，陈胡节 15g；肝或脾肿大明显者，加丹参 10g，炙鳖甲 12g（先煎），焦山楂 10g。

【点评】本方为尤氏在已故名医邹良材所创兰豆枫楮汤基础上加味而成，可用作各类慢性肝病导致之肝硬化治疗的基本方。诸多肝病日久，每易伤阴而见肝肾阴虚，与此同时，又因肝脾失调常兼水瘀内停。本方清滋益投，祛邪扶正，方药平和。通过加减，可较长时间服用，且具有良好效果。

【验案】霍某某，男，42 岁，就诊时间：2005 年 9 月 14 日。患者素有慢性乙型病毒性肝炎，约 10 年前即被诊断为早期肝硬化。最近纳谷欠香，右胁时有疼痛，目涩唇红，口干苦，偶见牙齿出血，双手大小鱼际殷红，便日行 2 次，略溏，尿黄，苔薄黄，脉弦细数。实验室检查：

乙型肝炎病毒抗原抗体检查：乙型肝炎表面抗原（+），乙型肝炎表面抗体（－），乙型肝炎 E 抗原（－），乙型肝炎 E 抗体（+），乙型肝炎核心抗体（+）。肝功能测定：总胆红素：23 μmol/L，直接胆红素：7 μmol/L，谷丙转氨酶：70 U/L，谷草转氨酶：65 U/L，碱性磷酸酶：正常，r-谷氨酰转肽酶：正常，总蛋白：50.2 U/L，白蛋白：27.4 U/L，球蛋白：22.8 U/L，彩色 B 型超声波上腹部检查诊断：肝硬化；慢性胆囊炎。治则：清滋肝肾，利湿和络。方名：加味兰豆枫楮汤。药物：黑料豆 10g，路路通 5g，楮实子 10g，川牛膝 10g，泽兰泻 10g（包），广郁金 5g，茵陈 10g，海金沙 10g（包），麦芽 12g，茜草炭 10g，焙乌贼骨 12g。每日 1 剂，上下午分 2 次水煎热服。上方服半个月后复诊，略作加减后续服，至 1 个月后，饮食增进，胁痛消除，未见牙衄。复查肝功能：总胆红素、谷丙转氨酶、谷草转氨酶均已正常。

【简介】尤松鑫，生于 1939 年，江苏无锡人，毕业于南京中医学院。南京中医药大学博士研究生导师，江苏省名中医，第三批全国老中医药专家学术经验继承工作指导老师，日本国横滨市立大学医学部客座教授。曾考取世界卫生组织（WHO）奖学金赴日本东京大学医学部进修临床心血管疾病。对内科疾病的诊治能以中医为主，兼通西医学诊疗技能。近年致力于中医心、肺、肝、胆系统疾病的临床治疗和研究工作。主编出版专著有《邹良材肝病诊疗经验》《实习医师技能训练及考核》《免疫性疾病的中医治疗》《简明中医内科学（汉英对照）》等，发表论文 60 多篇。

通信地址：江苏省南京市汉中路萍聚村 5 号 11 幢 408 室　邮编：210029

三十四、传染性无黄疸肝炎

疏肝解郁汤（秦伯未）

【组成】白芍 10g　柴胡 5g　丹参 10g　郁金 6g　枳壳 5g　青皮 5g　陈皮 5g

【功效】疏肝调气，活血解郁。

【主治】传染性无黄疸肝炎，属肝气郁滞者。症见右胁或连左胁胀痛、剧痛，或时痛时止，或牵及右胸少腹肩胛亦痛，肝大压痛，或兼见腹胀、食减、恶心、矢气等胃肠症状；舌苔薄腻，脉弦滑或细弦。

【用法】水煎服，每日1剂，早晚各服1次。

【方解】方中柴胡、枳壳疏肝理气，升清降浊；白芍缓急止痛，与枳壳同用，能通畅气滞；丹参、郁金活血和肝，疏解肝郁；陈皮、青皮疏肝和胃，青皮专治胁痛。诸药合用，共奏疏肝调气，活血解郁之功。

【加减】胁痛重或痛引少腹者，加金铃子6g，荔枝核10g；久痛不止、痛如针刺或日轻夜重者，加草红花3g，或制、乳没各5g；肝区有内热感或口苦口干，或小便短黄，或皮肤瘙痒者，加大、小蓟各6g，或加黄芩5g，竹茹5g；兼有头痛者，加白蒺藜10g，菊花5g；食欲呆滞、纳食不香者，加六神曲10g；有潮热、头热、掌心热、牙龈出血者，加鳖甲12g，丹皮5g；有头晕等血虚症状者，加当归5g；有腰背酸痛、小便频数等肾阴虚症状者，加细生地6g；全身酸倦，中气虚弱者，加黄芪6g，炒白术6g。

【点评】本方可以作为治疗肝炎疏肝法的基本方，以此为基础随症灵活加减，取得执简驭繁的效果。在用药方面秦氏不主张柴胡用量过大，因本病用柴胡的目的仅在调畅气机，不同于升散，用量过大有劫阴之弊。

【简介】秦伯未，生于1901年，逝于1970年，上海浦东人。中医学家，中医教育家。曾历任原卫生部中医顾问，中华医学会副会长，北京中医学院院务委员会委员、一级教授。治学勤奋，从医50余年，编撰著作五六十种，达数千万字。主要业绩反映于教学及著述，然而他极为重视临症。传师诊治疑难病症，如血液病、肝硬化、尿毒症、梅毒、脊髓痨等，以中医理法方药，精当辨治，每起沉疴，不仅深受病家欢迎，在当时中、西医界，亦莫不赞赏备至。

三十五、慢性乙型肝炎

1. 化肝解毒汤（周仲瑛）

【组成】柴胡5g　平地木20g　虎杖15g　土茯苓20g　白花蛇舌草20g　垂盆草20g　半枝莲15g　焦白术10g　茯苓10g　枸杞子10g　太子参12g　黑料豆10g

【功效】清化瘀毒，滋补肝肾，益气健脾。

【主治】慢性活动型乙型肝炎，属湿热瘀郁，肝肾亏虚者。症见胁痛，纳差，面色灰滞暗黑，舌质红隐紫，苔黄腻，脉细弦滑。

【用法】水煎服，每日1剂，早晚各服1次。

【方解】方中平地木、虎杖、垂盆草、土茯苓清热化湿解毒；白花蛇舌草、半枝莲清热解毒，凉血祛瘀；太子参、茯苓、白术健脾补气；枸杞子滋养肝肾；柴胡疏肝解郁。诸药合用，虚实并治，共奏清化瘀毒，滋补肝肾，益气健脾之功。

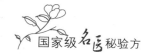

【点评】慢性肝病，病程较长，病情每多虚实夹杂，湿热瘀毒蕴结，肝脾两伤，或肝肾亏虚，临诊需详察脏腑病机虚实主次，辨证论治。下列医案，病历年余，肝肾同病，肝脾亦复不调，因木不疏土，脾为湿困，日久脾气受损，脾失健运，故腹胀、便溏、矢气频多、神疲乏力；热毒瘀郁肝胆，肝失条达，则见胁痛不适；气滞、热灼、血瘀络阻，故见面颈有血痣；热毒耗灼肝阴，久必及肾，而致肝肾阴亏；舌红隐紫，苔黄腻，脉细弦为湿热瘀结、肝肾亏虚之证。故治予扶正解毒兼顾，虚实并治而获效。

【验案】刘某，男，50岁，医生。1989年2月23日就诊。主诉右胁痛，纳差，乏力1年余。1987年12月，因右胁痛，纳差，乏力，检查血肝功能、乙肝免疫指标（二对半）：谷丙转氨酶180U／L，麝香草酚浊度试验10U／L，锌浊度试验14U／L，乙型肝炎表面抗原、乙型肝炎E抗原、乙型肝炎核心抗体均为阳性，经用肌苷、云芝肝泰、黄芪针等治疗9个月，每2个月复查1次血肝功能及二对半，谷丙转氨酶曾一度下降，旋又回升，乙型肝炎表面抗原、乙型肝炎E抗原、乙型肝炎核心抗体始终阳性。刻诊：纳差，神疲乏力，时有右胁隐痛或不适，口干，腹胀，矢气多，大便日行2次，便溏，尿黄。检查：神清，面色灰滞黯黑，面部及颈部各有一枚蜘蛛痣，肝肋下2cm，剑突下3cm，质Ⅰ°～Ⅱ°，压痛（＋），舌质红隐紫，苔黄腻，脉细弦滑。本月15日复查肝功能及二对半：谷丙转氨酶160U／L，麝浊11U／L，硫酸锌浊13U／L，血蛋白电泳：29g／L，乙型肝炎表现抗原（血凝法）（＋），乙型肝炎E抗原（＋），乙型肝炎核心抗体（＋）。诊断：慢性活动型乙型肝炎，属湿热瘀郁，肝肾亏虚者。

3月15日二诊：病情明显好转，但仍有时肝区隐痛，口干，大便日行1~2次，欠实，面色灰黯略带红色，尿黄。舌质红隐紫，苔黄腻，脉细滑。属肝经湿热瘀郁，肝肾亏虚，脾运不健。治以清化瘀毒，滋补肝肾，益气健脾。处方：柴胡5g，平地木20g，虎杖15g，土茯苓20g，白花蛇舌草20g，紫草10g，半枝莲15g，太子参12g，焦白术10g，枸杞子10g，黑料豆10g，石斛10g，姜黄10g，30剂，水煎服。4月15日三诊：偶有肝区隐痛或不适，口干减轻，不耐疲劳，食欲尚可，大便日行1次，成形，面色灰黯略带红色，尿黄。舌质红隐紫，苔薄黄腻，脉细滑。4月10日复查肝功能及二对半：谷丙转氨酶68U／L，麝浊6U，硫酸锌浊10U，乙型肝炎表面抗原（－），乙型肝炎E抗原（＋），乙型肝炎核心抗体（＋）。湿热未净，肝肾两伤，仍予清化瘀毒，补益肝肾。处方：柴胡5g，平地木20g，虎杖15g，土茯苓20g，白花蛇舌草20g，半枝莲15g，太子参10g，生地10g，黑料豆10g，何首乌10g，枸杞子10g，丹参10g，白芍10g，40剂，水煎服。5月25日四诊：偶有肝区不适，不耐疲劳，面色灰黯明显好转，基本复常，食欲尚可，二便正常。舌质红隐紫，苔薄黄，脉细。5月19日复查肝功能，二对半均已正常，续服原方巩固。药服40剂后再次查肝功能，二对半均正常。随访1年，复查3次肝功能，二对半均正常。

2. 肝达舒方（毛德西）

【组成】山豆根10g　虎杖10g　人工牛黄10g　板蓝根15g　赤芍30g　黑米30g　丹参30g　生白术30g　生黄芪30g　柴胡30g　生甘草15g

【功效】疏肝健脾，清热活血。

【主治】慢性乙型肝炎，属肝脾不和者。症见两胁痞满不舒，食欲不振，恶心干呕，体力不支，情绪郁闷；舌质偏黯，舌苔薄白，脉象弦细。

【用法】共研为细末（部分药物浓缩收膏烘干研粉用），装胶囊，每粒0.45g，每次5粒，1日3次；或做汤剂水煎服，每日1剂，早晚各服1次。

【方解】方中以山豆根、虎杖、人工牛黄、板蓝根4味苦寒药物清热解毒；丹参、赤芍活血化瘀；黑米、白术、黄芪益气健脾，符合"见肝之病，当先实脾"的原则；柴胡、甘草疏肝理气。全方药物入于肝脾两经的气分与血分，融解毒、舒肝、化瘀、健脾于一炉，标本并治，气血兼顾，适合于慢性乙型肝炎肝脾不和的病证。

【加减】若做汤剂，右胁胀痛者，加生牡蛎、川楝子；腹胀不减者，加生麦芽、鸡内金；大便稀薄者，加炒山楂、车前子；伴见黄疸者，加茵陈、败酱草；肝功能异常者，加枸杞子、山茱萸；舌苔白厚腻者，加冬瓜皮、佩兰。

【点评】肝达舒为河南省中医院保留使用药品，胶囊制剂已在院内使用近20年。该方的研制是毛氏在数十年临床实践中逐渐积累总结出来的。肝脏是一个功能特殊的脏器，既要顾其"体"，也要舒其"用"。而慢性乙型肝炎正是肝脏"体"不足而又多"郁"所形成的。所以在拟定方药时要解"郁"就要舒肝气、活肝络、解肝毒；要扶"体"，就要健脾益气，使"木得土而达"，方中黑米还有滋养肝阴的作用。这样，解毒才不伤正，而扶正也不会滞毒。药理研究证实，本方具有调节免疫功能，抑制乙肝病毒，保护肝细胞，防止肝脏纤维化的作用。经多年临床观察，临床症状改善率达91%，乙型肝炎表面抗原阴转率达46%，乙型肝炎表面抗体阴转率达26%。

【验案】李某，男，36岁。于1994年6月20日就诊。肝区疼痛伴身疲乏力已3个月。查乙肝五项：乙型肝炎表面抗原（＋）、乙型肝炎E抗原（＋）、乙型肝炎核心抗体（＋），肝功正常。近3个月来，逐渐感到体力不支，肝区疼痛，食后胃脘痞满，时有便溏，小便短赤，舌苔白厚腻，脉弦而滑。脉证合参，辨为湿阻气机，肝气不达，脾失健运。先拟芳香化浊、健脾运湿之法。方：藿香10g，佩兰10g，大腹皮15g，苏叶10g（后下），陈皮10g，茯苓30g，炒白术10g，炒山楂20g，代代花10g，厚朴花10g，柴胡10g，生甘草5g。服用15剂，脘腹胀满、食欲不振等症状得到明显改善，但肝区疼痛仍无改善。遂改用肝达舒胶囊，1次5粒，每日3次，白开水送服。服肝达舒胶囊2个月余，肝区疼痛消失，饮食增加，精神振作，体力也有所恢复。1994年9月20日复查乙肝五项：乙型肝炎表面抗原（＋）、乙型肝炎E抗原（－）、乙型肝炎核心抗体（－）。嘱其继服2个月，后复查肝功能正常，乙型肝炎表面抗原等五项均为阴性。

3. 益肾解毒汤（陈继明）

【组成】淡肉苁蓉12g　巴戟天10g　当归10g　熟地黄15g　炙蜂房12g　土茯苓30g　升麻10g　桑寄生12g

【功效】益肾解毒，疏调肝脾。

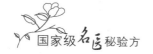

【主治】乙型迁延性肝炎，属肝脾不和并肾虚者。症见肝区隐痛，腹胀纳差，精神萎靡，头晕耳鸣，腰酸膝弱，足跟疼痛，或男子阳痿、遗精，女子月经不调等。

【用法】水煎服，每日1剂，早晚各服1次。

【方解】病毒性肝炎起病之初，病位在肝，肝病及脾，故以肝脾两经症候最为常见。若邪踞日久，穷必及肾，往往在湿热邪毒留恋、肝脾功能失调的同时，多易出现肾虚等症，从而迁延难愈，治殊棘手。本方以淡肉苁蓉、巴戟天、熟地黄益肾为主；当归、桑寄生养血活血，与益肾药同时用补肾柔肝，燮理阴阳；炙蜂房、升麻、土茯苓清热解毒，兼能利湿，调理肝脾。诸药合用，共奏益肾解毒，疏调肝脾之功。

【点评】本方治疗乙型迁延性肝炎，适用于病程长，肝功能反复异常，表面抗原持续阳性，出现精神萎靡，头晕耳鸣，腰酸膝弱，足跟疼痛，或男子阳痿、遗精，女子月经不调等肾虚见症者。如系肾阴肾精亏损，多伴见咽干少寐，胁痛隐隐，舌红苔少，脉多弦细而数；若肾阳肾气虚衰，则伴见少气懒言，形寒怯冷，腹胀便溏，足跗浮肿，舌质胖淡，脉沉细等症。但无论肾阴肾阳亏虚，又多兼口苦溲黄，脘痞纳差或齿衄、鼻衄等湿热邪毒未尽的临床表现，呈现虚实错杂的病候，应在辨证确切的基础上，分清主次，善于随证化裁，选择方药，便能取得较好的疗效。

【验案】王某某，女，24岁。自述肝区隐痛，腹胀纳差，倦乏腰酸，带下绵注，经期先后不一，量少色淡，形瘦，面色少荣，肝脏胁下2.5cm，质中，脉弦细尺弱，苔薄根腻，舌色黯红。肝功能检查：麝浊度8U/L，锌浊度14U/L，谷丙转氨酶120U/L，总胆红质10.3μmol，碱磷酶15U/L，乙型肝炎表面抗原1:256，乙型肝炎E抗原（+），乙型肝炎E抗体（-），乙型肝炎核心抗体≥100，乙型肝炎表面抗体（-）。辨证：湿热邪毒久羁，肝脾失调，穷及于肾，奇经受累。治法：益肾解毒，疏调肝脾。药用：淫羊藿12g，当归10g，赤、白芍12g，淡肉苁蓉12g，巴戟天10g，土茯苓30g，升麻10，桑寄生12g，炙蜂房12g，全瓜蒌15g，生甘草10g，红花6g，苍术10g，白术10g。15剂复诊，胁痛腹胀均减，胃纳增加，精神亦振，仍感腰酸膝弱，带下绵注。原方去瓜蒌、红花，加大熟地30g，川芎6g，菟丝子12g。再服15剂，证情递减，眠食均佳，腹无胀满，带下亦除，经仍后期，色量尚可，复查肝功能：麝浊度6U/L，锌浊度8U/L，谷丙转氨酶60U/L，碱磷酶12U/L，表面抗原1:32。仍予益肾为主，佐以解毒。药用：淫羊藿12g，山茱萸10g，当归10g，白芍10g，大熟地30g，菟丝子12g，淡肉苁蓉12g，土茯苓30g，升麻10g，炙蜂房12g，甘草10g，怀牛膝12g，川芎6g，制何首乌15g，桑寄生12g，枸杞子12g，炒白术12g，晚蚕砂30g等。续服30剂，自觉症状消失，月经亦调，面色红润，诸恙已瘥。复查肝大胁下1cm，质软，脾（-），检查肝功能已在正常范围，乙型肝炎表面抗原（-）。仍予原方扩其制，改为膏滋药1料，以资巩固。随访1年，未见复发，3次复查肝功能均在正常范围。乙型肝炎表面抗原及乙型肝炎E抗原、乙型肝炎E抗体、乙型肝炎核心抗体均为阴性，患者已恢复工作。

【简介】陈继明，生于1919年，逝于1990年，江苏如东人，毕业于上海中国医学院。曾任南通市中医院主任医师，江苏省中医学会理事。从事中医工作50年，临床经验丰富。多年研究肝病辨治规律及奇经八脉理论，治疗肝病疗效卓著。

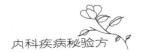

原通信地址：江苏省南通市崇川区建设路41号，南通市中医院　邮编：226001

4. 陆氏乙肝散（陆长清）

【组成】蒲公英20g　野菊花20g　丹参20g　党参20g　猪苓40g　黄芩12g　炒白芍12g　当归12g　柴胡6g　五味子12g　甘草20g　丹皮12g　二丑6g　乌梅12g

【功效】扶正攻毒。

【主治】乙型肝炎，属湿毒疠邪，内蕴肝胆脾胃，或久病伤脾者。症见右胁胀痛，口苦口臭，恶心厌油，大便秘结或黏滞不爽，口干口黏，尿黄，倦怠，舌边红，舌苔厚腻，脉弦滑。

【用法】上药共研细末，分100包，每次服1包，1日3次。

【方解】方中蒲公英、野菊花、黄芩、丹皮清肝热、抗病毒；党参、甘草、五味子益气护肝；当归、白芍养血护肝；猪苓利水护肝；丹参、丹皮、当归活血化瘀；柴胡、黄芩疏肝解郁；乌梅、二丑消食开胃。其中党参、猪苓、当归、五味子能增强机体免疫力，可保护肝功。全方寒温并举，攻补兼施，用药精当，对改善肝功、促进病毒转阴、改善症状和体征诸方面有综合疗效。

【加减】（1）辨证加减：肝脾湿热型，加龙胆草12g，栀子12g；肝郁型，加青皮10g，陈皮10g；肝脾不和与脾虚型，加白术12g；阴虚肝郁型，加沙参12g，石斛12g；瘀血阻滞型，加川芎12g，红花12g。（2）针对理化检查指标异常加减：血清转氨酶升高者，加板蓝根12g、虎杖12g；血清白蛋白降低者，加大枣6个、山药12g；麝香草酚浊度、絮状试验升高者，加薏苡仁12g、贯众12g。

【点评】本方根据乙肝的临床过程和症候特征，综合了治疗乙肝的清热解毒、益气护肝、疏肝调气、活血化瘀、健脾消食五法，并结合现代医学的研究，补充恢复肝功能一法。此六法为陆氏临床治疗乙肝的必备大法。"陆氏乙肝散"即系据此六法所组成的经验方。乙型肝炎乃因湿毒疠邪内蕴脾胃肝胆所致，而肝脾又为藏血统血之脏，初感新病其邪势甚，易致气血运行不畅而现血瘀征象。故初起感染者，治疗当重用活血化瘀之品，如丹参、丹皮、当归等药。对于久病者，则要慎用活血化瘀之品，因祛瘀药多有伤气、破气的作用，久病者脾气亏虚，故应少用或轻用。湿毒疠邪其性黏滞，内伏脏腑，久易阻遏阳气，故久病者应酌加川椒、葛根、桂枝等助阳通阳之品，或配桂枝汤以滋阴通阳。本方是陆氏积数十年临床经验拟定的经验方，治愈乙肝者甚多。

【简介】陆长清，生于1930年。青海省中医院主任医师，中医内、儿科专家。拥有40余年的临床经验，尤以治疗脾胃病及肾病见长，对治疗慢性胃炎、肾病、癫病、小儿腹泻等疾病疗效显著。学术上主张辨证与辨病相结合，重视脏腑气机学说和东垣学说，诊治疾病以调理气机为先，调整脾胃为本。在临床实践中，注重总结自己的治疗经验，与中医传统理论结合，研制出小儿止泻散、蒲连护胃饮、止痛散等方剂，并有较好疗效，受到患者赞誉。此外还研制了中药保健饮品健肾益肺饮等远销国内外。

通信地址：西宁市七一路338号，青海省中医医院　邮编：810000

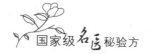

三十六、脂　肪　肝

消脂利肝丸（吴震西）

【组成】柴胡 30g　生白芍 60g　广郁金 100g　莪术 60g　鸡内金 60g　生山楂 100g　丹参 60g　熟军 60g　炒枳壳 60g　泽泻 60g　炒白术 60g　茯苓 60g

【功效】疏肝软坚，健脾消积，行气散瘀。

【主治】脂肪肝，属脾失健运，湿阻血瘀者。症见脘腹闷满，胁肋胀痛，时痛时止，头晕呕吐，大便溏薄或干结，脉弦滑；B超检查示肝脏肿大，近场密度增强，远场密度衰减，血管纹理不清晰。

【用法】上药共研极细末，以夏枯草 100g，荷叶 100g 煎汤代水，泛丸如绿豆大，每服 5g，每日 3 次。

【方解】方中柴胡、枳壳、生白芍疏肝理气，升清降浊，缓急止痛；丹参、郁金活血疏肝行滞；莪术、生山楂、鸡内金行气破积，消脂散瘀；熟军清热解毒，破积化瘀；炒白术、茯苓、泽泻健脾和中，渗湿利水；夏枯草、茶叶清肝散结，升发清阳。诸药合用，共奏疏肝软坚，健脾消积，行气散瘀之功。

【加减】中、重度脂肪肝患者加炮甲片 20g。

【点评】脂肪肝属中医"胁痛""积聚""湿浊"等范畴。酒食不节，伤及脾胃，脾失健运，湿聚成痰，痰浊郁久化热；痰湿阻滞，气机不畅，瘀血内停，阻滞脉络而发病。此为专治脂肪肝的丸药方，以疏散与破积相伍；行气与化瘀结合；升阳与渗湿同步，诸药泛丸，药专效著，缓图治本。在服药期间嘱患者加强体育锻炼，注意饮食调节。近年来用此丸治疗 100 多例，均获满意效果。少数患者停药后又有复发，续用上丸药仍获效。

【验案】何某，男，58 岁。2003 年 10 月 15 日诊。膀胱癌手术 2 年余，经化疗后病情稳定，近半年来觉体重明显增加，自觉脘腹胀闷，右胁隐痛，纳可，大便干结，苔白腻，舌质黯红有紫气，脉弦滑。B 超检查示：肝近场密度增强，远场密度衰减，血管纹理不清晰。肝功检查：谷丙转氨酶 60 U／L，谷草转氨酶 90 U／L。血脂检查：三酰甘油 2.8 mmol／L。予消脂利肝丸服用 2 料，3 个月后复查 B 超示：肝内回声明显减弱，后场衰减明显减轻，肝内血管清晰，肝功、血脂复查均在正常范围之内。

三十七、胆囊炎、胆结石

1. 变通大柴胡汤（刘渡舟）

【组成】柴胡 18g　大黄 9g　白芍 9g　枳实 9g　黄芩 9g　半夏 9g　郁金 9g　生姜 12g

【功效】疏肝清热，通腑利胆。

【主治】急性胆囊炎，属肝胆湿热者。症见胁痛，发热，厌油，恶心，便干，舌质红、苔黄腻，脉弦滑。

【用法】每日1～2剂，水煎分2次服。

【方解】方中柴胡味苦微辛，气平微寒，具轻清上升，宣透疏达之性，长于疏泄肝胆之邪热，与黄芩相伍，能和解表里、清热利湿，与白芍同用，能柔肝舒肝止痛；半夏、生姜化湿和中，降逆止呕；大黄、枳实泻腑清热、利胆消炎；郁金辛开苦降，性寒泄热，入气分行气解郁，入血分凉血化瘀，为血中之气药，并有利胆之功。诸药合用，共奏疏肝理气，清热利湿，通腑利胆之效。

【点评】现代研究表明，柴胡有解热、抗菌、抗炎、利胆、护肝、镇痛等作用；大黄亦有很强的解热、抗菌、抗炎、利胆等作用；白芍有很好的镇痛、抗炎等作用；郁金、黄芩均有利胆、抗菌作用。故本方既能治"本"（抗菌、消炎），又能治"标"（止痛、退热），诚为一首治疗急性胆囊炎的有效方剂。

由于本方多苦寒之品，故于脾胃虚弱，正气不足之急性胆囊炎不相宜。临证当辨病与辨证相结合，不可套用照搬，方能取得好的疗效。

【简介】刘渡舟，生于1917年，逝于2001年，辽宁营口人，拜当地名医为师学医。北京中医药大学教授、博士生导师，国务院学位评审委员会成员，中华全国中医学会常务理事，全国仲景学说专业委员会主任委员。学验俱丰，擅治肝病、肾病、心病。"柴胡解毒汤系列"，治疗重症肝炎、澳抗阳性转阴，早期肝硬化等功效颇著，在群众中享有盛誉。

原通信地址：北京中医药大学　邮编：100029

2. 变通一贯煎（顾伯华）

【组成】生地12g　何首乌9g　枸杞子9g　虎杖12g　生大黄6～9g（后入）生山楂12g　鸡内金3g（研粉分吞）　麦芽12g　玫瑰花3g　佛手6g　绿萼梅6g

【功效】养肝柔肝，疏肝利胆。

【主治】慢性胆囊炎、胆石症，属肝阴不足者。症见胁痛隐隐，体倦乏力，口干咽燥，头晕目涩，舌质红、体瘦小，苔薄黄或少苔，脉弦细。

【用法】水煎服，每日1剂，早晚各服1次。

【方解】方中生地、何首乌、枸杞子甘寒补肾，滋水涵木，养肝柔肝；茵陈、虎杖、大黄清热利胆，消炎化石；山楂、麦芽、鸡内金消食化滞，鸡内金尚有化石之能；玫瑰花舒肝和血；佛手、绿萼梅舒肝理气。诸药合用，共为滋水涵木、疏肝利胆之剂。

【点评】胆囊炎、胆石症多为肝胆湿热之实证，加之医者多囿于炎症，每以清热利胆之剂统治，故收效不尽如人意。顾氏则另辟蹊径，既辨证又辨病，针对西医之炎症和中医肝阴不足之病理特点，创制是方。一方面滋阴扶正，使水生木旺而不恋邪；一方面清泻祛邪，使炎消石化而不伤正，相反相承，正复邪除，故收效颇著。

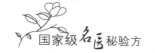

【简介】顾伯华，出生于1916年，逝于1993年，上海市人。出生于世代业医之家，毕业于上海中国医学院。教授、中医外科主任医师。历任上海中医学院外科教研组主任、上海市中医学会外科学会主任委员。行医50多年，对中医外科有很高的造诣，尤其对疮疡、皮肤病、肛门病、急腹症、乳腺病、血管外科等疾病的治疗有丰富的经验。

原通信地址：上海中医药大学附属龙华医院　邮编：200032

3.疏肝清利湿热汤（余鹤龄）

【组成】茵陈蒿20g　生栀子10g　炒黄芩10g　广木香10g　广郁金10g　白芍10g　江枳壳6g　生大黄10g（后下）　芒硝15g（冲）

【功效】疏肝解郁，清泻湿热。

【主治】胆管炎，胆石症，属中焦湿热者。症见右上腹阵发性绞痛，并向右肩放散，畏寒发热，恶心呕吐，汗多，尿少，色深黄，大便结。

【用法】水煎服，每日1剂，早晚各服1次。

【方解】方中茵陈清热利湿退黄，为"利胆退黄第一圣品"；配伍大黄、芒硝泻热逐瘀，引湿热之邪从大便而出；黄芩、栀子清热利湿，清泻肝胆之热；木香、郁金、枳壳疏肝利胆；白芍柔肝缓急止痛。诸药合用，共奏疏肝解郁，清泻湿热之功。

【点评】肝脉布于胁下，胆脉循胁肋行走人体之侧，湿热之邪蕴结肝胆，则肝胆失于疏泄，引起右胁绞痛，口苦纳呆，高热畏寒，黄疸，便秘，小溲短赤。下列医案，产后虽有气血不足之虑，但痞、满、燥、实四症悉具，故本"六腑以通为用"之原则，收到满意疗效。

【验案】文某某，女，39岁，农民。1975年4月17日入院。主诉右上腹痛，发热已7天。右上腹阵发性绞痛，并向右肩放散，畏寒发热，恶心呕吐，汗多，尿少，色深黄，大便结，曾在当地医院治疗，症状未见改善。5年前曾因腹痛发热，在某院行胆囊切除术，总胆管探查，取石及T形管引流手术，术后约间隔3个月又复发作类似腹痛，入院前9天曾足月分娩。检查：体温39℃，脉搏96次/分，血压14.4/10.7kPa。舌质淡红，苔厚腻微黄，脉象洪数；毛发枯槁，皮肤、巩膜轻度黄染，右上腹肌紧张，压痛，未触及包块，肝剑突下约3cm，右季肋下约1.5cm，质中，有压痛及叩击痛，白细胞（17~18）×10⁹/L，黄疸指数12U，凡登白试验呈直接立即反应，尿三胆试验，胆红质阳性，尿胆原、尿胆素阴性。诊断：结胸（胆管炎，胆石症），中焦湿热。治疗：疏肝解郁，清泻湿热。予疏肝清利湿热汤。服药之后症状稍有缓解，仍守原方加减连服10剂，于4月29日患者突然腹痛加剧，拒按，当天下午随大便排出圆柱状以胆色素为主巨形结石1块（4.5cm×2.5cm×2cm），重5.2g，当晚体温降至正常，腹痛消失，1周后又排出0.5cm×0.8cm结石1块，呈圆柱状，自此临床症状日见改善，皮肤、巩膜黄染消失，体温、脉搏正常，食欲增进。体检：肝剑突下可触及1cm，轻微压痛，右季肋下仅可触及边缘，质软无压痛。继服调理脾胃养血益气之剂，15剂后痊愈出院。2个月后随访情况良好，能参加劳动。

4. 金钱利胆汤（张羹梅）

【组成】金钱草 60g　平地木 30g　板蓝根 30g　枳壳 9g　柴胡 3g　赤、白芍各 9g　生大黄 3g（后下）　生甘草 3g　硝矾丸 4.5g（分吞）

【功效】疏肝清热，利胆排石。

【主治】胆囊炎、胆石症，属肝胆湿热者。症见以胁痛，寒热，厌油口苦，便干尿赤，舌红苔黄腻，脉弦滑。

【用法】水煎服，每日 1 剂，早晚各服 1 次。

【方解】方中金钱草功擅清热利湿，利胆、溶石、排石为君；硝矾丸（由绿矾、玄明粉各等份，面糊为丸，黄豆大）、生大黄利胆排石、溶石为臣；板蓝根、柴胡、枳壳疏肝清热解毒；赤、白芍、平地木养血、凉血、活血为佐；生甘草清热解毒，调和诸药为使。诸药合用，共奏清热、利胆、排石之效。

【点评】胆囊由于解剖和生理上的特性，胆囊结石不易排出，目前尚无特效中西药物。临床上将炎症消除（暂时），即算收效。张氏处方，不在排石，重在溶石（金钱草，硝矾丸均有很好的溶石作用），冀大石化小，小石化了（更小），最后"了"——随胆汁入肠排外，以收全功。思路之新，用药之巧，足可师法。

5. 加味五金汤（俞慎初）

【组成】金钱草 30g　海金沙 15g　鸡内金 10g　金铃子 10g　川郁金 10g　玉米须 15g

【功效】清热利胆，化结排石。

【主治】肝胆结石，尿路结石，以及肝炎、胆囊炎、肾炎、肾盂肾炎、膀胱炎等，属湿热内蕴者。症见口苦，便干尿赤，舌红苔黄腻，脉弦滑。

【用法】水煎服，每日 1 剂，早晚各服 1 次。

【方解】方中金钱草为大金钱草，味苦酸性凉，入肝胆肾膀胱经，清热、利水、通淋排石；海金沙味甘淡性寒，入小肠膀胱经，清热、利水、通淋；鸡内金入脾、胃、小肠、膀胱经，健脾胃、消食滞、止遗尿、化结石；郁金味辛苦性寒，入心、肝、肺经，行气活血，疏肝利胆；金铃子清热利湿、理气止痛；玉米须味甘性平，利胆、利水。诸药合用，共奏清热利胆、消炎排石之效。

【加减】肝胆结石，加枳壳 6g，朴硝 6g；大便不通，加元明粉 12g（后入）；尿路结石，加石韦 12g，猫须草 12g；有绞痛者，加延胡索 10g，生甘草 3g，以缓解疼痛。

【点评】中医认为，饮食厚味、劳逸失宜，则湿热内蕴，郁于肝胆，不通则痛，内灼胆汁，炼液成石，或湿热蕴于下焦致淋，煎熬尿液则成石淋等。本方即针对湿热内蕴、炼液成石这一病理特点，而采用清热利湿、化结排石的药物配伍组方。验之临床，疗效颇著，不但病情能得以控制，而且结石也多随之而化。

【验案】林某，男，60 余岁，1984 年 8 月就诊。患者侨居印尼 40 余年，4 年来患胆囊结石症，经常右胁部胀痛，多在清晨四五点。小便经常色黄如茶。因年老不愿手术，此次以家乡甲子年灯会，特返国观光，前来求治。俞氏鉴其以往多服西药，目前症状为胁痛，小便黄，乃处以加味五金汤治之。嘱其连服 30 剂，以观后效。未服药前，曾做B超检查，服药后又做检查。处方：金钱草 30g，海金砂 15g，鸡内金 10g，金铃子 10g，川郁金 10g，京丹参 12g，绵茵陈 15g，栀子 6g，川黄柏 6g，制大黄 10g（便通停用）。水煎服，连服 30 剂，每天 1 剂，日以金钱草、玉米须各 20g，水煎代茶。患者服 30 剂后，又做B超检查，胆囊未见结石，右胁胀痛亦除，小便黄色消失，患者喜甚，登门道谢。嘱其原方带往印尼，如有发病，可照原方再服。

【简介】俞慎初，生于 1915 年，福建福清人，生于中医世家，幼承庭训，后为上海名医秦伯未先生之高徒。福建中医学院教授，主任医师。从事中医教学、科研及临床工作近 60 年，成绩卓著。专著《虫类药的临床应用》1984 年获省科技成果奖、《中国医药学史》1985 年获原卫生部科技成果奖。学识渊博，经验丰富，擅治疑难病。

通信地址：福州市闽侯上街华佗路 1 号，福建中医学院　邮编：350000

6. 疏肝利胆汤（邵荣世）

【组成】炒柴胡 10g　赤、白芍各 10g　炒枳壳 10g　郁金 10g　法半夏 10g　陈皮 5g　淡子芩 10g　大金钱草 30g　制大黄 5g　焦山楂 15g

【功效】疏肝清胆，和胃通络。

【主治】急性胆囊炎、急性胰腺炎、胆石症、胃炎，属肝胆湿热、胃失和降者。症见往来寒热，脘胁疼痛，痞满呕恶，舌红苔薄黄腻，脉弦数。

【用法】水煎服，每日 1 剂，早晚各服 1 次。

【方解】柴胡配黄芩疏肝清胆，除少阳之邪；郁金行气解郁，凉血破瘀；赤、白芍柔肝缓急止痛；法半夏、陈皮和胃止呕，化痰消痞；大金钱草清热利胆、除湿通淋；赤芍清热凉血，祛瘀止痛；焦山楂化瘀行滞，消痞通络；制大黄通腑清热，利胆和络。诸药合用，共奏疏肝清胆，和胃通络之功。

【加减】胆石症，加海金沙 15g（包煎），鸡内金 10g；便秘，加炒莱菔子 15g，制大黄 10g，严重者用生大黄 10g（后下）；胃脘疼痛，加苏梗 10g，厚朴 10g；黄疸，加茵陈 30g，猪苓苓 15g；合并胆道蛔虫，加乌梅 5g，炒川楝子 12g，槟榔 10g。

【点评】本方为治疗肝胆湿热，木土不和的急腹症主方，疏利为主要治疗原则，若有瘀血见证，宜加活血祛瘀之品如莪术、三棱；制大黄通腑泄热、活血通络，使邪有去路。故本方多年验于临床，多获良效。

【验案】张某，女，45 岁，2003 年 5 月 18 日初诊。脘胁疼痛反复发作 10余年，B超提示胆囊炎、胆石症，此次因食鸡蛋后夜间发作，右胁下疼痛牵及胃脘、恶寒发热，体温 38.5℃，恶心呕吐，查血常规白细胞 12.8×10⁹/L，中性粒细胞 84%，在急诊室挂床观察一昼夜，疼痛未已，呻吟不止，准备急诊手术，患者希望服中药保守治疗。察其面红，苔薄黄腻，脉弦数，墨菲征阳性，恶心呕吐，大便 3 日未行。用疏肝利胆汤加减，药用：炒柴胡 10g，黄芩 10g，厚朴 10g，赤、白芍各 10g，炒枳壳 10g，焦山楂 15g，大金钱草 30g，海金沙 15g（包），鸡内金 10g，生大黄 10g（后下），白花蛇舌草 30g，玄明粉 10g（冲服）。服 1 剂药后，排大便 2 次，疼痛缓解，3 剂药后血象已正常。

7. 胆囊清解汤（诸云龙）

【组成】柴胡 12g　生白芍 12g　川楝子 10g　延胡索 15g　枳壳 15g　木香 10g　厚朴 10g　郁金 10g　茵陈 15g　黄芩 10g　金银花 20g　板蓝根 20g　生大黄 6g　生甘草 10g

【功效】疏肝利胆，清热利湿。

【主治】慢性胆囊炎，属肝胆湿热者。症见右胁胀满、疼痛，如绞如掣，持续不解，或阵发性加剧，局部拒按；口干口苦，纳呆，便秘，厌食油腻，甚至出现黄疸；舌红、苔黄腻，脉弦数。

【用法】水煎服，每日 1 剂，早晚各服 1 次。

【方解】慢性胆囊炎多因湿热内蕴，致使肝失疏泄、胆失通降所致。本方中柴胡、白芍、川楝子、木香、枳壳、厚朴、郁金疏肝理气；茵陈、黄芩、金银花、板蓝根清热利湿；大黄内泻热积；延胡索行气活血以止痛；甘草和中缓急以止痛。诸药相合，使湿热得清，肝郁得解，胆气疏通，其病自愈。

【加减】如湿热较重，加龙胆草 10g，栀子 10g；恶心呕吐者，加半夏 10g，陈皮 10g；便秘者，大黄加至 10g，加芒硝 10g；疼痛较剧者，加青皮 10g，佛手 10g，丹参 15g，姜黄 10g；合并胆结石者，加金钱草 30g，海金沙 20g，鸡内金 20g。

【点评】本病多因湿热蕴结肝胆，进而导致气滞。临床上往往是湿热与气滞两者兼有，难以截然分开，只是各有侧重而已。本方以疏肝利胆与清热利湿并重，经长期临床观察，疗效满意。

【验案】沈某某，女，42 岁，1990 年 4 月 16 日就诊。患者右上腹疼痛，反复发作已 3 年。近两个月来，发作频繁，疼痛较重，常放射至右肩部，每因进食油腻或情绪波动而诱发。口苦、恶心呕吐，溲黄，便干，舌红苔黄，脉弦数。B 超提示：胆囊壁增厚，欠光滑。曾在数家医院中西药物治疗，无明显效果。诊断：慢性胆囊炎，湿热内蕴，肝胆郁滞。治法：疏肝利胆、清热利湿。处方：柴胡 12g，生白芍 12g，川楝子 10g，延胡索 15g，枳壳 15g，木香 10g，厚朴 10g，郁金 10g，茵陈 15g，黄芩 10g，金银花 20g，板蓝根 20g，生大黄 6g（后下），佛手 10g。水煎服，每日 1 剂，早晚分服。服上方后，疼痛逐渐减轻。服药 5 天后，疼痛大减。继续用药 3 周后，疼痛已止，诸症悉除。以后多次随访，未再复发。

【简介】诸云龙，生于 1944 年，上海市人。河北省唐山市中医院主任医师，教授。中华中医药学会脾胃病分会委员，河北省中医药学会内科分会副主任委员，脾胃病分会副主任委员，河北省针灸学会副会长，唐山市中医药学会理事长兼秘书长，唐山市中医院原副院长。擅长中医内科、妇科及针灸，尤以针药结合为特色。荣获蒙博托总统授予的扎伊尔国家军官勋章、中华中医药学会授予的"首届中医药学术传承特别贡献奖"。撰写学术论文 50 余篇。主编《张景岳医方精要》等多部书籍。

通信地址：河北省唐山市路北区文化路康庄道 6 号，唐山市中医院　邮编：063000

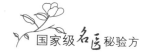

8. 金钱开郁散（魏长春）

【组成】金钱草 30g　柴胡 10g　枳实 9g　白芍 9g　炙甘草 8g　郁金 9g　乌贼骨 9g　浙川贝母 9g

【功效】疏肝利胆，解郁镇痛，清热化石。

【主治】胆石症、慢性胆囊炎，属湿热气郁者。症见上腹部间歇作痛，右胁疼痛尤剧，或呕吐苦水，或嗳气，泛酸，恶心，舌苔薄白，脉弦。

【用法】水煎服，每日 1 剂，早晚各服 1 次。

【方解】本方系张仲景四逆散加味而成。方中柴胡疏肝达郁；枳实理气泄浊；白芍缓急止痛；甘草益胃缓中；加郁金解郁止痛；川贝母化痰散结；乌贼骨制酸止痛；金钱草清化湿热、解毒消肿。综合全方，具有疏肝利胆，解郁镇痛，清热化石之功。

【加减】若兼脘痛，加蒲公英、甘松、天仙藤；若阴虚血热，烦躁，头昏头痛，舌质红绛者，则去柴胡，加焦栀子、决明子、旱莲草；若舌边有瘀斑，或妇女有痛经，经血色紫量少，加川芎、当归、丹参或失笑散（五灵脂、蒲黄）。

【点评】本病系湿热气郁，结石阻于胆道，以致通降失职所致。现代药理研究证实，方中金钱草有利胆作用，并能促进肝细胞的胆汁分泌，肝胆管内胆汁增加，内压增高，胆道括约肌松弛，而使胆汁排出，还能使小便变为酸性，而促使存在于碱性条件下的结石溶解。故用于胆石症收效甚佳。凡胆病湿热壅阻较盛，大便秘结，出现黄疸者，则非本方所宜。

【验案】沈某，男，50 岁。1959 年 2 月 16 日诊。右上腹部疼痛，反复发作已 30 余年，近 2 天来剑突下绞痛，阵发性加剧，痛连右侧肩背，伴呕逆，脉弦，舌红。X 线摄片示：胆囊内有大石 1 块，小石 5 块。予金钱开郁散加减：金钱草 60g，枳实 6g，浙川贝母、广郁金、柴胡、炒白芍、玫瑰花各 9g，蒲公英 15g。服 5 剂后疼痛未作，仍以原方或佐当归、川芎、丹参以活血，厚朴花、天仙藤以调气。并根据时令及兼症酌加桑叶、菊花、茯苓、滑石、谷精草、忍冬藤、乌贼骨、冬葵子、夜交藤、枣仁，共服药 129 剂，先后 3 次 X 线摄片，胆石全部消失。

9. 舒肝和脾散（周世印）

【组成】柴胡 12g　白芍 15g　枳壳 10g　太子参 10g　白术 10g　茯苓 15g　半夏 10g　陈皮 9g　甘草 6g　炒麦芽 20g　防风 6g　当归 10g

【功效】舒肝以养，健脾以醒。

【主治】慢性乙肝、慢性胆囊炎、慢性肾炎、胃肠功能紊乱等，属肝郁脾虚气滞者。症见胁肋胀满，纳差，气短，自汗，身困乏力，头晕脑涨，大便溏薄，舌质淡红，苔薄白，脉沉弦或虚弱。

【用法】水煎服，每日 1 剂，早晚各服 1 次；亦可研末为散，每服 6～10g，1 日 2 次。

【方解】方中用柴胡味辛微寒，舒肝解郁；白芍味酸善收，敛阴柔肝，配当归、炒麦芽舒柔并重，以养肝体；枳壳宽中行气，消滞泻热，更有降浊之功；柴胡配枳壳，一升一降，使清浊各走其道，以利肝脾之枢机；白芍与枳壳，柔肝敛阴，疏畅气机，行中有守，以缓肝急；用轻量的太子参、白术、茯苓可以益气醒脾；防风辛甘轻扬，疏肝理脾，散气滞；另外"疏肝不忘安胃"，用半夏、陈皮降逆和中，以行胃气；白芍配甘草，酸甘相伍，敛阴补中，以养肾土，如叶天士云："阳明燥土，得阴自安。"诸药合用，共奏舒肝健脾之功。

【加减】胁痛重或痛引小腹者，加延胡索 10g，金铃子 6g；若伴有口苦咽干或小便短黄者，加黄芩 10g，龙胆草 10g；食欲呆滞、纳食不香，加鸡内金、神曲；若腹泻较重者，加山药 15g，苍术 10g，扁豆 15g；中气虚弱者，加黄芪 10g，莲子肉 15g。

【点评】七情所伤，愤怒急躁，常致情志失畅，导致气机郁滞、肝失条达，木乘脾土，影响脾胃运化功能，使其升降失常，出现清气不升，浊阴不降，相干于胃，中焦壅塞，终成肝郁脾虚之痞满证，是临床许多消化系统疾病的发病原因。方用轻量的六君子汤健脾醒脾，用四逆散舒肝解郁，正如叶天士云："凡醒脾必制肝。"使脾胃健旺，肝气畅达，胀满自消。

【验案】王某某，女，63 岁，2002 年 2 月 10 日就诊。胃脘胀满 3 个月。3 个月前因家庭纠葛，导致情志不畅而发病。症见：胃脘胀满，胁胀纳减，身困乏力，大便溏薄不爽，舌质淡，苔薄白，脉弦细。证属肝郁脾虚，气滞湿阻，中焦不运。治宜疏养肝体，醒脾助运。方用自拟舒肝和脾散：柴胡、枳壳、半夏、太子参、炒麦芽 12g，白芍、陈皮、茯苓各 15g，甘草 6g，防风 10g。每日 1 剂，水煎服。7 剂后，胃脘胀满等症状始减轻。再以上方加白蔻仁、当归各 12g 为基础方，随症加减化裁，服用 20 余剂，唯感略乏力之外，余症皆除。给以逍遥丸和香砂六君子丸，继服半月善后。

10. 加味消石散（吴震西）

【组成】煅鱼脑石 100g　广郁金 60g　海南沉香 40g　芒硝 60g　生鸡内金 60g

【功效】行气解郁，软坚化石。

【主治】胆囊结石及肝内胆管结石，属肝胆气郁者。症见胸胁胀痛，牵及肩胛，并经 B 超检查确诊者，舌苔薄腻或厚腻，脉弦滑或细弦。

【用法】研末为散，每服 6～10g，1 日 2 次。

【方解】方中鱼脑石咸平，专长软坚化石；广郁金行气解郁，利胆溶石；沉香降肝气，和脾胃；芒硝咸能软坚，苦能降泄；鸡内金消积化石。诸药合用，共奏行气解郁，软坚化石之功。

【加减】胆囊结石，加柴胡、枳壳；口苦胁痛，加黄芩；大便干结，加大黄。

【点评】本方为江苏如皋名中医黄星楼（1901—1984）的经验方，加入鸡内金而成，临床治疗胆囊结石或肝内胆管结石，疗效确切，曾系统观察 25 例肝内胆管结石患者，服药 1 个疗程（3 个月），B 超复查结石消除 22 例。

【验案】许某，女，62 岁。2004 年 6 月 10 日诊。近来右胁胀痛，牵及肩胛，厌食油腻，苔薄白，脉细弦。B 超示：胆囊壁毛糙，胆总管见一枚 0.4cm×0.4cm 光团。诊断为胆囊炎、肝内胆管结石，服消石散 1 个疗程（3 个月），药后复查 B 超示：轻度胆囊炎。

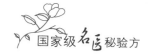

11. 六胆汤（费振平）

【组成】金钱草 30g　鸡内金 9g　广木香 9g　香附 9g　佛手 3g　逍遥丸 9g（包）

【功效】理气解郁，利胆止痛。

【主治】慢性胆囊炎，胆结石疾患，属肝胆气郁者。症见右上腹胀痛或牵至右肩部疼痛，食后腹胀，每因情志或劳作而增减，饮食减少，嗳气频作，脉弦，苔薄。

【用法】水煎服，每日 1 剂，早晚各服 1 次。

【方解】方以金钱草渗泄湿热，且长于利胆；鸡内金消积化石，有运脾利胆之功；广木香行气止痛；香附理气解郁，善治气结；佛手理气；逍遥丸舒肝解郁，健脾和营。六者配合，相得益彰，共奏理气解郁，利胆止痛之功。

【点评】中医无胆囊炎之称，但有相似之叙述。《灵枢·胀论》曰："胆胀者，胁下痛胀，口中苦，善太息。"肝为刚脏，一有郁结，气火俱升，上犯胃经，痛连胁肋。临证见此，亦多气郁所致，亦有过食油腻厚味、醇酒辛辣，湿热蕴蓄而发。故组方以理气解郁，渗湿利胆，消积化石为原则。曾以此方为基本方，治疗胆囊炎 200 例，显效 110 例，有效 83 例。

【验案】徐某，女，29 岁。患者身体瘦小，多悲善哭，郁郁寡欢。右上腹及心窝部时作胀痛，掣引右肩，为时 2 载。B 超检查为慢性胆囊炎。脉细弦，苔薄黄。肝胆属木，性善条达，一有郁结，易致胆区疼痛。此乃气郁之证，拟理气解郁，和胆止痛，处六胆汤 6 剂，诸症尽除，1 年后随访，未曾复发。

【简介】费振平，生于 1915 年，逝于 1986 年，江苏武进人。孟河（为江苏武进一乡村小镇）费氏自明代始，世为中医，代有传人，历今未衰，而以晚清费伯雄声名最著。费振平乃费伯雄第六代传人，幼承家学，随父费子盛习医，精研岐黄，稍长就读孟河中医学院。年廿四始，悬壶于江苏仪征，后应诊沪上。新中国成立后参加上海纺三医院工作，行医近 50 载。其行医注重实践，既得孟河学派奥旨，又旁参诸家所长，于内、妇、杂病、针灸及食疗皆所擅长，恪守医德，深得病家信赖。

原通信地址：上海市纺织工业局第三医院　邮编：200090

三十八、尿 路 感 染

1. 通淋化浊方（柴彭年）

【组成】萆薢 15g　石菖蒲 15g　川柏 15g　白花蛇舌草 30g　石韦 15g　土川贝母 10g　马勃 5g　怀牛膝 10g　蝎尾 1g　（研面冲服，亦可改全蝎 5g 入煎）

【功效】清热解毒，清利湿热。

【主治】慢性顽固性尿路感染，属湿热毒邪，蕴结下焦者。症见尿液混浊，尿检白细胞持续不减。

【用法】水煎服，每日 1 剂，早晚各服 1 次。

【方解】本证以尿液混浊为主症，故以萆薢、石菖蒲相合为主药，以利湿分清化浊；本证系湿热毒邪所致，故以白花蛇舌草、土川贝母、马勃清热解毒，其中白花蛇舌草还有利尿作用；石韦、黄柏、牛膝清利湿热，导热下行；本证一般病程较长，病久必瘀，故用一味辛平有毒，入血分走窜之蝎尾（或全虫），通络化瘀止痛，对顽疾陈瘀有推陈出新之效。诸药合用，共奏清热解毒，清利湿热之功。

【点评】《医学心悟》萆薢分清饮和《丹溪心法》萆薢分清饮均用萆薢、石菖蒲相合为主药，以利湿分清化浊，此二药为后世推崇的治疗膏淋最佳配伍。本验方亦以此二药为君，然组方用药却与古方迥异，主以清热解毒，清利湿热，故适用于慢性顽固性泌尿系感染，属系湿热毒邪蕴结下焦者。方中蝎尾走窜力强，故年老体弱者宜慎用。

【验案】顾某某，男，70 岁。因前列腺摘除术而继发尿路感染，先后以各种抗生素治疗，已产生抗药性。就诊时腰痛，膀胱刺激征不明显，尿液混浊，尿检白细胞计数明显高于正常，脉沉细。考虑患者年事已高，故于上方去全虫、马勃，加肉桂 2g，服 3 剂证除，尿检（－）。继服调理之剂周月余，随访 6 载，未再复发。

【简介】柴彭年，生于 1922 年，逝于 2004 年，天津市人。1941 年毕业于天津市中国医学传习所，曾拜名医李日伦先生为师，颇得其真传。曾任天津中医学院第一附属医院教授、主任医师，并被评为我国有突出贡献的专家。从事内科医疗、教学、科研工作 50 余载，擅长治疗中医内、妇科疾病，尤其对肾病、脾胃病等诊治，有丰富的临床经验。发表数十篇学术论文。

原通信地址：天津市南开区鞍山西道 314 号，天津中医学院第一附属医院

邮编：300193

2. 清淋汤（李振华）

【组成】白术 10g　茯苓 18g　泽泻 12g　茅根 30g　黄柏 10g　石韦 30g　蒲公英 15g　丹皮 10g　黑地榆1g　薏苡仁 30g　滑石 18g　甘草 3g　乌药 10g

【功效】健脾利湿，清热凉血。

【主治】尿路感染，急性肾盂肾炎，属湿热下注者。症见眼睑及下肢轻度浮肿；舌质红，舌根部苔黄腻，脉象滑数。

【用法】水煎服，每日 1 剂，早晚各服 1 次。

【方解】方中白术、茯苓、薏苡仁健脾利湿，使湿邪从小便而去；泽泻、滑石清热渗湿，利水通淋，《药品化义》谓滑石"体滑主利窍，味淡主渗热"；黄柏、石韦、蒲公英燥湿清热；茅根、丹皮、黑地榆凉血止血；乌药行下焦之气，气行则热无以存；甘草调和诸药。诸药合用，共奏健脾利湿，清热凉血之功。

【加减】如尿检白细胞多者，可酌加金银花、黄连；红细胞多甚至血尿者，可加黑柏叶炭、生地炭等凉血止血之品；如腰痛甚，注意固肾；蛋白尿，宜注意健脾。

【点评】肾盂肾炎属于祖国医学"热淋""血淋"范畴，多见于妇女。临床有急、慢性之分。急性发病急骤，寒战高热，汗出热退，状似疟状。本病一般均为湿热

下注，膀胱气化失司。热盛者多为急性，湿盛者多为慢性。下列医案患者，起病无寒热，且有轻度浮肿，显为湿邪较重。经多年临床应用，本方对慢性肾盂肾炎效果显著。本病迁延难愈，常因劳累过度而复发，宜多服益气健脾之剂以巩固。

【验案】王某，女，43岁。1983年4月20日就诊。主诉小便不利已半月余。上月末突然尿急，尿频，尿道热痛，小腹拘急，胀痛下坠，腰部困痛，小便色黄。经某医院检查，诊为肾盂肾炎，曾服四环素等西药，上述症基本未减而来求诊。检查：患者眼睑及下肢轻度浮肿。尿检：红细胞（+），白细胞（++），脓球（++），蛋白微量。舌质红，舌根部苔黄腻，脉象滑数。诊断：肾盂肾炎，属湿热下注者。治疗：健脾利湿，清热凉血。予清淋汤。4月28日二诊：上方服药6剂，尿道热痛，小腹拘急坠痛消失，余症减轻，唯腰仍痛。舌苔黄腻减少，脉滑。上方又服6剂，诸症消失，尿检正常，停药后未再复发。

3. 加味猪苓汤（杜雨茂）

【组成】猪苓15g　泽泻10g　茯苓15g　滑石30g　生地15g　白花蛇舌草30g　石韦30g　瞿麦30g　萹蓄30g　阿胶10g　生甘草3g

【功效】清热解毒，通淋利湿。

【主治】尿路感染，慢性肾盂肾炎急性发作，属阴虚合并湿热者。症见尿频、尿急、尿痛，尿少，腹痛及肾区叩击痛，手足心热，舌红少津，苔薄黄，脉细数。

【用法】水煎服，每日1剂，早晚各服1次。

【方解】方中猪苓、泽泻、茯苓甘淡渗湿，化浊利水；滑石清热去湿，通窍以利小便；生地、阿胶育阴润燥，滋阴清热，合为育阴润燥、清热利水之剂；石韦、萹蓄、瞿麦清热利湿，通利小便；白花蛇舌草、生甘草清热解毒。诸药合用，共奏清热解毒，通淋利湿之功。

【加减】气阴两虚者，加太子参12g，白术12g；若偏于阴虚，症见手足心热，夜寐不安者，加女贞子15g，知母12g；若气虚明显，症见疲乏无力，懒言嗜睡者，加黄芪30g以扶助正气；若兼有瘀血，舌质紫黯或有瘀斑者，加桃仁10g，红花10g，赤芍8g；若尿常规化验有脓球，加鱼腥草30g，败酱草15g，蒲公英15g以清热解毒。

【点评】此方可作为治疗慢性肾盂肾炎急性发作的基本方。全方清热不伤阴，滋阴不留邪，以此为基础加减变化，取得事半功倍的效果。

【验案】张某，女，33岁。3年前曾因急性肾盂肾炎住院治疗，此后每年有几次发作。1周前又突然出现恶寒，继而发热、口干、尿频、尿急等症，于某医院用青霉素治疗1周，恶寒发热控制，但尿频、尿急等症不见好转。来诊时尿频、尿急，量少色混，排尿时尿道灼热，手足心热，右肾区叩击痛，舌嫩红少津，苔薄黄，脉细数。实验室检查：尿常规：脓球（+++），上皮细胞（++），红细胞（+）；尿培养：葡萄球菌生长。诊断：慢性肾盂肾炎急性发作，证系劳淋、湿热下注、肾阴虚。处方：猪苓15g，泽泻10g，茯苓15g，滑石30g，阿胶10g（另包，烊化），生地15g，白花蛇舌草30g，石韦30g，瞿麦30g，萹蓄30g，生甘草3g。水煎服，每日1剂。服3剂后，诸症显著减轻，继服6剂，诸症基本消失。后以猪苓汤为基础，随症加减服用约 60 剂，痊愈，随访 3 年无复发。

【简介】杜雨茂，生于 1934 年，陕西城固人。曾任陕西中医学院副院长，中国中医药学会陕西省分会副会长，仲景学术研究会委员，陕西省中医、中西医结合委员会副主任委员，1991 年国务院授予有突出贡献的专家享受政府特殊津贴。从医 50 余年，善用经方，重视时方，擅长治疗肾病、肝胆病、脾胃病及外感热病，对于奇难病的诊治，更是独具匠心。编著和参加编写在国内外正式出版的著作 12 种，撰写并在国内外刊登学术论文 90 余篇。

通信地址：陕西省咸阳市渭阳路中段 1 号，陕西中医学院或陕西省咸阳市渭阳路西段 2 号咸阳雨茂医院　邮编：712000

4. 益气养阴利湿汤（张琪）

【组成】黄芪 30g　党参 20g　莲子 15g　地骨皮 15g　柴胡 15g　茯苓 15g　麦冬 15g　车前子 15g（包煎）　白花蛇舌草 30g　甘草 15g

【功效】益气养阴，清利湿热。

【主治】尿路感染，慢性肾盂肾炎，属气阴两虚，湿热蕴结者。症见面黄形瘦，气怯懒言，肾区有叩击痛；舌淡红尖赤，苔薄黄，脉滑。

【用法】水煎服，每日 1 剂，早晚各服 1 次。

【方解】方中黄芪、党参大补脾肺之气，以补后天之本；白花蛇舌草解毒清热；麦冬、地骨皮滋阴清热；车前子、茯苓利湿清热，使湿热之邪从下焦而出；柴胡调畅气机；莲子养心安神；甘草调和诸药。诸药合用，扶正祛邪，标本同治，使益气阴而不恋邪、祛湿热而不伤正。

【点评】劳淋多见于女性，往往由淋证失治、误治而致，以病程迁延、缠绵难愈、遇劳即发为特点。劳淋之病机以正虚邪恋为主，临床上正虚多表现为气阴两虚，邪恋每见湿热之邪留滞。因湿为阴邪，重着而黏滞，易困脾耗气；热为阳邪，易伤阴津。故湿热留恋日久，必损及气阴，而成气阴两虚、湿热蕴结之证。治疗之要点在于扶正祛邪。张氏临证治疗劳淋常以益气养阴、清热利湿解毒为法，使益气阴而不恋邪、祛湿热而勿伤正。俟湿去热清，气机调畅，则诸症消失。其以此法曾治疗劳淋数百例，每获良效。

【验案】鲁某，女，30 岁，1989 年 7 月 16 日就诊。主诉尿频而腰酸反复发作，近 1 周来加重。病史数年前曾患尿路感染，经治疗好转。近 1 年来尿频而急反复发作，每由劳累或精神紧张加重，尿短赤，有时尿道灼热疼痛，曾服呋喃坦啶等抗生素，尿道刺激症状好转，但服药后出现恶心、胃脘不适等症状。现尿频尤甚，每半小时左右排尿 1 次，尿道略有灼热感，腰酸且胀，倦怠乏力，形体日渐消瘦，遂前来就诊。检查：面黄形瘦，气怯懒言，肾区有叩击痛。尿常规：白细胞（10~15）×10^9/L，红细胞（2~5）×10^9/L，尿蛋白（+），尿细菌培养细菌数 >10.5/ml。舌淡红尖赤，苔薄黄，脉滑。诊断：慢性肾盂肾炎，属气阴两虚，湿热蕴结者。治疗：益气养阴，清利湿热。予益气养阴利湿汤。8 月 16 日二诊：服药后尿频急、腰痛等症好转，每 2~3 小时排尿 1 次，尿色黄。尿蛋白（±），白细胞（5~10）×10^9/L，红细胞（0~1）×10^9/L。舌淡红，脉滑。药已见效，上方加蒲公英 30g、赤芍 15g、木通 15g，去莲子，再进 6 剂，水煎服。8 月 20 日三诊：诸症急减，尿蛋白（±），白细胞 2~5，扁平上皮 15~20，舌淡红尖略赤，脉滑。上方去木通加连翘 15g、白花蛇舌草 50g。9 月 10 日复诊：服上方 12 剂，尿检及细菌培养皆阴性，食欲好，力气增加，无明显不适。嘱其再以上方调服 10 剂，后半年余未复发。

【简介】张琪，生于 1922 年。黑龙江中医研究院研究员、中医内科专家。精于仲景学说，并对金元四大家及清代温病学者的学术理论研究精深，对中西汇通学派亦多有涉猎，其中以对王清任、张锡纯的学术思想研究较为深入。临证善治多种疑难病症，如肾病、心病、神志病、痹证、消渴、肝病等。其中对急慢性肾小球肾炎、肾病综合征、慢性肾盂肾炎、慢性肾功能衰竭等肾病的治疗研究有较深造诣。主持或直接完成的多项科研项目，获省级或部级奖励。代表作有《脉学刍议》《临床经验集》《张琪临证经验荟要》等，发表学术论文 50 余篇。

通信地址：哈尔滨市香坊区三辅街 142 号，黑龙江省中医研究院　邮编：150036

三十九、尿 路 结 石

1. 通淋排石汤（董建华）

【组成】金钱草 30g　海金沙 20g（包）　萆薢 10g　晚沙 10g（包）　鸡内金 8g　滑石 10g　车前子 10g（包）　酒大黄 8g　枳壳 10g

【功效】清利湿热，通淋排石。

【主治】泌尿系结石，属下焦湿热者。症见小便刺痛，滞涩不畅，尿中带血，尿时突然中断，腹中绞痛，或腰痛如绞，痛引少腹，舌红苔黄腻，脉弦数。

【用法】水煎服，每日 1 剂，早晚各服 1 次。

【方解】方中金钱草、海金沙清利下焦湿热，通淋排石；萆薢、晚蚕沙善走下焦，利湿去浊，与车前子、滑石相伍，清泄湿热，利水通淋；鸡内金善于消食磨积，近年应用于消结石；枳壳、酒大黄理气导滞下行。诸药相合，既可清利以使湿热之邪得泄，从而尿量增加，推动结石下移，又可通下以使聚结下达，而结石可随之排出体外。共奏清利湿热，通淋排石之功。

【加减】腹痛较剧者，加赤、白芍、甘草；尿中带血者，加白茅根、仙鹤草、小蓟；小便热痛者，加栀子、木通；瘀血较重者，加牛膝、赤芍、红花；阴虚有热者，加生地、玄参；肾虚腰痛者，加杜仲、牛膝；石淋日久，面黄神疲者，去大黄，加黄芪、当归调补气血以标本兼顾。

【点评】泌尿系结石属于中医"石淋""砂淋""血淋"等病范畴。本病形成不外平素多食肥甘酒热之品，或因情志抑郁，气滞不宣，或因肾虚膀胱气化不利，而致湿热蕴结下焦，日积月累，尿液受湿热煎熬，以致浊质凝结而为结石。积于下则膀胱气化失司，尿出不利，甚则欲出不能，窘迫难受，痛引小腹。滞留于上，则影响肾司小便之职，郁结不得下泄，气血滞涩，不通则痛。若湿热聚积膀胱，热伤血络，迫血妄行则成"血淋"。本方为董氏自拟验方，适用于下焦湿热型的泌尿系结石，多年应用于临床，疗效满意。服药期间，应多饮水，多活动，饮食宜清淡，忌食肥腻香燥、辛辣之品；凡体虚者宜慎用。

【验案】刘某某，女，40岁。素患胸痹，此次腹痛突发痛则难忍，小便灼热，频数，口干欲饮，纳差食少，汗出，大便干结不下。经X线腹部平片检查提示：左侧输尿管结石。左肾区叩击痛（＋），西医诊断为泌尿系结石。舌红苔薄黄而干，脉弦细。此乃湿热下注，煎熬尿液成石，治宜清利湿热，通淋排石。药用本方去滑石，加瞿麦、生地、郁金各10g，枳壳易枳实10g。服6剂，腹痛减轻，大便尚干。上方加减再进6剂，药后大便通畅，小便排出2块绿豆大结石，诸症告愈。

2. 攻尿路结石方（胡国栋）

【组成】黄芪30g　琥珀6g　桃仁12g　黄柏12g　大黄12g　金钱草30g　益母草30g　石韦20g　滑石30g　萹蓄15g　瞿麦15g

【功效】清热利水，通淋排石。

【主治】尿路结石，属湿热气滞者。症见痛疼剧烈，腰痛引及小腹会阴部，小便淋涩不通，大便欲解不出。

【用法】水煎服，每日1剂，早晚各服1次；服煎药同时，设计特定时间给予电针总攻。

【方解】黄芪健脾利水；金钱草、石韦、滑石、萹蓄、瞿麦、琥珀清热利水，琥珀且可活血止痛；黄柏、大黄清化湿热；桃仁、益母草活血、祛瘀、止痛，益母草且可清热利水。诸药合用，共奏清热利水，通淋排石之功。

【点评】口服煎剂，并设计特定时间给予电针总攻。大都取得效果，有时效果很好，2剂药即排出结石。但有的效果很不好，如治刘某某，连服六七剂才排出，结石并不大，他夫人去检石时竟划破手出血。实践中胡氏体会到，攻尿路结石之要诀取决于两个方面：一是结石本身，二是时机。

尿路结石排出与否，决定于结石的部位、大小、形状。一般来说，结石在肾脏中是排不出来的，若是在肾盂里小的较规则结石可以排出，若结石虽小，但形状极不规则，则不易排出。作为临床医生，除了解结石的部位、大小、形状外，还有方法问题，这就是要掌握"火候"即时机：第一，初起宜攻，若患者体质壮实，痛疼剧烈，湿热气滞，此时不仅腰痛引及小腹会阴部，小便淋涩不通，大便欲解不出，是攻结石的最好时期，用上方多有效。第二，不痛不攻，痛时宜攻。结石在静止状态一般不痛，病如常人，之所以痛，是因为结石往下移动阻滞之故，故痛时宜攻，因势利导，结石易于排出。第三，不可强攻。治本病如果医生和患者心中只想排石，一味强攻，忽视辨证施治，结果是结石排不出来，还造成正气大伤，这是医者常犯之错，曾遇一位青年身体壮实被医者强攻治疗后行走都困难，尿频失禁，后经多方调理结石自行消失，此期注意调理扶补正气为主，不可操之过急。第四，中医在治疗尿路结石，其方众多，因为人们只重视一方一药，往往忽视整体辨证施治。胡氏经验是，只要在痛时连续攻 5 天不下，就要深入调查结石大小、部位、形态及正气是否亏虚，若是结石太大，或嵌入其中，久治不动，应考虑其他办法，或碎石后再排，或手术取出。

【简介】胡国栋，生于 1934 年，四川眉山人。毕业于成都中医学院。曾任内江地区卫生局副局长、内江市中医学会会长、内江市中医院院长。在 50 多年的临床实践中和理论上有不少创新，以治疗急症、重症、疑难症而闻名省内外。发表论文 30 多篇，著有《胡国栋临床经验集》。

通信地址：四川省内江市民族路 51 号，内江市中医院　邮编：641000

3. 金威汤（费振平）

【组成】金钱草 60g　威灵仙 30g　炮穿山甲 24g　滑石 24g　川牛膝 24g　鸡内金 9g　制乳香 9g　甘草梢 4.5g

【功效】渗湿泄热，排石通淋。

【主治】泌尿系各部位结石，属湿热内蕴者。症见尿中时挟砂石，小便艰涩，或排尿时突然中断，尿道窘迫疼痛，小腹拘急，或腰腹绞痛难忍，尿中带血，舌红，苔薄黄，脉弦或数。

【用法】水煎服，每日 1 剂，早晚各服 1 次，并多饮水，多做跳跃运动，有利于结石的排出。

【方解】方中金钱草渗湿泄热利胆排石；威灵仙善破坚积，长于化石；鸡内金消积化石；穿山甲攻坚；滑石渗湿泄热，滑可去着；乳香去瘀定痛；川牛膝破瘀消癥，且与甘草梢同有导引下行之功，配合应用具有渗湿泄热，运化积石导其外泄的作用。诸药合用，共奏渗湿泄热，排石通淋之功。

【加减】对症情严重，痛势较剧者可酌加下列药物，组成排石大方治之：木香、白芍、香附、沉香粉理气止痛；延胡索、桃仁、王不留行、大黄、芒硝等化瘀攻下；旋覆花、代赭石、地龙、大麦秆、石韦、海金沙导引下行、利尿排石。

【点评】泌尿系结石就其证因而言，相当于祖国医学中所称之砂石淋。本病之发生多由于湿热煎熬而成。治疗主要从理气止痛、活血化瘀、清热利湿 3 个方面论治，可依此定方选药。费氏曾以本方加减治疗泌尿系结石 42 例，服药后排出结石者 37 例。

【验案】张某，女，40 岁。平素酷喜肉食辣味酒酿等物，前因腰痛尿频、血尿，经 X 线检查诊为肾结石、肾盂肾炎，给予常规治疗后服中药化石，症见渴不欲饮，溲混而黄，尿道热痛，脉濡数，苔黄。平素湿热久蕴，拟渗湿泄热，运化积石，处金威汤原方不变，连服 10 剂，药后排出黄豆大结石 1 枚，经 X 线复查，结石阴影消失。

4. 二子化瘀排石汤（陈泽霖）

【组成】急性子 15g　王不留行 15g　川牛膝 15g　枳壳 15g　生鸡内金 9g　石韦 30g　萹蓄 30g

【功效】活血化瘀，清热通淋。

【主治】泌尿系统结石，结石横径在 2 cm 以下者。

【用法】水煎服，每日 1 剂，早晚各服 1 次，并嘱患者尽量多饮开水，根据患者所生结石的部位及体质情况，做相宜的体育活动，如跳绳、跑步、倒立等。

【方解】方中急性子、王不留行活血行瘀而散结，其力较猛，故为本方之主药；川牛膝散肝肾瘀血，使血气流通以除凝滞，并能引药达下焦病所；"气为血帅"，枳壳能破气，故有助于上述活血药物更好地发挥化瘀排石的作用；生鸡内金消积化石；鉴于活血化瘀方药并无明显的利尿作用，故用石韦、萹蓄以加强通淋利尿的作用。诸药合用，共奏活血化瘀，清热通淋之功。

【加减】腰酸甚者，加续断、狗脊；肾阴虚者，加生地、墨旱莲；肾阳虚者，加肉桂、制附子，或鹿角霜、淫羊藿；气虚者，加黄芪、党参；尿血明显者，加琥珀末（分吞）。

【点评】曾用此方治疗泌尿系统结石 95 例，其中治愈 65 例，占 68.4%；有效 19 例，占 20%，总有效率为 88.4%；无效 11 例，占 11.6%。本方除能促进排石外，似有一定的溶石作用。

【简介】陈泽霖，生于 1931 年，江苏武进人，毕业于浙江医科大学，又入中医研究院西学中研究班学习。中西医结合专家，中医世家出身。任全国中西医结合四诊研究专业委员会主任委员，上海医科大学教授，中山医院中医科主任。继承祖业，又博采众长，为著名舌诊专家。

通信地址：上海医科大学附属中山医院　邮编：200032

5. 三金胡桃汤（周凤梧）

【组成】金钱草 30～60g　生地 15g　海金沙 12g　玄参 12g　石韦 12g　瞿麦 12g　车前子 12g　滑石 12g　天冬 9g　怀牛膝 9g　炙鸡内金粉 6g（分 3 次冲服）　木通 4.5g　生甘草 4.5g　胡桃仁 4 枚（分 2 次嚼服）

【功效】滋肾清热，渗湿利尿，通淋化结。

【主治】泌尿系结石。

【用法】水煎服，每日 1 剂，早晚各服 1 次。

【方解】本方是周老在前人治疗本病的经验基础上化裁组成的。金钱草清利湿热，利尿而能使结石排出；海金沙善泻小肠、膀胱血分湿热，功擅通利水道，而为治淋病尿道作痛之要药；鸡内金善于消食磨积，近年应用本品以消结石，临床证明确有良效；胡桃仁甘温，补肾强腰，为治疗肾虚腰痛之要药；石韦有利水通淋之功，又有止血之效，石淋兼有血尿者用之甚佳；滑石是主治石淋要药，近年报道治结石诸方，配用滑石一味，疗效颇佳，且大量应用未见任何不良反应；肾虚之热，非火有余，乃阴不足，故方中辅生地、天冬、玄参甘苦咸之品，以滋肾阴而清虚热；佐轻量的萹蓄、瞿麦、车前子、木通等苦寒清热、利尿通淋药，及怀牛膝之既能通且补，以助结石之排出。综上配合，共奏滋肾清热、渗湿利尿、通淋化结之效，如此标本兼顾，故功效显著。

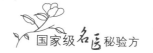

【点评】在用本方治疗泌尿系结石的同时，配合服用"鸡内金胡桃膏"效果更佳。取蒸胡桃仁 500g，炙鸡内金 50g，蜂蜜 500g。将炙鸡内金研为细粉，胡桃轧细，合炼蜂蜜搅匀为膏，贮瓶备用。每次1茶匙，每日服 3 次。多年临床，用本方治疗泌尿系结石，收效颇佳。

【验案】钱某某，女，39 岁，干部。1970 年 5 月间，突感右腰部疼痛剧烈，辗转不宁，大汗肢冷，呕吐。查尿常规：红细胞（+++）。经用保守治疗疼痛缓解。于 1970 年 9 月 25 日腰痛复作，在某医院拍片检查：右侧输尿管下段有两块 0.4cm×0.7 cm 结石阴影，左侧输尿管下段有一块 0.6cm×0.9 cm 结石阴影。于 10 月 20 日开始服用上方，于 11 月 3 日排 1 块结石如黄豆大，于 2 月 10 日又排出有棱角如小花生米大之结石 1 块。及至 1977 年 8 月 22 日两肾区绞痛又发作，又服上方，于 9 月 11 日再排出结石 1 块，9 月 26 日拍片检查，双侧输尿管无异常发现。

【简介】周凤梧，生于 1912 年，山东临邑人。现代著名中医药学家，任山东中医学院教授。医学造诣渊博，理法精深，长于内、妇、儿科，精通中药药性理论及其应用，擅长于治疗内科杂病以及湿温、暑温等温病。

通信地址：山东中医学院　邮编：250014

四十、急 性 肾 炎

1. 加味枇杷叶煎（何炎燊）

【组成】枇杷叶 15g　北杏仁 12g　焦栀子 12g　淡豆豉 12g　茯苓皮 20g　薏苡仁 18g　滑石 20g　通草 12g　白茅根 30g

【功效】肃肺化气，行水消肿。

【主治】急性肾炎，属水邪壅肺，三焦决渎失司者。面目浮肿，小便不利，或咳逆上气，脉浮濡数，舌苔薄白微黄。

【用法】水煎服，每日 1 剂，早晚各服 1 次。

【方解】此方深得"轻可去实"之旨。妙在杏仁、杷叶辛开苦降，入肺化气，肺为水之上源，气化则水行；栀豉和中化浊，宣其陈腐郁结；佐以茯苓皮、滑石、薏苡仁、通草，淡渗而凉，通调水道；何氏又加入白茅根清热利水，且能凉血而不腻滞者，为之佐使。共奏肃肺化气，行水消肿之功。

【加减】热邪壅肺，喘咳，加葶苈子 15g；头目昏痛，血压偏高者，加夏枯草 20g，崩大碗 50g。

【点评】此方原见《临证指南·肿胀门》治朱某喘胀之方。徐灵胎称赞云："喘胀此方甚合，足见心思灵巧。"何氏在方中加入白茅根一味，既能清热利水，又能凉血，因多见患者小便中有红细胞，故加入白茅根，可增强疗效。

【验案】邓某某，男，21 岁，东莞石排镇人。1970 年 8 月 4 日入院，已患肾炎 2 月，近日饮食失节，病加重。症见全身水肿，头面尤甚，目如核桃，颈项粗大，喘咳声如拉锯，喘息不得卧，小便涓滴不畅，脉浮滑数，舌体肿涨难伸，苔白黄厚浊。体检：尿蛋白（+++），红细胞（++），白细胞+，颗粒管型（+）（余略）。此乃水邪壅肺，三焦决渎失司。即用枇杷叶煎（上方）加葶苈子 30g，桑白皮 30g。服后，当晚小便量渐多，喘咳渐减。10 剂后，肿消七八，诸恙悉退，改用清补肺脾善后而愈。随访至今 20 年，未复发。

2. 养阴汤（王铁良）

【组成】生地　玄参　白芍　寸冬　丹皮　金银花　连翘　板蓝根　白茅根　益母草　半枝莲　白花蛇舌草　茜草　藕节

【功效】养阴清热，利湿止血。

【主治】急性肾炎，隐匿型肾炎，慢性肾炎急性发作，过敏性紫癜，紫癜肾以及 IgA 肾病，属阴虚湿热内蕴者。症见咽干咽痛，溺血便赤，腰膝酸痛，五心烦热，晨起眼睑浮肿或不肿，或皮肤出现散在紫斑，舌红少苔，或苔黄腻，脉细数。

【用法】水煎服，每日 1 剂，早晚各服 1 次。

【方解】方中生地、玄参、白芍、寸冬滋阴清热；金银花、连翘、板蓝根、半枝莲、白花蛇舌草、益母草清热解毒，其中半枝莲、白花蛇舌草、益母草且可利水消肿；白茅根、茜草、藕节、丹皮清热凉血，活血止血，止血而不留瘀。诸药合用，共奏养阴清热，利湿止血之功。

【加减】若病尿道灼热，尿中白细胞增多，可加鱼腥草，清热解毒，又能利尿通淋；单纯性血尿，可加生地榆、侧柏叶凉血止血；血尿持久不消，可加收敛固涩的生牡蛎、海螵蛸，以助止血；腰膝酸痛，可加杜仲，补肝肾，强筋骨。

【点评】本方适用于慢性肾炎症见血尿者，病程日久，伤及阴份，阴亏内热，迫血妄行，而致诸症；本方亦用治血尿伴慢性咽炎，或扁桃体炎，或上呼吸道感染，一经感染，咽干咽痛，血尿随即加重者。病人血尿日久，出现气阴两虚，气虚不摄血，需益气药与滋阴合用，可以加党参、黄芪，益气摄血止血，效果亦优。应用本方，对 21 例隐匿性肾小球肾炎进行观察，其结果显示：临床总效率为 81.4%。对其中 6 例 IgA 肾病的患者进行 3 年追踪观察，6 例病人肾功能无异常变化，说明养阴汤是治疗 IgA 肾病有效方剂。

【简介】王铁良，出生于 1940 年。全国第二、三批老中医药专家学术经验继承工作指导老师，任全国中医内科肾病专业委员会副主任，全国中医治疗系膜增生性肾小球肾炎学科带头人，东北地区（含内蒙古）中医肾病研究会主任，黑龙江省中医肾病专业委员会主任，全国中医肾病医疗中心副主任，黑龙江省中医研究院肾病科主任。从事中医肾病临床 40 余载，擅长治疗急、慢性肾炎，肾病综合征，肾盂肾炎，尿毒症，各种继发性肾病及早泄，阳痿，前列腺增生和各种内科疑难病。发表 40 余篇研究论文，出版著作 4 部。

通信地址：哈尔滨市香坊区三辅街 142 号，黑龙江省中医研究院　邮编：150036

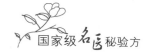

四十一、慢性肾炎、慢性肾衰

1. 补肾健脾泄浊汤（朱良春）

【组成】生黄芪30g　淫羊藿15g　制附子6g　生白术20g　潞党参15g　全当归10g　川芎10g　丹参20g　石韦20g　扦扦活30g　六月雪30g　土茯苓45g　甘草6g

【功效】补肾健脾，渗湿泄浊。

【主治】慢性肾炎、氮质血症期，属脾肾两虚，浊阴内遏者。症见面色㿠白少华，头晕目眩，神倦乏力，形瘦，纳谷欠香，腰酸腿软；舌质淡胖，苔薄白，脉虚弦。

【用法】水煎服。

【方解】方中黄芪、党参、白术补益脾胃之气；附子、淫羊藿温肾助阳，直补先天；土茯苓淡渗利湿，直泄肾浊；当归、川芎、丹参活血化瘀以祛瘀毒；石韦、六月雪、扦扦活活血利水；甘草调和诸药。诸药合用，共奏补肾健脾，渗湿泄浊之功。

【加减】如血压偏高者，去附片、加广地龙15g；湿热明显者加生黄柏20g，六月雪30g。

【点评】慢性肾炎由于病程长，变症多，很难有一种确切之中医病名以代表。朱氏认为《素问》之"肾风"似相切合，尿毒症阶段则与"肾厥""关格"相一致，可从其有关文献中找到不少有益的资料。慢性肾炎的致病因素比较复杂，脾肾两虚为发病的内在因素，风、寒、湿、热为其发病的诱因，而脏腑、气血、三焦气化功能的失调，乃是构成本病发生的病理基础。在治疗上应标本兼顾，补泻并施，益气化瘀，通腑泄浊，庶可奏功。

慢性肾炎整个过程中，脾肾阳虚是主要证型，因此，温补脾肾是重要的法则。而黄芪、淫羊藿、附子是关键性的药物，除舌质红绛、温热炽盛者外，均应选作主药。附子、淫羊藿不仅可以温肾，而且有肾上腺皮质激素样作用。黄芪益气培本，促进血循，兼能利水，均有助于肾功能之恢复。其他，则随证用药，因证制宜。石韦有消除肾小球性病变，抑制过亢之卫气之功。近代研究，认为其有抑制免疫反应之效。尿蛋白（++～++++）者可加重其用量至30～60g，配合仙鹤草、益母草，对消除尿蛋白有较佳之效。

慢性肾功能衰竭，肾虚为本，但湿热、水毒、浊瘀为标，尤其在尿毒症阶段，更不能只治本，不治标。因此时血中尿素氮及肌酐的指标明显升高，这是限定尿毒症轻重、进退的重要标志，也为治疗之关键所在。在温肾、补肾的同时，必须配合化湿热、利水毒、泄浊瘀之品，才能有利于危机之逆转。六月雪、扦扦活、土茯苓、生大黄均为必用之品（脾虚甚者，大黄则不用）。六月雪为土牛膝之异名，可补益肝肾，活血利水。扦扦活为接骨木之异名，可活血利水。如见浊阴上干，呕吐频繁，服药困难者，可用中药保留灌肠：熟附片10g，生大黄10～20g，生牡蛎 30g，生槐花 30g，白花蛇舌草 30g，丹参 30g。将上药煎成150ml，待温，以 50～80滴／分速度直肠滴入，保留，每日 1～2 次。朱氏称它为"中药肠道透析法"，对呕吐、逆食、乏力、高血压及防止感染与出血，均有明显之作用，可降低血尿素氮、肌酐，使之从肠道排出，还可降低血钾，减轻肾周围水肿，改善肾血流量，有利于肾功能的恢复。如果尿毒症严重，出现昏迷、抽搐时，还可静脉推注"醒脑静"（安宫牛黄丸制剂），每次 2～4 支，加 50% 葡萄糖 40ml，缓缓注入，每 6 小时 1 次，一般次日即神清搐止，呕吐渐缓，即改为每日 1～2 次，继用 3 日，并予温肾解毒，降逆泄浊，化瘀利水之品内服，可以度过危险期。用冬虫夏草研粉，每服 1g，1 日 2 次，有巩固疗效之功，或长期服用六味地黄丸（阳虚者用金匮肾气丸）亦可。

【验案】周某某，男，61 岁。1987 年 6 月 2 日就诊。主诉眩晕乏力已年余，近7月来，纳呆，恶心，经常呕吐。近1年多来，头眩乏力，未加重视，1988 年 11 月底，神疲加重，经常眩晕恶心，甚则呕吐，乃去医院诊治，经全面检查：贫血貌，血红蛋白 94g／L，无明显水肿，桶状胸，叩诊呈清音。尿常规：尿蛋白（±），红细胞少量。生化检查：尿素氮：18.61mmol／L，肌酐：425.8μmol／L，尿酸 0.344 9mmol／L，二氧化碳结合力：25.8mmol／L，原电泳：20万～40万，区带：中分子为主，肌酐：16μmol／L，补体C_3：0.68g／L，补体 C_4：0.15 mg／L。肾图提示：双肾功能轻度受限。B 超示：双侧肾脏略有缩小，伴有小囊肿。诊断为慢性肾炎，氮质血症期。经用色醛化淀粉、硝苯吡啶、潘生丁、丹参片、维生素E等治疗，进展不大，肾功未能恢复，症情如旧，要求中药治疗。检查：面色㿠白少华，头晕目眩，神倦乏力，形瘦，纳谷欠香，腰酸腿软。舌质淡胖，苔薄白，脉虚弦。诊断：慢性肾炎、氮质血症期，属脾肾两虚，浊阴内遏者。治疗：补肾健脾，渗湿泄浊。予补肾健脾泄浊汤。1989 年 6 月 17 日二诊：药后复查肾功：尿素氮由18.5 mmol／L降为15mmol／L，肌酐由 423 mmol／L降为 299 mmol／L，自觉精神较振，眠食尚安；苔薄，脉细弦。药既合拍，可继进之。上方加萆薢 15g、地龙 15g，10 剂。1989 年 6 月 29 日三诊：症情稳定，纳谷显增，夜寐安适，精神振爽，拟回太仓原籍休养。原方续服 20 剂后，以六味地黄丸长期服用巩固之。1990 年 1 月 15 日来信告知，肾功正常，精神复原，面色红润，已在家乡企业做咨询工作。

2. 益气化瘀补肾汤（朱良春）

【组成】生黄芪 30g　淫羊藿 20g　石韦 15g　熟附子 10g　川芎 10g　红花 10g　全当归 10g　续断 10g　怀牛膝 10g

【功效】益气化瘀，温阳利水，补肾培本。

【主治】慢性肾炎日久，属肾虚络瘀，水湿潴留者。症见肾功损害，缠绵不愈者。

【用法】须用益母草 90～120g，煎汤代水煎药，日 1 剂，早晚 2 次分服。

【方解】慢性肾炎的病因较为复杂，脾肾两虚为发病的内在因素，风、寒、湿、热为发病之诱因，而脏腑、气血、三焦气化功能失调是构成本病发生的病理基础。治疗上当标本两顾，补泻并举益气化瘀，通腑泄浊，庶可奏功。故以益气化瘀，温阳利水，补肾培本为法治之，拟制"益气化瘀补肾汤"。方中黄芪甘温，专司益气培本，促进血液循环，且能利水；淫羊藿辛甘性温，功补肾阳，祛风湿；附子辛热，补阳益火、温中焦、暖下元，在慢性肾炎全过程中，脾肾阳虚是主要证型，而黄芪、淫羊藿、附子是关键药物，除舌质红绛、温热炽盛者外，均应选作主药，附子、淫羊藿除温肾外，还具有肾上腺皮质激素样作用；石韦甘苦性平，功专利水通淋，且能消除肾小球之病变，有抑制过亢卫气之功；川芎辛温，为活血理气之要药；红花辛温，活血破瘀生新，且有降压之功；当归甘辛温，补血活血，且有利尿之效；续断苦温、利水、消肿；益母草用大剂量时，有明显的活血利水作用，且能消除尿中之蛋白。诸药合用，辨证与辨病结合，共奏益气化瘀，温阳利水，补肾培本之功。

【加减】慢性肾炎急性发作或各型慢性肾炎合并上呼吸道感染，出现严重蛋白尿者，去黄芪、红花，加连翘18g，漏芦18g，巴葜18g，地鳖虫9g，鱼腥草30g，白花蛇舌草30g，蝉蜕4.5g；各型慢性肾炎以肾功能低下为主者，加炮穿山甲7.5g；临床辨证为阳虚，加肉桂4g，鹿角霜10g，巴戟天10g；肾阴虚者，加生地黄15g，龟板15g，枸杞子12g，女贞子12g，旱莲草12g；脾虚者，加党参15g，白术15g，怀山药20g，薏苡仁30g；尿蛋白增高者，加金樱子12g，芡实15g，益智仁12g；浮肿明显并伴高血压者，加水蛭1.5g（研末装入胶囊早晚分吞）以化瘀利水；血压高者，去川芎，加桑寄生30g，广地龙15g；血尿者，加琥珀3g（研末分早晚吞服），茅根30g；尿少且短涩者，加蟋蟀18g，沉香4.5g（共研末入胶囊，每服6粒，1日3次）有较好的利尿之功；血胆固醇高者，加泽泻15g，生山楂20g；尿中颗粒、透明管型多者，加熟地黄20g，山茱萸12g，枸杞子15g；非蛋白氮及肌酐明显升高者，加生大黄10～20g，丹皮12g，六月雪30g，扦扦活30g，并配合中药煎液灌肠；浊阴上泛而出现呕吐、眩晕，病情危笃，服药困难者，改用生大黄10～30g，白花蛇舌草30g，六月雪30g，丹参18g，生牡蛎30g等，煎成200ml保留灌肠，每日2次，并配以"醒脑静"治之。

【点评】人的体液排泄，主要依赖脾肾两脏。脾虚则水液难以蒸化，停滞而为肿；肾虚则开阖不利，膀胱气化失司，水湿停滞，形成水肿。水为阴邪，得阳始化。因此，古往今来医家治疗慢性肾炎均注重温振脾之阳，即所谓"益火之源，以消阴翳"之法。然而，在用此常法治疗慢性肾炎（水肿）日久者，多奏效不著。朱氏总结50余年治疗经验，提出"慢性肾炎，脾肾两虚为发病的内因，风、寒、湿、热诸邪为发病诱因，脏腑、气血、三焦气化功能失调是发病的病理基础"的学术见解，从而在治则上提出了"标本两顾，补泄并举，益气化瘀，通腑泄浊"的十六字方针，拟制了"益气化瘀补肾汤"为慢性肾炎的临床治疗和研究，独辟蹊径，开拓了临床医家的思路。"益气化瘀补肾汤"组方配伍十分严谨，既承袭了古代名家温补脾肾的传统用药，又独具匠心地运用益气、化瘀之品为伍。温阳、补肾、利水、益气、化瘀，相得益彰，古训新知，融一炉冶。值得指出的是方中诸多温热之品，加入了苦寒之益母草为使，既可防热药太过，又增强了活血利水之功，可谓药物配伍组方中的"巧夺天工"。朱氏在50余年的临证中，总结出用益母草利水消肿必须大剂，非60~120g不可（儿童酌减），尤其对血瘀水阻或水、气同病之肿胀，堪称的对之品，这不能不说是一大创见。

在慢性肾炎尿毒症阶段，本方的加减运用，朱氏指出：当肾虚为本，湿热水毒，浊瘀为标，绝不能只治其本，不治其标；在治肾的同时，必须配合化湿热、利水毒、泄浊瘀之品，方能逆转。患者呕吐、眩晕、服药困难，使临床医家颇感棘手。怎样才能保证汤药进入人体发挥药效，朱氏提出了用汤药保留灌肠，以力图转机，这在各科疾病中医诊治领域中，皆可借鉴。

3. 益肾健脾渗湿汤（任继学）

【组成】土茯苓 200g　菟丝子 15g　白术 20g　巴戟天 15g　故纸 15g　砂仁 5g　白蔻仁 5g　藿香 15g　柴胡 10g　泽泻 25g

【功效】渗湿泄浊，益肾健脾。

【主治】慢性肾小球肾炎、慢性肾衰，属脾肾阳虚，湿浊内蕴者。症见颜面萎黄，目胞浮肿如卧蚕；舌质淡，舌体胖大，苔薄滑，脉沉细。

【用法】水煎服，每日 1 剂，早晚各服 1 次。

【方解】方中土茯苓重用则味厚力深，直泄湿浊；泽泻渗利小便而泄肾浊；菟丝子、巴戟天、故纸补肾温阳而无燥烈之偏；白术、白蔻、藿香、砂仁健脾调中，补后天而养先天；柴胡升清阳，清阳升则浊阴自降。诸药合用，共收渗湿泄浊，益肾健脾之功，使便利水消，气旺阳复。

【点评】肾风之名，首见于《素问·评热论》。盖言肾风者，肾是言脏伤本气自病，风是言其病理扩展病。肾为先之本，命门为性命之根，邪毒内伏于肾，日久伤其他体，肾失开阖之能，水湿浊邪内困，误补则益疾，峻利则伤正，是临床上难医之疾。任氏主张本病治宜温而不燥，补而不滞，补中有通，通而达补。内服千金鲤鱼汤（鲤鱼1条，白术 15g，茯苓 15g，当归 10g，白芍 10g，生姜 10g）通肾消水，以利尿膏外取通阳，使便利水消、气旺阳复。肾脏天一，以悭为事，"伤则失守而阴虚，阳虚则无气"。复肾散（广狗肾2具，海马 50g，鹿肾1对，土茯苓 200g，淡菜 100g，鹿角菜 50g，鲍鱼 50g，头发菜 50g，砂仁 50g，杜仲炭 50g，枸杞子 100g，冬虫夏草 50g，酒生地 50g）取血肉有情之品、天地阴阳二气纯金之味，则可增基助本，添补真元，舍大药而求诸草木，何能济事。

【验案】吴某某，男，23 岁，1983 年 12 月 20 日初诊。主诉腰痛、双下肢浮肿 2 个月，恶心少尿 1 周。2 个月前曾有咽痛史，未经治疗。其后腰痛疲乏，逐渐发现双下肢浮肿而求治于白医大二院，经化验确诊为"慢性肾小球肾炎"。给予利尿、抗感染及糖皮质激素治疗 40 天，腰酸痛无明显好转，1 周前恶心，气短，遂出院。症状：腰酸膝软，神疲倦怠，腹中胀满，恶心呕吐，气短胸闷，纳呆少尿，口干不思水，头晕眼花，心烦尿黄。检查：颜面萎黄，目胞浮肿如卧蚕；舌质淡，舌体胖大，苔薄滑，脉沉细。腹水征（+），双下肢浮肿（+++）。血常规：白细胞 6.7×10^9/L，红细胞

3.50×10^{12} / L，血红蛋白 140g / L。尿常规：红细胞（3~5）$\times 10^9$ / L，白细胞（4~6）$\times 10^9$ / L，蛋白（+++），颗粒管型 5~8，尿素氮：19.6mmol / L，二氧化碳结合力14.1mmol / L。血浆蛋白：总蛋白48g / L，白蛋白24g / L，球蛋白24g / L。肾 B 超：双肾集合系统杂乱。诊断：慢性肾小球肾炎、慢性肾衰，属脾肾阳虚，湿浊内蕴者。治疗：渗湿泄浊，益肾健脾。予益肾健脾渗湿汤。

外用利尿膏：白商陆粉 0.5g，古月粉 0.3g，麝香少许，蜂蜜调和，敷神阙穴。食疗：鲜鲤鱼 1 尾，去内脏；川椒 15g、茶叶 10g、赤小豆 20g、大蒜10瓣、茜草 15g，装入鱼肚内，清水炖熟，日1尾食之。守方治疗 41 天，浮肿逐渐消退，腹胀恶心消失，余症均减。2月5日二诊：尿常规蛋白（+），余理化检查均在正常范围。以后用任氏复肾异功散培补1月，半年后见之，言精力旺盛，病已告痊愈。复肾异功散方录于下：海狗肾 2 具，鹿内肾 2 对，紫河车1具，海马 100g，鲍鱼 50g，西藏花 50g，海参 100g，冬虫夏草 100g，燕菜 50g，头发菜 50g，淡菜 100g，爵床 50g，砂仁 50g，龟板胶 50g，白术 50g，熟地 50g，天冬 25g，土茯苓200g，鹿角胶 50g，上药 19 味，共为细末，装入胶囊，每服 4 粒，每日 2 次。

4. 六味地黄汤（马骥）

【组成】干地黄 25g　牡丹皮10~20g　炒山药 20g　山茱萸 15g　白茯苓 15~25g　桑椹子 25g　枸杞子15~25g　地肤子15~25g

【功效】滋补肝肾，淡渗利水。

【主治】肾病型肾炎，发病日久，肝肾阴伤者。症见颧面潮红或黯红，五心烦热，腰膝酸软，眩晕耳鸣，两目干涩，口燥咽干，夜热盗汗，或轻度肿胀，便秘溲赤，舌质稍红或黯红，苔薄黄或薄白，脉细数或沉滑数。

【用法】水煎服，每日 1 剂，早晚各服 1 次。

【方解】本方以六味地黄汤加枸杞子、女贞子、桑椹、车前子、地肤子五药组成，故名六五地黄汤。方用六味地黄汤滋补肝肾；枸杞子、女贞、桑椹子养阴平肝；车前子、地肤子清热利尿。诸药合用，共奏滋补肝肾，淡渗利水之功。

【点评】本方由六味地黄汤加味而成，对阴虚型肾炎收效颇著。气虚、阳虚者不宜用之。

【简介】马骥，生于 1913 年，北京市人。曾任黑龙江中医学院教授、主任医师，是黑龙江省内四大名医之一。马氏世代业医，幼承庭训，治学注重实践。临证 50 余年，擅长内科，对中风、哮喘、水气病等治疗颇有心得。

通信地址：哈尔滨市和平路24号，黑龙江中医药大学　邮编：150040

5. 芪萸仲柏汤（蒋文照）

【组成】黄芪 15g　山茱萸 9g　杜仲 12g　黄柏 6g　白茅根 12g　茯苓 15g　牡蛎 20g　金樱子 12g

【功效】益气养阴，补肾化浊。

【主治】慢性肾炎、肾病综合征，属肾虚浊滞者。症见腰酸体瘦，舌质淡红胖

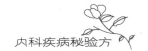

嫩，苔腻，脉沉细弦，蛋白尿者。

【用法】水煎服，每日1剂，上下午各服1次。

【方解】蒋氏以"肾虚浊滞"概括本病病机。其中，肾虚为本，气虚阴虚最为常见；浊滞为标，湿停热郁兼而有之。慢性肾炎虚症居多，尤其是水肿基本消退后，更为显著。即使为实，也属虚中夹实。故方以黄芪充其气；山茱萸养其阴；合以杜仲而补肾益元，山茱萸酸温不热，平补阴阳；杜仲甘温不燥，侧重温补；更佐黄柏之苦寒清热燥湿于温补之中，既达清热燥湿而去浊，又图阳中求阴而益肾；茯苓、白茅根渗水湿，清郁热，助黄柏祛其污浊；牡蛎、金樱子敛阴液，缩水泉，助芪、萸之补肾摄精。诸药合用，共奏益气养阴，补肾化浊之功。

【加减】体虚易于感冒者，加党参12g，炒白术9g；水肿未消、小溲短少者，茯苓改为用皮，加大腹皮9g，车前草10g，薏苡仁20g；口干烘热者，加生地15g，麦冬9g，炒知母9g，菟丝子12g；尿赤而见红细胞者，加大、小蓟各12g，阿胶9g。

【点评】本方是蒋氏治疗慢性肾炎的代表方，凡蛋白尿顽固不消者，可以试用本方。慢性肾炎在祖国医学中属于"阴水""虚劳""腰痛"等范畴，其病因病机错综复杂，然不外乎虚实夹杂。蒋氏积数十年之临证经验，以"肾虚浊滞"概其机。其中，肾虚为本，气虚阴虚最为常见；浊滞为标，湿停热郁兼而有之。慢性肾炎虚症居多，尤其是水肿基本消退后，更为显著。即使为实，也属虚中夹实。故据"肾虚浊滞"之病机而立补肾化浊之法，拟芪萸仲柏汤，其方重于补虚，然补而不嫌滋腻；兼以泻浊，然泻而不虞伤正。故临证选用，效如桴鼓。

【验案】钱某，男，51岁，1991年10月7日初诊。肾炎反复6年。1989年10月复发加重，诊为"慢性肾炎肾病型"，住院治疗。出院检查：浮肿基本消退，血压趋于正常，血清蛋白48g/L，三酰甘油1.70 mmol/L，总胆固醇7.80 mmol/L，尿蛋白（+～++）。近半年来，夜尿频多，每晚4～5次，量多清长，腰脊酸楚，两耳鸣响，神倦乏力，舌质淡红胖嫩，边有齿印，苔薄白腻，脉沉细。治拟益气养阴，补肾化浊。处方：生黄芪24g，制山茱萸6g，生地15g，杜仲12g，黄柏9g，金银花15g，生牡蛎20g，白茯苓15g，白茅根15g，金樱子12g，芡实15g，菟丝子12g，潞党参15g。宗上方意，稍作增损，连服50余剂。11月25日复诊，尿检连续3次蛋白呈阴性。夜尿1～2次，腰酸耳鸣减轻，体力渐增。血清蛋白58g/L，三酰甘油1.36 mmol/L，总胆固醇6.76 mmol/L。

【简介】蒋文照，生于1925年，浙江嘉善人。浙江中医药大学教授，系全国首批老中医药专家学术工作继承工作指导老师，其从事中医临床、教学工作60余载，师承名家，勤学钻研，经验丰富，对慢性肾炎中医治疗的研究积累了较为丰富的临床经验，形成了独特的学术思想，并以治疗肺病、脾胃病见长。

通信地址：浙江省杭州市滨江区滨文路，浙江中医药大学　邮编：310000

6. 裴氏慢肾简验方（裴沛然）

【组成】黄芪30g　煅牡蛎30g　巴戟天15g　黄柏10g　泽泻15g　土茯苓30g
黑大豆30g　大枣7枚

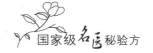

【功效】补气健脾益肾，利水泄浊解毒。

【主治】慢性肾炎，属正虚水泛者。症见小便短少，身体困重，纳呆胸闷，面色少华，气短乏力等。

【用法】水煎服，每日1剂，早晚各服1次。

【方解】方中黄芪，裘氏谓补气圣药，大剂则功盖人参，其有补气、固表、摄精、祛毒、和营、利尿之功，且无留滞之弊；巴戟天与黄柏相伍，一阳一阴，皆为补肾要药，前者温而不热，益元阳、补肾气，后者苦寒，滋益肾阴，上二味与黄芪相合，补气健脾益肾，为治本之图；牡蛎为水生动物，性寒属阴，生用有利水气之功，且能潜阳，煅用敛精，对长期蛋白流失者，颇为适用；黑大豆入脾肾二经，《本草纲目》载其"治肾病，利水下气，制诸风热，活血解毒"。裘氏用于治疗肾炎，对消除蛋白尿及纠正低蛋白血症有一定功效；土茯苓清泄湿毒；泽泻善利水湿；大枣健脾胃，和营血。全方病证同辨，本标兼顾，补泻合治，有补气健脾益肾，利水泄浊，解毒之功。

【加减】如兼畏寒，咽痛，发热等表症，可加蝉蜕、苍耳草、白芷、羌活；如血压明显升高，可加夏枯草、防己等；清利水湿，可用玉米须、薏苡仁、茯苓、猪苓等；固肾涩精，可用覆盆子、芡实、金樱子、肉苁蓉等；活血化瘀，可用益母草、丹参、桃仁、红花等。

【点评】本方是裘氏在对慢性肾炎的长期探索中，总结出来的经验方。裘老先生循此法治多种类型的慢性肾炎，应验者甚多。只要认真辨析，随症加减，往往有出奇制胜之功。方中黄芪用量宜大，一般用30～60g。

【验案】宁某，男，7岁。经某医院儿科拟诊肾病综合征伴慢性肾功能不全，住院2月余，迭经各种西药治疗，未能收效，院方已发病危通知。患儿家属慕名邀诊，见病人面色白，神情淡漠，全身浮肿，大腹如鼓，胸膺高突，阴囊肿大透亮，小便点滴难下。诊其脉微细欲绝，舌体胖，舌质淡，苔腻脉滑。此正气大虚，气不化精而化水，水湿泛滥，流溢皮里膜外。病经迁延，形神俱衰，证情险笃，恐凶多吉少。家属仰求一治，以冀万一。裘氏为拟一方：生黄芪50g，茯苓30g，黑大豆30g，大枣7枚，牡蛎30g（捣）。3剂后，小便通畅，肿势稍退，神气略振，脉较前有力。药既有效，当击鼓再进，不可懈怠。原方加巴戟天15g，黄柏15g，泽泻18g。再服1周，小便24小时总量已达1 500 ml以上，水肿大减，阴囊肿胀基本退尽，所喜胃气来复，渐可进展，神态活跃，舌淡苔薄，舌体不胖，脉细有神。证已转机，仍不可掉以轻心，当守前法，耐心调养。以"简验方"增减，连服3月，诸症全消，悉如常人，体检化验均在正常范围。随访2年，未再复发。

【简介】裘沛然，生于1916年，浙江慈溪人，毕业于旧上海中医学院。现任上海中医药大学暨上海市中医药研究院专家委员会主任，教授、博士生导师。长期从事中医教育和中医理论及临证的研究工作，广闻博学，在中医基础理论及历代各家学说方面颇多建树，对内科疑难病的治疗积有宝贵的经验，其撰写的《疑难病证中国治法研究》一文曾获得中华全国中医学会颁发的一等奖。

通信地址：上海市蔡伦路1200号，上海中医药大学　邮编：201203

7. 猪脬汤（盛国荣）

【组成】猪脬（即猪膀胱）1个　杜仲10g　冬虫夏草7g　地骨皮10g　茯苓20g　芡实20g　淮山药20g

【功效】补肾强脬，健脾渗湿。

【主治】慢性肾炎，属脾肾虚弱者。症见食欲不振或全身浮肿，头晕眼花，恶心耳鸣；尿蛋白，颗粒管型，红细胞等长期不消，有尿毒症前驱症者。

【用法】先将6味中药水煎取汁，再以药液炖猪脬；1日1剂，或2日1剂，顿服，连服12剂。

【方解】方中猪脬、杜仲、冬虫夏草补肾强脬；芡实益肾固精，健脾除湿；茯苓健脾渗湿；淮山药补肾健脾；地骨皮甘寒清润，防方中诸甘温之品助火生热。

【点评】本方为盛氏祖传八代验方，有补肾强脬，健脾渗湿的功能。方内皆由入脾肾药物组成，性味平和，脾肾双补，补而不腻，扶正祛邪，而收良效。

【验案】杨某某，男，43岁。1986年4月12日初诊。面色㿠白，精神困顿，腰酸，头晕耳鸣，食欲不振，时有恶心，大便稀溏，小便清长，眼睑及四肢浮肿，血压18.66/14.66 kPa，尿检：蛋白（+++），颗粒管型（++），白细胞（+）；血胆固醇8.3mmol/L。舌质淡苔薄白，脉细弱。西医诊断：慢性肾炎肾变期。用本方配合金匮肾气丸加减，治疗1个月，症状好转，各项检查均已正常。

【简介】盛国荣，生于1913年，逝于2003年，福建南安人。其祖辈世代业医，自幼耳闻目濡，攻读经典医著，而立后悬壶于厦门，并得到陆渊雷、章次公等名医指点。曾任福建中医学会副会长，厦门大学海外教育学院名誉院长，福建中医学院副院长、终身教授，第五、六届全国政协委员，全国首批老中医药专家学术经验指导老师，福建中医学院盛国荣中医药研究所所长，中国百年百名中医临床家之一。著述颇丰，并在海内外有影响杂志发表医学论文100多篇。

原通信地址：福建省福州市闽侯上街华佗路1号，福建中医学院　邮编：350108

8. 慢肾汤（赵棻）

【组成】淫羊藿15g　鹿衔草15g　续断15g　金狗脊9g　潞党参15g　稻香陈皮6g　麦芽30g　谷芽30g　土茯苓15g　金丝草15g　益母草9g　紫苏叶6g　秋蝉蜕6g　粉甘草4g

【功效】温补脾肾，淡渗利湿。

【主治】慢性肾炎，属脾肾两虚治。症见反复浮肿，面色㿠白，纳食不香，形神倦怠，腰膝酸楚，小溲不利，脉弱，舌淡等。

【用法】水煎服，每日1剂，早晚各服1次。

【方解】方中以淫羊藿、鹿衔草温补肾阳，配合续断、金狗脊补肾强腰，四药具有强筋骨，祛风湿作用；党参、稻香陈皮（一种特制的陈皮）、麦谷芽温土暖脾，取后天以助先天，有化源不乏之意，此4味与前4味，相辅相成，不可分割，患者只有在脾运旺健，命火充盛的条件下，才能充分地吸收水谷精微以荣养身体；金丝草、益母草、土茯苓均可利尿消肿而不伤正；苏叶、蝉蜕既能驱逐风邪，又能宣开肺气发汗消肿，以利水之上源，能增强消肿利尿之力；粉甘草调和诸药。诸药合用，共奏温补脾肾，淡渗利湿之功。

【加减】如遇淋雨沐浴，寒湿束表，症见头重头痛，周身酸楚，胸脘痞满，倦怠无力，脉濡，苔白腻者，酌加制香附、苍术、川朴、藿香之类；如遇风邪犯肺，咽痒咳嗽，痰白质稀，脉虚浮，苔薄白者，酌加蜜麻黄、苦杏仁、桔梗、前胡之类；如遇湿热交蒸，症见浮肿溲赤，口干不欲饮，低热不撤，神倦纳呆，脉濡数，舌红苔厚浊者，酌加连翘、赤小豆、蚕砂、炒薏苡仁之类；如遇热毒内聚，症见高热咽痛，溲赤便干，口渴喜饮，脉数，舌红苔黄厚者，酌减温补脾肾药物的分量，加金银花、板蓝根、蒲公英、丹皮、火麻仁、六神丸之类。此外，还可以结合现代医学检验指标，酌情加减：如尿蛋白偏高者，酌加山茱萸、芡实、鸡内金、怀山药之类；脓细胞偏高者，酌加鱼腥草、连翘、蒲公英之类；红细胞偏高者，酌加仙鹤草、藕节、生蒲黄之类。

【点评】赵氏认为，慢性肾炎始由急性肾炎转化而来，而急性肾炎为风湿外侵或风水外犯所致，久则留连于经络脏腑，如肾脏本虚，则客于肾脏，形成本虚标实格局。故治疗慢性肾炎，选用温肾药的同时，如能注意选用兼有祛风湿功能的药物，则能提高疗效。另外，在治疗慢性肾炎的整个过程中，无论出现任何症状与兼症，均需注意慎用苦寒直折，峻攻妄下，宜暖宜温。如非用苦寒泻下药不可，亦须中病则止，再转温补脾肾为治。

【验案】陈某某，男，36岁。1981年6月4日初诊。患者于1969年患急性肾炎，经住院治疗，临床症状痊愈。近10余年来浮肿反复发作，尿蛋白（＋～＋＋＋＋），屡经中西医治-疗，顽固性蛋白尿不能消除。近因劳累过度，复感风邪，症见咽痒咽痛，咳嗽痰稠，畏风怕冷，面目浮肿，腰膝酸楚，形神倦怠，纳呆便溏，小溲短赤，眼花头昏，脉濡，舌淡红苔薄腻。血压：20.0／14.7kPa（150／110mmHg）。尿检：蛋白（＋＋＋），红细胞（＋），脓细胞（＋），上皮细胞少许，颗粒管型（0～3）。诊为：风邪犯肺，湿热交蒸，脾肾两虚，水液不行。治宜：疏风宣肺，清热利湿，健脾补肾，佐以消肿。处方：蜜麻黄3g，苦杏仁6g，桔梗6g，连翘9g，制香附6g，苏叶6g，党参12g，麦芽30g，谷芽30g，续断15g，鹿衔草12g，益母草9g，土茯苓15g，赤小豆20g，焦山楂12g，鸡苏散24g。2剂。药后诸症均减，上方续服2剂。外感诸症消失，小溲转清长，浮肿亦消，纳食增进，大便成形，仍见轻度腰酸，倦怠，脉细弦，舌淡红苔薄。血压：17.3／12.0kPa（130／90mmHg）。尿检：蛋白（＋＋），红细胞（－），脓细胞（－），上皮细胞少许。外邪已去，宜从根本论治，用"慢肾汤"加味治疗。处方：紫苏叶6g，秋蝉蜕6g，淫羊藿12g，鹿衔草15g，续断15g，金狗脊9g，甘枸杞子15g，潞党参15g，稻香陈皮6g，麦芽30g，谷芽30g，土茯苓15g，金丝草15g，益母草9g，粉甘草3g。以上方出入，前后服药120余剂，蛋白尿消失，随访至1986年，未见复发。

【简介】赵棻，生于1911年，福建福州人。福建中医学院教授，当代名医，内科专家。治学严谨，善理论联系实际，学识与经验同丰，对内、妇、儿科疑难重症，治验颇多，尤对慢性萎缩性胃炎、高血压、肥胖症、眩晕、肾炎、红斑狼疮、男子不育、女子经带等症，多有独到之处，善投轻剂而奏大效。

通信地址：福州市五四北路282号，福建中医学院　邮编：350003

9. 莲子汤加减（王铁良）

【组成】党参　黄芪　柴胡　黄芩　骨皮　寸冬　莲子　车前　茯苓　芡实　金银花　连翘　板蓝根

【功效】益气养阴，清热利湿。

【主治】临床可用治慢性肾炎，慢性肾盂肾炎，泌尿系感染，肾病综合征或糖尿病肾病，属气阴两虚，湿热蕴蓄者。症见晨起眼睑浮肿，下肢轻浮，面㿠神疲，周身乏力，时有自汗，手足心热，咽部黯红，口舌干燥，或遗精淋浊，时有溺血，或带下清稀或黄稠，舌质淡苔薄白，或舌尖红赤，脉沉细。

【用法】水煎服，每日1剂，早晚各服1次。

【方解】方中党参、黄芪可益气健脾；寸冬、骨皮滋阴清热；金银花、连翘、板蓝根、黄芩、柴胡；车前、茯苓利水渗湿；莲子、芡实收敛固精。诸药合用，共奏益气养阴，清热利湿之功。

【加减】肿重者，可加益母草、冬瓜皮以利水消肿；热邪重者，可加半枝莲、白花舌草、鱼腥草以清热解毒；脾胃不和，受纳不佳时，可加鸡内金以和胃；血尿加重者，可加石韦、小蓟、茜草、藕节以止血。

【点评】本方是王氏治疗慢性肾炎首创"益气养阴，清热利湿法"的代表方。慢性肾炎多属本虚标实之证，本虚以气阴两虚，标实以湿热蕴蓄为多见，兼见血瘀。当病人表现以蛋白尿为主时，多重用党参、黄芪，健脾益气以减少尿蛋白的排出；若病人表现气阴两虚，湿热内蕴，血失固摄，而溢于脉外致血尿时，可加用止血、固摄药，如茜草、藕节、侧柏碳、生牡蛎、海螵硝等；病人表现尿频、尿急、尿痛等感染性疾病，可重用柴胡（研究证实柴胡对大肠杆菌有抑制作用）。在临床中应用本方治疗33例系膜增生性肾小球肾炎，结果显示：临床总有效率为87.8%，提示本方是治疗系膜增生性肾小球肾炎的有效方剂，能降低低密度脂蛋白和肿瘤坏死因子，推测本方有延缓肾衰发展的作用。

10. 滋阴益肾汤（杜雨茂）

【组成】生地15g　山茱萸10g　旱莲草12g　粉丹皮12g　泽泻10g　茯苓15g　猪苓15g　怀牛膝12g　黄芪30g　桑寄生15g　白茅根30g　生益母草30g　石韦12g

【功效】滋阴益肾，利湿清热，益气化瘀。

【主治】慢性肾炎、IgA肾病、肾病综合征、过敏性紫癜性肾炎、慢性肾功能不全等病，属脾肾气阴两虚，湿热之邪留滞而兼有血瘀者。症见颜面及四肢浮肿，或仅有眼睑浮肿，腰膝酸软，五心烦热，或午后潮热，头晕耳鸣，气短乏力，舌淡红少苔或无苔，脉细数。

【用法】水煎服，每日1剂，早晚各服1次。

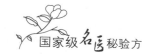

【方解】方中生地益肾养阴而生津，能入血凉血，对肾阴不足之证最为适宜；合旱莲草、山茱萸、桑寄生、怀牛膝以滋补肝肾，滋阴不助湿，且旱莲草又可凉血止血，山茱萸涩精利尿，桑寄生、怀牛膝尚有利小便、壮腰膝等作用，养血滋阴，平补肝肾，以治其本；茯苓、泽泻、猪苓渗利水湿，开通水道，引中上之水从下而排；益母草、粉丹皮凉血止血，既可散瘀，又可清热，配生地、旱莲草散瘀又无伤血之弊；石韦、白茅根清热利尿，凉血而不寒，自无凝滞结聚之忧；黄芪既可补脾益气，健中促运，又可伍生地等生血补虚，且有利尿的作用，对肾炎蛋白尿有显著的作用。诸药合用，共奏滋阴益肾，利湿清热，益气化瘀之功。

【加减】兼见小便不利、涩痛、灼热及腰痛，小腹胀者，加滑石 15g，金钱草 25g，薏仁 30g；若头涨痛，心烦少寐，血压偏高者，加钩藤 12g，石决明 30g，并重用桑寄生 20g 以上；血尿顽固者，加炒蒲黄 12g，仙鹤草 15g，大、小蓟各 15g，阿胶 12g；水肿严重者，加车前草 15g，大腹皮 15g，并重用泽泻、茯苓等药的用量。

【点评】此方作为治疗慢性肾炎、IgA 肾病、肾病综合征、过敏性紫癜性肾炎、慢性肾功不全的基本方。慢性肾炎随着病程迁延病情加重，多有一个肺脾肾气阳虚向阴虚的转变过程，此概因久用温燥、渗利之品，或西药之激素等免疫抑制剂的长期、大量应用，或湿遏日久，化热伤阴，或肾水不化阴津而溢于肌表，皆可导致阴精亏虚。此类患者相当常见。由此可知，肾阴虚是慢性肾炎病变中的一个重要的病机。而慢性肾炎，由于热邪久羁耗阴，故临床肾阴虚而水停者居多。因此在治疗时，滋补肝肾、清利湿热之大法就显得尤为重要。方中黄芪可据病情变化增减用量，具有双向调节的作用，最大量可用至 80g，无升阳耗气之弊。

【验案】潘某，女，40 岁，1996 年 12 月 21 日初诊。颜面及下肢浮肿 5 月。患者 5 月前某日因饮食不慎，突然发热、腹泻，给予抗生素后热退、泻止，但又出现肉眼血尿、浮肿，入西安某医院住院治疗，经检查：尿常规尿潜血（＋＋＋），尿 β_2-微球蛋白 4 406μg／L。肾穿刺病理活检示：肾组织 18 个肾小球中 5／18 全球性硬化，硬化肾小球体积增大，系膜轻至重度增生。肾小管灶性萎缩，免疫荧光：IgM+。诊断为系膜增殖性肾小球性肾炎伴肾小球硬化。给予免疫抑制剂、雷公藤多苷片等治疗 5 个月，浮肿稍减轻，余症如前。建议转院治疗，遂来咸阳求治。查患者面浮睑肿，下肢轻度压陷，腰酸肢软，气短乏力，畏寒，易外感，面色萎黄少华，尿利色黄，大便正常。脉沉细弦，舌淡红而黯，苔白厚。尿常规：尿潜血（＋＋＋），血常规：血红蛋白 80g／L。辨证属水肿，日久肾阴脾气俱虚，余热内扰，络伤血妄溢，脾湿失运，水气外泛。治拟益肾健脾，清热宁络，佐以利湿消肿。处方：生地 15g，山茱萸 10g，旱莲草 12g，怀牛膝 15g，黄芪 40g，党参 15g，白术 12g，茯苓 15g，粉丹皮 12g，石韦 15g，鱼腥草 25g，益母草 25g，大、小蓟各 15g，炒蒲黄 12g，茜草 15g，白茅根 25g。28 剂，每日 1 剂，水煎服。二诊：浮肿减轻，气短乏力明显好转，外感减少，尿常规化验：尿潜血（＋＋），余如前。拟初诊方去石韦、炒蒲黄，加丹参 15g，嘱守方常服。5 个月后复诊，各症消除，尿检多次均阴性。为巩固疗效，患者一边上班做轻工作，一边又坚持服用二诊中药。1 年之后，一切正常，面色荣润，精神振作，遂停药观察。2002 年 12 月随访，体健如病前，尿检及其他检验均正常。

11. 仙芪地黄汤（黄春林）

【组成】黄芪 30～60g　淫羊藿20～30g　熟地 15g　山茱萸 15g　淮山药 15g　茯苓 15g　丹皮 15g　泽泻 15g

【功效】补益脾肾，固摄精血。

【主治】慢性肾脏疾病，如慢性肾炎、IgA 肾病、肾病综合征等，属脾肾气虚，精血下泄者。症见疲倦乏力，腰酸，或见肢体浮肿，或镜下见蛋白尿、血尿等；舌淡红或黯红，脉细。

【用法】水煎服，每日 1 剂，早晚各服 1 次。

【方解】方中以黄芪为君药，能"补诸虚不足，益元气，壮脾胃"，且气为血之帅，补气亦可摄血；淫羊藿辛甘温，乃"补三焦命门之药"，肾阳充足，三焦气化流畅，则瘀血、湿浊实邪无从由生；六味地黄丸补益肾阴，固摄精血，且补中有泻，无碍邪之弊。诸药合用，共奏补益脾肾，固摄精血之功。

【加减】蛋白尿明显者，加金樱子 30g，覆盆子 20g 收敛涩精；肢体浮肿者以茯苓皮 30～60g 易茯苓，助利水消肿；兼慢性肾衰竭、湿浊血瘀者，加大黄5～10g（后下）通腑泻浊；兼胃弱泛酸者，加海螵蛸 15g 收敛护胃；脾虚气滞者，加木香、法半夏各 10g 以行气消痞；纳差者，加谷芽、麦芽各 30g 以健胃消食；大便溏薄者，加藿香、秦皮各 15g 祛湿止泻。

【点评】上方黄芪、淫羊藿用量宜大，以补肾为主，注重阴中求阳，阴阳双补；同时调补脾、肝二脏；且扶正兼顾祛邪，针对慢性肾脏病病机的不同环节综合治疗，故效佳。

【验案】薛某某，女，31 岁。患者 2001 年初开始出现反复腰酸、尿频，同年 10 月 16 日在中山一院肾穿活检示：IgA 肾病（Ⅳ级）伴新月体形成；光镜下见肾穿刺组织16个肾小球中其中 1 个已发生全球纤维化，3 个小球可见细胞性新月体形成，1 个小球有细胞纤维性新月体形成，其余小球可见系膜细胞及基质呈弥漫性轻、中度增生、节段性加重，肾小管可见多个片状重度萎缩伴多量淋巴、单核细胞性间质浸润。经予甲基泼尼龙冲击等西医积极治疗手段疗效欠佳，2002 年 1 月 24 日来诊。当时疲倦乏力，腰酸，头晕，心胸闷痛，胃纳欠佳，大便可，小便黄浊，眠差。舌偏红，苔薄腻微黄，脉沉细。查URT：尿蛋白（+++），尿潜血（+++）。辨证为肾精亏虚夹湿热，处方：北芪 30g，淫羊藿 30g，生地 15g，丹皮 15g，淮山 25g，茯苓皮 60g，山茱萸 15g，泽泻 18g，丹参 20g，莪术 15g，小蓟 25g，覆盆子 25g，蒲公英 20g，海螵蛸 12g，甘草 6g。上方加减坚持服用，并逐渐将原来所服用激素减量至停用，至 2002 年 8 月，患者症状基本消除，多次复查尿常规完全正常。继续守方服用，病情一直稳定至今。

12. 解毒汤加减（王铁良）

【组成】连翘　桃仁　红花　当归　枳壳　葛根　赤芍　柴胡　生地　半枝莲　益母草　白花蛇舌草

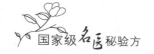

【功效】活血化瘀，利湿化浊。

【主治】临床常用于慢性肾衰，尿毒症等，属湿浊瘀血交阻者。症见面色晦黯，精神萎靡，皮肤瘙痒，恶心呕吐，头痛心烦口干，尿少或清长，便秘，甚则烦躁不宁等，舌质紫有瘀斑，无苔或苔厚腻，脉弦或细数。

【用法】水煎服，每日 1 剂，早晚各服 1 次。

【方解】方中桃仁、红花、当归、赤芍、益母草活血化瘀；枳壳、柴胡行气以助活血，调气以助祛湿；白花蛇舌草、连翘、半枝莲、生地清热解毒，以防络伤出血；益母草、白花蛇舌草等又可利水消肿；葛根升清以助降浊。诸药合用，共奏活血化瘀，利湿化浊之功。

【加减】若湿热瘀毒壅结便秘者，可加大黄；若恶心，纳差，苔厚腻，可加草果仁、黄连、川朴；若面色晦黯或黧黑，皮肤瘙痒，或舌有瘀斑，可加丹参。

【点评】在慢性肾衰的病程中普遍存在着"瘀血内阻"的病理变化，"久病入络"，"久病成瘀"，因此，应用活血化瘀药治疗慢性肾衰日益被人们所重视，现代药理研究表明：活血化瘀药具有改善微循环和血液流变，降低或消除血液高凝状态，使血液加速，肾脏缺血状态得以改善，保护了残余肾单位，取得较好的临床效果。若见湿热瘀毒壅结者，大黄则为必用之品，一方面使从肠道吸收的合成尿素原料之一的氨基酸减少；另一方面使血中尿素氮和肌酐的含量降低。此外，大黄还能促进尿素和肌酐随尿液排出体外。近年报道，应用大黄治疗慢性肾衰不仅着眼于其导泄作用，还包括大黄对机体氮质代谢的影响，缓解残余肾的"高代谢"状态的作用，延缓残余肾单位病变进程，特别是系膜细胞病理改变的发生发展，及对机体脂质代谢的良性效应等，因此，大黄是目前治疗肾衰的要药。

本方经 33 例患者临床观察表明：可近期内改善肾功，降低血尿素氮、肌酐，提高内生肌酐清除率、血红蛋白、红细胞数、尿密度，改善临床症状，近期内总有效率为 72.4%，远期通过追踪观察，结果显示：本方对慢性肾衰具有延缓肾衰进程和提高临床疗效的作用。

13. 益肾泄毒汤（王行宽）

【组成】黄芪 15g　干地黄 15g　山茱萸 10g　山药 15g　茯苓 10g　泽泻 10g　丹皮 10g　水牛角 15g　白芍 15g　半枝莲 15g　蚤休 15g　大黄 6g　川连 4g　苏叶 6g　橘皮 10g　竹茹 10g　柴胡 10g　郁金 10g　甘草 3g

【功效】益肾健脾，泄浊排毒，活血化瘀。

【主治】慢性肾衰，属脾肾虚衰、湿浊瘀毒内阻者。症见神疲乏力，腰酸痛，纳呆泛恶，口干引饮，尿少，便溏或结，舌淡暗或淡胖，苔薄黄，脉沉细弱。

【用法】水煎服，每日 1 剂，早晚各服 1 次。

【方解】该方由六味地黄丸合犀角地黄汤加味而来。方中黄芪益气补虚，利水消肿，又具有补气活血之功，为治肾病之要药；六味地黄补肾益精以治本；犀角地黄汤凉血散血以清泄血中溺毒；半枝莲、蚤休凉血清热解毒，大黄乃解毒通腑之要药，使浊毒之邪从下而泄，三药合用可增加泄毒之力；川连、苏叶相伍，寒温并用，苦辛通降，以平和湿浊内干、肺胃上逆之气；橘皮、竹茹和胃止呕；柴胡、郁金疏肝行气活血；甘草调和诸药。共奏益肾健脾，泄浊排毒，活血化瘀之功。

【加减】若伴有血压升高，头晕痛者，可去黄芪，加天麻、石决明、羚羊角等；偏肾阴虚有热者，加知母、黄柏；皮肤痒者加地肤子、蝉蜕、白蒺藜、防风；尿中蛋白加金樱子、芡实、莲须、沙苑子；咽喉疼痛者加马勃、重楼、连翘；血尿明显者加白茅根、小蓟、旱莲草、藕节、仙鹤草。

【点评】慢性肾衰多因肾精气虚衰，水湿不化，变生溺毒，由肾络逆渗入血，侵蚀脏腑、毒害五体、耗损血气而成，故其病位虽在肾而殃及五脏六腑，其内生之邪极为复杂，往往湿、热、浊、毒、瘀互结，故其治法不应囿于一脏、一腑；祛邪亦须权衡侧重。王氏提出"多脏调燮，综合治理"之说，此与当代已故著名中医学家邹云翔教授倡导"治肺肾肝脾，难循一法；用宣清疏补，唯求应机"之说颇为一致。

【验案】刘某，女，73岁。患者因反复尿频、尿急、尿胀20余年，于2002年2月21日就诊。曾诊断为肾结核、慢性肾盂肾炎，近10年来又见血压增高，继而又见肾功能不全，就诊时感尿频、尿急、尿胀，以夜间为著，间或腰痛，口干，纳差，有时胸闷欲呕，头晕间痛，大便溏，每日3～4次，舌淡红或薄黄，脉弦细，血压：21.3／10.7 kPa（160／80mmHg）。拟补肾健脾，凉血泄毒，佐以平肝潜阳，疏畅肝木为法。干地黄15g，山茱萸10g，山药15g，茯苓10g，泽泻10g，丹皮10g，知母10g，黄柏10g，水牛角15g，白芍15g，半枝莲15g，天麻10g，石决明15g，大黄10g，川连4g，橘皮10g，竹茹10g，柴胡10g，郁金10g，甘草3g，服药30剂后，诸症减轻，肾功能明显改善。

四十二、肾病综合征

1. 清热利湿健脾汤（张琪）

【组成】川连15g　黄芩15g　半夏15g　砂仁15g　川朴15g　枳实15g　陈皮15g　知母15g　泽泻15g　姜黄15g　茯苓15g　猪苓15g　白术10g　党参15g　甘草10g

【功效】清热利湿，健脾和中。

【主治】肾病综合征，属湿热中阻者。症见周身浮肿严重，按之凹陷不起，面色潮红，脘腹胀满，小便短少而赤。舌苔黄腻，脉沉。

【用法】水煎服，每日1剂，早晚各服1次。

【方解】方中黄芩、黄连清热燥湿，配伍知母以清中焦之热；泽泻、猪苓、茯苓利水渗湿，使邪有出路；半夏、陈皮理气化痰，燥湿和中；川朴、枳实、砂仁、姜黄行气导滞，使气机调畅，湿浊得去；党参、白术、甘草健脾益气，以补后天之本；甘草亦可调和诸药。诸药合用，共奏清热利湿，健脾和中之功。

【点评】肾病综合征是临床较为难治的疾病之一，尤其是应用激素无效者，治疗难度更大。下列医案，病人曾住院以激素等药物治疗，初起疗效尚可，但后来疗效不

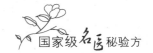

显，且病情有加重趋势，而表现为周身浮肿尤甚，按之凹陷不起，脘腹胀满，恶心呕吐，苔黄腻等湿热蕴结中焦之候。湿热互结，阻滞中焦，脾气不升，胃升和降，升降失常，气机郁滞，故症状错综复杂，非重剂难以除湿热之邪。故以清热利湿健脾和中为法。服药后，湿热分消，气机调畅，故浮肿明显减轻，尿量增加而诸症好转。然此顽疾痼病，湿热留恋，每易耗气伤肾，阻滞经脉，故后期以益气补肾，利湿清热活血为法，守方化裁服药50余剂，诸症消失，血、尿化验未见异常，而获痊愈。

【验案】邹某，男，35岁。1989年4月30日就诊。主诉周身浮肿1月余。2月前自觉下肢酸沉，进而下肢浮肿，渐至全身皆肿，尿量减少。遂就诊于某市医院，被诊为"肾病综合征"，经用激素并利尿治疗，病情好转，浮肿见消，尿量增加。近日无明显原因浮肿逐渐加重，尿量甚少，尿蛋白（+++~++++），腹胀满，恶心呕吐，头晕沉，口干舌燥，遂来诊治。检查：周身浮肿严重，按之凹陷不起，面色潮红，脘腹胀满，小便短少而赤。舌苔黄腻，脉沉。血压20/13.33kPa。尿检：尿蛋白（+++），颗粒管型1~3。血化验：尿素氮13.8mmol/L、肌酐176.8μmol/L、胆固醇11.4mmol/L、血浆蛋白30g/L。诊断：水肿（肾病综合征），湿热中阻。治疗：清热利湿，健脾和中。予清热利湿健脾汤。5月6日二诊：服药6剂后，尿量增加，色浅黄，浮肿减轻，腹满、恶心、呕吐等症明显好转，苔白微腻，脉弦滑。处方：川连10g，黄芩15g，白花蛇舌草50g，土茯苓30g，萆薢20g，生山药20g，芡实15g，黄柏15g，车前子15g（包煎），夏枯草30g，丹参15g，甘草15g，水煎服。5月20日三诊：服上方12剂，精神状况良好，饮食增加，全身较以前有力。略有腰酸，舌尖红有裂纹，脉滑稍数，尿蛋白（+）。遂以益气补肾、清热活血之法。处方：黄芪30g，党参20g，白花蛇舌草50g，赤芍15g，桃仁15g，萹蓄15g，山药20g，芡实15g，丹参15g，瞿麦15g，枸杞子20g，菟丝子20g，甘草10g，水煎服。

6月18日四诊：上方并略有化裁，共服药18剂，尿蛋白极微量，尿素氮6.3mmol/L，肌酐102μmol/L，血压16/12kPa。力气增加，已无明显不适，舌质紫，脉弦滑。处方：黄芪30g，党参20g，生山药20g，芡实15g，黄柏15g，车前子15g，白花蛇舌草50g，赤芍15g，丹皮15g，丹参20g，夏枯草30g，枸杞子15g，菟丝子20g，桃仁15g，红花15g，甘草10g，水煎服。7月1日五诊：服上方12剂，诸症消失，连续2次尿检（-）。遂以上方略有化裁，调理善后，并上班工作。1990年3月随访，云：曾服最后处方20余剂，身体状况良好，未复发。

2. 益肾汤加减（王铁良）

【组成】党参　黄芪　生地　山药　丹参　茯苓　山萸　泽泻　女贞子　枸杞子

【功效】益气养阴，补肾健脾。

【主治】可用于肾病综合征，慢性肾炎，糖尿病肾病，狼疮肾，各种原因导致的慢性肾衰等，属气阴两虚者。症见面色少华，头晕目眩，气短乏力，语声低微，口唇干燥，口唇指甲色淡白，腰膝酸软，手足心热，食少纳呆，呕恶不欲食，水肿或不肿，尿少色黄，或夜尿清长，大便稀或干，舌淡边有齿痕，脉象沉细。

【用法】水煎服，每日1剂，早晚各服1次。

【方解】党参、黄芪、山药益气健脾；山芋、生地、女贞子、枸杞子养阴益肾；泽泻、茯苓利湿化浊，且可补肾健脾；丹参活血养血。诸药合用，共奏益气养阴，补肾健脾之功。

【加减】为进一步增强"补气"的效果，可在方中已用大量补气药的基础上，酌加补血药，使血以载气，如何首乌补益精血，使正气得以充养；若见脾虚兼有气滞者，可加焦山楂和砂仁等，既能消食化滞，防补药过多壅滞，又可健胃助脾之运化；若腰膝酸痛明显者，可于方中加淫羊藿、杜仲温肾壮阳，补益肝肾，强筋壮骨；本证以气阴两虚为本，但多易招致风热外袭，故治疗用药时，除以益气养阴为主外，须合用清热解毒之品，如半枝莲、白花蛇舌草、鱼腥草等防其热化，否则病邪更为缠绵难愈；若病程日久，伴浮肿，可加益母草、冬瓜皮利水消肿。

【点评】慢性肾衰是多种肾脏疾病迁延不愈发展而来的，脾肾虚弱是本病发生的基础，湿浊阻滞是其病理产物，也是本病发展的必然结果，治当通补兼施，正邪兼顾，故立益肾健脾，解毒降浊法，补与泄熔于一炉，扶正不留邪，祛邪不伤正，使脾肾得健，运化、开阖功能正常，排泄湿浊之功加强，达到祛邪之目的。加活血化瘀药，使气血调畅，既有助于湿浊瘀血的祛除，又有利于脾肾功能的恢复，故而收到理想的疗效。经多年临床观察，本方确是治疗慢性肾衰的有效方剂。通过 104 例慢性肾衰患者观察表明：本方具有降低血肌酐、尿素氮和血脂及改善肾性贫血，纠正钙、磷代谢异常的功能。其临床总有效率达 82.7%，与对照组（包醛氧化淀粉）有显着的差异。该成果荣获黑龙江省科技进步奖。

四十三、紫癜性肾炎

1. 紫肾 I 号（孔昭遐）

【组成】蝉蜕 10g　刺蒺藜 15g　连翘 15g　黄芩 15g　生地 15g　紫草 15g　丹皮 10g　赤芍 10g　大蓟 30g　小蓟 30g　地肤子 30g　甘草 8g

【功效】祛风清热，补肾凉血。

【主治】用于紫癜性肾炎肾炎型，亦可参考应用于急性肾炎，属肾虚风热者。症见紫癜性肾炎早期皮疹未消，斑色鲜红，多如锦纹，常伴腹痛便血，肾脏损害以血尿为主，舌质红，苔薄黄，脉滑数。

【用法】水煎服，每日 1 剂，早晚各服 1 次。

【方解】方中蝉蜕、刺蒺藜，疏风热，抗过敏，祛风消斑；连翘、黄芩、甘草，清热解毒，抗菌消炎；丹皮、赤芍，凉血化瘀；生地、大蓟、小蓟，凉血止血；地肤子清湿热，利小便。据现代药理研究，蝉蜕有免疫抑制与抗过敏作用；连翘抗菌、消炎，能增强毛细血管致密性，具有一定止血效能，并可抑制实验动物在抗原刺激下过敏介质的释放，也有抗过敏的作用；黄芩抗菌、消炎，能降低毛细血管通透性，破坏肥大细胞的酶激活系统，抑制过敏介质的释放，具有抗变态反应功能；甘草有肾上腺糖皮质激素样作用，能抗炎、抗过敏、解痉止痛，促进消化道溃疡愈合，抑制免疫反应；生地可保护因应用糖皮质激素对垂体—肾上腺皮质系统的反馈抑制，并能降低毛细血管通透性，减少炎性渗出；丹皮能降低毛细血管通透性，有较好的抗炎、抗过敏、抑制血小板聚集、改善微循环等作用；赤芍能抑制血小板聚集，抗血栓形成，扩张血管，改善微循环，增强吞噬功能，抗菌、消炎；刺蒺藜亦能抑制血小板聚集，并对机体有一定强壮作用；大蓟、小蓟均能止血、抗菌；地肤子利尿、抑菌。诸药配合，辨病与辨证结合，共奏祛风清热、化瘀消斑、补肾凉血之效。

【加减】咽红扁桃体肿大，加金银花30g；紫癜密集，加水牛角片（先下）30g；血尿甚者，加女贞子15g，旱莲草30g；尿蛋白多，加山茱萸12g，金樱子、芡实各30g；关节肿痛，加秦艽、威灵仙各15g；腹痛甚，加延胡索12g，白芍15g；呕血、便血，加白及15g，大黄炭8g，或另服10%白及胶浆，每次30ml，1日3~4次；若病延日久，热邪伤阴，导致阴虚火旺，迫血妄行，血尿不已，则需滋阴凉血，重用生地、阿胶；若肾阴亏损，水不涵木，引起血压升高，肝风内动，神昏抽搐者，急需柔肝熄风，重用生地、白芍，并加生石决明、青龙齿或生龙骨、生牡蛎等潜阳熄风之品；气阴两虚者，宜益气养阴，加用黄芪、党参。

【点评】本方用于紫癜性肾炎，可收良效，但需注意不能见血止血，仍要勿忘化瘀清利，这样才能瘀化血归经，火降血自宁。另外，组成所列为成人剂量，儿童10岁以上为成人的2/3量，10岁以下剂量减半，5岁以下用成人的1/3量。

2. 紫肾Ⅱ号（孔昭遐）

【组成】黄芪30g　党参12g　当归10g　生地15g　山茱萸12g　桑寄生15g　杜仲15g　淫羊藿30g　金樱子30g　芡实30g　泽泻15g

【功效】补肾健脾，摄血固精。

【主治】用于紫癜性肾炎肾病型，亦可参考应用于肾炎性肾病、肾病综合征，属脾肾两虚者。症见大多病情迁延，紫癜虽消，但尿少浮肿，肾脏损害以大量蛋白尿为主，常伴镜下血尿和不同程度的肾功能损害，血脂增高，血浆蛋白降低，舌淡胖，苔薄白，脉沉细。

【用法】水煎服，每日1剂，早晚各服1次。

【加减】尿中红细胞多，加大蓟、小蓟、阿胶；尿少浮肿，加猪苓、车前子。

【方解】方中黄芪、党参，补脾益气以摄精血；山茱萸、桑寄生、杜仲、淫羊藿、金樱子、芡实，补肾涩精以固封藏；生地、当归补血益阴；泽泻利水消肿。诸药配伍，具有补肾健脾，降脂活血，利水消肿之功效。

【点评】据现代药理研究，方中黄芪、党参合用，有改善肾脏病变，消除蛋白尿，改善贫血，提高血清总蛋白及白蛋白，调节免疫功能等作用；当归能扩张外周血管，降低血小板聚集，抗血栓形成，并有抗组胺、抗炎、降血脂、促进造血等作用；淫羊藿能降低组织胺所致的毛细血管通透性增加，并能降低肾型高血压，降血脂；杜仲、桑寄生、山茱萸均有降压、降脂、利尿功能，杜仲尚能兴奋垂体—肾上腺皮质系统；金樱子降脂、抗菌；泽泻利尿、降脂、抗炎，并有抗血小板聚集，抗血栓形成及促进纤溶酶活性等作用。故本方治疗紫癜性肾炎，疗效可靠。总结1987年—1997年115例，治疗结果如下：

近期疗效：

115 例紫癜性肾炎近期治疗结果

组　别　　n	痊愈（%）	显效（%）	好转（%）	未愈（%）
中药治疗组　66	59（89.4）	3（4.5）	4（6.1）	—
中药+激素组　49	40（81.7）	1（2.0）	7（14.3）	1（2.0）
合　计　115	99（86.1）	4（3.5）	11（9.6）	1（0.8）

以上结果经卡方检验，两组疗效无显著性差异（$P > 0.05$）。

远期疗效：

共随访 78 例，随访率 67.8% 。最短随访 3 个月，最长随访 7 年余，平均 2 年，有 10 例在停药后 6 个月至 2 年间复发，复发率 12.8% 。复发原因：因上呼吸道感染 6 例，注射"流脑"预防针后 1 例，连续 2 年至春天复发1例，原因不明2例。其中 9 例复经中药治疗而愈，又随访 1~4 年未再复发。

【验案】

例 1：唐某，男，7 岁。病延月余，初因感冒，咽痛发热，继则两下肢出现紫癜，伴头痛、腹痛、膝关节肿痛、呃逆、呕吐，于 1996 年 9 月 7 日入院。入院时体温正常，神志模糊，呕吐频繁，下肢紫癜密集，斑色鲜红，血压 21.3 / 14.0 kPa（160 / 105 mmHg），心、肺（–），腹软，肝脾肋下未及，舌质红、苔薄白，脉弦数。血常规、血脂、血清蛋白均在正常范围，肾功能：尿素氮 8.07mmol / L，Cr 57μmol / L，免疫球蛋白：IgG 19.98g / L，IgA 1.98g / L，IgM 1.12g / L，补体C3 1.17g / L，凝血酶原时间延长。尿常规：尿蛋白（+++），红细胞（++），白细胞（+），管型 0~2 / HP，24 小时尿蛋白定量 0.25g / d，双肾B 超未见异常。因有高血压脑病，不宜用激素，单用中药治疗。据证符合肾虚风热证，乃外感风热，内舍入肾，热邪伤阴，水不涵木，肝风内动。治拟祛风清热，滋肾平肝，紫肾 I 号方出入。处方：蝉蜕、刺蒺藜各 9g，连翘、紫草、山茱萸、女贞子各 10g，生地、白芍各 12g，丹皮、赤芍各 6g，地肤子 15g，石决明（先煎）、龙齿（先煎）各 20g。服 2 剂。次日神志清楚，血压降至 15.2 / 8.7 kPa（114 / 65 mmHg）。复诊时去石决明、龙齿、白芍，加黄芩 10g，大蓟、小蓟各 20g，甘草 5g。服药 12 剂，尿常规全部（–），又巩固治疗 1 周，复查各项指标均正常，停药。随访 1 年无复发。

例 2：王某，男，8 岁。1993 年 4 月在无明显诱因下出现双下肢皮肤紫癜，伴膝关节酸痛，3 天后又出现浮肿及肉眼血尿，在当地治疗月余未效，于 1993 年 5 月 27 日入院。体检：贫血貌，全身高度浮肿，大量腹水，脐突囊肿，下肢紫癜尚留痕迹，血压18.7 / 11.3 kPa（140 / 85 mmHg），心、肺（–），肝于肋下 2cm，质软，脾未触及。血常规：白细胞 4.9×10^9 / L，分类在正常范围，红细胞 3.10×10^{12}

/ L，HGB 87g / L，PLT 208 × 10^9 / L，ESR 13 mm / h，肾功能尿素氮 7.0 mmol / L，Cr 65.4 μ mol / L，肝功能：血清总蛋白38.7g / L，白蛋白17.4g / L，球蛋白21.3g / L，胆固醇h 7.84 mmol / L，三酰甘油 1.77mmol / L。尿常规：尿蛋白（++++），红细胞（+++），白细胞 4 ~ 6 / Lp，颗粒管型 2 ~ 3 / Lp，24 小时尿蛋白定量 3.65g / d。血液流变学检查示全血黏度、还原黏度、血浆黏度均增高，红细胞压积降低。B 超示双肾弥漫性病变。肾穿活检示弥漫性系膜增生性肾小球肾炎，符合紫癜性肾炎病理改变。入院后先予氢化可的松 100mg 静脉滴注，1 次 / 日。7 天后出现明显精神症状，患儿烦躁不安，狂叫妄动，改为泼尼松10mg，3 次 / 日，口服，并迅速减量至停服，改用中药治疗。此时距发病已 2 月余，紫癜已消，余症未减，仍然浮肿腹水，大量蛋白尿，肉眼血尿，舌淡胖、苔薄白，脉沉细。证属脾肾两虚。盖肾为水之主，脾为水之制，肾虚则水无所主，脾虚则土不制水，以致水湿泛滥，周身水肿；脾虚气不摄血则尿血，肾虚封藏失固则尿漏蛋白。治拟补益脾肾，兼利水湿，选用紫肾Ⅱ号方加减。处方：黄芪 20g，党参、山茱萸、桑寄生、杜仲、阿胶（烊冲）各 9g，当归、丹皮各 6g，生地、金樱子、淫羊藿各 15g，大蓟、小蓟各 20g，泽泻、猪苓各 12g。服药 21 剂，浮肿、腹水消退。尿常规：尿蛋白（++），红细胞（+）。上方去泽泻、猪苓，加女贞子 12g，旱莲草 20g，又服 24 剂，尿检尿蛋白（±），红细胞偶见。原方续服 14 剂，各项检查均已恢复正常。再服 14 剂以巩固善后。随访 3 年，体况良好。

3. 紫癜肾复汤（刘大同）

【组成】紫草 15g　土茯苓 30g　白花蛇舌草 25g　白茅根 20g　益母草 30g　茜草根 20g　蝉蜕 15g　防己 20g　生甘草 15g

【功效】清热解毒，化瘀利湿。

【主治】过敏性紫癜肾炎，属湿热壅盛，毒瘀互结者。症见皮肤青紫斑点或斑块、色红或红紫，浮肿，以下肢多见；发热面赤，咽喉肿痛，口干渴，尿黄赤，有时伴有尿血、腹痛、便血、关节肿痛；舌质红，苔黄腻，脉滑数。

【用法】水煎服，每日 1 剂，早晚各服 1 次。

【方解】方中紫草解毒凉血、化瘀利湿，为本方之君药；土茯苓、白花蛇舌草清热解毒、利湿通淋为臣药；白茅根、益母草、茜草根凉血、活血、止血为本方之佐药；蝉蜕、防己祛风除湿，开病邪之出路亦为佐药；生甘草调和诸药兼而解毒，以之为使。诸药合用，共奏清热解毒，化瘀利湿之效。

【加减】腹痛者，加延胡索、白芍；关节痛者，加青风藤、伸筋草；腰痛者，加桑寄生、续断；浮肿者，加大腹皮、泽泻；咽痛者，加山豆根、胖大海；血尿者，加大蓟、小蓟；蛋白尿者，加覆盆子、芡实；管型尿者，加瞿麦、萹蓄；高血压者，加菊花、钩藤。另外，根据病情酌加葡萄糖酸钙、路丁、维生素C、潘生丁等西药。

【点评】本方为治疗过敏性紫癜肾炎的基本方剂。临床中随症加减，疗效显著。现代医学认为：过敏性紫癜的发病是由于感染、药物、食物、桑寄生虫等因素引起自身免疫反应、免疫复合物损害小血管，发生广泛的毛细血管炎，造成血管壁通透性和脆性增高，导致皮下组织、黏膜及内脏器官出血及水肿。中医学认为：由紫癜风发展为肾风，多由风毒侵入肌肤，或夹湿热侵犯肠胃，入于络脉，以致血不循经，溢渗脉外，发于肌肤则为紫癜；流注关节则为关节肿痛；内蕴肠胃，损伤肠络则出现腹痛便血；损伤下焦，日久及肾，则体用俱损，水湿内停则浮肿，湿热毒邪阻络迫血则出现血尿，精微渗漏则出现蛋白尿，毒瘀胶结则出现管型尿。因此本病发生发展与毒、瘀、湿密不可分，本方功能清热解毒，化瘀利湿与病机契合，故而疗效较好。本病为临床常见病，多发病。临床化验结合肾脏活检证明：过敏性紫癜 93% 以上有肾脏受累，紫癜性肾炎发展成慢性肾损害和肾功能衰竭者占 24%～36%。因此，凡见过敏性紫癜一病即应高度重视肾脏受累情况，以期早期发现、早期治疗，此对过敏性紫癜远期疗效与预后，至关重要。

【验案】张某，男，14 岁，学生。间断性皮肤紫癜 6 个月，伴腰痛、浮肿 3 周。某医院诊断为"过敏性紫癜"，收住院。经抗生素、激素治疗后紫癜消退，后紫癜时隐时现。于 3 周前做剧烈运动后，发现腰痛、浮肿，尿常规检查异常，遂于 2000 年 10 月 29 日来我院住院治疗。诊见：面色红润，双下肢轻微浮肿，对称性密集紫癜，斑点红紫，腰痛，乏力，大便干，尿黄赤，舌红，苔黄厚腻，脉沉滑数。查：尿潜血（+++），红细胞满视野，尿蛋白（+++），颗粒管型 1～2 个/低倍镜。尿素氮 8.2mmol/L，Cr 正常。西医诊断：过敏性紫癜肾炎；中医诊断：肾风（湿热壅盛，毒瘀互结证）。治以清热解毒，化瘀利湿之法。方用紫癜肾复汤加味。处方：紫草、茜草根、大腹皮、防己各 20g，土茯苓、益母草各 30g，白茅根、白花蛇舌草各 25g，蝉蜕、生甘草各 15 克，瞿麦、萹蓄各 10g。每日 1 剂，水煎，分 2 次服。另用 10% 葡萄糖酸钙 20ml 及 5% 葡萄糖 250 ml，静脉滴注。7 天后皮肤紫癜明显减少，浮肿消失，腰痛明显减轻。尿中红细胞、管型消失，尿蛋白（+），尿潜血（+），尿素氮降至 7.3mmol/L。继用上方治疗 18 天。紫癜、浮肿、腰痛等症状完全消失，尿常规与肾功能检查正常，疗效评定：临床治愈。遂于 2000 年 11 月 22 日出院，共住院 25 天。出院后嘱服六味地黄丸、维生素 C 2 个月，以资巩固。迄今随访 6 年，未见复发。

【简介】刘大同，生于 1943 年，辽宁沈阳人。毕业于长春中医学院。现任吉林省人民医院中医科主任，吉林省中医血液病治疗中心主任。兼任中国中西医结合学会血液学专业委员会委员、心血管专业委员会委员，中华中医药学会养生康复分会理事、血液病分会委员、心病分会委员，吉林省中医药学会常务理事、内科专业委员会副主任委员，吉林省针灸学会副会长，吉林省中医药学会老年病专业委员会副主任委员等职。擅长血液病、心脑血管病、肾病、肿瘤及疑难杂证的诊疗。发表论文 73 篇，所研制的中成药"血宝"被确定为国家中药保护品种。

通信地址：吉林省长春市朝阳区工农大路 1183 号，吉林省人民医院

邮编：130021

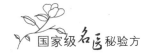

四十四、乳 糜 尿

乳糜尿验方（诸云龙）

【组成】党参 24g　白术 15g　茯苓 15g　生地 24g　山茱萸 10g　山药 30g　薏苡仁 24g　黄芪 30g　菟丝子 12g　莲子 15g　桑螵蛸 12g　芡实 20g　益智仁 12g　白果 12g　草薢 12g。

【功效】补脾益肾填精。

【主治】乳糜尿，属脾肾虚损者。小便混浊如乳汁，或似泔水、豆浆样，面色无华，气短懒言，神疲乏力，腰痛肢软，纳呆，舌淡，苔白腻，脉沉无力。

【用法】水煎服，每日 1 剂，早晚各服 1 次。

【方解】方中党参、黄芪、白术、茯苓、山药、薏苡仁补中健脾，以助脾脏运化水谷精微之力；生地、山茱萸、菟丝子补肾，以助肾脏气化之功；桑螵蛸、益智仁、莲子、芡实补肾以涩精；草薢功能利湿，分清去浊；白果则兼有利湿与收涩之功。诸药合用，既能健脾益肾，固摄精微，又有清利之功，故对脾肾虚损，精微流失之乳糜尿其效甚佳。

【加减】偏于阳虚者，加鹿角霜 10g；偏于阴虚者，加枸杞子 12g，女贞子 10g，旱莲草 10g；腰膝酸软者，加杜仲 15g，续断 12g，怀牛膝 12g；兼有湿热者，加黄柏 10g，土茯苓 15g；血尿者，加小蓟 20g，茅根 15g，三七粉 3g（冲服）。

【点评】历来众多医家认为，乳糜尿多属湿热下注之候，治疗多从清热利湿立法。而诸氏长期临床观察，认识到本病起病较缓，病程较长，由于长期尿浊，"久病必虚"，必然导致精微流失，脾肾亏损。所以，在治疗上如一味清热利湿，不仅无效，反而加重脾肾亏损。故拟此方，脾肾双补，固摄精微，常收到桴鼓之效。

【验案】徐惠慈，女，63 岁。2006 年 9 月 7 日就诊。患者自 2006 年 1 月起，发现小便混浊，以后病情逐渐加重，小便呈乳白色。尿液检验：乳糜尿试验阳性。曾在上海数家大医院诊治，均诊为乳糜尿。连续服用中药 7 月余，毫无效果。2006 年 9 月 7 日来唐山求医。患者小便白而混浊，轻则状如米泔，重则色白如乳。面色无华，气短懒言，神疲乏力，腰痛肢软，纳呆，稍食油腻则病情加重。舌淡，苔白腻，脉沉无力。诊断：乳糜尿，脾肾虚损型。治疗：补脾益肾填精，用自拟乳糜尿验方加减。处方：党参 24g，黄芪 30g，白术 15g，茯苓 15g，生地 24g，山茱萸 10g，山药 30g，菟丝子 12g，补骨脂 10g，莲子 15g，桑螵蛸 12g，芡实 20g，益智仁 12g，白果 12g，草薢 12g，鹿角霜 10g，杜仲 15g，怀牛膝 15g。每日 1 剂，水煎2次，早晚分服。上药服用后，病情逐渐好转，小便日渐转清。连续服用 20 天后，小便清澈如常。嘱继服原方 1 月，患者小便正常，诸症悉除，经尿液检验：乳糜尿试验阴性。以后随访多次，至今一切如常。

四十五、中　风

（一）中风先兆

1. 中风早安方（邱保国）

【组成】天麻 12g　钩藤 12g　生石决明 12g　桑寄生 12g　全蝎 10g　珍珠母 10g　川牛膝 15g　天竺黄 10g　石菖蒲 10g　川芎 12g　赤芍 10g　桃仁 10g　水蛭 10g　白芍 10g　牡丹皮 10g

【功效】镇肝熄风，育阴潜阳，活血通络。

【主治】中风先兆和中风病，属阴虚阳亢，风火上扰阻络型者。症见头晕耳鸣，目眩烦躁，口干少寐，突然一侧手脚发麻、口眼㖞斜，或流口水，舌红少苔，脉弦细数。

【用法】水煎服，每日 1 剂，早晚各服 1 次。

【方解】本方重用石决明、珍珠母、川牛膝，已平肝熄风，引血下行；天麻、全虫熄风解痉；天竺黄、石菖蒲化痰热；白芍、牡丹皮养阴凉血；川芎、赤芍、桃仁、水蛭活血化瘀，通径活络。诸药共达镇肝熄风，育阴潜阳，活血通络，使症状消失，中风得止。

【加减】如肢冷阳失温煦，加桂枝温通经脉；唇或肢麻重，加僵蚕、全蝎、蜈蚣、水蛭或穿山甲；兼有胸胁闷痛，加枳壳、乳香、没药或檀香。

【点评】中风先兆的发生病机应强调两点：一是阴阳失调，肝阳化风，气血逆乱，直冲犯脑；二是血瘀阻滞或痰瘀阻滞，气血失于流畅，脉络受阻，筋脉失养所致。故下列医案，以天麻、生石决明、川牛膝熄风平肝，引火下行，以平气血逆乱之象；同时用全虫、蜈蚣、生龙牡、珍珠母，以加强降逆潜阳，化风解痉，镇肝熄风作用；用玄参、天冬、白芍、牡丹皮滋养阴液，以制阳亢；方中重用活血化瘀药物水蛭、川芎、赤芍、桃仁，以达通经化瘀，经脉通则疾病除。

【验案】王某，男，48 岁，2004 年 8 月 23 日初诊，原有高血压病史 20 年。夜班时感头晕，轻度目眩，晨 7 时下班回家，欲拿起牙刷刷牙时，突然眩晕加重，舌硬，右手握牙刷无力，同时右下肢发麻，行走乏力，遂来求诊。当时测血压 25.3 / 14.7 kPa（190 / 110 mmHg），形体稍胖，面颊红，心率 75 次 / 分，舌质黯红，苔稍黄，脉弦。心电图：无异常。头 CT：未发现异常。诊断：高血压病、中风先兆，属肝阳上亢，风阳上扰，瘀血阻滞证。治则：镇肝熄风，育阴潜阳，活血通络。方药：天麻 12g，生石决明 12g，川牛膝 15g，玄参 10g，天冬 10g，白芍 15g，牡丹皮 12g，杜仲 15g，生龙牡各 12g，全虫 10g，蜈蚣 2 条，珍珠母 10g，川芎 10g，水蛭 10g，赤芍 10g，桃仁 10g，水煎服。2004 年 8 月 26 日复诊，服上方 3 剂，感头晕、舌强、肢麻明显好转，还有时感下肢麻木，心烦热燥，上方去生龙牡，加黄芩、栀子各 10g，茯神 10g，继续服 5 剂，患者头晕、目眩、舌硬、肢麻症状消失，血压平稳。

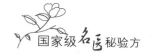

2. 脑脉通汤（周耀群）

【组成】川芎 15g　天麻 10g

【功效】活血化瘀，平肝潜阳。

【主治】血管性头痛，缺血性中风先兆，中风病，属血瘀头痛者。血管性头痛，症见头痛反复发作，经久不愈，痛处固定不移，舌有瘀血斑、舌下脉络增粗、色青紫，脉沉弦；缺血性中风先兆，症见头痛、脑涨，颈项紧张不舒，手足麻木，面部麻木，走路不稳，甚至一过性语言塞涩，手足运动失灵等，舌苔薄白，脉沉弦；中风病，症见头痛脑涨，语言塞涩，半身不遂，步履不任，舌苔白厚，舌质赤，脉沉弦、沉细等。

【用法】水煎服，每日 1 剂，早晚各服 1 次。

【方解】方中川芎活血行气、止痛，古人称为"血中神药"，能上行头目，因此有"头痛不离川芎"之说；天麻平抑肝阳、祛风通络止痛，古人称为"治风圣药"，故又名定风草。两药相配用于治疗血瘀、肝阳上亢之头痛。

【加减】血瘀头痛重者，可加赤芍 15g，丹参 15g；肝阳上亢，血压增高者，加地龙 15g，钩藤 25g；少寐者，加夜交藤 15g，酸枣仁 15g；心烦易怒，加莲子芯 15g，连翘 15g；颈项紧张不舒，加葛根 15g，桑枝 10g；手指足趾麻木，加红花 15g，桃仁 10g；步履不稳，加桑寄生 15g，续断 15g；中风病恢复期，加牛膝 15g，羌活 15g；语言不利，加郁金 15g，石菖蒲 15g。

【点评】本方可用于多种症型头痛，由于方中二味药均有祛风功能，因此亦可应用外感头痛，周老在临床上大量应用本方治疗中风先兆头痛、中风病及血瘀或肝阳上亢头痛。由于疗效较著，于 1990 年评为国家三类新药，更名为大川芎口服液，由辽宁东方人药业集团生产。

【验案】修金芝，女，61 岁，1996 年 4 月 20 日就诊。于 2 年内每 6 个月左右发作 1 次脑梗死，半身偏瘫、两侧交替，来诊时患右侧偏瘫已 3 个月，走路仍须有人扶持，时头痛、眩晕，语言轻度塞涩，舌苔白厚，脉沉弦。经服脑脉通后病情渐好转，1 个月已完全恢复右侧上下肢功能，说话正常，为预防中风，坚持服药半年后，未发作中风，后又嘱每个月服半个月药，停半个月，连续服半年后停药，经随访 6 年，终未发作中风病。

【简介】周耀群，生于 1940 年，辽宁本溪人。曾任中国中医药学会脑病专业委员会副主任委员。现任本溪市中心医院本溪市中医药科技研究所终身所长。1980 年创建血液流变学实验室，2004 年评估为国家中医药管理局二级中医药科研实验室，研制 3 种新药，获省市科技进步奖 16 项。主持召开两届国际中医脑病学术会议。对缺血性脑血管病、冠心病、高血压病、缓慢性心律失常、肝病、肾病治疗造诣较高。

通信地址：辽宁省本溪市中心医院中医药科技研究所　邮编：117000

3. 防治心脑血管梗死方（胡国栋）

【组成】西洋参150g　黄芪200g　三七150g　丹参200g　天麻150g。

【功效】益气活血，祛痰通络。

【主治】各种心脑血管疾病，如脑血栓塞、脑供血不足、脑痴症、冠心病、心律失常、心传导阻滞等，属气虚血瘀、痰湿阻络者。症见头昏脑涨，心烦，失眠健忘，反应迟钝，肢体麻木，行动困难等。

【用法】以上各药共为细末，每日早晚服3～4g，开水送服。

【方解】方以西洋参、黄芪大补元气；三七、丹参、养血活血，祛瘀通络；天麻除痰湿祛风。诸药合用，可使瘀血痰湿祛除，心脑络脉通畅，则精神倍增，对心脑血管疾病起到预防和治疗作用。

【加减】若失眠可加酸枣仁150g，茯苓150g。

【点评】胡氏自创本方，为老年体弱患心脑血管疾病者而设。可广泛用各种心脑血管疾病，如脑血栓塞、脑供血不足、脑痴症、冠心病、心律失常、心传导阻滞等。运用多年，离退休干部广为传抄，不下百人使用，反映普遍较好，基于老年元气亏虚，瘀痰湿阻络而设，是本病之道。

【验案】

案1：曹某某，男，72岁，2006年10月下旬来诊。主诉近几年来头昏脑涨，失眠多梦，心烦健忘，血压偏高，手足麻木，大便不畅。查舌质晦黯，苔厚腻，脉弦有力，乃痰湿瘀血阻络致，先予天麻15g，栀子15g，法半夏12g，黄芩15g，黄连10g，茯苓15g，瓜蒌30g，酸枣仁20g，丹参30g。服药3剂后各症均有所减轻，后给予上方1剂，服药后10天自觉头昏涨等大减，精神转好，1月后觉全身轻松。

案2：王某某，男，73岁。1年前发现患有间质性肺炎，但病人不咳痰，西医给予大量抗生素和激素，症状不但没有减轻，反而病情加重，患者心情抑郁，饮食及睡眠均差，倦怠无力，遂求诊。劝其停止一切西药，先给予补中益气汤加减，待精神睡眠转好后，给予上方，仅10天后全身症状消失如常人，仍嘱坚持服之1月。

【简介】胡国栋，生于1934年，四川眉山人。出生中医世家，13岁随父习医，后又毕业于成都中医学院，留校任教。曾任内江地区副局长，内江市中医学会会长，内江市中医院院长。自幼刻苦钻研中医经典，勤求古训，遵古不泥古，普取众家之长，在50多年的临床实践中和理论上有不少创新。临床经验丰富，以治疗急症、重症、疑难症而闻名省内外，发表文章30多篇，著有《胡国栋临床经验集》。

通信地址：内江市民族路河西村42号，内江市中医院　邮编：641000

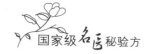

（二）脑出血

平肝熄风方（三化汤）（任继学）

【组成】①清开灵注射液，安宫牛黄丸 ②枳实15g 厚朴20g 羌活10g 炒水蛭5g 生大黄10g（后下）③羚羊角3g 玳瑁15g（2味合煎）兑入胆南星5g 白薇20g 川军5g（后下）生地20g 龟板50g 威灵仙15g 黄芩15g 豨莶草30g 白蒺藜25g

【功效】①辛凉开闭；②攻下破瘀；③育阴潜阳，平肝熄风。

【主治】脑出血，属中闭外脱者。症见神志昏愦，四肢瘫软，呼吸气粗。

【用法】①清开灵注射液60 ml加入5%葡萄糖溶液500 ml中静脉滴注，日1次；安宫牛黄丸1丸，每4小时1次，鼻饲。②水煎服，得利后止服。③水煎凉服，日2次。

【方解】①合用清开灵注射液、安宫牛黄丸则清脑益神。②方中大黄攻下热结以通腑气；枳实、厚朴行气除满，下气消痞，三药合用为小承气汤；更有炒水蛭破血化瘀，消其离经之血；羌活祛湿止痛。③羚羊角、玳瑁、白蒺藜潜阳熄风；生地、龟板滋水涵木；胆南星、黄芩、白薇豁痰清热；威灵仙、豨莶草理气导络，通行十二经；川军泻热逐瘀。药证相合，大病乃起。

【点评】出血性中风其病暴而速，其势重而危。任氏善治此病，颇有全心。盖本病以脏腑气馁、脑脉虚损为之本，气机逆乱为病理基础。因脑为髓海，元神之府，神机之源，诸神之会，为生命之根于中者。五脏精华之血，六腑清阳之气上循脑脉而滋养脑髓，"觉元"始能"散发细微动觉之气"。外有所触，内有所动，引发相火、风、痰、气、血相互为用，冲气上逆，其力刚劲不柔，膨胀脑脉，津水外渗，络破血溢，"血流入脑"、脑乏清阳之气，出入将废，致脑气与脏腑之气不相顺接，窍络窒塞。造成升降失因，神机欲息的病理状态。用三化汤，不独通腑泄热、开达阳道可直折冲逆之势又复升降之因。遵古不泥，融会知新，可谓善学矣。

【验案】魏某某，男，66岁，1985年12月23日初诊。主诉昏迷4小时。昨日上午饮酒后出现头涨痛，自服去痛片无明显缓解，未诊治。今晨家人发现病人昏迷不醒，四肢瘫痪，急送我院急诊科，收入院治疗。现症：神志昏愦，四肢瘫软，呼吸气粗，鼾声如雷，喉中痰鸣，二便闭结。检查：神志昏愦，面红如妆，目合口开，肌肤蒸热有汗。舌质红，舌蜷，苔黄干，脉洪大。体温：38.4℃，心率：88次/分，呼吸：28次/分，血压：18/12 kPa。神经系统检查：双侧眼球向右凝视，瞳孔变小，左鼻唇沟变浅，左侧轻瘫试验阳性，双侧病理征阳性。诊断：脑出血，中闭外脱者。治疗：①辛凉开闭。②攻下破瘀；③育阴潜阳，平肝熄风。予三化汤。12月26日上午二诊：当日上午10时许，病人意识恢复，神志转清。3日来稀便5次，现嗜睡，左半身瘫，语言塞涩，尿失禁。脉弦大，尺部有力，舌质红，苔黄干。体温正常。原方去大黄，加玄参20g，石菖蒲15g，续服。以上方增损出入2月，病人神志清楚，呼吸平稳，语言微塞，左半身肌力恢复，生活能自理而出院。

（三）面瘫、偏瘫

1. 口眼正饮（李济春）

【组成】白附子 6～12g　全蝎 6～10g　僵蚕 10g　防风 10g　赤芍 12g　橘络 10g　川芎 10g　丝瓜络 10g

【功效】祛风化痰，活血解痉。

【主治】面神经麻痹，面肌病，动眼麻痹，属风痰阻于头面经络者。症见口眼㖞斜，或复视重影等。

【用法】水煎服，每日 1 剂，早晚各服 1 次。

【方解】方中白附子入经络祛风痰，解痉挛为君；全蝎、僵蚕、防风温经散寒，祛风通络共为臣药；佐以橘络、丝瓜络化痰通络；赤芍、川芎活血通络，祛血中之风。全方诸药合用，能化痰通络，活血解痉，使风去痰消，经络通畅则病症可愈。

【加减】病程短伴耳后疼痛，加金银花 10g，连翘 10g；病久病程长者，加蜈蚣 1 条，地鳖虫 6g，白芥子 9g。

【点评】本方紧住面瘫之病机，汗出当风，外风引起痰浊，风痰阻于头面经络，经隧不利，肌肤失养，而见口眼㖞斜。李氏指出面瘫的治疗原则是祛风化痰通络为主，分别采用温经散寒、活血解痉，以达到"通"的目的，使经络通达，血气畅流而润养肌肤。

【验案】王某，男，35 岁，初诊日期：2005 年 6 月 8 日。主诉右侧面瘫 15 天。患者 15 天前晚上受凉出现右侧面瘫。现症：右侧面瘫，右侧额纹安全消失，右眼睑不能完全闭合（约 0.3 cm），鼓腮时漏气，刷牙时漏水，龇牙肌肉歪向健侧，右鼻唇沟变浅，不能吹口哨，伸舌歪向健侧；伴耳后疼痛，纳可，眠可，二便正常，舌尖红，苔薄黄，脉浮数。中医诊断：口僻（外风袭络、风痰瘀阻）。西医诊断：面神经麻痹（周围型）。治法：祛风化痰，活血解痉。方药：口眼正饮加减。本方加减治疗 18 天后，面部肌肉恢复正常，额纹正常，眼闭合完全，能吹口哨，鼓腮不漏气。

【简介】李济春，生于 1943 年，河北邢台人。曾任太原市北城区中心医院院长，太原市中风医院院长，山西中医学院附属医院院长，山西中医学院副院长。现为中华中医内科学会顾问，中华中医内科学会脑病专业委员会顾问，山西原卫生厅中医高级顾问，山西中医学院附属医院名誉院长。擅长内科和妇科疑难、急重病症的诊治，特别是对中风病（脑血管病）的研究颇深。发表多篇重要学术论文。

通信地址：山西省太原市晋祠路 69 号，山西中医学院宿舍　邮编：030024

2. 乌附星香汤（李仲愚）

【组成】制川乌 10g　制白附子 10g　制胆南星 10g　木香 10g

【功效】祛风散寒，通经活络。

【主治】面瘫、面痛、中风偏瘫、痹症等，属风邪阻络者。

【用法】水煎服，1 日 3 次，饭后服。制川乌、制白附子、制胆南星应先煎 1

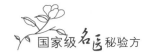

小时，待药液不麻口后再加其他药物煎 10 分钟即可。

【方解】方中制川乌、制白附子、制胆南星都是辛温之品，有祛风通络，散寒止痛，燥温化痰作用；木香以助理气通经。四药配伍，相得益彰。

【加减】血虚者，加当归、川芎、生地、白芍之四物汤以养血祛风；有瘀血阻滞者，加桃仁、红花、赤芍、丹皮以活血祛瘀；筋脉痉挛抽搐者，加僵蚕、全蝎、蝉蜕、蜈蚣以熄风止痉；有热者，加金银花、连翘、黄芩、黄连等以清热；有气虚者，加黄芪、潞党参、白术等以益气；头昏眩晕者，加钩藤、桑叶、菊花、草决明以清利头目；大便秘结者，加酒大黄、火麻仁、郁李仁、蜂蜜等以润肠通便。

【点评】本方是李氏在长期的临床实践中总结出来的自制方剂。临床上广泛适用于面瘫、面痛、中风偏瘫、痹症等疾病，均能收到满意的效果。本方所治疾病，其病因病机都是由于感受了风寒。故本方祛风散寒，通经活络而收良效。本方药性多燥烈，对寒痰瘀血痹阻经络者有卓效，然燥烈之剂多伤正气，故对体质虚弱者不宜之。

【简介】李仲愚，生于 1920 年，逝于 2003 年，四川彭县人。成都中医学院附院主任医师。临床 50 余年，积累了较丰富的经验，精针擅药，尤擅长用祖传针法治疗疑难怪症。

原通信地址：成都中医药大学附院　邮编：610075

3. 制豨莶至阴汤（任应秋）

【组成】制豨莶 30g　干地黄 9g　盐知母 12g　当归 9g　枸杞子 9g　炒赤芍 12g　龟板 6g　牛膝 9g　甘菊花 9g　郁金 9g　丹参 9g　黄柏 3g

【功效】滋肾平肝，通经活络。

【主治】中风，属阴虚者。症见头晕耳鸣、目眩少寐，突然发生舌强言謇，口眼㖞斜，半身不遂。

【用法】水煎服，每日 1 剂，早晚各服 1 次。

【方解】制豨莶强壮筋骨，通经除痹是方中主药；干地黄、枸杞子、龟板养阴滋肾，柔肝熄风；当归、牛膝、赤芍、丹参活血通络；知母、黄柏、菊花制阴虚阳亢，引火下行。全方合用有滋肾平肝，通经活络之功效。

【点评】本方用于中风阴虚证，如症见阳虚肢凉证，或痰热腑实证均不可运用。

【验案】陈某某，男，50 岁。20 天前刚睡一觉醒来，想翻动身体，即觉手足不灵活，勉强从右侧翻到左侧，但再想翻回来就不行了。旋即口角㖞斜，说话费劲，发音不清，舌头运动不自然，手足左半正常，右半呈弛缓性瘫痪。经某医院诊断为脑血栓形成。住院半月疗效不显，嘱其服中药治疗。诊得脉弦细而数，舌质红，苔薄少津，胸闷心痛，咽干思饮，小便色深。属阴虚热亢，内风暗动，经脉血滞之候。即予制豨莶至阴汤，减当归为 3g，去黄柏，加连翘 9g，栀子 9g，花粉 9g。服 3 剂，烦热退，语言清，口角㖞斜也有改善，是心经之热已退，而经筋中所滞之血热，尚未清彻也。复于方中去连翘、栀子，加橘络 6g，广地龙 3g。连进 7 剂，瘫痪恢复，手足运动正常。唯舌质尚红，脉仍弦细，阴虚尚待继续滋养，改用六味地黄丸。续服 10 剂，完全康复。

【简介】任应秋，生于1914年，逝于1984年，四川江津人。拜当地名医学医3年后，即到上海向当时沪地名医参师请益。曾任北京中医学院教授、中医系主任，各家学说教研室主任，中华全国中医学会副会长，国家科委中医专业组委员等职。重要的中医论著有：《任氏论医集》《中国医学史略》《中国各家学识》等。

原通信地址：北京市朝阳区北三环东路11号，北京中医药大学　邮编：100029

4. 通脉舒络汤（张学文）

【组成】黄芪30g　红花10g　川芎10g　地龙15g　牛膝15g　丹参30g　桂枝6g　山楂30g

【功效】益气活血，通脉祛邪。

【主治】中风、痹证等，偏于气虚血瘀者。

【用法】常规煎服。

【方解】本方由清代王清任之补阳还五汤加减而成。方中黄芪为补气要药，健脾益肺，益气通络，配合诸活血之品，其行气、补气活血之力能更甚，乃方中君药；川芎为血中之气药，其性辛香走窜，可温通脉络，活血行气，祛风止痛，走而不守，既能上行头目，又可外彻皮毛，旁达四肢，更可通行血脉；红花活血化瘀行滞之力甚强，与川芎配伍，相得益彰，共司臣职；地龙咸寒走窜，入络剔邪，畅通血气，熄风止痉；川牛膝味苦重于甘，攻破之力甚强，非但可活血通络，祛瘀止痛，亦可引血下行，走而能补；丹参功似"四物"，善活血凉血，养血益心，祛瘀生新，安神定志；桂枝则可温经行瘀，通阳化气，此四者相伍，可佐君臣，增其活血祛瘀止痛之效；山楂入血分，不但消食化积之功甚强，且其活血散瘀消肿之力亦佳，还可消解诸药之腻，健脾和胃，故而独领使命。该方能补能攻，能上能下，且寒温之品并施，以防辛温走窜之品伤及阴血，共奏益气活血，通脉舒络，排滞荡邪，祛瘀生新之功。

【加减】意识、语言障碍明显，属气郁或痰湿内阻者，加郁金12g，石菖蒲10g，法半夏10g，茯苓15g；语言障碍，吞服困难者，原方去桂枝，加胆南星10g，郁金10g；头痛甚者，去桂枝、红花，加僵蚕10g，菊花15g；眩晕明显，若系肝阳上亢者，去桂枝、川芎、黄芪，加珍珠母30g（先煎），茺蔚子10g；纳呆胸闷、舌苔白腻，湿浊明显者，加白术、茯苓各10g，薏苡仁20g，或藿香、佩兰各10g；呕吐者，加竹茹、姜半夏各10g；便秘、口臭者，加大黄12g（后下）；抽搐者，去桂枝，加僵蚕、钩藤各10g。

【点评】方中山楂运用颇有新意，值得玩味。盖中风患者多肠厚脂高，本品既可薄肠又可化脂，且能活血，尚能防黄芪壅补之弊。一药四功，确为善用药者。

【简介】张学文，生于1935年，陕西汉中人。陕西中医学院教授、主任医师，兼任中华全国中医学会常务理事等职。全国著名中医内科学专家，在中医急症、中医脑病、温病学、疑难病、活血化瘀等诸多研究领域均有很高的学术造诣。临证注重气血，强调祛邪，每获显效。

通信地址：陕西省咸阳市渭阳中路1号，陕西中医学院　邮编：712083

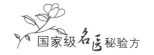

5. 活血消栓汤（周耀群）

【组成】黄芪 25g　赤芍 15g　川芎 10g　当归 15g　地龙 15g　丹参 15g　牛膝 15g　红花 15g　桃仁 10g　枳壳 15g　生地 15g　降香 10g

【功效】益气活血，化瘀通络。

【主治】脑梗死恢复期、后遗症期，属气虚血瘀型。症见头目眩晕，脑涨头痛，口眼㖞斜，语言謇涩，肢体偏瘫，步履不稳，舌苔薄白、多于舌边有齿痕，脉象多沉细或弦细。

【用法】水煎服，每日1剂，早晚各服1次。

【方解】黄芪补益中气，气行则可统血行；赤芍活血化瘀，川芎行气活血，当归养血活血，地龙活血通经，桃仁活血化瘀，红花化瘀通经，丹参活血化瘀，以上诸药共奏活血通经之功；枳壳行气宽中，理气而助血行；牛膝活血通经，引药下行使脑部血瘀得以消散。诸药合用，共奏益气活血，化瘀通络之功。

【加减】头痛、眩晕，加天麻 15g；胸闷隐痛，加薤白 15g，川楝子 15g；口渴尿频，加熟地 25g，葛根 25g；少眠多梦，加夜交藤 15g，百合 15g；肢体疼痛，加羌活 10g，透骨草 10g；小便频数，加金樱子 15g，覆盆子 15g；体虚乏力，加黄芪至35g，重者加至50g；腰膝酸软，加桑寄生 25g，续断 15g。

【点评】本方集补阳还五汤、血府逐瘀汤、复方丹参片组成，具有活血通络、益气化瘀作用。临床时可重用黄芪，多在 35～50g 之间，服药时间可适当延长达1～2个月，甚至更长。本方制剂为消栓通颗粒，1986 年评为新药，由鞍山先臻药业有限公司生产。

6. 活血通脉汤（殷克敬）

【组成】丹参 15g　桃仁 9g　红花 9g　水蛭 6g　地龙 9g　制半夏 10g　钩藤 15g　鸡血藤 15g　皂刺 10g　川牛膝 15g　续断 10g　生甘草 6g

【功效】行气活血，熄风通络，兼化痰浊。

【主治】中风瘫痪期，属风中经络，气滞血瘀者。症见半身不遂，口眼㖞斜等。

【用法】水煎服，每日1剂，早晚各服1次。

【方解】方中丹参通血脉，利窍络，行滞化瘀；桃仁、红花通经逐瘀，利血润燥；水蛭、地龙活血化滞，通经活络；半夏化痰除湿，降逆散结；钩藤祛风舒筋，平肝潜阳；鸡血藤行血补血，舒筋活络以清血中瘀滞；皂刺搜风通络，散瘀散结；续断补养肝肾，强筋健骨；川牛膝益肝肾而强筋，引血下行，以疗足痿；生甘草调和诸药。诸药合用，共奏行气活血，熄风通络，兼化痰浊之功。

【加减】血压高，加夏枯草 10g，豨莶草 10g；头目眩晕，加杭菊 9g，草决明 10g；语言謇涩，加郁金 9g，石菖蒲 9g；胸闷，加瓜蒌 15g，薤白 9g，石菖蒲 9g；肾虚，加淫羊藿 9g，菟丝子 10g。

【点评】本方可以作为治疗中风偏瘫的基本方，在此基础上可以灵活加减。方中水蛭破血逐瘀较峻，妇女特别月经过多者可酌情减量。本方配合针灸治疗相得益彰。取穴：神庭，印堂；上肢瘫痪异功点（曲池与手三里之间），云谷（合谷穴上1寸），足三里，申脉。

【验案】陈某某，男性，46岁，陕西咸阳纺织机械厂工人，1999年3月10日初诊。主诉：左侧偏瘫活动不灵3天。患者以前素有高血压病史3年，3天前晨起时感到左侧半身麻木，活动不灵，在本厂医院以"脑血栓形成"服西药治疗，静脉滴注"低分子右旋糖酐"等，于3月10日来诊。检查：神志清楚，语言稍蹇，血压18/12 kPa，心肺无异常，左侧鼻唇沟变浅，人中沟偏斜，伸舌稍向左偏，左侧肢体活动不灵，左上肢肌力Ⅰ级，左下肢Ⅲ级，肌张力偏高，左侧上、下肢腱反射活跃，霍夫曼征中性，巴彬斯基征阳性，舌质红苔稍黄，脉象弦滑。辨证：风中经络，气滞血瘀。治疗：服用活血通瘀汤（自拟方），配合针灸治疗。5天后左侧上下肢活动较前有力，中枢性面、舌瘫已不明显，左上肢肌力Ⅲ级，左下肢肌力Ⅳ级，继续药、针配合治疗2月告愈。

【简介】殷克敬，生于1941年，陕西三原人，毕业于陕西中医学院。硕士研究生导师，兼任陕西省中医药学会理事，陕西省针灸学会副会长，中国针灸学会临床专业委员会副主任，全国中西医结合专业委员会委员，全国针灸临床研究中心陕西中心主任，日本国群马中医研究协会顾问，加拿大国际医药协会医事顾问。擅长针药结合治疗脑血管病、各种痛症、瘫痪、癫痫、风湿病。发表论文98篇，出版《急症针灸治疗学》等专著12部。

通信地址：陕西省咸阳市渭阳中路1号，陕西中医学院　邮编：712083

7. 补气活血汤（李济春）

【组成】黄芪80~120g　当归10g　赤芍15g　丹参15g　水蛭10g　红花10g　桃仁10g　怀牛膝30g　豨莶草30g　僵蚕10g　石菖蒲10g　地龙10g

【功效】益气化瘀，化痰通络。

【主治】各型、各期中风病，属气虚瘀阻者。症见半身不遂，口眼㖞斜，语言蹇涩，肢体麻木，舌淡或伴齿痕或舌边有瘀点，苔白，脉沉细弱或大而无力。

【用法】水煎服，每日1剂，早晚各服1次。

【方解】方中重用黄芪，峻补元气，以助运血之功力，使气旺而血亦行，祛瘀而不伤正，为方中君药；辅以当归、赤芍、豨莶草、丹参、水蛭、地龙、桃仁、红花，破血逐瘀、活血通络、共为臣药；佐以僵蚕、石菖蒲化痰通络；牛膝活血化瘀，引血下行为使。全方君臣有序、佐使有节，共奏益气化瘀通络之功。

【加减】口眼㖞斜，加白附子6g，全蝎4g，白芥子6g；失语或言语蹇涩、呛咳者，加丝瓜络10g，橘络10g，皂刺6g；下肢瘫软无力，加桑寄生18g，杜仲10g，山茱萸15g等补肾壮腰；头晕，头闷涨，舌红，脉弦数，加菊花15g，天麻10g，钩藤15g以平肝熄风。

【点评】本方抓住中风病始于气虚或气阴两虚，终则气虚血瘀，殊途同归，中风瘫痪病的病理产物"血瘀"，其缺血性中风在脉里，出血性中风在脉外，脉里脉外均为瘀。在治疗方面李氏宗"气行则血行"的治疗原则，主张无论是出血性还是

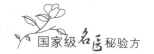

缺血性中风，均应针对气虚血瘀这一主要矛盾，以益气化瘀为主要治疗法则，不必一味区分两者，而分别治之。对脑出血后，络破气泄，气泄致虚，络破成瘀的本质，在治疗上大胆应用本方。李氏在用药中曾强调黄芪峻补元气治其本，其用量宜重不宜轻，活血祛瘀药也须加重用量而勿过轻。此方在补阳还五汤的基础上大胆增加化瘀药物和用量。

【验案】安某，男，64岁，初诊日期：2004年11月30日。主诉左侧肢体瘫痪，伴失语80天。患者患高血压7年，80天前，于晚间出现左侧肢体瘫痪，失语，当即到平遥县人民医院，经CT确诊为脑出血，经用药（药物不详）治疗无明显改善，遂来本院就诊。现症：神志清楚，左侧肢体瘫痪，左侧上肢肌力0级，左上肢不能抬起，手指不能伸屈，左侧下肢肌力0级，肌张力高，失语，左口角略低于右侧，且流涎，伸舌歪向健侧，喝水反呛，左巴氏征（＋）；今日血压：18.7/10.7 kPa（140/80mmHg）。食欲尚可，眠可，大便稀，小便黄，舌淡胖大舌，舌左边前缘有瘀点、脉沉细涩。中医诊断：中风，络破血瘀，气血亏虚。西医诊断：脑出血。治法：益气活血，化瘀通络。方药：补气活血汤加减。按本方加减服用26天后，肌力恢复至IV级，肌张力正常，上下肢均可正常活动。

8. 清化复阴汤（廖金标）

【组成】麦冬10g　石斛12g　花粉10g　川贝母10g　胆南星10g　竹沥10ml　远志6g　石菖蒲10g　僵蚕10g　地龙30g　怀牛膝10g　羚羊角3g（吞服）

【功效】滋阴益胃，清热熄风，化痰开窍。

【主治】糖尿病并发脑血管病（中风），如脑梗死、脑溢血、蛛网膜下腔出血等，属风火炽盛，胃津不承，痰塞灵窍者。症见头晕头痛，单侧肢体麻木无力，或半身不遂，口干欲饮，大便干结，舌质红降，脉弦等。

【用法】水煎服，每日1剂，早晚各服1次。

【方解】方中麦冬养胃生津；石斛滋阴益胃生津；天花粉生津止渴，降火润燥，滋阴养胃；三味相合，可使胃津上承，则阴液自复；川贝母润心肺而化燥痰；胆南星祛风化痰；竹沥化痰清火；远志、石菖蒲化痰开窍；僵蚕、地龙祛风止痉；更以羚羊角之咸寒清热熄风凉肝；怀牛膝引热下行，补益肝肾。诸药合用，标本兼顾，共奏良效。

【加减】痰火蒙蔽心窍（阳闭）者，常以清热化痰开窍石菖蒲、远志、竹沥、姜汁为主，配合大黄、瓜蒌、胆南星之类；阴闭者，乃为湿痰受肝风逆壅神机而致，应以石菖蒲、远志、竹沥以及玉枢丹祛痰开窍为佳；见脱证，无论阴脱或阳脱乃是人参首当其冲；阳脱，宜红参，附子，加石菖蒲，佐以山茱萸可化险为夷；阴脱，宜花旗参或移山参配麦冬、五味子，佐以龙骨、牡蛎以求其逆；阳亢风动，介类药品最佳，如珍珠粉、龟板、牡蛎、鳖甲、石决明、玳瑁之类，与此同时滋水养阴药如三才汤之类配合，更能疗阴虚燥热之本；阴亏阳亢，津涸热淫导致的内虚风动，治宜与柔肝熄风药合用，如地黄、何首乌、枸杞子、山茱萸、女贞子、桑椹子等；若阴损及阳，导致阴阳两虚见证者，用阴阳两补的地黄饮子加人参，可达到补阴纳阳的治疗目的；痰塞灵窍是本病的病理特点，而天竺黄、川贝母、瓜蒌壳、猴枣散清热化痰，尤其是石菖蒲，远志芬芳豁痰利窍最灵，它们性味平和，是本病不可缺少之品；宿滞中阻，热积肠腑，腑气不通，加用玄明粉、大黄、瓜蒌仁、决明子、火麻仁之类，腑气得通，浊气得降；在辨证论治的原则下，加用活血化瘀之品，如丹参、桃仁、红花、赤芍、牛膝、益母草等，可奏血行风自灭的疗效。

【点评】① 根据中医"热甚生风，热解则风自熄和"、"热邪劫阴，胃及肝肾，木劲动风，镇肝即可熄风"，一旦中风病发生，在临床表现乃出现邪窜心色，神语，手足抽搐，左瘫右痪、舌苔焦黄，必须清热为先。② 热之甚必兼见痰热壅用，脉络不通而抽风，治宜化痰清风自熄。③《临论指南》说："三消一症，属有上、中、下之分，其实下越，阴亏阳亢，津固热淫而已。"故以清化复阴汤极为合拍。

【验案】赖某，男，56 岁。因头痛剧烈，口眼㖞斜10小时入院。患者有既往糖尿病史，发病前连续开会 1 周，公务繁忙，病发晨起头晕头痛，左侧肢体麻木无力，下肢尤重，手不能握，步履蹒跚，口干索饮，大便干结，舌质红降，两畔微黄而滑，脉弦。体格检查：神志欠清，急性病面容，肥胖体形，五官不正，右侧额纹变浅，口角向左歪，鼓腮右边漏气，不能吹哨，左鼻唇沟变浅，伸舌迟钝，左侧肢体肌力 IV 级，病理反射双侧阳性。CT 检查：脑梗死（右侧内囊，枕部）。患者素为阴虚阳亢之体，因操劳过度，脑力过伤，阴亏热炽，风火上扰，胃津不能上行，风痰壅塞灵窍。治宜滋阴养胃，平肝熄风，化痰开窍通络。药用麦冬 10g，石斛 15g，花粉 15g，天竺黄 15g，胆南星 12g，远志 10g，九节石菖蒲 15g，僵蚕 12g，地龙 30g，怀牛膝 10g，豨莶草 30g，瓜蒌仁 30g，竹沥油 2g，羚羊角粉 2g。水煎，日 1 剂，分 2 次服。守上方共服 76 剂，病情稳定，神志清楚，语言流利，上下肢活动功能正常，五官端正，生活自理，恢复健康，痊愈出院。

（四）脑梗死

何首乌补肾方（苗香圃）

【组成】制何首乌20g　女贞子20g　枸杞子15g　旱莲草20g　丹参30g　肉苁蓉15g　淫羊藿15g　石菖蒲10g　郁金10g　胆南星10g　水蛭10g

【功效】补肾活血化瘀。

【主治】脑梗死。

【用法】水煎服，每日 1 剂，早晚各服 1 次。

【方解】脑梗死属中医"中风"范畴，大多发生于中老年，苗氏认为其基本病机为肾虚血瘀痰阻。所拟方中制何首乌、女贞子、枸杞子、旱莲草补肾养阴填精益髓；肉苁蓉、淫羊藿温肾壮督，兼能润肠泻腑；丹参、水蛭活血化瘀，兼通脑络；石菖蒲、郁金、胆南星豁痰开窍，醒脑化浊。

【加减】神志不清者，加安宫牛黄丸化痰开窍；大便秘结者，加大黄泻热通腑；肝阳上亢者，加羚羊粉凉肝熄风；肢体拘挛，肌张力较高者，加木瓜、白

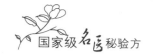

芍、葛根柔肝解痉，甚则加全蝎、蜈蚣通络解痉；恢复期头痛者，合四物汤养血活血；肢体浮肿沉重疼痛者，加麻黄、桂枝通络止痛；恢复期及后遗症期，气虚症状明显者，加生黄芪益气活血，但用量宜从 30g 开始，逐渐增加到 120g，若突然大量应用，易出现患肢疼痛；心烦失眠，卧起不安者，加生龙骨、生牡蛎、珍珠母，镇静安神；患肢功能恢复迟缓，加制马钱子强筋骨，利关节；血脂高者加决明子；兼有糖尿病时，加片姜黄、鬼箭羽；兼冠心病者，加桃仁、全瓜蒌、檀香、砂仁等。

【点评】脑梗死病位在脑，脑为髓之海，肾主骨生髓，无论是肾虚导致的痰瘀内生，还是痰瘀损伤脑髓，其发病后的病理状态都是肾虚血瘀。苗氏指出，脑梗死脑组织受损是肾虚的微观指征；梗塞灶周围的缺血黯带及水肿带是痰瘀的微观征象。依据这一微观辨证认识，对脑梗死患者无论有无宏观的肾虚症，均及早应用补肾之品确能起到保护脑组织的作用，语言、肢体功能恢复快，致残率明显降低。在具体运用上，发病初期，痰瘀较重可致腑实，宜活血化瘀佐以补肾，兼顾通腑，使浊气得降，痰瘀可化，有益于肾虚的恢复，标本兼治，相得益彰。恢复期及后遗症期，肾虚为主要病机，补肾可使精气血俱旺，促进活血化瘀，再参以活血化瘀之品，经络通畅，语言肢体功能日见恢复。以本方为基础，灵活加减，临床效果甚好。

【验案】刘某，女，65 岁，市民。因左侧肢体瘫痪 1 天，于 1994 年 7 月 19 日入院。入院时症见：左侧肢体瘫痪，口角㖞斜，言语蹇涩，伴头痛、头晕，大便干结，舌绛红，苔薄黄腻，脉弦滑。血压：24／14kPa，左侧肢体肌力Ⅰ级。CT：大面积脑梗死。辨证：肝肾阴虚，痰瘀阻络。治宜滋补肝肾，活血通络。处方：制何首乌20g，女贞子 15g，枸杞子 l5g，熟地 24g，肉苁蓉 l5g，石菖蒲 12g，郁金12g，葛根 30g，水蛭 10g，大黄10g，水煎服，日 1 剂。3 剂后病情减轻，后去大黄，余方治疗40余天。肢体功能逐渐恢复，半年后随访能从事家务劳动。

【简介】苗香圃，为山东省泰安市中医二院主任医师、山东中医药大学附属医院教授，山东省 1995 年公布的 51 位名老中医之一。精于内科，临证善用补肾活血法治疗疑难重症、老年病、慢性病等，疗效显著。

通信地址：山东省泰安市灵山大街285 号，山东省泰安市中医二院
邮编：271000

四十六、脑 痴 呆

1. 益智仁治呆方（沈宝藩）

【组成】熟地 13g　山茱萸 13g　益智仁 15g　鹿角胶 15g（烊化）　　　黄芪13g　石菖蒲 10g　远志 10g　郁金 10g　当归 10g　川芎 10g　酒大黄 6g

【功效】滋肾益气，祛痰化瘀，开窍通络。

【主治】阿尔茨海默病和血管性痴呆，属痰瘀交结，阻于清窍者。症见神情呆钝，语言謇涩，或错乱，遇事善忘，颜面晦滞，痰多泛恶，舌紫黯，苔白腻等。

【方解】熟地补血滋阴，益精填髓，山芋肉补益肝肾，收敛固涩，益智仁暖肾固精缩尿，温脾摄唾，鹿角胶为血肉有情之品，温补肝肾，补益精血，四药共奏补益肝肾，填精益髓，健脑益智仁之效；黄芪补气升阳以助生血；石菖蒲化痰透气、启闭开窍醒神之效；郁金具有行气祛痰，清气化痰解郁之效；远志宁心安神，祛痰开窍，又能通肾气而强志不忘，为交通心肾，安定神志之佳品；当归补血活血，川芎活血行血，二者与黄芪相配则益气养血，活血化瘀；佐以酒大黄，取其泻浊活血化瘀之功。诸药合用，共奏滋肾益气，祛痰化瘀，开窍通络之功。

【加减】头晕目眩、耳鸣耳聋、颧红、盗汗、舌红、脉细数，加生地、白芍、制何首乌、龟甲；畏寒肢冷、腰膝酸软、尿频不禁、耳鸣耳聋、舌质黯淡、脉沉细，加肉桂、淫羊藿、仙茅、乌药；神疲乏力、胸闷气短、面色㿠白，加党参、白术、黄精、茯苓；倦怠思卧、不思饮食、脘腹胀满、口多流涎、苔厚腻、脉弦滑，去熟地，加法半夏、橘红、制胆南星、厚朴；双目黯晦、肌肤甲错、肢体麻木不遂、舌质暗，或有瘀点、脉细涩，加桃仁、红花、丹参、赤芍、地龙；头晕痛、眼涨目涩、手足抖动、舌黯红、脉弦，加天麻、钩藤、决明子、全蝎、僵蚕，配服平肝脉通片；多言冒语、喋喋不休、性急多怒、躁动不安、大便干结、舌红苔黄腻、脉弦滑数，加生大黄、黄连、枳实、胆南星、磁石，去酒大黄，配服牛黄清心丸。

【点评】本方可以作为治疗痴呆基本方。阿尔茨海默病和血管性痴呆症候演变规律有所不同，但就其病情分析有共同点，病位在脑，其病因不外虚、瘀、痰三方面。肾气亏损、肾精失充，脑髓失养，气血痰瘀互阻，蒙蔽清窍，其病理性质是本虚标实，肾虚为本，痰浊血瘀为标，临床症候特点多为虚实夹杂。故当分清虚实主次，辨证和辨病相结合，取补肾健脑为主治虚，祛痰化瘀治邪实，标本兼治，因病程久当长期调治，并应加针灸，食疗，情志调节等综合治疗措施方可取效。

【验案】张某某，男性，68 岁，汉族，退休工人。2003 年 5 月 10 日初诊，患者1年前畏寒肢冷，头晕耳鸣，腰膝酸软，尿频不禁，倦怠乏力，遇事善忘，步履不稳，神情呆滞，经某医院 CT 检查示双侧脑萎缩，脑室扩大，经服都可喜。脑复康药物治疗半年来，症状改善不明显，反应迟钝，多疑善忘，经常呆坐，或哭笑无常，渐见痴呆面容，舌黯淡红，脉沉细。证属肾精亏虚，脑脉痹阻，髓海失充，脑失其养，取益智仁治呆方加肉桂末 4g（冲服），仙茅 15g，益智仁 15g，乌药 10g，每日 1 剂，配服医院制剂补气脉通片，每日 3 次，每次 5 片。服半月后，畏寒肢冷，小便异常症状有所改善，原方随症加减又调治 1 年，反应灵敏，记忆力增强，神情自若，生活能自理。

2. 地黄饮子（邱保国）

【组成】熟地　巴戟天（去心）　山茱萸　石斛（去根）　肉苁蓉（酒浸）　制附子　五味子　官桂　白茯苓　麦冬（去心）　石菖蒲　远志（去心）　生姜　大枣

【功效】滋阴补肾，温壮肾阳，交通心肾，化痰开窍。

【主治】中风后早期痴呆及老年性痴呆早期，属肾之阴阳两虚者。症见表情淡漠，思维能力下降，记忆力减弱，解别人语言能力和有条理地回答问题的能力障碍等。

【用法】上方经现代加工，浓缩制成口服液（河南省郑州市中医药研究院附属医院制剂室）。10 ml/瓶，每次20 ml（2支），每日2次，连续服用3个月。

【方解】方用熟地黄、山茱萸滋补肾阴，肉苁蓉、巴戟天温壮肾阳，4味共为君药；配伍制附子、肉桂之辛热，以助温下元，摄纳浮阳，引火归原；石斛、麦冬、五味子滋养肾水，壮水以济火均为臣药；石菖蒲与远志、白茯苓合用，开窍化痰，交通心肾是为佐药；姜、枣和中调药，功兼佐药。综观全方，阴阳并补，滋阴补肾，温壮肾阳，交通心肾，化痰祛浊，以奏开窍益智仁之功。

【点评】地黄饮子原为刘河间治疗中风病属肾阴阳俱虚证方，而邱氏则用其治疗中风后早期痴呆及老年性痴呆早期。邱氏认为痴呆多由肾之阴阳两虚，精髓亏乏，精气不能上承，痰浊随虚阳上泛堵塞窍道而致，故治宜补养下元为主，补益肾髓，开窍化痰益智仁。而痴呆病机多数临床学家认为与虚、痰、瘀有关，所以在治疗上常用健脾补气、燥化湿痰、温化寒痰、清化热痰、平肝潜阳、熄风化痰等方法。本研究治疗方法不同于从"气"，从"痰"，从"火"治疗，而以金代刘河间提出的以补肾方法为主进行治疗，采用地黄饮子原方药物，体现滋阴补肾，温补真元，滋阴敛液，温壮肾阳，交通心肾，化痰祛浊，开窍益智仁的治法，取得好的效果，值得进一步探讨。

【验案】邱氏等曾将地黄饮子经现代工艺加工配制成口服液，观察中风后引起的智力减退患者121例。地黄饮子口服液10 ml/瓶，每毫升含生药1g，每次服20 ml（2支），每日服2次，1个月为1个疗程，3个疗程为限。服药前后进行HDS值测定，观察平均智量分值提高情况，经过3个月服药治疗，平均智量分值提高6.3分，达到27.8分，结果临床控制3例（2.5%），显效42例（34.6%），有效66例（54.5%），无效10例（8.4%），总有效率为91.8%。服药前后自身比较，差异显著（$p<0.01$）。病人主观症状表现精神好转，自觉头脑较前清醒，反应较前灵敏，嗜睡有明显改善，多数病人夜尿频数减少。在服用过程中个别人感口干，无明显不良反应。

3. 活血通窍汤（颜德馨）

【组成】生地 15g　赤芍 15g　川芎 9g　红花 9g　水蛭粉 3g（吞）　石菖蒲 15g　远志 9g　茯苓 9g　黄连 3g　通天草 9g

【功效】活血化瘀，通窍醒脑。

【主治】老年性痴呆，多梗死性痴呆，属瘀蒙清窍者。症见表情痴呆，神志不清，日夜颠倒，癫狂时作等。

【用法】水煎服，每日1剂，早晚各服1次。

【方解】本方的用药特点是水蛭配通天草，水蛭味咸性寒，入血分而长于逐瘀，其药性平缓则不伤正气，以祛沉痼瘀积，有利而无弊；通天草乃荸荠之苗，其性轻清上逸，与水蛭合投，则能引其药性入脑，剔除脑络新久瘀血，俾瘀化络通，脑窍复开；加生地、赤芍、川芎、红花活血化瘀；石菖蒲、远志化痰开窍，醒脑安神；茯苓、黄连清心安神。

【点评】人至老年，血行艰涩，若血滞成瘀，随经脉流行入脑，与脑髓错杂，致使清窍受蒙，灵机呆钝，则出现表情痴呆，神志不清，日夜颠倒，癫狂时作等症。本方活血通窍，与症相拍，当获良效。

【验案】陶某，男，73岁，1994年12月27日诊。8年前患脑溢血，经抢救治疗，后遗右侧手足不遂。近3年来记忆力明显下降，时间、人物、地点定向错误，脑CT、扫描示多发性脑梗死，脑萎缩。患者表情痴呆，思维迟钝，语言不清，对答杂乱，性情急躁，甚至恶言骂人，舌紫苔薄黄，脉弦数。证属血瘀阻络，气血不养脑府，治当活血化瘀，通窍醒脑。用活血通窍汤出入治疗半年，患者心情逐渐开朗，情绪安定，发音清晰，能认识熟人，正确回答提问，记忆力也有所恢复。

4. 三黑荣脑汤（谢海洲）

【组成】黑桑椹子30g　黑大豆30g　黑芝麻30g　黄芪15g　党参10g　熟地15g　菟丝子15g　枸杞子10g　全蝎10g　地龙10g　水蛭6g　地鳖虫6g　柴胡6g　羌活6g　陈皮6g　谷芽30g　麦芽30g

【功效】补肾健脾，益精荣脑，化瘀通络。

【主治】脑萎缩，老年性痴呆等。

【用法】水煎服，每日1剂，早晚各服1次。

【方解】脑主元神，为"精明之府""髓之海"，是人体生命活动的中枢、精神意识的主宰。《灵枢·本神篇》云："两精相搏谓之神。"言阴精与阳气的转化输注是脑发挥正常生理功能的根本保证。精气旺则脑纯灵，精气衰则脑杂钝。根据"虚者补之""损者益之"的原则，方用桑椹子、黑大豆、黑芝麻、熟地、菟丝子、枸杞子益肾补脑，填精补髓。黄芪、党参补中益气，健脾升阳。最妙之处用辛香气浓、味薄升散之祛风药柴胡、羌活，味少量轻，寓意深刻。一则升阳达巅行经入脑，脑为诸阳之会居于巅高，唯风药辛宣，方可疏通经脉，使清阳之气贯注于脑，以壮髓海；二则醒脾助肾，以促化源，脾胃为后天之本，气血生化之源，气机升降之枢，脾气升发，有助于五脏之气旺盛，气血津精化生有源，充分保证了脑府功能活动所需的精微物质；三则阳升气旺，可化痰瘀。气帅血行，气能行津，脑气充盛则气化畅利，既可防止津血凝滞成为痰瘀之害，又能消散少量痰瘀之浊，此法有祛杂至纯，以补为通之意，是谢氏治疗慢性脑病的重用临床经验之一。全蝎、地龙、水蛭、地鳖虫又名四虫饮，是谢氏的经验方，依"结者散之，留者攻之"之法则，有化瘀浊、散结聚、通窍隧、畅络脉以修复病变脑组织，开窍醒脑的作用，实为治疗本病的关键。陈皮、麦芽、谷芽可健脾理气，顾护胃气，促进药食运化，而勿使之壅塞。

【加减】对神志散乱，睡眠不安，梦呓苦笑者，酌加琥珀、远志、莲子芯、淡竹叶等以清心醒脑；语言障碍、迟缓不利者，加石菖蒲、广郁金以通窍解语；神情淡漠、行为呆滞、记忆障碍者，加苏合香末入丸，可芳香开窍，提神醒脑；痰瘀浊邪动风、肢体颤抖、行动困难者，每参以天麻、生牡蛎、白蒺藜等熄风之品；有中风病史，颜面晦暗，肌肤甲错，乱梦纷纭，舌黯瘀紫者，可加茺蔚子、丹参、桃仁、红花、鸡血藤等以增强化瘀通脉之功；补肾还可合用五子衍宗丸或右归丸，或左归丸以平衡阴阳，益精填髓，健肾荣脑；祛风药还可选用防风、藁本、白芷、升麻、苍耳子、辛夷花等一两味以助气升阳，共奏健运脾肾、生发清阳之气，从而使脑得充分荣养和修复。

【点评】本方可用于治疗脑萎缩，早老性痴呆，多梗死性痴呆等慢性脑病，为方便长期服用，可改为蜜丸，每次9g，1日3次。

【验案】赵某某，女，52岁。1991年10月25日初诊。自1989年底感到双下肢软弱无力，步履不稳，渐至记忆衰退，口齿含糊，言不达意，表情呆滞。于1990年2月10日在某医院做颅脑CT检查，报告：双侧额、颞部蛛网膜下腔增宽，提示脑叶萎缩，目光呆滞，沉默缄言，记忆衰退，思维模糊，定向力差，眩晕欲仆，大便秘结，小便黄赤，唇燥口臭，食欲不振，呃声时作。舌质红，苔黄腻，脉沉实。证属三焦湿热，气机郁滞，精气亏虚，痰瘀交结，神府失用。治先予清利三焦、调畅气机，后再予补虚化浊、通窍醒脑。以枳实导滞丸每服9g，每日2次，白开水送服。2周后便秘溲赤、口臭呃气、黄腻舌苔均消，食欲增加，故可改服汤剂。药用：生黄芪18g，菟丝子18g，熟地18g，谷芽18g，麦芽18g，天麻9g，石菖蒲9g，苍耳子9g，枸杞子9g，全蝎9g，地龙9g，怀牛膝9g，黑大豆30g，黑芝麻30g，桑椹子30g，柴胡6g，水蛭6g，地鳖虫6g，鹿角胶6g（烊化），龟板胶6g（烊化），青皮6g，陈皮6g，水煎，每日1剂。服药40剂后，眩晕大减，近期记忆力明显恢复，下肢力量增加，可以自行短距离行走，唯神痴目呆缓解不显。故上方加苏合香末0.6g。制成蜜丸（9g／丸），每次1丸，每日3次，白开水送服。半年后复诊，诸症均明显好转，生活基本自理，嘱继续服药治疗，以求全功。

【简介】谢海洲，生于1921年，河北秦皇岛人，早年从师多位名医。任中国中医研究院研究员，广安门医院内科主任医师，研究生导师，北京中医药大学客座教授。多年来从事内科痹证、中风后遗症、颅脑损伤后遗症等病研究，卓有成效。

通信地址：北京中国中医研究院广安门医院　邮编：100053

四十七、头　痛

1. 偏头痛方（朱良春）

【组成】炙全蝎15g　明天麻20g　紫河车10g　广地龙15g

【功效】养血平肝，祛风止痛。

【主治】血管神经性头痛（偏头痛），属肝血不足、风阳上扰者。症见头痛每于气交之变，或辛劳、情志波动之际发作，头一侧疼痛，并伴眩晕，呕吐，畏光心烦，疲不能支。

【用法】上药共研极细末，和匀备用。发作时，每次服 4g，1 日 2 ~ 3 次；疼痛缓解后，每日或隔日服 4g，以巩固疗效。

【方解】方用全蝎祛风镇痉以止痛；天麻平肝熄风；紫河车补气养血益精；地龙清热镇痉，行经通络。全方药简力专，合用则有养血平肝，祛风止痛的功效。

【加减】如见舌质红绛，阴虚明显者，可另用枸杞子、石斛各 8g，泡水带茶送服药粉。

【点评】本方为自拟经验方，适用于血管神经性头痛（偏头痛），属肝血不足、风阳上扰者。头痛缓解后，可每日或隔日服本方 4g，此后再取杞菊地黄丸服用，每次 6g，1 日 2 次，持续服 1 ~ 2 个月，以巩固疗效。

【验案】陈某某，女，31 岁。右侧头痛 5 年，经常发作。发则头痛剧烈，呕吐，甚则晕厥。曾服麦角胺、咖啡因及其他中西药乏效。诊见：舌苔薄腻，舌质微红，脉细弦。予上方 1 料，另用石斛、枸杞子各 8g，煎汤送服。药后头痛即趋缓解，2 日而定。后服量减半，以巩固疗效。

2. 解痉汤（柴彭年）

【组成】茺蔚子 15g　赤芍 10g　桃仁 10g　当归 10g　生地 15g　红花 10g　枳壳 10g　柴胡 10g　川芎 10g　桔梗 10g　青葱管 15 cm　全蝎 5 ~ 10g

【功效】活血祛瘀，行气通络。

【主治】血管神经性头痛，属瘀血者。症见刺痛且有定处，时时发作，或可见舌质暗有瘀斑，脉涩滞不畅。

【用法】水煎服，每日 1 剂，早晚各服 1 次。

【方解】桃仁、红花、川芎、赤芍活血化瘀；当归、生地、茺蔚子养血活血，既可使瘀血去而不伤阴血，又可使瘀血去而新血生；柴胡、枳壳疏肝理气，桔梗为诸药之舟楫，载之上浮，三药合用则有行气开郁之功，且使药力直达病所；全蝎熄风镇痉、通络止痛；头为诸阳之会，非通则阳不能达于头面，故配以青葱管，辛散温通，为诸药之使。诸药合用，不仅行血分瘀滞，还能解气分郁结，活血而不耗血，祛瘀又能生新。

【加减】如久病气血不足者加重当归用量，同时加黄芪、党参益气养血；头痛伴畏寒，头痛连项者，加细辛、桂枝、羌活以温经散寒。

【点评】本方系血府逐瘀汤化裁而来，在血府逐瘀汤活血祛瘀，行气止痛中，又加熄风镇痉、通络止痛之品，以增强疗效，且据现代药理研究，方中全蝎有抑制血管运动中枢、扩张血管的作用，故可用于血管痉挛而致的头痛。临床应用，应根据不同兼证，适当加减，以适应病情。

【验案】田某某，女，54 岁。患左侧偏头痛多年，反复发作，久病不愈，曾服麦角胺、咖啡因等药，疼痛可暂时缓解，停药则头痛仍作。诊见舌质暗有瘀斑，脉弦。予本方 1 剂则痛止，连服 2 周，头痛未再复发。

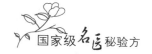

3. 芎芍星龙饮（胡建华）

【组成】川芎 9g　赤芍 15g　白芍 15g　生胆南星 12g　炙地龙 9g　钩藤 15g　桃仁 9g　红花 6g　丹参 15g　生铁落 60g（先煎）　蜈蚣 2g（研面冲服）

【功效】活血化瘀，镇肝熄风，涤痰通络。

【主治】血管神经性头痛，属风阳上扰，夹痰瘀闭阻脉络者。症见头痛，痛有定处，以刺痛、跳痛为多，痛甚时可伴泛恶呕吐。

【用法】水煎服，每日 1 剂，早晚各服 1 次，每次送服蜈蚣粉 1g（微火烘脆，研细粉）。

【方解】方中重用生铁落重镇潜阳；钩藤、白芍平肝柔肝熄风；生胆南星燥湿化痰，祛风解痉；蜈蚣熄风镇痉，通络止痛；川芎、赤芍、红花、桃仁、丹参、地龙行气活血通络。诸药合用，共奏活血化瘀，镇肝熄风，涤痰通络之效。

【加减】伴眩晕，耳鸣，腰酸者，加枸杞子、旱莲草各 12g，桑寄生 15g；面色少华，脉细舌淡，遇劳则发者，加党参、黄芪、当归各 12g；失眠，心悸，精神抑郁者，加炙甘草 9g，淮小麦 30g，大枣 5g；性急易怒，大便干结者，加制大黄 9g 或生大黄 4.5g（后下），知母 12g；经期头痛或更年期女性发病者加淫羊藿、肉苁蓉各 12g。

【点评】本方集镇肝、涤痰、活血之品于一体，适用于风阳上扰，夹痰瘀，闭阻脉络之头痛，临床随症加减，疗效颇著。

【验案】王某某，女，32 岁。1986 年 6 月 9 日初诊。右侧头痛反复发作 16 年，近 5 年来发作频繁，平均每周发作 1～2 次，每次持续 10 小时左右，头痛剧烈，痛时泛恶欲吐，心悸。平素乏力，腰酸，夜寐不安，大便 4～5 日一行，经行痛甚。诊时舌红苔薄腻，脉弦细。以上方加减，同时服用星蜈片（生胆南星、蜈蚣按 1：3 比例研细粉制片，每片 0.3g）、肉苁蓉片（亦可用肉苁蓉 12g 加入汤剂煎服）各 5 片，1 日 2 次。服药 7 剂，1 周内头痛未作，大便日行 1 次，睡眠好转。继服 7 剂，适逢经临，头痛发作 1 次，程度减轻。原方续服 30 剂，头痛未再发作。

4. 治偏头痛方（陆芷青）

【组成】珍珠母 30g（先煎）　龙胆草 2～3 g　滁菊花 9～12g　防风 3～5 g　当归 6～9 g　白芍 9g　生地 12～18g　川芎 5g　全蝎 2～4 g　地鳖虫 5～9 g　地龙 9g　牛膝 9g

【功效】平肝潜阳，活血通络。

【主治】偏头痛（血管神经性头痛等），属肝火亢盛，上扰清窍者。症见偏头痛，痛有定处，其痛暴作，痛势剧烈，或胀痛，或跳痛，或刺痛，多由情志过激而诱发，可伴有面红目赤，口苦咽干，烦躁易怒等。

【用法】水煎服，每日 1 剂，早晚各服 1 次。

【方解】方用珍珠母平肝潜阳；龙胆草降肝胆火热；菊花疏风清热，平降肝阳，三药合用则能使热清、阳潜无以上扰；白芍、生地滋阴柔肝，平肝清热，滋补肝体；防风散风止痛；当归、川芎、地龙养血活血，通络止痛；牛膝补益肝肾，降逆潜阳，活血通脉；地鳖虫逐瘀通络。全方共奏平肝潜阳，活血通络之效。

【加减】苔腻口甜者，加佩兰 5 ~ 9g；食欲不振者，加焦六曲或谷麦芽各 12g；舌胖嫩，神疲乏力，加太子参 18g；两目干涩者，加枸杞子 12g；恶心者加法半夏 9g，陈皮 5g，胆南星 9g；舌边有瘀斑、瘀点者，易白芍为赤芍。

【点评】偏头痛，包括现代医学的血管神经性头痛等，其病因较多，或因瘀阻，或因痰扰，或因外感，或因失养，或因阳亢，尤以肝火亢盛，上扰清窍为多，亦即本方的适应证，多由情志过激而诱发，临床运用，尚需根据不同兼证，加减化裁，方取良效。服用本方，忌食辛辣之品。

【验案】杨某某，女，28 岁。1974 年 8 月 10 日初诊。患者病起于产后，左侧头痛，不欲饮食，苔白腻，脉细。拟上方加减，服 7 剂，头痛已止，后因受风致头痛再发，苔白舌胖，脉涩。原方再事加减，服药 7 剂后，头痛明显减轻，又服 7 剂，头痛消失，随访半年未见复发。

5. 头风饮（李济春）

【组成】羌活 10g　白芷 10g　蔓荆子 10g　川芎 10g　细辛 6 ~ 15g　丹参 15g

【主治】头痛。

【功效】祛风止痛，活血化瘀。

【方解】羌活、蔓荆子、白芷相须为用，散风通窍、除湿止痛，善治各种头痛；川芎是血中之气药，能上行头目，下行血海，旁通经络，外彻皮毛，行血活血，搜风止痛，伍丹参以化血中之瘀；细辛祛风散寒止痛，上走清窍。诸药合用，共奏祛风止痛，活血化瘀之功。

【加减】外感风热者，减羌活、细辛，酌加桑叶 10g，菊花 10g，荆芥 9g；血管性头痛者，加生地 12g，当归 10g，丹皮 9g，桃仁 6g，红花 6g；头痛兼见不寐、眩晕者，加胆南星 10g，半夏 9g，磁石 15g；顽固性头痛者，加全虫 4g，地鳖虫 10g。

【点评】本方是治疗头痛的基本方，以此为基础灵活加减，临术上屡奏奇效，李氏在应用本方时，重用细辛，取其散寒与止痛功用，常从 6g 起用，若心肺功能正常，逐渐加大剂量，此所谓"有病则病受之"有一分寒象，用一分热药则祛一分寒邪，中病即止。

【验案】张某，女，41 岁，初诊日期：2005 年 7 月 29 日。主诉右侧偏头痛 10 年，加重 4 天。患者 10 年前无明显诱因引起右侧偏头痛，现症见右侧偏头痛，以右侧太阳穴处为主，呈针刺样，手不能触摸，畏风甚则伴恶心，劳累或情绪紧张后加剧，休息可缓解，经 CT、脑电图、脑血流图等检查，均未见异常。食欲尚可，眠差（不易入睡），大便干（2 天 / 次），舌苔薄白，脉濡。中医诊断：头痛（瘀阻阳窍）。西医诊断：血管性头痛。治法：祛风、止痛、活血化瘀。方药：头风饮加减。治疗 15 天后，头痛完全消失。

6. 变通血瘀逐瘀汤（赵金铎）

【组成】柴胡 6g　当归 9g　川芎 5g　生地 12g　炒白芍 9g　白芍 9g　枳壳 9g

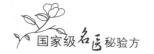

红花 6g　桔梗 6g　丹皮 9g　菊花 9g　甘草 5g

【功效】活血化瘀，平肝熄风。

【主治】头痛，属瘀血阻络者。症见头痛时作时止，或痛如针刺，或剧痛如裂，或走路震痛，病程缠绵，迁延日久，自感胸满不舒，烦躁易怒等。

【用法】水煎服，每日 1 剂，早晚各服 1 次。

【方解】本方由清·王清任《医林改错》中的血府逐瘀汤加减而成。王氏云："查患头痛者，无表症、无里症、无气虚、痰饮等症，忽犯忽好，百方不效，用此方一剂而愈。"本方在活血化瘀的基础上加用平肝凉血之品效果更著，方中当归、川芎、桃仁、红花、赤芍活血祛瘀；生地、白芍养血、凉血、柔肝，使祛瘀而不伤阴血；柴胡、枳壳、桔梗，疏肝理气，使气行则血行，桔梗还可载药上行；丹皮、菊花清肝凉血熄风；甘草调和诸药。诸药合用，共奏活血化瘀，平肝熄风之功。

【加减】肝风化火，加用夏枯草、草决明等；若日久病重者可酌加全蝎粉3g冲服，以增强入络搜邪之力。

【点评】据临床所见，瘀血阻络所致头痛的患者多为壮年妇女。其症状特点为，头痛时作时止，或痛如针刺，或剧痛如裂，或走路震痛；自感胸满不舒，烦躁易怒；经行滞涩量少，且挟瘀块不鲜，或经前腹痛如绞，或经行头痛加重；口苦咽干，失眠多梦，面色晦滞，舌质紫黯，或有瘀斑瘀点，脉细弦或细涩。可以作为运用本方的依据。

【验案】鄢某某，女，37 岁。罹患阵发性头痛十数年，自述平素感到头内似有水在晃动，每遇饥饿、劳倦、抑郁则头痛发作。痛重则心悸烦乱，胸满短气。头面翕热，口燥不欲饮，大便干，小便黄。脉细弦，舌质黯，苔薄白。血压 14.7 / 9.3 kPa（110 / 70 mmHg）。观其脉证，知属气滞血瘀型头痛。拟用活血化瘀、理气平肝法，选用变通血府逐瘀汤与服。连续服 20 余剂，头痛渐告痊愈。

【简介】赵金铎，生于 1916 年，逝于 1990 年，河北深泽人，中医世家出身。国内著名的中医临床学家，曾担任中国中医研究院医史教研室副主任，广安门医院副院长、内科主任、主任医师、研究员，中华全国中医学会副秘书长等职。一生勤于治学，临床擅治温病、偏头痛、咳嗽、风痨、萎缩性胃炎、消渴、慢性肾衰、痹证、中风、肾炎等病，主要著作有《赵金铎医学经验集》《医论医话荟要》。

原通信地址：北京市宣武区北线阁 5 号，中国中医科学院广安门医院

邮编：100053

7. 滋养肝肾熄风汤（朱良春）

【组成】炙全蝎、钩藤、紫河车、广地龙、甘枸杞子、川芎各 18g

【功效】滋养肝肾，平肝熄风。

【主治】偏头痛，血管神经性头痛，属肝肾阴虚者。症见不发时一切正常，发时则一侧头痛，同侧颞动脉搏动加强，泛呕清涎，烦躁畏光，面部潮红，喜安静；苔薄舌微红，脉细。

【用法】共研极细末，分作 20 包，每次 1 包，1 日 2 次，开水送服。痛完后间日服 1 包，以巩固之。

【方解】全蝎长于熄风平肝，解痉定痛；地龙平肝通经活络；钩藤善于清心热，平肝风，故取为主药；久痛多虚，故佐以紫河车、甘枸杞子补气血，养肝肾；川芎能行气开郁，活血止痛。

【加减】挟痰湿者，可加白芥子、姜半夏；挟瘀血者，加桃仁、丹参。

【点评】偏头痛相当于血管神经性头痛，其病因较多，但因为头为诸阳之会，与厥阴肝经会于巅，故多与肝阳偏亢、肝风上扰清窍相关。《内经》曰："诸风掉眩，皆属于肝。"是以肝阳偏亢，肝风上扰者居多，但亦有兼挟痰湿、瘀血者，不可不辨。本方历年来使用，多收佳效，各地重复引用，总结报道者，奏效亦同。平素宜节辛劳，慎郁怒、避风寒，有助于巩固疗效。

【验案】谢某，女，35，教师。1988 年 4 月 16 日就诊。主诉：偏头痛反复发作，已 7 年。

1982 年因工作辛苦过度，加之情绪郁怒，而突然头痛，偏于右侧颞部，神烦、泛泛欲呕，烦躁，畏光，静卧稍安，由家人送到医院就诊。经检查血压正常，颞动脉搏动，诊断为血管神经性头痛，经给麦角胺咖啡因内服后，即得缓解。但以后因辛劳或情绪激动，或气候之变，极易引发，每月发作 1～2 次，其痛或左或右，历数小时乃至 1 天左右，服药静卧后始行缓解，颇以为苦。近年来发作较频，视力及记忆力明显减退，要求服用中药。检查：不发时一切正常，发时则一侧头痛，同侧颞动脉搏动加强，泛呕清涎，烦躁畏光，面部潮红，喜安静；苔薄舌微红，脉细。诊断：血管神经性头痛，肝肾阴虚者。治疗：滋养肝肾，平肝熄风。予滋养肝肾熄风汤。1988 年 6 月 3 日二诊：药后即痛完，迄未再作，颇感愉快，为防止再作，要求巩固根治。即予原方1料，每 5 日服 1 包以巩固之。药粉服完后，续服杞菊地黄丸善后之。1988 年 10 月 15 随访：头痛迄未再作，视力、记忆力也较前为佳。

8. 清肝偏头痛方（陆芷青）

【组成】珍珠母 30g（先煎）　龙胆草 2～3g　滁菊花 9～12g　防风 3～5g　当归 6～9g　白芍 9g　生地 12～18g　川芎 5g　全蝎 2～4只　虻虫 5～9g　地龙 9g　牛膝 9g

【功效】清肝潜阳，活血通络。

【主治】血管神经性头痛。

【用法】水煎服，每日 1 剂，早晚各服 1 次。

【方解】本方用龙胆草降肝胆火热；珍珠母平肝潜阳；菊花疏风清热，平降肝阳；白芍、生地滋阴柔肝，平肝清热，滋补肝体；防风散风止痛；当归、川芎、地龙养血活血，通络止痛；牛膝补肝肾筋骨，活血通脉；配以虻虫则具有活血祛瘀之功能。全方共奏清肝潜阳，活血通络之效。

【加减】如苔薄口甜者，加佩兰 5～9g；食欲不振者，加焦六曲或谷麦芽各 12g；舌胖嫩，神疲乏力者，加太子参 18g；两目干涩者，加枸杞子 12g；恶心

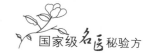

者，加法半夏 9g，陈皮 5g，胆南星 9g；舌边有瘀斑、瘀点者，易白芍为赤芍。服用本方时，忌食辛辣之品。

【点评】血管神经性头痛根据中医临床所见，尤以肝火亢盛，上扰清窍为多，亦即本方的适应证。本方的辨证要点是：偏头痛，痛有定处，其痛暴作，痛势剧烈，或呈涨痛、跳痛，或呈刺痛，多由情感过激而诱发，可伴有面红耳赤，口苦口干，烦躁易怒等症状。

【验案】杨某某，女，28 岁。患者病起于产后，左侧头痛，不欲饮食。诊见苔白腻，脉细。拟上方加减，服药 7 剂，头痛已止，后复因吹风致头痛再发，苔白舌胖，脉涩。原方再事加减，服药 7 剂后，头痛明显减轻，再进服 7 剂，头痛消失，随访半年未见复发。

9. 解痉止痛汤（田维柱）

【组成】天麻 15g　川芎 15g　白芷 15g　细辛 5g　白僵蚕 10g　炙全蝎 5g　石决明 15g　胆南星 10g　红花 10g　吴茱萸 5g　葛根 10g　甘草 10g

【功效】祛风化痰，平肝潜阳，通络止痛。

【主治】血管神经性头痛，脑血管痉挛等引起的头痛，属风痰瘀阻者。症见一侧或双侧剧烈疼痛，呈跳痛，涨痛或刺痛，劳累、情绪刺激可诱发或使之加重，伴有恶心，呕吐，失眠烦躁等症状，阵发性反复发作，舌质红，脉弦。

【用法】水煎服，每日 1 剂，早晚各服 1 次。

【方解】天麻、石决明平肝潜阳熄风；胆南星、炙全蝎、白僵蚕搜风祛痰止痉；红花、川芎活血化瘀，通经止痛；配以白芷、细辛、葛根、吴茱萸等药上走清窍以缓解疼痛，引药力直达病所；甘草和中缓急止痛。诸药合用，共奏祛风化痰，平肝潜阳，通络止痛之功。

【加减】脾虚痰湿重者，加白术 15g，半夏 10g，茯苓 10g；风阳上扰见眩晕者，加白蒺藜 10g；气虚，加党参 15g，黄芪 15g；血虚，加当归 10g，白芍 15g。

【点评】血管神经性头痛是临床常见病、多发病，系由风痰瘀阻而致，本方祛风化痰，平肝潜阳，通络止痛，故灵活运用效果甚为理想。

【验案】金某某，女，48 岁，2003 年 4 月 18 日就诊。主诉：头痛 3 天。3 天前因生气突然出现头痛，伴恶心，呕吐，右半身活动不灵，立即送当地医院，头CT检查未见明显异常，脑脊液检查正常，脑彩超提示脑血管痉挛，静滴甘露醇等药，次日晨肢体活动恢复正常，但头痛、恶心不减，伴烦躁易怒，面红目赤，舌质红，苔黄，脉弦数，此属情志不畅，肝失调达，肝阳偏亢，循经上扰清窍而引起的头痛。治以平肝潜阳，通络止痛，用上方 3 剂症状消失，随访 2 月未见复发。

【简介】田维柱，生于 1942 年，辽宁沈阳人，毕业于辽宁中医学院，师从全国名医彭静山教授。现任辽宁中医学院附属医院针灸科技术指导，澳大利亚首都中医药学院客座教授，全国特种针法研究会副主任委员兼秘书长，辽宁省针灸学会高级顾问。擅长用中药、针灸治疗内外妇儿各科疾病，对眼针的应用独具专长，对中风、各种疼痛、眩晕、痿证、癫痫、失眠、郁证等神经系统疾病的治疗有较深研究。著有《中华眼针》等专著3部，拍摄了《眼针疗法》教学片。发表30余篇学术论文。

通信地址：辽宁省沈阳市北陵大街33号，辽宁中医药大学附属医院

邮编：110032

四十八、三叉神经痛

1. 头风三合汤（张邦福）

【组成】白附子10g　僵蚕10g　全蝎6g　蝉蜕6g　地龙15g　李根白皮30g　白芍20g　甘草6g

【功效】祛风清火，化痰通络，缓急止痛。

【主治】三叉神经痛，属风火相煽、痰瘀阻络者。症见面颊或上下颌突发短暂剧烈刺痛，伴有痛处灼热、麻木，目赤心烦，口苦咽干，舌红苔黄，脉弦数。

【用法】水煎服，每日1剂，早晚各服1次。

【方解】白附子、僵蚕、全蝎即牵正散，是治疗颜面中风所致口眼㖞斜的名方，祛风化痰；李根白皮乃《金匮要略》奔豚汤之主药，地龙、蝉蜕三味相配，凉散风热、降逆解痉；白芍、甘草酸甘化阴、缓急止痛。诸药合用，共奏祛风清火、化痰通络，缓急止痛之功。

【加减】兼风寒表证者，加防风、白芷各10g；风热表证者，加薄荷、钩藤各10g；肝火甚者，加龙胆草、黄栀子各10g；血瘀甚者，加红花10g，水蛭3g；肝肾阴虚者，加枸杞子、女贞子各15g；失眠多梦者，加夜交藤、龙骨各30g。

【点评】本方治疗三叉神经痛，须注意两点：李根白皮以鲜者为佳，全蝎、蝉蜕应研末吞服方效。

【验案】王某某，女，53岁。2005年4月11日，因左侧面部阵发短暂刺痛近2月，加重5天而就诊。诊见患者左侧面部肌肉抽动，每次历时15秒左右，患者呻吟叫痛，面部潮红，用力压按痛点方可缓解。就诊前已在某大学附属医院按三叉神经痛住院治疗4天，疗效不显。舌质红苔黄，脉弦数。证属风火相煽、痰瘀阻络。沿用头风三合汤原方连服3剂，自诉面痛已能忍受，发作次数减少，但痛处麻木、灼热，进食或言语仍可引发疼痛，上方加红花10g，水蛭3g，再服5剂，诸症均消，后予杞菊地黄汤加僵蚕、全蝎、蝉蜕诸药，调理善后。

【简介】张邦福，湖南省衡阳县中医院主任医师，全国老中医药学术经验继承工作指导老师。擅长治疗乙肝、肝硬化、神经性头痛、坐骨神经痛、关节痛、骨质增生、冠心病、高血压病、胃出血、慢性胃炎、慢性肠炎、糖尿病、肾炎、性功能减退、前列腺炎、妇科炎症、小儿咳喘，创制了许多经验良方，近年又成功研究出邦福生发精等养颜还青系列品。发表医学论文50篇。

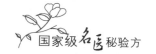

通信地址：湖南省衡阳县南正街 124 号，衡阳县中医院　邮政编码：421200

2. 三叉神经镇痛汤（诸云龙）

【组成】龙胆草 12g　生栀子 10g　黄芩 10g　柴胡 10g　生地 24g　车前子 10g　生石膏 20g　天麻 15g　白芍 20g　川芎 20g　蜈蚣 2 条　全蝎 3g（研末冲服）　甘草 10g

【功效】清肝泻火，熄风止痛。

【主治】三叉神经痛，属肝火上扰者。症见颜面部阵发性剧痛，眩晕，面红目赤，耳鸣口苦，心烦易怒，少寐多梦，大便秘结，小便黄赤，舌红苔黄，脉弦数。

【用法】水煎服，每日 1 剂，早晚各服 1 次。

【方解】方中龙胆草、栀子、黄芩清肝泻火；车前子清热利湿，使湿热从小便而去；生地滋阴，"壮水之主，以制阳光"；石膏清胃泻火；天麻平肝熄风；柴胡引药以入肝胆；白芍养血柔肝以止痛；川芎活血祛风以止痛；全蝎、蜈蚣熄风止痉，通络以止痛；甘草和中缓急以止痛。诸药相伍，共奏清肝泻火、熄风止痛之功。

【加减】眩晕明显者，加菊花 12g，钩藤 18g，珍珠母 24g；面部抽搐者，加地龙 15g，僵蚕 18g，龙齿 30g；口渴津伤者，加知母 6g，麦冬 15g，芦根 15g；便秘者，加生大黄 10g；反复发作，久痛入络，屡治不愈者，加桃仁 12g，红花 10g，延胡索 15g；疼痛剧烈者，加乳香 10g，没药 10g，姜黄 10g。

【点评】三叉神经痛治疗颇为棘手。诸氏认为，本病多属火热为患，正如《张氏医通》所谓"面痛皆因于火"。故在治疗上多用清热泻火之品，以直折其火。本方以龙胆泻肝汤清肝泻火，同时，配入柔肝止痛之白芍，活血止痛之川芎，熄风止痛之蝎、蜈，故临床多能取得满意疗效。应该强调的是，川芎有解痉、镇静之效，必须重用，一般可用 15～30g，方能取得快捷、显著的止痛效果。全蝎、蜈蚣最擅熄风止痉，对痉挛性疼痛多有斩将夺关之功，其疗效绝非草木无情之品可比，故重症必用。此外，应注意的是：蜈蚣头部药力较强，故当用全药，而不必"去头足"；全蝎价较昂贵，故采用研末冲服法，以充分发挥药效。本方对肝火上扰型三叉神经痛最为适用。对阴虚阳亢型、胃热上攻型，在此方基础上酌情化裁，亦可取得较好疗效。

【验案】叶白玉，女，62 岁。2005 年 8 月 12 日就诊。患者右侧面部阵发性剧痛已 3 年，反复发作。曾在唐山多所医院就诊，均诊为三叉神经痛，用多种中西药物治疗，均无明显效果。此次发作 10 余天，每天频繁发作。发作时面部呈针刺、刀割样剧痛，痛不欲生。常因洗脸、刷牙、咀嚼而引发，故不敢洗脸、刷牙、吃饭。头痛目赤，口苦胁痛，烦躁易怒，便秘，溲黄，舌红，苔黄，脉弦数。诊断：三叉神经痛，肝火上扰型。治法：清肝泻火，熄风止痛。方药：用三叉神经止痛汤加减。处方：龙胆草 12g，生栀子 10g，黄芩 10g，柴胡 10g，生地 24g，车前子 10g，天麻 15g，白芍 20g，川芎 20g，僵蚕 18g，蜈蚣 2 条，全蝎 3g（研冲），桃仁 12g，红花 10g，生大黄 10g（后下），甘草 10g。水煎服，每日 1 剂，早晚 2 次分服。服用 2 剂后，疼痛减轻；服用 1 周后，疼痛大减，发作次数明显减少；连服 3 周后，疼痛已止，诸症悉除。以后随访 1 年余，未复发。

四十九、痫　证

1. 健脾化痰熄风汤（刘炳凡）

【组成】党参 15g　白术 10g　茯苓 12g　炙甘草 5g　法半夏 5g　广皮 5g　炙远志 3g　枣仁 6g　丹参 15g　石菖蒲 5g　淮山药 15g　酒芍 12g　澄茄 3g　磁石 15g　龙齿 15g（二味另包先煎）　麦芽 10g　鸡内金 3g

【功效】健脾化痰开窍，疏肝潜阳熄风。

【主治】癫痫，属脾虚痰壅者。症见发作时突然昏倒，两眼上翻，四肢抽搐，吐白沫痰，发后四肢乏力，神疲，舌质淡红，苔薄白而干，脉滑数。

【用法】水煎服，每日 1 剂，早晚各服 1 次。

【方解】方用六君子汤合淮山药健脾益气化痰；炙远志、枣仁宁心安神；石菖蒲开窍醒神；酒白芍、麦芽疏肝熄风；磁石、龙齿重镇潜阳；鸡内金健胃；恐痰湿久凝成瘀，故加丹参活血、澄茄行气止痛。诸药合用，共奏健脾化痰开窍，疏肝潜阳熄风之功。

【点评】痫证，多因素有积痰内伏，每因情志不遂或劳累等而诱发。使气机逆乱，风痰上扰，阻塞脑络而发病。下列医案，患痫证已 15 年，每每发作后四肢乏力，神疲。此病乃积痰久蕴，损伤脾胃，而脾虚失运又生痰湿，以致痰湿内壅，加之劳累，致使气机逆乱，风痰上扰神明而发病。二诊时发作症状减轻，但头晕，乏力，耳鸣明显。辨其本，虚甚，而标证不显，故去疏肝之品而加益气健脾之北黄芪，以固其本。三诊时诸症已除，改用健脾益气化痰，滋阴柔肝之药以巩固其疗效。本方澄茄又名豆豉姜、木姜子根；石菖蒲又名九节石菖蒲、大石菖蒲。

【验案】罗某某，男，22 岁，1989 年 5 月 17 日就诊。主诉：痫证反复发作 15 年，近 5 月加重。患者自 7 岁始即发痫证，呈间歇性发作，时半年 1 次，时 1 年一发，多因劳累而诱发，发作时突然昏倒，两眼上翻，四肢抽搐，吐白沫痰，但量不多，发后四肢乏力，神疲，食纳尚可。近 5 月以来每日一发，发作症状加重。检查：舌质淡红，苔薄白而干，脉滑数。诊断：癫痫，脾虚痰壅者。治疗：健脾化痰开窍，疏肝潜阳熄风。予健脾化痰熄风汤。二诊：服上方期间发作 1 次，但症状较前减轻，持续 10 余分钟，发后头晕，吐泡沫痰，乏力，耳鸣，纳尚可。舌质淡红，苔薄白而干，脉弦细。仍原方加减如下：西党 12g，白术 10g，茯苓 10g，炙甘草 5g，法半夏 10g，广皮 5g，炙远志 5g，枣仁 10g，石菖蒲 10g，北黄芪 12g，丹参 12g，磁石 15g，龙齿 15g（均另包先煎），继服 14 剂。三诊：服上方后痫证未再发，头晕等症均消失，仅感劳累后耳鸣。舌质淡红，苔薄白，脉细。处方：党参 12g，白术 10g，茯苓 10g，炙甘草 5g，北黄芪 12g，丹参 12g，炙远志 3g，枣仁 10g，石菖蒲 10g，制何首乌 15g，枸杞子 12g，白芍 15g，麦芽 10g，鸡内金 3g，法半夏 5g，广皮 5g，服 14 剂以善后。至今已近 1 年，未再复发。

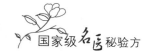

2. 涤痰定痫丸（杜雨茂）

【组成】天麻 30g　川贝母 15g　胆南星 15g　姜半夏 30g　橘红 15g　茯苓 30g　石菖蒲 15g　全蝎 18g　僵蚕 18g　蜈蚣 5 条　白矾 18g　皂荚 18g　天竺黄 30g　朱砂 12g（另研）

【功效】豁痰开窍，镇痉熄风。

【主治】痫证大发作，属脾虚痰盛，肝火夹痰，蒙蔽清窍者。突发昏仆，不省人事，口吐白沫，四肢抽搐，渐渐苏醒，醒后自觉头晕，乏力。

【用法】上药共为极细末，以姜汁 30g，竹沥 30g，加水稀释后，泛丸为绿豆大，装瓶备用。成人每日服 3 次，每次 6g，小儿酌减。

【方解】方中皂荚、石菖蒲豁痰开窍；胆南星、天竺黄清热豁痰；白矾祛风痰；姜半夏、橘红、川贝、茯苓健脾化痰，以杜生痰之源；全蝎、僵蚕、蜈蚣、天麻祛风镇痉化痰；朱砂镇心安神。诸药合用，共奏豁痰开窍，镇痉熄风之功。

【加减】如素体虚弱或久病不愈，正气亏损者，加人参 16g；病情顽固者，加雄黄 12g，另研细入药，以助药力。

【点评】本方适用于脾虚痰盛，肝火夹痰，蒙蔽清窍的痫证。辨证准确，应用恰当，收效甚佳。服药期间，忌食生冷、油腻，以免助湿生痰，同时应注意劳逸结合，切忌过劳及情志过激。

【验案】王某某，男，14 岁。1977 年 8 月 2 日初诊。2 年前，突发昏仆，不省人事，口吐白沫，四肢抽搐，遗尿，片刻即止，渐渐苏醒，醒后自觉头晕，乏力。此后月发一次。脑电图提示：特发性癫痫。予苯妥英钠等抗痫药治疗，日久失效，发作频繁，影响学习。诊见病人神情呆滞，少语寡言，头晕肢乏，记忆力减退，癫痫约二旬一发，舌淡红苔白，脉弦缓。予本方 2 剂后病愈。复查脑电图示：大致正常。随访 9 年，未见复发。

3. 定痫镇痛合剂（胡建华）

【组成】生铁落（先煎）12g　生胆南星 12g　石菖蒲 9g　炙远志 4.5g　炙地龙 9g　丹参 15g　白芍 15g　炙甘草 6g

【功效】豁痰开窍，活血通络，平肝镇惊。

【主治】痫证，属肝风痰浊，挟瘀阻脉络者。症见平素头刺痛，痛处固定，或有外伤、产伤，或舌黯有瘀斑、瘀点等。

【制法】将上药（除生铁落外）用水浸泡 30 分钟，然后将生铁落加水置火上煎 20 分钟，再入余药，共煎 30 分钟，每剂煎 2 次，将所得的药液混合。亦可将上方 7 剂煎浓汁，加糖制成糖浆 500 ml，装瓶备用。

【用法】水煎服，每日 1 剂，早晚各服 1 次；制成糖浆，每服 30 ml，日服 2 次。同时服用星蜈片（生胆南星、蜈蚣按 1∶3 比例研细粉制成片，每片 0.3g），每服 5 片，日服 2 次，或蜈蚣粉 1g，日服 2 次。

【方解】方中生铁落重镇潜阳；白芍平肝柔肝熄风；生胆南星燥湿化痰，祛风解痉；石菖蒲、远志豁痰开窍；丹参、地龙活血通络；甘草调和诸药。诸药合用，共奏豁痰开窍，活血通络，平肝镇惊之效。

【加减】如因脑外伤或难产致病者，加红花 6g，川芎 9g；经期发作频繁者，加淫羊藿、肉苁蓉各 12g，以调补冲任；日久体虚者，加党参、黄芪各 12g；伴恐惧、幻觉、失眠者，加炙甘草 9g，淮小麦 30g，大枣 6 枚。

【点评】本方证既有肝风痰浊，又有瘀阻脉络，本方以豁痰开窍，活血通络，平肝镇惊为治疗大法。临床运用，还需根据不同兼证，随症增损化裁，可收良效。需要注意的是，如病人已服抗癫痫西药者，应照常服用，不可骤停，当逐步减量直至停服。同时应禁酒，忌食羊、狗肉及辛辣刺激性食物。本方亦可用于风阳上扰所致偏头痛患者。

【验案】张某某，女，11 岁。1983 年 8 月 10 日初诊。患者出生时因难产使用产钳。2 岁时因高热抽搐。半年前突发昏仆，不省人事，口吐涎沫，两目上视，小便失禁，数分钟后苏醒，醒后自觉头晕乏力，困倦嗜睡，面色少华。脑电图提示：癫痫发作。经用苯妥英钠、鲁米那、卡马西平及白金丸、抗痫片等中西药治疗未效，发作次数由每月 1~2 次，增至 5~6 次，甚至 1 天发作 3~4 次。诊见脉细，舌苔薄腻。服上方，配合星蜈片、苯妥英钠 0.3g／日，近 1 个半月，患者仅发作 2 次，程度较前明显减轻。后以此方加减，1 年半后逐步减少西药用量，至 1986 年 10 月完全停用。以后仅服星蜈片 2 片，日 2 次。1987 年随访，癫痫已控制，3 年半未发，遂停中药。

4. 定痫汤（沈宝藩）

【组成】全蝎 4g（分 2 次冲服）　僵蚕 10g　地龙 10g　川芎 10g　郁金 10g　石菖蒲 10g　法半夏 10g　枳实 10g　牛膝 10g

【功效】定痫熄风，涤痰通络。

【主治】痫证，属痰浊瘀阻，风阳内动者。症见发作时两目上视，突发昏仆，不省人事，口吐白沫，四肢抽搐，渐渐苏醒，醒后自觉头晕，乏力；或休止期体弱乏力等。

【用法】水煎服，每日 1 剂，早晚各服 1 次。

【方解】方中全蝎、僵蚕、地龙平肝熄风镇痉；川芎、郁金活血祛瘀通络；石菖蒲豁痰开窍，法半夏化痰降逆，枳实理气涤痰，三药共奏祛痰邪之功；牛膝活血祛瘀且引血下行。诸药合用，共奏定痫熄风，涤痰通络之功。

【加减】发作时痰火偏重，症见口唇青紫，牙关紧闭，两目上视，项背强直，四肢抽搐，口吐涎沫或喉中痰鸣，或发怪叫，甚则二便自遗，移时苏醒，醒后感疲乏，头痛，苔较腻或黄腻，舌质黯红，脉弦或滑者，选加羚羊角、磁石、钩藤、胆南星、龙胆草、栀子、赤芍；发作时痰湿偏重，症见面色晦黯，手足发冷，口吐涎沫，苏醒后困乏无力，舌质黯淡，苔白腻，脉弦或弦滑者，选加天麻、蜈蚣、橘红、制胆南星、当归；休止期，心脾两虚为主，时感神疲乏力，心悸、失眠、纳呆，大便溏稀，舌质黯淡，脉细弱者，去牛膝、枳实，选加党参、炒白术、茯苓、炒薏苡仁、远志、当归；休止期，肝肾阴虚为主，头晕目眩，眼花干

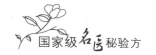

涩，健忘失眠，腰膝酸软，大便干燥，舌红，苔薄，脉弦细者，去法半夏、石菖蒲、僵蚕，选加天麻、龟板、鳖甲、赤芍、白芍。

【点评】痫证大多由于情致失调、大惊大恐、母体怀孕期受惊吓、脑部外伤、饮食不节、劳累过度或罹患他疾之后，造成脏腑功能失调，痰浊瘀阻，气机逆乱，风阳内动，蒙闭心窍而发本病。风、火、痰、瘀是导致本病的主要病机。故本方按发时治标平时治本的治则治疗，发作之时多选用祛风化痰顺气通络或清肝泻火涤痰通络之品，未发作时多从调理脏腑为主，以治其本，治程中除注意熄风外，并当取用痰瘀同治法，病情稳定后，应注意守法守方，坚持治疗。

【验案】男性幼童，8 岁。3 年前，上屋玩耍摔跌昏迷数分钟后苏醒，3 天后突然两目上视，口吐白沫，四肢抽搐，昏迷约 5 分钟苏醒，醒后如常人，此后每隔 1~2 月发作 1 次，近几个月来病情加重，每 1~2 周发病，查脑 CT 无异常，经脑电图检查确诊为癫痫。患儿就诊前1天癫痫又作，平素大便干结，苔腻微黄，舌黯红，脉弦稍数。治以镇肝熄风，清热化痰。处方：全蝎4g（分2次冲服），钩藤13g（后下），磁石 30g，珍珠母 30g，僵蚕 10g，地龙 10g，赤芍 10g，川芎6g，胆南星5g，郁金 10g，枳实 10g，石菖蒲 10g，炒栀子6g，牛膝 10g。原苯妥英钠照常服用。服药 2 周后复诊，告知癫痫未作，大便已通顺，苔转薄腻，舌仍黯红，脉弦，原方去珍珠母，加天麻 10g，再服 20 剂。苯妥英钠改为每日 1 次，每次 50mg。三诊：1 月余癫痫未行，偶见面部小抽动，苔薄，舌不红，初诊方去珍珠母、磁石、胆南星、石菖蒲、炒栀子，加天麻 10g，白芍 10g，何首乌藤13g，鸡血藤 13g，龟板 10g，续服 30 剂，停用苯妥英钠。四诊：未见癫痫发作，均安好，苔薄，脉弦细，续服 30 剂，巩固调治。药停 2 年，随访已愈。

5. 镇痫汤（诸云龙）

【组成】菊花 10g　钩藤 15g　地龙 12g　天麻 12g　僵蚕 15g　半夏 12g　橘红 12g　茯神 15g　枳实 6g　竹茹 6g　胆南星 10g　远志 10g　郁金 10g　石菖蒲 10g　龙骨 24g　牡蛎 24g　甘草 10g

【功效】熄风涤痰，镇痫开窍。

【主治】痫证，属风痰闭阻者。发作则卒然昏仆，目睛上视，口吐白沫，手足抽搐，喉中痰鸣；或仅为短暂的神志不清，或精神恍惚，两目呆滞，茫然所失，说话中断，持物落地而无抽搐。平时多有眩晕、胸闷、痰多、乏力等症，舌淡红，苔白腻，脉弦滑。

【用法】水煎服，每日 1 剂，早晚各服 1 次。

【方解】方中半夏、橘红、茯神、甘草、枳实、竹茹、胆南星，乃温胆汤、导痰汤之意，旨在涤除顽痰；菊花、钩藤、地龙、天麻、僵蚕平肝熄风以镇痉；远志、龙骨、牡蛎镇心安神以定惊；郁金清心解郁以开窍；石菖蒲宁心安神以开窍。诸药相合，共奏涤痰熄风，安神开窍之功，故对风痰型痫证最为合拍。

【加减】痰浊偏盛者，加竹沥 30g 冲服；顽痰不化者，加礞石 10g；脾虚者，加党参 15g，白术 10g；气滞胁胀者，加川楝子 10g，青陈皮各 10g；抽搐频繁者，加琥珀 1.5g 冲服，磁石 24g，珍珠母 24g；病情严重者，加蜈蚣 2 条，全蝎 3g（研末冲服）。

【点评】痫证属疑难杂症，其病因病机多属风、火、痰、惊，其中尤以风痰为主。本方由于抓住熄风、化痰两个关键，历经 40 余年临床实践，反复修改、化裁而成，故疗效确切。但有两点必须强调：① 务必坚持长期治疗。不论是发作期、休止期或恢复期，都必须坚持服药；② 临床上对病情严重者，诸氏常配合针灸治疗。主穴为：百会、四神聪、风池、人中、鸠尾、足三里、阳陵泉、丰隆、太冲、涌泉。施平补平泻法，每日针治 1 次。针药结合，双管齐下，多可收事半功倍之效。

【验案】王氏之妻，女，46 岁，1971 年 4 月 13 日就诊。患者于 20 年前患癫痫病，虽经中西医多方治疗，无明显效果。近来发作频繁，每日发作多次。发作时卒然昏仆，不省人事，抽搐吐涎。平时胸闷纳呆，神疲肢软，苔白腻，脉弦滑。诊断：痫证，风痰闭阻型。治法：熄风涤痰，镇痫开窍。予镇痫汤加减。处方：菊花 10g，钩藤 15g，地龙 12g，天麻 12g，僵蚕 18g，半夏 12g，橘红 12g，茯神 15g，枳实 6g，竹茹 6g，胆南星 10g，远志 10g，郁金 10g，石菖蒲 10g，龙骨 30g（先下），牡蛎 30g（先下），琥珀 1.5g（冲服），全蝎 3g（研末冲服），甘草 10g，水煎服，每日 1 剂，早晚 2 次分服。服药后病情逐渐好转，发作次数明显减少；治疗 1 个月后，抽搐完全控制，诸症悉除，精神好转，面色红润。以后多次随访，直至 76 岁去世，未再发作。

6. 止痉抗痫散（田维柱）

【组成】党参 15g　白术 15g　茯苓 15g　陈皮 10g　半夏 10g　枳实 10g　胆南星 10g　天麻 15g　天竺黄 10g　琥珀 20g　钩藤 25g　僵蚕 15g　全蝎 15g　蜈蚣15条　地龙 15g　桃仁 15g　红花 15g　龙骨 30g　牡蛎 30g

【功效】祛瘀化痰，开窍止痫。

【主治】痫证，属痰血瘀阻，上蒙清窍者。症见阵发性抽搐，反复发作，伴两目上视，口吐涎沫，时有尖叫，或咬破口舌，醒后全身乏力，精神不振，舌质红，脉弦滑。

【用法】共为细末，每次服 10g，日 2 次。

【方解】党参、白术补气健脾；茯苓、陈皮理气健脾，燥湿化痰；半夏、枳实、天竺黄、胆南星燥湿祛疾，祛风止痉；桃仁、红花、地龙活血通络改善微循环；僵蚕、全蝎、蜈蚣属虫类灵动之品，熄风止痉；天麻、钩藤熄风止痉，清热平肝，祛风通络；琥珀镇惊安神，活血散瘀；龙骨、牡蛎镇惊安神，平肝潜阳。

【加减】如抽搐重时间长，重用天麻、钩藤、蜈蚣、全蝎、僵蚕；有热者加黄连 15g，黄芩 15g；痰涎涌盛加青礞石 20g。

【点评】此方用于痰血瘀阻，上蒙清窍而致癫痫发作者，脑外伤、中风后遗症所致癫痫者亦可应用。

【验案】刘某某，男，13 岁，2002 年 3 月 18 日就诊。主诉：阵发性抽搐 5 年

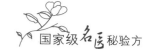

余，5 年前无明显诱因出现阵发性抽搐，反复发作，伴尖叫，口吐涎沫，两目上视，遗尿，舌头咬破，在多家医院诊为癫痫。服苯妥英钠无明显好转而来诊。查神清，未闻及异常气味，精神呆滞，舌质红，苔黄腻，脉弦滑。此属痰血瘀阻，上蒙清窍而致。治以祛瘀化痰，开窍止痉。选用上方，服 3 个月后病情明显好转，发作时间缩短，间隔时间延长，服药半年发作停止，随访 2 年未发作，病愈。

五十、神 经 衰 弱

1. 补脑汤（魏长春）

【组成】制黄精30g　生玉竹30g　决明子15g　川芎8g

【功效】益阴填精，兼清虚热。

【主治】神经衰弱，属肾精亏损，虚火上扰者。症见夜难入寐，记忆力减退，精神不振，头目昏眩，肢体疲软。

【用法】水煎服，每日 1 剂，早晚各服 1 次。

【方解】方用黄精补气益阴，补脾气以充其化源，益肾精则补其不足；玉竹养阴润燥，除烦清热，助黄精益阴填精；决明子益肾阴而清虚热；川芎行气活血，祛风通络。

【加减】阴虚精亏明显者，可加入枸杞子、何首乌等补益肝肾之品；烦躁失眠较重者，加酸枣仁、龙骨、百合、琥珀粉等养心安神之品。诸药合用，共奏益阴填精，兼清虚热之功。

【点评】张景岳认为，眩晕证，虚者十居八九。临床上，眩晕一证属虚者确实居多，如阴虚亢阳上扰，血亏失养而风动，精损脑窍空虚等，均能导致眩晕。然临证纯虚者并不多见，往往兼夹痰浊壅遏，瘀血阻络，火炎上扰，风邪外侵等，故临床上须详审病情，辨别虚实，把握标本孰为主次。本方证以肾精亏损，髓海空虚为其本，虚火上扰为其标。方中除用益阴填精等品外，又用川芎行气活血，祛风通络，因此兼有气滞血瘀、脉络瘀阻、风邪外侵者，本方亦可运用。现代药理研究证实，本方又具有降压作用，因此，高血压病辨证属肾精亏损，虚火上扰型者，运用本方也较为适宜。方中诸品，平和而作用缓慢，久用方可见效。临证时，如见舌苔黄腻、纳差、尿赤等湿热内蕴见证者，本方不宜使用。

【验案】张某，女，23 岁。1975 年 2 月 10 日初诊。2 年来，每于看书写字后，感头目昏眩，肢体疲软，夜难入寐或乱梦纷扰，记忆力明显减退，精神不振，情绪不宁。诊见舌苔薄白，脉细。予上方加酸枣仁 12g，枸杞子 12g，制何首乌16g，生龙骨 12g（先煎）。服药 7 剂后，夜寐转安，头昏明显减轻，但仍精神疲乏。拟去龙骨、酸枣仁，续进 7 剂，以巩固疗效。嘱患者安心静养，切勿焦虑。

2. 滋肾宁心煎（董漱六）

【组成】制何首乌90g 黑豆90g 生地90g 天冬60g 丹参90g 枸杞子60g 女贞子120g 怀牛膝90g 桑椹120g

【功效】滋肾填精，养血熄风。

【主治】神经衰弱，属肝肾精亏者。症见脑转耳鸣，胫酸眩冒，目无所见，甚则眩晕跌仆等。

【用法】用水浸泡一宿，浓煎3次，去渣，滤取清液，加糖适量，文火煎熬浓缩至500 ml，装瓶备用。每服30 ml，以开水送下，每日服2次，连服4瓶为1个疗程。

【方解】方用制何首乌补肝肾益精血，配以枸杞子、女贞子加强补肾肝之力，兼能清虚火；天冬、生地、桑椹滋阴养血，清热除烦；怀牛膝、丹参引血下行，降上炎之火，兼能清心除烦；黑豆活血利水，消谷，通大便，去结积，使全方补而不滞。诸药合用，则能滋肾填精，养血熄风。

【加减】可根据夹杂症之不同，选择1～2种成药配伍运用。肝阳上亢夹湿者，可配杞菊地黄丸、明目地黄丸或石斛明目丸；兼见心血不足者，可选用朱砂安神丸、人参养荣丸，或孔圣枕中丹、麦味地黄丸、健步虎潜丸；伴气滞湿阻者，可选用香砂养胃丸、三妙丸、逍遥丸、越鞠丸；兼见湿瘀互蕴者，可选用九制香附丸、木香顺气丸、失笑散，或复方丹参片。

【点评】本方适用于肝肾精亏而致的头晕。脑为髓海，肾主藏精生髓，肾精亏损，一则可以导致髓海不足，脑转耳鸣，胫酸眩冒，目无所见；二则可以引起肝阴不足，血燥生热，热则风阳上升，窍络阻塞，头目不清，眩晕跌仆。治疗时，当遵"酸以收之，厚味以填之"的原则，以滋补肝肾为治疗大法，本方即以此立法，临床收效显著。要注意的是，凡属阳虚寒湿偏重的患者忌服。如遇感冒、腹泻或气滞痰阻的病人慎用。在服药期内，应忌烟、酒及酸辣等具有刺激性的食物。

【验案】陈某某，男，40岁。1978年12月19日初诊。患者头痛以左侧太阳穴为甚，项强不舒，心悸盗汗，失眠，寐时梦扰，四肢麻木，肌肉蠕动，腰酸乏力，小便淋沥失约，右胁肋胀痛，纳差，时干呕，大便干结，舌红有瘀斑，苔薄黄腻，脉细弦数。予滋肾宁心煎4瓶，甘露消毒丹250g，日服9g。连服1月，头痛已除，后项拘急缓解，头晕减轻，夜寐安，盗汗止，四肢麻木消失，肌肉蠕动少见，但趾偶有抽筋，小便利，且得控，纳可，便稠，舌淡红、苔薄，脉细小数。再予滋肾宁心煎4瓶，甘露消毒丹125g，三妙丸125g，二药和匀，日服9g。服药后，诸症俱平，食欲增进，精神振奋，体质增强。

【简介】董漱六，生于1916年，江苏丹阳人，已故。毕业于上海中国医学院，从师秦伯未先生继续深造。曾任中华全国中医学会上海分会第一届理事会理事。为上海市第二人民医院中医内科主任医师。擅长治疗温热病、咳喘病、内科疑难杂症。曾发表《霍乱治疗专集》等学术论文40余篇，并编著《秦伯未先生膏方选集》一书，畅销国内外，获较高评价。

原通信地址：上海市第二人民医院中医内科 邮编：200011

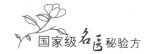

3. 枸杞子枣仁汤（彭静山）

【组成】枸杞子 30g　炒枣仁 40g　五味子 10g

【功效】滋补肝肾，养血安神。

【主治】神经衰弱，属心血不足，肾阴亏损之失眠者。症见虚烦心悸，夜寐不安，梦遗健忘，舌红少苔，脉细数。

【用法】上药 3 味和匀，分成 5 份。每日用药 1 份，置于茶杯中，开水浸泡，当茶频频饮之，或日饮 8 次，每次至少 50 ml。

【方解】方用枣仁、枸杞子补肝肾，养心血；五味子敛心气，滋肾水。全方药少力专，滋补肝肾，养血安神。

【加减】如心律不齐，而失眠较轻者，枣仁、枸杞子量宜相同；单纯失眠者，枣仁量宜大；胃酸过多者，可去五味子，加白豆蔻 5g。

【点评】本方适用于心血不足，肾阴亏损之失眠。运用本方，可根据不同情况，如上所述加减项中适当调整用量或加减药味。服用时以药代茶频饮，既可免去煎药之劳，亦可达到治疗之效，且服用方便，并可适当加入白糖或麦乳精以调味。

【验案】李某某，男，45 岁。患心动悸，发作无时，夜寐不安，倦怠乏力，面色微黄，形体消瘦，舌无苔，脉结代，每分钟心脏早搏 8~9 次。予上方，嘱当茶饮。8 天后脉律转齐，睡眠亦安。服药 1 月，诸症皆除。

【简介】彭静山，生于 1909 年，辽宁开原人，16 岁学医，受教于一代名医马二琴先生，后进修西医。历任中国医科大学、辽宁中医学院针灸教研室主任和附属医院针灸科主任、副院长。为辽宁中医学院附院教授。临证近 70 年，精通内、外、妇、儿、针灸，倡针、药并用，善于运用针灸术治疗脑血栓等症，疗效显著。著有《简易针灸疗法》《针灸秘验》等。

通信地址：辽宁省中医学院附属医院　邮编：110000

4. 百麦安神饮（路志正）

【组成】百合 30g　淮小麦 30g　莲肉 15g　夜交藤 15g　大枣 10g　甘草 6g

【功效】益气养阴，清热安神。

【主治】神经衰弱，神经官能症，属心阴不足，或气阴两虚者。症见神志不宁，心烦急躁，悲伤欲哭，失眠多梦，善惊易恐，心悸气短，多汗，时欲太息，舌淡红或嫩红，脉细弱或细数无力。

【用法】上药以冷水浸泡半小时，加水至 500ml，煮沸 20 分钟，滤汁，存入暖瓶内，不计次数，作饮料服用。

【方解】本方取《金匮要略》甘麦大枣汤与百合汤之义，再加莲肉、夜交藤而成。以淮小麦、甘草、大枣益心脾之气；以莲肉、百合、大枣养血和营；以百合微寒之性，清内蕴之虚热；且淮小麦、百合、莲肉、夜交藤、大枣诸药均有安神定志的作用。诸药合用，共奏养心阴，益心气，清虚热，缓诸急，安神定志之功。

【加减】兼气郁者，加合欢花 30g；兼痰浊者，加竹茹 9g，生姜 6g；兼湿邪阻滞者，加藿香、荷梗各 10g。

【点评】神经衰弱及神经官能症的发生，主要因思虑过度，心阴暗耗；或久病不愈，阴血耗伤；或劳心伤脾，气血两亏，致使心失所养，心神不安，其病变部位主要在心，有时可涉及肺、脾、肝三脏。本证不是脏腑形体的实质病变，而属其功能失常，临床以虚多邪少者多见，且一般病程较长，故治疗上不能孟浪从事，急于求成。如因其虚而用重剂滋补，不但药过病所，且可引起诸如胸闷脘痞、腹胀纳呆等不良反应；如因其有邪而攻之，亦会进一步损伤正气，加重病情。所以本方即从虚多邪少，功能失常这一点着眼，缓缓为之，以清淡、轻灵、活泼、流动之品，斡旋其枢机，调整其功能，补虚而不助邪，祛邪而不伤正。另外，人之中年，心力交瘁，心血暗耗，神不守舍，易致"脏躁"，即西医所谓更年期综合征是也。本方则以养阴为主，旨在治本；辅心安神之品，期神守心宫，故脏躁可愈。

5. 养心安神化阴汤（胡建华）

【组成】炙甘草 9g　淮小麦 30g　大枣 9g　当归 12g　白芍 30g　川芎 9g 酸枣仁 9g　宣木瓜 9g　辰麦冬 12g　石菖蒲 9g　生地 15g　野百合 15g

【功效】养心安神，酸甘化阴。

【主治】神经官能症，属阴血不足，心神不宁者。症见心悸失眠，面容焦虑，手心灼热，语言急促，舌质红少苔，脉弦细数。

【用法】水煎服，每日 1 剂，早晚各服 1 次。

【方解】淮小麦、甘草、大枣养心气，安心神，佐以酸枣仁宁心安神，且共奏酸甘化阴之功；百合、生地、麦冬滋阴润燥；川芎、白芍、当归、生地养血柔肝；木瓜、石菖蒲祛湿和胃。上药同用，肝阴得养，心神得安，诸证自愈。

【点评】不寐一证，不离乎心，但亦不止于心。下列医案因家事纠葛，以致郁怒伤肝，久则化火伤阴，阴血亏耗，心失所养，神明不安，导致不寐。由于病在心、肝二经，前医单从心经论治，焉能奏效？故用甘麦大枣汤甘缓之品，以养心气，安心神；补肝汤酸敛之品，以滋肝，柔肝；配合百合地黄汤以加强滋阴润燥之功。补肝汤用四物汤作为基础，以养血柔肝，配以枣仁、木瓜、甘草、麦冬酸甘化阴。患者失眠、烦躁、头痛、眩晕、舌红脉数，乃肝阴亏虚，阴不济阳所致。最适宜用酸甘化阴之法。盖酸能收敛浮阳，甘能化生津气，酸甘同用，能使阴虚得以滋养，阳亢得以潜降。所用处方中，未曾遣用大量苦寒泻火之剂，而能使阴复火降，睡眠渐趋安宁，实赖酸甘化阴之功也。除药物调治外，并辅以劝导慰藉，鼓励其胸襟豁达，坚持简化太极拳锻炼心身，不寐之证，缠绵五载，治疗 3 个月左右，获显著效果。

【验案】黎某某，女，39 岁，小学教师。1987 年 9 月 6 日初诊。主诉失眠伴头痛、眩晕 5 年。5 年前因家事纠葛，精神受刺激，导致情志抑郁，急躁易怒，入睡迟缓，醒后不易重新入寐。近 1 个月来，失眠尤为严重，甚至彻夜难寐。情绪焦虑，恐惧，心悸，头痛，眩晕，健忘，神思恍惚，五心烦热，口干欲饮，胸闷，两胁隐痛，大便干燥，2～3 日一行。长期服用西药安眠镇静剂，久则失效。曾服用中药天王补心丹、安神定志丸等方加减百余剂，亦未见奏功。遂来就诊。检查：神清，面容焦虑，手心灼热，语言急促。舌质红少苔，脉弦细数。心率 92 次 / 分，血压 16 / 11kPa。诊断：不寐（神经官能症），心神不宁。治疗：养心安神，酸甘化阴。予养心安神化阴汤。9 月 13 日二诊：服上方后，睡眠好转，可睡 4 小时左右。头痛、眩晕、口干等症，均见减轻。大便仍干，隔日一行。舌质红，苔薄，脉弦细略数。心率88次 / 分。前法尚称合度，再予原方增删。处方：炙甘草 9g，淮小麦 30g，大枣 9g，白芍 30g，川芎 9g，酸枣仁 9g，宣木瓜 9g，炙乌梅 4.5g，辰麦冬 12g，生地 15g，野百合 15g，全瓜蒌 15g。9 月 17 日三诊：睡眠进一步好转，可睡 5 小时左右，西药开始减量，心悸、头晕均进一步改善，精神状态转佳，情绪较稳定。大便仍隔日 1 次，饮食尚可。舌尖红，苔薄，脉弦细，心率85次 / 分，守原方增减药物。处方：炙甘草 9g，淮小麦 30g，大枣 9g，白芍 30g，川芎 9g，酸枣仁 9g，木瓜 9g，麦冬 12g，生地 15g，野百合 15g，陈皮 10g，全瓜蒌 15g，3 剂。9 月 20 日四诊：睡眠续有进步，西药已减量，可以安睡 5 小时以上。余症均有不同程度的改善。口干、手心灼热消失，大便已润。舌尖红，苔薄腻，脉弦细。心率 80 次 / 分。再予养心安神，育阴柔肝。处方：炙甘草 9g，淮小麦 30g，大枣 9g，白芍 30g，川芎 9g，酸枣仁 9g，宣木瓜 9g，生地 15g，野百合 15g，肥知母 12g，全瓜蒌 15g，14剂。10 月 4 日五诊：睡眠渐复正常，可达 7 小时左右。近 3 天来已停服西药。焦虑、恐惧、五心烦热等症基本消失。在授课劳累后，偶有轻微头痛，苔薄腻，脉弦细，心率78次 / 分，原方 14 剂。以后原方加减，继续服用40 余剂。睡眠可达 7~8 小时，头痛、五心烦热、口干等症均消失。舌脉均正常。于 11 月 26 日起改用天王补心丹、杞菊地黄丸，每次各吞服6g，日服 2 次，巩固疗效。

6. 安眠四味饮（田维柱）

【组成】枸杞子 30g　炒枣仁 40g　百合 40g　五味子 15g

【功效】清心除烦，安神定志。

【主治】失眠症，症见失眠，夜寐不安，睡眠不实，虚烦，惊悸多梦，舌质红，脉沉缓或结代。

【用法】水煎代茶饮。

【方解】方用枸杞子性平，功补而润，清肝滋肾，助阳补虚；枣仁甘酸而润，专补肝脾而宁心，治虚烦不眠；百合，甘微寒，归心经而清心安神，治疗虚烦惊悸多梦不眠；五味子五味俱全，滋补肾水敛气强阴。四药合用，心肾均得补益，水火既济，虚烦得除，心神得安。

【加减】胃炎、胃酸过多者五味子酌减。

【点评】此方药少而精，可水煎或开水冲之代茶饮，方便有效。

【验案】李某，男，43 岁，2002 年 8 月 17 日就诊。主诉：失眠、多梦半年余。因工作关系（记者），每天写稿到深夜而致失眠，夜寐不安，多梦，睡眠不实，逐渐加重，曾用镇静安神药，无明显效果来诊。症见神疲，倦怠，少言，舌质红，苔薄，脉缓。此属夜间写作劳神，伤及心肾，治以清心除烦，安神定志。给予上方 3 剂代茶饮，10 天后精神转佳，夜眠增多，继服此方月余，症状全部消失，精力充沛而病愈。

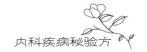

五十一、神经官能症

1. 清痰安眠汤（田维柱）

【组成】党参 15g　白术 15g　陈皮 15g　半夏 10g　枳实 10g　竹茹 10g　茯神 15g　胆南星 10g　石菖蒲 10g　远志 10g　炒枣仁 20g　柏子仁 20g　合欢皮 15g　夜交藤 15g　龙骨 30g　牡蛎 30g　珍珠母 30g

【功效】健脾祛痰，安神定志。

【主治】神经官能症，属痰火交阻者。症见失眠，烦躁，多梦，伴头痛、眩晕，多愁善感，疑虑妄想，惊悸夜游，哭笑喜怒无常等，舌质红，苔薄，脉弦细。

【用法】水煎服，每日 1 剂，早晚各服 1 次。

【方解】方中党参、白术补气健脾；半夏健脾燥湿化痰，降逆和中；竹茹清热和胃化痰；陈皮理气消痰，温胃止呕；枳实降逆破气、消胀；石菖蒲芳香，开心气利九窍而逐痰；远志、炒枣仁、柏子仁化痰宁心安神；合欢皮解郁安神；夜交藤养心安神；龙骨、牡蛎、珍珠母平肝潜阳，安神镇惊。数药合用，共奏镇静化痰，安神定志之功。

【加减】痰盛者，加天竺黄祛痰；肝郁气滞者，女患加香附、乌药，男患加香附、黄连；热盛，加黄芩、黄连清热；燥扰不安者，加琥珀、朱砂镇惊安神；头痛，加天麻、钩藤、白蒺藜缓急止痛；大便干结，加大黄、瓜蒌仁润肠通便。

【点评】失眠多梦一症多为神魂不安所致，主要责之脾虚，心肝火盛，蒸湿成痰，痰火交阻而发生心烦不寐，噩梦纷纭，大脑得不到休息则变生百出，此方健脾祛痰，安神定志，铲除病因，则病得愈。

【验案】张某，男，37 岁，2004 年 5 月 7 日就诊。主诉：失眠 2 年余，加重半月。2 年前因婚变出现失眠，夜寐不安，烦躁不食，逐渐加重。近日出现头痛、眩晕，时有哭笑，多疑妄想，舌质红，脉弦滑。此属情志不畅，肝气郁结，思虑伤脾生痰，痰郁化火，上扰心神而致。治以健脾祛痰，安神定志。选用上方，连服 1 个月，诸症悉减，继服半月病愈。

2. 心安方（陈镜合）

【组成】百合 30g　生地 30g　浮小麦 30g　大枣 25g　甘草 6 g　莲子 30g　鸡蛋 1 只　白糖适量

【功效】养心宁神，解郁除烦。

【主治】神经官能症，属心血不足，心神不宁者。症见失眠心悸，恐惧多疑，多愁善感。

【用法】水煎服，每日 1 剂，早晚各服 1 次。

【方解】百合、生地、浮小麦、莲子养心安神，除虚烦；大枣、甘草和中；鸡

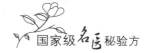

蛋协诸药安中定志。诸药合用，共奏养心宁神，解郁除烦之功。

【加减】不眠重症，加夜交藤 30g；伴慢性胃炎或肠炎，上腹胀痛者，加白术 10g、砂仁 10g（后下）；腰酸耳鸣，舌质红无苔，脉细数者，加山茱萸 15g，菟丝子 15g。

【点评】该方实为百合地黄汤和甘麦大枣汤两方加莲子组成，是仲景治疗郁病及妇人脏躁的主方。加上莲子、鸡蛋与糖，实起加强其养心宁神、解郁除烦之功效。有胃肠症状，如不欲食、容易腹泻者不宜用此方。

【验案】李某某，女，48 岁。不眠惊悸、虚烦多疑、忧思恼怒反复多年，有自杀倾向，经中西医诊治，疗效欠佳。曾用归脾汤、酸枣仁汤、桂枝加龙骨牡蛎汤等，疗效甚微。经人介绍于 2004 年 3 月 18 日来门诊诊治。时见患者面色潮红，形体消瘦，惶惶恐恐，彻夜不眠，眠则易醒，心悸心慌，疑东疑西，目含泪花，症之多无法以某病解释。各种检查均未发现异常，舌苔薄白，舌质红，脉虚数。诊断：郁证（心血不足、心神不宁所致）。治则：养心宁神、解郁除烦。用"开心方"处之：百合 30g，生地 30g，浮小麦 30g，甘草 5g，大枣 25g，莲子 30g，清水30ml，煎至100ml 后，加白糖适量，冲鸡蛋 1 只，每日 1 剂。连服 3 天复诊，谓心神已定，能睡 3 小时左右，服后感胃脘胀满，饭后更甚，大便烂，每日 2 次，有里急后重感。舌苔稍增，脉虚数。考虑养阴药致滞，在上方加陈皮 5g，砂仁 10g（后下），再服 3 剂，症状明显减轻，心境舒畅，说笑自如，胃肠症消失。上方生地、浮小麦各改为 15g，连服 7 剂，症状稳定如常人。改饮食疗法善后。1 方：小麦、糯米各 30g，白糖适量，加水煲粥。2 方：百合、生地各 30g，用清水 200ml煎至 100ml，加少量糖后冲鸡蛋 1 只服。上食疗 1 与 2 方交替用。半年后病者因关节痛来诊，告知原症未再发。

3. 除痰安寐汤（印会河）

【组成】北柴胡 10g　枳实 10g　制胆南星6g　珍珠母 60g（先下）　青礞石 30g（先下）　合欢皮 15g　夜交藤 3g　葛根 30g

【功效】祛痰（无形）镇静，解郁舒肝，安神除烦。

【主治】神经官能症，由七情六欲所致者。症见失眠烦躁，乱梦，头痛昏晕，多愁善感，疑虑妄想，惊悸夜游，无端喜怒悲啼涕泣以及幻睡等。

【用法】水煎服，每日 1 剂，早晚各服 1 次。

【方解】方中重用珍珠母镇惊安神；合欢皮疏肝解郁，悦心安神；夜交藤养心安神；青礞石、制胆南星消痰镇惊；北柴胡、枳实行气疏肝；葛根升达阳气，以助疏肝。诸药合用，共奏祛痰镇静，解郁舒肝，安神除烦之功。

【加减】头痛甚，中医称为痰厥头痛者，加钩藤 30g，菊花 10g，白蒺藜 15g，赤芍 30g 以舒挛镇痛；大便干结者，加瓜蒌仁 12g，生大黄 6g 以润肠通便；抽搐动风者，加羚羊角面 1g（分冲）以清肝熄风；狂言乱语，躁动不宁，幻视幻听者，则其病已由量变到质变，属于癫狂之症，即所谓"精神分裂症"之类，本方须加石菖蒲 10g，远志 6g 以豁痰开窍，外加"礞石滚痰丸"6～9g。上午 1 次服下，下午可得泻下二三次不等。不可睡前服用此丸，因为此药起作用时，可见腹痛泻下，影响睡眠，反滋病变。

【点评】失眠多梦一症，根据旧说认为是神魂不安所致。而神魂不安，则主要责之心（藏神）、肝（藏魂）火盛，蒸湿生痰，痰火交郁，故而发生心烦不寐，或寐则乱梦纷纭，大脑基本上得不到休息，经常处于疲劳状态。人非铁石，大脑更是精密度最高的器官，久之则变生百出。印氏曾统一将之称为"神志病"，意即由"五神"（神、魂、魄、意、志）"五志"（喜、怒、思、忧、恐）等相互交杂、相互影响而产生的疾病。这种病，少睡多梦实为最根本、最主要的症状，愈此则诸症减轻，而本方则是主要用来解决这个问题的。但古语有"心病还须心药医"之说，药物的作用，终是"外因"。治疗本病除服药以治其标外，更主要的还是消除病人"五志过极"的致病宿因。否则，病本不除，"内因"还要起主要作用。

本方系得自印氏祖传，又屡经更易，始成今日之规模。本方取祛痰（无形）镇静之意，乃由今人实验证明，中医除痰药多有镇静作用。

五十二、抑 郁 症

黛玉疏肝散（马大正）

【组成】绿梅花 5g 玫瑰花 4g 合欢花 12g 厚朴花 5g 佛手 10g 木蝴蝶 4g 甘松 10g 八月札 10g 白蒺藜 10g

【功效】轻疏肝气，芳香开郁。

【主治】经行抑郁、产后抑郁等病症，而素体羸弱者。症见精神抑郁，情绪低落，胸闷寡欢，形瘦体弱。

【用法】研末，每服 6~10g，早晚各服 1 次。

【方解】绿梅花、玫瑰花、合欢花、厚朴花诸花质轻，芳香清扬，轻疏气机；佛手、木蝴蝶、甘松、八月札、白蒺藜疏肝调气。诸药合用，共奏轻疏肝气，芳香开郁之功。

【点评】肝气郁结有愠怒所致，有因细琐怏怏者；有怒出狂言，有欲言还休者；有体气强悍，有素体羸弱，形同黛玉者。虽同为肝气郁结，不能条达，而治之有异。前者用柴胡疏肝散、越鞠丸之属，后者此方最为合拍，以此方之轻灵方可以愈此疾。该方多用轻清香味之花类或气味清淡之品，为疏肝调气芳香开郁之轻剂，有异于气味雄烈，行气犹如推墙之方剂，此譬如掸尘与扫地之别，不可不识。

【验案】吕某，37 岁，1991 年 12 月 21 日初诊。出现经前心烦易惊，情绪低落，悲观失望，心悸寐差已数月。末次经期 11 月 29 日来潮。舌淡红，苔薄白，脉细。方用黛玉疏肝散加减：木蝴蝶 4g，绿梅花 4g，合欢花 10g，佛手 10g，八月札 10g，郁金 10g，路路通 10g，远志 10g，石菖蒲 8g，龙齿 15g，小麦 20g，3 剂。灵芝胶囊每次 2 片，每日 3 次吞服。服药之后，上述症状悉数消失。

【简介】马大正，生于 1949 年，浙江温州人，毕业于浙江中医药大学。曾任温州市中医院副院长，浙江中医药大学兼职教授，全国中医学会妇科分会委员，浙江省妇科分会委员，并获得全国老中医药专家、浙江省名中医等称号。擅于治疗不孕不育症、功能性子宫出血、先兆流产、子宫肌瘤、子宫内膜异位症等妇科疑难疾病。著作有《中国妇产科发展史》《中医妇科临床药物手册》等多部著作，发表学术文章 80 篇。

通信地址：温州市百里东路 19-1 号 602 室　邮编：325000

五十三、精神分裂症

瓜蒌泻心汤（姚子扬）

【组成】瓜蒌 30～60g　制胆南星 10g　姜半夏 10g　黄连 6～10g　栀子 15g　枳实 15g　竹沥10ml（兑入）　橘红 10g　柴胡 10g　大黄 10g　石菖蒲 10g　郁金 12g　白芍 15g　甘草 3g

【功效】舒肝解郁，清心化痰。

【主治】精神分裂症，属气郁化火，扰乱心神者。症见烦躁不安，多语善疑，或哭笑无常，夜不安寐，或尿黄便秘，舌红苔黄，脉弦数或滑数。

【用法】水煎服，每日 1 剂，早晚各服 1 次。

【方解】肝主疏泄而喜条达，心主神明而恶热。若所愿不遂，忧郁恚怒，肝气郁滞，郁久化火，灼津生痰。痰、气、火三相结，母病及子，扰乱心神，则精神失常，遂成是证。治当疏肝理气，清心泻火，涤痰开窍，安神定志。组方以柴胡、枳实二药升降相合，疏肝解郁；更加郁金、白芍，共理气机；瓜蒌、胆南星、半夏、橘红宽胸利气，化痰散结；竹沥豁痰利窍；更以栀子、黄连直清心肝之火；大黄苦寒降泻导痰火下行。诸药合用，疏肝解郁，清心化痰，痰火一清，则心神自安。

【加减】狂躁不安，便秘者，加礞石 10～15g；失眠重者，加朱砂研细冲服 lg；口渴喜饮者，加知母 15g。

【点评】本方系姚氏调治情志病的常用经验方，对恚怒郁结，或因高考落榜，或恋爱失意等情志不遂的青年患者奏效甚捷，辅以心理启示，劝说开导，效果更好。

五十四、再生障碍性贫血

1. 温补脾肾方（乔仰先）

【组成】党参 9g　黄芪 9g　焦白术 9g　甘草 4.5g　当归 9g　白芍 12g　肉苁

蓉 9g　枸杞子 9g　生、熟地各 9g　肉桂 3g　牛角腮 15g　地锦草 12g　红枣 5 个

【功效】温补脾肾。

【主治】再生障碍性贫血，属脾肾两虚，阳虚偏重者。症见面色萎黄，眼结膜苍白；舌质淡白，脉弦滑小数。

【用法】水煎服，每日 1 剂，早晚各服 1 次。

【方解】方中肉苁蓉、肉桂、附子、鹿角粉温肾益气，配伍干姜温中补虚，先后天共同温养；党参、黄芪、焦白术益气健脾，补益后天之本；"善补阳者，必于阴中求阳，则阳得阴助而生化无穷"，配伍龟板、枸杞子、生熟地、白芍滋阴补血，相得益彰；牛角腮、地锦草化瘀止血，以治出血之标。诸药合用，脾肾同调，阴阳并补而以补阳为主。

【点评】再障之贫血是骨髓造血功能障碍引起的严重血液病。该病又称"血枯"，在祖国医学中属"虚劳""虚损""血证"范畴。中医认为"血者水谷之精也，生化于脾"，"肾主骨、生髓、藏精，血为精所化"，"脾肾分主气血"，"水为万物之源，土为万物之母"。乔氏治再生障碍性贫血，对每个患者，首先详细分型，分型实际是经过中医辨证，对该患者综合性详细分析，对治疗起了指导作用。其方法是以阴阳为纲，脏象为目。如下列医案患者，其临床表现主要有 3 方面，即贫血、出血、感染。这三者之间，由于气血两虚，以致气虚不能摄血，脾虚不统血，或血虚生热，或外感发热，血热妄行，热伤血络，皆可引起出血。而气血是人体生命活动之物质基础，也是抵御外邪的重要武器，所谓"邪之所凑，其气必虚"。再生障碍性贫血病人气血既虚，容易感染。故三者之间以贫血为本，出血、感染为标，治疗时应重点在贫血以治其本。经过分析乃属于"阳虚偏重，脾肾两虚"型，故对患者的治疗是根从脾肾，着眼于温补气血之法，最后确实收到了良好的效果。

【验案】杨某，男，10 岁。1976 年 11 月 20 日初诊。主诉：面色萎黄，神疲乏力 3 年，半年来伴有鼻、牙龈出血。1973 年起出现贫血，面色无光，头昏目眩，心悸心慌，气短，乏力。经多次住院，采用泼尼松、丙酸睾酮、输血等治疗，但病情仍反复不已，并出现鼻衄、牙衄、低热，平时常易外感而发热。再次住院治疗，于 1976 年 8 月 30 日行骨穿检查，诊为"再生障碍性贫血"，采用中西医结合，病证尚不能控制，请乔氏用中药治疗。检查：面色萎黄，眼结膜苍白。舌质淡白，脉弦滑小数。体温 37.4℃，血红蛋白 35g / L、红细胞 11.9×10^{12} / L、白细胞 2.4×10^9 / L、血小板 74×10^9 / L。诊断：再生障碍性贫血，属脾肾两虚，阳虚偏重者。治疗：温补脾肾。1977 年 1 月 22 日二诊：激素已停用 2 个月，连服以上中药，低热、出血未作，精神日渐转胜，继用上方去牛角腮、地锦草，加干姜 1.5g。1977 年 3 月 4 日三诊：面色转华，精神尚佳，已能全天上学读书，再拟补肾健脾。上方加龟板 9g，黄精 12g，附子 6g，鹿角粉 3g（分吞），以增添药力，巩固疗效。该病人连续服用本方 3 年余（有时停药 1~2 个月），除在外感或有出血病证时加用清宣之方银翘散，及止血之品茅根、牛角腮外，证情日趋稳定。1980 年 11 月 10 日化验，血红蛋白 120g / L、红细胞 36×10^{12} / L、白细胞 8.4×10^9 / L、血小板 72×10^9 / L。1990 年 4 月 19 日随访，其父云：患者症情

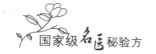

一向良好，面色红润，周身无出血，多年来外感亦少。血常规多次复查，血红蛋白120g／L、红细胞 39×10^{12}／L、血小板（75～120）$\times 10^9$／L之间。

【简介】乔仰先，生于 1914 年，江苏建湖人，早年从师学习中医内科。1936年开始行医，从事中医临床、教学、科研工作 60 余年。任上海华东医院主任医师，中华全国中医学会上海分会理事。临床擅长内科心血管病、血液病、肝病、不孕症、老年病及疑难杂症等。

通信地址：上海华东医院　邮编：200040

2. 阴阳双补汤（周仲瑛）

【组成】菟丝子20g　枸杞子20g　制何首乌20g　熟地20g　桑椹子20g　麦冬20g　肉桂6g　附子10g

【功效】阴阳双补，健脾理气。

【主治】慢性再生障碍性贫血，属阴阳两虚者。症见周身疲乏，头晕心悸；舌质淡红，苔白腻，脉浮濡数。

【用法】水煎服，每日 1 剂，早晚各服 1 次。

【方解】方中附子、肉桂大辛大热之品，温壮元阳，直补先天；菟丝子、枸杞子、熟地、何首乌、桑椹子均入肝、肾二经，可补益肝肾，养血益精；配伍麦冬滋阴润肺。诸药合用，阴阳并补，脾肾同调。

【点评】慢性再生障碍性贫血，中医多将其归属于"虚劳"范畴。古人云："人之虚，非气即血，五脏六腑莫能外焉，而血之源头在乎肾，气之源头在乎脾。"明确提出治疗上必须着重补脾肾。本病例，临床辨证属阴阳两虚。作者宗"善补阳者，必于阴中求阳，则阳得阴助而生化无穷；善补阴者，必于阳中求阴，则阴得阳升而源泉不竭"之大法，选用具有温补阴阳之品，同时辅以健脾理气，补中有行。下列医案患者病已日久，加之治疗初见成效之时，为中止妊娠，行人流术，使其气血再次受损，血红蛋白一度下降，使治疗难度加大，一般药力一时难达，宗前之辄，原法有效，终守原方，病终获愈。

【验案】曾某，女性，34 岁，教师。1981 年 3 月 28 日初诊。主诉：头晕心慌，疲乏无力伴月经量多1年余。病史 1980 年 2 月无明显诱因，患者自觉周身疲乏，头晕心悸，月经量多，当即在长春市中医院查血红蛋白 50g／L，白细胞 3.2×10^9／L，血小板 20×10^9／L。2 月 7 日行骨穿，骨髓增生重度低下，粒、红两系减少，淋巴细胞增多，巨核细胞未见，血小板少见，诊断为再生障碍性贫血。在吉林省医院住院治疗 9 月余，曾先后用丙酸睾酮、泼尼松、甲基睾素、叶酸、鲨肝醇等药治疗。同时配合输血，每日 300ml，但症状无明显改善，血红蛋白维持在70g／L左右，月经量仍多，牙龈时有渗血，伴五心烦热，咽干不喜饮，腰酸怕冷。检查：呈慢性中度贫血貌，面色无华，倦怠，爪甲口唇少华，心肺无异常，肝脾不大。舌质淡红，苔白腻，脉浮濡数。血红蛋白73g／L，白细胞 3.6×10^9／L，血小板 30×10^9／L，网织红细胞 0.9%。3 月 30 日骨髓象复查，符合再生障碍性贫血诊断。血清铁26.9 μmol／L，血清总铁结合力 300 μg%，酸溶血、热溶血、糖水试验均阴性，尿血红蛋白（－），含铁血黄素（－）。诊断：慢性再生障碍性贫血，属阴阳两虚者。治疗：阴阳双补，健脾理气。予阴阳双补汤。服药半月后，血红蛋白上升至 83g／L，自觉症状同入院，但腹胀、纳呆、嗳气吞酸症状尤甚，经做妊娠试验（＋），孕期 2 月余。于 4 月 24 日在常规消毒情况下行人流术，手术过程顺利。舌质淡红，苔薄白，脉沉细。中药守上方基础上加香橼皮 10g，佛手片 10g，茯苓 10g，焦三仙各 15g。4 月 28 日诊治时，血红蛋白达 108g／L，白细胞 3.6×10^9／L，自觉症状明显好转，继守原方。5月20日，月经量多，血红蛋白下降至 95g／L，舌脉同前，考虑该方临床有效，继守服 40 剂后，血红蛋白升至 108g／L，自觉症状消失，精神食纳均好，舌红脉细，面色红润，继原方巩固治疗 1 个月，血红蛋白达 132g／L，白细胞达 6.6×10^9／L，血小板 70×10^9／L，网织红细胞 0.9%，于 9 月 28 日出院。住院期间未用西药。出院随访 1 年，未见复发。

3. 十四味建中汤（周仲瑛）

【组成】太子参 15g　茯苓 15g　白术 12g　生甘草 6g　当归 20g　熟地 15g　川芎 10g　白芍 12g　制附片 6g　肉桂 10g　半夏 10g　肉苁蓉 15g　黄芪 15g　麦冬 10g

【功效】温补脾肾。

【主治】慢性再生障碍性贫血，属脾肾阳虚者。症见面容憔悴，倦怠乏力，面色苍黄，枯而不润，唇甲少华。舌胖质淡，苔白腻，脉细。

【用法】水煎服，每日 1 剂，早晚各服 1 次。

【方解】方中黄芪补益肺脾之气，益卫壮气，为补中首药；四君子汤益气健脾；四物汤养血和血，阴阳调和则气血各安其位；附子、肉桂温肾助阳，引失守之火而归源；肉苁蓉补肾阳，益精血，补命门相火不足；半夏健脾燥湿；麦冬清心润肺。诸药合用，共奏温补脾肾之功。

【点评】慢性再生障碍性贫血，目前治疗上仍难度较大，中医以往从脾胃论治，疗效不理想，近 10 余年，根据"肾主骨，生髓"这一中医理论，着重从肾入手，疗效较前有所提高。临床上根据再障的综合表现，一般分阴虚、阳虚、阴阳虚 3 种类型。下列医案患者自觉症状除有头晕乏力外，有怕冷的阳虚表现，故选用具有健脾补养气血，又可温补肾阳的十四味建中汤治疗。患者住院5月余，一直单纯固守上方治疗。虽在治疗过程中曾一度出现过感冒和毛囊炎继发感染，仍坚持主方不变，加用银翘解毒丸等解毒消炎之品。周老体会，在治疗再障过程中，一见效机，坚持守方，切不可随意变方，否则难以奏效。

【验案】于某，男，30 岁。于 1979 年 10 月 30 日入院。主诉：皮下出血1年半，伴头晕乏力 9 个月。1978 年 4 月，在一次玩双杠时发现双上臂有大片紫癜，以后经常皮肤有紫癜发现，刷牙时有渗血，易感冒或腹泻。次年 2 月，自觉头晕乏力，双目发黑，记忆力减退，当时未引起注意，半年后以上诸症加重，随即去当地诊所查血，发现全血细胞减少，血红蛋白 66g／L，血中白细胞 1.9×10^9／L，血小板 26×10^9／L。在旅大医学院附属医院骨穿诊断为再生障碍性贫血。住院 2 月余，曾用丙酸睾酮、红血宁及中药等治疗，效果不明显，仍有头晕乏力，皮肤紫癜，口

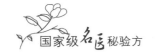

干，怕怜。于 10 月 21 日出院，来我院求治。检查：面容憔悴，倦怠乏力，面色苍黄，枯而不润，唇甲少华。舌胖质淡，苔白腻，脉细。血红蛋白 70g／L，白细胞 4.5×10^9／L，血小板 50×10^9／L，网织红细胞 0.5%。骨髓增生低下，粒比红为 1.5：1，粒系增生低下，各阶段比例偏低，形态正常，红系增生尚可，全片未见巨核细胞，血小板少见。诊断：慢性再生障碍性贫血，属脾肾阳虚者。治疗：温补脾肾。连续服用 1 个半月，血红蛋白开始上升到 90g／L，又继服原方，自觉症状消失，舌质红，面色转润，精神食纳均好。4 月 7 日，血红蛋白达 122g／L，白细胞及血小板也有明显上升，于 4 月 22 日临床治愈出院。住院期间未用西药。

4. 滋阴扶阳汤（陆永昌）

【组成】生黄芪 30g　焦白术 12g　炙甘草 9g　茯神 12g　当归 12g　生、熟地各 15g　龙眼肉 12g　阿胶 12g（烊化）　木香 9g　女贞子 12g　旱莲草 15g　人参粉 6g　鹿茸粉 1.5g（二味研匀冲服）

【功效】益气养血，滋阴扶阳。

【主治】再生障碍性贫血，属阴阳气血俱虚者。症见面色萎黄，乏力，头晕，耳鸣，舌质淡红，苔薄白，脉细数。

【用法】水煎服，每日 1 剂，早晚各服 1 次。

【方解】本方为归脾汤合二至丸加减。方用人参、黄芪、白术、茯神、甘草补气健脾，以资气血生化之源；当归、生地、熟地、二至丸（女贞子、旱莲草）、龙眼肉滋阴养血；鹿茸、阿胶为血肉有情之品，大补元阳而益精血；木香理气，以防滋腻之品壅中滞气，使补而不滞。诸药相伍，共奏阳生阴长，阳生阴长，气足血旺之功。

【加减】在患者口腔黏膜、皮下出血较多时，加红月季花、玫瑰花、丹参、丹皮、白茅根以活血祛瘀，凉血止血，使瘀血祛而新血生。

【点评】再生障碍性贫血是一种进行性贫血，病因尚不完全清楚，目前认为是红骨髓显著减少，造血功能衰竭而引起的一组综合征。根据面色㿠白，口唇色淡，头晕耳鸣，乏力，心悸气短，皮下出血及脉虚大浮数或细数无力等临床表现，本病应属祖国医学"虚劳""亡血"范畴。其病因病机与心、肺、肝、脾、肾等脏腑有关，与脾肾尤为密切。劳倦内伤，饮食不节，病后失调致使脾肾虚衰，是本病的主要病因病机。肾为先天之本，是真阴真阳之所寄，内寓命门相火，为气化之根，藏精气、主骨生髓；脾为后天之本，能运化水谷精微，是气血生化之源；若脾肾虚衰则骨髓亏虚，气血精液后继乏援，精虚不能化血，血虚无以化气，气虚者阳亦渐衰，血虚者阴亦不足，阴损可以及阳，阳损可以及阴，以致阳气失于温煦，精血失之濡养，即可发为本病。本病治则总以"损者益之""劳者温之"和"形不足者温之以气，精不足者补之以味"，而调补脾肾又是治疗本病的关键所在。此外还必须注意：① 本病多以补虚为主，故用药须防滋腻碍胃；② 补肾应防补阳伤阴或滋阴碍阳；③ 本病一般需要半年至 1 年的治疗方能奏效，故贵在守方；④ 若有出血和发热甚者，则按"急则治标，缓则治本"的原则，斟酌处理。

【验案】景某某，女，22 岁，于 1968 年 12 月 30 日入院。主诉：面黄，乏力，心悸半年余。半年前不明原因发现面色萎黄、乏力、头晕、耳鸣、心慌动则加剧，口腔及皮上有散在出血点。在陕西省宝鸡市某医院诊为"再生障碍性贫血"，给予泼尼松、丙酸睾酮、维生素K、维生素B$_{12}$、叶酸及中药治疗。每隔 7～10 天输血 200 ml，患者因在当地治疗半年，效果不明显慕名而来我院治疗。就诊时输血 400 ml，输血前血红蛋白 38g／L。检查：体温 36℃，脉搏 76 次／分，血压 14／9.3 kPa。患者面色㿠白，眼结膜及口唇苍白，口腔黏膜及全身有散在出血点，双下肢轻度凹陷性浮肿，舌质淡红，苔薄白，脉细数。化验：血红蛋白 78g／L，红细胞为 2.1×10^{12}／L，白细胞 2.1×10^9／L，血小板 30×10^9／L。骨髓检查报告：再生障碍性贫血。诊断：再生障碍性贫血，阴阳气血俱虚者。治疗：益气养血，滋阴扶阳。予滋阴扶阳汤。1 月 29 日二诊，牙龈出血 2 次，时有耳鸣，活动后仍感心慌。舌质淡红，苔薄白，脉弦细滑数。原方去人参，加丹参 15g。2 月 22 日三诊，发现口腔内有 2 个针孔大出血点，脉弦细数。上方加仙鹤草 15g，海螵蛸 12g，2 月 27 日以后口腔内未再见出血点，病情稳定。5 月 19 日，皮下出现散在出血点，口腔黏膜亦有出血点，舌质淡红，苔薄白，脉细数。查血红蛋白 70g／L，红细胞 2.56×10^{12}／L，白细胞 2.9×10^9／L，血小板 36×10^9／L。细审前方，方药虽然对证，但患者皮下、口腔内仍有出血点，血象改善不大。陆氏认为：此病例之所以收效缓慢，除与病情严重需长期服用药物方能奏效外，还可能与瘀血有关，如果瘀血不祛，阻滞脉络，血行不畅，亦可使出血不易停止，即所谓"瘀血不去，新血不生"。于上方加红月季花 9g，玫瑰花 9g，丹参 15g，丹皮 9g，白茅根 18g，以活血祛瘀，凉血止血。自服此方后，病情显著好转，血象不断改善，皮下及口腔黏膜出血点逐渐消失。血象检查 6 次逐步上升。10 月 21 日查，血红蛋白 134g／L，红细胞 3.9×10^{12}／L，白细胞 4.7×10^9／L，血小板 50×10^9／L。病情稳定，诸证消失，于 1969 年 10 月 31 日痊愈出院。经多次信访，一直病未复发，曾查血常规，血小板 90×10^9／L。

【简介】陆永昌，生于 1917 年，山东文登人。1957 年毕业于山东省中医学校，拜名中医刘惠民为师，学习 5 年。为山东中医学院附属医院主任医师，兼中华全国中医学会山东省分会内科学会主任委员。擅长治疗内科疾病，对妇科、针灸、儿科、推拿也颇有研究。

通信地址：济南市历下区文化西路 42 号，山东中医学院附属医院

邮编：250011

5. 益气摄血汤（胡建华）

【组成】生晒人参 9g　炙黄芪 12g　淫羊藿 9g　仙茅 9g　生蒲黄 15g（包煎）生地榆 30g　陈阿胶 9g（烊冲）　生地 15g　参三七粉 1.5g（分 2 次吞服）

【功效】益气摄血，助阳护阴，化瘀止血。

【主治】再生障碍性贫血，属脾肾阳虚者。症见畏寒蜷缩，神情淡漠，面色㿠白憔悴，面目虚浮，各部皮肤可见紫癜多处。

【用法】水煎服，每日 1 剂，早晚各服 1 次。

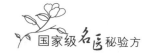

【方解】人参、黄芪益气健脾以摄血；淫羊藿、仙茅二仙温柔之品，温肾而不动血，助阳而不伤阴，温补肾阳以资生骨髓；阿胶、生地相配，则阴阳相济，可以提高疗效；生地榆止血，与生蒲黄、参三七粉配伍，化瘀止血作用尤佳，且止血而不留瘀，祛瘀而不伤正。

【点评】下列医案患者患再生障碍性贫血，在月经初潮之际，阴道出血20余天不止。虽经中西医药治疗，未见效果。邀请会诊时，出现一派虚象。细审原服中药处方，均系凉血止血之剂。此病虽涉及五脏，但以脾肾二脏为主。盖肾为先天之本，"肾藏精""肾主骨生髓"；脾为后天之本，"脾统血又为气血生化之源，肾虚则无以生髓造血，脾虚则无以统摄血液"。由于该例根在脾肾两脏亏损，故在出血时，非一般凉血止血之剂所能见效。且寒凉太过，反而耗伤阳气，导致预后更差。胡氏治疗此病，根据祖国医学阴阳互根，阳生阴长的理论，以及气为血之帅，有形之血不能速生，无形之气所当急固的原则，常采用益气摄血，补肾温阳为主要治则。并概括为两句话：健脾益气，取其全能摄血之意；温肾壮阳，以助生髓造血之力。会诊时患者体温37.6℃，因属虚热性质，不必采用解表清热之法，阴阳渐复，妄行之血归经，则虚热退清。再生障碍性贫血，亦常见因感染而发高热，此时虽当急则治标，采用凉血清热解毒法，但亦宜温凉并用，以免损伤阳气。

【验案】钱某某，女，17岁，学生。1973年4月6日应邀会诊。主诉：阴道流血伴鼻衄不止20余天。上月11日月经初潮，伴鼻衄量多，色鲜红，经卫生院治疗，出血仍不止。齿龈渗血已多年，近2年来多次鼻衄。诊断：① 贫血检查；② 原发性血小板减少症。于3月17日收入县人民医院内科病房。近日经骨髓穿刺检查诊断为：再生障碍性贫血。入院20天来，用各种中西医药（安络血、维生素K₁、止血敏、抗生素及中药凉血止血剂）治疗，并多次输血，阴道出血及鼻衄仍然不止。昨今两天，出血量较大。病势沉重，危在旦夕，故邀胡氏前往会诊。检查：神清，畏寒蜷缩，神情淡漠，面色㿠白憔悴，面目虚浮，腿部皮肤紫癜多处。肝脾未及，神经系统（－）。舌质胖淡白，脉濡数，重按无力。体温37.6℃，心率116次/分。血象：血红蛋白40g/L，红细胞1.29×10¹²/L，白细胞3.7×10⁹/L，血小板50×10⁹/L，血压16/9kPa。诊断：再生障碍性贫血，脾肾阳虚者。治疗：益气摄血，助阳护阴，化瘀止血。予益气摄血汤。4月8日二诊：服上方后，阴道出血明显减少，昨起精神好转，胃纳增加。脉濡细数，舌质淡胖。病势仍重，不容忽视。原方去生晒人参，加潞党参30g，红枣5枚，2剂。4月10日三诊：阴道出血及鼻衄续减，精神略振，已能半卧位或稍稍坐起。原方2剂。4月12日四诊：阴道出血已止，尚有少量鼻衄，面色好转，面目虚浮亦减。回答问题时，微露笑容。舌质胖，苔薄腻，脉濡细。体温36.9℃，心率86次/分。血象：血红蛋白66×10⁹/L，原方2剂。以后仍用原方加减调理。第二次月经来潮时，量偏多，1周后干净，无出血不止现象。

6. 生血增白汤（梁贻俊）

【组成】人参10～20g（另煎兑服）　白术15g　当归10g　何首乌20g　淫羊藿20g　菟丝子20g　肉桂3～6g　枸杞子20g　女贞子20g　赤芍30g

【功效】补脾益肾，养血活血。

【主治】虚劳、血劳、慢性再生障碍性贫血、白细胞减少诸病，属脾肾不足，精血亏虚者。症见面色㿠白，身倦懒言，动则气短，食少便溏，腰脊酸冷，两足萎弱。

【用法】水煎服，每日1剂，早晚各服1次。

【方解】本方是根据《内经》"中焦受气取汁，变化而赤，是谓血""肾为封藏之本，精之处也""肾生骨髓""肾藏骨髓之气"及后世谓"骨髓之液谓之精""肾主藏精而化血""血为精之本"等理论而制定。肾藏精生髓，既藏生殖之精，又藏五脏六腑之精与骨髓之精。骨髓之精可以化血，有赖于骨髓之气，骨髓之气源于肾阳，故欲生血，首当补肾之阴阳，故立本方。以淫羊藿、菟丝子、肉桂为君，温补肾阳，促其功能旺盛使精可化血；何首乌、枸杞子、女贞子为臣，滋补肝肾之阴，以化精血；人参、白术为佐，补脾肺之气，以利后天营卫化生和精血之间转化；当归、赤芍为使，养血活血，将化生之血能迅速运达诸脏。全方据营出中焦、卫出下焦、精血之间可以互相转化的理论而制定。三药补肾阳，三药补肾阴，使肾中之精气充盈、髓气旺盛而化血，用人参、白术补后天之本，脾肺之气增强精血化生有源。

【点评】血劳一症乃疑难重症，常药难以收效，方中人参重用应予重视。临床上多以党参代之，一般疾病尚可，而于本病则断不可。临床表明，用人参都往往收效快捷，不易"滑坡"，疗效容易巩固。对此，不可忽视。

【简介】梁贻俊，生于1927年，北京市人。出身中医世家，幼承家学，后拜名医，继入北京中医进修学校及中医学院研修5载。北京中日友好医院主任医师。曾受聘北京中医药大学教授，全国中医内科血液专业委员。从事中医临床、教学50年，主张衷中参西，病症结合，重视脾肾，积累了丰富的经验。擅长内科、妇科。对血液病、心血管病、乙肝、胃病、肾炎、妇科内分泌失调、月经病、乳腺病、痤疮等疗效卓著。发表论文60余篇。

通信地址：北京中日友好医院　邮编：100025

7. 解毒补托汤（刘大同）

【组成】白花蛇舌草30g　连翘25g　虎杖25g　黄芪30g　党参25g　当归25g　女贞子30g　旱莲草25g　柴胡15g　葛根15g　陈皮15g

【功效】清热解毒，益气养阴，托邪外出。

【主治】再生障碍性贫血，属血邪毒内陷证。症见面色苍白，少气乏力，时有发热，皮下出血，或有月经量多，烦渴尿赤，舌淡苔黄，脉虚大而数。

【用法】水煎服，每日1剂，早晚各服1次。

【方解】方中白花蛇舌草、连翘、漏芦，清热解毒，力挫热毒陷髓，燔灼营血之势，以为君；黄芪、党参，补益耗散之气，以助托毒之力是为臣；女贞子、旱莲草、生地，填精益髓，以补耗损之阴亦为臣；升麻、葛根，升阳举陷，透邪外出为佐；当归、丹参，活血化瘀以通髓道瘀阻亦为佐；陈皮健脾行

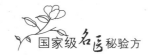
气，以运中焦斡旋之地，疏散凉药，补药之壅滞，以为使。诸药相合，共奏清热解毒，益气养阴，托邪外出之功。

【加减】阴虚重者，加何首乌、知母、阿胶；阳虚重者，加菟丝子、桂枝、鹿角胶；气虚重者，加太子参、黄精、白术；血瘀重者，加莪术、桃仁、红花；高热者，加石膏、青蒿、大青叶；低热者，加白薇、银柴胡、地骨皮；出血重者，加仙鹤草、茜草、白茅根。

【点评】本方可作为治疗再生障碍性贫血的基本方，临床中虽再障的变证多端，然可在此方的基础上化裁应用。刘氏认为再障的病机是因毒致劳。毒之来源有二：一为外感温热毒邪直接侵入（包括生物性、化学性、物理性等因素），二为内生之火极而化毒（包括禀赋、七情、饮食、劳倦等因素）。热毒内陷骨髓，或煎灼精髓，髓枯而无以化生；或热毒阻络，髓道瘀滞，新血难以生成、释放、转输以供体用；或毒邪直接耗伤气血，而致气损血亏；或热毒蒸煎，血沸而溢，溢则血更虚，血虚而毒益盛，形成恶性循环。总之，热毒施虐，内陷骨髓，髓枯精少，血生乏源，乃再障的根本病机。而脾、肾损伤，气血亏虚，阴阳失衡则常是热毒施虐的继发病理。热毒深伏骨髓，非托则毒邪难出，非补则驱邪无力，唯托补并用，方可尽除深陷骨髓之毒邪。本方治疗再障疗效较好，与谨守病机、方药契合有关。

【验案】许某某，女，8岁，1990年4月27日住院。主诉：面色苍白，间断鼻衄、发热2个月。缘于2个月前无明显诱因而面色苍白，并时有发热，经某医院骨穿和末梢血化验检查，诊断为"再生障碍性贫血"，收住院治疗。经用左旋咪唑、康力隆、泼尼松、输血等治疗，病情不见好转。10天前因鼻衄和皮下广泛出血而出现休克，经抢救病情略有稳定后转至我院治疗。症见：面色苍白，鼻衄，皮下广泛出血点、斑，色泽鲜红，齿衄，舌面有多块紫红色血泡，身热不退，气短神疲，烦热口渴，眩晕乏力，便干尿赤，舌淡，苔黄厚而干，脉虚大而数。体温：38.2℃，腹平软，肝脾不大。实验室检查：血常规回报：白细胞 2.3×10^9 / L，红细胞 1.48×10^{12} / L，HGB 42g / L，PLT 20×10^9 / L。骨髓报告示："骨髓有核细胞增生减低，……巨核细胞未见，血小板少见，淋巴细胞比例增高，占67%，……可见非造血细胞团。意见：符合慢性再生障碍性贫血骨髓象。"西医诊断：慢性再生障碍性贫血；中医诊断：急劳（热毒内陷，气阴两虚证）。治以清热解毒，益气养阴，托邪外出之法。遂投解毒补托汤加水牛角30g，白茅根30g，生石膏50g。水煎，每日1剂，并输新鲜全血2次，共400ml。服用4剂后体温正常，鼻衄、齿衄停止，皮下出血减少，舌面血泡消失，二便正常。仍有气短神疲，五心烦热等症状。证属：热毒势减，气阴未复。治遵上法，药用解毒补托汤加旱莲草20g，阿胶10g，仙鹤草25g，每日1剂。连服14剂后，面色好转，皮下出血消失，一般状态尚可。检末梢血：白细胞 3.6×10^9 / L，红细胞 2.0×10^{12} / L，HGB 60g / L，PLT 45×10^9 / L。嗣后，以解补托汤加味治疗，病情日渐好转。7月26日检末梢血示：白细胞 4.7×10^9 / L，红细胞 3.8×10^{12} / L，HGB 116g / L，PLT 60×10^9 / L。疗效评定："明显进步。"遂出院。住院期间共服中药 84 剂，输血 700ml。出院后继服解毒补托汤 4 个月。于 1990 年 11 月 25 日末梢血复查：白细胞 6.7×10^9 / L，红细胞 4.25×10^{12} / L，HGB 144g / L，PLT 123×10^9 / L。疗效评定："缓解。"此后，家长视其女儿病情稳定而自行停药。1992 年 10 月 8 日来院复查：末梢血象各系列均在正常范围，骨髓象示："骨髓细胞增生活跃，……全片见到 40 个成熟巨核细胞，血小板成堆易见。……意见：大致正常骨髓象。"疗效评定："基本治愈。"本例治疗的全过程，共服用解毒补托汤加味 268 剂。迄今经 16 年随访，未见复发。

8. 益气养血扶阳汤（周世印）

【组成】党参 20g　白术 15g　茯苓 20g　生黄芪 20g　蒸何首乌 20g　当归 5g　白芍 15g　熟地 20g　女贞子 15g　淫羊藿 10g　山茱萸 20g　枸杞子 15g　鹿角胶 15g　阿胶 12g　制附子 9g　鸡血藤 20g　甘草 10g　三七 6g

【功效】补气养血，温肾益阴。

【主治】慢性再生障碍性贫血，原发性血小板减少性紫斑，属阴阳两虚，气血不足者。症见面色㿠白，头晕头痛，目糊耳鸣，心跳气短，神疲乏力，腿膝酸痛，寐难多梦，精神差，四肢及躯干皮肤可见紫斑及出血点，午后低热等，舌质淡，苔白腻，脉弦细数无力。

【用法】水煎服，每剂分 3 次服，早晚各服 1 次。

【方解】附子、淫羊藿大壮元阳；鹿角胶、枸杞子强阳秘精髓；取四君子汤、黄芪补中益气；四物汤滋肝养血；阿胶、山茱萸、蒸何首乌益阴填精，且与补阳药配伍，有阳生阴长之妙；三七、鸡血藤消瘀养血止血。共奏温阳实脾，滋阴养液，气充血生，填精固本之功效。

【加减】恶寒怕冷、四肢不温，加鹿茸、巴戟天、肉桂等；身周乏力，白细胞减少明显，加扁豆、连翘、鹿角霜、山药；紫斑难消，血小板减少明显，加旱莲草、菟丝子、鱼鳔胶、仙鹤草、龟胶；阴虚有热，心烦失眠，午后低热，加生地、黄精、水牛角、东白薇、丹皮、地骨皮；气滞肝郁，胁痛腹胀，不思饮食，加佛手、焦三仙、鸡内金、青皮；感冒身痛，头痛，加柴胡、金银花、荆芥等。

【点评】肾虚是导致气血不足，生血障碍的根本原因，并贯透于慢性再生障碍的始终。肾精亏损不能滋生血液，致血枯髓空是该病发生的病因病机，故注意加强温补之力，阴阳双补，精血俱生，所谓"损其肾者，益其精""精不足者，补之以味"，若能少佐二三味凉润解毒之品，如连翘、生地、金银花等，寒温并用，则会温而不燥，滋而不腻。另外，据药理研究，附子有兴奋全身细胞活力低下和升压作用；鹿角胶、枸杞子可促全血细胞生长，有类似激素的作用，又属辨病用药。

【验案】冯某，女，21 岁，于 2004 年 11 月 20 日初诊。患者于 4 个月前开始不明原因出现皮肤紫斑、面色白，头晕、头痛，心悸气短，神疲乏力，腰膝酸痛，低热微恶寒等，自汗，寐难梦多，在河南两家大医院血液科住院，先后输血 3 次，用雄性激素、环孢素、免疫调节药及促进骨髓造血药物治疗，病情好转，骨髓诊断：再生障碍性贫血（重型）。检查：血红蛋白 38g / L，白细胞 1.8×10^9 /

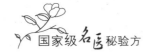

L，血小板 10×10^9/L。查两手脉细弦数无力，舌质淡，苔白腻，治宜补气养血，温肾益阴。处方：制附子9g（先煎），女贞子15g，淫羊藿10g，白术15g，党参20g，茯苓20g，生黄芪20g，蒸何首乌20g，当归15g，白芍15g，熟地20g，山茱萸20g，枸杞子15g，鹿角胶15g，阿胶12g，鸡血藤20g，甘草10g，三七6g。在病程中随证化裁共治疗1年余，西药用鹿力龙、利止血、田可胶囊、强力宁等，至2005年4月停用西药。2006年1月血红蛋白91g/L，白细胞 3.8×10^9/L，血小板 40×10^9/L。患者自觉症状消除，皮肤紫斑已退，纳便均调，月经正常，精神良好，开始在幼儿园工作，将药物配成水丸继续巩固治疗。

9. 加减苍玉潜龙汤（柯微君）

【组成】生地30g　龟板20g　鳖甲30g　生石膏12g　生牡蛎30g　白芍18g　丹皮10g　沙参15g　小蓟30g　骨皮30g　三七粉3g　羚羊角粉0.6g

【功效】滋阴潜阳，凉血止血。

【主治】再生障碍性贫血，属阴虚阳亢，血热妄行者。症见衄血，头晕，紫癜，烦躁，唇焦，午后低热或高热，头部脉跳，脉弦滑燥动或芤大，舌尖红，苔薄黄。

【用法】水煎服，每日1剂，早晚各服1次。

【方解】龟板、鳖甲、生牡蛎填阴潜阳；沙参补五脏之阴；生地、白芍凉血滋阴，生血柔肝；丹皮清血中伏火除蒸；骨皮凉血退虚热，泻肺火除烦；羚羊角清肝火；生石膏清肺胃火；小蓟、三七凉血止血。诸药合用，共奏滋阴潜阳，凉血止血之功。

【加减】舌质红，血分蕴毒热，加广角粉1.5g，并用茅根120g，藕节120g，煮水去渣煎群药；出血减，加菟丝子30g；身倦而肿，加生芪20g；纳果，加砂仁5g；便稀，加白术10g，茯苓30g，补骨脂10g。

【点评】苍玉潜龙汤是费伯雄治疗阴虚阳亢，龙雷之火冲击胃经所引起鼻衄不止的出血方（生地12g，龟板16g，生石膏10g，生龙齿10g，石斛10g，花楼6g，丹皮5g，沙参12g，白芍5g，羚羊角粉5g，藕节90g，白茅根15g），北京中医医院名老中医宗维新先生首先把此方用于治疗1例有严重出血的再障患者，效果卓著。后柯氏借鉴，多年来遇有重症再障，出血严重，血小板在 10×10^9/L左右者，即用此方加减而成"加减苍玉潜龙汤"治疗，疗效满意。该方比较符合再障阴虚阳亢血热妄形病机病理。方中羚羊角清肝解毒，费氏用量5g，一般用0.6g常可取效。若衄血量多，尿血不止，当重用羚羊角，有望转危为安。

【验案】任某某，男，17岁。2005年4月12日，因高热、重度贫血、出血，入304医院，诊为再障，时血红蛋白22g/L，白细胞 13×10^9/L，血小板 60×10^9/L，用康力龙治疗，经抗感染止血，每2~3天输一次红细胞及血小板1个月余，目前需输特配同型血小板，输后血小板不升，能止血一天半，血红蛋白70g/L，血小板 80×10^9/L，体温37.5℃。2005年5月21日会诊，鼻衄龈衄不止，口舌有多个大血泡，皮肤紫癜，口灼热，烦躁，身热，大便干，尿黄，脉右尢左细滑躁动。舌尖红，苔微黄中光。证属阴血亏虚，阴虚阳亢，热迫血妄行。法以填阴潜阳，凉血止血，方用加减苍玉潜龙汤。生龟板 30g，鳖甲 40g，生石膏 12g，沙参 30g，生地 30g，白芍 15g，丹皮 10g，地骨皮 30g，小蓟 30g，仙鹤草 30g，茯苓 30g，阿胶 10g，三七粉6g，生牡蛎 30g，羚羊角粉 3g，广角粉 15g，另用茅根 120g，藕节 120g，煮水开后去渣，用水煎群药。7 剂。23 日输 1 次特配血小板，当时输前血小板 90×10^9 / L，血红蛋白70g / L。5 月 28 日再诊，时血红蛋白 70g / L，血小板 270×10^9 / L，体温 37.3℃。衄血止，舌有一个针尖大的小血泡，余症减轻；脉尢，舌质淡边胖，舌苔同前。以前方改龟板 50g，鳖甲 100g，加菟丝子 30g，去仙鹤草、茅根、藕节。6 月 2 日来诊，出血已止，诸证减轻，已 9 天未再输血小板，今日血小板是 25×10^9 / L，今已出院，继续门诊治疗。

【简介】柯微君，生于 1933 年，浙江黄岩人。1955 年毕业于浙江医学院，师从著名老中医宗维新先生。为全国名老中医，曾任全国中西医结合血液病专业委员会委员。重点研究血液病治疗方法，进行了长达 40 年血液病临床治疗和学术研究工作。相继发表《健脾补肾法治疗慢性再障的临床和实验研究》等论文 20 余篇。其中 6 次获北京市级、北京市原卫生局级、北京市中医管理局级科技进步奖。《再障证治》被收录在《名医特色精华》一书中，《免疫性血小板减少性紫癜证治》被收录于《中国医药卫生文库》。

通信地址：北京市东城区美术馆后街 23 号，北京中医医院　邮编：100010

10. 归芪四胶汤（廖金标）

【组成】黄芪 60g　当归 10g　太子参 30g　白术 10g　茯苓 12g　鸡血藤胶 15g　炙甘草 10g　紫河车 15g　补骨脂 12g　菟丝子 15g　龟胶 15g（烊化）　鹿胶 15g（烊化）　阿胶 15g（烊化）　枳壳 10g　砂仁5g

【功用】健脾益肾，补气生血。

【主治】再生障碍性贫血恢复期，属脾肾两虚，气虚血亏者。症见体倦食少，面色萎黄，头晕目眩，心慌气短，腰膝酸软，舌质淡苔薄白，脉细弱等。

【用法】水煎服，每日 1 剂，早晚各服 1 次。

【方解】方中黄芪五倍于当归，本着"血脱者，益其气"的方法，达到"气能生血"的目的。因此，重用黄芪补气，以资生血之源，则当归补血的效能才能发挥；太子参、白术健脾益气；茯苓健脾淡渗；甘草甘平和中；龟胶、鹿胶阴阳互根，滋阴补阳，血肉有情之品，峻补精血；再以阿胶，鸡血藤胶补血养血，相得益彰；根据"无阴则阳无以化，无阳则阴则无生"，配伍紫河车、菟丝子、补骨脂以补肾助阳；再加枳壳理气，砂仁和胃，以之反佐。诸药合用，共奏健脾益肾，补气生血之功。

【加减】出血部位不同，辨证酌加艾叶炭 15g，血余炭 30g，仙鹤草 30g，小蓟炭 30g，白茅根 30g，柿叶 15g等，三七 3g 吞服；食欲不振，加焦三仙、陈皮、扁豆等健脾开胃之品；阴虚发热时加知母、黄柏。

【点评】本方适用于再生障碍性贫血、肿瘤手术后及放化疗后出现之"三少"（红细胞、白细胞、血小板减少）的病证。而本方脾肾同治，气血双补，阴阳兼

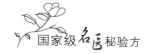

顾。对提高周围血象，振奋骨髓造血功能，具有实际意义。

【验案】裘某，男，36 岁，工人。根据临床症状及骨髓检查确诊为"再生障碍性贫血"，前已采用了中西医治疗，疗效不满意而应邀会诊。查阅病历，前医单纯投用一派补肾壮阳药，症见口干，梦泄遗精，腰膝酸痛，体倦食少，心慌气短，健忘失眠，面色萎黄，舌质淡苔白，脉沉细。证属气血两亏，脾胃俱虚。故以归芪四胶汤加减治疗，连服一年之久，"再生障碍性贫血"症状缓解，骨髓复查正常，病人恢复工作，随访观察 37 年，目前年已 70 有余，还可胜任门卫夜勤工作。

五十五、慢性粒细胞白血病

生生丹（胡青山）

【组成】青黛（4/10）　花粉（3/10）　牛黄（1/10）　芦荟（2/10）

【功效】清髓热解毒，开心窍泻肝。

【主治】慢性粒细胞白血病。症见发热、形体消瘦，口舌溃疡，大便干结，肝脾肿大，胁肋胀痛，胸痛，胫骨压痛。

【用法】按比例共为细末，制成水丸，每日服 3g，分 2 次口服。

【方解】本方启迪于《冷庐医话》所载靛花功用，悟出清髓中之热，不致壅瘀的机制。方中青黛清热解毒凉血为君；牛黄清心开窍解毒为臣；佐以芦荟泻火清肝解郁；使之花粉清热生津。诸药合用，共奏清髓热解毒，开心窍泻肝之功。

【点评】慢性粒细胞白血病是发生于造血干细胞水平上髓性细胞异常增殖和分化的血液系统恶性疾患，居白血病发病率的第三位。胡氏所拟"生生丹"始用于 1972 年，此方标本兼顾，每救人于危难，且无毒不良反应。其医术精湛，治学严谨，可见一斑。且研究表明，方中青黛具有增强网状内皮系统功能，提高机体免疫能力之作用；花粉对肿瘤细胞有较明显的抑制作用；芦荟有较高的抗癌效用。

【验案】刘某，男，56 岁。1988 年因腹痛就医。症见：腹痛便结纳差乏力，舌质红，苔薄黄，脉弦滑。西医检查，左颌下淋巴结 1.5cm×1.5cm，固定无触痛，肝剑突下 6cm，肋下 3cm，脾肋下 7cm，质中等硬，胸骨、胫骨压痛（+）。血象：白细胞 $150×10^9/L$（15 万/mm^3），幼稚细胞占 40%。骨髓象：有核细胞增生极度活跃，粒红比 = 8.9 : 1，粒系增生以中晚幼为主，染色体核型分析 46×YDH。遂予上方。2 月后，白细胞至 $76×10^9/L$，幼稚细胞消失，症状、体征转阴。

【简介】胡青山，生于 1921 年，黑龙江双城人。胡氏幼承家传，后拜名医为师。现为黑龙江中医学院附属医院内科主任医师。攻研医学 50 余载，积累了丰富的经验，尤对血液病的研究独树一帜。

通信地址：黑龙江中医学院附属医院　邮编：150000

五十六、血小板减少性紫癜

1. 健脾凉血止血汤（刘炳凡）

【组成】党参 6g　白术 6g　茯苓 5g　炙甘草 5g　法半夏 3g　广陈皮 3g　北黄芪 10g　黄精 10g　枸杞子 6g　桂圆肉 10g　仙鹤草 6g　鹿角霜 8g　水牛角 30g（先煎）　白芍 8g　藕节 5 个　骨碎补 6g　松针 10g　鸡内金 3g

【功效】益气健脾，凉血止血。

【主治】原发性血小板减少性紫癜，脾虚统摄无权，血不归经者。症见皮下出血，舌质淡红，苔薄白，脉弦细。

【用法】水煎服（松针先用开水烫一下），每剂分 3 次服，早晚各服 1 次。

【方解】方中以六君子汤加黄芪健脾益气以摄血；鸡内金理脾和胃，以促水谷运化；以水牛角、仙鹤草、藕节凉血止血以治其标，如《陆川本草》所言水牛角可"凉血解毒，止衄"；血溢于外，则体内之血必虚，再以桂圆肉、枸杞子、白芍、黄精、补益肾养肝以补血；骨碎补、鹿角霜温肾、补精、益髓以生血，且骨碎补"能不使瘀结者留滞，不使流动者妄行"（《本经续疏》）；《本草纲目》云：松针能"生毛发、安五脏"，亦为治疗本病之要药。诸药合用，共奏益气健脾，凉血止血之功。

【点评】原发性血小板减少性紫癜为一种常见的出血性疾病，本病原因至今尚未完全清楚。因其临床表现以皮肤黏膜之瘀点、瘀斑为主，故将其归属于中医"斑疹"范畴。下列医案患者发病年余，病程较长，反复出血，神疲体弱，食欲不振，为脾气亏虚，正气不足，统摄无权，阴血不循常道，外溢肌肤而形成散在出血点及瘀斑，标为血溢而本为虚。而本方标本兼顾，辨证施治而不逾法度，故收效甚佳。另外，现代研究证明，松针有促进血小板再生作用，但应注意松针须先用开水烫过，再入药同煎，以去其涩味。

【验案】欧某，女，3 岁半。1984 年 8 月 24 日就诊。主诉：全身皮肤见散在出血斑点 1 年余。1983 年 4 月发现全身皮肤散在性出血斑点，经衡阳地区人民医院检查：血小板 15×10^9 / L，血红蛋白 56g / L，诊断为"原发性血小板减少性紫癜"，治疗未见好转，后又经衡阳医学院第二附属医院，湖南医学院第二附属医院医治，均未见明显疗效，遂来我院求治。检查：全身皮肤散在针尖大小出血点及瘀斑，不高出表面，压之不褪色。神疲体弱，食欲不振。舌质淡红，苔薄白，脉弦细。血小板 28×10^9 / L，血红蛋白 56g / L。诊断：原发性血小板减少性紫癜，属脾虚统摄无权，血不归经者。治疗：益气健脾，凉血止血。守上方坚持治疗 3 月，共服方 50 剂，1984 年 12 月复诊，皮肤出血点及瘀斑消失，饮食、睡眠正常。舌质淡红，脉细弱。血小板 118×10^9 / L，血红蛋白 85g / L。方已见功，仍本前法，加入益脾补肾之品以巩固疗效。处方：党参 10g，白术 6g，茯苓 6g，炙甘草 5g，北黄

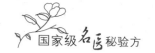

芪 10g，黄精 10g，白芍 8g，仙鹤草 10g，藕节 5 个，水牛角 30g（先煎），淮山药 10g，骨碎补 8g，鹿角霜 8g，松针 10g，砂仁 3g，生北山楂 6g，鸡内金 3g，20 剂。1989 年 12 月随访，血小板 158×10^9 / L，血红蛋白 98g / L，皮肤未再出现出血点及瘀斑。病程日久，不可图其速效，须把握病机，守方以竟全功。

2. 补脾生血汤（周仲瑛）

【组成】① 潞党参 15g　黄芪 20g　焦白术 10g　当归 10g　熟地 12g　炒白芍 12g　仙鹤草 12g　鸡血藤 10g　鹿角片 10g（先煎）　淫羊藿 10g　阿胶 10g（烊）　砂仁 3g（后下）　熟枣仁 10g　② 紫河车粉 21g

【功效】培补脾肾，益气生血。

【主治】原发性血小板减少性紫癜，属脾肾两虚者。症见面黄不华，倦怠乏力，皮肤散在性瘀点，舌质淡红，苔少，脉细数。

【用法】水煎服，每日 1 剂，早晚各服 1 次；紫河车粉每次 1.5g，1 日 2 次，开水送服。

【方解】方中黄芪、党参、白术健脾益气，大补后天之本；熟地滋阴益髓；淫羊藿、鹿角片温补肾阳，使肾之阴阳互生而达到补虚之旨；当归、白芍养血益阴，加之鸡血藤、阿胶、仙鹤草行血补血止血之品，使补而不滞，且能散瘀；熟枣仁酸敛安神；少量砂仁行气和胃，防补益之品滋腻太过。诸药相配构成脾肾同调，气血兼顾，阳生阴长之良方。

【点评】原发性血小板减少性紫癜一般以皮下出血为主，皮肤出现瘀点、瘀斑。中医学称肌衄，内伤发斑，属血证范畴。但病有虚实之分，下列医案起病缓慢，伴有神疲乏力，腰酸，头昏，脘胀，斑色黯红，舌质淡红，苔薄，脉细，显为脾肾两虚，气血生化乏源，血失统摄所致。故用培补脾肾、益气生血的左归丸、归脾汤与补气生血之当归养血汤加减立方。在养血的基本上重视益气，在补脾的同时重视温肾，达到气旺血生，阳生阴长，先后天并补之目的。中医学认为肾主骨生髓，骨髓可以化生精血。脾主运化，为人体气血生化之源。故治疗本病重在温补脾肾。并加血肉有情之品，以助补益精血作用。方中淫羊藿即为中药淫羊藿。

【验案】陈某，男，29 岁，工人。1989 年 5 月 11 日就诊。主诉：肌肤散在性瘀点、瘀斑 3 个月。3 个月前，不明原因出现肌肤散在性瘀点、瘀斑，曾在本市某医院确诊为原发性血小板减少性紫癜，经用激素等药物治疗 40 天，四肢肌肤仍有瘀点、瘀斑出现，时有鼻衄，神疲乏力，头昏，纳差，脘胀，腰部酸痛。检查：神清，倦怠乏力，面黄不华，四肢散在性瘀点，5 处瘀斑，直径 0.5 ~ 1.5 cm，色紫黯。1 处已转黄绿色，血小板计数 36×10^9 / L，白细胞 5×10^9 / L，红细胞 3.0×10^{12} / L，血红蛋白 100g / L。舌质淡红，苔少，脉细数。诊断：原发性血小板减少性紫癜，脾肾两虚者。治疗：培补脾肾，益气生血。予补脾生血汤。5 月 18 日二诊：头昏略减，肌肤未见新生瘀点、瘀斑，寐差，仍感疲劳，纳差，腰酸，面黄不华。舌质淡红，脉细。复查血小板 50×10^9 / L。属脾肾两虚，气血生化乏源。仍当脾肾双补，益气生血。处方：① 潞党参 15g，黄芪 20g，炒白术 10g，当归 10g，熟地 12g，炒白芍 12g，仙鹤草 12g，鸡血藤 10g，鹿角片 10g（先煎），淫羊藿 10g，阿胶 10g（烊），砂仁 3g（后下），熟枣仁 10g，7 剂，水煎服。②紫河车粉21g，每次1.5g，1 日 2 次，开水送服。5月25日三诊：头昏、疲劳明显减轻，怕冷，胃纳尚可，大便欠实，面色萎黄。苔少舌淡红，脉细数少力。肌肤瘀点、瘀斑呈黄绿色。血小板 90×10^9 / L，白细胞 6×10^9 / L，红细胞 3.3×10^{12} / L，血红蛋白 134g / L。脾肾两虚，气血不足。原法再服。处方：①潞党参15g，炙黄芪 20g，焦白术 10g，当归 10g，大熟地 12g，炒白芍 10g，仙鹤草 12g，鹿角片 10g（先煎），淫羊藿 10g，山茱萸 6g，熟枣仁 10g，阿胶 10g（烊），炙甘草 3g，砂仁 3g（后下），7 剂，水煎服。②紫河车粉21g，每次1.5g，1 日 2 次，开水送下。6月 1 日四诊：精神好转，胃纳尚可，仍时感疲劳乏力，头昏，大便欠实，寐差。舌质淡红，苔薄，脉小，再予补益脾肾。处方：①党参 15g，黄芪 20g，当归 10g，熟地12g，炒白芍 10g，焦白术 10g，怀山药 10g，砂仁 3g（后下），鹿角片 10g（先煎），淫羊藿 10g，山茱萸6g，仙鹤草 12g，熟枣仁 10g，14 剂，水煎服。②紫河车粉 42g，每次1.5g，1日2次，开水送服。6月16日五诊：病情稳定，无自觉不适，肌肤瘀点斑消退，舌质红，苔薄，脉细，复查血小板 150×10^9 / L。病已治愈，但仍当注意摄生调护。处方：①继服原方。②紫河车粉。以巩固疗效。随访5月，未见复发，血小板数稳定在 140×10^9 / L左右。

3. 健脾凉血止血汤（周仲瑛）

【组成】黄芪 25g　当归 10g　鸡血藤 12g　土大黄 20g　卷柏 20g　紫草 20g　甘草 30g　党参 20g　茯苓 15g　白术 12g　阿胶35g（烊化）　五味子 15g　生牡蛎25g（先煎）　女贞子 15g　旱莲草 20g

【功效】健脾益气，凉血止血。

【主治】原发性血小板减少性紫癜，属气虚挟瘀者。症见四肢皮肤可见散在出血斑或紫斑，舌质黯红，苔薄，脉微细。

【用法】水煎服、早晚各 1 次。

【方解】方中黄芪健脾，佐以党参、白术、茯苓增强补益中焦脾胃之功；当归、阿胶养血益阴；女贞子、旱莲草滋补肝肾，填精益髓；生牡蛎益阴潜阳，紫草清热凉血，卷柏凉血止血，三药相配以防阴虚阳亢，又增止血之功；土大黄、鸡血藤活血化瘀，使瘀血去而新血生，加之阿胶补血止血，五味子酸敛收涩，使瘀去而不伤正。诸药合用，共奏健脾益气，凉血止血之功。

【点评】原发性血小板减少性紫癜是一种自身免疫性综合征，为临床上出血性疾病中较常见的一种。主要是由于血小板表面带有 IgG 抗体及补体 C_3，当这种致敏的血小板流注脾脏和肝脏时，易被网状巨噬细胞阻留、吞噬和破坏，而引起血小板减少。根据本病的主要特征是皮下、黏膜及内脏出血，祖国医学将其归属于"血证"范围。脾统血，脾气虚弱，统摄失司，以致血不循经，溢于脉络之外，渗于皮肤之间，故治疗上选用黄芪健脾益气，佐以麦冬、玄参、石斛、女贞子等养阴，按中医"瘀血不去，新血不生"这一理论，在上方基础上又加用鸡血藤、虎杖、土大黄、当归等既有活血化瘀，又有升高血小板作用的药物。患者服药后，不但临床症

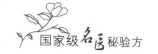

状消失，出血得到控制，且随血小板抗体补体C_3浓度的下降，血小板稳步上升。提示健脾益气养阴活血化瘀之法，可能能抑制血小板抗体的产生，减少了致敏血小板，使遭破坏的血小板减少，而使血小板恢复正常。

【验案】马某，男，55 岁，教授。1988 年 7 月 24 日入院。主诉：鼻衄、肌衄 2 月。1988 年 5 月初，无明显诱因出现鼻衄，量少，伴全身皮肤散在出血点，在北医人民医院查血小板 6×10^9 / L，骨髓检查示："巨核细胞成熟障碍"，以"免疫性血小板减少性紫癜"收住该院。先后给予胎盘球蛋白（每次 4g，每日 1 次静点，共用 126g）、肌苷、氨肽素、血宁片及血小板悬液，但效果不明显，血小板波动在（3 ~ 11）$\times 10^9$ / L。目前痰中带血，皮肤仍有散在出血点，乃由门诊收住入院。检查：四肢皮肤可见散在出血斑或紫斑，肝脾不大，舌质黯红，苔薄，脉微细；血红蛋白 115g / L，白细胞 7.5×10^9 / L，血小板 35×10^9 / L。IgA 2.3g / L，IgM 8.5g / L，IgG 6.1g / L，C_3 0.132g / L，谷丙转氨酶 69.8U / L，白球蛋白比值为 4.1 : 4.8。诊断：原发性血小板减少性紫癜，气虚挟瘀者。治疗：健脾益气，凉血止血。同时加用保肝药，服上药20天，临床出血症状消失。9 月 10 日诊治，出血倾向已完全控制，自觉盗汗，苔白脉细，情绪易激动发怒，故依原法佐以疏肝。黄芪 10g，当归 10g，鸡血藤 20g，土大黄 20g，虎杖 15g，紫草 20g，甘草 30g，阿胶 20g（烊化），陈皮 10g，柴胡 10g，麻黄根 30g，五味子 15g，生牡蛎 25g（先煎）。此方服用半月，盗汗止，心情舒畅，复查血小板 35×10^9 / L，而血小板相关抗体 IgG 明显下降。10 月 15 日查血小板 55×10^9 / L，较入院时有上升趋势，自觉鼻干，苔燥少津，舌质黯红，脉细沉，治拟健脾益气，佐以养阴。生黄芪 10g，当归 10g，鸡血藤 30g，土大黄 20g，卷柏 20g，虎杖 15g，紫草 20g，甘草 30g，麦冬 15g，玄参 15g，石斛 10g，女贞子 15g，服药 10 剂，无出血倾向，自觉症状消失，舌质瘀血减轻，脉由沉细转为微细，苔薄，血小板稳步上升 75×10^9 / L。原方继续守服 2 个月，血小板恢复正常 110×10^9 / L。于 2 月 14 日获得显著疗效出院。出院时血小板 125×10^9 / L，肝功能正常。补体 C_3 下降为 0.082g / L、IgA 4g / L、IgM 0.81g / L、IgG 16.5g / L。全疗程未用西药。

4. 扶命培土汤（萧佐桃）

【组成】肉桂 3g　熟附子 5g　西党参 15g　北黄芪 15g　淮山药 15g　淫羊藿 15g　巴戟天 10g　枸杞子 12g　菟丝子 12g　淡大云 10g　蒸黄精 15g　制锁阳 10g

【功效】助阳养阴，补髓生血。

【主治】血小板减少性紫癜，属肝肾两亏，脾失统血者。症见皮肤或牙龈出血，面色白，精神萎靡，疲倦乏力，头昏心悸，腰脊酸痛，纳差，舌质淡红，苔薄白，脉细无力。

【用法】水煎服，每日 1 剂，早晚各服 1 次。

【方解】本方是以温补肾阳药物为主，配以健脾温中，益气养血之品组成。用锁阳为君，补阴益阳，生精养血，且药性温润平和，宜于久服；辅以补肾要药巴戟天、疗五劳、益精血、安神增智；淡大云、枸杞子、菟丝子补肝肾、强筋骨，添精益髓；淫羊藿，益精气，强肝肾，且擅补命门之火；佐参、芪、黄精、淮山补中益气，温运脾胃，以充后天之本；使用肉桂、附片协和诸药，暖脾胃，既补下焦阳虚，肝肾两衰，又治中焦虚惫，运化无力。综合全方，具有补肝肾，益脾胃，助阳益阴，补髓生血的功用。故对肝肾两亏，骨髓生血功能障碍，后天不足，脾失统血，溢于络外之诸衄，有生血止衄之效。

【加减】属肾阳虚或气虚者，单用本方；属阴虚火旺者，酌用滋阴清热之品，如麦冬、生地、玄参、焦栀、茜草、茅根；大便溏稀，去淡大云；急性期加用水牛角腮。

【点评】血小板减少性紫癜是难治疾病，萧氏曾用本方治疗 64 例做临床观察。结果显效 17 例，良效 21 例，进步 20 例，无效 6 例，总有效率 90.6%，显效率 26.6%。一般疗程在 3 个月左右，血小板升至正常水平后，仍需继续服用 1 个月以巩固疗效。

【验案】陈某，女，28 岁。因牙龈出血，双下肢出现紫癜，月经量增多 2 年余。骨髓象检查确诊断为原发性血小板减少性紫癜，刻诊牙龈出血，色红量中等，面色白，精神萎靡，疲倦乏力，头昏心悸，腰脊酸痛，月经量多，纳差，大便溏稀，舌质淡红，苔薄白，脉细无力，双臂可见散在紫癜，双大腿可见大小不等的瘀斑数块。查血红蛋白 10.5g / dl，白细胞 5.6×10^9 / L，中性 65%，淋巴 35%。血小板计数 23×10^9 / L。证属脾肾两虚，气不摄血。拟温肾健脾，益气补血。处方：制附片 5g，上肉桂 2g，菟丝子 12g，枸杞子 12g，炒白术 10g，制锁阳 10g，淡大云 10g，淫羊藿 15g，北黄芪 15g，西党参 15g，蒸黄精 15g。14剂。二诊：牙龈出血已止，四肢紫癜减少，食欲增进，复查血小板计数 51×10^9 / L。仍以前方调治。嘱再服 15 剂。三诊：面色红润，精神振作，纳佳，便稠，月经量转正常。追访3年，病情稳定，多次化验血小板保持在 100×10^9 / L 以上。

【简介】萧佐桃，出生于 1929 年，逝于 2006 年，湖南澧县人。曾任湖南中医学院院长，内科主任医师，教授，中医内分泌疾病诊疗专家。多年从事中医"命门"学说研究和中医药抗老益寿研究，成绩斐然。发表专题论文 23 篇。

原通信地址：湖南中医学院　邮编：410007

5. 羚羊地黄汤（南征）

【组成】羚羊角 3g（单煎）　生地 60g　白芍 20g　丹参 20g　丹皮 20g　玄参 15g　石膏 100g　知母 20g　黄芩 10g　甘草 10g

【功效】清热凉血解毒。

【主治】血小板减少性紫癜，属阴虚有热者。皮肤或黏膜出血，头昏乏力，纳少，心悸，汗出，手足心热，舌质红，苔薄黄，脉弦数。

【用法】水煎服，每剂分 3 次服，早晚各服 1 次。

【方解】羚羊角清热凉血解毒；生地养阴清热凉血；丹皮、丹参凉血散瘀；玄参清营解毒；白芍和营泄热；重用石膏则使甚者先平，达诸经之火自灭，进而消紫癜之目的；知母、黄芩清热泻火，以助清热凉血解毒；甘草调和诸药。诸药合

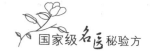

用，共奏清热凉血解毒之功。

【加减】血热妄行者，治宜合十灰散；热毒炽盛，发热，出血广泛者，加龙胆草、紫草，冲服紫雪丹；阴虚火旺，治宜滋阴降火，宁络止血，方用葛根散加减；气不摄血，治宜补气摄血，化瘀消斑，方用归脾汤加减，可加仙鹤草、棕榈炭、地榆、茜草根、紫草等。

【点评】血小板减少性紫癜，可由外感内伤等多种原因引起，而基本病机可归纳为火热熏灼及气虚不摄两大类。在火热之中有实火、虚火之分，在气虚之中有气虚和气损及阳之别。症候之虚实方面，由火热亢盛所致者属实证，由阴虚火旺及气虚不摄所致者属虚证。治疗紫斑证主要应掌握治火、治气、治血 3 个原则。实证当清气降气，虚证当补气益气；实火当清热泻火，虚火当滋阴降火。具体治疗时，可酌情配用凉血止血，收敛止血或活血止血之方药。尤其对急、重证，应予以重视，并积极抢救。

【验案】王某，女，39 岁，2004 年 6 月首诊。患血小板减少性紫癜 2 年多，两年前因牙龈出血、月经量多，到医大一院血液科就诊，当时发现皮肤出现紫斑，拟诊断为血小板减少性紫癜而入院治疗，血小板计数 50×10^9 / L，骨髓象：骨髓增生，巨核细胞不减少，除外继发因素。用泼尼松、维生素E治疗，1 个月后血小板回升到 90×10^9 / L。出院，即刻到我院门诊中药治疗。症见头昏，烦热，口干，尿黄，面黄，舌质红，苔薄黄，脉弦数，为阴虚有热证，投自拟羚羊地黄汤：羚羊角3g（单煎），生地 60g，白芍 20g，丹参 20g，丹皮 20g，玄参 15g，石膏 100g，知母 20g，黄芩 10g，甘草 10g，水煎服。经1个月治疗，皮肤紫斑消失，血小板回升到 100×10^9 / L，症见头昏乏力，面黄，纳少，气短，心悸，汗出，舌质淡，苔白，脉沉细弱而无力，月经提前量多。为气不摄血证。上方去石膏、黄芩、知母，加黄芪 50g，党参 10g，白术 10g，升麻 10g，柴胡 10g，水煎服。1 个月后血小板回升到 230×10^9 / L。紫斑再未出现，症状大有改善，最后用人参归脾汤、补中益气丸、八珍益母丸治疗，随访 3 个月，病情稳定未发作。

6. 补气化瘀汤（柯微君）

【组成】生芪 30g　补骨脂 15g　锁阳 15g　川芎 15g　坤草 20g　卷柏 30g　三七 6g　丹参 30g　丹皮 10g　当归 10g　玳瑁面3g　生甘草 10g

【功效】补脾肾，活血化瘀，凉血解毒。

【主治】慢性特发性血小板减少性紫癜，属气虚血瘀型。症见皮肤出血点、斑紫黯，下眼睑青，面色黧黑，舌质紫或淡紫，有瘀斑瘀点，尖红，脉细涩。

【用法】每日 1 剂，早晚各1煎服用。

【方解】补骨脂、锁阳、生芪温补脾肾；川芎、坤草、卷柏、三七、丹参、丹皮、当归补血活血，行气化滞，祛瘀生新；玳瑁清热解毒，凉血功同犀角；生甘草既助清热解毒，又可调和诸药。诸药合用，共奏补脾肾，活血化瘀，凉血解毒之功。

【加减】烦热、头晕、耳鸣、鼻衄、龈衄，选加生地、白芍、女贞子、旱莲草，甚至羚羊角粉、水牛角片，去川芎、生芪、补骨脂，锁阳减量或减去；便稀、肠鸣，重用补骨脂；舌瘀不减，重用川芎、坤草；月经过多，减川芎、丹参，加阿胶、生龙牡。

【点评】特发性血小板减少性紫癜，常发生于素体特异脾肾虚损之体，病机为正虚邪实，虚多为脾肾虚，邪为热、瘀，治疗立足于补脾肾，辨证运用清热解毒，益气养阴，活血化瘀，凉血止血本型患者，病邪瘀重于热，治疗用化瘀补肾益气时，切勿忽略凉血解毒。

【验案】俞某某，24 岁，于 1998 年 6 月 9 日，因紫癜半年未愈，来诊，诊原发性血小板减少性紫癜，曾用泼尼松、阿塞松达那唑、长春新碱规范治疗，效果不理想。目前服泼尼松 10mg / 日。来诊时，紫癜色黯，面黄，下眼睑青灰，无力，尿黄，舌质紫，尖红，脉沉细尺弱，血小板 30×10^9 / L。辨证脾肾两虚，血瘀阻络。用调补脾肾，活血化瘀，佐以凉血解毒。方：生芪 30g，当归 15g，补骨脂 15g，锁阳 20g，川芎 15g，坤草 20g，卷柏 30g，三七 6g，丹皮 10g，生地 15g，紫草 12g，玳瑁面 3g，生甘草 10g。每日 1 剂，早晚各 1 煎。经 32 天治疗，血小板升至 50×10^9 / L，乏力，出血点减，便稀，舌紫，前方减生地、紫草，增补骨脂 24g，坤草 30g。又经 2 个月治疗，血小板达到（100 ~ 200）$\times 10^9$ / L，此时指导患者，初诊以来服泼尼松 10mg / 日，逐渐缓慢减量，至停服，血小板一直正常，每日再服中药 2 个月，以后间断服中药半年。2005 年随访，患者自觉体力好，血小板正常。

五十七、过敏性紫癜

1. 疏表通里清热汤（任继学）

【组成】桃核仁 20g　大黄 10g　桂枝 5g　炙甘草 10g　玄明粉 3g

【功效】清热行血，疏表通里。

【主治】过敏性紫癜，属瘀热内结者。症见皮下出血，神情不振，两目黯青，颧赤唇萎，舌质隐青，苔薄而干，脉弦涩有力，小腹拒按。

【用法】水煎服，每日 1 剂，早晚各服 1 次。

【方解】桃核仁活血破瘀，大黄破瘀泻热，二药相配瘀热并治；桂枝通行血脉，助活血行瘀，且在寒凉之中可防寒凉凝血之弊；玄明粉泻热软坚；炙甘草护胃安中，缓诸药峻烈之性。诸药合用，共奏清热行血，疏表通里之功。

【点评】紫斑病（过敏性紫癜）有别于出疹及温病发斑，外感内伤皆可致病。以外邪入侵，酿生热毒，病及血脉为其重要原因。以清热凉血、止血治本在常理之中。而滥用激素"探索治疗"往往会加重病情。对下列医案紫斑便血，汤水不思，身无汗而溲黄，综合四诊，断其阳热郁伏，表有不和，两阳相熏灼，血气流溢，失其常度熏发肌肤，内溢浊道，造成阴血蓄而不行，热结下焦，波及于膀胱，扰于肠胃而为病。本方为仲景桃核承气汤变化而成，桃核承气汤仲景本为热结膀胱而外不解之蓄血证而设，本有者求之之原则，今变通其用，通因通用，故用之

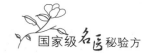

有一剂血减，二剂血止之效。又以四物汤理损补虚，何虑其不痊。读书在知出与入，不能入于书则不知古人用心处，不能出于书，即此意也。

【验案】齐某某，男，13岁。1983年9月13日初诊。主诉：全身紫斑，腹痛便血50天。患者于50天前无明显诱因双下肢皮肤出现对称性皮下瘀点，高出皮肤，部分融合成片。同时逐渐出现膝关节酸痛，腹痛便血，量每次100~150ml。曾在医大二院求治，诊断为"过敏性紫癜"，给予氢化可的松静点治疗及用止血药1月，腹痛频作，便血时出时止，紫癜不退。症状：腹痛便血，血色紫黯，腹满时有坠胀感，口渴不欲饮，虚烦少眠，手心热而无汗，小便色黄。检查：神情不振，两目黯青，颧赤唇萎。舌质隐青，苔薄而干，脉弦涩有力。小腹拒按，血小板$110×10^9$/L。诊断：过敏性紫癜，属瘀热内结者。治法：清热行血，疏表通里。9月15日二诊：上方服后，1剂血减，2剂血止，腹痛大减，紫斑颜色变浅。舌质黯红，苔薄少津，脉弦涩。更方如下：当归15g，白芍15g，川芎5g，生地20g，白蒺藜25g，蝉蜕15g，乌蛇10g，何首乌15g，白鲜皮15g，白薇10g，银柴胡15g，水煎服。守方治疗20剂，紫斑消退，后用四物汤调理1个月，症状悉平，后在长春外国语学校念书，病未再复发。

2. 清荣饮（王祉然）

【组成】槐花25g　生地榆15g　白茅根20g　白芍15g　玄参15g　金银花20g　生地20g　大枣20枚　鸡内金15g　焦三仙各10g

【功效】清热凉血，滋阴补虚。

【主治】过敏性紫癜，属血热妄行者。症见皮肤出现青紫斑点或斑块，常伴有鼻衄、齿衄或月经过多，或有发热，口渴，心烦，舌红苔黄，脉数。

【用法】水煎服，每日1剂，早晚各服1次。

【方解】方中槐花、生地榆、白茅根、生地、玄参、白芍、金银花为一派清热解毒、滋阴凉血之品，为血证通用之品；唯大枣、鸡内金、焦三仙（山楂、神曲、麦芽）为其独到用药，为治本而设。大枣用量多达20枚，取其和胃调营之功，为方中举足轻重之品；鸡内金、焦三仙一可化胃浊以降虚火，二可防大枣甘温壅滞之弊，其配伍精当，为方中所不可缺少。诸药合用，共奏清热凉血，滋阴补虚之功。

【点评】过敏性紫癜一病中医称为紫斑，亦有称为肌衄或葡萄疫者。紫斑病发于营血，显于皮肤，但病变却在胃腑，《医学入门》说："乃胃虚火游于外。"《外科正宗》言其为"邪毒传胃"。胃浊不降，虚火内生，血热妄行，故发紫斑。清其血热为当务之急，应用本方，恰中病机。另外，过敏性紫癜临床辨证分型一般有血热妄行、阴虚火旺和气不摄血3种，本方既能清热凉血，又可滋阴补虚，故可作为治疗过敏性紫癜的通治验方使用。

【验案】李某某，女，47岁。皮肤紫癜1个月，全身可见皮下出现点，下肢尤为浓密，伴瘙痒，时有腹痛，舌红苔微腻，脉细数。化验血小板$216×10^9$/L（21.6万/mm^3），白细胞$11.2×10^9$/L（11 200/mm^3）。诊断为过敏性紫癜。以上方原药原量服 6 剂，紫癜大减，服 18 剂，紫癜消失。

【简介】王祉然，辽宁中医学院附属医院医师，为国家及辽宁名中医，擅于用中医药治疗血液病，尤其是过敏性紫癜等，其临床经验收载于《首批国家级名老中医效验秘方精选（续集）》《现代名中医内科绝技》等书。

通信地址：辽宁省沈阳市皇姑区北陵大街 33 号，辽宁中医药大学附属医院

邮编：110032

五十八、系统型红斑狼疮

化斑解毒汤（汪履秋）

【组成】制何首乌 12g　桑椹子 15g　紫草 10g　土茯苓 15g　虎杖 30g　生地 15g 丹皮 10g　水牛角 30g

【功效】清营解毒，补肾滋阴。

【主治】系统型红斑狼疮，属营阴热毒证者。症见发热，满脸红赤，口干咽痛，渴喜冷饮，目赤齿衄，烦躁不寐，关节肿热疼痛，苔薄，舌质红，脉可细数、濡数或弦数。

【用法】水煎服，每日 1 剂，早晚各服 1 次。

【方解】制何首乌、桑椹子滋养肝肾，补益营阴；生地、丹皮、水牛角、紫草、土茯苓、虎杖清营泄热，凉血解毒。诸药相伍，既突出了清营解毒祛邪的一面，又照顾到久病灼营阴津液耗伤的另一面，实为祛邪扶正两结合的最佳对策。

【加减】若热毒内盛，面部红斑明显或伴身热起伏者，可加金银花、连翘、知母、黄芩等加强清热解毒之力；心悸胸闷，心脏损害指征存在时，加太子参、麦冬、五味子、炙甘草、磁石、石决明之类补益气阴，镇怯宁心；病及于肺，咳嗽咳痰，甚则气急不平，则复入杏仁、瓜蒌、半夏、桔梗、郁金、丹参以宽胸利肺，行气化痰；如肝脏受损，功能异常，肝区不适，可增加当归、白芍、党参、白术、枳壳、郁金、红花等调理肝脾、健运中州；若属肾脏损害，出现蛋白尿，除加益气滋阴、分利消瘀的黄芪、党参、白术、熟地、山药、泽泻外，早期可配鲜茅根、鲜芦根；中期选加金樱子、芡实；后期拟取仙茅、淫羊藿以增强消除尿蛋白的药物配伍；关节疼痛，活动不利，酌加桂枝、白芍、知母、防风、雷公藤等祛邪宣痹之品；皮损严重，大片红斑，瘙痒，又应大剂凉血解毒、散风祛湿为宜，药如茜草、仙鹤草、赤芍、玄参、蝉蜕、白鲜皮、苦参、蛇床子等。

【点评】红斑狼疮分为系统型和皮损型两类，前者以侵害内脏为主，后者则皮肤损伤为重，其病理多有共同之处。中医认为，营阴热毒，内伏不去是矛盾的关键所在。在多年诊治红斑狼疮的医疗实践中，汪氏大胆尝试，反复探索，根据热伏营阴、邪毒内蕴的病理特点，精心设计，独具匠心，自拟出这一辨病新方，从临床观察来看，疗效较为满意。本方以治疗系统型红斑狼疮为主，对以皮

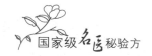

损为主者亦可选用。

【验案】刘某某，女性，30 岁。患者自 1990 年 11 月出现关节疼痛，面部红斑，小便次数增多，并伴浮肿腹水，住院治疗，查血抗核抗体阳性，DSDNA阳性，血沉126 mm／h，尿蛋白（+++），采用激素治疗，病情好转出院，诊断为狼疮性肾炎。来诊时，一面维持原有治疗方案，一面辨证结合辨病，取化斑解毒汤加味，药用何首乌、桑椹子、土茯苓、紫草、虎杖、生地、熟地、山药、黄芪、白术、薏苡仁、泽泻、墓头回、六月雪、红花等加减，及至次年 8 月尿蛋白开始逐渐减，乃至消失，血沉正常，近 5 个月来精神很好，无临床所苦，尿蛋白一直阴性，外观如常人。但为了巩固疗效，仍以中药加泼尼松（1 日 5mg）维持，以期根治全功。

五十九、癌　症

（一）肺癌

1. 苇茎降草汤（刘亚娴）

【组成】芦根 10g　桃仁 10g　薏苡仁 15 ~ 30g　冬瓜仁 10g　降香 10g　茜草 10g　紫菀 10 ~ 30g　川贝 10g　紫草 10 ~ 30g　生甘草 10g

【功效】化痰宁络，降逆止血。

【主治】肺癌咯血，及支气管扩张症反复咯血，属邪伤肺络者。症见咳吐血痰，或伴胸闷痛，痰白或黄稠，舌红苔白或苔黄，脉滑。

【用法】水煎服，每日 1 剂，早晚各服 1 次。

【方解】降香、茜草降逆行血以止血为君；川贝、紫菀、薏苡仁、芦根、冬瓜仁清降肺金，化痰止嗽为臣；紫草、桃仁行血止血为佐；甘草调和诸药为使。诸药合用，共奏化痰宁络，降逆止血之功。

【加减】口苦咽干者，加花粉 10g，地骨皮 10g；自汗胸闷者，加补管补络汤（《医学衷中参西录》方：山茱萸 10g，三七 1g 冲服，生龙牡各 30g）。

【点评】古医家缪仲淳有“吐血三要法”：宜行血不宜止血，宜补肝不宜伐肝，宜降气不宜降火。本为治吐血而设，临床体会其论亦适于肺癌及支气管扩张症咳血的治疗，此方即在此论的启发下拟定的，学习古人经验贵在举一反三，于此可见一斑。

【验案】李某某，男，56 岁，1995 年 11 月 24 日初诊。因肺癌而行放射治疗中，患者于放疗前后即间断咳血，放疗后咳嗽频作，痰吐不爽伴咳血胸痛，咽干，乏力，纳差，用西药治疗效果不著。症见：咳嗽频作，痰吐不爽，咳血时作，胸痛乏力，口干纳差，神疲气短，面色晦滞，时有午后低热，脉细，舌淡红苔薄白。予苇茎降草汤加减：茜草 10g，紫草 10g，桃仁 10g，薏苡仁 15g，知母 10g，川贝母 10g，降香 10g，芦根 10g，紫菀 10g，山药 15g，地骨皮 10g。上方服药 2 剂，咳血次数减少，5 剂后咳血未作（仍在放疗中），除午后低热、气短、乏力外，余证均明显减轻，以上方服药 2 周（其间曾加用花粉、蒲公英等），咳血始终未作，低热好转，诸证减轻。至 1996 年 1 月底随访，一般情况改善，咳血未再出现。

【简介】刘亚娴，生于 1944 年，河北霸州人，毕业于天津中医学院。现任河北医科大学四院（河北肿瘤医院）教授、主任医师、博士生导师。为河北省有突出贡献中青年专家、中华中医药学会理事、内科分会委员，肿瘤学会常委，河北省中医药学会副主任，肿瘤专业主任委员，疑难病专业委员会名誉主任委员。主编及参编著作13部，发表学术论文 99 篇。

通信地址：河北省石家庄市健康路 12 号，河北医科大学四院　邮编：050011

2. 二生汤（张士舜）

【组成】生半夏 30g（包）　生胆南星 30g（包）　川贝 10g　杏仁 10g　青黛 10g（包）　蛤粉 10g（包）　白英 20g　桔梗 6g　甘草 6g　瓜蒌 50g　漏芦 20g

【功效】清热燥湿，化痰止咳。

【主治】肺癌早中晚期，尤其由于癌肿迅速长大而压迫支气管或肺组织，属痰热内蕴者。症见以咳嗽、吐白黏痰为主，或剧烈咳嗽，咳痰或咯血，持续胸痛，呼吸困难，低热，乏力，消瘦等。

【用法】水煎服（生半夏、生胆南星先煎 90 分钟），每日 1 剂，早晚各服 1 次。

【方解】肺为娇脏，易受邪毒侵犯，致使肺气肃降失常，肺气不宣，则出现咳嗽、气喘，如饮食劳倦、情志失调，而致脾失健运，湿生痰，痰贮于肺，痰凝气滞。故用生半夏、生胆南星为君药，燥湿化痰、消癌散结为主；臣药漏芦、白英清热抗癌、清肺泻热；佐瓜蒌清热化痰、消肿散结；青黛、蛤粉合用为止咳名方，清热化痰；川贝、杏仁清热止咳化痰；使药为桔梗与甘草，利气化痰、开宣肺气，引药上浮于肺。共奏清热抗癌、化痰止咳之功效。

【加减】若兼有咳黄痰，加鱼腥草、桑白皮、地骨皮；咳吐白痰量多，加海浮石、葶苈子；咳嗽重，加白前、前胡、杷叶、蝉蜕；口干舌质红，加沙参、麦冬、花粉、石斛；痰中带血，加三七、白及、仙鹤草；气虚乏力，加绞股蓝、黄芪；肾虚，加枸杞子、山茱萸；鳞癌，可加半边莲、白屈菜、冬凌草；腺癌，可加重楼、木馒头、菝葜；淋巴结转移，可加夏枯草、泽漆、海藻；发热，可加生石膏、知母、地骨皮、水牛角；胸水，可加葶苈子、茯苓、猪苓；胸疼，可加白芍、延胡索。

【点评】本方可以作为治疗肺癌咳嗽以咳吐白痰为主的基本方，临床应用可以本方为基础进行随症加减，本方集清热化痰止咳与消癌散结于一体，使咳止、热清、痰化、癌消，对于肺癌早中晚期症状相符者，临床常能起到明显效果。在药用方面，生半夏、生胆南星有毒，一定要先煎 90 分钟，以去其毒，取其效。

【验案】王某，男，65 岁，工人。2003 年 2 月 20 日初诊，咳嗽、发热伴气短 2 个月，经CT 检查示：右肺下叶占位并肺内感染，纵隔淋巴结肿大，考虑转移；病理示：低分化腺癌。症见：咳嗽、咳白黏痰，发热，气短胸闷，活动后加重，乏力消瘦，纳少，形态虚弱，口干，失寐，舌红少津，脉沉细。治宜清热燥湿养阴，化痰软坚散结。基本方：生半夏30g（包），生胆南星30g（包），川贝10g，杏仁10g，白英20g，瓜蒌50g，漏芦20g，木馒头15g，菝葜10g，夏枯草10g，泽漆15g，海藻10g，知母20g，生石膏30g，甘草6g，桔梗6g。将生石膏（打碎）、生半夏、生胆南星先煎90分钟，然后下其余诸药，水煎服，每日1剂，分2次服。后随症加减，连服6个月，纳渐增，症渐消。复查X线胸片，肺内癌肿已无，再次做CT，右肺下叶未见肿块阴影。随访，现仍健在，生活如常人，至今已3年。

【简介】张士舜，生于1939年，河北石家庄人，毕业于河北中医学院。现任河北省石家庄华光中医肿瘤医院首席专家。石家庄名中医，多次获省市科技进步奖，河北省中医药学会常务理事，河北省中西医结合学会常务理事。从事中医治疗肿瘤科研、临床44年，在中医药治疗肿瘤，中西医结合治疗癌症和中医现代化研究方面有较高造诣。出版专著《中医现代化研究》《攻癌之路》《食管癌研制集成》《胃癌研制集成》《大肠癌中医研究》《张士舜论文集》等。首次提及"三辨治癌理论"，引起国内学术界重视。

通信地址：河北省石家庄平安南大街98号，石家庄华光中医肿瘤医院

邮编：050021

（二）胃癌

木核汤（张士舜）

【组成】木贼草60g　山药20g　核桃树枝100g　石斛20g　沙参10g　铁树叶20g　白术10g　茯苓10g　木香10g　桂枝5g　炙甘草5g　枳壳10g　露蜂房10g

【功效】清肝养胃，补气健脾。

【主治】各期胃癌，属脾胃虚弱者。症见胃脘隐痛，食欲减退，恶心呕吐，消瘦等。

【用法】水煎服，每日1剂，早晚各服1次。

【方解】方中重用大剂量的木贼草和核桃树枝。木贼草清肝名目，可防止肝火侵犯脾土；大剂量核桃树枝解毒散结，减除梗阻；山药、白术、茯苓、甘草补气健脾除湿；桂枝平冲降逆止呃；胃癌患者大多舌红无苔，胃阴亏乏，故用石斛、沙参滋养胃阴；胃癌患者大多有消化不良及胀气，加木香、枳壳可开胃理气，消除腹胀；铁树叶、露蜂房攻毒抗癌。全方共奏清肝养胃，补气健脾，解毒软结之功。

【加减】肝胃不和有呕吐者，加半夏、生姜、佩兰等；瘀毒内阻胃痛者，加延胡索、香附、五灵脂等；便干，加火麻仁、郁李仁等；呕血、便血，加仙鹤草、血余炭等；便溏，加白术、薏苡仁；脾胃虚寒，加高良姜、荜茇等；气血亏虚者，加人参、白术、黄芪、熟地、阿胶等。

【点评】胃癌是常见的恶性肿瘤之一，居消化道癌瘤的首位。《金匮要略》中描述："朝食暮吐，暮食朝吐，宿谷不化，名曰胃反。"此与胃癌晚期幽门梗阻

的症状相似。因为胃癌一般为腺癌，对于放、化疗相对不敏感，所以对于胃癌患者，尤其是中、晚期患者，加用中药治疗更为必要，用于手术后或配合放、化疗效果更明显。本方可作为治疗各期胃癌的基础方，临床应用时应在本方基础上根据胃癌的证型随症加减。药用方面木贼草、核桃树枝用量偏大，可称"霸药"，临床应用时应注意掌握其适应证。

【验案】雷某，男，46岁。贲门癌术后3年，主因上腹不适10余天，于2004年11月13日确诊为贲门癌术后复发而入院。入院后症见：胃脘隐痛，喜按喜温，暮食朝吐，朝食暮吐，有时食入经久仍复吐出，时呕清水，面色酸白无华，神疲乏力，舌质胖淡，苔白滑润，脉沉细无力。治宜补气健脾，解毒软坚。基本方：木贼草60g，山药20g，路路通10g，核桃树枝100g，石斛20g，沙参10g，铁树叶20g，白术10g，茯苓10g，木香10g，桂枝5g，枳壳10g，黄芪10g，露蜂房10g，炙甘草5g，水煎服，每日1剂，分2次服，同时配合介入治疗。后随症加减，连服3个月，做胃镜与上次相比，较稳定。现情况良好，已上班，至今已5年。

（三）鼻咽癌

解毒消癌汤（张梦侬）

【组成】沙参12g　玉竹12g　旋覆花10g　代赭石30g　昆布15g　海藻15g　三棱15g　莪术15g　炙鳖甲15g　夏枯草80g　白花蛇舌草80g　白茅根50g

【功效】润燥活血，解毒消癌。

【主治】鼻咽癌，食管癌等，属阴虚瘀阻者。症见吞咽梗塞而痛，食物难进，或有血涕、鼻出血，形体消瘦，肌肤枯燥，胸背灼热，口干咽燥，五心烦热，大便秘结，小便短少，舌红而干或有裂纹，脉沉细弦而数。

【用法】每日1剂，水煎2次，早晚分服；或增大剂量，水煎久熬滤渣取汁1000ml，加蜂蜜适量熬和，分2日频频饮服。

【方解】沙参、玉竹滋阴润燥，可助瘤体软化；旋覆花、代赭石行气降逆，化瘀通络；昆布、海藻消痰软坚散结；三棱、莪术活血化瘀，破瘕消肿；炙鳖甲活血滋阴软坚散结；夏枯草、白花蛇舌草、白茅根清热解毒。本方集软坚、散结、败毒、消肿、破瘕、消核，及润燥生津，滋阴增液，调气活血于一身，故善治各种肿瘤。

【加减】若伴气虚者，加人参、西洋参、黄芪、党参；脾虚湿盛者，加白茯苓、生薏仁、砂仁；出血者，加炒蒲黄、仙鹤草、生地榆；热毒炽盛者，加金银花、蒲公英、紫花地丁、天葵子、野菊花；痰盛者，加半夏、紫菀；便秘者，加生大黄等。并用单方白鹅血或白鸭血热服，均具有一定疗效。

【点评】鼻咽癌，食管癌等各种类型的肿瘤，均可用上方为基本方，根据病情酌情增减，治疗恰当，可收良效。癌症治疗不可急功近利，须徐徐以图缓功，医者、患者需坚定信心，只要辨证准确，要守方长服，频频更换将前功尽弃。治疗期间禁食各种鸡、牛、羊、狗肉，猪蹄、鲤鱼、鲇鱼、黄颡鱼、虾、蟹、辣椒、葱、蒜等一切发疮动火之物，禁酒及房事。

【验案】黄某某，男，49岁，农民。1970年4月5日初诊。吞咽困难，不能进食进行性加剧半年余。经某医院鼻咽镜检查，病理活检确诊为鼻咽癌。患者家属已为他备好后事，怀着最后一线希望而来张氏处用中药救治。患者头晕头痛，视物模糊，复视，鼻塞，鼻衄，流浊涕，带有鲜红色血液，伴耳鸣、耳聋，口苦咽干，心烦不宁，大便干结，小便黄赤。全身肌肉消瘦，流质饮食，只能点滴而进。舌苔黄厚、舌质红，脉弦滑。诊断：石上疽（鼻咽癌）。证系热毒炽盛，阴虚津亏。治宜清热解毒，滋阴生津润燥，佐以软坚散结。处方：南沙参24g，玉竹24g，昆布15g，海藻15g，炙鳖甲15g，煨三棱15g，煨莪术15g，赤芍15g，白芍15g，夏枯草200g，白花蛇舌草200g，天葵子19g，蒲公英18g，紫花地丁18g，山豆根18g，野菊花18g，白茅根100g，丹皮10g，全蝎3g。每日1剂，以水4000ml，熬至1000ml，滤去渣，加蜂蜜100g，熬和，分2日6次服。另用单方：白鹅血热服，或白鸭血亦可，7天1次。用法：1人将白鹅两翅及两腿紧握，另一人将鹅颈宰断后令患者口含鹅颈，饮其热血。临床经验证明，虽饮食吞咽困难，饮白鹅血无碍。服药期间禁一切温辛动火之物。6月10日二诊：服上药2月余，饮白鹅血5次，白鸭血3次。症状渐改善，饮食尚通畅，经检查：大枣大小菜花状肿物消为蚕豆大小（鼻咽部左侧），颈淋巴结未扪及；舌苔薄、质红，脉细数，继服上方2日1剂。9月2日三诊：经过5个多月的治疗，病灶已消失，饮食正常，体力恢复，已能从事一般劳动。嘱其用上药间断性治疗，一年后复查，鼻咽部呈慢性炎性改变，其妻并于第二年生一女孩。

【简介】张梦侬，生于1896年，逝于1977年，湖北汉川人。历任湖北省中医进修学校教员、湖北中医学院内经教研组组长。湖北中医学院著名老中医，学识渊博，擅治内科疑难痼疾，致力于肿瘤的临床、研究多年，屡起沉疴。著有《临证会要》。

原通信地址：湖北省武汉市洪山区黄家湖西路1号，湖北中医学院
邮编：430065

（四）食管癌

食管康复煎（高光鉴）

【组成】太子参20g　茯苓25g　白术15g　薏苡仁30g　山茱萸15g　枸杞子20g　杜仲20g　陈皮12g　青皮12g　广郁金15g　旋覆花15g（包）　醋赭石30g　丹参20g　急性子15g　瓦楞子30g　山豆根15g　石见穿20g　白英30g　半枝莲35g

【功效】补脾益肾，疏肝理气。

【主治】食管癌，属脾肾不足，肝郁不疏者。症见吞咽梗塞而痛，食物难进，精神疲惫，胸闷气短，烦躁不安等。

【用法】每日1剂，文火水煎2次，少少与之，徐徐咽下，以免噎梗呕吐。

【方解】方中太子参、茯苓、白术、薏苡仁健脾益气；山茱萸、枸杞子、杜仲滋补肝肾；青陈皮、广郁金、旋覆花、醋赭石疏肝理气；丹参活血化瘀；急性

子、瓦楞子、山豆根、石见穿、白英、半枝莲清热解毒，软坚散结。诸药合用，共奏补脾益肾，疏肝理气之功。

【加减】呕吐黏痰且带血者，选加制礞石、制半夏、胆南星、参三七、白及、仙鹤草、血余炭；嗳气频繁者，选加前胡、广郁金、赭石、旋覆花、青陈皮、姜半夏；胸部疼痛者，选加厚朴、木香、延胡索、参三七；阴虚火旺者，选加生地、玄参、女贞子、龟板、鳖甲等。

【点评】食管癌为癌症中最常见的疾病，应尽可能做到早诊断，早治疗。该病发展到晚期应配合西医的支持疗法，保证能量供应，才能取得效果。本方组方原则为健脾益肾，疏肝理气，活血化瘀，软坚散结，解毒去邪，这是根据病因及产生的后果，两者各方面轻重程度的表现，进行选药，并须掌握适当的剂量。对健脾益肾之品，始终列为组方的首位，古人谓：脾为后天之本，万物之母，而治损之症，应以能食为主；肾为先天之本，万物之源也，就是精神之所舍，元气之所系。另发现该疾病患者，大多数为肝阳偏亢，肝郁不疏及有烦躁不安等情绪，因此，疏肝理气也应加以重视，确可起到气畅郁疏之治疗意义。对脾肾宜补，对肝脏宜疏，对标症宜攻，归结起来，补、疏、攻为治疗食管癌组方的原则。

【简介】高光鉴，出生于 1915 年，江苏仪征人。自幼在家随父、兄学习中医，19 岁从事临床。曾任安徽中医研究所所长，安徽省中医学院顾问，安徽省中医学会副会长等职。擅长治疗癌症及疑难杂症。

通信地址：安徽中医研究所　邮编：230000

（五）乳腺癌

乳癌散结汤（陆德铭）

【组成】生黄芪 30g　党参 12g　白术 9g　淫羊藿 30g　肉苁蓉 12g　山茱萸 9g　天冬 12g　天花粉 15g　枸杞子 12g　女贞子 15g　南沙参 15g　白花蛇舌草 30g　蛇莓 30g　蛇六谷 30g　石上柏 30g　龙葵 30g　半枝莲 30g　山慈菇 15g　莪术 30g　露蜂房 12g　海藻 30g

【功效】扶正祛邪，消癥散结。

【主治】晚期转移性乳腺癌。

【用法】水煎服，每日 1 剂，早晚各服 1 次。

【方解】方用生黄芪、党参、炒白术、茯苓等以健脾益气，顾护后天；淫羊藿、肉苁蓉、山茱萸等温肾壮阳，固摄先天；以天冬、天花粉、南沙参、枸杞子、女贞子等滋阴润燥，气阴双补，脾肾兼顾，扶正固本；又以白花蛇舌草、蛇六谷、蛇莓、龙葵、石上柏、半枝莲等清热解毒药抗癌消癥；莪术、山慈菇、海藻、蜂房等药以达活血化瘀，化痰散结目的。诸药合用，共奏扶正祛邪，消癥散结之功。

【加减】转移入肺及胸膜，咳嗽、气急、胸闷、伴积液者，加葶苈子、莱菔子、苏子以肃肺降气平喘；转移入骨，疼痛彻夜难眠者，加炙乳香、炙没药、细辛、徐长卿以活血止痛，并加重补肾之品，以壮骨通阳；转移入肝，黄疸、呕恶、纳谷不馨者，加茵陈、垂盆草、炙鸡金以利湿退黄；局部淋巴结转移者，则加用川贝母、夏枯草、丹参等软坚散结；放、化疗反应严重，呕恶不止者，加姜半夏、姜竹茹、陈皮；夜寐不安，辗转反侧者，加合欢皮、酸枣仁、五味子；大便干结者，加生何首乌、枳实、郁李仁等；如见血虚者，加当归、川芎、白芍、制何首乌等养血生血；其舌质色红无苔或少苔，或中剥有裂痕者，应加大养阴药用量，甚者可加用龟板、鳖甲等血肉有情之品；舌质淡胖边有齿痕者，多气虚、阳虚，宜益气温阳，加用补骨脂、巴戟天、黄精等；舌苔厚腻者，多为放、化疗后引起的胃肠功能紊乱，宜健脾和胃可选用二陈汤。

【点评】晚期转移性乳腺癌，由于转移部位的不同及体质等诸多因素的影响，患者常有许多兼证、变证，须辨证加减用药。本病的治疗强调护正固本，提高患者的抗病能力。另外，应注意调整患者的情绪，增强其抗病的信心。

【验案】鲁某某，女，45岁，1994年6月8日初诊。1993年右乳癌根治术后，今年7月肋骨锁骨肿大，经同位素扫描诊断为"骨转移"，不耐放、化疗。检查见右锁骨肿大和压痛明显，锁骨上窝未触及肿大淋巴结。刻下食欲一般，面色萎黄，脉濡细，苔薄舌红边有瘀紫。证属术后气阴两亏，余毒旁窜入骨。治拟益气养阴，清热解毒，佐以补肾壮骨。处方：生黄芪30g，女贞子15g，南沙参15g，枸杞子12g，淫羊藿30g，肉苁蓉12g，山茱萸9g，莪术30g，山慈菇15g，海藻30g，白花蛇舌草30g，蛇莓30g，蛇六谷30g（先下），石见穿30g，露蜂房12g，龙葵39g，石上柏30g，半枝莲30g。上方加减治疗月余后，再次同位素扫描复查：原放射性异常浓聚灶的放射分布基本同于对侧；右锁骨肿胀、压痛亦基本消失。服药半年来，病情稳定。

【简介】陆德铭，生于1935年，浙江平湖人。1956年入上海中医学院，后从师于中医外科专家顾伯华门下，全面继承顾氏中医外科学术。曾任上海中医药大学校长兼上海中医药研究院院长。为全国名老中医及上海市首批名老中医之一，上海市黄浦区中心医院主任医师、教授。擅长诊治外科各种疑难病症，在疮疡、皮肤病、肛门病、乳房病、急腹症等分科领域颇有建树。

通信地址：上海市蔡伦路1200号，上海中医药大学 邮编：201203

（六）肿瘤发热

退癌热方（张士舜）

【组成】水牛角粉50～100g（包煎） 生石膏30～100g（先下） 知母10～30g 薏仁30g 寒水石30g 羚羊角粉2g（冲服） 莲子芯10～30g 柴胡30g 青蒿30g 生甘草10g 山慈菇30g 制大黄10g（后下） 干蟾皮10g

【功效】解毒退热。

【主治】肿瘤发热。

【用法】水煎服，每日1剂，早晚各服1次。

【方解】方中重用柴胡，疏肝解郁，和解退热为君；水牛角、生石膏、寒水石、干蟾皮、山慈菇、羚羊角粉、知母、莲子芯清热凉血，解毒化瘤为臣；青蒿、大黄、疏通积滞，逐瘀清热为佐；薏仁、甘草，和中解毒为使。诸药相佐，宣统气机，清热凉血治标；疏导积滞，通利血脉，解毒化瘤治本。标本兼顾，共达退热抗癌之效。

【加减】气虚者，加绞股蓝、西洋参、黄芪、白术；血虚者，加熟地、当归、白芍、阿胶；阴虚者，加生地、鳖甲、丹皮、天冬；午后低热者，加地骨皮、白薇、银柴胡；热毒壅盛者，加黄芩、栀子、蒲公英、连翘；肺热者，加鱼腥草、金银花、桑皮；瘀血留滞者，加丹参、赤芍、桃仁、三七、苏木、茜草；湿热蕴积者，加砂仁、白蔻、藿香、佩兰、荷叶；各种证型，均可酌加抗癌中草药，如半枝莲、白花蛇舌草、黄药子、山慈菇、无花果、山海棠等。

【点评】肿瘤发热多由于气虚邪据，气滞血瘀，痰凝湿聚，蕴毒化火，毒火不得宣发透达而致。治则宜通气机，透发郁热，疏通导滞，解毒化瘤。本方则可作为治疗肿瘤热的基础方，临床可随症加减。但本方根据热者寒之理论而立方，因此用了大量寒凉药，临床应用时密切观察病情，避免寒凉太过，损伤脾胃，应适可而止。

【验案】袁某，男，48岁，农民。2005年9月10日以"顽固性持续高热不退伴剧烈咳嗽1周"入院。入院后完善各项检查，明确诊断为：非何杰金淋巴瘤，双肺转移瘤。临床表现：发热39.5℃，无规律性，剧烈干咳，伴神疲，乏力，自汗，纳少，舌红，少苔，脉细数。治宜清热解毒退热。在基础方上加川贝10g，杏仁10g，桔梗10g，2剂后，体温降至37.3℃，咳嗽较前轻，又服3剂，体温正常，偶有咳嗽。患者住院52天出院，颈部肿物明显缩小，复查胸片示：左肺门占位性病变，比较前片病变吸收好转，出院后继续口服我院中药，现回访一般情况良好。

（七）化疗所致肝功能损害

甲乙煎（刘亚娴）

【组成】茵陈10g　茯苓15g　薏苡仁15g　佩兰10g　泽泻10g　郁金10g　柴胡10g　连翘10g　生甘草10g

【功效】健脾化湿，疏肝和胃。

【主治】恶性肿瘤化疗肝损伤，甲、乙型肝炎，属脾虚湿困，肝气郁结者。症见乏力，纳呆，或有胁痛，腹胀，恶心，或伴腰酸，心悸气短等；舌质红苔薄白或薄腻，脉弦、细或滑。

【用法】水煎服，每日1剂，早晚各服1次。

【方解】方中茯苓、薏苡仁、佩兰、泽泻健脾化湿为君；茵陈、柴胡疏肝，郁金理气为臣；连翘（或加蒲公英）解毒为佐；生甘草解毒和中，调和诸药为使。诸药合用，共奏健脾化湿，疏肝和胃之功。

【加减】腹胀者，加厚朴10g；纳差者，加焦三仙各10g；口苦舌苔厚腻者，加白茅根10g，滑石10g；胁痛者，加延胡索10g，川楝子10g；恶心者，加竹茹10g。

【点评】本方对化疗所致肝功能损害，有显著疗效，实验研究证实并有一定

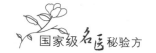

的抗肿瘤效应，还可以此作为治疗甲、乙型肝炎健脾化湿、疏肝和胃法的基本方。本方基本治则是健脾化湿兼疏肝和胃，调理气机，佐以解毒。脾胃的调理宜避温燥，远壅补，药取轻灵性平味淡为主。所谓解毒，在一定程度上是考虑到癌这一原发病，且脾虚肝郁者易有内郁之热。

【验案】刘某，男，59岁。因胃癌于1994年3月7日手术治疗，1994年4月15日开始化疗，化疗前肝功能正常。化疗中及化疗间歇期出现乏力腹胀，食欲不振，恶心，体重下降，1994年6月30日化验肝功能结果：S-GPT 159 U，TTT 10.4 U，TFT（+++），遂服中药治疗。脉细，舌淡苔薄白，予甲乙煎原方。1月后症状大部分改善，肝功能检查亦明显改善，继续服药至1994年9月27日，化验肝功能恢复正常，症状好转，体重增加。随访至1996年底，肝功能未见异常，并停用化疗药以中药做康复巩固治疗。

（八）化疗造成的骨髓抑制

调补营血饮（刘亚娴）

【组成】熟地（或生地）15g　山茱萸10g　山药15g　鸡内金10g　何首乌10g　生黄芪15g　当归10g　黄精10g　丹参10g　鸡血藤15g

【功效】补气血，益脾肾，活血行瘀。

【主治】恶性肿瘤化疗造成的骨髓抑制，及营养不良性贫血，再生障碍性贫血等，属气阴亏损者。症见神疲乏力，气短懒言，面色淡白或萎黄，或伴头晕眼花，心悸少寐，自汗等症，舌质淡苔薄白，脉细无力。

【用法】水煎服，每日1剂，早晚各服1次。

【方解】方中黄芪补气以生血，熟地补益精血，当归养血和血为君；肾藏精，精化血，脾胃为气血生化之源，故用山茱萸益肾以填精，何首乌养血益阴，山药补脾以生气血，黄精补脾益肾为臣；丹参、鸡血藤行血以去瘀生新，鸡内金健运脾胃，防诸补益药之滞为佐。诸药合用，共奏补气血，益脾肾，活血行瘀之功。

【加减】便溏者，加扁豆10g，芡实10~15g；心悸少寐者，加炒枣仁10g，合欢皮10g；自汗者，加浮小麦30g，甘草10g，大枣7个，生龙牡各30g。

【点评】恶性肿瘤化疗造成的骨髓抑制因常出现气血不足征象，医家多以补气养血治之，但因脾胃为气血生化之源，且化疗又常有脾胃受损，加之肾藏精，精化血，故健脾益肾不宜轻视；中医学又有"祛瘀生新"之论，补益又须防"呆补"，故本方治以补气血，益脾肾，佐以活血行瘀。临床体会其升白效果虽有时不如西药迅速，但疗效较西药稳定，且气血兼顾、脾肾双调又行瘀，故有利于抗癌。

【验案】武某，男，51岁，2005年10月8日初诊。小细胞肺癌，采用CAV（CTX，ADR，VCR）化疗5个疗程后，血常规示白细胞：2.7×10^9/L，经升白治疗后白细胞为：4.0×10^9/L，1周后复查，白细胞又下降至2.9×10^9/L，遂转中医治疗。现症：面色萎黄，神疲乏力，少寐，时有心悸，舌质淡苔薄白，脉沉无力。予调补营血饮原方治之，服药1周后诸症减轻，继服原方2周后查白细胞为：$5.0 \times$

10^9/L。后更方，针对原发病予以调治，随访至 2005 年底，血常规未见异常。

（九）食管癌或贲门癌术后

戊己饮（刘亚娴）

【组成】法半夏 10g　麦冬 10~15g　沙参 10g　丹参 10g　山药 20~30g　鸡内金 10g　生甘草 10g

【功效】补益胃阴，和降胃气。

【主治】食管癌或贲门癌术后及慢性胃炎，属胃阴不足，胃失和降证者。症见厌食口干，乏力，或伴恶心、腹胀、便溏，或伴咳嗽、心悸，舌红少苔或舌淡红苔薄白，脉细或弱。

【用法】水煎服，每日 1 剂，早晚各服 1 次。

【方解】方中山药、麦冬养胃阴为君；沙参、丹参养阴通降为臣，既可协君药益阴，又可达补而兼运之效；法半夏和胃降逆，鸡内金健胃化食为佐；生甘草调和诸药为使。诸药合用，共奏补益胃阴，和降胃气之功。

【加减】大便溏薄，而舌苔白腻或厚腻者，加薏苡仁 30g，荷叶 10g（后下）；恶心欲呕者，加苏叶 4g（后下），黄连 6g；舌淡红苔薄白者，以党参 10g 易沙参。

【点评】食管癌、贲门癌的手术治疗（特别是早期患者）是一个有效的治疗方法。但临床见到不少患者术后出现厌食，西医一般认为与术中不可避免的迷走神经干切断有关，目前尚无十分理想的治法。而厌食不但直接影响到患者体质的恢复，也为术后其他治疗措施的实施带来困难。本方在辨证论治的基础上，取法半夏与麦冬相配，燥润相济，山药和鸡内金相伍，达"补、运"相辅。诸药取轻灵，避壅补，远滋腻，故可达和调胃气之功。

【验案】邓某，女，52 岁，石家庄市某蔬菜商场工人。因食管癌于 1988 年 6 月中旬，在石家庄市某医院行手术治疗，术后月余以来不欲进食，勉强进食则腹胀满，靠间断补液治之，诊见厌食伴口干乏力，下肢浮肿，脉弦，舌淡红苔白，以戊己饮原方治之，服药 3 剂已思饮食，不再补液，服至 7 剂食量几乎如术前，服药 10 剂食量大增，每日主食 250~300g，牛奶 200ml 左右，鸡蛋 1~2 个，蔬菜（肉炒菜）超过 250 克，新鲜水果 2~3 个，体力大增，口干、下肢浮肿好转，其后随访情况良好。

（十）乳腺癌手术后

乳安解毒汤（唐汉钧）

【组成】生黄芪 30g　太子参 30g　白术 15g　熟地 15g　山茱萸 12g　淫羊藿 12g　石见穿 30g　露蜂房 6g　干蟾皮 6g　重楼 30g　薏苡仁 12g

【功效】健脾补肾，解毒化浊。

【主治】乳腺癌手术后，放化疗调治，属正虚邪滞型。症见肢软乏力，容易疲劳，容易感冒，可有心烦易躁，头痛失寐；午后潮热腰膝酸软；心悸气短，面色㿠

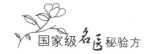

白，头晕虚眩；月经不调，潮热虚汗；胸壁转移，癌肿高凸及远处转移等；舌苔薄舌质淡，舌胖边痕或苔黄腻舌红，舌瘀或舌光红舌裂无苔，脉濡细或小数。

【用法】水煎服，每日1剂，早晚各服1次。

【方解】生黄芪、太子参、白术益气健脾；熟地、山茱萸、淫羊藿补益肝肾；石见穿、露蜂房、干蟾皮等解毒化浊。共奏扶正祛邪之功。

【加减】心烦易躁、肝郁化火者，加菊花、栀子、夏枯草各9g；肢软乏力，纳食不思，加灵芝、谷麦芽各12g；腰膝酸软、肝肾亏损者，加杜仲、女贞子、旱莲各12g；面色㿠白、气血两虚者，加龟板、鹿角各9g；月经不调、冲任失调者，加当归、益母草各15g；有淋巴结及远处转移者，加白花蛇舌草、蛇六谷、莪术各30g。

【点评】本方可作为调治乳腺癌术后的基本方，具有扶正祛邪之功。乳腺癌术后调治重在扶正与祛邪，扶正则重视益气健脾培补肝肾，扶正则能使机体之阴阳、气血、脏腑、经络达到协调与平衡，使正气恢复，"正气存内，邪不可干"，取正胜邪自消之功效，从而提高生活质量，降低复发率，提高生存质量。乳腺癌术后之治疗亦应祛邪，乳癌患者经手术或放化疗后，绝大部癌毒已被剿灭，而其残留之癌灶、毒素仍可蛰伏于体内血液、脏腑、骨骼及皮肉之中，而放化疗之毒及体内病理代谢产物湿、热、瘀、浊等亦应及时清除，故祛邪亦是乳腺癌术后治疗所必需的。

【验案】张某，女，52岁。2003年11月2日初诊，左乳癌改良根治术后10个月，术后病理：浸润性导管癌，左腋下淋巴结12枚，其中9枚为癌性转移，ER（＋），尿蛋白（＋），经放化疗后，自觉神疲乏力，不思饮食，入寐困难，腰膝酸痛，左上肢肿胀，血白细胞 2.8×10^9/L，舌黯红边有瘀块，舌苔薄，脉濡细。证属气血两虚、肝肾亏损、邪浊瘀滞，当为正虚邪滞之证。治拟扶正祛邪，服用乳安解毒汤并加五味子15g，谷麦芽各10g，桑枝15g，杜仲15g，参三七10g。服药月余患者精神渐佳，睡寐亦改善，进食稍增，左上肢肿胀减轻，血细胞上升至 3.8×10^9/L。此后随症加减，服药3年余，患者症情平稳，定期查体各项指标均无明显异常，生活质量亦大大改善。

【简介】唐汉钧，生于1938年，上海市人。上海中医药大学博士生导师，龙华医院首席主任医师。国家教育部、国家中医药管理局重点学科、上海市临床医学中心中医外科学术带头人，上海市中医外科学会主任，中华中医外科学会常委，疮疡、乳腺病专业委员会副主任委员。擅长治疗中医外科诸疾，如疮疡、乳腺病、甲状腺病、周围血管病、皮肤难愈性溃疡、复杂性窦瘘、小腿病、肛门痔瘘、皮肤顽疾、淋巴结肿、乳癌、胃肠癌术后、放化疗不良反应以及诸多疑难顽疾。主要著作有《中国中医秘方大全·外科》等10余部，论文60余篇。

通信地址：上海市蔡伦路1200号，上海中医药大学　邮编：201203

（十一）癌肿术后

生脉四逆汤（姚树锦）

【组成】红参10g　麦冬6g　五味子3g　制附片10g（先煎）　干姜10g　炙甘

草 10g

【功效】回阳救逆，益气养阴。

【主治】癌肿术后伤正，放疗伤阴，化疗伤阳，属虚劳证者。症见白细胞降低，容易感冒，消化功能下降，体内营养不足等。

【用法】水煎服，每日 1 剂，早晚各服 1 次。

【方解】本方为《伤寒论》四逆汤合《医学启源》生脉散而成。四逆汤原为亡阳虚脱、四肢厥冷而设，有回阳救逆，温中祛寒作用；生脉散以益气养阴，敛汗生脉，使之阴阳互根，而达扶正固本之目的。诸药合用，共奏回阳救逆，益气养阴之功。

【加减】脾虚纳差者，加砂仁 6g，鸡内金 10g；放疗后口渴者，加金石斛 6g；化疗后气虚易感冒者，加生黄芪 30g，白术 15g，防风 6g。

【点评】当前治癌采用的方法，产生的不良反应太大，以致白细胞下降、抵抗力减弱。中医药从健脾益气着手，从而使营养得以补充，体质增强，痛苦减轻，达到改善生存质量，带瘤存活之目的。

【验案】高某某，男，47 岁。2003 年 3 月 10 日就诊。肺癌术后经放疗、化疗治疗，患者身体极度虚弱，面色萎黄，神疲气短。脉弱，舌淡苔白。证属气阴两虚，治宜益气养阴。方用生脉四逆汤，视症加麝香 0.3g（冲），羚羊粉 1g（冲），沉香 3g，藏红花 1.5 g（冲），冬虫夏草 1.5 g，花旗参 10g。先后服用近百剂，维持生存 2 年，后终因转移而逝。

（十二）前列腺癌睾丸摘除术后

去势补肾汤（李辅仁）

【组成】生地 15g　熟地 15g　山茱萸 12g　女贞子 12g　黄精 10g　菟丝子 12g　枸杞子 12g　地骨皮 10g　茯苓 15g　白芍 15g　浮小麦 30g　泽泻 10g　甘草 3g

【功效】调补阴阳，平和气血。

【主治】前列腺癌睾丸摘除术后，属肾衰而阴阳气血失衡者。症见阵发性潮热，烘热汗出，失眠烦躁，头晕腰酸，阳痿等。

【用法】每日 1 剂，水煎 2 次分服。

【方解】方选熟地、山茱萸、女贞子、菟丝子、枸杞子滋补肝肾平衡阴阳；黄精、白芍养血滋阴，收敛浮阳；生地、地骨皮清退虚火；浮小麦清心火，敛汗液；泽泻泻肾火，坚肾阴；茯苓、甘草健脾和中。诸药合用，以补虚为主，使脏腑气机条达，阴阳平衡，气血得养，不偏不亢，诸症可恶。

【加减】由于先天禀赋、生活环境及素日疾患不同，临床上可见不同证型，一般可分为肝肾阴虚、脾肾阳虚两型，有时可兼挟瘀血、痰湿、气郁等，其中肝肾阴虚型在临床中最为常见。不同证型及伴发症状可在此方中做不同加减。① 肝肾阴虚型：除潮热汗出等症外，还可见口干咽燥，大便干结，舌质红瘦、苔少有裂纹，脉细弦。治宜滋补肝肾，养阴清热。本方加知母 10g，黄柏 10g。若口干者，加玄参、麦冬；便结者，加瓜蒌、麻仁；潮热汗出甚者，加白薇；夜眠难安者，加酸枣仁；双目干涩者，加菊花、决明子；烦躁易怒者，加龙胆草、石菖蒲；头晕耳鸣者，加天麻、珍珠母。② 脾肾阳虚型：除潮热汗出等症外，还可见神倦乏力，腰酸腿软，下肢浮肿，舌质淡胖、苔白，脉沉细。治宜健脾补肾，温阳化气。本方去地骨皮，加生黄芪 15g，白术 15g。若腰酸腿软者，加牛膝、续断；下肢浮肿者，茯苓改茯苓皮，加猪苓、薏苡仁；心悸气短者，加党参、五味子；头晕眼花者，加川芎、天麻；纳少便溏者，去生地，加炒薏苡仁、焦神曲；脘腹胀满者，加陈皮、香附；大便不畅者，加肉苁蓉。

此外，还有据伴发症状的加减：若兼见胸闷胸痛，舌质紫黯，或有瘀斑、瘀点等心血瘀阻证者，加丹参、川芎、苏梗；若兼见咳嗽痰多，呕恶食少，舌苔厚腻，脉滑等痰浊困阻证者，加半夏、橘红、陈皮；若兼见两胁胀满，郁闷不舒，脉弦等肝郁气滞证者，加醋柴胡、佛手、香附、郁金。

【点评】前列腺癌是老年男性常见肿瘤之一，其生长与发展有赖于体内雄激素的刺激，双侧睾丸摘除术是去雄激素疗法中最有效、不良反应最小的方法，一般都能取得显著的近期疗效。但双侧睾丸摘除术后，体内雄激素水平骤然下降，垂体促性腺激素水平升高，引起体内内分泌失调、紊乱，出现一系列症状，对此现代医学尚无特效疗法，患者深以为苦，常求助于中医。李氏认为，老年前列腺癌患者年事已高，下元亏虚，天癸渐竭，正气不足。或因劳倦，或因饮食，或因思虑，导致气血凝滞，湿浊下注，日久酿成癌瘤，呈本虚标实之证。行双侧睾丸摘除术后，虽然癌瘤得以控制，但肾之精气骤然衰减，天癸枯竭，冲任二脉空虚，致气血失和，阴阳失调，脏腑功能紊乱，故而出现了一系列症状，其中潮热、汗出为其典型表现。因此，李氏辨治本病，着重一个"虚"字，从补肾入手，调整阴阳，平和气血，而收到较好疗效。本方有平衡阴阳、调节内分泌功能紊乱的作用，尚可用于男子更年期综合征。

【简介】李辅仁，出生于 1919 年，河北香河人。李氏出生于中医世家，幼年即随父、兄研习中医经典著作，后得名医施今墨真传，成为施派嫡传弟子。主任医师，我国著名中医学专家，从事高干医疗保健和临床工作 60 多年，精通医理，用药公允，疗效卓著，多次受到中央保健局的表彰，在医学界享有较高的声誉。

通信地址：北京市东城区东单大华路 1 号，卫生部北京医院 邮编：100730

六十、甲状腺功能亢进症

1. 育阴制亢汤（章真如）

【组成】生地 15g 玄参 15g 麦冬 10g 黄药子 10g 生牡蛎 20g 川贝母 10g 昆布 10g 海藻 10g 当归 10g 白芍 10g 郁金 10g 海浮石 10g

【功效】育阴潜阳，软坚化瘀。

【主治】甲状腺功能亢进（瘿气），属阴虚阳亢者。症见烦扰不安，善怒，目突，善食而瘦，手颤，失眠等。

【用法】水煎服，每日1剂，早晚各服1次。亦可加倍剂量，作成成药。

【方解】生地、玄参、麦冬养阴制阳；黄药子、牡蛎、昆布、海藻、川贝母、海浮石软坚化瘀；伍以当归、白芍、郁金引药入肝，养血疏肝。诸药合用，可使阴血得养，肝气得舒，瘀去结散，阳平阴复。

【点评】"甲亢"中医称为"瘿气"，其病机为肝郁化火，肝阳上亢，气结血郁，治应育阴潜阳，制其亢奋之气，软坚散结，化其络脉之瘀。本方即以此法组方，故临床多年应用，收效颇佳。

【验案】王某某，女，39岁。经¹³¹碘检测确诊为甲亢2年。平日性情急躁，心烦易怒，目突，手颤，心悸，失眠，脉弦细数，舌赤苔少。连续用本方2个月，上述症状大部消失。后用本方做成药，约服半年，一切恢复正常，追访2年，未见复发。

2.甲亢平复汤（丸）（吕承全）

【组成】① 汤方：玄参30g 生地30g 天花粉20g 夏枯草30g 知母10g 黄柏10g 昆布10g 海藻10g 丹皮10g；② 丸方：羊靥40个（注：羊靥即羊的甲状腺，在羊颈部，如蚕大，切下焙干入药） 玄参100g 天花粉100g 麦冬60g 夏枯草60g 知母60g 黄柏60g 煅牡蛎60g 浙贝150g 海浮石60g 石决明100g 昆布120g 海藻120g 丹皮50g 三棱60g 莪术60g

【功效】养阴清火，化瘀散结。

【主治】气瘿（类似现代医学的甲状腺功能亢进），属气痰瘀火相兼，并虚实夹杂者。症见颈前肿大，燥热汗出，心悸失眠，急躁易怒，多食善饥，身体消瘦，手指颤抖；严重者晴珠突起发涨，发热；女子月经前错，月经量少，甚至经闭；男子气短乏力，甚至阳痿；脉弦数或细数，舌质红，苔薄白。

【用法】汤剂，水煎服，每日1剂，早晚各服1次；丸剂，共研细面，炼蜜为丸，每次10g，每日服2次。

【方解】方中首用玄参、生地、天花粉、麦冬之类养阴生津；伍以夏枯草、知母、黄柏清热泻火；佐以煅牡蛎、石决明、海浮石、浙贝等平肝潜阳，化痰散结；佐以羊靥、昆布、海藻以软坚消瘿；配用丹皮、三棱、莪术以活血化瘀。诸药合用，既可养阴清热，又能化痰散结。针对气瘿为主表现之病证，可起到攻补兼施，调和阴阳之功效。

【加减】心悸失眠者，加炒枣仁、炙甘草之类养心安神；急躁易怒，肝火偏旺者，加郁金、白芍、龙胆草、黄芩以清肝泻火，开郁除烦；手指颤抖，肝风内动者，加石决明、龙骨、白芍、钩藤、川芎之类平肝熄风；声音嘶哑者，加南沙参、北沙参、麦冬之类利咽消肿；大便溏泻者，加茯苓、泽泻、山药健脾止泻；大便秘结者，加草决明、肉苁蓉、川朴润通大便；消瘦乏力，女子经少经闭者，加何首乌、熟地、川牛膝、当归、川芎之类滋养精血；瘿肿不消，结块坚硬者，加羊靥、三棱、莪术化瘀散结。

【点评】气瘿症临床表现特点是颈部结块肿大，质无结节，柔软光滑，可随吞咽动作上下移动。其发病以忧思郁虑、恼怒太过等情志内伤为主要诱因，其病机与气、痰、瘀、火及脏腑气虚、阴虚密切相关。初病气、痰、瘀壅结于颈前，多为实证；久病则致脏腑气虚或阴虚，而成虚实夹杂之证。临诊宜根据具体病隋虚实兼顾，攻补兼施。以上汤、丸二方是吕承全教授治疗气瘿的基本方。临床应用多年，疗效可靠，病情复发者很少。发作期首用甲亢平复汤控制病情发展，每周服6剂。轻者一般治疗2～3周症状即可缓解，重者则需服用2～3个月。善后需用甲亢平复丸巩固疗效。同时要防止情志内伤，保持精神愉快，并宜多食富于营养的食品和新鲜蔬菜。忌食辛辣、油腻食品。

【验案】陈某，女，25 岁，1981 年 6 月 23 日初诊。患者 3 个多月来心悸多汗，两手颤抖，颈前结块渐大，两眼微突发涨，体质渐瘦，伴有大便溏泻。某医院检查：甲状腺肿大，局部听诊可闻血管杂音，BMR40.1%，RIA283.36nmol／L（22μg／dl）。诊断为甲亢。予他巴唑、维生素 C 等，服 40 余天。出现发热咽痛，心悸气短，查：体温 38℃，心率 106 次／分，血常规：白细胞 3.0×10^9／L（3 000／mm^3），淋巴 92%，多核 8%，心电图示：I 型传导阻滞（阵发性）。诊断为甲亢，急性粒细胞缺乏症、病毒性心肌炎。停用上药，给青霉素、ATP、利血生、鲨肝醇等治疗半月余，血白细胞上至 9.6×10^9／L，再试用甲基硫氧嘧啶4天，白细胞又减少至 2.3×10^9／L，被迫停药，转我院治疗。来诊时，舌红、苔薄白、脉沉数，中医辨证为气血双亏，阴虚火旺，痰凝血瘀。诊断为气瘿。予以甲亢平复汤去知母、黄柏，加黄芩等治疗 2 月余，心悸汗出等诸症基本缓解，月经按期来潮，颈前结块有所减小，睛珠亦不觉发涨，舌仍红，苔薄白，咏沉细微数。改用甲亢平复丸治疗 4 个月余，局部结块消失，复查基础代谢率转为正常。追访患者，甲亢已愈 8 年，再未复发。

【简介】吕承全，生于 1917 年，逝于 1997 年，河南杞县人。出生于中医世家，14 岁随父习医，后师从当地名医，尽得真传。曾任河南中医学附院内科主任医师、教授。从事临床工作 50 余年，治学严谨，学验俱富，擅长内、儿、妇科，精于肝、肾病和内科杂病。

原通信地址：河南中医学院一附院 邮编：450000

3. 双黄消瘿汤（南征）

【组成】黄药子 15g 天竺黄 15g 生地 20g 寸冬 20g 五味子 20g 黄芪 50g 龙骨 50g 牡蛎 50g 功劳叶 15g 夏枯草 10g 三棱5g 莪术 5g

【功效】益气养阴，化痰软坚，活血化瘀，调养心神。

【主治】甲状腺功能亢进症，属气阴两虚，痰瘀互结，心神失调者。症见心慌，乏力，头晕，多汗，口干，少寐，五心烦热，颈前微肿，舌质红，苔薄黄，脉细数。

【用法】水煎服，每日 1 剂，早、中、晚、睡前 4 次分服。

【方解】黄药子凉血降火、消瘿解毒，天竺黄镇心安神、清热化痰，共起化痰软坚散结作用；生地、寸冬养阴生津；黄芪益气生津；五味子性温质润，滋肾补肺，生津止渴；功劳叶、夏枯草滋阴清热，清肝火；三棱、莪术活血行气消癥，又能助黄药子增强其化痰消瘿之效；龙骨、牡蛎软坚化老痰，味咸性寒质重而涩，咸寒可益阴清火，涩可收敛止汗护心阴，质重可镇肝安神。诸药合用，共奏益气养阴，化痰软坚，活血化瘀，调养心神之功。

【加减】手足心热，加青蒿 15g，地骨皮 15g；感颈部及胁肋不适，加柴胡 10g，木香 5g，香附 30g；肝火上炎，双目干涩，加青葙子 10g，决明子 10g；心胃火旺者，加黄连 10g，黄芩 10g；汗出明显，加浮小麦 10g，麻黄根 5g。

【点评】本病病理变化始终以气滞、痰凝、血瘀为焦点而变化，终导致气虚、阴虚之证。甲亢之火，以肝胃心火为主，当治有侧重；热盛伤阴，除用滋阴生津药之外，还要用收敛之品敛阴护津。

【验案】刘某，女，34 岁。2005 年 11 月 17 日初诊。主诉：颈部略粗大，倦怠乏力，身热多汗 1 个月。现颈部略粗大，倦怠乏力，多汗，口干，少寐，心烦易怒，舌质红，苔薄白，脉弦数。彩超示：双侧甲状腺弥漫性肿大。甲功 5 项：TSH 0.003mU／L，T$_3$ 4.18nmol／L，T$_4$182.1nmol／L，FT38.0pmol／L，FT$_4$ 25pmol／L。诊断为甲亢。中医辨证为气阴两虚，兼痰瘀互结。治以益气养阴，活血化瘀。方剂：双黄消瘿汤加减。方药：生地 10g，寸冬 20g，五味子 15g，党参 10g，黄芪 50g，功劳叶 15g，天竺黄5g，黄药子5g，三棱 5g，莪术 5g，当归 20g，白芍5g，熟地 20g，玄参 20g，丹皮 10g，丹参 10g。上方水煎取汁，日 1 剂，早、中、晚、睡前4次分服。二诊：患者多汗、倦怠乏力、口干减轻，出现双目干涩。上方加青葙子 10g，决明子 10g以清肝明目。三诊：患者少寐、心烦易怒有所减轻，无双目干涩，舌质淡红，苔薄白。上方去青葙子，决明子。四诊：患者已无明显不适症状，复查甲功 5 项正常，嘱其服用抑亢丸（该中成药为任继学教授经验方，药店有售）调理善后，后随访半年病情稳定。

六十一、甲状腺囊肿

1. 疏肝散结汤（刘炳凡）

【组成】① 内服方：太子参 15g　沙参 10g　丹参 15g　何首乌 15g　海藻 12g　水蛭 3g　肉桂 1g（同煎）　菝葜 15g　壁虎 5g　炙远志 3g　枣仁 5g　白芍 15g　炙甘草 5g　麦芽 10g　鸡内金 3g　② 外用方：生鹿角 30g　黄药子 30g　山慈菇 30g　田三七 10g

【功效】养阴疏肝，软坚散结。

【主治】甲状腺囊腺瘤，属阴虚肝郁，血瘀痰凝者。症见颈部疼痛，用手触摸发现肿块，伴胃脘隐痛，喉中干，大便干结。

【用法】① 方，水煎服，每日 1 剂，早晚各服 1 次。② 方，诸药以茶水磨汁搽局部，每日 1~2 次。

【方解】① 方中太子参、沙参、何首乌补气养阴，配伍白芍、麦芽疏肝解

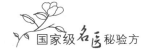

郁，条达肝气郁滞，体用并调，使肝气得疏，肝阴得养；海藻、水蛭、菝葜、壁虎化瘀软坚、散结消瘿；丹参活血化瘀；炙远志、枣仁安神定志；远志亦可化痰；鸡内金消食健胃健胃；炙甘草调和诸药。②方中生鹿角、黄药子、山慈菇、田三七磨汁外搽以活血化瘀，软坚散结。众药相配，标本同治，内外兼治以共奏其功。

【点评】瘿瘤，多因情志不畅，肝气横逆，克犯脾胃，运化失常，水津聚成痰湿，结于颈部而成。下列医案患者，左侧颈部可扪及一肿块，乃气滞血瘀痰凝所致，且伴喉中干，大便亦干结，应属阴虚肝郁，治宜养阴疏肝与软坚散结并用，标本同治，并配合二诊时胸闷，有恶心感，苔白微腻，为湿气所致，故用杏、苡、蔻三仁化湿，使湿邪从上、中、下三焦分利而出，杜仲、木蝴蝶纳气利咽，并用一味蛤粉，《药性木草》云其能"治咳嗽上气，项下瘿瘤"，性味苦咸，常与海藻同用，均能软坚散结，清热化痰。三诊时颈部肿块已消，以健脾疏肝，化瘀软坚之品巩固其疗效。

【验案】杨某某，男，53岁。1989年3月1日就诊。主诉：左侧颈部发现肿块，疼痛10余日。患者于10余日前感觉颈部疼痛，用手触摸发现肿块，伴胃脘隐痛，喉中干，大便结。检查：左部可扪及3cm×3cm大小肿块，质软，可活动。舌淡红，苔白，脉弦细。湖南医学院第二附属医院B超诊断为："左甲状腺囊腺瘤，左甲状腺乳头状瘤。"诊断：甲状腺囊腺瘤，属阴虚肝郁，血瘀痰凝者。治疗：养阴疏肝，软坚散结。以疏肝散结汤内服、外用。二诊：服用上方后自觉肿块缩小，但仍可扪及，且胸闷，有恶心感。舌质黯红，苔白微腻，脉细。仍上方去壁虎、白芍、炙甘草、麦芽、鸡内金，加杏仁10g，薏苡仁12g，白蔻3g，杜仲12g，水蝴蝶3g，蛤粉12g，海藻用量加至15g，继服14剂。三诊：患者1月来一直坚持服用上方，甲状腺肿块已不可触及，颈部无不适，仅感右胁下及胃脘部稍胀，时隐痛，得矢气则舒，眠差。舌黯红，苔白腻，脉弦。当属肝郁脾虚，改用下方：党参12g，白术10g，土茯苓15g，炙甘草5g，法半夏5g，广皮5g，丹参15g，白芍12g，五灵脂10g，蒲黄10g，郁金5g，鸡血藤10g，壁虎5g，水蛭3g，肉桂1g（同煎），鸡内金3g。服14剂以善后。

2. 平肝化痰祛瘀汤（乔仰先）

【组成】柴胡5g　赤、白芍各12g　枳壳6g　夏枯草15g　冰球子6g　蛤壳30g茯苓15g　甘草5g　当归10g　川芎9g　益母草16g　红枣15g

【功效】平肝潜阳，化痰祛瘀。

【主治】甲状腺囊肿，属肝阳偏亢，痰郁血滞者。症见皮肤萎黄，痛苦面容，颈前颏部有一肿块，外观膨起，按之有囊性感觉，重按作胀，但无压痛；舌质红，舌苔薄腻，脉弦数。

【用法】水煎服，每日1剂，早晚各服1次。

【方解】方中夏枯草清肝火、散郁结，以制肝阳之亢；柴胡、枳壳、白芍疏肝解郁，条畅气机；蛤壳软坚散结而利尿；赤芍、当归、川芎、益母草活血化瘀，利水消肿；冰球子助上药消肿；茯苓健脾利水，既可与红枣配伍健脾以消生痰之源，又可利水以祛已生之邪；甘草调和诸药。诸药合用，共奏平肝潜阳，化痰祛瘀之功。

【点评】瘿证是临床比较常见之证，一般症轻者对人健康影响不太大，而症重者痛苦难忍，下列医案患者是比较严重的。甲状腺囊肿是属于瘰疬瘿瘤之患，考其病因很复杂，虚证方面如肝阴不足，气阴两虚，肾阳衰惫，脾虚痰盛等；实证方面如肝阳亢盛或肝气郁结，忧思烦怒，性情不畅等。久则化火内炽，灼液成痰，上结于颈而成。总之，它与肝的关系最大。在治疗时大都以消坚散结为主，兼疏肝解郁，化痰活血等。根据本例的病情分析，患者平素即性情急燥，在发病后更觉心痛头涨，易烦善怒，尤其在月经期病情又加重，这足以说明本例肝气郁结，肝阳偏亢是主要的因素。再根据过去医院对患者曾用了不少化痰消坚之品，其效不显。今在原法的基础上加重疏肝理气之法，其效即速显，这又说明本例与肝郁气滞有很大关系。本方运用夏枯草、益母草，夏枯草清肝火，散郁结，而消瘿瘤；益母草散瘀活血，利水消肿。这两药配合使用，对甲状腺囊肿有独到之效。笔者在临床上凡遇本证每用此法，累建其效，且在本例自始至终均用之。另外，方中冰球子为白及异名。

【验案】张某某，女，44岁，农民。1982年12月13日初诊。主诉：颈颊部有肿块2年多。1980年3月间开始颈颊部有一肿块，并感头痛头涨，易烦善怒，心悸不宁，听响声则怔忡加重，睡眠很差，多梦易醒，疲乏异常，不能工作。月经至则症状更明显，必卧床不起。饮食尚可，但食后脘阻。在当地医院检查诊断为"甲状腺囊肿"。并经过中西医治疗，其效不显，即来上海求医。在两大医院检查（包括同位素、超声波等等）其结论均同意当地医院的诊断，其处理也大致相同。检查：皮肤萎黄，痛苦面容，颈前颊部有一肿块，外观膨起，按之有囊性感觉，重按作胀，但无压痛。舌质红，舌苔薄腻，脉弦数。诊断：甲状腺囊肿，属肝阳偏亢，痰郁血滞者。治疗：平肝潜阳，化痰祛瘀。予平肝化痰祛瘀汤。1982年12月18日二诊：头痛头涨减轻，咽部阻闷改善，烦怒心悸怔忡等亦减，惊梦减少，睡眠转安。舌苔薄，脉弦数。前方切合病机，依法进步治之：柴胡5g、赤、白芍各12g，当归10g，川芎9g，茯苓12g，甘草5g，益母草16g，夏枯草15g，冰球子6g，牡蛎30g，山慈菇6g，蛤壳20g，红枣15。1982年25日三诊：上药共服14剂，症情逐渐转好，头涨痛减轻，喉部肿块缩小，咽部阻闷，烦怒，心悸怔忡等基本消失（如遇事发生烦怒则易反复，但也较前为轻），心情愉快，精神渐佳。舌苔薄，脉弦。继以疏肝理气，化痰软坚法治之：柴胡5g，炒栀子5g，赤、白芍各12g，枳壳6g，炙甘草6g，夏枯草15g，蛤壳20g，山慈菇6g，牡蛎30g，冰球子6g，当归12g，川芎9g，益母草12g，大川贝母10g，红枣15g。另：逍遥丸每天10g，分2次吞服。后1987年4月患者爱人来信云："1982年第三诊之后连服23剂，前后共服药37剂，病即痊愈，并未服其他任何中西药。"以后其子来沪时讲："肿块早消，颈部平如常人，烦急等症全部消失，上班工作今已5年多，身体一向很健康。"

3. 平肝软坚散结汤（陈景河）

【组成】连翘50g　穿心莲20g　穿山甲15g　昆布15g　海藻10g　川贝母10g　牡蛎35g　白芍35g　黄连10g

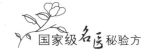

【功效】平肝泄热，软坚散结。

【主治】甲状腺囊肿，属肝火内扰，瘀毒互结者。症见甲状腺肿如核桃大，按之软有压痛，周身淋巴结无肿大，舌苔白燥，脉弦缓。

【用法】水煎服，每日1剂，早晚各服1次。

【方解】方中连翘、穿心莲清热解毒，消肿散结，以平肝泻火，清化瘀浊之毒；黄连清热解毒以助泻火；白芍柔肝缓急以助疏肝；昆布、海藻为治疗瘿瘤瘰疬之要药，消痰软坚以散结；配伍穿山甲、牡蛎、川贝母软坚散结，以消瘿瘤。诸药合用，共奏平肝泄热，软坚散结之功。

【点评】瘿瘤病有阴阳之分，瘿属阳，瘤属阴，此从初病辨证而言，但每一病邪气皆有阴阳之变，不必拘泥概论之说。瘿瘤病因，不外乎内外合邪而成，内为忧恚怒气，外为水湿岚气，蕴化成毒，邪火犯于五脏，若并于厥阴、少阳易发瘿（甲状腺）病。故其治以连翘、黄连、白芍、穿心莲等。陈氏亦用此方加减治愈过多发性肝囊肿及肾囊肿。

【验案】张某，女，32岁，护士。1990年4月30日就诊。主诉：颈前隐痛1个月余。半年前发生咽部咽食物有不适感，渐发隐痛，夹喉两侧肿大，近1个月肿如核桃大，以右侧为重，摸之痛。经某医院B超检查两次，诊为甲状腺囊肿。食欲减退，时有心烦，二便如常，因惧手术，邀陈氏诊治。检查：甲状腺肿如核桃大，按之软，有压痛，周身淋巴结无肿大，表情苦闷。舌苔白燥，脉弦缓。体温：36℃，血压18/11kPa。诊断：甲状腺囊肿，属肝火内扰，瘀毒互结者。治疗：平肝泄热，软坚散结。予平肝软坚散结汤。5月6日二诊：隐痛减轻，咽食物无不适感，精神好转，舌已不燥，脉弦缓。守原方继服6剂。5月14日三诊：囊肿大消，已无痛感，食欲增加；舌脉同前。继服原方6剂，药后来告已痊愈。时隔1年未复发。

4. 化瘀软坚汤 （周耀群）

【组成】柴胡15g　枳壳15g　陈皮15g　法半夏10g　赤芍15g　郁金15g　夏枯草15g　昆布10g　海藻10g　丹参15g

【功效】疏肝理气，化瘀软坚。

【主治】甲状腺囊肿，属气血积滞型。症见甲状腺肿胀，触之软滑，不痛或轻痛，可移动，边界清晰，重则呼吸时有胸闷、气滞不畅等，舌苔薄白，脉沉弦或弦细。

【用法】水煎服，每日1剂，早晚各服1次。

【方解】方中柴胡、枳壳、陈皮、法半夏理气化滞；郁金、赤芍、丹参活血化瘀；昆布、海藻、夏枯草咸寒软坚。共同配伍，具有疏肝理气、化瘀软坚作用。

【加减】伴有胸闷、呼吸不畅，加桑白皮15g，杏仁15g；疼痛者，加延胡索15g；少眠不寐，加夜交藤25g，酸枣仁15g；胁肋胀痛，加郁金15g，川楝子15g；饮食不振，加白术15g，神曲10g，山楂10g，麦芽10g。

【点评】本方用于治疗甲状腺囊肿为主，也可用于青春期甲状腺肿、地方性甲状腺肿。经加减可用于甲状腺功能亢进。临症时注重柴胡、夏枯草、丹参的运

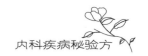

用，对于重症，可根据病情加重用量，夏枯草可加至 50g，丹参可加至 35g。

【验案】孟淑杰女 52 岁，2002 年 5 月 9 日就诊。甲状腺肿胀 1 月余，呼吸不畅，检查甲状腺可触及 3cm×2cm 大小结节、无触痛、移动性良好，舌苔薄白、脉弦细。预以化瘀软坚汤治疗，服药1周后肿胀消失，服药至 2 周后检查结节已消失，至今 4 年余复发。

5. 散瘿汤（李廷冠）

【组成】柴胡、苍术、香附、浙川贝母各10g　丹参、白芍、茯苓、海藻各15g生牡蛎 30g　甘草 5g

【功效】疏肝理气，化痰活血，软坚散瘿。

【主治】甲状腺腺瘤及甲状腺囊肿，属气滞痰凝者。症见颈部无不适感或微痛，无意中发现或他人发现颈部肿物，多为单发，偶有多发，可无全身症状，或伴胸胁胀闷，纳差便溏，女性患者可有月经不调，舌质淡红，苔白，脉弦。

【用法】水煎服，每日 1 剂，早晚各服 1 次。

【方解】方中柴胡、白芍疏肝解郁；茯苓健脾渗湿；苍术燥湿健脾；香附理气解郁；丹参活血散瘀；生牡蛎软坚散结；浙川贝母化痰散结；海藻化痰散瘿；甘草调合诸药，增加海藻散结消瘿之效。全方共奏疏肝理气、化痰活血、软坚散瘿之效。

【加减】气虚者，加党参、黄芪各15g；血虚者，加何首乌15g，当归10g；痰湿重者，加半夏、白芥子各10g；气郁甚者，加郁金、青皮各10g；肿块质硬难消者，加三棱、莪术各10g。

【点评】甲状腺腺瘤是甲状腺常见良性肿瘤，多见于 40 岁以下女性。甲状腺腺瘤可以囊变，称为甲状腺腺瘤囊变，或甲状腺囊肿，属于中医"肉瘿"范畴，多为"气滞痰凝"之证。临床应用本方加减治疗，常获良效。本方用药简廉，服用方便，无明显不良反应，可以门诊治疗观察。对年轻、病程短的患者，或年老体虚不耐或不愿手术治疗者，尤为适用。若肿块过大，病程长久，不能或不愿坚持服药者，应考虑手术治疗。

【验案】刘某，女，29 岁，1984 年 11 月 17 日初诊。自诉：近月余来精神不畅，睡食欠佳。发现右前颈部肿块 10 多天，伴有局部坠胀不适、微痛，无明显全身症状，以往无类似病史。检查：甲状腺右叶处有一圆形肿块，大小约2.5cm×2.5cm 清楚，表面光滑，质地中等，轻度压痛，可随吞咽上下移动。舌质红，苔薄黄，脉弦细。超声波检查发现颈部有液平段反射，诊为右侧甲状腺囊肿。拟以疏肝理气、化痰活血、软坚散瘿为治法，方用散瘿汤加减：白芍、丹参、海藻、茯苓各 15g，生牡蛎 30g，柴胡、苍术、浙川贝母、香附、半夏、白芥子各10g，甘草 5g，每天 1 剂，水煎服，分 2 次服，前后共服 18 剂。颈部坠胀、疼痛消失，肿块完全消散而告愈。随访 1 年未见复发。

【简介】李廷冠，生于 1940 年，广西天等人。广西中医学院附属瑞康医院中医外科硕士研究生导师，中华全国中医外科甲状腺病专业委员会委员，中华全国中医外科乳腺病专业委员会委员，中华中医药学会外科分会第三届委员会顾问。

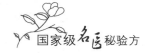

合著《中医学多选题库·外科分册》、《中医学问答题库·外科分册》（副主编）、《中医外科学》（编委）；主编广西中医学院中医外科专业教材《外科杂病学》。发表学术论文20余篇。

通信地址：南宁市华东路10号，广西中医学院附属瑞康医院　邮编：530011

6. 扶正清瘿汤（唐汉钧）

【组成】生黄芪30g　党参15g　白术12g　南沙参30g　白芍12g　山茱萸12g　柴胡9g　夏枯草9g　玄参12g　象贝9g　郁金9g　山慈菇15g

【功效】益气养阴，清瘿化痰。

【主治】结节性甲状腺肿大、淋巴细胞性甲状腺炎（桥本甲状腺炎），属瘿痈瘿肿正虚痰热型者。症见甲状腺弥漫性或局限性结节性肿大，质地硬韧，有弹性感，伴有咽炎、咽红、咽肿，咽部痰黏感，辅助检查三酰甘油、TPO-Ab可升高，甲状腺功能可升高或降低，亦可在正常范围。

【用法】水煎服，每日1剂，早晚各服1次。

【方解】方中黄芪、党参、白芍、芋肉等益气健脾，滋养阴津，以扶正培元；柴胡、夏枯草、玄参、象贝等清肝化痰、清瘿消肿。

【加减】咽痛明显加黄芩、西青果各9g，咽部黏痰加莱菔子、桔梗各9g；疲劳乏力加灵芝、淫羊藿各12个；手抖、心悸、心烦加五味子12g，丹参15g，生石决、珍珠母各30g；腰膝酸软加杜仲15g。

【点评】近10年来桥本甲状腺炎、结节性甲状腺肿发病率呈上升趋势，约占甲状腺疾病的22.5%，好发于30~50岁女性，是一种自身免疫性疾病，可能由于工作操劳，病毒感染而引发，属于"瘿肿""瘿痈"的范围。本方的组方原则有两个方面，一为扶正—益气健脾，滋养阴津；二为清瘿—清肝化痰，清瘿消肿，用治数百病例，均见疗效。此因本病多由情志不畅、操劳过度导致肝郁脾虚为病之本，风温外侵痰浊蕴结为病之标，故以本方扶正清瘿治之，屡屡见效，而且断无激素治疗之弊病。

【验案】王某，女，36岁。2005年11月18日初诊。患甲状腺结节肿大年余，近半年工作操劳，时常加班，咽喉红肿，口舌干燥，容易疲劳，容易感冒，常有咽部梗塞感。求诊时咽红肿有滤泡状增生，瘿部有多枚肿大结节，质硬韧，有轻度压痛，舌苔薄腻，舌质红，脉细数；查FT$_4$、三酰甘油、TPO-Ab均高于正常范围，甲状腺穿刺检查：大部分淋巴细胞浸润，符合桥本炎征象。证属风热外侵，素体不耐，肝郁脾虚，痰热蕴结于瘿部。治拟扶正清瘿，益气养阴清化痰热。拟用扶正清瘿方加味月余，患者自感颈瘿部紧迫感、梗塞感明显减轻，咽部红肿亦有减轻，上方又加减服用2月，自感精力得到恢复，口干舌燥亦消，上班工作不再感到疲劳。亦不再容易感冒，此后复查FT$_4$、三酰甘油、TPO-Ab已降至正常范围。

六十二、流行性乙型脑炎

银膏止痉汤（胡国栋）

【组成】金银花 30g　连翘 15g　石膏 30g　知母 15g　栀子 12g　板蓝根 30g　大青叶 15g　大黄 10g　全蝎 6g　蜈蚣 2 条

【功效】清热解毒，泻火熄风。

【主治】流行性乙型脑炎，及流脑，流感，肺炎，扁桃体炎，属邪留气分，或热极生风者。症见高热，心烦，或抽搐昏迷，便秘，口渴，脉滑数或洪大等。

【用法】水煎服，每日 1 剂，早晚各服 1 次。

【方解】方取银翘散的主药金银花、连翘，白虎汤的主药石膏、知母大清嚣张邪热；栀子清心除烦；大青叶、板蓝根清热解毒；大黄通大便排秽浊；用蜈蚣、全蝎取熄风止痉之功。诸药合用，共奏清热解毒，泻火熄风之功。

【加减】大便通下后，减少或去除大黄；惊厥，抽搐，加僵蚕、钩藤；小便黄少者，加滑石、芦根；若心烦，加牛黄；若失语，加蝉蜕、石菖蒲、远志；痰多，加法半夏、茯苓、胆南星；后期若咳嗽者，加沙参、天冬、麦冬；纳呆者，加谷芽、麦芽、神曲。

【点评】1966 年至 1968 年乙脑流行，时值"文革"时期，药品奇缺，胡氏在临床仔细观察，所有病儿均高热抽搐昏迷，但许多患儿是抽搐时昏迷，抽搐停止时则清醒，大渴喜饮水，以致能把中药迅速喝下。100% 病儿均多日未大便，按理入营其舌必绛，但 100% 病儿舌质不红，更不绛，而是舌苔厚腻，从大量的临床实践中，并不见温病的营血症状，即使一些极重型为时日久也未出现绛舌。故认为本病抽搐，为热极生风所致，邪留气分，故应采取釜底抽薪之法，通过清热解毒，通腑泻热的办法来解决抽搐问题。80 年代亦曾经查阅福建中医研究所，治疗的几十例同样病证，有同样的看法，初步体会本病似不服从卫气营血传变规律。胡氏曾以本方治乙脑 138 例，一般服药 1～2 剂即可控制病势，对轻型、重型患儿可很快治愈，治愈率达 92.5%，无 1 例患后遗症，有 4 例极重型患儿由于病情严重，形成脑水肿，留有后遗症，均在 10 年内恢复。上方对一般轻型、重型患儿均有效，患儿若伴有脑水肿，脑疝导致呼吸衰竭或心衰，还应配合西医抢救治疗。

【验案】甘某某，男，3 岁。其母说：患儿高热惊厥近 3 天，在当地卫生院治疗，通过急救，病情无明显缓解，随来求治。查患儿惊厥高热抽畜，神志不清，腹胀，呕吐，大便已 3 天未解，小便极少且黄。速煎服 1 剂，当晚泻下许多臭秽稀便，高热遂退，抽搐停止，调理 10 天出院。

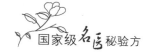

六十三、白塞病（狐惑）

1. 解毒化湿汤（朱南孙）

【组成】① 内服：丹参 9g　赤芍 9g　丹皮 9g　生地 12g　黄柏 9g　川连 3g　大黄 9g　白术 6g　果仁 12g　带皮苓 12g　鸡苏散 12g（包煎）　② 外用：锡类散2支

【用法】① 方水煎服，每日 1 剂，早晚各服 1 次；② 药涂患处，日数次。

【功效】清热解毒，健脾化湿。

【主治】白塞病（狐惑）（口、眼、生殖器三联综合征），属热毒夹湿内蕴者。症见口腔内两侧黏膜和舌唇可见散在溃疡面，外阴可见溃疡，周围红肿，触痛明显。

【方解】方内三黄苦寒而荡涤结热；白术、带皮苓、果仁、薏苡仁、鸡苏散（滑石、甘草、薄荷）健脾化湿，祛风疏热；丹参、赤芍、生地养阴清热，在本方起扶正作用；佐丹皮清热凉血，以祛热毒之邪。诸药合用，共奏清热解毒，健脾化湿之功。

【点评】口眼生殖器三联综合征与《金匮》"狐惑"症状相似，临床多见于第1胎产后，外阴受伤，邪毒入侵，或产距过密，阴虚火旺患者。下列医案患者系第二胎产后，素本阴虚，脾运不健，伤食引起食湿交阻，蕴而化热，上蒸于口而口糜，下注阴部则溃烂。延久阴更伤，肌肤失养，故干燥瘙痒，口干乏液。正虚邪盛，宜先祛邪。患者产后体虚未复，易感外邪。次月，因发高热，热退后本症复发，仍宗原方加减，治之又效。

【验案】罗某某，女，27 岁，农民。1975 年 11 月 15 日初诊。主诉：纳呆、口糜，两目及肌肤瘙痒，外阴溃疡疼痛已 1 月余。产后 7 天伤食引起纳呆口糜，肌肤瘙痒，两目干涩，外阴有溃疡疼痛。现为第 1 胎产后 1 月半，恶露已净。查脉细，舌干腻。口腔检查：口腔内两侧黏膜和舌唇均有散在溃疡面 5～6 处。外阴检查：外阴近小阴唇内侧有溃疡 3 处，每处均为 0.3cm^2 大，周围红肿，触痛明显。诊断：口、眼、生殖器三联综合征，热毒夹湿内蕴者。治疗：清热解毒，健脾化湿。予解毒化湿汤。11 月 20 日二诊：治法如前。11 月 26 日三诊：自服 15 日药后，溃疡 5 天后逐渐愈合消失。脉象细数，舌干苔少，质偏红，纳呆头晕，热毒渐消，体虚未复。再拟清热解毒，健脾益气养阴。处方：丹参 9g，丹皮 9g，赤芍 9g，生地、黄柏各 4.5g，川连 4.5g，薏苡仁 12g，淡子苓 4.5g，党参 9g，白术 9g，沙参 9g，陈皮 6g，5 剂，巩固疗效。12 月 20 日四诊：近曾发热达 40℃，服祛风清热药而热减，余热内留未彻，口内又有溃疡，便艰。口干苦，舌红，苔黄腻。治宜清养，扶正达邪。处方：生地 12g，丹皮 9g，赤芍 9g，知母 12g，黄柏 9g，川连 3g，生薏苡 12g，北沙参 9g，麦冬 9g，石斛 9g，二陈丸 9g（包煎），5 剂又效。

【简介】朱南孙，生于1921年，江苏南通人。其祖父朱南山、父亲朱小南先生是我国著名的中医妇科学家，其系"朱氏妇科"第三代传人。毕业于上海新中国医学院。历任岳阳医院妇科副主任，上海中医学院妇科教研室副主任，中华全国中医学会理事、妇科学会委员，上海中医学会理事长兼妇科学会主任委员。现任上海中医药大学附属岳阳医院妇科主任医师、教授。在妇科临床，尤其是治疗痛经、不孕症、闭经等方面积累有丰富的经验。其"加味没竭汤对原发痛经中前列腺素及其相关因素影响"的研究课题，被列为国家自然科学基金项目，并通过鉴定，荣获1993年上海市科技进步二等奖。

通信地址：上海市甘河路110号，上海中医药大学附属岳阳医院　邮编：200437

2. 清心养阴汤（陈景河）

【组成】甘草20g　黄连20g　黄芩20g　大黄30g　党参20g　干姜15g　柴胡15g　半夏10g

【功效】清心火，养肝阴。

【主治】白塞综合征，属心火亢，肝阴虚者。症见颜面色黄白少华，表情抑郁，身倦，神疲，皮肤干燥，口腔内两侧黏膜和舌唇及外阴可见溃疡面，舌苔薄白乏津。

【用法】水煎服，每日1剂，早晚各服1次。

【方解】黄连、黄芩、大黄为苦寒之品，三药同用清心泻火，荡涤实热；党参、甘草健脾益气，加之干姜温中散寒，半夏和胃降逆，共调脾胃，以促气血生化之源，充其肝体；柴胡舒畅肝气，使肝气调达，肝阴得充。诸药合用，共奏清心火，养肝阴之功。

【点评】经云：诸痛痒疮，皆属于心。狐惑之溃疡，近于疮疡，当责于心火，故治宜清心火，养肝阴，而以此方治疗，收效满意。

【验案】张某，男，44岁，工人。1973年3月25日就诊。主诉：口腔、肛门溃疡反复发作3年余。病史：该患于1969年发生下肢关节痛，渐发红硬小结，压痛，时有低热等症状。初以为风湿，经当地医院治疗不效，半年后见口腔溃疡，下肢红斑散在增多，时消时起。曾去哈尔滨某医院治疗，确诊为白塞综合征，介绍回当地请中医治疗，而来我院诊治。检查：颜面色黄白少华，表情抑郁，身倦，神疲，皮肤干燥，目视物无异常，下肢有少许红斑结节，压之痛，前后阴未查到溃疡，舌苔薄白乏津，边缘溃疡斑点一处，如豆大，脉沉缓有力。体温：36.4℃，血压：14.7/11.2kPa。诊断：白塞综合征，心火亢，肝阴虚者。治疗：清心火，养肝阴。予清心养阴汤，并外用：儿茶5.0g每次用梧桐子大1块，口含化咽下。4月2日二诊：症状无改善，亦无不适之感，嘱继服原方12剂。4月16日三诊：口腔溃疡及下肢红斑均见缩减三分之一，精神好转，身觉有力，舌苔薄白不燥，脉弦缓，嘱按原方继服12剂。4月30日四诊：口腔溃疡及下肢红斑基本消退，舌苔薄白而润，脉弦缓，按前方佐化瘀通络扶正之品。处方：甘草15g，黄连15g，柴胡10g，白芍50g，党参15g，鸡血藤20g，蜈蚣1条，淫羊藿15g，没药15g，菟丝子

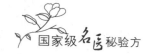

15g，6 剂，水煎服。5 月 7 日五诊：症状消退，唯恐复发，嘱按 4 月 30 日方服之 10 剂以善其后。药后来告已痊愈。随访 2 年未复发。

六十四、肥 胖 病

理脾健运汤（李振华）

【组成】白术 10g　茯苓 20g　泽泻 12g　桂枝 6g　半夏 10g　砂仁 8g　厚朴 10g　木香 6g　薏苡仁 30g　玉米须 30g　山楂 15g　鸡内金 10g

【功效】温中健脾，祛痰化湿。

【主治】肥胖病，属痰湿瘀阻者。症见肥胖体形，下肢轻度浮肿，舌体胖大，舌质淡红，舌苔白腻，脉象濡缓。

【用法】水煎服，每日 1 剂，早晚各服 1 次。

【方解】方中桂枝振奋阳气，通阳利水，助膀胱之气化以促使机体运化排泄；白术、茯苓、泽泻、玉米须、薏仁健脾利湿，使湿有出路；配伍半夏、厚朴、砂仁、木香芳香化浊，祛痰燥湿，理气导滞，使气行则湿易化；山楂、鸡内金消积化滞。诸药合用，使脾胃健运，痰湿得化，气机条畅，肝脾调和，诸症自除。

【加减】如肥胖日久，湿阻气机，气滞血瘀，皮肤色黯，口唇舌质色紫者，可加桃仁、莪术、丹参等活血化瘀之品。

【点评】体重超过正常体重的 20%，可谓肥胖症。本方经多年临床观察，适用于脾失健运，水谷精微排泄输布失常，脂肪代谢障碍，水湿不化，痰湿阻滞，经络气血不畅而致肥胖的痰湿瘀阻证。临床体会本方主要是增强机体自身排泄功能以达减肥之功，故宜多服，效果更佳。

【验案】郭某某，男，52 岁，干部。1980 年 4 月 10 日就诊。主诉肥胖已 2 年余。自 1977 年以来，逐渐肥胖，体重不断增加。1979 年又出现血压高，头晕，头昏沉，四肢沉重乏力，心悸气短。现以上症状加重，行走困难，不能上班，曾服西药降压、利尿等，血压时低时高，肥胖不减，而来求诊。检查：患者肥胖体形，体重 93kg，下肢轻度浮肿，血压 21.3 / 13.3kPa。舌体胖大，舌质淡红，舌苔白腻，脉象濡缓。诊断：肥胖症，属痰湿瘀阻者。治疗：温中健脾，祛痰化湿。予理脾健运汤。4 月 30 日二诊：上方共服 15 剂，体重减轻 5kg。头晕沉、浮肿、心悸气短等症状基本消失。血压 18.7 / 11.3kPa。舌体大，舌质淡红，舌苔薄，脉濡。上方去玉米须，加石菖蒲 10g，炒枣仁 15g。又服 20 剂，体重减至 81kg，诸症消失。后随访已上班并经常骑自行车下乡工作。

六十五、盗　汗

滋养肝肾止汗汤（何任）

【组成】菊花6g　鲁豆衣15g　枸杞子9g　干地黄15g　茯苓12g　丹皮9g　泽泻9g　山药9g　山茱萸9g　珍珠母18g（先煎）　白芍9g

【用法】水煎服，每日1剂，早晚各服1次。

【功效】滋养肝肾。

【主治】盗汗，属肾阴虚亏，精气不足，肝阳偏亢者。症见盗汗，腰痛日久，头眩目糊，或重听，苔薄，脉细。

【方解】干地黄滋阴补肾，直补先天之本；山药、山茱萸、鲁豆衣滋阴养血，肝脾肾三脏并补；佐以菊花、枸杞子养肝明目；珍珠母平肝潜阳；白芍酸能养阴，敛能止汗，标本同治；配伍茯苓、丹皮、泽泻既能清利以防滋腻太过而壅滞，又可清血中虚热。诸药合用，共奏滋养肝肾，潜阳敛汗之功。

【点评】下列医案患者年逾花甲，肾之精气已衰，肾阴亏虚，一则导致肝阳偏亢头眩目糊，一则上窍失濡而重听。即所谓"精脱者耳聋"。腰为肾之外府，故腰痛。处方以杞菊地黄原方中加鲁豆衣一味治汗。服5剂取效。以治病求其本也。

【验案】包某，男，65岁，1972年1月10日初诊。主诉腰痛已久，重听，头眩目糊，近日夜寐盗汗。腰痛已1年，盗汗半月。检查：苔薄，脉微而虚。诊断：盗汗，肾阴虚亏，精气不足，肝阳偏亢。治疗：滋养肝肾。予滋养肝肾止汗汤。1月16日复诊：前方服后盗汗已除，腰痛已减轻。原方去鲁豆衣，加牡蛎12g，再进5剂。

六十六、重症肌无力

柔肝润筋汤（欧阳锜）

【组成】白芍15g　蝉蜕3g　葛根12g　丝瓜络10g

【功效】柔肝润筋。

【主治】重症肌无力，属阴虚有热，肝不主筋者。症见双睑下垂，或全身无力，口干，便结，舌质红等。

【用法】水煎服，每日1剂，早晚各服1次。

【方解】白芍柔肝缓急；蝉蜕熄风；葛根升津润燥；丝瓜络疏肝通络。诸药合用，共奏柔肝润之筋功。

【加减】若阴亏明显者，加制何首乌、桑椹；阳亢明显者，加石决明、天麻、钩藤；目疾，加菊花、谷精草；盗汗，加煅牡蛎；便结，加草决明；关节僵硬

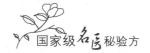

疼痛，加木瓜、薏苡仁。

【点评】重症肌无力的病机一般认为以脾虚气陷为主，主张用补中益气汤加减以升阳举陷。欧阳氏积 50 余年的临床经验，认为本病病机除脾虚气陷这一方面外，肝不主筋亦是重要病机。肝主藏血，"主身之筋膜"（《素问·痿论》），而筋膜附于骨而聚于关节，直接联结关节、肌肉，影响着肌肉的收缩弛张、关节的屈伸转侧，故《素问·五脏生成篇》称之为"诸筋者，皆属于节"。因此肝之血液充盈，筋得其养，则筋强而能主其用，肌腱而运动有力；如果肝之气血衰少，筋膜失于濡养，则筋软失用而肌萎无力矣。正因为肝与肢体的动关系密切，因此《素问·六节藏象论》称肝为"罢极之本"，而《素问·上古天真论》也谓之"肝气衰，筋不能动"，因之认为肝不主筋是重症肌无力的重要病机。同时，肝主疏泄，具有主升、主动的生理特点，直接调节气机的升降出入，对脾胃之升清降浊也起着协调平衡作用，如果肝之疏泄功能正常，则脾气得以升举而肌肉亦有所主；若肝之疏泄功能异常，则可使脾之升清功能受到影响，从而出现胞睑下垂等现象。因而重视柔肝润筋，设立本方，临床应用，收效颇佳。临证时应注意，本方证阴虚，偏于热，可见口干，便结，舌质红，须与脾虚气陷者相鉴别，其表现气虚，略偏于寒，症见口中和，大便溏，舌质淡。

【验案】陈某，女，4 岁。双睑下垂半个月，伴白眼时翻，磨牙，夜寐不安，盗汗，口干，舌质红。诊断为重症肌无力眼肌型。患者虽有双睑下垂，但伴口干、舌红，乃肝阳上亢化热所致；夜寐不安、盗汗，乃因肝经虚热，热迫阴液外出；磨牙、白眼时翻，为阳亢而欲动内风之象。治宜平肝以熄其风，清热以通其络，升津以润其燥，药用白芍 9g，蝉蜕 3 个，葛根 7g，丝瓜络 1.5g，煅石决明 6g，煅牡蛎 6g，菊花 3g，谷精草 3g，天麻 0.5g，桔梗 3g。服 14 剂后眼睑下垂已不明显，诸症亦明显减轻，守上法，加甘草 0.3g 以善后。

【简介】欧阳锜，生于 1923 年，湖南衡南人，15 岁随师学医。为湖南中医研究院研究员，曾任湖南中医研究院院长，省中医学会副会长，中华全国中医学会常务理事。长期从事中医内科的研究和临床，有很深的造诣。所著《中医内科概要》享誉海内外。

通信地址：长沙市麓山路 167 号，湖南中医研究院　邮编：410006

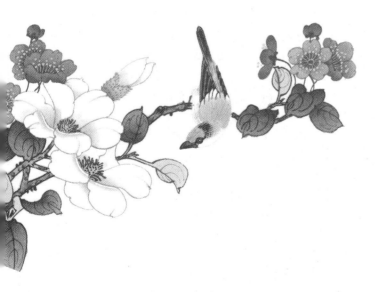

妇科疾病秘验方

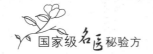

一、月 经 不 调

1. 调经助孕汤（徐升阳）

【组成】当归 10g　川芎 5g　白芍 12g　熟地 10g　香附 10g　丹参 15g　巴戟天 15g　肉苁蓉 15g　山茱萸 15g　菟丝子 15g

【功效】补肾养血，调经种子。

【主治】月经不调，经少闭经，不孕，属肝肾精血不足者。症见月经后期，经少色淡，或经闭不行，久不受孕等。

【用法】水煎服，每日 1 剂，早晚各服 1 次。

【方解】方中以四物汤养血和血以充血室；菟丝子、巴戟天、肉苁蓉、山茱萸等补肾、滋肝、益精；香附调肝以畅气机；丹参和血以利脉道。诸药合用，共奏补肾养血，调经种子之功。

【加减】证属虚寒或子宫发育不良者，选加紫石英、鹿角片（胶）、肉桂、附片等；阴虚者，去川芎，加丹皮、生地、女贞子、枸杞子、龟板（胶）等；阴虚而热重者，选加知母、黄柏、黄连、泽泻等；经少、闭经，选加桃仁、红花、益母草、生山楂、鸡内金等；性欲淡漠，加阳起石、仙茅、淫羊藿；脾胃虚弱、大便不实，入白术、木香以助运化，且有利于药物吸收；于月经周期中后期，加紫河车 10~20g，有利于排卵及维持排卵后功能，其他选用药有仙茅、锁阳、覆盆子、淫羊藿、补骨脂等。

【点评】肾主生殖，肾气充、肾精足方可行经孕育。妇女以肝为先天，肝血足、肝脉畅则经水如期、经量如常。本方旨在调补肝肾、养血和血，亦即肝肾同治、气血双调，故能收到调经助孕之功。其组方精神体现了标本兼顾、动静结合的理念。本方侧重于温肾养血，但温而不燥，故对多数患者较为适合。中西医结合临床及实验研究，提示补肾方药对下丘脑-垂体-卵巢轴不同层次功能有调整作用，对卵巢激素水平有双相调节作用。菟丝子、巴戟天、肉苁蓉、仙茅等能提高卵巢 HCG / LH 受体的反应性，增强垂体对 LRH 的反应性。由于生殖轴功能的改善，从而促进了排卵和改善了黄体功能。实验研究尚提示补肾方药使垂体、卵巢、子宫增重，使阴道上皮增生、子宫内膜出现增生和分泌样变化。以上资料为补肾方药调节生殖功能的现代医学机制做出了部分阐明。本方除用于肝肾精血不足之月经不调，经少闭经，肾虚不孕之证，亦可用于崩漏止血后的功能调理以及习惯性流产的预防性治疗。

【验案】易某，33 岁，1972 年因月经 2~3 月一行，量少色淡，婚后 5 年不孕来诊。检查子宫略小；腰酸便稠，无寒热，脉细。服调经助孕汤加淫羊藿、益母草，经后服 10~15 剂，月经按时来潮 3 次后受孕。1976 年 12 月又因半年内经水 2~3 月一行量少来诊，且感腰酸形寒，脉沉细，以调经助孕汤加味（紫石英、附片、淫羊藿、红花、益母草），经后进 6~8 剂，服后，连续行经 3 次，周期28～31天。且于1977年5月因早孕行人工流产术。

【简介】徐升阳，生于1929年，湖北浠水人，同济医大毕业，武汉市首届西学中班结业。国家第二批全国老中医药专家学术经验继承工作指导老师，曾任武汉市中医院妇科主任、湖北省中西医结合学会副秘书长、常务理事，妇产科专业委员会副主任委员，武汉中西医结合学会副理事长，湖北省性学会理事，武汉性健康研究会副理事长。擅长妇科临床诊治，主张中西医两种理论指导实践，妇科病辨证突出肝、肾，施治中重视辨证处方并结合病种适当选药，组方强调阴阳互根和调理气机。撰写并发表中、西医学术论文50余篇，出版医著有《妇科析症举例》《月经前后诸症》《徐升阳妇科医著选编》《实用中西医结合妇产科学》等。

通信地址：武汉市汉口江岸区黎黄陂路49号，武汉市中医院

邮编：430014

2. 补阳益气汤（韩百灵）

【组成】制附子10g　肉桂10g　黄芪30g　山药15g　白术15g　巴戟天15g　菟丝子15g　续断15g　桑寄生15g　地黄15g

【功效】温肾助阳，健脾益气。

【主治】月经不调，以及带下病、胎前产后病等，属脾肾阳虚者。症见精神萎靡，头晕眼花，耳聋耳鸣，健忘，腰膝酸软，四肢逆冷，食欲不振，大便溏薄，小便清长，舌质淡润，苔白滑，脉沉弱或沉迟。

【用法】水煎服，每日1剂，早晚各服1次。

【方解】方中以附子、肉桂温阳散寒；巴戟天、菟丝子温补肾阳；续断、桑寄生补肝肾强筋骨；黄芪、山药、白术健脾益气；地黄补血养血。全方合奏温补肾阳、健脾益气之功。

【加减】胞宫虚寒不能摄精成孕者，加艾叶15g，吴茱萸15g；命火不足，湿浊内生而致带下病者，加芡实15g，薏苡仁15g；妊娠腹痛、胎萎不长、胎动不安、滑胎等病症，酌加山茱萸20g，阿胶15g；腹痛，加小茴香15g，白芍20g；阴道流血者，加艾叶炭25g，鹿角胶15g；泄泻者，加补骨脂20g，肉豆蔻20g；浮肿者，加桂枝15g，茯苓15g，泽泻15g。

【点评】补阳益气汤组方贯穿着补阳与滋阴并用，以阴中求阳，阳得阴助的原则，例如方中地黄一味置于一派补阳药物之中，便是韩氏本方用药之意。

【验案】王某某，37岁，哈尔滨市人，1992年春就诊。该患者自一年前冬天雪地受寒后出现带下量多，绵绵不绝，色白质稀等症状，其味腥臭，经西医按阴道炎治疗非但无效，且有加重趋势。观其颜面晦黯，问知平素四肢不温，腰膝酸软，时有头晕眼花，大便溏薄，尿频，舌淡苔薄，脉沉迟无力。韩氏认为该患外受风冷寒湿，损伤脾肾，命火不足，脾失温煦，湿浊内生，带脉失约而致带下病。治以温肾助阳，健脾除湿。方用补阳益气汤：山药15g，白术15g，巴戟天15g，菟丝子15g，续断15g，桑寄生15g，肉桂10g，黄芪20g，益智仁20g，茯苓15g，芡实15g，薏苡仁15g。该患服药6剂后带下豁然而止，诸症好转，继服7剂后，诸症悉退。

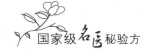

【简介】韩百灵，生于 1909 年，辽宁台安人。1977 年成为国内首批中医界教授之一。担任中华全国中医学会理事，黑龙江中医学会副主任委员，妇科分会主任委员及学术委员会主任委员。为黑龙江中医药大学教授、中医学家、中医妇科学专家。临床上精通内、外、妇、儿科，屡起沉疴，尤以妇科方面更是建树非凡。著有《百灵妇科》《百灵临床论文集》《中医妇产科学》等著作；发表学术论文 60 余篇。

通信地址：黑龙江中医药大学妇科　邮编：150040

3. 调经一号方（刘云鹏）

【组成】柴胡 9g　当归 9g　白芍 9g　白术 9g　茯苓 9g　甘草 3g　香附 3g　郁金 9g　川芎 9g　益母草 15g

【功用】疏肝扶脾，理气调经。

【主治】月经不调、经前期紧张综合征、高泌乳素血症、经前乳胀及不孕症等，属肝郁脾虚者。症见经前胸乳作胀，喜呃逆叹息，舌淡红，苔薄黄，脉沉弦数。

【用法】水煎服，每日 1 剂，早晚各服 1 次。

【加减】头晕，便结，舌红，脉弦数，加炒栀子 9g，丹皮 9g，以泻郁火；脘腹胀，食少，脉弦者，去白术、茯苓，加苍术 9g，厚朴 9g，陈皮 9g，开胃除满；恶心欲呃，加半夏 9g，陈皮 9g 和胃除痰；小腹胀痛者，可选加枳实 9g，青皮 9g，木香 9g 等；胀痛甚者，加槟榔 12g，以理气消胀；腰腹胀痛，可加牛膝 12g，乌药 9g 理气活血。

【方解】方中柴胡、当归、白芍疏肝解郁；白术、茯苓、甘草健脾补虚；香附、郁金理气疏肝；川芎、益母草行气活血调经。全方理气活血，扶脾调经。

【点评】本方是一首疏肝扶脾、理气调经的方剂，适用于肝郁脾虚的经前诸症。为妇科经前诸症之主方。因气为血帅，血随气行的生理作用，经血欲行而气不畅，或兼病乳腺增生宿疾，故妇女经前症总以胸乳胀痛为多。但见乳胀者即可用本方。且常与益母生化汤序贯应用以调经。

刘氏主张女子调经法经前以理气为主，经期以活血为主。这是其在临床实践中形成的。理气必然有气滞的症状，活血必然有血瘀的象征。经前乳胀，经期腹痛，气宜消，血宜活，这就是辨证论治。从下列医案中可以看出疾病的发展和治疗疾病的思维，显示经前既然气滞，经期亦必有血瘀的症状；更说明气血在生理上是相互关联的，在病理上也是相互影响的。故先取调经一号方，但疾病的发展参差不齐，体质有异，不能执死方以医活病，势必用药有加有减，对病情方能丝丝入扣。因患者腰胀痛，甚至不能支持工作，故加乌药、牛膝，以治腰胀腰痛。二诊经潮，经期宜用益母生化汤，因有痛经，故再加失笑散以治小腹胀痛，兼加乌药、牛膝以治腰痛。本例患者体质可，病情不复杂，理、法、方、药都符合临床症状，故一药而愈。

【验案】张某，女，30 岁。2004 年 5 月 8 日初诊。主诉：经前乳胀 1 年余。患者1年余无明显诱因出现经前乳胀，于经前 1 周即感胸乳胀痛，腰胀痛，痛甚时不能支持工作。现为经前 3 天，感胸胁乳房胀痛，腰胀痛，白带较多，舌红，苔薄，脉弦软。患者以往月经正常，近年来月经周期尚准，但经来量不多，经后 10 余天白带中仍混有红色分泌物。中医诊断：经前乳胀（肝郁脾虚证）。治法：疏肝扶脾，理气调经。方药：调经一号方加减。柴胡 9g，当归 9g，赤芍 15g，白术 9g，茯苓 9g，甘草 3g，郁金 9g，制香附 12g，益母草 15g，川芎 10g，白芍 9g，乌药 9g，牛膝 9g，共 4 剂。复诊：2004 年 5 月 12 日。患者经服上药方后，经前胸乳胀痛较前大减，但仍有腰痛，白带多。现月经来潮第二天，经量少，经色一般，感小腹胀痛，脉弦软，色淡红，苔少。治法：经期以活血为主，佐以行气。治以活血调经镇痛。方药：益母生化汤加减。当归 24g，川芎 9g，桃仁 9g，牛膝 9g，蒲黄 9g，甘草 6g，姜炭 6g，益母草 15g，五灵脂 9g，乌药 9g，制香附 12g，3 剂。半年后访问，患者诉经以上治疗后，经前不再感胸乳胀痛，只是腰部略有疼痛。经行顺畅，行经时小腹已不再疼痛，经净后白带不多，已不再夹红色血性分泌物。

【简介】刘云鹏，生于 1910 年，湖北长阳人。五代中医世家，幼承庭训，20 岁悬壶沙市，20 世纪 40 年代即被誉为沙市八大名医之一。后被聘为湖北中医学院兼职教授。从事中医临床 60 余年，善治温热病，又着意研究妇科，对经、孕诸疾形成了独特的学术思想。其提出的妇科调肝十一法、治脾九法、补肾五法学术思想在中医界享有盛誉，且创新提出治疗不孕四步疗法。著有《妇科治验》及《中国百年百名中医临床家丛书——刘云鹏》两本专著，另有多篇论文在国内权威刊物发表。

通信地址：荆州市江津东路 172 号，荆州市中医院　邮编：434000

4. 补肾调冲方（许润三）

【组成】淫羊藿 15g　仙茅 6g　巴戟天 6g　紫河车 10g　枸杞子 20g　沙苑子 20g　柴胡 10g　当归 10g　白芍 15g　香附 10g　益母草 15g

【功效】补肾益精，疏肝调冲。

【主治】月经后期，月经量少，闭经，不孕症，肾虚肝郁型。证见月经后期，量少，甚至闭经，或婚久不孕；精神抑郁，喜叹息，腰骶酸软，性欲淡漠，带下量少，食纳二便正常；舌质淡，脉细弱。

【用法】水煎服，每日 1 剂，早晚各服 1 次。

【方解】淫羊藿、仙茅二药临床常相须为用，均有温肾壮阳之功效；巴戟天其性较柔润，温而不燥，补肾阳，益精血；紫河车为血肉有情之品，长于益气填精；枸杞子、沙苑子善补肝肾之阴，与上药相配，阴阳双补，以调经之本；柴胡、当归、白芍疏肝养血；香附疏肝理气；益母草活血调经。诸药合用，共奏补肾益精，疏肝调冲之功。

【加减】心烦易怒者，加丹皮 10g，炒栀子 6g；经行不畅，有血块，小腹疼痛者，加川牛膝 10g，红花 10g；形体肥胖，带下量多者，加紫石英 30g，白芥子 10g；大便干结者，加生白术 30g，肉苁蓉 10g；神疲乏力者，加黄精 15g，白人参 15g。

【点评】该方是调经助孕的基础方。特别适用于卵巢功能低下，排卵功能障碍所致的月经量少，后期、不孕等中医辨证属于肾虚肝郁证。验之临床，屡屡有效。

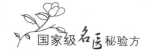

本方平和，阴阳双补，气血双调，可长期服用。

【验案】陈某某，性别：女，年龄：28 岁，就诊时间：1998 年 11 月 16 日。患者停经 3 个月。月经 17 岁初潮，周期7 / 60天，量色正常。两年前曾做两次人流，手术顺利。其间曾间断服避孕药。近1 年月经周期逐渐延长。最长间隔 3 个月，服中药或注射黄体酮则月经来潮，不用药则月经不来。现白带量少，性欲淡漠，食纳二便正常。舌质淡黯，舌苔白，脉细弱。中医辨证：肝肾不足，冲任亏损。但目前已停经 3 个月，先予活血通经，佐以温肾。方药：桂枝 10g，桃仁 10g，土鳖虫 10g，赤、白芍各 10g，花粉 10g，生牛膝 10g，淫羊藿 15g。7 剂。服活血药后，月经未来潮，说明肝肾亏虚，冲任不足，血海未充，无余可下，故改用补肝肾，调冲任之法。方药：淫羊藿 10g，仙茅 10g，巴戟天 10g，紫河车 10g，女贞子 10g，沙苑子 10g，菟丝子 20g，枸杞子 20g，柴胡 10g，当归 20g，生白芍 15g，益母草 20g。服药 30 剂，月经来潮。后又以上方为基础方，根据症状稍做加减，共服 2 个月，月经恢复正常。

【简介】许润三，生于 1926 年，幼年随名医赵海仙、高继、崔省三习医，1957 年毕业于南京中医学院医科师资班。为全国著名老中医，在中医妇科界有很高的知名度。2006 年荣获中华中医药学会"首届中医药传承特别贡献奖"。尤其对妇科疾病，如输卵管阻塞、子宫内膜异位症、盆腔炎、子宫肌瘤、功能性子宫出血、闭经、更年期综合征等的治疗颇有专长。主编和参编妇科专著7 部，发表论文57 篇。

通信地址：北京和平街北口樱花东街，卫生部中日友好医院　邮编：100029

5. 滋肾养肝祛瘀汤（班秀文）

【组成】柴胡 6g　香附 6g　当归 10g　川芎 6g　白芍 10g　熟地 15g　续断 10g　益母草 10g　甘草 5g

【功效】滋肾养肝，解郁行滞。

【主治】月经不调，属肾虚血亏，肝郁气滞者。症见形瘦面白，神情抑郁，舌淡红，苔薄白，脉沉细。

【用法】水煎服，每日 1 剂，早晚各服 1 次。

【方解】方中当归、川芎、白芍、熟地，滋阴养血以补肝体；柴胡、香附，疏肝解郁，以助肝用，遂肝条达之性，气调血亦调；熟地、续断益肾固本，益母草化瘀调经；甘草调和诸药。诸药合用，共奏滋肾养肝，解郁行滞之功。

【点评】肾藏精而主生殖，肝藏血而为血海。下列医案患者，乃由房劳产伤消耗精血而致肝肾亏损。精血不足，肝失疏泄则血海不能按归盈溢，故月经后期。肾虚外府失荣，故腰酸而痛；精血虚不能上养清窍，故头晕心悸；屡孕屡堕乃肝肾不足之佐证。故一诊拟滋肾调肝法。精血不足在于肝肾亏损，故二诊用归芍地黄汤加鸡血藤、桑寄生滋补肝肾，填精养血，俾血海流盈。三诊在补养的基础上加肉桂、艾叶、破故纸等甘温益肾之品，以振奋阳气，暖宫行滞，促进阳生阴长，气血调和。全案疏、补、温三法间行，"养中有疏""疏中有养"，终使经期如常。

【验案】温某，女，25 岁，干部。1989 年 11 月 30 日就诊。主诉：月经后期 2

年余。既往月经周期尚规则，但近两年来无明显诱因出现月事不调，或 40 余日一至，或间月一行，经色黯红，挟小血块。末次月经为 1989 年 11 月 16 日。平素腰酸而痛，劳则加重。1986 年结婚，曾于 1987 年 4 月和 1988 年 2 月 2 次受孕月余而堕。近日来头晕、胸闷、心悸、纳少、腰痛。检查：形瘦面白，神情抑郁，舌淡红，苔薄白，脉沉细。诊断：月经不调，属肾虚血亏，肝郁气滞者。治法：滋肾养肝，解郁行滞。予滋肾养肝祛瘀汤。12 月 14 日二诊：药后腰痛消失，诸症大减。舌边尖红，苔薄白，脉细缓。转用滋养肝肾，补益精血之法。处方：归身 10g，白芍 10g，熟地 15g，淮山药 10g，山茱萸 6g，丹皮 6g，茯苓 6g，泽泻 6g，桑寄生 15g，鸡血藤 15g，甘草 6g，7 剂，水煎服。1990 年 1 月 11 日三诊：本月 4 日行经（距上月经期为 51 天），6 日干净，色黯红，无血块。现无不适。舌淡红，苔薄白，脉弦细，在原法基础上温肾暖宫，调理冲任。处方：艾叶 10g，香附 10g，当归 10g，白芍 10g，熟地 15g，肉桂 3g（后下），破故纸 10g，炙甘草 6g，3 剂，水煎服。2 月 17 日四诊：以上方为主加减共服药 10 余剂。2 月 8 日行经（此次周期为 34 天），色质正常。现腰微酸，乏力，舌淡红，苔薄白，脉细。拟温肾养血调理善后。处方：当归 10g，川芎 6g，白芍 10g，熟地 15g，桑寄生 15g，续断 10g，川仲 10g，茺蔚子 10g，炙甘草 6g，7 剂，水煎服。守上法出入调理 3 个月，月经周期正常，诸症消失，1 年后随访，疗效巩固。

【简介】班秀文，出生于 1919 年，广西隆安人，1940 年毕业于广西省立医药研究所。为广西中医学院教授、中华中医药学会终身理事，曾任全国中医妇科专业委员会委员、中华医史学会理事、广西科协常委、广西中医药学会副会长、广西中医妇科委员会主任委员、广西中医学院各家学说教研室主任、壮医研究室主任。从医 60 余年，治学严谨，医德高尚，学验俱丰，擅长治疗内、妇、儿科疑难杂病，对中医经典著作和历代名家学术思想颇有研究。著述、主编的论著多部；在国内外发表有影响的学术论文 50 余篇，其中《六经辨证在妇科的应用》一文被日本东洋出版社摘要出版。

通信地址：广西南宁市明秀东路 179 号，广西中医学院　邮编：530001

二、痛　经

1. 调冲痛经方（吴培生）

【组成】制香附 10～15g　丹参 15～30g　大安桂 6～12g　川芎 5g　泽兰 15g　广木香 10g　延胡索 10g　赤芍 10g　红花 10g

【功效】调气行血，疏达冲任。

【主治】各型痛经证。

【用法】水煎服，每日 1 剂，早晚各服 1 次。在痛经发作期服药，坚持服用 3～5 个月经周期。

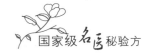

【方解】吴氏此方立足于"气调则血行，血行则气顺"，用药多入肝脾二经。是方以香燥理气之香附、木香、延胡索入肝脾以行气止痛；川芎、红花、赤芍、丹参、泽兰多入肝经，均为行气活血之品，血行则气调，疼痛自缓；大安桂为肉桂之佳者，皮厚、油重、气浓，能温经通脉，调理冲任。血得温则行，气血和而痛除。吴氏认为："香附、延胡索调血中之气，丹参、红花行气中之血，四药为伍，并行不悖。桂、芍一炉，温凉互制，行血滞而达气机。"整个处方，立法围绕理气行血，以通为用。临床应用尚须结合辨证，灵活加减。

【加减】小腹冷痛，经色淡褐，加炮姜 6g，乌药 12g；小腹两侧刺痛，经色鲜红，加丹皮 10g，焦栀子 10g，去大安桂；经血量多，加艾叶片炭，去红花；经有紫块，加莪术；经色淡，加制附片；经后隐痛，量少质淡，加炙黄芪 12g，补骨脂 12g；空腹腰酸，加巴戟天 10g，菟丝子 10g；经血淋漓不畅，加桃仁 12g；胁痛乳胀，加川郁金 10g，柴胡 8g，路路通 12g。

【点评】痛经一证，在临床中遇到的未婚者多，已婚者少；瘀证、实证、热证多，虚证、寒证少。本方能使气顺血行，冲任调达，瘀行痛解。经反复实践检验，结合辨证加减，临床应用，得心应手。

【验案】章某某，19 岁，学生。月经将行前 3~5 日，小腹持续绞痛，血色淡褐而带秽浊，寒热交作，胸中胀痛，舌苔白厚，脉象沉涩、左关微弦。此系肝气郁滞，夹杂寒湿下阻，导致胞宫瘀滞。拟本方加炮姜 10g，桃仁 10g，乌药 12g，服 1剂。褐色血下甚多，绞痛减轻，寒热尚作，改用本方加乌药 10g，柴胡 6g，服 2剂，诸症渐除。后取本方加柴胡 6g，于每月经行前服 4剂，按法坚持 4个月经周期而愈。

【简介】吴培生，生于 1909 年，安徽泾县人，出身中医世家，幼承庭训，熟读经典，尽得父亲传授。早期潜心于温热病，以轻灵消化见长，晚年注重妇儿疾病，守方守法颇有独到。妇科临床擅长辨色调经，对经水色、质、量辨察入微，论治有方，屡起沉疴。临床 60 余载，行医乡里。

2. 变通逍遥散（戴慧芬）

【组成】当归 15g　白芍 10g　茯苓 15g　香附 10g　佛手 10g　薄荷 6g　柴胡 10g　炙甘草 6g　煨姜 3 片

【功效】疏肝健脾，调和气血。

【主治】痛经，属肝气郁滞或肝脾血虚者。症见经前或经中小腹胀痛，连及胸胁，伴乳房作胀或乳房胀痛，甚至痛不能触，烦躁易怒，经量多少不一，色黯红或夹血块。

【用法】水煎服，每日 1 剂，早晚各服 1 次。

【方解】本方由逍遥散去白术，加香附、佛手而成。逍遥散方中柴胡辛散疏肝解郁；白芍、当归养血敛阴，柔肝缓急，与上药配伍，使疏中有柔，散中有养，疏肝柔肝，体阴用阳，气血调和；茯苓、炙甘草健脾益气，使脾土健旺以防肝乘；薄荷、煨姜辛散达郁以助柴胡疏泄条达；加香附、佛手，乃加重疏肝理气的分量，寓气行则血行之意。诸药合用，可使肝得疏，脾虚得补，血弱得养，肝脾协调，则痛经诸症自除。

【加减】若舌红脉数，经血有灼热感，为肝郁化火，可加丹皮、栀子以凉血止痛；若小腹疼痛剧烈，口唇青暗，肢冷出汗，脉沉紧，舌淡苔白，为寒凝气滞，肝气不舒，宜去薄荷，加肉桂、炒吴萸、小茴香之类，煨姜易炮姜，以加强温经止痛之功；若经后疼痛，去薄荷加熟地，名"黑逍遥散"，能加强养血之功而止痛。

【点评】本方是戴氏治疗痛经的常用方。月经期是调经止痛的最好时机，应因势利导用药，一般于经前1周开始服用本方，经既行则宜养血和血之剂，如此治疗数个周期，多数可以治愈。

【验案】解某，女，42岁，已婚，1992年6月13日初诊。患者发现近1月来面部起黄褐斑，月经不调和痛经，已2月余。每次月经提前2天，至时小腹胀痛，连及两胁及乳房胀痛。经前爱发脾气，饮食少。舌淡红，苔薄白，脉弦缓。证属肝郁气滞、气血不调。治宜疏肝健脾、调和气血之剂，方用变通逍遥散加乌药10g，川芎6g，益母草15g，服3剂。6月18日二诊：服上方后各种疼痛消失，面部黄褐斑未退，治宜养血疏肝、益颜退斑之剂，逍遥散加生地黄15g，白芷10g，僵蚕10g，菟丝子15g。嘱服10～20剂。

【简介】戴慧芬，生于1925年，云南昆明人，中医世家，少时随父临证，23岁独立应诊。任云南中医学院名誉院长，主任医师，教授。临诊50年，以内、妇科为主，擅长治疗心脑血管疾病，妇女经期、产后及更年期各症。对血管性头痛，慢性结肠炎，处方简练精当，治疗得心应手。

通信地址：云南中医学院，昆明市白塔路6号　邮编：650011

三、闭　经

1. 养心补肾解郁汤（马志）

【组成】柏子仁15g　熟地10g　续断15g　当归10g　白芍10g　川芎10g　香附15g　泽兰15g　陈皮10g　丝饼20g　女贞子30g　砂仁10g　金银花20g　肉苁蓉15g

【功效】养心补肾，理气解郁，调理冲任。

【主治】继发性闭经，属肾虚肝旺，冲任失养者。症见经闭不行，形体消瘦，面色淡黄，舌质红，苔薄白，脉弦细。

【用法】水煎服，每日1剂，早晚各服1次。

【方解】方用肉苁蓉、续断、丝饼，补益肝肾，调理冲任二脉；泽兰、砂仁、香附、陈皮、川芎，通血脉，理气郁，使气血调达；熟地、当归、白芍、柏子仁、女贞子，养心补肾。气滞久而化热，故配金银花清热。诸药合用，共奏养心补肾，理气解郁，调理冲任之功。

【点评】关于闭经病因、病机，祖国医学经典著作论述颇多。《素问·阴阳别

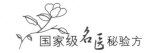

论》谓："二阳之病发心脾，有不得隐由，女子不月。"《金匮要略》说："妇人之病，因虚积冷结气为诸经水断绝。"《诸病源候论》说："妇人月水不通者，由劳损血气致令体虚受风冷，风冷邪气客于胞内，伤损冲任之脉，并手太阳手少阴之经，致胞络内绝血气不通故也。"综上所述，闭经一证，临床有虚实之分。虚证多因脾虚或血虚所致；实证以气滞血瘀，或寒湿凝滞较为多见。下列医案乃由肾虚肝旺，气失调达，冲任失养，血海空虚所致闭经。故马老采用养心补肾，理气解郁，调理冲任为法治之。可谓辨证准确，立法得当，选药精良，效宏功殊。

【验案】姜某某，女，30 岁，工人。1988 年 9 月 20 日初诊。主诉：闭经半年。月经 16 岁初潮，一向后期，量少，周期 2 个月至 4 个月来潮 1 次，持续 2～3 天净。末次月经 1988 年 3 月 10 日来潮，3 天净，系注射黄体酮。经医大二院妇科检查，诊断为子宫发育欠佳。结婚 3 年，1987 年 5 月曾怀孕，孕后两个月流产，至今未孕。现月经已半年未潮，平时自觉心悸，耳鸣，腰腿酸疼，睡眠不佳，睡时易醒，食纳少，近两周来胸腹胀闷。既往曾患肺结核，现已治愈。检查：形体消瘦，面色淡黄，舌质红，苔薄白，脉弦细。诊断：继发性闭经，肾虚肝旺，气失条达，冲任失养，血海空虚者。治疗：养心补肾，理气解郁，调理冲任。予养心补肾解郁汤。9 月 28 日二诊：月经仍未来潮，但精力较前充沛，心悸、腰酸疼、胸腹胀满等症均较前明显减轻。舌淡红，苔薄白，脉弦细较有力。继服上方 4 剂。11 月 15 日三诊：又连续服上方 8 剂，月经于 10 月 5 日来潮，血量少，色淡红，质稀薄，3 日净。舌质淡红，苔薄白，脉弦细有力。仍宗上法，投原方 6 剂，水煎服。半年后追访：月经已按月来潮，周期为 35～40 天，持续 4 天净，量中等，色红，质稀薄，余症消失。

【简介】马志，生于 1911 年，吉林省吉林市人，已故。吉林省名老中医，曾任长春中医学院教授、副院长，吉林省中医学会理事长。临证 60 余年，擅长妇科病治疗及内科杂病调治，经验丰富。晚年致力于《易经》研究。撰写论文数十篇，成果显赫。

原通信地址：长春中医药大学附属医院　邮编：130021

2. 养血疏肝健脾汤（班秀文）

【组成】柴胡 6g　当归 10g　白芍 10g　茯苓 10g　白术 10g　黄精 15g　薄荷 5g（后下）　石菖蒲 3g　远志 3g　茺蔚子 10g　合欢皮 15g　炙甘草 6g

【功效】养血疏肝，健脾和营。

【主治】闭经，肝郁血虚，脾失健运者。症见经闭不行，少腹胀痛，带下量多，色白黄相兼，纳食尚可，大便干结，夜寐梦多。舌质淡，苔薄白，脉虚细。

【用法】水煎服，每日 1 剂，早晚各服 1 次。

【方解】方中柴胡疏肝解郁，以调达肝气；当归、白芍养血益阴，以补肝体，使血和则肝和，血充则肝柔，体用并调，肝郁得解；白术、茯苓、甘草，益气健脾，使气血生化有源；黄精补脾润肺；薄荷疏散郁遏之气，透达肝经郁热；加合欢皮既能解郁，又能活血；茺蔚子活血祛瘀调经；石菖蒲、远志宁心安神，以治肝之子，兼能化痰湿。诸药合用，共奏养血疏肝、健脾和营之功。

【点评】下列医案患有因环境改变，精神过于紧张，影响肝的疏泄功能，肝气郁结。血为气滞，运行不畅，阻滞冲任，故月经延后量少，久则气不行血，冲任不通，使经闭不行；气滞肝经则乳房、少腹、小腹胀痛；肝郁乘脾，脾运失健，加之肝郁气滞，气不行水，水湿内停，湿郁化热，故带多色白黄，大便干结。在治疗上，班氏认为：治经必治血，治血先治气。二诊时乳、腹胀痛加剧，有气血欲行而不通之势，守原法加益母草、川朴、枳实引降通行。经水既行之后，带下量不减，为湿邪未除，又以当归白芍散加二妙散祛湿健脾为主以治带。四诊在月经周期正常后，再以逍遥散疏理肝气，并加参、芪、黄精益脾气、滋脾阴，俾肝气疏泄则经脉得通，蓄溢有时，脾气健动则血海充盈，湿无由生，带下可止，殆即此意。

【验案】赖某，女，29岁。1989年7月25日初诊。主诉闭经3个月。1988年自异地来邑之后，经行延后，量少，色黯淡，近3个月无经行。平时小腹胀痛，带下量多，色白黄相兼；纳食尚可，大便干结，夜寐梦多。检查：舌质淡，苔薄白，脉虚细。诊断：闭经，肝郁血虚，脾失健运者。治法：养血疏肝，健脾和营。予养血疏肝健脾汤。9月5日二诊：药已，月经仍未来潮，近几天来，小腹胀痛加剧，并有乳房胀痛，以左侧显著，带下量仍多，色白黄，能寐而多梦，纳可便稠。舌淡，苔薄白，脉沉细。拟补而通之。处方：当归15g，川芎6g，白芍10g，茯苓10g，白术10g，素馨6g，益母草10g，川朴6g，枳实10g，炒枣仁15g，甘草5g，3剂，水煎服。10月24日三诊：上药服3剂后，经水即行，量少，色黯红，持续3天干净，经中无不适。末次月经10月8日至10月10日。现带下量多，色白黄，质稠，少腹、小腹隐痛，反胃吐酸，舌淡红，苔薄白，脉沉细。转用祛湿健脾，养血疏肝之法，以当归白芍散加味。处方：当归10g，川芎6g，白芍10g，土茯苓20g，白术10g，泽泻10g，藿香10g，佩兰10g，丹参15g，苍术10g，黄柏10g，3剂，水煎服。11月28日四诊：3个月来经行周期正常，但量偏少，色泽不鲜，经前左乳房阵痛，少、小腹胀痛。现经水将行，昨日开始左乳闷痛，少腹、小腹胀痛。平时带下量仍较多，色白黄，大便干结，但每日2行；脉细缓，舌苔如平。仍宗养血疏肝、健脾益气之法，以逍遥散加味。处方：柴胡6g，当归10g，白芍10g，茯苓10g，白术10g，黄精15g，党参15g，黄芪15g，薄荷5g（后下），炙甘草6g，3剂，水煎服。

3. 鹿角霜饮（许润三）

【组成】鹿角霜20g　白术20g　生黄芪25g　当归20g　川芎10g　香附10g　半夏10g　枳壳20g　昆布15g　益母草15g

【功效】温阳利水通经。

【主治】闭经，属肾虚痰湿者。症见经闭时间较久，形体肥胖，或有浮肿，胸胁满闷，恶心痰多，神疲倦怠，怕冷，性欲淡漠，脉象沉弱，舌质淡或胖嫩，苔薄白。

【用法】水煎服，每日1剂，早晚各服1次。月经期停服。

【方解】方中鹿角霜、白术温肾健脾以运水湿；当归、黄芪补气血之虚，通经脉之滞；香附、枳壳、半夏、益母草理气活血利水，共奏温阳利水通经之效。

【加减】于月经10～15天，加桂枝10g，桃仁10g；若服药后感觉头晕，可将

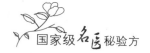

鹿角霜改为 10g。

【点评】本方为许氏自拟经验方，所治闭经属寒邪客于冲任，或素体阳虚不能运化水湿，湿滞冲任而引起者，故治以温阳利水通经而收效。本方临床适用于因闭经引起的形体肥胖患者，其身体瘦弱者不可用之。

【验案】孙某某，女，32 岁，已婚。1979 年 6 月 10 日初诊。主诉：闭经 4 年。1975 年 1 月正常产，哺乳 2 个月，曾行经 4 个月，以后开始闭经。作人工周期能来月经。月经初潮 18 岁，周期 40 ~ 60 天，经期 3 ~ 5 天，血量中等，无痛经。适 22 岁时，月经周期自行正常。26 岁结婚，孕 2，人流 1，产 1，无产后出血过多史。临床检查：拍蝶鞍相正常，体温 36.6℃，血压 10.66 / 6.66 kPa，心率 66 次 /分，基础体温单相型。妇科检查：子宫较小，质正常，活动，双侧附件（—）。西医诊断为继发性闭经。就诊时症状：阴道分泌物很少，形体肥胖，胸闷纳差，心慌气短，头晕，全身乏力，舌体胖大，苔薄白，脉濡细而迟。辨证为脾肾阳虚痰湿型闭经。治以温补脾肾，祛痰利湿，疏畅气血。方用鹿角霜饮，重用白术 30g，服药 2 个多月后，白带增多，乳房胀，体重减轻，心慌气短改善，月经来潮。继用上方去昆布加何首乌、紫河车为丸，连服 4 个月，基础体温双相，月经周期恢复正常，子宫大小正常，体重亦趋于正常。

4. 三紫调心汤（姚寓晨）

【组成】紫石英 15g（先煎）　紫丹参 12g　紫参 15g　琥珀末 5g　淮小麦 30g　合欢花 10g　柏子仁 12g　广郁金 12g　生卷柏 12g

【功效】养心安神，活血通经。

【主治】继发性闭经，属忧思过度，暗耗心阴，虚火灼精者。症见月经停闭超过 3 月，性情忧郁，心烦急躁，口干咽燥，大便干结，苔薄舌黯红，脉细涩。

【用法】水煎服，每日 1 剂，早晚各服 1 次，并同时吞服琥珀末。

【方解】方中柏子仁配淮小麦养心安神，润燥调营；三紫（紫丹参、紫参、紫石英）上能定志除烦，下能养血通经；生卷柏辛平，生用破血通经；广郁金活血行气；更用合欢花配琥珀镇惊安神，畅气散瘀，以收通补兼施之效。诸药合用，共奏养心安神，活血通经之功。

【点评】闭经有虚实之异，《济阴纲目》引朱丹溪云：“因七情伤心，心气停结，故血闭而不行。”此等之证，乃忧思过度，暗耗心阴，虚火灼精则经闭血枯。故本方养心安神，活血通经，通补兼施而收效甚佳。本方适用于月经停闭超过 3 月而有明显的精神因素引起者。方中紫丹参、紫参均为异名，前者即为丹参，后者有红骨参、拳参两种，据其功效，当为可补虚活血调经之红骨参。

【验案】邹某某，女，43 岁。年前亲人多病，心怀郁悒，夜寐不宁，月经 5 个月不行，胸闷窒塞，心悸纳少，大便艰结，小溲时有短赤，舌质黯红黄薄，脉细涩。结合西医妇科检查诊断为继发性闭经（丘脑下部性）。以上方原药原量服 15 剂后，见来少量月经有小血块，心情舒畅，经净后继服上方原药原量 20 剂，下次月经量中，经色红无块，再连续服 20 剂后，月经恢复正常。

【简介】姚寓晨，生于 1920 年，江苏南通人。毕业于上海中国医学院，师从上海内妇科名家方公溥先生。为南通市中医院主任医师，南通市中医研究所顾问。曾任江苏省中医学会妇科专业委员会主任委员。擅长妇科，对治疗经带胎产及妇科杂症有丰富的临床经验。发表学术论文 40 余篇，著有《姚寓晨妇科证治选粹》一书。

通信地址：江苏省南通市建设路 41 号，江苏省南通市中医院

邮编：226001

5. 养精汤（梁文珍）

【组成】生、熟地各 10g　山茱萸 10g　菟丝子 10g　枸杞子 10g　炒枣仁 10g
制何首乌 10g　白芍 10g　当归 10g　茯苓 10g　川芎 6g

【功效】滋肾，养肝，调经。

【主治】月经稀发，闭经，属肾阴虚者。证见月经后期，量少，色红，或点滴即净，腰膝酸软，口干咽燥，带下量少，阴中干涩，失眠多梦，倦怠乏力，舌红苔少，脉细数或细涩。

【用法】水煎服，每日 1 剂，早晚各服 1 次。

【方解】本方为纯补壮水之剂。方中熟地、枸杞子、菟丝子、山茱萸纯甘滋补肝肾之阴；炒枣仁、制何首乌、白芍、当归甘温味苦，养血补心安神，取"静能生水"之意；茯苓健脾补中，祛痰利湿，以助后天之运化；川芎（配当归）为血中之气血，可使补而不滞，营血调和。诸药合用，共奏滋肾，养肝，调经之功。

【加减】若见五心烦热，或午后潮热，去川芎加龟板 12g，鳖甲 12g；头晕耳鸣，加生龙牡各 10g（先煎）；四肢欠温，加鹿角胶5g，紫河车 10g；少气懒言，加太子参 10g；胸口烦闷，加合欢皮 10g，广郁金 10g；纳少运迟，加炒白术 10g，炒谷芽 10g；经行不畅，加三棱 10g，莪术 10g。

【点评】本方可作为治疗肝肾阴虚月经稀发或闭经之基本方剂。临诊可随症加减。辨证需注意有无湿浊内蕴之象。如见舌质胖嫩或舌苔白腻润滑者，不应服用此方，以防滋阴助湿之弊。

【验案】王某，女，28 岁，初诊日期：2006 年 9 月 2 日。药流术后月经延后 2~3 天 / 35~40天，末次月经 8 月 7 日，经色红，质黏稠，行而不畅。经前时有小腹胀楚不适。现月经第26天，BBT 持续 36.5℃上下。带下量少，黏稠。子宫附件 B超提示子宫内膜5mm。余无异常。舌红苔少，脉细涩。治法：滋肾，养肝，调经。方药：养精汤加三棱、莪术各 10g，每日 1 剂，经行第 5 日开始，连服 20 剂。连服 4 个月经周期后，月经正常，BBT 双相明显。

【简介】梁文珍，生于 1944 年，安徽合肥人，毕业于安徽中医学院。安徽中医学院第一附属医院妇科主任医师（教授），安徽省名老中医，全国老中医药专家学术经验继承工作指导老师。曾任安徽省中医药学会理事、学术部副主任，全国教育学会中医临床专业委员会常务理事。现任全国中医药学会妇科专委会委员，安徽中医药学会妇科专委会主任委员。擅治妇科生殖内分泌疾病、子宫内膜异位症、盆腔炎、不孕症等。主编著作1部，参编 12 部，发表论文 30 余篇。

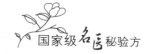

通信地址：合肥市梅山路 117 号，安徽中医学院第一附属医院　邮编：230031

四、崩　漏

1. 清肝补肾固摄汤（马志）

【组成】当归 15g　白芍 20g　黄芩 10g　生地 15g　女贞子 30g　旱莲草 10g　白蒺藜 15g　薄荷 5g　地榆炭 15g　栀子炭 15g　荆芥炭 15g　元柏 10g　乌梅炭 15g　赤石脂 15g　龟板 10g

【功效】清肝补肾，固摄冲任。

【主治】子宫功能性出血，属肾虚肝旺，冲任不固者。症见崩漏，精神萎靡不振，形体瘦弱，面色潮红，舌尖红，苔薄白，脉弦细略数。

【用法】水煎服，每日 1 剂，早晚各服 1 次。

【方解】方中当归、白芍、生地用以养血清肝；女贞子、旱莲草、龟板为滋阴补肾；赤石脂、乌梅以固摄下元；地榆炭、荆芥炭、栀子炭、黄芩、元柏、蒺藜祛风，清热凉血；薄荷疏解肝经郁热。诸药合用，共奏清肝补肾，固摄冲任之功。

【点评】崩漏病为妇科常见病，以青壮年妇女多见。《素问阴阳制论》曰："阴虚阳搏谓之崩。"意思是说，阴本不足，阳热复盛，血热妄行，故发为崩中下血之症。此论是对崩漏证病机的高度概括。马氏谨遵经旨，结合个人几十年经验，认为崩漏病的发生与心包络、命门、冲任、肝肾的关系最为密切。患者多先有将息失宜，起居失节，或悲哀太甚，抑郁不伸，引动包络，阳气内动，阳动则耗损心营肾水，以致心肾阴虚，不能锁守包络命门之火，导致肝、胆、三焦、包络之相火妄动，造成机体内发生"风动、木摇、火燃、水沸"之势，风火相煽，疏泄于下，热迫血海，损伤阴络，引动经血淋漓不断，或断而复来。故治以清肝补肾，固摄冲任为法，方证契合，故能效如桴应。

【验案】翁某某，女，18 岁，学生。1988 年 8 月 24 日初诊。主诉：月经不调，流血量多已逾半年。患者 13 岁月经初潮，周期尚规律。近半年来因学习苦累，精神紧张，月经紊乱。每 15～25 天来潮 1 次，持续 9～11 天，量多色深红，有小血块。末次月经 7 月 25 日来潮，至今经血未净。曾服用中药汤剂、云南白药、肌内注射仙鹤草素等药无效。平时伴有心悸，易出汗，眩晕，耳鸣，腰膝酸痛，食纳减少，少寐多梦，二便尚可。检查：精神萎靡不振，形体瘦弱，面色潮红。舌尖红，苔薄白，脉弦细略数。诊断：子宫功能性出血，肾虚肝旺，冲任不固者。治疗：清肝补肾，固摄冲任。予清肝补肾固摄汤。9 月 4 日二诊：服上药 4 剂后，经血已止；头晕、耳鸣、腰膝酸软，较前减轻；食纳略增，二便尚可；舌质红，苔薄白，脉弦细。治法同前，投原方 4 剂，水煎服。9 月 16 日三诊：又服药 6 剂，血止已半月余，诸症也日渐好转；舌红，苔薄白，脉弦细较有力。投原方 6 剂，水煎服。10 月 6 日四诊：此次月经于 9 月 26 日来潮，量稍多，4 日后血量减少，7 日净。舌脉无大变化，病情好转，仍从前法调治。10 月 12 日五诊：诸症悉平，现无明显不适，食纳可，睡眠安；舌红苔薄白，脉弦滑。改服丸药，以巩固疗效。逍遥丸 50 丸早服1丸，六味地黄丸 50 丸，晚服 1 丸。6 个月后随访：月经按期来潮，色量质正常，余无不适。

2. 补益肝肾化瘀汤（班秀文）

【组成】鸡血藤 20g　丹参 15g　当归 10g　川芎6g　白芍 10g　熟地 15g　续断 10g　益母草 10g

【功效】补益肝肾，调理冲任，活血化瘀。

【主治】无排卵型功能性子宫出血，属肝肾亏损，虚瘀挟杂，冲任失调者。症见形体丰腴，面色苍白，神情疲惫，舌体淡红，舌边尖红，苔薄白，脉细。

【用法】水煎服，每日 1 剂，早晚各服 1 次。

【方解】方中鸡血藤、丹参、当归、白芍、川芎、益母草养血活血，化瘀生新，补中寓攻，行中有补；熟地、续断补肾壮腰，滋阴固本。诸药合用，共奏补益肝肾、调理冲任、活血化瘀之功。

【点评】《医学正传·妇人科》言："月经全借肾水施化。"肾主生殖，为天癸之源，冲任之本。下列医案初潮即经行不规则，显系先天肾气不足。婚后房室劳损，肾精日耗，肾主水，封藏失职，冲任失调，故尔崩漏；离经之血不能复归故道，瘀阻胞络冲任，不通则痛。肾虚血瘀，瘀积胞中，则不能摄精成孕。一诊四诊均为行经期，治用补肾活血，以利经血之通行。二诊、五诊为经后期，治重温肾养肝，调理冲任。方用三子滋肾固精；二仙温肾养阴；党参、白术、当归、熟地、白芍、鸡血藤等益气养血，其中苎麻根乃摄精止血之要药。全方阴阳并补，气血同治，从而使肝肾得养，气血阴阳调和，月事循常，经调而受孕。

【验案】韦某，女，25 岁，工人。1991 年 4 月 5 日初诊。主诉：月经紊乱 7年。13 岁月经初潮，经期前后不定，量多少不一，甚则出现闭经。1984 年无明显诱因出现月经周期紊乱，时而一月两行，时而数月一行；经量多则如崩，少则淋漓，持续数月不净。曾用西药己烯雌酚、黄体酮周期治疗，效果不显。1988 年结婚，婚后夫妻同居，未避孕迄今不孕。同年 10 月月经紊乱加重，经前经中出现小腹剧痛，每届经期则坐立不安，不能坚持工作，必服止痛片方缓。3 次因月经量多、小腹剧痛而晕厥，在当地医院抢救诊刮止血。西医诊为无排卵型功能性子宫出血，经多方求医无效，医院动员其手术切除子宫。患者抱一线希望，慕名来诊。刻诊正值经期第五天，量多如涌（已用卫生纸 1~1.5kg）色鲜红，伴小腹阵发性剧痛，头晕目眩，精神萎靡。检查：形体丰腴，面色苍白，神情疲惫。舌体淡红，舌边尖红，苔薄白，脉细。病理检查子宫内膜呈不典型增生样改变。诊断：无排卵型功血，肝肾亏损，虚瘀挟杂，冲任失调者。治疗：补益肝肾，调理冲任，活血化瘀。4 月 9 日二诊：药后少腹疼痛消失，月经于昨日干净。但仍觉头晕，余无不适。舌淡红，苔薄白，脉细缓。守上方去续断加香附 6g，白术 10g，以舒气健脾。7 剂，水煎服。4 月 23 日三诊：精神较佳，自测基础体温为单相曲线。性交时精液外溢较多。舌淡红，苔薄白，脉细。

拟用温肾养肝，调理冲任之法。处方：菟丝子20g，川枸杞子10g，覆盆子10g，茺蔚子10g，归身10g，仙茅10g，淫羊藿15g，党参15g，鸡血藤20g，苎麻根10g，7剂，水煎服。5月7日四诊：今为经行第三天，量多，色红，挟块，小腹胀痛，但疼痛较前明显减轻，舌淡红，苔薄白，脉细略数。继用养血活血化瘀之法。守4月5日方去川芎之辛温动血，加蒲黄炭10g，荆芥炭10g以化瘀止血。5月17日五诊：本月行经4日干净。无何不适，舌脉如平。拟用温养以固其后。处方：当归10g，熟地15g，白芍10g，党参15g，白术10g，菟丝子20g，川枸杞子10g，覆盆子10g，路路通6g，仙茅6g，苎麻根10g，红花1g，4剂，水煎服。6月21日复诊：末次月经5月5日，现已停经47天。经尿妊娠试验检查诊为早孕。乏力，纳少，舌淡红，苔薄白，脉细滑。继予补益肝肾，养血安胎之剂。

3. 养血化瘀汤（班秀文）

【组成】鸡血藤20g　丹参15g　当归10g　白芍10g　土茯苓20g　小蓟10g　益母草10g　白术10g　炒山楂10g　蒲黄炭10g　炙甘草6g

【功效】养血化瘀。

【主治】功血，属瘀血内阻者。症见月经周期不正常，或经期延长，其间时流时止，月经量较多，色黯红，经期小腹胀，舌淡红，苔薄白，脉弦细。

【用法】水煎服，每日1剂，早晚各服1次。

【方解】方中用当归白芍散中的当归、白芍、茯苓、白术养血活血，健脾益气；加入鸡血藤、丹参补中有化，既能养血，又能化瘀；益母草、炒山楂活血祛瘀；蒲黄炭、小蓟止血以治其标；甘草调和方中诸药。诸药合用，共奏养血化瘀之功。

【点评】下列医案患者，行经时间延长已两载，长期耗气失血，必有脾虚血亏。脾虚则统摄无权，血离经脉，《血证论·瘀血篇》认为："吐衄便漏，其血无不离经。……然既是离经之血，虽清血鲜血，亦是瘀血。"瘀血内停阻滞胞脉，新血不得归经而妄行，故月经淋漓延期不净，经量增多。治疗以养血化瘀为原则，方用当归白芍散加减。对于炭药的应用，班氏认为：炭药用之不当，往往有留瘀之弊，故以少用或不用为佳，非用不可时，也要根据病情的寒热虚实，使用不同性质的炭药。本案止血只用了一味蒲黄炭，既可止血，又能化瘀。血止之后，其又结合现代医学的检查结果，根据子宫内膜轻度腺型增生过长的病理变化，经行之时又改用养血调经之法，重在缩短经期，使达正常范围。经后气血亏耗，则以健脾益气养血法，治气血之化源，使血有所统而不致妄行。由于辨证与辨病相结合，分期论治，标本兼顾，虚实并调，其效乃彰。

【验案】卢某，女，46岁，干部。1990年11月12日初诊。主诉：经期延长2年余。14岁月经初潮，既往月经期、色、量基本正常。近2年来月经周期尚正常，但经期延长，每次经行15～20天方净，其间时流时止，月经量较多，色黯红，经期小腹胀。曾服中西药治疗，效果不满意。在某医院做人工周期治疗，当时效可，停药后再发。平时带下量或多或少，饮食二便正常。末次月经11月18

日，现为经行第 3 天，经量多，色黯红，伴小腹胀。检查：1990 年 11 月 19 日宫腔刮出物病理活检报告：子宫内膜轻度腺型增生过长。舌淡红，苔薄白，脉弦细。诊断：功血，瘀血内阻者。治法：养血化瘀。11 月 27 日二诊：药已，经水已净，腹胀已消，纳寐可，二便稠，舌淡红，苔薄白，脉细缓。仍守前法，兼软坚散结。上方去小蓟、蒲黄炭，加生牡蛎 30g（打，先煎）、猫爪草 10g，7 剂，水煎服。12 月 4 日三诊：药已，无何不适，纳寐二便常。舌淡红，苔薄白，脉细缓。改用养血活血，化瘀软坚之法。处方：生牡蛎 30g（打，先煎），丹参 15g，赤芍 10g，鸡血藤 20g，红花 6g，海藻 10g，刘寄奴 10g，泽兰 10g，凌霄花 10g，夏枯草 10g，莪术 10g，7 剂，水煎服。12 月 11 日四诊：药已，无不适，舌淡红，苔薄白，脉缓。仍宗前法，兼以健脾利湿，以当归白芍散加味。处方：当归 10g，川芎 6g，白芍 10g，土茯苓 20g，白术 10g，泽泻 10g，生牡蛎 30g（打，先煎），夏枯草 10g，鸡血藤 20g，丹参 15g，炙甘草 5g，7 剂，水煎服。12 月 18 日五诊：末次月经 11 月 18 日，现经水未行，无何不适，纳便正常，舌淡红，苔薄白，脉缓。因经期已至，改用养血疏肝之法。处方：柴胡 6g，当归 10g，白芍 10g，茯苓 10g，白术 10g，生牡蛎 30g（打，先煎），鸡血藤 20g，丹参 15g，薄荷 5g（后下），炙甘草 6g，7 剂，水煎服。12 月 25 日六诊：昨日经行，量一般，色稍黯，无血块，无腹胀痛等症；纳可，寐好，大小便正常。拟养血调经，补养肝肾。方用：当归 10g，川芎 6g，白芍 10g，熟地 15g，鸡血藤 20g，丹参 15g，续断 10g，益母草 10g，旱莲草 20g，女贞子 10g，3 剂，水煎服。12 月 28 日七诊：今日月经干净，本次经行 5 天，经量正常，现无不适，舌淡红，苔薄白，脉细缓。改用健脾益气养血之法。处方：当归 10g，白芍 10g，党参 15g，白术 10g，茯苓 10g，陈皮 5g，鸡血藤 20g，丹参 15g，益母草 10g，生牡蛎 30g（打，先煎），7 剂，水煎服。

按上法调理 2 个月经周期，1991 年 1 月 25 日经行，7 天干净。后随访 3 个月，月经不潮，尿孕试验排除妊娠，纳食二便均正常。

4. 固冲止崩汤（梁文珍）

【组成】山茱萸 20g　枸杞子 20g　续断 10g　蒲黄炒阿胶 10g　五味子 10g　炒白术 10g　党参 10g　煅龙牡 20g　炒黄柏 5g

【功用】益肾，固冲止血。

【主治】月经过多、崩漏肾气虚证。证见：月经量多或阴道流血不止，色淡、质稀薄；头晕耳鸣，小腹空坠，倦怠乏力。舌质淡白，苔薄白或白润，脉迟缓无力，尺脉尤显。

【用法】水煎服，每日 1 剂，早晚各服 1 次。

【方解】方中山茱萸酸涩微湿，强阴益肾；续断温补肝肾，专治"妇人崩冲漏血"；五味子酸涩暖脾止滑脱；枸杞子平肝补肾益精固冲；阿胶气味俱阴，既入肝养血，又入肾滋阴，功能补血，滋阴，止血，蒲黄炒之，减其腻性，强其止血之功；党参、白术健脾益气，固冲止血；煅龙牡收敛固涩，平肝益阴；黄柏凉血、行血、止血，炒之去其苦寒之性。全方共奏益肾养肝，固冲止血之效。

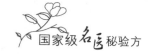

【加减】四肢欠温，加鹿角胶 10g（烊）；量多，加黄芪 10g；少寐多梦，加炒枣仁 10g；小腹隐痛，加当归 10g；淋漓不净，加三七粉 10g（冲）。

【点评】月经过多或崩漏因肾气虚血不固而下陷者，治当有三：① 酸敛止血以塞流；② 温肾益气以澄源；③ 补益肝肾以固本。本方选药三者兼顾，力专肝肾下焦，酸以敛阴，涩以防脱，并佐以滋阴养血、益气行血、潜阳凉血之味，以防血溢脉外成瘀，复致血不循经而外溢，以及血去阴伤，虚热内扰，血海不宁而出血不止等弊端。临诊山茱萸，枸杞子多用 20g 为宜，以图肝肾双调，敛阴涩精止血之效。

【验案】季某某，女，17 岁，就诊时间：2001 年 6 月。月经严重紊乱1年，持续性阴道流血 25 天未净。经行量多如崩或淋漓不净，本次阴道出血开始量多色红夹血块，经用中西药止血后量减少，现 25 天未净，量少，色淡如水，头晕乏力，小腹空坠，心慌气短，面色萎黄。子宫附件 B 超未见异常，舌质淡白，苔薄白，脉缓弱。治法：益气固冲止血。方药：益气固冲汤5剂。服 4 剂后血止。

5. 安冲止血汤（何秀川）

【组成】川中膝 20～30g　地榆 20～30g　当归 15g　白芍 15g　生地 12g　川芎 10g　三七粉 4g（冲）　杭菊 10g

【功效】固崩止漏，安冲止血。

【主治】妇女各种原因引起的崩漏证。

【用法】水煎服，每日 1 剂，早晚各服 1 次。

【方解】方中川牛膝补肝肾，通经活血化瘀；地榆凉血止血，收敛，以上二药一通一止，有止血不留瘀，化瘀不伤血的特点；再配以四物汤，芎、归、地、芍，养血调经；加三七以增其消瘀止血之功效。诸药合用，共奏固崩止漏，安冲止血之功。

【加减】血热迫血妄行者，加侧柏、茜草；脾虚不摄者，加黄芪、党参；血瘀阻滞、血不归经者，加蒲黄、灵脂、月桂，杭菊改赤芍，并重用川牛膝；若肾虚，封藏不固，经血淋漓者，加仙茅、淫羊藿、知母、菟丝子等。

【点评】本方特点在于固本澄源治其本，塞流止血治其标，是标本兼顾的组方。固本即补肝肾、安冲脉，牛膝、四物汤为之；澄源即祛瘀阻，通血脉，使血归正道，牛膝、川芎、当归为之；塞流止血即堵漏筑堤，地榆、三七为之。故可随症加减治疗各种原因引起的崩漏。

【验案】王某，女，38 岁，1989 年 3 月 31 日初诊。患者怀孕50天行刮宫术，术后2个月经血始来，淋漓不断已2月余，色深黯，伴有瘀块，腰酸，腹部隐痛，经西医诊断为"子宫内膜增生"，曾服丙酸睾酮，己烯雌酚等药不效而来诊。舌质淡，苔薄白，脉沉细。证属气虚血瘀，血不归经。予安冲止血汤加减。处方：川牛膝 24g，地榆 20g，生黄芪 30g，当归 15g，香附 12g，海螵蛸 20g，赤芍 12g，甘草 6g。水煎分 2 次早晚温服，日 1 剂。4 月 7 日复诊：上方 3 剂经血基本停止，又服 3 剂而愈。

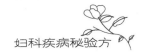

妇科疾病秘验方

6. 二至龙牡汤（盛玉凤）

【组成】旱莲草 15g　女贞子 15g　生地黄 30g　生白芍 20g　生龙骨 30g　生牡蛎 30g　山茱萸 12g　仙鹤草 15g　冬桑叶 20g　马齿苋 15g　炒党参 12g

【功效】滋阴清热，固涩止血。

【主治】功能失调性子宫出血，属阴虚血热，冲任不固者。症见崩漏，及月经量多或淋漓不尽，经期延长，经色鲜红，舌红苔薄，脉弦细。

【用法】水煎服，每日 1 剂，早晚各服 1 次。

【方解】方中重用生地、白芍为主药滋阴凉血和营；配合旱莲草、女贞子（二至丸）、山茱萸滋养肝肾以固冲任；复入龙骨、牡蛎镇潜固涩；仙鹤草、冬桑叶清热凉血止血；佐以党参益气摄血，寓"善补阴者，必于阳中求阴"之意；用马齿苋者，因现代药理研究证实本品能促使子宫收缩，有缩短经期并减少出血量的作用。诸药相配，辨病与辨证相结合，共奏滋阴清热，固涩止血之效，故宜于阴虚血热，冲任不固所引起的上述诸证。

【加减】若下腹隐痛，加金银花炭 15g，蒲公英 12g；头晕，夜寐不安，加白蒺藜 9g，合欢皮 10g。

【点评】本方既遵循中医传统的处方法度，又结合盛氏的临证用药经验，更融以现代研究的新成果。其中冬桑叶一药，乃其师裘笑梅主任医师治疗血热崩漏、月经过多和胎漏的经验良药，盛氏亦屡试不爽。

【验案】禹某某，女，17 岁。2005 年 7 月 8 日初诊。患者 13 岁月经初潮，经量不规则已 4 年，每次经行，量时多时少，淋漓难尽（一般停 3～4 天复行）。病起于月经初潮时跑步过劳，冲任受伤。曾在西医妇产科医院行西药人工周期治疗无效。末次月经 2005 年 6 月 21 日，至今未净，伴腰酸，口干，苔薄舌尖红，脉象弦细。凭症参脉，乃阴虚血热，冲任不固使然。治宜滋阴清热，固涩止血，方用二至龙牡汤加味：旱莲草 15g，女贞子 15g，生地黄 30g，生白芍 20g，生龙牡各 30g，山茱萸 12g，仙鹤草 15g，冬桑叶 20g，马齿苋 15g，炒党参 12g，金银花炭 15g，7 剂。二诊（2005 年 7 月 16 日）：药后月经已净，腰酸、口干亦瘥。前方既效，仍守原法以巩固疗效：原方去仙鹤草、金银花炭加败龟板 15g，7 剂。经随访，患者治后月经已恢复正常。

【简介】盛玉凤，生于 1939 年，浙江台州人，毕业于浙江中医学院，师从全国著名中医妇科专家裘笑梅。曾任浙江中医学院妇科教研室主任、浙江省中医院妇科主任、中华中医药学会妇科专业委员会委员等职。现任浙江省中医药学会妇科专业委员会主任委员，为浙江省中医院研究生导师。著有《痛经》《实用中医妇科手册》两书，协助业师整理编撰了《裘笑梅妇科临床经验选》，该书荣获浙江省高校科研成果一等奖，还发表论文 30 余篇。

通信地址：杭州市邮电路 54 号，浙江省中医院妇科　邮编：310006

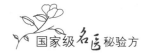

7. 调气止漏方（吴熙）

【组成】陈皮 10g　乌药 10g　白芍 15g　甘草 6g　香附 10g　蒲黄 15g　苏叶 6g　炮姜 3g

【功效】行气活血，养血止血。

【主治】功能失调性子宫出血，属气滞兼血瘀之漏下证者。症见经血非时而下，量少，淋漓不净，血色紫黯，小腹疼痛，舌紫黯，脉微涩或弦涩。

【方解】方中香附取其疏利全身气机；陈皮、苏叶理脾胃之气以调冲任；乌药理气调血；蒲黄活血化瘀止血；白芍敛阴养血；炮姜温养气血，且与白芍相配，"入气而生血"；甘草调和药性。诸药相合，共奏调畅气机，养血活血止血功效。

【加减】气滞明显者，加重香附、乌药、苏叶用量；气虚者，加党参、黄芪；血虚，加当归、阿胶；阴虚，加龟板、黑豆、地骨皮；血多色黑有块，加三七、茜草炭；腰痛，加菟丝子、续断；失眠，加酸枣仁、柏子仁；大便秘结，加瓜蒌仁；带下多，加薏苡仁。

【点评】吴氏认为，《景岳全书》关于漏下症"未有不由忧思郁怒先损脾胃，以及冲任而然者"的论述，与临证多合。此证病理关键在于气血为病。治漏之法，总应调理气血，但二者之中又当调气为先，血海宁静，周身之血以随之而安。本症多见淋漓日久，气血皆耗，故方药贵在平和，只可舒气而勿过用破气，并兼顾血分，乃取《内经》"疏其血气，令其调达，而致平和"之意。在此基础上，再结合病情随症加味治疗，多收全功。

【简介】吴熙，生于 1940 年，福建厦门人。现任福州吴熙中医妇科医院院长、书记。曾获中华中医药学会表彰推动中医学术发展贡献奖和全国师承工作特别贡献奖。主要论著：《中医妇产科学》《吴熙妇科溯洄》《现代中医不育症治疗学》分别获中华中医药学会科技奖，著作奖一、二、三等奖；还出版《吴熙妇科传心录》《吴熙不孕不育治验》《妇科肿瘤中医调治》《吴熙子宫治疗治验》等38部医学专著。

通信地址：福州市中选北路 32 号，福州吴熙中医妇科医院　邮编：350009

8. 祛瘀止血汤（钟秀美）

【组成】桃仁、当归、黄芩、茜草各 10g　红花、川芎各 6g　赤芍 12g　生地、海螵蛸各 15g

【功效】祛瘀止血。

【主治】功能失调性子宫出血、子宫肌瘤出血、产后出血，属瘀血证者。见阴道非时出血，经久不止，血色暗褐有块或黏稠，伴少腹疼痛；舌黯红或瘀点，脉弦或细涩；B超提示子宫内膜增厚。

【用法】水煎服，每剂煎 2 次，分别于饭后 2 小时服用，日 1 剂，连服 3 日。

【方解】桃仁、红花、赤芍、茜草活血化瘀，据药理研究桃仁有促进子宫收缩，改善血流阻滞的作用；红花有明显收缩子宫的功效，对肿瘤有一定抑制作用；生地滋阴凉血；川芎、当归养血引血归经；海螵蛸收涩止血；黄芩凉血止血。诸药相配，辨病与辨证相结合，共奏祛瘀止血之功。

【加减】流产不全者，加益母草、牛膝；体虚者，加黄芪；厌食者，加山楂。

【点评】本方寓养血滋阴于化瘀止血之中，化瘀不伤血，瘀祛阴不伤，大凡瘀血引起的阴道出血都可应用，但不宜大剂独任和长期应用，见效就收，改用他法调经。

【验案】黄某，16 岁，1998 年 5 月 3 日初诊。15 岁初潮，平素月经提前半个月，经量中等，7～8 天经净。刻下：自 4 月 14 日迄今，月经未净，量或多或少，色黯红，有少量血块，伴头晕、乏力、口干，纳可，二便稠，贫血外观，舌黯红苔薄白，脉沉细。B 超：子宫 4.80cm×3.6cm×6.0cm，子宫内膜厚 1.8cm，未见占位性病变，双侧卵巢大小正常。血常规提示：白细胞 $5.1×10^9$ / L，红细胞 $3.60×10^{12}$ / L，PLT $130×10^9$ / L，出血时间 2 分，凝血时间 2 分。诊为青春期功血，属室女崩漏，证属血瘀，治以化瘀止血，自拟祛瘀止血汤，药用：桃仁、当归、黄芩、茜草各 10g，川芎、红花各 6g，生地、海螵蛸各 15g，赤芍 12g。药进 3 剂血止。B 超复查：子宫 5.0cm×4.3cm×4.5cm，内膜平整居中，药已取效，续服 2 剂，继用调经养血，随访 1 年未复发。

【简介】钟秀美，生于 1934 年，福建安溪人，毕业于福建中医学院。泉州市中医院主任医师。曾任福建省中医药学会常务理事，省中医妇科专业委员会副主任委员，名誉主任委员，泉州市中医学会理事长，泉州市中医院副院长等职。擅长治疗功能失调性子宫出血、子宫肌瘤、不孕证等疑难症。发表论文 50 余篇和出版《中医妇科临证备要》等专著。

通信地址：福建省泉州市鲤城区温陵南路 215 号，泉州市中医院　邮编：362000

9. 三合止崩汤（王耀廷）

【组成】生黄芪 50g　当归 10g　海螵蛸 40g　茜草 10g　地榆炭 50g　山茱萸 20g

【功效】补气养血，化瘀止崩。

【主治】功能性子宫出血，属气虚不摄，冲任不固者。症见月经过多，或逾期不止，色淡质稀，气短懒言，面色㿠白，神疲乏力，舌质淡，苔薄白，脉象沉细无力而数，或虚大而芤。

【用法】加食醋 30ml，水煎服，日 1 剂，分 3 次服。

【方解】方中生黄芪配当归为当归补血汤，黄芪补气升提以摄血，正所谓"有形之血不能速生，无形之气理当急固"也；海螵蛸、茜草配伍为《内经》中之"四乌贼骨—芦茹丸"也，二者化瘀止血；地榆炭与醋相伍为《医宗全鉴》中之"地榆苦酒煎"，收敛固涩而之止血。三合汤取上三方相合之意也。加山茱萸峻补肝肾之阴，又能收敛即将散失之阳。临床用之，确是屡试不爽。

【加减】心悸怔忡者，加龙骨 50g，牡蛎 50g；气短面白，小腹空坠者，加赤参 30～50g，升麻 5g；手足逆冷，脉细弱者，加补骨脂 10g，赤石脂 15g。

【点评】本方合当归补血汤、四乌贼骨—芦茹丸、地榆苦酒煎三方为一炉，再加峻补肝肾之山茱萸而成。适用于以气虚为主之崩漏（功血）及月经过多。流血日久量多，或暴崩下血者，脉见细弱者少，而虚大数者偏多，不可误以脉数为热而不敢用参、芪。若脉芤大数者，往往近日内难以血止，此因虚火鼓动血不得安也，补气之中再加龙骨、牡蛎、龟板等潜镇固摄之药，或用阿胶、龟胶、鹿角胶血肉有情之品，其效颇佳。

【验案】李某某，49 岁。就诊时间：1986 年 12 月 15 日。患者经停半年，又阴道流血 7 天，近日量多如注，头晕腰酸，小腹空坠，周身酸楚，倦怠乏力，气短心悸，纳少腹胀，二便尚和。诊见面色淡黄，眼睑苍白，舌淡苔白，脉象虚大而数。妇查：子宫水平位，大小硬度正常，活动良，附件（一），宫颈光滑，有深红色血液自颈管中流出，量多。诊断：气虚血崩（更年期功能性子宫出血）。此属气虚不摄，冲任不固，经血暴脱之重症。治宜益气摄血，固涩冲任。处方：生黄芪 50g，当归 10g，乌贼骨 40g，茜草 10g，党参 30g，地榆炭 50g，女贞子 15g，旱莲草 15g，赤石脂 25g，补骨脂 25g，升麻 10g，加醋30ml，水煎服，日 3 次。服药 3 次后流血减少，再进 2 剂血止。自觉气力增加，头晕心悸减轻。嘱早服人参归脾丸，晚服八味地黄丸，连服半月以巩固疗效。

【简介】王耀廷，生于 1940 年，吉林九台人。曾任长春中医学院副院长，吉林省卫生厅副厅长兼中医药管理局局长，中国中西医结合学会常务理事，中国中医学会理事，妇科委员会常务理事兼东北组组长，吉林省中医学会副理事长、名誉理事长等职。现任长春中西医结合医院院长，长春不孕不育症治疗中心主任。现从事子宫内膜异位症、子宫肌瘤及不孕症的研究。发表论文 50 余篇，出版著作 51 部。编著《中医妇科临证手册》，主校点《古今医统大全》。获卫生部重大科技成果奖 1 项。

通信地址：长春市朝阳区同志街 2725 号，长春中西医结合医院　邮编：130021

10. 功血三合汤（张邦福）

【组成】人参 10g　黄芪 30g　生地 15g　山茱萸 10g　茯苓 15g　山药 15g　丹皮 10g　泽泻 10g　女贞子 20g　旱莲草 15g

【功效】滋养肝肾，补气止血。

【主治】青春期功能性子宫出血，属肝肾阴亏，气虚血热型。症见阴道流血时发时休，淋沥不止，量多少不定，血色淡红，病人精神萎靡，面色㿠白，潮热盗汗，心烦失眠，舌质红，苔薄白，脉细弱。

【用法】水煎服，每日 1 剂，早晚各服 1 次。

【方解】本方以六味地黄丸为基础，养肝滋肾，调理冲任，以治少女青春期肝肾不足，冲任不固，以杜病之源；合入二至丸（女贞子、旱莲草）滋阴抑阳，凉血止血；参、芪大补元气以摄血。共奏正本清源，促使月经返常之功。

【加减】阴虚甚者，加龟胶 15g；血虚甚者，加阿胶 15g；虚热甚者，加知母、黄柏各 10g；潮热多汗者，加胡黄连 6g，地骨皮 15g；失眠多梦者，加酸枣仁 15g，夜交藤 30g；纳呆食少者，加砂仁 6g，麦芽 15g；流血量多者，加炒蒲黄、小蓟各 10g。

【点评】青春期功能性子宫出血，因内分泌失调引起，中医归之为肝肾阴虚，封藏失职，冲任不固，用本方治疗方证合拍，故疗效显著。但骤然流血量大者，应用他方急则治其标，后以本方治其本。

【验案】龙某某，女，16岁，学生，2005年11月28日就诊。患者初潮年余，月经先后无定期，经量或多或少。近2个月阴道流血淋漓不止，妇科检查未发现器质性异常，呈贫血貌，诊断为青春期功能性子宫出血，经黄体酮、安络血、维生素等药物治疗，出血暂止，数日后复至。自诉流血淋漓，色淡红，质清稀，下腹不适，头晕体倦，肢软乏力，心悸气短，心烦少寐，潮热多汗。查：面色潮热少华，舌淡，苔薄黄，脉细数。治以滋阴补气止血，佐以清热除蒸。方用功血三合汤加胡黄连6g，地骨皮15g。服方5剂，潮热诸症已减，流血减少。上方去胡黄连、地骨皮，加龟胶、阿胶各15g。继服10剂，流血停止。精神已旺，后以归脾汤化裁调理，1年来月经正常。

11. 凉血清海汤（马大正）

【组成】水牛角（水浸，先煎）30~45g　生地（切碎黄酒浸）15~45g　生白芍15~45g　丹皮炭9g　桑叶30g　海螵蛸10~20g　仙鹤草30g　阿胶（烊冲）10g　荆芥炭10g

【功效】清热凉血止血。

【主治】功能性子宫出血或子宫肌瘤致月经过多，属血热者。症见经量过多或者崩漏，经色鲜红或紫黑，口渴，便秘，舌质偏红，苔薄白或微黄，脉滑盛者。

【用法】水煎服，每日1剂，早晚各服1次。

【方解】此方系《千金要方》的犀角地黄汤（水牛角、生地、生白芍、丹皮炭）变化而来。水牛角、生地、生白芍、丹皮炭、桑叶，凉血止血；海螵蛸、仙鹤草、阿胶、荆芥炭止血。方中生地经切碎黄酒浸后，有利于其止血成分的溶出，可以提高疗效。诸药合用，共奏清热凉血止血之功。

【加减】挟瘀块者，加益母草12g、三七4g，或加云南白药胶囊，每次2粒，每日3次吞服；气虚无力者，加党参15g；肾虚腰痛者，加旱莲草30g，女贞子20g，山茱萸15g；平时湿热带多者，加地榆20g，槐花20g，贯众炭30g。

【点评】经量过多或崩漏属于血热者居多，《素问·离合真邪论》云"天暑地热，则经水沸溢"，人与之相应，崩漏发病亦以气候骤然变热时为多，因此，凉血止血成为治疗之大法。此方的特点是止血迅捷。经100例临床患者检验，治愈率为76%，有效率为96%。

【验案】陈某，26岁，1999年8月18日初诊。经净后2天，交接出血24天未净，出血或多或少，4天来血量增多，色紫无块挟有黏液，右少腹痛，腰痛，倦怠乏力。舌淡红，苔薄腻，脉弦。治拟凉血止血，益肾补气。方用凉血清海汤加槐花10g，旱莲草30g，女贞子12g，蚤休30g，党参12g，服药2剂，阴道出血即净。

12. 三黄调冲汤（王少华）

【组成】黄芪15~30g　当归身10g　生地黄15~20g　熟地黄15~20g　大黄3~6g　乌贼骨20~30g　茜草10g

【功效】健脾益肾，止血祛瘀。

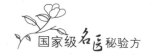

【主治】月经病，如血崩、经漏、闭经等，属正虚挟瘀者。

【用法】水煎服，每日1剂，早晚各服1次。

【方解】本方由当归补血汤、生地大黄方合四乌贼骨—芦茹丸复方组成。当归补血汤用黄芪大补脾肺元气，资后天以充生血之源；用当归益血和营，终致阳生阴长，气充血旺。生地大黄方之大黄与生地黄相配，取大黄苦寒直折，借涤荡以祛瘀，瘀血去则血得归经而自止；生地甘寒育阴，凭凉营以止血；大黄泻其实，地黄补其虚；大黄走而不守，地黄守而不走；两者配伍，则动静结合，开阖相济，大黄得地黄，则清泄而不伤阴，逐瘀而少耗血之虑；地黄得大黄，则养阴而不腻滞，止血而无留瘀之弊。四乌贼骨—芦茹丸，出自《素问·腹中论》，乌贼骨入肝肾二经，为收涩之品，有止血之功；茜草，古名芦茹，入心肝血分，味辛能散，有行血活血之能，此两味配合使用，则其性一涩一散，其用一止一行，则止血而不留瘀，活血而不耗血。由此可知，本方功能健脾益肾，补气止血，活血祛瘀，适用于正虚挟瘀的月经病，如血崩、经漏、闭经、痛经等。

【加减】① 治血崩：因肝肾阴虚火旺而起，反复发作者，去当归，加知母、黄柏、地榆、二至丸；量多如涌者，大黄用炭；对于少女因先天不足，肾气不摄而崩者，去大黄，或改用大黄炭，加右归丸；如属肝郁化火型者，去黄芪，加丹皮、栀子、白芍、青黛等；至于脾气不摄而崩者，去当归，加党参或红参、炮姜，大黄改用炭。② 治经漏：加赤芍、川芎、香附；无火热象者，去生地；有血热见证者，再加丹皮。③ 治闭经：肝肾亏虚，冲任失养者，加菟丝子、山茱萸、巴戟天、怀牛膝；阴虚血燥，血海枯竭者，开始治疗时，黄芪减用半量，随着阴血来复程度，逐步迭增至常用量，另加山茱萸、阿胶、黄精；有火象者，参入知母、黄柏、地骨皮等。④ 治痛经：去生地黄、乌贼骨；如属气滞血瘀者，加失笑散、制香附，当归用尾；行经不畅，痛剧者，再加手拈散（草果、玄胡索、五灵脂、乳香、没药、沉香、阿魏各15g）；气血亏虚者，加党参、鸡血藤、白芍、甘草；痛经因于寒者，去大黄，加艾叶、香附、肉桂；因于热者，仍用生地，另加丹皮、红藤。

【点评】本方是王氏在数十年的临床治疗中自拟的家传秘方，是针对月经病因虚常出现实象而成虚实夹杂之证设立，此刻消之必伤正，补之又碍邪，边消边补，才能恰到好处，而本方补虚与祛实兼顾，寓消于补，寓补于消，故恰中病情。方中之生地大黄方乃孙思邈氏所创，载于《千金翼方》卷十八吐血第四中，原书记载是："吐血百治不差，疗十十差，神验不传方。"王氏原亦用此方治疗内科吐衄诸证，迨至又试用于妇科，开始以之止经漏，近20年来包括用于因上环、人流等引起的月经淋漓不断，尔后又逐步应用于崩中、产后血晕、闭经等虚实夹杂证。方中大黄的用量，要有一定的法度：如治崩漏疾患，大黄用小量，控制在3~6g之间；其中崩初如涌，有厥脱之兆者，用大黄炭3g；崩量渐减及经漏者，用生大黄3~6g，每收化瘀磨积之效，而无攻伐伤正之虞。

【验案】陶某某，32岁，1991年8月13日初诊。"人流"术后已近半载，经水淋漓不断，色殷红，量较多，偶见小紫瘀块，血腥气甚浓，旬余来阴痒又起。询得少腹无所苦，唯关元穴处按之辄痛，大便干，口干苦，不欲饮。舌边尖红、苔薄、根部黄腻，脉细数。证属湿热下注，血海不宁，法当清下化瘀，脾肾双调。处方：生地黄 15g，熟地黄 15g，当归尾 10g，赤芍 10g，川芎 10g，大黄 6g，乌贼骨 20g，茜草根 10g，黑栀子 10g，炒黄柏 10g，黄芪 6g，制香附 10g，5 剂。服药第 3 天曾经净 1 天，翌日又见红，但已量减十之八。前方去黄柏，加丹皮 10g，黄芪加至 10g，5 剂。复诊当天晚，经量又一度增多连续 3 天，自觉无不适。处方：三黄调冲汤加丹皮 6g，香附 10g，红花 3g，续服 5 剂而愈。

【简介】王少华，生于1929年，江苏兴化人，中医世家，幼承家学。任江苏省兴化市中医院主任医师，名誉院长。从医近 60 载，临床经验丰富，善治内科杂病及温热病，曾发表论文近百篇。

通信地址：江苏省兴化市长安北路 75 号，兴化市中医医院　邮编：225700

五、经期吐衄

加味麦门冬汤（何秀川）

【组成】麦冬 15～30g　半夏10～15g　党参10～15g　川牛膝 15g　代赭石 15g　当归 12g　白芍 15g　甘草 6g

【功效】调冲降逆。

【主治】妇女经期吐衄，及经前期紧张综合征，而见气机上逆者。症见经期吐衄或经前期头痛，伴呕吐、咳喘、失眠、乳房胀痛等。

【用法】水煎分 2 次温服，于月经来潮前1周服用，每日 1 剂，连服 5～7剂。

【方解】方中川牛膝、当归、白芍入血分，调冲脉降逆；半夏、麦冬、党参、代赭石、甘草，和胃益气，降逆，因为冲脉隶属阳明，胃气和降，则冲脉之气亦降。诸药合用，共奏调冲降逆之功。

【加减】头痛、头眩者，加川芎、天麻等；心烦失眠者，加枣仁、夜交藤；咳喘者，加杏仁、川贝母；乳房胀痛者，加柴胡、延胡索、橘叶等。

【点评】冲脉隶属阳明，阳明胃气和降则冲脉自平，故方中以麦门冬汤为主，清代医家陈修园首用该方治妇女倒经，何氏则加以调整，治疗妇女经前期紧张综合征多人，均有效。

【验案】王某，女，29 岁，已婚，1985 年 4 月 18 日初诊。患者主诉：因今年 1 月份经期患感冒后，每至月经来潮前 10 余日则咳嗽、喘急，甚则痰鸣不得平卧，月经过后诸症缓解，曾在某医院住院治疗，经用抗生素及止咳平喘药治疗不效，后出院来诊。患者呼吸急促，咳喘痰鸣，并伴有午后寒热不适，舌质红，苔薄白，脉细数。此经期外感，邪热乘虚而入血室，故午后寒热。邪入血室则冲脉壅滞而上逆，冲气上逆挟肺气不得宣降，故而咳喘。拟调冲降逆之法，以加味麦门冬汤治之，处方：麦冬 30g，半夏 15g，代赭石 20g，党参 15g，川牛膝 15g，甘草 6g，粳米一撮为引。水煎分 2 次服，日 1 剂。4 月 20 日复诊：服上方 2 剂则咳喘

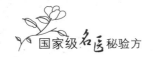

止，唯午后寒热未除。于原方加柴胡 12g，黄芩 12g，桔梗 12g，百合 20g，再进 3 剂而愈。后经追访，月经再至时未见咳喘发作。

六、子宫内膜异位症

1. 疏肝温元化瘀汤（乔仰先）

【组成】柴胡 5g　薄荷 5g　丹皮 9g　丹参 20g　炒枣 15g　白芍 15g　炒小茴 2g　香附 10g　乌药 15g　桃仁 12g　红花 12g　砂仁 2g　广木香 5g　党参 12g　炙甘草 6g　红枣 15g　三七粉 2g（分吞）

【功效】疏肝理气，温元化瘀。

【主治】子宫内膜异位症，属肝郁气滞、下焦瘀寒者。症见经前或经期腹痛如绞，按之则痛甚，量多有块，色黯红，面色灰黯而少华，舌苔薄白，脉弦细。

【用法】水煎服，每日 1 剂，早晚各服 1 次。

【方解】方中香附、乌药、小茴等同用以散寒止痛；白芍养血益阴，党参、炒枣、炙甘草、红枣健脾养血，砂仁、木香理气醒脾，七药合用，使脾气得健，精血得充，肝体得养；柴胡、薄荷疏畅肝气，并可清肝经郁热，使肝气得疏，肝用得调；红花、桃仁、丹参、丹皮活血化瘀；三七粉活血止血。诸药合用，共奏疏肝理气，温元化瘀之功。

【点评】"子宫内膜异位症"病因很复杂，主要分"气滞血瘀""寒湿凝滞""气血两亏""肝肾两亏"等等。下列医案，主要症状是经前腹痛经净方止，且每次腹痛颇剧，不能按腹，量多色黯。同时又出现头昏头痛，乳房胀痛等，乔氏认为，本证主要在痛及月经前痛剧。古云："痛则不通，不通则痛。"由此本例乃属下焦瘀寒，肝郁气滞。正如《景岳全书》云："经行腹痛症有虚实，实者或因寒凝或因血滞或因气滞或因热滞 …… 然实痛者，多痛于未行之前……"滑伯仁云："经事将来，邪与血争而作痛痛。"故采用疏肝理气，温元化瘀，药后确得到一定效果，解除患者10余年来痛经之苦。配合用药的体会，艾叶功效温经止血，散寒止痛，它对下焦虚寒，月经过多症用之颇为合拍。本例患者在症情分析是实证为显。但在用药时也配合了一些补气扶正之品，尤其当肝气已疏，寒瘀已除，即在原方中加重参芪取虚实兼顾，以资巩固。正如张景岳云"但实中有虚，虚中亦有实"之意义。

【验案】俞某某，女，38 岁，工人。1987 年 6 月 7 日初诊。主诉经至腹痛已 11 年。1976 年因生产小孩，进行剖宫产手术。术后几年来经至腹痛如绞，量多有块，色黯红。每次腹痛必卧床休息 2~3 天，一般经前1周即开始少腹胀痛，到经净为止，同时伴有乳房胀痛，头昏头痛，周身关节酸痛等。1983年经西医妇科检查诊断为"子宫内膜异位症"，末次月经来潮是 6 月 9 日。检查：形体消瘦，面色灰黯而少华，腹痛，按腹则甚；舌苔薄白，脉弦细。诊断：子宫内膜异位症，肝郁气滞、下焦瘀寒者。治疗：疏肝理气，温元化瘀。予疏肝温元化瘀汤。1987 年 7 月 1 日二诊：近来无关节疼痛，小便色较深，今已月经届期，但经前腹痛未发；舌苔薄白，脉弦。依法进步治之。处方：柴胡 5g，延胡索 12g，赤、白芍 15g，乌药 15g，香附 10g，炒小茴 2g，砂仁 2g，广木香 5g，橘核 9g，草豆蔻 8g，党参 12g，牛角 15g，芡实 12g，炙甘草 9g，石斛 12g，牛角腮 30g，防风 6g，砂仁 2g，焦白术 15g，红枣 15g，14 剂。1987 年 8 月 11 日三诊：月经昨天至，腹痛仍显，而月经前 2 周的胀痛转好，经量多亦有改善，经色较深。舌苔薄白，脉弦。处方：柴胡 5g，延胡索 15g，赤、白芍各 15g，乌药 12g，香附 12g，炒小茴 2g，党参 12g，丹参 24g，炮姜 3g，草豆蔻 10g，炙艾叶 4g，炙甘草 9g，牛角腮 40g，石斛 12g，防风 6g，红花 6g，焦白术 20g，红枣 15g，7 剂。1987 年 8 月 19 日四诊：腹痛减轻，精神很好。但痛时腹部不能按。舌苔薄白，脉弦。前方获效，依法继治：柴胡 5g，延胡索 15g，炒栀子 5g，赤、白芍 15g，乌药 12g，香附 10g，炒小茴 2g，党参 15g，丹参 24g，黄芪 15g，炮姜 3g，草豆蔻 10g，炙艾叶 4g，炙甘草 9g，防风 6g，焦白术 20g，石斛 12g，红枣 15g，14剂。1989年10月24日随访：服药后症情较好，又继续服上方 21 剂。1990 年 3 月 2 日随访，近 1 年多来既无腹痛，精神又好，全天工作无须请假。按以上治则共疗 4 个月，症情得到稳定，并停药观察 6 个月，经过两家市级医院妇科复查"子宫内膜异位症"已消失。痛经亦愈，且此后未再服用任何中西药。

2. 内异化瘀方（蔡小荪）

【组成】当归 9g　丹参 9g　川芎4.5g　川牛膝 9g　制香附 9g　玄胡 9g　赤芍 9g　血竭 8g　制没药 6g　苏木 9g　失笑散 15g

【功效】活血化瘀，止痛消癥。

【主治】子宫内膜异位症，属气滞血凝，积聚成癥者。症见大都经期进行性腹部剧痛，甚至不能忍受，或经来过多如注，或既多又痛，甚则愈多愈痛，经色紫黯有块，少数无上述症状；脉弦或滑，舌边紫点或紫斑。

【用法】水煎服，每日 1 剂，早晚各服 1 次。

【方解】方中当归、川芎养血调经，辛散宣通；丹参去瘀生新；赤芍凉血化瘀；香附、苏木理气活血止痛；血竭、没药、玄胡、川牛膝化瘀止痛；失笑散化瘀止痛消癥。诸药合用，共奏活血化瘀，止痛消癥之功。

【加减】经来过多者，略减丹参剂量，去川芎、没药、苏木、失笑散，加白芍、花蕊石、震灵丹，重用生蒲黄；如下血过多不止者，加三七末吞服。

【点评】子宫内膜异位症除大都具经期进行性腹部剧痛等典型症状外，妇科检查，子宫后壁可及结节，触痛。B超可发现卵巢巧克力囊肿。有条件可行腹腔镜检查，则诊断更较明确。本证大都系气滞血凝、宿瘀内结、积聚成癥。在症状方面，不论痛经或经行过多，均以活血祛瘀为主，即使无症状者，也不例外。凡经来腹痛剧烈者，可用上方在临经前 8 天即开始服用，一般下瘀块或膜后，腹痛或减轻或消失。但经来过多者，不能按一般常规疗法，妄事固涩止血，当化瘀调摄，则经血自能减少，腹痛也相应减轻，否则越止越多，腹痛更剧。经净以后，仍须化瘀散结，可宗桂枝茯苓丸法加味：桂枝 8g，茯苓 12g，赤芍 9g，丹皮 9g，桃仁 9g，莪术 12g，干漆 4.5g，地鳖虫 9g，制没药 4.5g，皂角刺 20g，石见穿 15g。而经来发热，系血瘀化热，瘀去则热自退，故不须另增方药。

本症有不少病例导致不孕，如病情好转，月经正常，症状消失，基础体温出现双相时，在排卵期后，或临经前，忌服本方。

【验案】王某某，女，47 岁，已婚。1977 年 9 月 20 日初诊。曾育 4 胎，经期尚可，始则微黑不多，每第 2 日起色鲜如崩，腹部进行性剧痛，难以忍受，腰部酸楚，辄身热体温达 38℃，平时少腹两侧作胀。经各医院妇科及有关检查提示：左侧卵巢囊肿大于乒乓球，两侧输卵管积水，宫颈管后壁有 2 结节大于黄豆，断为子宫内膜异位症，兼冠心病、高血压，屡治未效。脉细弦，苔薄质偏红，边有紫点。辨证为宿瘀内结、瘀热积水，治拟活血化瘀、利水通络。以内异化瘀方为主，随症加减。月经间期拟桂枝茯苓丸法，加败酱草、皂角刺、制香附、柴胡梢、失笑散，化瘀消结，通阳利水，并清热。药后第一次经量仍多，腹痛显减，发热亦除，此后从未复发。逐月调治，经痛消失，量亦正常，总计治疗 4 月，经潮 5 次，情况显著好转，妇科复查：囊肿及结节均缩小，宫颈管后壁结节已小于绿豆（原大于黄豆），左侧包块消退较慢，小于乒乓球（原大于乒乓球），已无积水。

【简介】蔡小荪，生于 1923 年，上海市人，系上海宝山县江湾蔡氏妇科第七代传人。曾任上海广慈医院、仁济医院、国际妇婴保健院中医顾问，上海首届中医药国际学术会议妇儿科专题会议中方主席等职。为上海市第一人民医院中医妇科主任医师，中华全国中医学会妇科委员会主委，上海市中医药学会第一届理事会顾问，上海中医药大学暨上海市中医药研究院专家委员会名誉委员，上海食疗研究会理事，上海中医药结合研究会委员。临证近 60 载，尤精于妇科月经病、不孕症等疑难杂症的诊治。

通信地址：上海市武进路 85 号，上海市第一人民医院　邮编：200080

3. 内异痛经灵汤（陈慧侬）

【组成】香附 10g　蒲黄炭 10g　灵脂 10g　艾叶 8g　小茴香 5g　三棱 10g　莪术 10g　九香虫 5g　橘核 10g　水蛭 3g　白芍 20g　甘草 5g

【功效】温经行气，活血化瘀，消癥止痛。

【主治】子宫内膜异位症痛经（含腺肌症），属气滞寒凝血瘀型。症见继发痛经，渐进性加重，痛胀并重不可忍受，经前经行第一、二天尤重，得热而舒，血块排出得缓解，月经后期，经下不爽，色黯，质稠有血块；舌暗边有瘀点，苔薄白，脉弦细。妇检或B超提示子宫增大，附件区囊性包块（巧克力囊肿）。

【用法】水煎服，每日 1 剂，早晚各服 1 次。

【方解】方中失笑散、三棱、莪术、水蛭活血散瘀消癥；九香虫、橘核、香附行气活血止痛，达气行则血行之效；小茴香、艾叶温宫通达止痛；配以白芍甘草汤起缓急止痛；共奏温经行气、活血消癥止痛之效。

【加减】肛门坠胀，大便不爽、稀烂者，加木香 5g，白术 10g；月经量多，加黄芪 20g、仙鹤草 20g、益母草 10g，去三棱、莪术、橘核；行经期长，加牡蛎 15g、鹿角霜 10g，去橘核、水蛭；腰痛重者，加桑寄生 10g，续断 10g。

【点评】子宫内膜异位症，属中医痛经、癥瘕范围，临床上以实证多见，血瘀为主要病机。所以本方用药需重于行气温经，消瘀散结，重用水蛭、三棱、莪术、失笑散，为本方之特点。子宫内膜异位症之痛经，病程长，久病会伤肾，本方选用有温肾通达的动物药九香虫疗效尤佳，也为本方的用药特点。

【验案】覃某，女，38 岁，2003 年 12 月就诊。渐进性行经腹痛 3 年。痛起 2000 年，孕 5 个月死胎引产术，术后第二个月复经，即行经腹痛，月以加重，以经前及行经第一、二天尤重，肛门坠胀，大便不爽，烂质，汗出作呕，不能坚持上班，甚则昏厥，平时带下量多，质稠，怕冷。月经周期基本正常，经色暗瘀，有血块，质稠，量偏多，或行经期 8~9 天才净。舌暗边有瘀点，苔薄白，脉沉涩，孕 2 产 1。妇检：外阴阴道正常，子宫颈轻糜，子宫后倾、稍大、不平感、活动受限，后穹隆及子宫后壁及数个大小不等硬结，黄豆、绿豆样大，左附件区及一 3cm×3cm×2cm 大小囊性包块，压痛（＋），右侧未及明显包块。诊断：痛经，癥瘕。辨证：气滞寒凝血瘀型。治则：温经行气，活血化瘀，消癥止痛。方药：内异痛经灵加减。香附 10g，五灵脂 10g，蒲黄炭 10g，艾叶 5g，小茴香 5g，白术 10g，莪术 10g，九香虫 5g，水蛭 3g，白芍 12g，甘草 5g，木香 5g。在本方基础上加减用药 3 个月，痛经基本消失，再调理半年，第 3 次妊娠，2005 年底顺产一男孩，告愈。

【简介】陈慧侬，生于 1940 年，广东南海人。1963 年毕业于广西中医学院，留校从事临床教学、临床、科研工作至今，为广西中医学院教授。曾任广西中医学会妇科委员会主任委员，广西中医学会常务理事、顾问等。在不孕不育的治疗中，对免疫性、卵不破黄素化、高血睾酮等不孕症的中医治疗积累了一定经验。参加编写教材8部，发表论文 20 多篇，独著出版《女性奇病治疗妙方三百首》一书；主持及参加厅局级科研共 6 项。

通信地址：广西南宁市明秀东路 179 号，广西中医学院　邮编：530001

4. 内异I方（蔡小荪）

【组成】当归 9g　丹参 9g　牛膝 12g　赤芍 12g　香附 9g　川芎 6g　桂枝 4.5g 没药 6g　失笑散 12g　血竭 3g

【功效】理气活血，散寒破癥。

【主治】子宫内膜异位症伴痛经，属气滞血瘀寒凝者。症见经前或经期，小腹胀痛拒按，胸胁、乳房胀痛，经行不畅，经色紫黯有块，畏寒肢冷，面色青白等。

【用法】经前或痛前 3~7 天之内，水煎服，每日 1 剂，早晚各服 1 次。

【方解】在当归、丹参、牛膝、赤芍、香附、川芎等理气活血药中，再配散寒破血见长之没药、血竭、失笑散，破散癥积宿血，兼具定痛理血之功；配伍桂枝，既可温经散寒，又可助行血祛瘀。诸药合用，共奏理气活血、散寒破癥之功。

【点评】蔡氏认为子宫内膜异位的痛经与一般痛经症有所不同：后者多由各种原因引起的经血排出困难所致，若瘀血畅行或块膜排出，腹痛当即减轻或消失；而

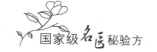

内异症的痛经并不因瘀下轻减，相反瘀下越多越痛，因为它的瘀结不在宫腔，而在子宫肌层或其他组织内，排出无路。故治疗上应依据其病理特点，不能专事祛瘀通下，而应采取促使瘀血溶化内消之法，以达通畅之目的。服药时间尤应注意，一般须在经前 3~7 天内进服，方能奏效；过晚则瘀血既成，日渐增多，而药效不能速达，难收预期之功。

【验案】高某，36 岁，工人。每值行经，小腹剧痛，严重时可致数次昏厥，常因此急诊注射哌替啶方得缓解。4 周前行腹腔镜检查，确诊为子宫内膜异位症，同时行内膜囊肿剥离术。但一周前仍如期剧烈痛经昏厥，急诊来院请中医治疗。予经前 3~4 天用内异Ⅰ号方，痛止或经净后改用内异Ⅲ号方（方药见下文）21 剂。如上述周期法调治 7 个月后停药。随访半年，未见复发。

5. 内异Ⅱ方（蔡小荪）

【组成】当归 9g　牛膝 12g　赤芍 12g　香附 9g　熟军炭 12g　生蒲黄 9~60g　丹参 12g　花蕊石 15g　血竭 3g　震灵丹 15g（包）

【功效】活血化瘀，止血定痛。

【主治】子宫内膜异位所致血崩，属宿瘀内结、阻滞经脉者。症见经行量多如注，且挟瘀块，腹痛剧烈等。

【用法】经前 3~5 天开始服至经净，水煎服，每日 1 剂，早晚各服 1 次。

【方解】本症由宿瘀内结、阻滞经脉，新血不守，血不循经所致。故方中以当归、牛膝、赤芍、香附、熟军炭、生蒲黄、丹参、花蕊石、血竭及灵丹活血化瘀药为主，特别是蒲黄一味，专入血分，以清香之气，兼行气血，故能导瘀结而治气血凝滞之痛，且善化瘀止血，对本症经量多而兼痛经者尤为适宜。诸药合用，共奏活血化瘀，止血定痛之功。

【加减】方中还常佐山羊血、三七、茜草等，以加强化瘀止血之功。

【点评】暴崩之漏通常以止血为首条，而内异症崩漏，如单纯用止血法则效果不显，盖因此症多由宿瘀内结、阻滞经脉，新血不守，血不循经所致。纯用炭剂止血，犹如扬汤止沸，往往难以应病。治此须谨守病机，仿"通因通用"之法，重在化瘀澄源。故方中以活血化瘀药为主，特别是蒲黄一味，常据症情，超量用之，多则可达 30~60g，以导瘀结而治气血凝滞之痛。方中还常佐山羊血、三七、茜草等，以加强化瘀止血之功。经净之后，遂取复旧之法，重在益气血之品调理，以固其本。本方须在经前 3~5 天预先服药，借以搜剔瘀血，达到止血定痛的目的。

【验案】金某，30 岁，未婚。素有痛经史，10 年来呈进行性加剧。1980 年 4 月在医院行急性阑尾手术时发现两侧卵巢巧克力囊肿，左侧大 8cm，即行左侧卵巢、附件切除；右侧病灶小，且患者尚未婚，未做手术切除。因术后痛经仍作，妇科肛检：子宫右侧扪及一肿块，超声波探查示：右侧卵巢部位一肿块 5cm×3cm×5cm，来中医专科门诊就诊。时值经行，量多如注，且挟瘀块，腹痛剧烈，2 天后始缓，腰部酸楚，平素右少腹疼痛如刺，脉细紧弦，苔薄质偏红。治以化瘀调经，拟内异Ⅱ方加减：炒当归 9g，丹参 6g，生蒲黄 30g（包），花蕊石 12g，赤、白芍各 9g，怀牛膝 9g，制香附 9g，血蝎 3g，续断 12g，桑寄生 9g，投药 4 剂，经量旋减，1 周净（原需一旬），唯右少腹刺痛未除，兼下黄带。妇检：右侧附件增厚。遂处方：炒当归 9g，丹参 12g，赤芍 9g，川牛膝 9g，制香附 9g，桂枝 3g，海藻 9g，炙甲片 9g，皂角刺 12g，干漆 4.5g，血竭 3g，莪术 12g，败酱草 15g，鸭跖草 9g，经前加川楝子、延胡索理气止痛。如法治疗 10 个月，痛经基本消失，经量正常，余症均减。妇科复查：宫体活动稍差、右侧宫底后扪及一鸽蛋大、质偏实的肿块，原医院超声波复查示：右侧卵巢部位囊性肿块，较治疗前明显缩小。

6. 内异Ⅲ方（蔡小荪）

【组成】云茯苓 12g　桂枝 4.5g　桃仁 10g　赤芍 10g　丹皮 10g　皂角刺 20g 鬼箭羽 20g　石见穿 15g

【功效】消癥散结。

【主治】子宫内膜异位症伴癥瘕。

【用法】经净后，水煎服，每日 1 剂，早晚各服 1 次。

【方解】本方为"桂枝茯苓丸"（《金匮要略》）加味而成。桂枝茯苓丸（云茯苓、桂枝、桃仁、赤芍、丹皮）行气通阳、活血祛瘀；再加鬼箭羽、石见穿、皂角刺等"其功专于血分""疗妇人血气"之品，使活血化瘀、消癥散结之功逾宏。

【点评】癥瘕是内膜异位症患者共有症状，兼存于各种类型中，此为疾病之根本，以其形成是由于宿瘀内结，本着"血实宜决之"之治则，故经净后服此方以活血化瘀、消癥散结乃不失澄本清源之本意。

【验案】李某，34 岁。1984 年因本症行右侧卵巢切除，左侧囊肿剥离术。3 年后妇检及 B 超复查，均示左侧有 4cm×3cm×3cm 囊性肿块。试用中医治疗，于经净后以"内异"Ⅲ方治疗 3 周，经前 3 天改服"内异"Ⅰ方加花蕊石 15g，震灵丹 10g（吞），7 剂，共服药 150 剂。经量正，腹痛除。2 次 B 超复查，均示左侧液性暗区缩小至 1.5cm×1cm。

七、带　下

健脾止带方（许润三）

【组成】白术 50g　泽泻 10g　女贞子 20g　乌贼骨 25g

【功效】健脾利湿，养阴止带。

【主治】脾气虚弱（体虚）引起的白带症。症见带下色白或淡黄、质黏稠、无臭气、绵绵不断，面色萎黄，四肢不温，精神疲倦，纳少便溏或两足跗肿，舌淡苔白或腻，脉缓弱。

【用法】水煎服，每日 1 剂，早晚各服 1 次。

【方解】本方所治为脾虚之带病，故方中重用白术以健脾祛湿，复用泽泻以利

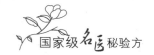

湿扶脾，辅以女贞子养阴滋肾，乌贼骨固涩止带。诸药合用，共奏健脾利湿，养阴止带之功。

【加减】若带下量多，清稀如水者，可加鹿角霜 10g；兼浮肿者，加益母草 30g；兼食欲不振者，加陈皮 10g；兼血虚者，可加当归 10g，白芍 10g。

【点评】古人认为带下病成因不离水湿，而湿又由脾虚而生。后世各家大多遵此立法施治。湿多兼寒兼热，而本方施治重点在脾虚之带病，并不兼寒兼热，故只适用于身体虚弱所引起的白带症，至于生殖器炎症或肿瘤引起的白带多，则不宜用之。

【验案】张某，女，43 岁。苦于白带朝夕不止，已 10 余日，且面色苍白，身体倦怠，头晕腰痛，小便清长，诊其脉沉缓，舌苔薄白。此乃脾肾阴虚，气血下陷也。法宜温肾健脾，升阳固脱。处方：白术 50g，党参 20g，泽泻 10g，柴胡 6g，升麻 3g，乌贼骨 20g，续断 10g，鹿角霜 10g，龙骨 15g，牡蛎 15g，服 6 剂后，带下基本已止，诸症悉减。再续服 10 剂，巩固疗效。后随访未见复发。

八、子宫颈炎

清宫解毒饮（班秀文）

【组成】土茯苓 30g　鸡血藤 20g　忍冬藤 20g　薏苡 20g　丹参 15g　车前草 10g　益母草 10g　甘草 16g

【功效】清热利湿，解毒化瘀。

【主治】子宫颈炎，属湿热蕴结下焦者。症见阴道灼痛，带下不绝，色白黄或夹血丝，质稠秽浊，其气臭秽，腰及小腹胀疼，或腰酸膝软，甚或性交时阴道辣痛或出血。

【用法】每日 1 剂，水煎分服。

【方解】本方治证，乃湿热蕴结下焦所致。故重用甘淡平之土茯苓为主药，以利湿除秽，解毒杀虫；忍冬藤、车前草、薏苡仁之甘寒既能辅助土茯苓利湿解毒，又有清热之功，而且甘能入营养脾，虽清利而不伤正；鸡血藤之辛温，能补血行血，是以补血为主之品；益母草之辛苦微寒，能活血祛瘀，利尿解毒；丹参一味功同四物，有补有行，与鸡血藤、益母草同用，则补血化瘀之功益彰；甘草之甘，既能调和诸药，又能解毒。全方以甘辛苦为主，寒温并用；甘则能补，辛则能开，苦则能燥，寒则能清，温则能行。故本方有热则能清，有湿则能利，有毒则能散能解，有瘀则能化能消。

【加减】如带下量多，色黄而质稠秽如脓者，加马鞭草 15g，鱼腥草 10g，黄柏 10g；发热口渴者，加野菊花 15g，连翘 10g；阴道肿胀辣痛者，加紫花地丁 15g，败酱草 20g；带下夹血丝者，加海螵蛸 10g，茜草 10g，大蓟 10g；阴道瘙痒者，加白鲜皮 12g，苍耳子 10g，苦参 10g；带下量多而无臭秽痒者，加蛇床子、槟榔各 10g；带下色白，质稀如水者，减去忍冬藤、车前草，加补骨脂 10g，桑螵蛸 10g，白术 10g，扁豆花 6g；每于性交则阴道胀疼出血者，加赤芍 12g，地骨皮 10g，丹皮 10g，田三七 6g；腰脊酸痛，小腹坠胀而痛者，加桑寄生 15g，川杜仲 10g，续断 10g，骨碎补 10g。

【点评】子宫颈炎有急、慢性之分。从临床症状看，急性时宫颈红肿，有大量的脓样分泌物，色白或黄、质稠黏而秽臭，腰及小腹胀疼，个别患者伴有发热、口渴、脉弦细数、苔黄腻、舌边尖红；慢性时则宫颈糜烂，带下量多，小腹胀疼，腰酸膝软，甚或性交时阴道辣痛或出血。证属湿热带下或湿瘀带下的范畴。下焦为阴湿之处，是胞宫之所居，为奇经八脉之所属，其病变虽多端，但多与湿邪有关，皆因湿性趋下也，湿为阴邪，其性重浊黏腻，最易阻遏气机，以致阳气不伸，血行不畅，由湿而瘀，湿瘀郁久则化热生火，灼伤冲、任、胞宫，故阴道灼痛、带下不绝，色白黄或夹血丝，其气臭秽。治之宜用清热利湿，解毒除秽，活血化瘀之法。本方针对凡是湿热蕴结下焦，损伤冲、任脉和胞宫，以湿、瘀、热为患而导致带下量多、色白或黄，质稠秽浊，阴道灼痛或辣痛者，连续煎服20～30剂，均可收到显著效果。

【验案】秦某，女，43 岁。带下 3 月余，带色黄绿如脓，其气臭秽难闻，阴痒肿痛。拒绝妇科检查，要求服药治疗。诊舌红苔黄、脉滑数，且伴口苦咽干，溲赤，小腹胀痛。予清热利湿解毒法，处方：土茯苓 30g，忍冬藤 20g，蒲公英 20g，败酱草 20g，白鲜皮 12g，苦参 10g，薏苡仁 20g，车前草 10g，鱼腥草 10g，牛膝 10g，益母草 10g。用本方连续服用24剂，诸症悉除，唯自觉阴痒未消，遂为其拟一熏洗方，1 周后亦愈。

九、盆 腔 炎

1. 通络汤（梁文珍）

【组成】丹皮 10g　桂枝 10g　三棱 10g　莪术 10g　红藤 10g　败酱 10g　透骨草 20g　薏苡仁 20g　赤芍 10g　生蒲黄 10g（包）　延胡索 10g　甘草 5g

【功用】活血化瘀，通络止痛。

【主治】慢性盆腔炎，属气滞血瘀证者。症见下腹胀满疼痛，经行加重；月经量多，色黯红质黏稠有血块，块下痛减；或经期延长，行而不畅；经前经期乳胀胁痛；舌质紫暗有瘀斑、瘀点，苔薄白，脉沉涩。

【用法】水煎服，每日 1 剂，早晚各服 1 次。月经第一日开始服，连服 20～25 剂。

【方解】方中丹皮、桂枝、透骨草活血通络止痛；三棱、莪术行血中之气，善治一切有形之积；红藤、败酱清热解毒，通络消肿；赤芍清热活血散瘀；蒲黄、延胡索化瘀止痛、止血；薏仁健脾除湿，消痈排脓；甘草解毒缓急止痛。全方共伍，活血化瘀，消肿止痛。

【加减】腹中结块，加穿山甲 10g（先煎）；腹胀甚，加香附 10g；带下量

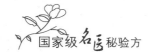

多，加土茯苓 10g，大便干结，加大黄 3g（后下）；乳房胀痛结块，加留行子 10g；体质虚弱，加黄芪 10g。

【点评】方中连用数个药对，切中病情。① 三棱、莪术：三棱苦降辛开、平而不烈，莪术行气破血，消积止痛。两药均入肝脾经，可消肝郁之积，可理脾气之滞，对于年老、体弱、久郁者亦可用之。② 红藤、败酱草：红藤清热解毒，消痈散结，配败酱善排脓破血。③ 生蒲黄、延胡索：蒲黄理气通络，清营散瘀，延胡索活血利气暖腰膝，二药相伍，相得益彰。④ 赤芍、甘草：为经典止痛方剂。本方选药多入肝经，化瘀而兼顾中焦脾胃，甚宜慢性盆腔炎反复发作，需长期服药之需。

【验案】朱某某，女，45 岁，就诊时间：1999 年 5 月 6 日。下腹疼痛，经期加重5年。近3个月，经期下腹绞痛坠胀，甚则大便不通，捧腹呼叫，每需住院方可缓解。月经 10 日／23 日～25 日。现月经第 16 天，下腹胀痛作坠，带下黄腻，大便滞下。4 月 9 日腹腔镜检查见：子宫外形不规则，左前壁突起，浆膜面明显充血并有脓疱，附着与周围粘连不活动。双侧附件：输卵管网膜与宫底紧密粘连无法分离。用拨棒分离则明显渗血。子宫直肠窝封闭，无法窥视。舌紫暗，苔薄黄，脉细弦。诊断：慢性盆腔炎（广泛粘连）。治法：活血化瘀，通络止痛。通络汤加白花蛇舌草20g，每日 1 剂。嘱首煎取汁 250ml，取其中 100ml 每晚睡前保留灌肠（经期及经前后3天停用）。每月经净 3 天后，配合下腹部理疗（中频+超短波），如此治疗 15 个月痊愈，随访至今未复发。

2. 柴枳败酱汤（刘云鹏）

【组成】柴胡 9g　枳实 9g　赤、白芍各 15g　甘草 6g　红藤 30g　牛膝 9g　酒大黄 9g　败酱草 30g　三棱 10g　莪术 10g　丹参 20g　制香附 12g

【功效】清热败毒，化瘀止痛。

【主治】盆腔炎，属湿热瘀阻型，热重于湿者。症见下腹痛，或腰痛，白带增多，还可见白带色黄，下腹疼痛拒按，口干口臭，大便干结，舌红苔黄厚，脉弦数或弦滑等。

【用法】水煎服，每日 1 剂，早晚各服 1 次。

【方解】方中柴胡、枳实、赤、白芍、甘草为四逆散，调理气机，疏肝活血；丹参、制香附、三棱、莪术理气活血祛瘀；并以红藤、败酱草清热败毒；酒大黄既可活血，同时配合牛膝引药下行，直达病灶，以奏殊功。诸药合用，清热败毒，化瘀止痛。

【加减】热重，常加蒲公英 30g 清热解毒；白带黏绸，舌苔腻者，加黄柏 9g 清热除湿；伴经期延长，加炒贯众 30g 活血止血，炒地榆 30g 凉血止血。

【点评】全方清热败毒、活血化瘀止痛，可以改善盆腔充血水肿、粘连的状况，吸收盆腔积液，从而达到治疗的目的。下列医案，是慢性盆腔炎急性发作。根据患者症状、体征及舌脉，辨为瘀热互结，热重于湿者，其中瘀为病之本，热为疾之标。故本方以活血化瘀为主，辅以清热解毒为法。妙在配合灌肠治疗，经过肠黏膜渗透、吸收，使药物迅速到达病所，加强药力，标本兼治。

【验案】王某某，女，32岁，已婚。2004年2月19日初诊。主诉：左下腹疼痛间作1年余，再发加重2天。患者1年来反复左下腹疼痛，经抗炎治疗后好转，但劳累或同房易复发，半年前医院B超示：左卵巢炎。现左下腹疼痛较甚，白带不多，色黄，舌黯红苔灰，脉弦，70次／分。妇科检查：外阴经产型；阴道光滑通畅，黄色分泌物少许；宫颈轻糜；宫体后位、常大，活动欠佳，轻压痛；左侧附件增粗增厚明显、压痛；右侧附件稍增粗、轻压痛。中医诊断：盆腔炎（瘀热互结型）。西医诊断：慢性盆腔炎。治则：活血祛瘀，清热败毒。方药：柴枳败酱汤加蒲公英。柴胡9g，枳实9g，赤、白芍各15g，甘草6g，丹参20g，制香附12g，酒大黄8g，牛膝9g，三棱12g，莪术12g，红藤30g，败酱草30g，蒲公英30g，每日1剂，口服加灌肠治疗10天，患者基本不感腹痛。同法再治疗11天，达到1疗程后，患者无不适，行妇检：子宫、附件均未触及异常。予妇炎康冲剂10盒巩固疗效。

3. 除湿化瘀方（刘云鹏）

【组成】当归9g　川芎9g　茯苓9g　赤、白芍各15g　泽泻9g　白术9g　柴胡9g　延胡索12g　枳实9g　炙甘草6g　川楝子12g

【功效】健脾除湿，理气活血止痛。

【主治】盆腔炎，属湿瘀互结者。症见下腹隐痛（多喜按），或腰痛，白带增多，口干不欲饮，大便溏或正常，食欲欠佳，肢乏体倦，舌红或淡暗，舌边多有齿印，苔白腻或灰，脉沉软或沉滑等。

【用法】水煎服，每日1剂，早晚各服1次。

【方解】方中白术、茯苓、泽泻健脾燥湿共为君药；当归、白芍养血活血，川芎、枳实行气活血，赤芍凉血散瘀共为臣药；柴胡升发阳气，疏肝解郁，助脾运化，延胡索、川楝子行气止痛，共为佐药；甘草益脾和中，调和诸药为使药。全方扶正祛邪，有补有清，气行血畅，共奏健脾除湿，活血化瘀止痛之功，使邪去正安而愈。按语：患者因人流不慎，血室正开之时，感受湿邪，与血相搏，瘀滞胞宫，不通则痛。故见腹痛、腰疼。由于湿性黏滞，多缠绵难愈，病程较长或反复发作。且湿为阴邪，最易阻遏气机，使气机升降失常，经络阻滞不畅，则患者经前乳房胀痛。白带多、质稠、腥味为湿浊下注的表现。舌红苔灰，有齿印，脉沉70次／分，为脾虚有湿之象。方以当归、川芎、赤、白芍、白术、茯苓、泽泻健脾除湿、养血活血，佐柴胡、枳实、玄胡、川楝子疏肝理气止痛，牛膝、乌药活血止腰痛，甘草调和诸药。全方除湿化瘀，使气血正常运行，则疼痛自止。

【加减】白带色黄者，加蒲公英30g，黄柏9g清热除湿；腰痛较甚者，加牛膝12g，乌药9g行气活血，强腰膝止痛；经前乳房胀痛者，加郁金9g，制香附9g舒肝理气开郁。

【点评】本方的辨证要点是脾虚有湿，兼挟瘀血。其症常见患者舌边多有齿印，舌苔灰白。这一类型的慢性盆腔炎患者，病程较长。因湿性黏滞，多缠绵或反复难愈，又与瘀血胶着于下焦，阻碍气血正常运行，致使腹痛反复发作。本方在健脾除湿的同时，佐以理气活血之品，使瘀随湿去，邪祛正安而愈。

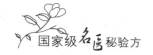

【验案】张某某，女，45 岁，已婚。2004 年 2 月 1 日初诊。主诉：下腹疼痛间作8年，再发半月余。患者 8 年前行人流后，曾患急性盆腔炎 1 次。近 8 年来，反复发作下腹疼痛，经西药抗炎和中药口服后，症状能够缓解，但不久就又发作。半月前无明显诱因出现下腹部疼痛，腰疼，白带多、质稠、腥味，睡眠尚可，小便可，经前乳房胀痛，舌红苔灰，有齿印，脉沉，70 次／分。妇科检查：外阴经产型；阴道光滑通畅，白色黏稠分泌物较多；宫颈中糜；宫体后位、常大，不活动，压痛；双侧附件增粗增厚明显、压痛。中医诊断：盆腔炎（湿阻血瘀）。西医诊断：慢性盆腔炎。治则：除湿化瘀。方药：除湿化瘀方加牛膝、乌药。当归 9g，川芎 9g，赤、白芍各 15g，白术 9g，茯苓 9g，泽泻 9g，柴胡 9g，枳实 9g，甘草 6g，延胡索 12g，川楝子 12 g，牛膝 12 g，乌药 9 g。每日 1 剂，中药口服配合灌肠治疗1疗程后，患者腹痛明显减轻，不感腰痛。守上方去牛膝、乌药又治疗1疗程，患者腹痛消失，白带正常。再行妇检：子宫、附件未及异常。

4. 清热祛湿消癥汤（陈慧侬）

【组成】败酱草 20g 蒲公英 10g 两面针 12g 鹿耳翎 15g 薏苡仁 20g 冬瓜仁 20g 藿香 10g 三棱 10g 莪术 10g 血竭 5g 水蛭 3g

【功效】清热祛湿，消癥。

【主治】妇女慢性盆腔炎性包块，属湿热瘀结型。症见下腹疼痛，腰痛以经前、经行、房事尤为剧烈，平时带下量多，色黄质稠，有臭味，尿赤短涩痛，大便干结难解，口干苦，舌红苔腻黄。

【用法】水煎服，每日 1 剂，早晚各服 1 次。

【方解】败酱草、蒲公英、两面针、鹿耳翎清热解毒止痛；薏苡仁、冬瓜仁、藿香祛湿浊利大便；三棱、莪术、血竭活血消癥。共奏清热祛湿，祛瘀消癥之功效。

【加减】若病程已长，气虚脾弱，加黄芪 20g，生党参 20g，白术 10g，补气健脾；若腹痛较重，加乌药 10g，行气止痛；若在经前期或行经期，加益母草 12g，使经行通畅。

【点评】本方选用生草药两面针、鹿耳翎配合败酱草、蒲公英，清热解毒效果甚佳；生冬瓜仁、薏苡仁配以藿香化浊祛湿，是用药之捷径。本方曾于病房治疗观察盆腔炎性包块数十例，有效率在 90% 以上。

【验案】韦某，女，36 岁。1999 年 6 月住院。下腹疼痛 3 个月，加重 7 天。3 个月前人工流产不全清宫术后，发现盆腔炎，经门诊"吊针"治疗 7 天，病情好转；出差外地，未继续治疗，近一周腰腹疼痛加重，带下量多味臭，经至当天，腹腰胀痛难忍就诊。B 超提示：子宫左后方有一半实质半液性包块，拟盆腔炎性包块，收住院。查血常规，正常值以内，月经纸垫，血色黯红，质稠量不多，腹软左下腹压痛（＋）（未妇检），舌红黯，苔黄腻，脉弦数。诊断：盆腔炎症包块，中医癥瘕痛经。辨证：湿热瘀结型。治则：清热除湿，祛瘀消癥。处方：清热祛湿消癥汤加益母草 12g。服药 7 天经净，腰腹痛消失，B 超复查，正常盆腔，未见明显包块，告愈。

十、乳房结块

妇宁丸（徐升阳）

【组成】柴胡8g　薄荷6g　当归10g　白芍12g　香附10g　枳壳12g　橘叶10g　木香10g　山楂12g　郁金12g　牛膝10g　丹皮10g　栀子10g　路路通10g　王不留行10g

【功效】调肝通络，理气散瘀清热。

【主治】乳房结块，属气滞血瘀兼热者。症见每于经前3~5日胸胁乳房胀痛，乳房结块，或乳头疼痛，性情急躁，多于经后胀解，舌红苔薄黄，脉弦。

【用法】水煎服，每日1剂，早晚各服1次；上为1剂饮片量，可按此比例制丸，每服6~10g，日2次。

【方解】方中柴胡配薄荷疏肝解郁；当归、白芍养血柔肝；香附、枳壳、橘叶、木香理气分之郁滞；山楂、王不留行、郁金化血中之瘀结；牛膝、路路通利脉通络；丹皮、栀子清解郁热。诸药合用，共奏调肝通络，理气散瘀清热之功。

【加减】服汤剂时，乳房结块者可入山慈菇、穿山甲等；乳头痛甚可加延胡索、川楝子。

【点评】妇女以肝为先天，以血为本。经、孕产等生理活动均伤血伤阴，故女性多阴分不足，气分有余，因而常见肝郁气滞证。"气有余便是火""气滞则血滞"，故临床兼热兼瘀者颇多，本方即为此证而设。20世纪70年代，以当归、白芍、柴胡、枳壳、香附、郁金、牛膝、青皮、橘叶、路路通组方名妇宁丸，临床应用颇佳，后发现兼热、兼瘀者多，故入丹、栀清郁热，山楂化血中之瘀，留行子通肝脉之痰凝血结，进一步提高了疗效。据74例统计，临床治愈率为67.6%，有效率为25.7%，5例不孕症治疗后受孕，部分乳房结块者结节消失，基础体温不典型双相者得以恢复，提示黄体功能得到改善。肝善条达，须肾水滋养，故经后当辅以滋肾养血，投左归之类，远期效果则佳。

【验案】刘某某，35岁，婚后6年未孕，经前3~5日胸胁乳房胀痛，乳房结块，性躁，经后胀解；舌红苔薄黄，脉弦。以本方煎剂经前服3~5剂，经后以左归丸加减进6剂，治疗4个周期，经行症状消失并受孕，产一男婴，婴儿正常。

十一、乳腺增生

1. 乳宁汤（周耀群）

【组成】柴胡15g　枳壳15g　路路通15g　王不留行15g　漏芦15g　丝瓜络15g　通草5g　川芎5g　丹参15g　当归10g

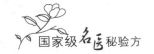

【功效】疏肝理气，通滞化瘀。

【主治】乳腺增生，属气滞血瘀型。症见乳房肿疼，胀闷不舒，常伴有胸胁胀痛，性情急躁等，舌苔白薄或白厚，脉弦或弦细。

【用法】水煎服，每日1剂，早晚各服1次。

【方解】方中柴胡、枳壳疏肝理气，调畅气机；王不留行活血通络，下乳消痈；路路通活血通经下乳；漏芦消痈散结下乳；丝瓜络活血通经下乳；通草通经下乳。共同配合，具有通乳滞、化结瘕作用。丹参活血化瘀；川芎行气活血；当归养血活血。共助理气通乳之品而使乳癖消散。全方诸药合用，共奏疏肝理气，通滞化瘀之功。

【加减】重症，加穿山甲5g；疼痛，加川楝子15g，延胡索15g；疼痛不解，酌加三棱10g，莪术10g；胀闷，加青皮15g，香附15g；性情烦躁，加栀子15g，黄芩15g；近于绝经期发病，加淫羊藿10g；夜眠不实多梦，加百合15g，夜交藤15g；饮食不振，加白术15g，鸡内金10g；气血不足、形气不充，加黄芪15g，白术15g，山药15g。

【点评】本方实由治疗乳痈症方衍化而来。周氏认为，乳癖一症，虽由气滞血瘀而致，但乳腺的调畅实为发病之元凶，多为乳腺壅滞，调畅不利而发病。因此，在本方中以极力恢复或促进乳腺调畅为主，通经和舒肝理气，活血化瘀共同伍用，方可使癖疾易消易散。治疗中应密切注视病情变化，治疗周期宜长，须服药1～2个月，甚至重者、核疾较大者，须服药3～6个月方可治愈。

【验案】崔某某，女，41岁。1986年7月16日就诊。因两侧乳房肿胀疼痛3个月余就诊，舌苔白薄，脉沉细，双测乳腺均可触及有3cm×4cm大小结节，触之软滑、轻疼、移动良好，诊为乳腺增生。经服乳宁汤原方1周后疼痛明显减轻，两周后疼痛消失，乳腺结节明显缩小到2cm×2cm，触之不疼，继服药1个月增生结节消失。

2. 软坚消癖汤（李振华）

【组成】当归10g　白芍20g　白术10g　茯苓15g　柴胡6g　香附10g　小茴10g　牙皂5g　穿山甲10g　半夏10g　郁金10g　节石菖蒲10g　牡蛎15g　昆布12g　海藻12g　木香6g

【功效】疏肝理气，软坚消癖。

【主治】乳腺囊性增生病，属肝气郁滞，气滞痰凝者。症见双侧乳房胀痛，月经过后疼痛减轻，平时每遇劳累或精神不愉快时亦明显疼痛，甚至痛连胸臂，有时手碰到乳房亦痛；舌苔薄白，质淡红，脉弦。

【用法】水煎服，每日1剂，早晚各服1次；同时配服巴腊丸（"点评"中附有巴腊丸制法），每次5粒，每日3次，开水冲服。

【方解】方中当归、白芍、柴胡、香附、小茴、郁金、木香疏肝解郁，理气止痛；白术、茯苓、牙皂、半夏、节石菖蒲健脾利湿，祛痰散瘀；昆布、海藻、穿山甲、牡蛎软坚散结，通经活血，共奏消除肿块之作用。

【点评】乳腺囊性增生病属于祖国医学乳癖、乳核范畴。乳房为肝经之分野，本病主要为肝气郁滞，气滞痰凝，积聚乳房，而成乳癖。经多年临床使用上方治疗效果甚佳，一般可免除手术之苦。下列医案患者由于肿块较大，日久不消，故服汤药的同时，配服巴腊丸，取巴豆大辛大热，因辛可散结聚之邪，热可化寒凝之积，巴腊丸适应于顽痰积聚，沉寒痼冷，日久不消之肿块。用黄腊者，因巴豆有毒，可峻泄，黄腊外包，在胃肠不易溶化，缓慢吸收巴豆之性，不致中毒和腹泻。本病乳房外表不红不热，又无热象，故适应巴腊丸的应用。

附巴腊丸制法：巴豆 120g，黄腊 60g。将巴豆去除霉坏，剩余去皮。黄腊放入铁锅内用小火熔化，再将巴豆放入黄腊内，务使黄腊将巴豆逐个包严，然后摊于玻璃板或桌面上，勿使相互黏连或破碎，晾干即可，装瓶备用。

【验案】刘某某，女，44 岁。1981 年 4 月 5 日就诊。主诉：双侧乳房疼痛已 2 年余。2 年前出现月经将来时，双侧乳房胀痛，月经过后疼痛减轻。以后不仅月经将来时疼痛逐渐加重，且平时每遇劳累或精神不愉快时亦明显疼痛，甚至痛连胸臂，近年来有时手碰到乳房亦痛。经某医院检查，诊断为乳腺囊性增生病，需手术治疗，患者因不愿手术而来求诊。检查：左侧乳房有一肿块如鸡蛋大，右侧乳房有一肿块如胡桃大，表面均光滑，边缘均整齐，质软，与肋骨均无粘连，压痛明显。舌苔薄白，质淡红，脉弦。诊断：乳腺囊性增生病，肝气郁滞，气滞痰凝者。治疗：疏肝理气，软坚消癖。予软坚消癖汤，配服巴腊丸，每次 5 粒，每日 3 次。4 月 30 日二诊：上方服药 20 剂，双侧乳房均不痛，左侧肿块已缩小如胡桃大，右侧肿块缩小如枣核。继服上方，巴腊丸减为每次 3 粒，每日 3 次。上方继服 20 余剂，左侧乳房肿块缩小如红枣大，质软无压痛。2 年后随访未再复发。

十二、闭经溢乳综合征

通经止乳汤（王耀廷）

【组成】熟地 20g　龟板 20g　远志 15g　牛膝 10g　石菖蒲 15g　菟丝子 15g　当归 10g　紫石英 30g　生麦芽 30g　丹参 20g

【功效】补肾疏肝，潜阳通经。

【主治】闭经溢乳综合征，属肾虚肝旺，气血逆乱者。症见腰膝酸软，心烦易怒，不哺乳而乳汁自溢，量多少不等，质稀稠不定，色白或淡黄，性欲淡漠，舌淡红，或舌心隐青，舌苔薄白或薄黄，脉象沉弦细，或弦细而数。

【用法】水煎服，每日 1 剂，分 2~3 次服用。

【方解】闭经溢乳多因肾虚肝旺，气血逆乱所致。方中熟地、龟板滋肾阴，潜浮阳；当归养血柔肝；丹参一味，功同四物，养血清热，助熟地、龟板养阴之力；远志、石菖蒲交通心肾；菟丝子补肾养肝；生麦芽疏达肝气而回乳；紫石英温冲暖胞，潜镇浮越逆乱之阳；牛膝补肝肾，强腰膝，引血下行。诸药合力，俾肾阴足，肝气畅，气血冲和，经通而乳止。

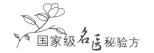

【加减】精神抑郁，胸胁胀痛，乳内有结块者，可加柴胡 10g，川贝母 10g，白芥子 10g；心烦不寐，口苦咽干，便燥溲黄者，可加丹皮 10g，栀子 10g；闭经日久，少腹胀痛者，可加卷柏 15g，泽兰 20g，王不留行 15g；由月经后期，经量少，渐致闭经，溢乳量少，精神萎靡，尿频畏冷，脉象沉细无力者，可加补肾温阳之品，如补骨脂 15g，巴戟天 15g，淫羊藿 15g，鹿角霜 20g，桑螵蛸 10g。

【点评】本方可作为治疗闭经溢乳综合征的基本方。鉴于闭经溢乳病因复杂，与肝肾脾胃功能失常，冲任督带损伤，气血逆乱，不循常道密切相关，因此，治疗上常选用血肉有情之品以峻补精血，金石介类重镇之物以潜浮越逆乱之阳，佐以疏达肝气之药，俾精充血足，奇脉通调，则经通乳止而病瘥。此病常因脑垂体腺瘤引起，临证应注意排除之。如有微型瘤，或泌乳素过高者，可酌加藤梨根、石见穿、穿山甲、王不留行等。

【验案】王某某，38 岁，工人。1987 年 3 月 6 日就诊。患者 22 岁结婚，3 胎 2 产，6 年前人工流产后月经即不规则，周期时长时短，经量多少不等，经前乳房胀痛。近一年来月经闭止不行，且有乳汁流出，量较多，不经挤压，即可自溢而湿透衬衣，用黄体酮可有少量阴道出血，但溢乳如前，如不用药月经即不来潮，经某医院X线蝶鞍摄影未见异常，乳房钼靶摄影亦属正常，曾服通经活血中药及维生素B$_6$ 等均罔效。现症腰酸骨楚，胸闷心烦，大便不爽，小便清长，白带少，溢乳多，舌淡红，舌心隐青，苔薄白，脉象弦细。妇检：外阴阴道正常，子宫后位稍小，附件：（－），宫颈轻度糜烂，分泌物白色少量，阴道细胞涂片激素轻度影响。诊断：闭经溢乳综合征。此属肾虚肝旺，封藏失职，疏泄无度，气血逆行紊乱之证。治宜补肾清肝，调补奇经。拟方：熟地 40g，山茱萸 15g，丹皮 15g，玄精石 15g（先煎），紫石英 50g（先煎），牡蛎 50g（先煎），龟板 50g（先煎），石菖蒲 20g，当归 15g，白芍 20g，牛膝 15g。上方连服 10 剂后，溢乳减少，带下量增多，自觉气力增加，腰酸心烦等症均减轻。又进 10 剂，溢乳止，月经行，但经量少，色黯红，持续 13 天净。后以五子衍宗丸合逍遥丸以善其后。

十三、不 孕 症

1. 益肾助孕汤（朱南孙）

【组成】当归 9g　生、熟地各 9g　黄精 12g　玉竹 9g　北沙参 9g　制何首乌 12g　杜仲 12g　桑寄生 12g　丹参 9g　巴戟天 9g　菟丝子 12g（包）

【功效】滋水涵木，益肾助孕。

【主治】原发不孕症，属肝旺肾虚，水火不济者。症见女子婚后夫妇同居 2 年以上，配偶生殖功能正常，未避孕而未受孕；平时常感胸闷烦热，肢软神疲，性感不敏；脉象沉细，两尺尤甚。

【用法】水煎服，每日 1 剂，早晚各服 1 次。

【方解】方中制何首乌、杜仲、桑寄生、巴戟天、菟丝子补养肝肾，养血益精，既补肝肾，又充血海；当归、生地、熟地、黄精、玉竹、沙参滋阴生津，以补阴血；丹参活血以防滋腻太过。诸药合用，使肝肾得养，滋水涵木，胎孕乃成。

【点评】丹溪曰："人之育胎者，阳精之施也。阴血能摄之，精成其子；血成其胞，胎孕乃成。"故妇女不孕之症，当审男女双方之形，气虚实如何而论，不能举责之妇女一方。下列医案患者禀赋素弱，肺肝之旺，肾阴亏损，血海空虚，故经水素来量少色淡，性感不敏。治法采取于行经前后滋水涵木，调和阴阳；中期则补中益肾，养营安血，使水火相济，上下平衡。询之男方，也有肺结核病史，现已钙化，体质平常。经泌尿科精液常规检查，尚属正常范围。但性要求不强，且交后旋即出精。阳气衰愈，阴精不摄，故婚后5年余未受孕。调经种子，必使双方配合，嘱男方于女方经停后即服全鹿丸早晚各4.5g。女方则按照基础体温上升第1天服调益冲任、温肾助孕之剂，嘱5日内隔天交合。平时宜节欲贮精，所谓："培养精血，交之以时。"精、血相合，胎孕乃成。故受孕。

【验案】朱某某，女，33岁，教师。1964年6月21日初诊。主诉：结婚5年从未分居，迄今未孕。月经15岁初潮，经期落后，量少色淡，无痛经症。17岁时患肺结核，钩虫病，现均治愈。本月4日已行经，量少，无腹痛。平时常感胸闷烦热，肢软神疲，性感不敏。检查：患者神疲，胸透正常，血液华康氏反应阴性。妇科检查正常，基础体温测量双相型。脉象沉细，重按即绝，两尺尤甚。男方精液检查：乳白色，活动率80%，形态正常，个别大头型，数：7000万。诊断：原发不孕症，肝旺肾虚，水火不济。治疗：滋水涵木，益肾助孕，予益肾助孕汤。7月1日二诊：上月29日经水提前5天已行，经量较前增多，色淡质薄，烦热胸闷气促，畏阳光，头眩神疲。舌绛胖，脉象弦细。证属肝旺肾虚。治宜平肝清热养血：当归9g，生、熟地各9g，丹参9g，巴戟天9g，青蒿9g，柴胡6g，白术6g，陈皮6g，广郁金9g，北沙参9g，7剂。7月11日三诊：今值期中，基础体温略升，腰酸神疲，带下较多，性感淡漠。脉细，苔净。肾阴阳俱虚，胞宫寒冷。治拟调益冲任，温肾助阳（嘱5日内隔日交合）：当归9g，丹参9g，巴戟天9g，鹿角片9g，淫羊藿12g，石楠叶9g，焦白术9g，陈皮6g，紫石英12g，肉桂3g，大熟地12g，7剂。上药服后，月经过期不转。第44天尿妊娠检验阳性反应。

2. 通络煎（许润三）

【组成】柴胡10g　赤芍10g　枳实10g　生甘草10g　丹参30g　穿山甲10g　路路通15g　生黄芪30g

【功效】疏肝理气，活血通络。

【主治】输卵管阻塞性不孕症，属肝郁血瘀型。症见婚久不孕，精神抑郁，喜叹息，经前小腹及乳房胀痛，心烦易怒，月经量少，色黯，经行不畅。舌质正常或略黯，脉细弦。

【用法】水煎服，每日1剂，早晚各服1次。

【方解】柴胡、枳实疏肝解郁，调达气机，行气而散瘀结；赤芍主入肝经，善

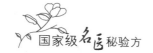

走血分，有活血散瘀之功；丹参养血活血，既助赤芍活血散瘀，又防理气活血太过耗伤阴血，祛瘀而不伤正；路路通入肝经，通经利水；穿山甲性善走窜，功专行滞，内通脏腑，外透经络，即可引诸药入血脉达病所，又可散瘀滞，通畅胞脉；生黄芪补气并有行滞之功，可防行气破血之品耗气伤血，寓消于补，祛瘀而不伤正；生甘草调和诸药。诸药合用，共奏疏肝理气，活血通络之功。

【加减】下腹疼痛较甚者，加三七粉 3g（分冲），蒲公英 15g；附件炎性包块者，加三棱 10g，莪术 10g；输卵管积水者，加大戟 3g，泽兰 15g；输卵管结核者，加夏枯草 15g，蜈蚣 3 条；带下量多、色黄、有味者，加薏苡仁 30g，黄柏 10g；月经量少、色淡、全身乏力者，加党参 15g，鸡血藤 25g；腰骶酸痛，畏寒肢冷者，加续断 30g，鹿角片 15g。

【点评】本方是治疗妇科难治之证——输卵管炎性阻塞性不孕症的基础方，临证可根据患者的具体情况予以随症加减。该方以攻为主，但攻中有补，通中有守，可长期服用。

【验案】李某，女，23 岁。2004 年 9 月 13 日就诊。患者曾 3 次人流。2001 年因左侧输卵管妊娠在北医三院行开窗手术，近半年未避孕也未再孕。月经基本规律。2004 年 9 月行子宫输卵管碘油造影示：双输卵管不通，左宫旁有少量碘油血管逆流，24 小时拍片，盆腔有粘连。平素无下腹部疼痛，白带不多，食纳正常，二便稠。舌质淡红，舌苔薄白，脉弦细。诊断：输卵管阻塞。中医辨证：气滞血瘀，胞脉闭阻。治法：理气化瘀通络。方药：通络煎加味。药物：柴胡 10g，赤芍 15g，枳实 10g，甘草 10g，生黄芪 30g，三七粉 3g（分冲），丹参 30g，土鳖虫 10g，莪术 15g，穿山甲 10g。每日 1 剂，经期停药。共服药 4 个月，患者于 2006 年 7 月 11 日在中日友好医院足月剖宫产分娩一健康女婴。

3. 百灵调肝汤（韩百灵）

【组成】当归 15g　白芍 20g　青皮 10g　王不留行 15g　通草 15g　皂刺 5g　枳实 10g　瓜蒌 15g　川楝子 15g　川牛膝 15g　甘草 5g

【功能】疏肝解郁，理血调经。

【主治】不孕症、月经不调、经前期紧张综合征、痛经等病，属肝郁气滞者。症见胸胁或少腹胀满窜痛，胸闷善太息，烦躁易怒或情志抑郁，乳房胀痛等；舌质暗或有瘀点，脉弦或弦涩。

【方解】方中当归、白芍、牛膝三药合用，养血和血，调经通络；川楝子、枳实、青皮、瓜蒌疏肝理气，通行血运；王不留行、通草、皂刺三药下达血海，走而不守，通郁散结。诸药合用，共奏疏肝解郁、理血调经之功。

【加减】肝郁化火而见两目红赤、口苦、小便黄赤、便秘者，加丹皮 15g，栀子 15g，龙胆草 10g；肝阳上亢致头晕目眩者，加石决明 20g，木贼草 20g；气滞血瘀致癥瘕者，加醋制鳖甲 30g、牡蛎 30g；肝郁克脾见胃纳减退，大便偏溏者，加白术 15g，茯苓 20g，山药 20g；子盗母气，症见腰酸膝软，耳鸣，记忆力减退者，加山茱萸、枸杞子，或续断 20g，桑寄生 20g，杜仲 20g 等。

【点评】本方是从逍遥散化裁而来，可以作为治疗肝郁气滞证的基本方，方中不用柴胡，恐有劫阴之弊，加王不留行、通草等行而不守，攻而不破之品，增加全方疏肝解郁行气之力，而无伤正之过，临证随症加减，可治疗多种妇科疾病，实属一则妇科良方。

【验案】大石某，女，年四十许，已婚。1976年夏初诊。该患婚后12年未孕，夫妇双方均做过生殖系统检查，已排除器质性病变，唯女方子宫稍有后倾，虽经日本、中国许多著名妇科医生诊治仍无奇效。望其形体不丰，面色暗滞，神情抑郁，舌苔微黄；询知急躁多怒，经期乳房胀痛，月经按期，血量涩少，色紫黑成块，呃逆，便结，手足干烧；诊其脉象，弦涩有力。四诊合参，证属肝郁不孕，乃肝郁气滞，疏泄失常，胞脉受阻，以致不能摄精成孕。治以疏肝解郁，理血调经之法，方用百灵调肝汤加减：当归15g，赤芍15g，川牛膝15g，川芎15g，王不留行15g，通草15g，川楝15g，瓜蒌15g，丹参15g，香附15g，皂刺5g。二诊：进药3剂后，自觉食欲不振，体倦乏力。又加白术、山药各15g健中实脾。三诊：再进药3剂，诸症减轻，饮食有味，乳胀消失，但现腰痛不适。遂守原方减瓜蒌、皂刺，加续断、桑寄生各15g，嘱其久服。1977年，大石夫妇在黑龙江大学任教期满返回东京。翌年春大石夫人产一女婴，取名大石花，借以纪念中国的松花江。

4. 健脾疏肝通络汤（刘炳凡）

【组成】党参15g　白术10g　茯苓10g　炙甘草5g　法半夏5g　广皮5g　藿香6g砂仁3g　北黄芪15g　淮山药15g　鹿角霜10g　橘核10g　麦芽10g　澄茄3g　鸡内金3g

【功效】健脾益气，疏肝通络。

【主治】原发性不孕，脾虚气弱，肝郁阻络者。症见婚久不孕，神疲，倦怠，面色㿠白无华，舌体瘦，质红，苔薄白，脉细。

【用法】水煎温服，每日1剂，早中晚各服1次。

【方解】方中用六君子汤（党参、白术、茯苓、炙甘草、法半夏、广皮）合北黄芪、淮山药健脾益气；以鹿角胶滋阴养血；以藿香祛湿和胃；麦芽、鸡内金消食和胃；砂仁和胃；澄茄、橘核行气通络。诸药共奏滋肾健脾，益气止血之功。

【点评】不孕，不外肝气郁结，痰湿阻滞而致气血瘀阻胞络，或脾虚气弱，化源不足，不荣胞络；亦有属胞寒不孕者。下列医案患者，婚后2年未孕，神疲，倦怠，面色㿠白而无华；舌体瘦，脉细。脉证全参，应责之于脾虚化源不足，不荣胞络所致，"不荣则痛"，故乳房及少腹胀而刺痛，"气行则血行"，气虚则无力推动血液之运行而凝结成块，故月经有血块及肉膜样物。本方具滋肾健脾、益气止血之功，药证相符，标本同治，故收捷效。

【验案】彭某，女，25岁。1989年5月7日就诊。主诉：婚后2年不孕。患者2年前检查，婚后夫妻双方一直未采取避孕措施而至今未孕。经西医院检查夫妻双方生殖系统均无异常。月经4/32天，量多，色鲜红，有血块及肉膜样物，每次月经来潮前1周，即开始有左侧乳房及小腹胀而刺痛，且伴恶心欲呕，厌食，平时则如常人，经期常腹泻。检查：神疲，倦怠，面色㿠白无华；舌体瘦，质红，苔薄白，脉细。诊断：原发性不孕，属脾虚气弱，肝郁阻络者。治疗：健脾益气，疏肝通络。8月9日因先兆流产来院诊治，患者自诉服上方后月经色、量、质均恢复正常，且乳房、少腹胀痛消失，不久即孕，末次月经6月18日，但孕后40多天又出现阴道少量流血，色鲜红，西医院诊断为"先兆流产"，服止血药后血止，但止血4~5天后又见流血，睡眠差。此乃脾肾之根本不固，脾虚而失统血，治宜滋肾健脾，益气止血。处方：党参15g，白术10g，茯苓10g，炙甘草5g，法半夏5g，广皮5g，北黄芪15g，女贞子15g，旱莲草12g，仙鹤草15g，炙远志3g，枣仁6g，阿胶10g（另包），砂仁3g，荆芥炭4g，7剂。每天1剂，水煎3次，温服。服药5剂后血即止，精神、睡眠均转佳。于1990年3月下旬顺产一女婴。

5. 健脾祛湿疏肝汤（班秀文）

【组成】当归10g　川芎6g　白芍10g　土茯苓20g　白术10g　泽泻10g　鸡血藤20g　丹参15g　槟榔10g　苍耳子10g　补骨脂10g

【功效】健脾祛湿，养血疏肝。

【主治】不孕症，属湿邪阻滞，脾虚肝郁者。症见婚久不孕；平时带下量多，色白；经行延后，色黯红，夹紫块；舌淡红，苔薄白，脉细缓。

【用法】水煎服，每日1剂，早晚各服1次。

【方解】方中土茯苓，加强除湿解毒之力，白术补气健脾，燥湿利水，泽泻利水渗湿，三药合用，既能健脾益气，又能培土化湿；补骨脂补肾益精；当归补中有行，养血活血；川芎疏肝行气以解郁；白芍养血柔肝；再加入鸡血藤补血行血；丹参养血活血而祛瘀；苍耳子佐土茯苓祛湿；湿郁生虫，又以槟榔行气祛湿，杀虫止痒。诸药合用，共奏健脾祛湿、养血疏肝之功。

【点评】下列医案为继发性不孕，刻诊以带下为主证。《傅青主女科》云："夫带下俱是湿症。"《女科经论》引缪促淳语曰："白带多是脾虚，肝气郁则脾受伤，脾伤则湿土之气下陷，是脾精不守，不能输为荣血，而下白滑之物，皆由肝木郁于地中使然，法当开提肝气，补助脾元，盖以白带多属气虚，故健脾补气要法也。"该病案之本为脾虚肝郁，标为湿浊阻滞。湿邪重浊黏腻，郁滞下焦胞宫，阻遏气机，以致不孕；湿浊下注，故带多色白，质稠如豆腐渣状，湿邪遏于阴中，浸渍阴部，而致阴痒；湿邪客于冲任、胞中，与血相搏，经血凝滞不畅，故经期延后，痛经。在复杂的病证中，班氏认为：治经先治带，治带先治湿；以祛湿健脾、养血疏肝为法，标本兼顾，脾肝同调，用《金匮要略》当归白芍散为主方。肾为元阴元阳之本，主生殖，更以补骨脂补肾温脾，壮阳化湿，治痰湿之根。二诊湿症减轻，血脉稍通，本虚之证益见，故去鸡血藤、丹参，加入补肝肾之桑寄生，疏肝解郁，祛风止痒之白蒺藜。三诊胃脘胀、纳呆，以肉豆蔻温中行气开胃。治疗过程以健脾祛湿为主，通过祛湿止带而达到种子之目的。

【验案】韦某，女，27岁，工人。1990年10月15日初诊。主诉：继发性不孕2年余。1988年6月分娩一胎，娩后即夭，迄今未再孕。平时带下量多，色白，质稠如豆腐渣状,阴痒;经行延后,色黯红,夹紫块;经前呕吐,经行腹痛剧烈。现感腰痛,夜难入寐,带下量多。检查:舌淡红,苔薄白,脉细缓。诊断:不孕症,湿邪阻滞,脾虚肝郁者。治法:健脾祛湿,养血疏肝。予健脾祛湿疏肝汤。10月25日二诊:带下减少,阴痒减轻,近日觉胃脘胀满,呃逆泛酸,口淡口苦,仍有腰痛、失眠。10月22日经行,量少色红,血块减少,经行腹痛减轻,两日经净。舌淡红,苔薄黄,脉细缓。仍宗前法。处方:归身10g,川芎10g,白芍10g,土茯苓20g,白术10g,泽泻10g,槟榔10g,苍耳子10g,白蒺藜10g,桑寄生20g,炙甘草6g,4剂,水煎服。10月29日三诊:带下仍较多,外阴痒,腰胀痛甚,活动不便,胃脘胀满,不欲饮食,舌淡红,苔薄白,脉细。处方:当归10g,川芎6g,白芍10g,土茯苓20g,白术10g,泽泻10g,鸡血藤20g,槟榔10g,苍耳子10g,补骨脂10g,肉豆蔻5g,7剂,水煎服。1991年3月14日四诊:末次月经10月23日,现已受孕4月余,少、小腹时痛,喉痒,微咳,舌淡红,苔薄白,脉细滑。拟转用固肾健脾、顺气安胎之法。处方:菟丝子20g,续断10g,川仲10g,白芍10g,砂仁3g,白术10g,黄芩6g,炙甘草5g,4剂,水煎服。

6.养血活血化瘀汤(班秀文)

【组成】鸡血藤20g 丹参15g 当归10g 川芎10g 赤芍10g 路路通10g 桃仁6g 皂角刺10g 川红花6g 香附6g 炒穿山甲10g

【功效】养血活血,化瘀通脉。

【主治】输卵管阻塞,属气滞血瘀,胞脉不通者。症见婚久不孕,经前少、小腹胀痛,舌淡红,苔薄白,脉沉细。

【用法】水煎服,每日1剂,早晚各服1次。

【方解】方用桃红四物汤加减。川芎、赤芍、当归、桃仁、红花、鸡血藤、丹参养血活血,宣通胞脉,使祛瘀而不伤正;香附行血中之气,鼓动气机,气行则血行;路路通辛苦性平无毒,能利十二经络;辛温之皂角刺,则开关利窍,祛除痰瘀;穿山甲咸而微寒,能软坚散结,借其走窜之性,引诸药直达病所。全方辛开苦降,意在通行。共奏养血活血,化瘀通脉之功。

【点评】祖国医学虽无输卵管阻塞的病名,但根据脉证下列医案为气滞血瘀,胞脉不通所致,是引起不孕的主要因素。治宜理气养血,化瘀软坚,疏通胞脉。二诊时着眼于右胁胀闷,此为肝郁气滞的病机,以逍遥散为主方加用通行之品。以期既能散瘀破结,又能通利血脉。守方连服数十剂,药至病所,气血调和,胞脉通利。

【验案】韦某,28岁,女性,干部。1990年10月10日就诊。主诉:不孕4年。1986年结婚,婚后夫妻同居,性生活正常,未避孕,迄今未孕。月经周期尚规则,色、量、质正常,但经前少、小腹胀痛。平素无何不适。检查:1990年10月8日行输卵管通液术示双侧输卵管不通。舌淡红,苔薄白,脉沉细。诊断:输卵管阻塞,气滞血瘀,胞脉不通者。治法:养血活血,化瘀通脉。予养血活血化瘀汤。1991年1月29日二诊:守上方每日1剂煎服2月余,经前少、小腹胀痛明显减轻。现觉右胁胀闷,少、小腹隐痛偶作,舌淡红,苔薄白,脉细。病久多郁,拟疏肝理气，行血通络之法。处方：柴胡 6g，当归 10g，赤芍 10g，茯苓 10g，白术 10g，丹参 15g，路路通 10g，皂角刺 10g，郁金 10g，炙甘草 6g，7 剂，水煎服。3 月 19 日三诊：上方共服30剂，诸症消失。昨日在市某院复行通液术示双侧输卵管已通畅。术后腰微痛，大便溏薄，舌淡红，苔薄白，脉细。拟温养以善后。处方：当归 10g，熟地 15g，赤芍 10g，党参 15g，白术 10g，覆盆子 10g，菟丝子 20g，川枸杞子 10g，路路通 6g，仙茅 6g，红花 10g，素馨花 10g，7 剂，水煎服。

7. 百灵育阴汤（韩百灵）

【组成】熟地 20g　白芍 20g　山茱萸 20g　山药 15g　续断 20g　桑寄生 20g　阿胶 15g　杜仲 20g　怀牛膝 15g　海螵蛸 20g　龟板 15g　牡蛎 20g　生甘草 5g

【功效】滋补肝肾、养血育阴。

【主治】不孕症、月经不调、闭经、功血、习惯性流产、先兆流产、经前期紧张综合征、围绝经期综合征等疾病，属肝肾阴虚型。症见头眩耳鸣，健忘，两目干涩，口干不欲饮，潮热盗汗，手足心热，腰膝酸软，足跟痛等；舌红无苔或少苔，脉弦细或弦细数。

【用法】水煎服，每日 1 剂，早晚各服 1 次。

【方解】方中熟地、白芍、阿胶滋阴补血；山茱萸、山药益肾填精；杜仲、续断、桑寄生、怀牛膝补益肝肾，强筋健骨；龟板、牡蛎、海螵蛸滋阴潜阳，益肾填精。方中诸药皆入肝肾两经，共奏滋阴补肾养血之功。

【加减】阴虚火旺，手足心热者，加地骨皮 15g，青蒿 20g；形寒肢冷者，加巴戟天 20g，鹿茸 10g；四肢逆冷者，加干姜 15g，肉桂 10g；带下绵绵不断或尿频者，加补骨脂 15g，益智仁 15g；阴道流血者，加炒地榆 30g，旱莲草 20g。

【点评】百灵育阴汤一方作为基本方，治疗凡因肝肾阴虚引起的多种妇科疾病，体现了"异病同治"的思想。临证中随症灵活加减，可获执简驭繁之功效。方中取龟板、牡蛎、阿胶等血肉有情之品以填精益髓，养血化阴；用怀牛膝补而不腻之药与其调和，防止补中留滞，诸药配伍相得益彰。

【验案】赵某，女，40 岁。1972 年 10 月 5 日初诊。该患先后怀孕5次，都在3 月左右无任何缘故而发生自然流产，现停经 47 天，尿妊娠试验阳性，故求医治之。问其现证，腰痛如折，头晕目眩，视物不清，手足心热，夜晚加重，大便 2～3 日一行，略干，舌淡红，脉细。四诊合参后韩氏拟方：熟地 20g，白芍 20g，枸杞子 20g，何首乌 15g，阿胶 15g，地骨皮 20g，青蒿 15g，狗脊 20g，续断 20g，龟板 15g。水煎服，日 1 剂。该患服药 7 剂后，症状大为好转，仍守上方加减治疗。该患前后服药 2 个月余，在以往流产月份安然无恙，后以上方制成丸药，长期服之。1973 年 5 月 26 日平安产下一女婴。

8. 暖胞通络助孕汤（盛玉凤）

【组成】鹿角霜 15g　淡肉苁蓉 15g　淫羊藿 15g　紫石英 20g　炒白芍 15g　太子参 20g　忍冬藤 15g　柴胡 10g　绿梅花 10g　穿山甲 10g　皂角刺 15g　当归 12g

炒川芎 10g　　路路通 10g　　牡丹皮 12g

【功效】补肾暖胞，疏肝通络，调经种子。

【主治】不孕症，多囊卵巢综合征，卵巢早衰等病证，属肾虚肝郁，瘀阻胞宫者。症见婚久不孕，月经后期，月经量少，闭经等。

【用法】水煎服，每日 1 剂，早晚各服 1 次。

【方解】方以鹿角霜、肉苁蓉、淫羊藿、紫石英补肾暖胞为主药；配合太子参、白芍、当归益气养血；柴胡、绿梅花疏肝解郁；复入穿山甲、皂角刺、川芎、忍冬藤、路路通、丹皮活血祛瘀，疏通胞脉。诸药相合，共奏补肾疏肝，温通胞脉之效。

【加减】若经前两乳房胀痛，去太子参，加橘核络各 10g，八月扎 12g；头痛，口干，加明天麻 12g，川石斛 15g。

【点评】本方是由盛氏经验方巴仙汤（巴戟天、淫羊藿、仙茅、肉苁蓉、紫石英、菟丝子、当归、牡丹皮）化裁而成。巴仙汤主治肾阳虚型崩漏、不孕症等，临床辨证以"虚"为主；本方在此基础上配合活血通络之品，而成通补兼施之剂，故适用于肾虚肝郁，瘀阻胞宫之虚中挟实的不孕症、闭经、多囊卵巢综合征等，这是两方的不同处，应用时须加识别。

【验案】陈某某，女，29 岁。2005 年 5 月 16 日初诊。患者结婚 5 年，未避孕而不孕育。2005 年，当地某医院行子宫输卵管造影术示：① 左侧输卵管炎症（通而不畅），右侧输卵管阻塞；② 子宫腔未见明显异常。月经先后无定，末次月经 2005 年 5 月 10 日，量少色紫，经前两乳胀痛，神烦易怒，夜寐不安，形体丰腴，下腹经常疼痛，腰酸，脉弦细，苔薄舌质淡红。证属肾阳不足，肝气郁滞，胞脉瘀阻而致不孕。治宜温肾暖胞，疏肝解郁，活血通络。方用暖胞通络助孕汤：紫石英 20g，淫羊藿 12g，皂角刺 15g，柴胡 10g，淡肉苁蓉 15g，鹿角霜 15g，太子参 20g，绿梅花 10g，炒赤芍 15g，炒当归 12g，炒川芎 10g，路路通 10g，穿山甲 10g，忍冬藤 15g，牡丹皮 12g，7 剂。上方随症加减治疗 3 个余月，2005 年 10 月 23 日来诊时，诉停经已 35 天，尿 HCG 阳性。后足月顺产一男婴，母子俱健。

9. 吴氏通管饮（吴熙）

【组成】川芎 5g　肉桂 1g　鸡血藤 20g　炒枳实 15g　怀牛膝 30g　水牛角 30g　路路通 15g　王不留行 15g　穿山甲 10g　赤芍 10g　绒毛 20g（人工流产取出之胚胎组织）

【功效】活血通络，温肾养血助孕。

【主治】输卵管不通导致的不孕症，属肾虚血瘀者。症见婚久不孕，平时身无不适。

【用法】水煎服，每日 1 剂，早晚各服 1 次。

【方解】方中川芎、怀牛膝、路路通、王不留行、穿山甲、赤芍活血行气通络；鸡血藤养血活血；肉桂、绒毛补肾助孕。诸药合用，共奏活血通络，温肾养血助孕之功。

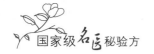

【点评】祖国医学对本病的认识，在古代医籍中多无专篇论述，近贤虽有涉猎，尚无定论。目前对本病的治疗常用桂枝茯苓丸、血府逐瘀汤。吴氏认为通其闭塞，使其通畅是首要任务。然而运用本方，虚则补之，实则泻之，随证而施。

【验案】黄某，女，30岁，2004年3月2日初诊。婚后7年不孕。17岁月经初潮，月经周期30天左右，经行7天，血量中等，身无不适，白带不多。一向体健。2002年诊为双侧输卵管不通，曾进行输卵管通液治疗。此次在本院检查，仍诊为双侧输卵管不通，原发性不孕症。脉象缓和，舌正红苔薄白。证属肾虚脾弱，气血不畅。嘱服吴氏通管饮加味15剂。2004年5月8日二诊：5月3日月经来潮，身体无不适，嘱其前方继用。2004年7月20日三诊：在B超下输卵管通液检查，输卵管已通畅。嘱服吴氏调冲丸1号，每日2次，每次9g，服3月，在排卵期同房。2005年1月28日四诊：月经过期未至，有恶心呕吐、纳差择食之早孕反应，B超检查示早孕。

10. 愈癥散（吴熙）

【组成】当归10g　赤芍10g　丹参20g　黄芪20g　鳖甲20g　生牡蛎30g　莪术10g　三棱10g　桃仁10g　茯苓20g　穿山甲10g　路路通30g　香附15g　地鳖虫10g

【功效】理气活血，软坚散结。

【主治】子宫肌瘤、巧克力囊肿、卵巢囊肿等，属气滞血瘀之癥瘕者，症见不孕，月经不调，带下症，腹痛等。

【用法】水煎服，每日1剂，早晚各服1次。

【方解】方中当归、赤芍、丹参活血化瘀；鳖甲、生牡蛎软坚散结；三棱、莪术、桃仁破血破气；穿山甲、路路通、香附、地鳖虫理气通络。全方共奏理气活血，软坚散结之效。

【加减】经期，去地鳖虫、莪术；经量过多，加三七、乌贼骨、花蕊石；气虚，加党参、白术；血虚，加熟地、何首乌；湿热，加黄柏、败酱草、车前子；气滞甚，加青皮、郁金；疼痛，加延胡索、五灵脂、蒲黄。

【点评】本方可用于妇女癥瘕，如子宫肌瘤、巧克力囊肿、卵巢囊肿等，良效均佳。

【验案】常某，女，39岁，2002年2月7初诊。自述1年前行阑尾切除术，术后发热7天，治疗后热退，尔后少腹冷痛，如针刺状，按之益甚。夏日冷痛如故。经期常延后10~15天，月经量少色暗，腰痛酸楚，胁肋胀闷，纳谷不香，经行不畅，舌质暗，脉沉细。处愈癥散加鹿角霜30g，桂枝10g。连用30剂，腹痛止，身体有力，病愈。

11. 脾肾双补汤（钟秀美）

【组成】黄芪、白术、续断、丹参各15g　菟丝子、薏苡仁、旱莲各20g　巴戟天、仙茅、覆盆子、陈皮各10g

【功效】补肾健脾，调经促孕。

【主治】多囊卵巢综合征，属肾气虚亏、脾气不健、痰湿内生者。症见月经后期，闭经不孕，形体肥胖，多毛，舌淡苔白，脉沉滑，基础体温单相。

【用法】水煎服，每日 1 剂，早晚各服 1 次。

【方解】续断、仙茅、巴戟天、覆盆子、菟丝子温补肾气；黄芪、白术补脾益气；薏苡仁健脾利湿消痰；陈皮理气化痰；丹参活血通络；旱莲补肾阴以阴中求阳。诸药合用，共奏补肾健脾，调经促孕之功。

【加减】痰多者，加胆南星 10g；呕吐者，加半夏 10g；带下量多且稀者，加海螵蛸 15g。

【点评】本方以温补肾气为主，兼具补脾运湿化痰，组方合理，似有调节内分泌的功能，颇适合因肾气虚亏、脾气不健、痰湿内生引起的月经后期、闭经不孕的治疗。服用本方，应从经净开始，直至基础体温双相，B 超监测已排卵；下次月经干净续服，连服3个月经周期或服至已怀孕。

【验案】谢某，女，35 岁。2006 年 5 月 20 日初诊。10 年前生育一儿，哺乳半年，断乳迄今，月经从推后渐至闭经，需靠注射黄体酮方来月经，一停药就闭经。月经 4 月 10 日来潮，已停经 40 天，排除早孕，现腰酸乏力，食欲不振，带下量多，形体肥胖，舌胖有齿印，苔白，脉沉滑。妇检：外阴毛多，阴内带下量中等，宫颈光滑，宫体常大，双侧卵巢增大。B 超提示：子宫 5.5cm×4.5cm×4.5cm，内膜厚 1.5cm，右侧卵巢 4cm×3.5cm×3cm，内见多个小卵泡，左侧卵巢 4cm×3cm×3cm 无回声区，呈分隔状。诊为多囊卵巢综合征，属肾虚痰湿证。先用导痰汤加当归、赤芍、牛膝化痰通经，5 月 30 日月经来潮，量中，5 天干净。再以温补肾气，健脾化痰治之，予自拟脾肾双补汤，药用：续断、黄芪、白术、丹参各 15g，巴戟天、仙茅、陈皮、覆盆子各 10g，菟丝子、旱莲草、薏苡仁各 20g，每日 1 剂，连服 25 天。7 月 21 日经潮，量中，5 日净，续服药 3 个月经周期，经调受孕。

12. 滋肾散（钟秀美）

【组成】熟地、甘杞、女贞子、黄精、丹参、白术各 15g　旱莲、菟丝子各 20g　黄芩、续断各 10g

【功效】养血生精，滋肾促孕。

【主治】月经后期、闭经、不孕，属肾阴虚亏者。症见经量过少，色红无块，口干，头晕，耳鸣，腰酸，舌红苔少，脉细数。

【用法】① 药散由泉州中医院中药制剂室提供，每包 4g，每次 2 小包，每日 3 次，饭后 2 小时用开水冲服；② 水煎服，每日 1 剂，早晚于饭后 2 小时各服 1 次。

【方解】熟地、甘杞、女贞子、旱莲滋肾阴；黄精润肺滋阴，补脾益气；白术补益脾气，且可制滋阴药之腻滞；菟丝子、续断补肝益肾，行血脉，尤以菟丝子补阳益阴，守而能走，补而不腻；丹参活血补血；黄芩清热以抑阴虚之火。诸药合用，共奏养血生精，滋肾促孕之功。

【加减】血虚者，加当归 10g，何首乌 15g；气虚者，加黄芪 15g；失眠者，加

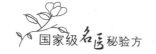
百合 30g，知母 10g。

【点评】本方以滋养肾阴为主，又兼具补脾之气，颇能精血同补，阴阳兼顾，补而不腻，可作为滋肾阴的基本方，应用于雌激素水平偏低，子宫内膜偏薄，卵泡发育不良，卵巢功能早衰倾向者。B超提示：卵巢小卵泡，无排卵。内分泌检查：雌激素水平偏低。另外，本方用药应在月经干净后开始服，直至基础体温双相。

【验案】魏某，女，26 岁。1997 年 11 月 29 日初诊。4 年前宫外孕，2 年前又再流产，迄今未孕育，月经 2～3 个月一潮。辰下：11 月 16 日末次月经来潮，量中，5 日净，头晕腰酸，口干咽燥，少眠多梦，形体消瘦，面色无华，舌红苔薄，脉弦细数。妇检：外阴（－），宫颈光滑，宫体中位偏小，双附件（－）。宫颈黏液镜检：羊齿结晶（＋）。诊为续发性不孕，证属肾阴亏虚，虚火上炎。治以滋肾养阴，佐清热安神，药用：百合 30g，知母 10g，煎汤冲滋肾散 2 包，每日 3 次，连服 2 周，基础体温在月经周期第 31 天上升至 37℃，并持续 16 天，月经于 1 月 18 日来潮。1 月 27 日复诊：头晕腰酸已减，夜眠尚好，舌偏红少苔，脉细数。续用滋肾散 2 包，每日 3 次连服 7 天，基础体温双相，改用温肾散（见下方），1998 年 10 月 25 日顺产一个男婴。

13. 温肾散（钟秀美）

【组成】巴戟天、淫羊藿、续断、杜仲、覆盆子、黄芪各 10g　当归、旱莲、菟丝子各 15g

【功效】温补肾气，促孕保胎。

【主治】不孕，属肾气虚者。症见月经后期，经量偏少，性欲淡漠，形寒腰酸，或有流产史，基础体温不典型双相（属黄体功能不健），舌淡红苔薄白，脉沉细。

【用法】散剂可由泉州中医院中药制剂室提供，每包 4g，每日 3 次，每次 2 包，用开水冲服；亦可按上述药物、比例自制散剂。

【方解】巴戟天、淫羊藿、续断、杜仲、菟丝子、覆盆子温补肾气，据药理研究可提高黄体功能；黄芪、当归健脾养血；旱莲滋肾养阴，以阴求阳。诸药合用，共奏温补肾气，促孕保胎之功。

【加减】肝血不足者加甘杞、何首乌各 15g；临近排卵加丹参 15g 煎汤冲服温肾散。

【点评】本方以温补肾气为主，加入补气血之品，有提高黄体功能、保护胎元的功效，对肾气虚所引起的黄体功能不健或反复流产者，可长期灵活应用。服用时，一般在经净后或预测已排卵后连服至下次经潮，若怀孕亦连服3个月以防流产。

【验案】施某，女，26 岁。1996 年 11 月 20 日初诊。结婚 4 年，流产 2 次，末次流产 1995 年 8 月 30 日，事后月经 30 余天一潮，末次月经 11 月 13 日，5 天净，经期腰酸甚剧，小腹隐痛，形寒，便溏日 1～2 次，舌淡苔薄，脉沉细。妇检：外阴（－），阴内白带量多质稀，宫颈光滑，宫体常大，双附件未触及肿块。综观脉证属肾气虚亏，脾阳不振，治以温补肾气，药用温肾散 2 包，每日 3 次，开水冲服，连服至基础体

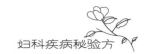

温上升至 37℃，即刻过性生活。早孕试验阳性，续服至孕 3 个月，足月顺产一女婴。

14. 排卵汤（赵松泉）

【组成】柴胡 6g　白芍 10g　赤芍 10g　泽兰 10g　益母草 10g　鸡血藤 10g　怀牛膝 10g　刘寄奴 10g　苏木 10g　生蒲黄 10g　女贞子 10g　覆盆子 10g　菟丝子 10g　枸杞子 10g

【功效】舒肝理脾，通经益肾，温阳排卵。

【主治】因不排卵或卵巢功能不良所致的不孕症，属肾虚肝郁，瘀阻经络者。症见多有月经后错，稀发、量少或闭经等。

【用法】采用周期服药法，以建立正常月经周期或不干扰正常月经周期。每月 6～9 剂药，分 2 次服完。① 月经期服药：月经第一天开始连服 3 或 4 剂；② 中期服药：月经第 13 天开始连服 3 或 4 剂。

如果患者月经后错、稀发或闭经，则采用服药 3 剂，停药 7 天，再服 3 剂。以后停药 7 天再服。同时配合测基础体温，如果基础体温超过 36.6℃，连续 3 天就停药。等月经来潮后，再按第一种方法服药；如果不来月经，仍按基础体温的测定序贯服药。

如果基础体温连续上升 15～20 天，有可能是怀孕，即来门诊化验，如为妊娠则服保胎药，以预防流产。

【方解】柴胡疏肝解郁，白芍敛阴柔肝，二药有推陈至新而调经的作用；赤芍通经行血，配生蒲黄行瘀化滞，有增强子宫收缩作用；鸡血藤补血活血，疏通经络以治血枯经闭，与益母草相伍调经，既化瘀又生新；用苏木祛瘀理气以破血，合刘寄奴更增祛瘀通络之效；佐泽兰入厥阴肝经血分，舒肝气以和营血；用牛膝宣导下行为主，走而能补，既能益肝肾又可强筋骨，在方中有引诸药下行，使气血得以畅行之作用。以上诸药意在舒肝肾之郁，补肝肾之精，使气舒精足血畅，则月经自调。又女子胞和五脏均与冲任二脉密切相关，冲任正常又取决于肾精和肾气的充实旺盛与否。故用女贞子、覆盆子、枸杞子、菟丝子以补益肝肾。全方组合既建立了月经周期，又起到了温煦生化排卵功能的作用。

【加减】阴虚有热者，加青蒿 10g、地骨皮 10g、生地 10g、玄参 10g、知母 6g；心烦起急、乳胀胸闷者，加青皮 10g、橘叶 6g、留行子 10g、香附 10g、木香 10g；闭经日久者，加当归 10g、桃仁 10g、红花 10g、茜草 10g、三棱 10g、莪术 10g；性欲减退者，加仙茅 10g、淫羊藿 10g、肉苁蓉 10g、山茱萸 10g、菟丝子 10g、鹿角霜 10g；痛经腹胀者，加川楝子 6g、延胡索 6g、香附 10g、广木香 6g；纳差浮肿者，加山药 15g、茯苓 12g、焦三仙各 10g、草蔻 6g、白术 6g；肥胖者，加茯苓 12g、半夏 10g、陈皮 10g；眠差者，加制何首乌 12g、炒枣仁 12g、远志 10g、茯苓 10g；腹寒肢冷者，加桂枝 10g（或肉桂 3g）、橘核 10g、荔枝核 10g、吴茱萸 6g；湿热下注者，加炒知母 6g、黄柏 6g、败酱草 12g、草河车 10g、鸡冠花 10g、椿根皮 10g。

【点评】赵氏运用本方治疗 250 例原为月经失调不孕的妇女都已怀孕，说明本方具有促进排卵的功能，有推广实用的价值。

【验案】沈某某，女，29 岁。原发不孕 4 年余，月经稀发至闭经。初潮 16 岁，月经一直错后，2~3 月 1 次，偶有 6 个月 1 次，1970 年以前用人工周期才来月经，停药后又闭经。转中医门诊时已闭经 4 个月，基础体温单相。宫颈黏液不典型。妇科检查：除宫颈略小外未见异常。主证：闭经发胖，头晕心烦，胸闷嗳气，乳房胀痛，身倦腰酸，下肢无力，腹部胀、大便秘结，面色黄，唇周青有短髭，舌苔白，质紫暗，脉沉弦。诊断：原发不孕，月经稀发。辨证：肝郁气滞，闭经不孕。治法：舒肝理气，活血化瘀佐以益肾。方药：排卵汤加下列药物：桃仁 6g，红花 10g，归尾 15g，茜草 10g，青皮 10g。每月 6~9 剂，每 3 剂药后接服五子衍宗丸二丸。共治疗半年。怀孕产一男孩。

【简介】赵松泉，生于 1915 年，北京人。1953 年毕业于华北国医学院，曾拜师于北京"四大名医"之一施今墨先生。为北京市妇产医院主任医师。从医近 60 年，专攻妇科疾患，对女性功能失调性不孕症的诊治疗效显著，在国内外有一定声望。曾获 1980 年北京市卫生局科研成果奖。他运用积累多年的临床经验及中医理论配制的"促排卵汤"被命为"赵氏排卵汤"。发表论文 20 余篇。

通信地址：北京市朝阳区姚家园路 251 号，北京市妇产医院　邮编：100026

十四、先兆性流产

1. 固胎汤（刘云鹏）

【组成】党参 30g　炒白术 30g　炒扁豆 9g　山药 15g　熟地 30g　山茱萸 9g　炒杜仲 9g　续断 9g　桑寄生 15g　炒白芍 18g　炙甘草 3g　枸杞子 9g

【功效】脾肾双补，止痛安胎。

【主治】习惯性流产，属脾肾双亏之滑胎者。症见屡孕屡坠，甚或如期而坠，腰痛，小腹累坠累痛，脉沉弱无力，舌质淡，或有齿痕，苔薄。

【用法】水煎服，每日 1 剂，分 2~3 次温服，连续服用，须超过以往流产天数半月。

【方解】凡滑胎患者，大都因脾肾双亏而致病。本方以党参、白术、扁豆、山药、甘草健脾益气补后天；熟地、山茱萸、杜仲、枸杞子养血益精补先天；续断、桑寄生补肾安胎治腹痛；白芍敛阴养血、缓挛急、止腹痛；诸药合用，共奏脾肾双补、止痛安胎之功。

【加减】若小腹下坠，加升麻 9g，柴胡 9g 以升阳举陷；小腹掣痛或阵发性加剧者，白芍用至 30g，甘草 15g 以缓急止痛；小腹胀痛，加枳实 9g 以理气止痛；胎动下血，加阿胶 12g，旱莲草 15g，棕榈炭 9g 以固冲止血；口干咽燥，舌红苔黄，去党参加太子参 15g，或选用黄芩 9g，麦冬 12g，石斛 12g，玄参 12g 以养阴清热安胎；胸闷纳差，加砂仁 9g，陈皮 9g 以芳香和胃；呕恶，选加竹茹 9g，陈皮 9g，生姜 9g 以和胃止呕；畏寒肢冷，小腹发凉，加肉桂 6g，制附片 9g 以温阳暖胞。

【点评】肾主藏精为先天之本，脾主运化为后天之源，胎元系于脾肾，肾精足则胎元得固，脾气旺则胎有所载，脾肾功能正常，胎孕自然无恙。若秉赋不足，或房事太过、劳倦内伤，或情志失调等，则往往导致肾气亏损，不能固胎；脾气虚弱，不能承载而滑胎。本方调补脾肾，确保孕育正常。主药量重是其特点，如重用白术、熟地，乃求其力专也。刘氏数十年来，以此方治滑胎，疗效显著。临床除胚胎停止发育外，一般都能见效。甚至滑胎6~8次者，犹能获得正常分娩，且婴儿体格、智力发育良好。

【验案】毛某，女，24岁，1986年7月6日初诊。已妊娠3个月，头晕，睡眠不佳，有时呕吐，阴道流血已六七天，腰酸腿软，经注射止血药物仙鹤草素，口服维生素K等未效，某医院妇科诊为"先兆流产"，舌苔薄白，左脉大，右脉虚数。此脾肾两虚，治宜脾肾双补。方用党参30g，炒白术30g，茯苓10g，甘草6g，熟地30g，山茱萸9g，黄芩炭10g，补骨脂15g，每日煎服1剂。于1988年6月因产后便血亦来诊曰：上次腹坠流血等症状服5剂即愈。于1987年1月顺产一健康女婴。

2. 安胎防漏汤（班秀文）

【组成】菟丝子20g　覆盆子10g　川杜仲10g　白芍6g　熟地黄15g　潞党参15g　炒白术10g　棉花根10g　炙甘草6g

【功效】温养气血，补肾固胎。

【主治】习惯性流产，属冲任及肾气亏损之胎动不安、胎漏、滑胎者。症见或妊娠期腰酸腹痛，胎动下坠；或妊娠期阴道少量下血，色淡质稀，头晕耳鸣，腰膝酸软；或坠胎、小产连续发生3次以上，腰酸腿软等。

【用法】水煎服，每日1剂，早晚各服1次。未孕之前，预先水煎服此方3~6个月；已孕之后，可以此方随症加减。

【方解】菟丝子辛甘平、覆盆子甘酸微温，二子同用，有补肾生精、强腰固胎之功；杜仲甘温，补而不腻，温而不燥，为肝肾之要药，能补肾安胎；当归、白芍、熟地俱是补血养肝之品，肝阴血足，则能促进胎元的发生；党参、白术、棉花根甘温微苦，能健脾益气、升阳化湿，既有利于气血的化生，更能升健安胎；甘草甘平，不仅能调和诸药，而且能益气和中，缓急止痛。全方有温养气血、补肾益精、固胎防漏之功。

【加减】腰脊及少、小腹胀坠疼痛，加桑寄生12g，续断10g，砂仁壳3g，紫苏梗5g；阴道出血，量少色红，脉细数者，加荷叶蒂12g，苎麻根15g，黄芩10g，阿胶10g；如出血多色红，宜减去当归之辛温，再加鸡血藤20g，旱莲草20g，大叶紫珠10g；出血日久，淋漓黯淡，腹部不痛者，加桑螵蛸10g，鹿角霜20g，花生衣30g，党参加至30g。

【点评】习惯性流产，属于祖国医学胎动不安、胎漏、滑胎的范畴。其起病原因，既有男女双方先天的因素，又有妇女本身虚、实不同。但以本方证而言，多属冲任及肾气亏损，故临床所见，以虚证为多。本方着眼于肾虚为主，肾、脾、肝并治，但还需未雨绸缪，防微杜渐，消灭其习惯性于萌芽状态，因此用药要随症加

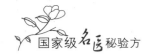

减，服药时间要提前，方收良效。在未孕之前，要预服此方 3~6 个月，以培养其根蒂；已孕之后，以此方随症加减。只要符合补养气血、固肾壮腰之要旨，自能足月产矣。

【验案】刘某，36 岁。以往曾孕 5 次，均流产。此次孕第 6 次，妊娠试验阳性，脉见微滑、两尺沉弱，舌淡，苔白。自述腰酸腿软，无阴道出血。因怕再度流产，精神极度紧张，据辨证确定为肾气虚损，遂投以上方。连服至孕 3 个月，后足月须产一女婴。婴孩无畸形，唯头发稀少，色黄。对于习惯性流产患者经保胎治疗后，多见婴儿发少，色黄。《内经·五脏生成篇》谓："肾之合骨也，其荣发也。"肾之精华在于发，故肾虚而发不荣。本例经随访，3 年后发已变多，变黑，与正常儿童无异，智力发育良好。

3. 益气养血汤（韩百灵）

【组成】人参 15g　黄芪 15g　熟地 20g　白芍 25g　当归 15g　白术 15g　茯苓 15g　五味子 15g　远志 10g　甘草 10g

【功效】益气养血。

【主治】月经不调、闭经、先兆流产、习惯性流产等病，属气血两虚者。症见除月经病、妊娠病特征症状外，伴头晕目眩，少气懒言，乏力自汗，面色淡白或萎黄，心悸失眠等，舌质淡而嫩，脉细弱。

【用法】水煎服，每日 1 剂，早晚各服 1 次。

【方解】方中人参、白术、茯苓、黄芪取四君子汤之义，健脾益气，助后天以资先天；熟地、白芍、当归补益精血；五味子、远志、甘草益气敛阴，宁心安神。诸药合用，共奏益气养血之功。

【加减】月经量少、闭经者，加川芎 15g，丹参 25g；崩漏、胎漏、产后血崩、产后恶露不绝者，加阿胶 15g，炒地榆 30g 或旱莲草 20g，棕炭 15g；胎动不安、滑胎、堕胎、小产、胎萎不长等者，酌加菟丝子 30g，续断 20g，桑寄生 20g；不孕者，加龟板 15g，山茱萸 15g，枸杞子 20g，女贞子 20g；形寒肢冷，带下量多者，加鹿角霜 15g，肉桂 10g，巴戟天 20g。

【点评】全方气血同治，并补先后两天，以求气血互生之效，妙用五味子酸敛之药，使阳得阴化，生化无穷。临证加减运用，效如桴鼓。

【验案】杨某，女，17 岁，1983 年秋就诊。该患 14 岁月经来潮，初始经行规律。近一年经期逐渐延长，每次带血 7~10 余天不等，量少，色淡，质稀，超声检查未见异常。诊时月经已带血半月余，患者体形消瘦，面色萎黄，少气懒言，问知平素倦怠乏力，头晕，食欲不振；舌淡苔薄白，脉细弱。四诊合参，韩氏认为此属气虚型崩漏，因气虚不能摄血，血流日久而致气血两虚，治以益气固摄，养血止血。方用"益气养血汤"加减：人参 10g，黄芪 25g，熟地 20g，白芍 25g，白术 15g，茯苓 15g，五味子 15g，炒地榆 40g，阿胶 15g（烊化冲服），龟板 15g，甘草 5g。该患服药 5 剂后血止，症状大为减轻，仍守上方减炒地榆；加续断 20g，继服。患者月经再次来潮时，带血 5 天而止，且前症未作。嘱其停服汤药，长期口服成药归脾丸一段时间，以巩固疗效。

4. 温肾安胎汤（马大正）

【组成】鹿角片 10g　淫羊藿 10g　巴戟天 10g　菟丝子 12g　续断 12g　杜仲 12g　桑寄生 12g　莲蓬 10g　仙鹤草 15g　淮山药 15g　阿胶（烊冲）10g　荆芥炭 10g

【功效】温补肾阳，益母养胎。

【主治】先兆性流产、习惯性流产，属肾虚，尤偏于肾阳虚者。症见为阴道出血咖啡色或黯红色，久治难愈，小腹隐痛或冷，舌淡红或偏淡，苔薄白，脉细。

【用法】水煎服，每日 1 剂，早晚各服 1 次。

【方解】鹿角片、淫羊藿、巴戟天、续断、杜仲，温肾之阳气；桑寄生、菟丝子、淮山药平补肾气；莲蓬、仙鹤草、阿胶、荆芥炭止血。诸药合用，共奏温补肾阳，益母养胎之功。

【加减】倦怠无力，加党参 15g，白术 12g；预防先兆流产，原方去阿胶、荆芥炭，加野苎麻根 20g，何首乌 15g。

【点评】先兆性流产或习惯性流产，阴道出血咖啡色或黯红色，久治难愈者，往往最终发展为过期流产。坠胎与子母双方的因素有关，胚胎系纯阳之体，补得一息阳气，便维持了胚胎生生不息的生机。此方温补肾阳，母子同治，是有别于以往其他安胎方剂之处。经 96 例先兆流产患者的临床检验，治愈率达94.8%。此方曾刊载于《中国中医药报》名医名方录栏目中。

【验案】李某，28 岁，2000 年 4 月 10 日初诊，结婚 2 年未孕，经中药治疗后，妊娠3胎次，分别于孕 40、60、70 天发生自然流产和难免流产。患者14岁初潮，月经周期定，5~7 天净。末次经期3月3日来潮，今做尿妊娠试验阳性。妇检未见异常，性激素检测正常，TORCH 系列阴性，男方精液化验正常，双方染色体检查正常。舌淡红，苔薄白，脉细。方用温肾安胎汤去阿胶、荆芥炭，加苎麻根 12g、白芍 10g，先后共服用 69 剂。于 2001 年 2 月 3 日自然分娩体重 3.6kg 的健康女婴。

十五、妊娠恶阻

加味麦门冬汤（王伯章）

【组成】麦冬 20g　法半夏3g　党参 12g　红枣4个　炙甘草8g　淮山 10g　枸杞子 10g　女贞子 10g　竹茹 10g　橘红 8g

【功效】滋肾养胃，降逆止呕。

【主治】妊娠恶阻，属肾阴不足，虚热上扰，胃气上逆者。症见妊娠早期，恶心呕吐，头晕厌食，甚则食入即吐，咽干等。

【用法】水煎服，每日 1 剂，分 2~3 次服，连服 3 剂。有效多服。

【方解】方中重用麦冬为君药，甘寒质润，滋养肺胃，兼清虚火；配少量法

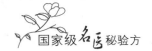

半夏为臣药，降逆下气，和胃化痰，君臣相配，有润燥相济之妙；党参、淮山、红枣、炙甘草益气健脾，调和脾胃，培土生金；竹茹配法半夏化痰止呕；橘红行气化痰；枸杞子、女贞子滋补肾阴，制约相火，防其动胎元。全方共奏滋肾养胃，清虚热，降逆下气止呕之功，气阴两补，调整阴阳，巩固胎元。

【点评】妊娠反应是不少孕妇妊娠过程中必有经历，由于个体差异，各人反应不一，轻者十天八天，重者1~2个月，其中艰辛，是男人无法感受到的。反应剧烈者由于呕吐频繁，无法进食深为所苦，需靠输液来维持，但治标不治本，呕吐症状无法解除，严重影响孕妇的健康及胎儿的发育。中医把本病归属于"妊娠恶阻"的范畴，传统认为脾胃虚弱及肝胃不和是本病的病因病机，常用陈夏六君子汤及苏叶黄连汤加减治疗，不少病例也取得疗效。王氏总结多年临床经验，采用麦门冬汤加减治疗本病取得明显疗效。他认为孕妇妊娠期间，因为既要自己需要吸收营养，又要供给胎儿营养物质，耗伤大量阴液，容易出现下元阴亏，虚热内生，上炎于胃，以致胃气上逆，出现恶心呕吐，肾水不足故咽干，符合《金匮要略》虚热肺痿篇"火逆上气，咽喉不利，止逆下气，麦门冬汤主之"之条文，故治疗当滋肾养胃，降逆止呕，方选麦门冬汤加减。

【验案】周某某，女，30岁，孕3个月，1周前出现恶心呕吐，6~8次/天，咽干，胃纳欠佳诸证，无腹痛及腹泻，无嗳气及泛酸，无咳嗽，二便正常，曾输液3天症状未见好，食卧不安，深为所苦，遂来求诊。观其精神不振，面色欠红润，舌淡红苔白干，脉弦细滑。中医辨为肾阴不足，虚热上扰，胃气上逆，施以滋肾养胃，降逆止呕，方选味麦门冬汤如下：麦冬20g，法半夏3g，党参10g，红枣4个，炙甘草8g，淮山10g，竹茹10g，枸杞子10g，女贞子10g，橘红10g，生姜10g，杷叶10g。上方服用3剂后，复诊诉呕吐次数减少，3次/天，精神好转，胃纳渐进，仍觉咽干，舌淡红苔白干，脉弦细滑。仍守上方再服4剂，三诊诉恶心呕吐消失，但口淡，胃纳尚可，睡眠正常，舌淡红苔白，脉细滑，遂改用陈夏六君子汤以善后，拟方如下：陈皮6g，法半夏6g，党参15g，白术10g，茯苓10g，炙甘草6g。随访2周未见复发。

【简介】王伯章，生于1944年，广东南海人。广东医学院附属医院主任医师、教授。曾任广东医学院中医教研室主任兼附院中医科主任，中华中医药学会仲景分会委员，广东省仲景学术专业委员会副主任委员，广东省中医药学会理事，湛江市中医药学会副会长等职。长期工作在较大规模的综合性医院，接诊较多危重疑难病例，对中、西医的长短均有所了解。有论文40多篇，专著两本，其中《六经辨证与方技新析》获湛江市科技进步二等奖。有市、厅级科研课题4项。

通信地址：广东省湛江市霞山区人民大道南57号　邮编：524001

十六、产后缺乳

1. 通乳汤（周鸣岐）

【组成】党参 15g　黄芪 20g　当归 15g　穿山甲 10g　王不留行 15g　通草 7g　丝瓜络 10g　路路通 7g　知母 10g

【功效】健脾益气，养血通乳。

【主治】产后缺乳，属气血脾胃衰弱者。症见产后乳少，甚或全无，乳汁清稀，乳房柔软，无胀满感，神倦食少，面色无华，舌淡，苔少，脉细弱。

【制法】浸泡 10 分钟，再煎煮 30 分钟，每剂煎 2 次。

【用法】用猪蹄汤代水煎服，每日 1 剂，早晚各温服 1 次。

【方解】方用党参、黄芪、当归益气养荣健脾；穿山甲、王不留行、通草、丝瓜络、路路通通乳活络；加知母生津润燥。诸药合用，共奏健脾益气，养血通乳之功。

【加减】肝气郁滞者，可加柴胡 9g，青皮 7g，白芍 10g。

【点评】产后缺乳，亦称"乳汁不行"，多因产妇素体虚弱，气血不足，或产时失血过多，失于调养，脾胃薄弱，运化无力，无以生乳，或因产后精神郁闷，肝郁经脉，气血壅滞，胸胁胀痛，乳胀而不得出。本方证属气血脾胃衰弱所致，故治用健脾益气，养血通乳之法。其方临床应用 30 余年，效果满意。

【验案】周某某，女，27 岁。头胎产后 7 天，乳汁不下，曾服猪蹄汤、大虾汤，乳汁仍不下，用手按压流少量清水，乳房无胀痛感觉，面色苍白，口干，食少，便秘，舌质淡，少苔，脉虚细。服通乳汤3剂后，下少量乳汁。继服8剂，乳汁增多，可满足婴儿吸吮。

【简介】周鸣岐，生于 1919 年，逝于 1992 年，山东掖县人。曾任大连市国医公会会长，大连市中医医院、市第三人民医院、市第二人民医院中医科主任及市中医学会秘书长、副会长等职。一生致力于崩漏、风湿症、冠心病、肾炎、脾胃和鱼鳞病等疾病的治疗研究。所著的《鱼鳞汤治疗鱼鳞病》一文被美国国立医学图书馆收录于《世界医学文摘索引》，其研究成果"生发饮"治疗脱发，"银屑汤"治疗牛皮癣，先后获国家中医药管理局科技成果二、三等奖。发表医学论文 60 余篇。

原通信地址：辽宁省大连市甘井子区千山路 40 号，大连市第三人民医院

邮编：116033

2. 爱婴益母汤（陈慧侬）

【组成】黄芪 20g　人参 10g　麦冬 10g　益母草 10g　当归 10g　炮甲 10g　通草 10g　路路通 10g　郁金 5g

【功效】补气益血，行气通乳。

【主治】产后缺乳症，属气血虚弱者。症见产后乳少，甚则全无，乳房柔软无

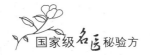

胀感，面色苍白无华，气短懒言，体倦纳少，自汗淋沥，舌淡苔薄白，脉虚细。

【用法】水煎服，每日1剂，早晚各服1次。

【方解】方中重用黄芪、人参以大补中气；当归、麦冬养血滋阴液；炮甲、通草、路路通利气通络；郁金利气通乳脉；益母草活血行血。诸药合用，共奏补气益血，行气通乳之功。

【加减】若伴胸胁胀闷，情志抑郁者，加青皮5g，柴胡10g；身热口干苦者，加黄芩10g，蒲公英10g；自汗者，加小麦20g，白术10g，牡蛎10g；腹痛重，恶露过期不净者，重用益母草至20g，去路路通、炮甲。

【点评】本方是由补气益血和行气宣络通乳两部分药组成，可作为治疗缺乳之基本方。缺乳病因机制不外是气血生化不足，乳汁乏源及乳汁运行受阻所造成。如辨证为气血生化不足者，重用补气益血部分药物，佐以选择通络之品；如若辨证为乳络不通或运行受阻者，重用行气宣络通乳之品，佐以补气益血药。本方选用益母草，是因产后之妇有多虚多瘀之生理改变，益母草，活血行血使子宫持久收缩复原、去瘀生新、乳汁更盛，为本方不可缺少之品。方中诸药配合，对改变产后多瘀、多虚的暂时性生理变化，促进产后复旧有殊效。

【验案】李某，女，25岁。1999年8月21日就诊。产后半月，乳汁甚少10天，全无3天。8月6日足月剖宫产，产后乳汁甚少，乳房不胀，乳汁清稀，近3天因天气炎热，纳呆汗出淋沥，乳汁全无。恶露未尽，量少色淡，腹痛不重，伴体倦无力，面色苍白，舌淡苔薄白，脉沉弱。诊断：产后缺乳。辨证：气血虚弱型。治则：补气益血，行气宣络下乳。方选：爱婴益母汤加味：黄芪30g，人参10g，麦冬10g，益母草20g，当归10g，炮甲5g，通草5g，路路通10g，郁金5g，牡蛎20g。3剂水煎服，1日1剂。药后汗少纳增，恶露得净，乳汁复充可供乳儿。

十七、恶露不绝

1. 益母饮（陈雨苍）

【组成】当归8g　川芎6g　益母草9g　泽兰9g　北山楂9g　百草霜9g（系杂草经燃烧后附于烟囱的烟灰，布包）

【功效】补血活血，引血归经。

【主治】产后恶露不净，或不全流产，属瘀血阻滞者。症见产后恶露过期不止，淋漓量少，色黯有块，小腹疼痛拒按，块下痛减，舌紫黯，或有瘀点，脉弦涩。

【用法】水煎服，每日1剂，早晚各服1次。

【方解】用当归、川芎补血活血，祛瘀生新；益母草、泽兰活血化瘀，行水消肿；山楂散瘀止痛；百草霜化瘀止血，消积化滞，为妇人崩中、带下、胎前、产后之良药。诸药合用，共奏活血化瘀，引血归经之功。

【加减】如腹痛剧烈，恶露不行，加桃仁以活血祛瘀，或再加蒲黄、五灵脂、延胡索以化瘀止痛；血瘀有热，加丹皮、赤芍以清热凉血，活血化瘀；血瘀有寒，加肉桂或炮姜以温阳散寒，活血化瘀；兼气虚者，加党参、黄芪以补益中气，增强补血活血的功能。

【点评】本方既补血又活血，且止血，既散瘀又止痛，寓有动静结合之意，配伍巧妙，疗效良好。若因残留胚胎组织阻塞宫腔，影响子宫收缩而造成严重大出血，甚至休克者，则须尽快消除宫腔内容物，以防继续出血和感染。

【验案】黄某某，女，33岁。1986年8月18日初诊。产后35天恶露未净，近日量多有块，常感小腹疼痛。舌淡红苔薄，脉细。证属产后瘀血阻滞，新血不能归经所致。治以活血化瘀，引血归经。按上方去川芎，加赤芍9g，北楂炒炭9g，服2剂，小腹疼痛减轻，恶露已少。续服2剂，恶露干净，诸症告愈。

【简介】陈雨苍，生于1914年，逝于1989年，福建闽侯人。自幼随父行医，后又进上海中国医学院深造。为福建省著名老中医，妇科专家。曾任福建中医学院教授、妇科教研室主任，中华全国中医学会福建分会理事兼中医妇儿科专业委员会顾问，中华医学会福建分会理事等职。从事中医临床、教学50余载，毕生致力于中医临床和教学工作，有很深的学术造诣，积累了丰富的经验，特别是在妇科方面，尤为擅长。

原通信地址：福建省福州市闽侯上街华佗路1号，福建中医学院　邮编：350108

2. 酱军散（盛玉凤）

【组成】败酱草18g　制军10g　炒当归12g　生蒲黄15g（包）　炒赤芍15g　炒川芎9g　忍冬藤30g　马齿苋15g　贯仲15g　生山楂15g　小青皮15g

【功效】清热解毒，祛瘀生新。

【主治】产后恶露不绝、人工流产后阴道出血不止，中医辨证属热毒挟瘀内滞胞宫者。症见产后恶露过期不止，色深红，质稠黏，气臭秽，或色黯有块，小腹疼痛，或人工流产后阴道出血不止等。

【用法】水煎服，每日1剂，早晚各服1次。

【方解】方中败酱草、制军功擅清热解毒、祛瘀生新，故用为主药；辅以忍冬藤以加强清热解毒之效；当归、蒲黄、赤芍、川芎、山楂以增进活血化瘀之功；复加贯仲既能解毒又善止血；青皮理气行血；更入马齿苋一药，现代药理研究证实本品能促使子宫收缩，以利瘀血排除。合之而成清热解毒，祛瘀生新之剂，故对于热毒挟瘀内滞胞宫引起的产后恶露不绝、人工流产后阴道出血不止，堪称药证相符，切中病机，是以疗效显著。

【加减】出血量时多时少，拖延日久，兼下腹胀痛，加川楝子10g，制延胡索12g；若出血量多，腹痛不甚，加三七粉3g（吞）、白及粉3g（吞）、樗木15g；若兼胸闷，两乳胀痛，神烦易怒者，加柴胡8g，白芍12g，八月扎12g，橘核10g，白蒺藜15g。

【点评】产后病有多虚多瘀、易感外邪的病理特点，因此产后恶露不绝、人工流产后阴道出血不止等病证，临床辨证属热毒挟瘀内滞胞宫者并不鲜见。对于这

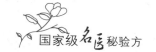

类病证，笔者经验需着力清除宫腔内的瘀血，以利于子宫复旧；另一方面瘀血得去，则邪毒无所依附，自能促使疾病向愈。本方即根据上述认识而拟定的，临床证实疗效显著，较之古方生化汤有所变革和改进。

【验案】徐某某，女，26 岁。1985 年 5 月 12 日初诊。患者剖宫产后 5 个月，恶露淋漓未净，量少，色紫挟块，伴下腹胀痛，腰酸，头晕乏力，大便偏燥，口干欲饮，寐劣。脉象细涩，舌紫边有瘀点，苔薄黄。B 超提示：子宫前壁回声欠均匀，双附件无异。中医辨证系瘀血羁留胞宫，兼挟热毒为患，病属产后恶露不绝。治宜活血祛瘀生新，兼以清热解毒，方用酱军散加味：败酱草 18g，忍冬藤 20g，制军 10g，生蒲黄 15g（包），炒赤芍 15g，牡丹皮 12g，川芎 9g，马齿苋 15g，贯众 15g，金银花炭 15g，生山楂 15g，炒当归 12g，小青皮 9g，7 剂。二诊（1985 年 5 月 18 日）：药后恶露已净，诸恙悉减，脉舌如前。再从原法加入补肾健脾之品以善其后：原方加杜仲 15g，山茱萸 12g，太子参 15g，7 剂。

3. 益母生化汤（刘云鹏）

【组成】益母草 15g　当归 24g　川芎 9g　桃仁 9g　炮姜 6~9g　甘草 6g

【功用】活血行瘀，通经止痛。

【主治】产后恶露不净，经行小腹疼痛，或人流、药流后，腰痛，恶露不净，亦可用于崩漏不止伴腹痛，属瘀浊败物留阻胞中者。

【用法】水煎服，每日 1 剂，早晚各服 1 次。

【加减】腹痛甚者，选加蒲黄 9g，五灵脂 9g，玄胡 12g，川楝子 12g 等；小腹胀痛，选加香附 12g，枳壳 9g，槟榔 12g，木香 9g 等；腰痛，血量少者，加牛膝 9g，血量多者，加续断 12g，腰胀者加乌药 9g；热者，本方去炮姜，加丹皮 9g；热盛者选苦参 9g，栀子 9g；气虚，选加党参 15g，黄芪 20g 等；寒者，可选加桂枝 6g，艾叶 9g 等。

【方解】本方由生化汤加减而成，是一个活血止痛，祛瘀生新的方剂。方中重用当归养血活血，且以镇痛；川芎行气活血，为血中气药，气行则血行；桃仁活血化瘀；炮姜温经通络，甘草补中调和诸药；益母草去瘀生新。全方共成养血活血，祛瘀生新之剂。

【点评】生化汤有生有化，在消瘀中行补，寓补于祛邪之中，祛瘀生新，以往主治产后恶露不尽，刘氏认为经期出血，如有疼痛，亦是瘀浊败物留阻胞中，与产后瘀浊的性质是一致的，故亦采用加减生化汤治之（益母生化汤）。由此类推，无论经期、产后和药流刮宫，只要见阴道流血不止而有痛胀之象者，即采用此法，累治累验。下列医案患者，产后恶露月余未尽，量少，色暗褐，且舌质黯红，苔黄，乃瘀血内停为患；其头痛，头晕，腰脚酸软，乃为血虚精亏所致。刘氏认为血瘀为主证，血虚精亏为兼证，治疗以活血去瘀生新为主，兼以益气养血。方中重用当归养血活血，桃仁、川芎、益母草、赤芍活血化瘀，乌药理气活血治腰痛，姜炭引药归经，甘草调和诸药，太子参益气生津以养血，加白芷去风止痒。服方 7 剂后血量较前减少，色变淡，诸症好转；但因感冒而致咽喉不适为外感风热所致。故继用益母生化汤活血化瘀生新治疗，加用金银花、连翘、蒲公英，以清热解毒，清利咽喉，牛膝、乌药、理气活血强腰膝。服药 7 剂，恶露停止，诸症消除。此方贵在不用止血药而使血止，因其出血原因是由瘀血所致，故宜活血化瘀为主，使旧血得去，精血得生，新血归经而不妄行则出血自止，此即"通因通用"法。

【验案】肖某某，女，27 岁，孕 2 产 0 自流 1。2004 年 7 月 26 日初诊。主诉产后恶露 1 月余未尽。患者 2004 年 6 月 20 日剖宫产一男婴，产后阴道出量少，色暗褐，持续至今未净，无腹痛，无发热，腰痛，头痛，头晕，口干喜饮，眼皮痒，奶水较少，手指及腿酸痛，大便干，略困难，2～3 天一行。舌黯红，苔黄，脉沉软，76 次／分，月经 3～5 日／30 日，时有痛经。诊断：恶露不尽（血瘀兼血虚精亏）。处方：益母生化汤加味。益母草 20g，当归 24g，川芎 20g，姜炭 6g，甘草6g，桃仁 9g，太子参 20g，赤芍 15g，乌药 12g，白芷 9g，7 剂。2004 年 8 月 2 日二诊：阴道仅极少许血性分泌物，色淡褐，头痛，头晕较前减轻，手指及腿疼好转，腰痛明显好转，服药期间胃部不适，前日不慎感冒，现咽喉不适，口干喜饮，无眼皮痒，大便 2～3 日一行，奶水偏少，脉 72 次／分。处方：益母生化汤加味。益母草 20g，当归 24g，川芎 20g，姜炭 6g，甘草 6g，桃仁 9g，乌药 12g，牛膝 15g，金银花 15g，连翘 15g，蒲公英 30g，7 剂。恶露停止，诸症消除。

十八、乳　腺　炎

乳痈验方（许履和）

【组成】蒲公英 15～30g　全瓜蒌 12g　连翘 10g　当归 10g　青皮 6g　橘叶 6g　川贝 6g　柴胡 3g　生甘草 3g

【功效】疏肝清胃，下乳消痈。

【主治】乳腺炎急性期，属肝郁热壅者。症见乳房结块，排乳不畅，皮色不变或微红，肿胀疼痛；或伴恶寒发热，头痛骨楚，胸闷呕吐，食欲不振，大便秘结等；舌质正常或红，苔薄白或薄黄，脉浮数或弦数。

【用法】水煎服，每日 1 剂，早晚各服 1 次。

【方解】方中蒲公英、连翘清热解毒；青皮、橘叶疏肝行气，消肿解毒；全瓜蒌、柴胡疏肝理气；川贝清热散结消痈；当归活血化瘀；甘草调胃和中。诸药合用，共奏疏肝清胃，下乳消痈之功。

【加减】寒热头痛，加荆芥、防风；胸痞呕恶，加半夏、陈皮；排乳不畅或乳汁不通，加漏芦、王不留行、路路通；脓已成，加皂刺、甲片以透脓。

【点评】运用本方大抵药后热退身凉者，多有消散希望，反之便易化脓。尚可配合局部处理：乳头破裂者，用麻油或蛋黄油搽之，每日 4～5 次；乳汁不通者，用热毛巾敷揉患乳，再用吸奶器吸尽乳汁。红肿热痛明显者，外敷马培之青敷药（大黄240g，姜黄 240g，黄柏 240g，白及 180g，白芷 120g，赤芍 120g，花粉

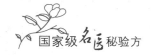
国家级名医秘验方

120g，青黛 120g，甘草 120g，共研末，蜂蜜或饴糖调成糊状），每日换 1 次。内外合治，疗效甚好。

【简介】许履和，生于 1913 年，江苏江阴人，15 岁从父学医。南京中医药大学附属医院教授，主任医师，著名的中医外科专家。读书近万卷，求理亦深，医术高超，医德高尚，擅治一般感染、全身感染、乳房病、腺体疾病、男性生殖系统疾病、急腹症、耳鼻咽喉病、皮肤病、外周血管病及其他奇难杂症。在中医界有较高声誉和威望。

通信地址：南京市汉中路 282 号，南京中医药大学　邮编：210029

十九、子 宫 肌 瘤

1. 昆布软坚汤（周玉朱）

【组成】昆布、生牡蛎、炒僵蚕各 30～50g　白附子、制半夏各 6～12g　苏木、刘寄奴、干地龙各 10～30g

【功效】化痰散瘀，软坚消块。

【主治】子宫肌瘤，属痰瘀互蕴型。症见月经量多，间夹紫块，或小腹包块，固定不移，或腹痛拒按，或肢体困倦，胸闷，少眠；舌淡苔白腻，脉滑或弦滑。

【方解】子宫肌瘤源于寒痰瘀血盘踞胞宫。以昆布、生牡蛎、炒僵蚕消痰攻坚；脾弱生湿，湿聚酿痰，寒者温之，投以白附子、制半夏燥湿化痰，茯苓健脾利湿；久病入络，络者血也，瘀者化之，入苏木、刘寄奴、干地龙化瘀通络。

【加减】气滞血瘀引起经前或经行腹痛，加制香附、延胡各 6～10g；气虚不能摄血造成月经量多，加党参、山药各 10～30g，或炙黄芪 30～60g。

【点评】是方寒温并用，以温为主者，燥湿化痰也；咸辛兼施，以咸首选者，咸能软坚也。其中白附子辛温有毒，前人告诫，不作内服。周氏认为，经辨证确认湿痰无疑者，加此药 6～12g，非但无妨，而且殊效。需要提醒的是，40 岁以下子宫肌瘤患者，经中药内服 3 月左右，未见缩小或日渐增大者，宜手术为妥。

【验案】费某某，女，37 岁。2006 年 6 月 30 日初诊。因月经多，经期长半年余而做 B 超检查，报告为子宫后壁有一个 4.5cm×4.3cm 不均质、强回声、边缘规则的团块，印象：子宫肌瘤。刻诊：自诉月经已干净 5 天。每次行经时量多，腹痛，夹紫红色血块。常觉头晕，疲倦，口黏而腻。舌淡苔白润，脉弦滑。拟诊子宫肌瘤。证属痰瘀互结。治以化痰散瘀。处方：昆布、生牡蛎、炒僵蚕各 40g，白附子、制半夏各 6g，苏木、刘寄奴、干地龙各 20g，淮山药 30g，炙黄芪 30g，10 剂。二诊：脉症如前。昆布、生牡蛎、炒僵蚕各 50g，白附子、制半夏各 10g，苏木、刘寄奴、干地龙各 30g，炙黄芪 40g，10 剂。三诊：月经来潮，其量稍少，腹痛略减。继进二诊方 10 剂。嗣后连服中药（二诊方加减）80 天，复查子宫 B 型超声波，未见异常。

2. 黄芪消瘤胶囊（钟秀美）

【组成】黄芪 25g　莪术、三棱、生牡蛎各 20g　夏枯草、半枝莲、生山楂各 15g　生蒲黄、益母草各 10g

【功效】益气逐瘀，软坚消癥。

【主治】子宫小肌瘤（瘤体直径<6cm）、盆腔炎症包块、卵巢囊肿，属瘀血积结者。症见小腹有包块，固定不移，肌肤少泽，月经延后或淋漓不断，面色晦黯，舌紫黯，脉沉涩。

【用法】本制剂由泉州市中医院中药制剂室研制，每粒 0.5g 含生药 5g，每次 5 粒，每日 3 次；亦可做汤剂水煎服，每日 1 剂，早晚各服 1 次。1 个月为 1 个疗程（经量过多者，经期停服），一般服 3～5 疗程。

【方解】黄芪益气补虚，气旺以促血行；三棱、莪术为化瘀要药，善消癥瘕；生蒲黄、益母草助三棱、莪术逐瘀止血；夏枯草、生牡蛎消痰软坚散结；山楂消食降脂，活血化瘀；半枝莲活血化瘀、止血止痛。

【加减】若煎汤药，盆腔炎症包块，可加王不留行、蒲公英各 15g；痛剧者，加炒灵脂 10g。

【点评】钟氏将益气与逐瘀，消食与软坚，止血与调经融成一方，性较平和，缓消癥瘕，其功甚著，且不伤脾胃，适合于长期服用。据药理研究：黄芪可提高免疫力，且有护肝作用，利于抑制肿瘤；三棱能直接破坏肿瘤细胞；莪术能抗孕激素；山楂可间接降低雌激素等，均有利于子宫肌瘤等的治疗。

【验案】吴某，女，27 岁，2001 年 8 月 21 日初诊。阴道出血 30 余日，量多色黯红，伴头疼、口干、少腹隐痛，舌黯红，少苔，脉沉细。妇检：外阴染血，阴内血较多，色黯红，子宫轻度增大，右附件触及囊性肿块。B 超提示：子宫 6.0cm×4.0cm×3.4cm，前壁可见 1.6cm×1.2cm×1.4cm 低回声团，边界清楚，右附件可见 4.9cm×4.4cm×4.1cm 囊性无回声区、壁厚。诊为子宫肌瘤合并卵巢囊肿，属癥瘕，瘀热互结，治宜先止血、后消瘤，以活血化瘀佐清热，自拟祛瘀止血汤加青蒿。药用：桃仁、当归、黄芩、青蒿、茜草各 10g，赤芍 12g，生地、海螵蛸各 15g，川芎、红花各 6g。每日 1 剂连服 3 剂。血止后改用黄芪消症胶囊，每次 5 粒每日 3 次，连服2 个月。10 月 24 日复诊：月经周期 35 天，经期 5 天，子宫附件大小正常，B 超复查：子宫 5.4cm×3.6cm×3.8cm，前壁可见 1.0cm×1.0cm×0.8cm 低回声区。续服黄芪消癥胶囊20 天，2002 年 3 月来院复查：月经周期、经量均正常，B 超检查：子宫 4.2cm×3.9cm×4.2cm，形态正常，实质均匀，内膜居中，未见占位病变。

3. 消癥汤（马大正）

【组成】半枝莲 15～30g　白花蛇舌草 15～30g　皂角刺 12～30g　石见穿 20～30g　牡蛎 30g　海藻 20～30g　三棱 10～20g　莪术 10～20g　荔枝核 12～15g　橘核 12～15g　制乳香 4g　制没药 4g

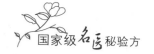

【功效】清热解毒，活血化瘀，消痰散结。

【主治】子宫肌瘤、卵巢囊肿、子宫内膜异位症、盆腔炎症性包块、陈旧性宫外孕、子宫内膜息肉等，属于中医癥瘕范畴者。

【用法】水煎服，每日1剂，早晚各服1次。

【方解】半枝莲、白花蛇舌草清热解毒；皂角刺、石见穿活血消肿；牡蛎、海藻化痰散结；三棱、莪术破血消积；荔枝核、橘核理气散结；制乳香、制没药活血止痛。诸药合用，共奏清热解毒，活血化瘀，消痰散结之功。

【加减】血热明显，加夏枯草20~30g，蛇莓20~30g；恶心，加半夏12g，陈皮12g；痰多，加半夏12g，浙贝12g；下腹疼痛明显，加三七5g，延胡索12g；下腹胀明显，加大腹皮15g，赤小豆30g；乳房胀痛明显，加山慈菇15g，漏芦15g；大便秘结，加莪莶20~30g；倦怠无力，加生黄芪15~20g，黄精12g；腰酸痛，加何首乌15g，续断12g；食欲不振，加山楂15g，鸡内金6g；口苦干燥，加天花粉15g，天冬15g；经量过少，加茺蔚子12g，王不留行15g；经量过多有块，经期去三棱、莪术、制乳没，加蒲黄炭10g，益母草15g，并吞服云南白药或改用其他止血方；子宫内膜息肉，加乌梅10~30g，白芷10g，僵蚕10g，吞梅花点舌丹。

【点评】此方药性较平和，由6组药对组成，分别具有清热解毒、活血消肿、化痰散结、破血消积、理气散结和活血止痛的作用，只要稍加变通，该方就可以适用于各种各样的妇科癥瘕积聚疾病，疗效比较确实。原方的药物剂量，以肌瘤的大小为依据，或根据患者服药之后的反应情况循序递加。

【验案】许某，40岁，2000年7月7日初诊。体检时B超检查发现子宫肌瘤3.6cm×2.4cm×3.0cm，小腹疼痛，平时经量不多。舌淡红，苔薄白，脉细。妇科检查后诊断为：①子宫肌瘤。②慢性盆腔炎。方用消癥汤30剂，大黄䗪虫丸每次3g，每日3次吞服。2000年10月16日二诊，B超检查子宫肌瘤缩小为2.7cm×2.0cm×2.5cm，恶心，舌脉如上，此后，又先后服用消癥汤加减30剂，2001年4月16日B超复查，子宫肌瘤已经消失。

4. 攻坚汤加味（班旭升）

【组成】王不留行100g　夏枯草、生牡蛎、苏子各30g　生山药30g　海螵蛸20g　茜草10g　赤丹参18g　当归尾12g　三棱、莪术各6g

【功效】祛瘀消癥，软坚散结。

【主治】子宫肌瘤，属瘀血癥瘕者。症见小腹有包块，固定不移，肌肤少泽，月经延后或淋漓不断，面色晦黯，舌紫黯，脉沉涩。

【用法】水煎服，每日或隔日1剂，早中晚各服1次。30剂为一疗程。

【方解】方中王不留行祛瘀消肿，行血通络，乃治冲任肿物之要药；夏枯草、生牡蛎软坚散结，消瘰疬结核，化血癥瘕；生山药补肾健脾，扶助正气；海螵蛸、茜草消癥化滞，止血止带；赤丹参、当归尾破癥除烦，活血补血；三棱、莪术疗癖止痛，治诸积聚；苏子理气化痰，是开郁利膈之良剂。全方配伍严谨，标本兼顾，对各种肿物疗效颇佳。

【加减】若偏重于脾肾气虚、腰膝酸困、白带增多者，加白术 18g，鹿角霜 10g；气血两虚，月经淋漓不断、劳累加剧者，加黄芪 30g，熟地 24g，三七 6g；血瘀胞宫，下腹部刺痛拒按者，加炒灵脂、生蒲黄各 10g，水蛭 6g；寒凝瘀阻冲任，少腹冷痛者，加官桂、炮姜各 6g，小茴、延胡索各 10g；气滞胞脉，痛无定处者，加香附、川楝子、荔枝核各 10g。

【点评】以本方治疗子宫肌瘤，疗效满意。如曾治疗30例，治愈（用药30～60剂，临床症状消失，妇科、B超复查：子宫恢复正常大小，子宫声像正常）16例；显效（用药 45～66 剂，宫体接近正常，肌瘤缩小 1.8～2cm）8 例；好转（用药50～68剂，肌瘤缩小 0.6～1cm）5例；无效（用药36剂，瘤体无变化）1例。有效率96.6%。

【简介】班旭升，生于 1949 年，山西忻州人。现任山西省忻州地区人民医院传统医学康复科主任，中国中西医结合研究会忻州分会秘书长，中国传统医学会全国委员会委员，世界医药研究中心中医疑难病学会会员。从事临床传统医学诊疗与研究工作，主张博采前贤精华，吸取众家之长，结合现代医学检查与实践，将整体调节、经络感传与局部治疗融为一体，尤其在睡眠障碍、不孕不育、白塞综合征、慢性乙型肝炎、神经痛、眩晕症、乳腺增生等方面有精深研究，治疗有独别之处。曾参与《中华效方汇海》等多部著作的编写。发表学术论文 70 余篇。
通信地址：山西省忻州市健康西路8号，忻州地区人民医院　邮政编码：034000

二十、卵巢过度刺激综合征

卵巢过度刺激方（马大正）

【组成】茯苓皮 30g　猪苓 20g　白术 30g　泽泻 10g　桂枝 6g　大腹皮 20g　陈皮 9g　桑白皮 10g　赤小豆 45g　车前子（包煎）10g　槟榔 10g　天仙藤 10g　四磨汤口服液 2支

【功效】温阳健脾，行气利水。

【主治】超促排卵助孕过程中出现的卵巢过度刺激综合征（OHSS），属脾阳不振，气滞湿阻之饮证。症见腹胀，腹痛，腹水，胸水，少尿，水肿，恶心，呕吐，卵巢肿大等。

【用法】水煎服，每日 1 剂，早晚各服 1 次。

【方解】本方为五苓散、五皮散、四磨汤三方相合加减而成。五苓散（茯苓皮、猪苓、白术、泽泻、桂枝）温阳化气，健脾利水；五皮散（茯苓皮、大腹皮、陈皮、桑白皮）、天仙藤理气健脾，利水消肿；赤小豆、车前子助上药利水消肿；四磨汤口服液（槟榔、木香、枳壳、乌药）行气散结。诸药相合，具有温阳健脾，行气消水之功效。

【加减】大便秘结，加郁李仁 10g，制大黄 10g；如腹部胀痛不明显，倦怠无力，加生黄芪15g；经水来潮，可加益母草30g，娑罗子12g。

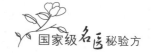
【点评】OHSS 常常出现腹水、胸水、水肿、少尿，还见腹痛、腹胀、恶心、呕吐、腹泻、头晕头痛、烦躁等症状，这些表现与《金匮要略》阳虚气阻饮停的五苓散证中的"小便不利""水入则吐""痞不解""吐涎沫而癫眩""烦躁不得眠"表现吻合，当本"病痰饮者，当以温药和之"之旨，用五苓散配合五皮散、四磨汤为主治疗。对于该病，症状越轻，治疗时间越早，疗效越好。OHSS 严重时会危及生命，应加注意。

【验案】林某，29 岁，2003 年 11 月 4 日初诊。因婚后半年未孕就诊，经检查，诊断为：① 多囊卵巢综合征。② 卵泡发育障碍。使用克罗米酚+尿促性素+绒毛膜促性腺激素治疗后，出现下腹胀甚，尿意频短。B 超示子宫内膜 11mm，左侧卵巢 59mm×40mm，内见 20mm×19mm 大小不等的 9 个卵泡，右侧卵巢 65mm×44mm，内见 20mm×16mm 大小不等的 14 个卵泡。舌淡红，苔薄白，脉细。西医诊断：OHSS。方用卵巢过度刺激方 5 剂。11 月 10 日二诊。下腹胀减，小便转长。B 超示子宫内膜 16mm，左侧卵巢 72mm×54mm，可见 44mm×38mm 大小不等卵泡，右侧卵巢 80mm×51mm，可见 42mm×30mm 大小不等卵泡，子宫直肠凹见 19mm 液性暗区，中药守上方加槟榔至 20g，加四磨汤口服液，5 剂。11 月 17 日三诊，下腹胀除，偶觉隐痛，小便正常，再用当归白芍散加味治疗而愈。

二十一、更年期综合征

1. 益气养阴安神汤（胡建华）

【组成】太子参 15g　辰麦冬 15g　五味子 4.5g　野百合 15g　肥知母 15g　炙甘草 9g　淮小麦 30g　大枣 9g　石菖蒲 9g　紫丹参 15g　淫羊藿 12g　淡肉苁蓉 12g

【功效】益气养阴，补心安神，调摄冲任。

【主治】更年期综合征，属冲任失调，气阴两亏者。症见情绪忧郁，烦躁易怒，面部潮红，两目虚肿，掌心出汗湿润；舌尖红，苔薄白腻，脉弦细。

【用法】水煎服，每日 1 剂，早晚各服 1 次。

【方解】处方用太子参、麦冬、五味子以益气养阴安神；甘草、淮小麦、大枣汤以补益心脾，柔肝缓急；淫羊藿、淡肉苁蓉性虽偏温，但属于柔剂，温而不燥，有补益肝肾作用；方中配合百合、知母以加强养阴清热安神作用，且百合、知母与淫羊藿、淡肉苁蓉同用，则温凉相配，更不虑其偏温助热；石菖蒲开窍化痰以安神；丹参活血化瘀，安神宁心。诸药合用，共奏益气养阴，补心安神，调摄冲任之功。

【点评】下列医案患者年过七七，正值绝经之期，癸源空虚，冲任失调，以致经期紊乱，并出现一系列梦多、忧郁、烦躁等精神症状，兼有神疲、口干、舌尖红等气阴两亏之象。故处方用参麦饮以益气养阴安神；甘麦大枣汤以补益心脾，柔肝缓急，此乃仲景治疗妇人脏躁之代表方剂，胡氏常用以治疗更年期综合征，效果显著；淫羊藿、淡肉苁蓉治疗更年期综合征，经期焦虑以及乳腺增生等疾病，疗效颇佳，盖取其有调摄冲任之功，实际上是起到了调整内分泌作用；方中配合百合知母汤以加强养阴清热安神作用。二诊时月经量多，夹有血块，乳房胀痛，故用失笑散以行瘀止痛，并有止血功效。蒲公英、莪术，亦取其散结祛瘀之专长。通过益气养阴、补心安神、调摄冲任诸法，从整体出发，加以综合调治，历时5月余，使患者各症消失，恢复健康。

【验案】熊某某，女，51岁。1987年3月15日初诊。主诉：经期紊乱，伴忧郁，烦躁，出汗1年余。1年多来，月经周期紊乱，或2~3月一行，或1月双潮，经量时而稀少，时而量多如冲，经临乳房作胀。平素性情温和开朗，去年夏天起，一反常态，情绪忧郁，烦躁易怒，甚则悲伤流泪。心悸胆怯，梦中惊吓，精神困惫，胸膺窒闷，频频叹息，头面烘热，阵阵出汗，口干。曾服用逍遥散、归脾汤、越鞠丸、谷维素等中、西药物治疗。检查：面部潮红，两目虚肿，神情抑郁，掌心出汗湿润。舌尖红，苔薄白腻，脉弦细。心率：80次/分，律齐。血压19.0/11.5 kPa，曾在外院做妇科检查（－）。诊断：更年期综合征，冲任失调，气阴两亏者。治疗：益气养阴，补心安神，调摄冲任。3月22日二诊：近3天来，情绪略畅，胸闷略舒，心悸，头面烘热略减。昨日经临量多，夹有血块，乳房胀痛，今起面目虚浮，精神困惫。苔脉如前，再从原方加减。处方：太子参15g，麦冬15g，五味子4.5g，炙甘草9g，淮小麦30g，大枣9g，淫羊藿12g，肥知母15g，野百合15g，失笑散15g（包煎），蒲公英15g，莪术12g，7剂。

3月29日三诊：服上方后，经量明显减少，6天即净，经后乳房胀痛消失，余症均较前减轻，原方14剂。以后用前方加减调治。5月3日来诊：月经来潮，量适中，5天干净，经期乳房微胀，情绪舒畅。近日气温较高，出汗较多，口干。脉濡细，苔薄腻。再予益气养阴，调摄冲任，稍佐芳香化湿。处方：太子参15g，麦冬15g，五味子4.5g，炙甘草9g，淮小麦30g，大枣9g，淫羊藿12g，淡肉苁蓉12g，藿香9g，佩兰9g，14剂。8月30日末诊：各症均除。月经停闭未行，苔脉正常。改用中成药调治，以冀安然度过更年期。处方：参脉饮口服液30支，每次1支，日服2次。肉苁蓉片（龙华医院自制中成药，每片含生药0.3g）200片，每次5片，日服3次。

2. 更年汤（段亚亭）

【组成】生地20g 麦冬15g 枣皮15g 丹皮15g 知母15g 黄柏15g 淫羊藿20g 巴戟天15g 仙茅15g 甘草10g

【功效】调补阴阳，滋阴涵阳。

【主治】更年期综合征，属肾之阴阳具虚者。症见烘热易汗，心烦易怒，疲倦乏力，纳差，失眠多梦，月经周期紊乱，苔薄白，脉细等。

【用法】水煎服，每日1剂，早晚各服1次。

【方解】生地、麦冬、枣皮滋阴涵阳，治烘热易汗，心烦易怒，手足心热等；淫羊藿、仙茅、巴戟天补肾阳消阴，治疗畏寒怕冷，神疲乏力，腰酸背痛等，阴阳互补达到阴阳平衡，消除阴阳失衡产生的诸症；丹皮、知母、黄柏滋阴降火，消除烦

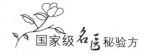

热，潮热口干等；甘草和中，调和诸药。诸药合用，共奏调补阴阳，滋阴涵阳之功。

【加减】肾阴虚甚者，加龟板、鳖甲、地骨皮；肾阳虚甚者，加鹿角胶、制附片；血压偏高者，加天麻、钩藤、石决明；心烦易怒，加栀子、胆草；失眠，加枣仁、夜交藤、合欢皮；脾虚，加山药、白术、莲米；气血不足，加党参、黄芪、当归、熟地；肢体麻木，加鸡血藤、丹参；夜尿多，加金樱子、桑螵蛸、益智仁；月经量多，加仙鹤草、茜草、三七粉。

【点评】本方是段氏自拟方，曾治疗更年期综合征 54 例，一疗程治愈 47 例，占 87.1%；二疗程治愈 7 人，占 12.9%，总有效率 100%，受到病人的好评。

【验案】张某，女，46 岁，重庆市人，1997 年 3 月 2 日初诊。主诉：月经停 2 月，伴烘热出汗，心烦易怒、乏力、纳差，二便正常，苔薄白，脉缓。辨证："经绝期诸证。"治则：调补阴阳，清热涵阳。用更年汤：生地 20g，麦冬 15g，枣皮 15g，丹皮 15g，知母 15g，黄柏 15g，淫羊藿 20g，巴戟天 15g，仙茅 15g，甘草 10g，每日 1 剂，共服 5 剂，诸证消失，再服 3 剂巩固疗效，3 个月后随访未发，身体健康。

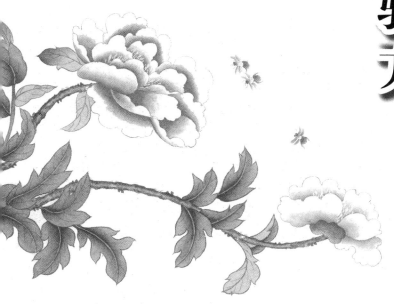

外科疾病秘验方

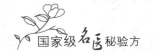

一、颈 椎 病

1. 颈晕停方（商宪敏）

【组成】葛根 30g　川芎 10g　佩兰 30g　僵蚕 10g　半夏 10g　泽泻 30g　姜黄 10g　天麻 10g

【功效】散风除湿，祛痰和胃，活血活络。

【主治】颈椎病眩晕症，属痰瘀互阻挟风上扰清窍者。症见发作性眩晕，或头晕头痛，每伴恶心呕吐，转颈则症状加重，舌淡黯胖，苔白或白腻，脉滑或沉滑。

【用法】水煎服，每日 1 剂，早晚各服 1 次。

【方解】颈型眩晕多因痰瘀互阻挟风上扰清窍所致。方中葛根舒缓经脉，除颈项挛痛为治颈椎病要药；天麻、僵蚕熄风止痉，祛风止痛；佩兰、法半夏、泽泻化湿和胃，化痰利湿；川芎、姜黄行气活血，活络止痛并引药上行。诸药配伍共奏散风解痉，祛痰和胃，芳化利湿，活血通脉之功。

【加减】风热重，加白蒺藜、钩藤、夏枯草；风寒者，加羌活、白芷、细辛；湿盛者，加萆薢、薏苡仁；痰盛者，加石菖蒲、郁金、胆南星；瘀甚者，加鸡血藤、丹参、地龙。

【点评】本方作为治疗颈椎病眩晕的基本方，根据症状表现灵活加减，可收良效。

【验案】李某某，男，50 岁，电脑工程师。2005 年 11 月 10 日首诊。主诉：颈项强痛 10 年，发作性眩晕 2 年，突发眩晕伴呕吐 1 天。患者从事电脑操作多年，经常颈项强直，隐痛，牵及肩背不适，2 天前伏案加班工作后诱发眩晕。刻下症：头晕项强，如坐舟船，伴恶心呕吐清涎，转颈时尤甚，脘闷纳少，溲清便溏，舌暗胖，边有齿痕，苔白腻，脉濡滑。中医诊断：眩晕（痰浊中阻），西医诊断：颈椎病。治疗：祛痰除湿，和胃降逆，活络解痉。予颈晕停方加减：葛根 30g，佩兰 30g，半夏 10g，僵蚕 10g，姜黄 10g，川芎 10g，萆薢 30g，泽泻 30g，苍术 10g。5 剂，水煎服。药后眩晕呕吐止，仍感颈项不适，加健脾补肾壮骨之品以善后。

2. 颈椎方（马瑞寅）

【组成】紫贝齿 30g（先煎）　磁石 30g（先煎）　粉葛根 15g　炒白芍 15g　丝瓜络 15g　炙甘草 9g

【功效】缓急舒筋，平肝通络。

【主治】颈椎病脊髓型。症见四肢放射性疼痛，麻木，活动牵强，两侧锥体束证为主。

【用法】水煎服，每日 1 剂，早晚各服 1 次。

【方解】方中白芍、甘草能缓急，配合葛根解肌松筋，可以缓和肌肉紧张；重用丝瓜络以引经通络；紫贝齿、磁石是平肝重镇，和上药同用能起到加强药效的功能。诸药合用，共奏缓急舒筋，平肝通络之功。

【点评】颈椎病脊髓型是临床常见的一种疾病，脊椎 X 线片可见各种阳性改变，但和临床症状，不成正比。运用"颈椎方"治疗，均在短期内获得临床症状基本消失的显效。

【验案】边某某，男，46 岁。患者于 1979 年 2 月 10 日早晨醒来时，突然发现右侧耳聋，当时手表放在耳上听不出。4 天后感觉房屋旋转，但无耳鸣。2 月 24 日起出现走路不稳，双脚发硬，走平地一不小心也跌跤，故走路需人扶持。神经系统检查：颅神经阴性；眼底阴性；双眼有水平震颤。颈软，四肢肌张力增高；双上肢霍夫曼征阳性，及巴彬斯基征阳性；双下肢膝放射亢进，踝阵挛阳性，罗索里摩征阳性。脊椎 X 片见颈 5、6、7 椎间孔狭窄，颈 5、6、7 后缘骨质增生。拟诊：颈椎病脊髓型：椎-基底动脉型。服用"脊椎方"，两周后各种症状明显改善。连服 30 剂后症状消失，能独自骑自行车上街，恢复正常工作。

【简介】马瑞寅，生于 1939 年，江苏宜兴人。上海中医学院医疗系首届毕业，上海第二医科大学附属仁济医院神经内科进修班毕业。历任上海中医学院附属曙光医院针灸科主任、针灸教研组主任、中医神经专科主任、主任医师、教授。上海针灸学会副主任委员，中华医学会上海市康复学会（筹委会）委员，中国针灸临床研究会理事。美洲上海中医院院长，玻利维亚共和国圣克鲁斯市政府中医顾问，传统医学会名誉会长。从事中医教学、临床数十年，擅于针药并用治疗神经内科等多种疑难病症。

通信地址：上海市普安路 185 号，上海中医学院附属曙光医院

邮编：200021

3. 石氏颈椎病方（石仰山）

【组成】牛蒡子 9g　僵蚕 9g　葛根 12g　天麻 9g　桂枝 9g　白芍 9g　甘草 3g　炙穿山甲 9g　当归 9g　黄芪 12g　胆南星 6g　防风 9g　全蝎 6g　草乌 6g　磁石 30g　狗脊 30g　羌活 9g　独活 9g　白蒺藜 9g　白蒺藜 9g

【功效】补肾强脊，通利祛邪。

【主治】颈椎病，属痰湿痹阻者。症见颈项强直，头颈肩臂疼痛，上肢麻木等。

【用法】水煎服，每日 1 剂，早晚各服 1 次。

【方解】牛蒡子祛痰散结，通舒十二经脉；僵蚕化痰通脉，行气散结；葛根升阳解肌，以解项背强之苦；天麻消风化痰，清利头目；桂、芍调和营卫以通利太阳经脉，且白芍养肝血以充肾阴，而缓急止痛，桂枝助膀胱气化，行太阳之表，通经脉气血；羌、独活畅通督脉膀胱之经气；半夏化痰燥湿；潼白蒺藜补肝散结；炙穿山甲软坚消结；狗脊壮补肾本，填精固髓，以滋肾气之源；肺朝百脉，用黄芪配当归、川芎以助动一身之气血，而又益宗肺之气，以化生肾水，行气活血祛痰。本方充分体现了石氏以通为治，因果并论的用药特色。

【加减】项背强者，多用牛蒡子、葛根、僵蚕、防风；耳鸣、耳聋者，多加

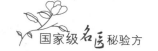

磁石、五味子；视物不清者，多投枸杞子、菊花；头痛者，前额部用川芎，枕部投羌活，巅顶部添藁本；肢麻者多给桂枝、胆南星、威灵仙、蜈蚣等；气不足者，补以黄芪、党参、白术、茯苓等；血不足者养以当归、生地、白芍、鸡血藤等；伤阴者，滋以麦冬、石斛、巴戟天、鹿角霜、肉苁蓉、菟丝子等；肝肾亏虚者，健以杜仲、狗脊、续断、熟地、山药等；夹食者，用建曲、鸡内金、山楂、保和丸消之；腑闭者投以川军、厚朴、桃仁、枳壳、润肠丸等导之；肝阳上亢者，并珍珠母、煅龙牡、菊花等；血虚神扰者，加以淮小麦、五味子、酸枣仁、夜交藤等；气滞者，添以柴胡、香附、延胡索等；血瘀者，配以全蝎、丹参、红花等；伴痰湿者，化以白芥子、桃仁、苍术、穿山甲、泽漆、薏苡仁等；兼风寒者，用麻黄、桂枝、防风等祛之；有恶心者，用半夏、竹茹、左金丸等止之。

【点评】颈椎之病，亦有虚实之异，邪正之进退，病邪之偏重，或瘀滞，或风寒，或痰湿流注，或虚损，或本亏，种种不一。石氏善用药对症治疗，强调辨证的基础上进行运用，喜用牛蒡子配僵蚕、草乌配磁石、胆南星配防风等药对：① 运用牛蒡子配僵蚕，针对痰湿致病之因：二药相配，可以通行经脉，开破痰结，导其结滞，宣达气血，滑利椎脉；② 运用草乌、磁石，解除疼痛之患：头、颈、肩、臂疼痛是颈椎病的主要见症，在辨证施治的基础上，二药配伍应用可通利血脉，消肿息痛，并且磁石之咸凉可制约草乌之峻烈，草乌之辛烈又可起启磁石之阴寒，两药相辅相成，相得益彰；③ 运用胆南星配防风，取玉真散之意，可祛风解痉：胆南星即可行血祛滞，又能化痰消积，防风导气行血，畅通经脉，两药相合，行无形之气，化有形之郁，使痰瘀化散，气血流通，从而病症得解。如能善用三种药对，临证可起提纲挈领的作用。

【验案】陈某，女，42 岁。1994 年 5 月 30 日初诊。患者于 1986 年起颈项酸痛不舒，当初予外院就诊，X 线摄片示：颈椎 5、6 椎间隙狭窄，诊断为颈椎病。经治略见好转，但每遇劳累、气候变化、姿态不正而经常发作，且逐渐出现上肢麻木、颈项强直等症状。今晨患者突然颈部板滞、强直，转侧俯仰受限，疼痛剧烈，引及左臂，手指麻木，颈椎 5、6、7 及两颈肌痛（＋）。颈椎关节气血失和，寒湿之邪乘隙而入，脉细濡不畅，邪留督脉关节，涉及膀胱经脉之气。治拟温经通络，兼顾肾本。处方：制草乌 6g，川草乌 6g，细辛 3g，川桂枝 9g，白芍 9g，磁石（先入）30g，牛蒡子 9g，僵蚕 9g，葛根 12g，白蒺藜 9g，白蒺藜 9g，羌活 9g，独活 9g，狗脊 30g，当归 9g。上药加减共服 20 余剂，项背强直、手指麻木、剧烈疼痛等症均消失而痊愈。经每年随访 1 次，未见复发。

【简介】石仰山，生于 1931 年，上海市人。任上海市黄浦区中医医院副院长，伤科主任，主任中医师。从事中医伤科临床工作 40 余年，经验丰富，成绩斐然，曾任中医研究院客籍研究员，上海中医学会常务理事。尤其是在 40 余年的伤科临床理伤治痛方面，积累了丰富的经验。

通信地址：上海市广东路 128 号，上海市黄浦区中医医院　邮编：200002

二、颈胸腰椎病

益肾坚骨汤（汤承祖）

【组成】黄芪 30g　补骨脂 15g　骨碎补 12g　菟丝子 12g　狗脊 12g　续断 12g　川芎 12g　鸡血藤 30g　葛根 12g

【功效】益肾养血，和络止痛。

【主治】颈椎、胸椎、腰椎增生，属肝肾虚损者。症见上肢麻痛，脊柱活动欠利。及颈、胸椎引起之眩晕，恶心、呕吐，视物模糊，颈肩臂疼痛和手指麻木等；胸、腰椎引起之腰腿疼痛、麻木，活动受限，甚至偏瘫或全瘫。

【用法】水煎服，每日 1 剂，早晚各服 1 次。

【方解】方中黄芪，为益气之要药，能促进血行；补骨脂补肾壮阳；骨碎补补肾续伤；菟丝子补肝肾益精髓；狗脊补肝肾强腰脊；续断补肝肾，强筋骨而镇痛；上药共奏益气补肾之功；川芎活血化瘀。搜风止痛；鸡血藤行血补血，通经活络，为疗腰腿疼痛、肢体麻木之品，上药共奏养血和络之效；葛根解肌止痛。诸药合伍，益肾养血，和络止痛。

【加减】夹湿者，加苍术 12g；寒湿者，加制川乌 10g，川桂枝 10g。

【点评】颈、胸、腰椎增生，好发于 45 岁以上的中老年人，现代医学称之为颈、胸、腰椎退行性病变。人体关节和附近的软组织及血管到一定年龄会逐渐老化，产生解剖上和生理上的变化，由于日常活动时受损伤，逐渐出现骨质增生和软骨下骨硬化。之所以会发生增生，中医学认为系肝肾虚损所致。《内经》云："肝主筋，藏血"，"肾主骨，生髓"，"五八肾气衰"。因此，人步入中年以后，肝血肾精衰少，骨髓生化乏源，不能濡养筋骨，故出现骨筋萎弱而发生退行性病变。《难经·三十九难》云"督之为恙，脊强而厥"，颈、胸、腰椎正位于督脉经络循行线上，髓精不足，督脉失养亦可导致颈、胸、腰椎发生退行性病变；肝肾素虚、气血不足，风、寒湿邪亦乘虚侵袭，流注经络，导致气血运行不畅，而引起脊柱附近的筋骨关节肌肉及腰背神经支配的肢体出现酸、重、痛、麻和活动受限。汤氏集60 余年临床经验，自拟"益肾坚骨汤"是针对脊椎增生活动欠利、上肢麻痛而设的一首良方，具有补肝肾，益精髓，益气血，通络止痛之力，以治本为主，标本兼顾，是疗效较著的经验之方。

三、风湿性关节炎

1. 加减白虎加桂汤（王为兰）

【组成】生石膏 30g　知母 10g　生甘草 3g　桂枝 3～10g　黄柏 10g　苍术 10g　防己 12g　薏苡仁 15g　忍冬藤 30g　桑枝 30g

【功效】清热疏风，祛湿通络。

【主治】风湿性关节炎急性期，属湿热侵袭肌腠，阻滞经络者。症见畏风，发热，口渴，烦闷，游走性大关节肿痛，被累及的关节灼热红肿，遇热痛重，遇冷则舒，关节或周围肌肉疼痛不能转动，或关节周围起红斑结节，舌质红，舌苔黄燥，脉象滑数或浮数。

【用法】水煎服，每日 1 剂，早晚各服 1 次。

【方解】生石膏、知母清热；桂枝散风和营；苍术、黄柏、防己、薏苡仁祛湿清热；忍冬藤、桑枝通络止痛；甘草和中解毒。诸药合用，共奏清热疏风，祛湿通络之功。

【加减】① 上肢重者，桂枝用至 10g；下肢重者，加牛膝 10g，地龙 10g，威灵仙 10g；② 热重于湿，症见高热持续不退，汗出，渴喜热饮，尿黄，便干，舌苔黄燥，舌质红者，去忍冬藤，重用生石膏、黄柏，加金银花 15g，黄芩 10g，栀子 10g；便干甚者，加大黄 10g；口渴重者，加花粉 15g，竹茹 15g；痛重，加秦艽 12g；③ 湿重于热，症见低热午后较重，头胀痛，胸闷，纳差，渴不欲饮，身重，腹胀，便溏，溲黄，关节肿胀不消，舌苔白腻或黄腻，脉象濡缓者，去石膏、知母、黄柏；湿阻上焦者，加白蔻 6g，杏仁 10g，藿香 12g；湿阻中焦者，加法半夏 10g，陈皮 10g，厚朴 10g；湿阻下焦者，加茯苓 12g，通草 3g，滑石 18g；关节肿胀不消者，加防己 10～18g，白术 12g，薏苡仁 15g；④ 湿热阻滞经络，如见关节游走性疼痛，为兼风阻经络，加薄荷 6g，防风 6g，威灵仙 10g；如关节周围微肿，按之不陷，胀痛者为兼气滞经络，去石膏、知母，加木香 10g，陈皮 10g，杏仁 10g；如关节周围出现红斑结节或下肢紫黯，为兼血瘀阻络，加归尾 10g，赤芍 10g，丹参 15g，桃仁 10g，红花 10g，泽兰 15g，青皮 10g；若红斑结节不消者加穿山甲 10g，皂刺 25g，继续不消者加水蛭 10g，山慈菇 10g。

【点评】急性风湿性关节炎的病势急，热象重，所以治疗上以清热解毒为主，不宜妄投羌活、独活等辛燥之品，以防内热伤阴，引邪入里，反复发作，形成慢性风湿性关节炎。虽然本病的病情复杂，兼证也多，只要抓住实质，即湿热和湿热侵袭肌腠，阻滞经络的病因病理，进行辨证施治，治疗彻底，预后还是比较理想的。

【简介】王为兰，生于 1913 年，逝于 1984 年，山东烟台人。毕业于北平国医学院。著名中医痹证专家，首都医科大学附属北京中医医院主任医师、教授。从事中医工作 50 年，学术造诣颇深，临床经验十分丰富，擅治内科杂病，尤其擅长治疗风湿病、温热病和神经痛等病症。

原通信地址：北京市美术馆后街23号，北京中医医院　邮编：100010

2. 养血祛风汤（王为兰）

【组成】当归 10g　酒白芍 10g　川芎 10g　防风 5g　秦艽 10g　陈皮 10g　桂枝 5g　羌活 5g　独活 5g　松节 10g

【功效】养血祛风，散寒燥湿。

【主治】慢性风湿性关节炎，属感受风寒湿之实证者。症见全身关节或肌肉酸痛，游走不定，而以腕、肘、膝、踝等大关节最为多见，关节屈伸不利或见恶寒发热等，苔黄薄白，脉象浮细或浮数。

【用法】水煎服，每日 1 剂，早晚各服 1 次。

【方解】当归、白芍、川芎养血柔筋；防风、秦艽祛风止痛；羌活、独活、桂皮散寒祛风湿；陈皮行气燥湿，松节舒筋专治关节酸痛。诸药合用，共奏养血祛风，散寒燥湿之功。

【加减】如关节疼痛剧烈，痛有定处，遇寒痛重者，为寒痹，加制乌头 10g，麻黄 5g，甘草 5g，乌头、麻黄温经通阳，散寒止痛，甘草和中解毒；如肢体关节疼痛沉重或麻木，痛有定处，发作缓慢或局部肿胀者，为着痹，加苍术 10g，白术 10g，茯苓 10g，补脾渗湿，燥湿消肿；如关节痛肿，刺通不移，皮色不鲜者，为血瘀气滞，加桃仁 10g，红花 10g，香附 10g，地龙 10g，活血化瘀，通经止痛。

【点评】慢性风湿性关节炎多是由急性风湿性关节炎经久不愈反复发作，逐渐转变成的；或是因人体素虚，阳气不足，腠理空虚，卫外不固，直接感受风寒湿，留注经络、关节、肌肉等部位，缓慢发生的。在治疗上，祛风散寒燥湿的药物用之过多，疼痛非但不止反而加重。若在辨证的基础上同时给以补气、养血、滋阴和阳的药物，则能减轻疼痛，因此必须辨别风、寒、湿邪的轻重，以及气血、阴阳之不足或有余。在治疗寒性关节炎时，常用乌头、附子以祛寒止痛，在临床应用附子，只要是阳虚怕冷，一般都用 10g，必须先煎 40 分钟，以去其毒性而保留其成分；若是属寒痛，乌头可用至 10～18g，必须配合甘草以解其毒，疗效均佳。

3. 风湿止痛液（南征）

【组成】豨莶草 150g　蜂房 45g　炙甘草 15g　炮附子 15g　红花 30g　清风藤 30g　络石藤 45g　海风藤 60g　石楠藤 60g　穿山龙 45g　乌梢蛇 45g　蜈蚣 9 条　全蝎 45g　土虫 45g　川牛膝 15g　桂枝 45g　桑寄生 45g　炙川乌 15g　白糖 1.9kg　白酒 7kg

【功效】除风寒湿邪，通经活络。

【主治】风寒、风湿痹证。症见全身大关节疼痛，游走不定，疼痛重者，遇寒痛增，屈伸不利，肌肤麻木，舌苔薄白，脉沉缓、濡缓弦紧。

【用法】每次口服 10ml，日 2～3 次。

【方解】豨莶草为主药，能除风寒湿、通利关节筋骨，专治风湿痹痛；辅以海

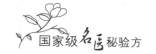

风藤、络石藤、清风藤、石楠藤、蜂房、桑寄生祛风除湿、活络止痛、强筋骨；附子、炙川乌、桂枝温经通络、散寒燥湿；佐以乌梢蛇、蜈蚣、全蝎祛风通脉；土虫、山龙、红花、牛膝活络舒筋、通经止痛、通利关节；使以甘草和中、调和诸药。合而用之，除风寒湿邪，通经活络，更有白酒之力，疗效倍增，痹证自愈。

【点评】本方制成药酒，酒味苦辛，性热，通利血脉，并引药上行而助药力，增强疗效。

【验案】李某，男，37岁。主诉：腰腿疼痛5年。自述5年前因冒雨赶路后，开始腰痛、腿痛，腰腿沉重，活动笨重，身倦乏力，每逢阴雨天、寒冷季节疼痛更甚，逐年加重。3年前曾在吉林医大二院、省医院、郊区医院先后诊断为"风湿症"。对症治疗，曾口服泼尼松、炎痛喜康片、木瓜丸、透骨丹等中西药物治疗疼痛略有缓解。但每因劳累、天气变化时腰腿疼痛明显。近几个月腰腿痛逐渐加重，前来本院门诊求治。肢体活动尚可，舌质红，苔白腻，脉弦滑略数。血压 17.3 / 12.0 kPa（130 / 90 mmHg）。抗"O"800 U。诊断：风湿痹证。治疗：口服风湿止痛液。用法：1 次口服10ml，日 2～3 次。经过 21 天治疗，腰腿痛症状明显好转，肢体重着减轻，苔腻已化。嘱患者继续服用此药。到 28 天时腰腿疼痛等症状已完全消失，抗"O"由原来的 800U 下降到 200U，达到临床治愈。

4. 祛痹汤（周耀群）

【组成】羌活 10g　独活 15g　防风 10g　桂枝 15g　桑枝 15g　威灵仙 15g　伸筋草 15g　透骨草 15g　川芎 5g　牛膝 15g　桑寄生 20g　续断 15g

【功效】祛风化湿，通络止痛。

【主治】风湿性关节炎、类风湿性关节炎、老年性关节炎、外伤性骨关节炎、骨质增生性关节炎，属风寒湿痹证者。症见关节疼痛，肿胀变形或疼痛串注发作，重时影响活动和生活，常伴腰膝酸软，畏风怕寒等，舌苔白厚，脉沉弦或弦细。

【用法】水煎服，每日 1 剂，早晚各服 1 次。

【方解】羌活、独活、防风、桑枝、桂枝疏风散寒祛湿，通络止痛；桑枝、桂枝引药上行达上肢节；威灵仙、伸筋草、透骨草祛风胜湿，通经活络止痛；川芎行气活血止痛；牛膝通络止痛，强筋壮骨，引药下行达于下肢骨节；桑寄生、续断滋补肝肾，强筋壮骨，祛风止痛。诸药合用，共奏祛风化湿，通络止痛之功。

【加减】疼痛，加重羌活至 15g，防风至 15g；肢节沉重，加苍术 15g，薏苡仁 25g；痛重，加延胡索 15g，细辛0.5g；自汗力乏，加黄芪 25g；畏寒疼痛，加细辛0.7g，附子 10g；疼痛伴麻木，加桃仁 10g，红花 15g；走路腿无力，加杜仲 15g。

【点评】本方适用于风寒湿三气而引起之痹证及外伤、老年骨质增生等致痹证。约有 1 / 5 病人服后可能会使疼痛加重，此时辨证、查舌脉如无其他变化则坚持服药，至 10～15 天后会感到疼痛减轻、肢体活动轻快，此时应继续服药直至疼痛消失。或者开始服药时药剂量减轻，待服1周后再加至正常量亦可，这样可以避免有疼痛加重的反应。

【验案】于春华，女，52 岁，2001 年 3 月 2 日就诊。双膝、双踝关节疼痛时串及上肢肘关节疼痛 2 年，血沉 90mm / h，先后到沈阳、北京等地医院诊治，血沉终未降至正常，疼痛常在。舌苔薄白中厚，脉沉细略数。服上药一个月后肢节疼痛明显减轻，血沉 40mm / h，服第二个月结束，疼痛消失，血沉 10mm / h，痊愈，又嘱服两周药巩固疗效。

5. 柴桂汤（陈瑞春）

【组成】柴胡 6g　桂枝 6g　西党参 15g　白芍 10g　法半夏 10g　黄芩 10g　生黄芪 10g　生姜 3 片　大枣 3 枚

【功效】和解透达，调和营卫。

【主治】风湿关节痛、肌肉痛，凉遏留邪之表证初起感冒。症见身寒形冷，全身肌肉、关节酸痛紧束，或身重疲乏，或身有恶寒微热，舌苔薄润，脉缓而软。

【用法】水煎服，每日 1 剂，早晚各服 1 次。

【方解】本方为《伤寒论》柴胡桂枝汤加减而成。既有小柴胡汤的和解表里、疏泄肝胆之功，又有桂枝汤的调和营卫、健运脾胃之效。在《伤寒论》中，柴胡桂枝汤即由小柴胡汤与桂枝汤各取其用量之半组合成方，旨在以桂枝汤之半，解太阳未尽之邪，以小柴胡汤之半，解少阳之微结。但原方中柴胡用量为 200g，是方中用量最大的一味药，本方改用柴胡、桂枝等量各 6g，加黄芪 10g，小制其剂以振奋正气。方中柴胡、桂枝以轻剂同用，有调达上下，宣通内外，和畅气血，疏利三焦的作用；桂枝、白芍通阳和血；柴胡、黄芩一升一降，疏泄肝胆；参、夏、姜、枣等脾胃药养胃和营。诸药合用，共奏和解透达，调和营卫之功。

【加减】气血虚弱者，加重黄芪，加用熟地、当归、白芍；风湿着身者，加秦艽、防风；纳呆者，加麦芽；气滞者，加厚朴、神曲。

【点评】诚如病者所言，柴桂汤是"保健良方"，不是补药的补药，确能健身延年。柴桂汤何以有如此之功效？值得揣摩。陈氏深究其功用，认为其具有燮理阴阳，和解表里，调和营卫，健运脾胃，补益气血，疏泄肝胆的作用，最适应于老年体弱，气血不畅，脾胃不和，表里不和，营卫不固的患者，用之能轻身却病，不失为一张保健良方。曾多次用于中老年患者，做调理之剂，或加重益气的黄芪、党参；或加养血祛风之当归、熟地、秦艽、姜黄；或加通络之伸筋藤、千年健；或加滋补肝肾之牛膝、桑寄生、杜仲之属，屡试不爽，确有满意的疗效。总之，本方药、量随证而变，权宜加减，可使其变通为补益之良方，以治内伤气血失养，外感营卫不和见长，尤其是老年体弱之人，有病可治，无病可防，长期服用，可以轻身祛病，益寿延年。

【验案】李某，65 岁，退休工人。1983 年 4 月 10 日初诊。病者经年累月，自觉诸身不适，肩背胀痛，关节酸痛，胸闷不快，遇阴雨低温，四肢沉重酸痛，精神疲惫，饮食尚可，二便正常。脉缓而软，舌苔薄白润。血象正常，抗"O"、血沉正常，心电图正常，血压 18.4 / 10.7 kPa（138 / 80mmHg）。前医治以补益气血药、滋阴补肾药、养血祛风药，均未能达到治疗目的，患者依然终日感觉不爽，不

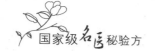

如常人。仔细询问，病者家况尚好，退休生活安定，又无人际关系不睦，查体亦无阳性体征。改从调和表里，调和营卫入手，以柴桂汤加味：柴胡 10g，桂枝 10g，西党参 15g，白芍 10g，法半夏 10g，黄芩 10g，郁金 10g，生黄芪 10g，炒谷 10g、麦芽 10g，炙甘草 5g，生姜 3 片，大枣 3 枚。每日 1 剂，水煎分 2 次服。二诊，服完前方 7 剂后，自谓半年来，唯有此次服药的疗效好，服药后感觉诸身清爽，精神舒畅，心胸开朗，食量增加。病者誉为神药。察其舌脉如常，血压平稳，无明显阳性体征，病者要求继服前药。遂嘱其守原方再进 7 剂，仍每日 1 剂，水煎分服。俟后，病者未来复诊。约年后来访，诉其每月服用上方 7 剂，自觉精神振作，体态轻盈，血压正常，脉息平和，食欲、睡眠、二便均正常，病者喜称：先生所赐"保健良方"，不是补药，胜似补药。

6. 驱湿靖痹汤（胡毓恒）

【组成】黄芪 15～30g　当归 10～15g　薏苡仁 15～30g　防风 10～15g　木瓜 10～15g

【功效】益气活血，舒筋祛湿。

【主治】各种骨关节病，属中医"痹证"范畴者。

【用法】水煎服，每日 1 剂，早晚各服 1 次。

【方解】方中黄芪益气健脾，利水湿行血滞，助人体正气而拒邪于鬼门之外；当归补血活血止痛，且温经散寒，药理研究证实有明显镇痛消炎作用，并寓"治风先治血，血行风自灭"之旨；薏苡仁性燥能除湿，味甘能补脾，兼淡能渗泄，故"主筋急拘挛不可屈伸及风湿痹，除筋骨邪气不仁"（《本草经疏》），药理研究证实镇痛作用与氨基比林相似，还有解热作用，为治疗慢性痹痛之必用良药；木瓜舒筋活血、化湿和胃，治痹痛筋脉拘挛之常用要药；防风祛风散寒，胜湿止痛，"通治一切风邪，……诚风药中之首屈一指者矣"（《本草正义》），有解热提高痛阈的药理作用。五药相组具有补益气血，活血通络，驱风散寒化湿，重在驱湿、通痹止痛之效。

【加减】① 按病性加减：风寒，选加麻黄、桂枝、杏仁；风湿，加羌活、独活；风热，选加忍冬藤、秦艽、僵蚕、丝瓜络；寒气偏胜，酌加附子、麻黄、桂枝、细辛、川乌、草乌；湿气偏胜，选加藿香、佩兰、萆薢、苍术、木防己；热邪偏胜，酌加知母、黄柏、黄芩、豨莶草、忍冬藤、石膏、土茯苓；夹痰者，酌加半夏、胆南星、地龙、陈皮；挟瘀者，必加延胡索，酌选桃仁、红花、川芎、丹参、鸡血藤、乳香、没药；气虚，加用四君子汤；血虚，酌加熟地、生地、白芍、黄精、鸡血藤；阳虚，酌加淫羊藿、锁阳、附子、菟丝子、鹿角霜；阴虚，加用桑寄生、龟板、枣皮、熟地、枸杞子。② 按病位加减：上部之痹以风邪相对偏胜，根据病性分别选加羌活、桂枝、桑枝、片姜黄、葛根；下半部痹痛，肾虚为主，湿邪为重，寒、痰、瘀为多，根据病性选药外，通加独活、桑寄生、续断、川牛膝。③ 按病用药：对慢性风湿性关节炎，从脾肾入手，加苓桂术甘汤、党参、淮山；退行性关节病重在肝肾，用骨碎补、鹿衔草；颈椎骨质增生者，再加葛根、桂枝、赤芍；腰椎骨质增生者，再加续断、杜仲、补骨脂；膝关节骨质增生，再加牛膝、独活；痛风性关节炎，加土茯苓、萆薢、木通来降低尿酸；类风湿性关节炎，加露蜂房、乌梢蛇；坐骨神经痛，重用白芍滋肝柔筋；强直性脊柱炎重在补益肝肾通督脉，常用鹿角霜、鹿胶、狗脊。

【点评】胡毓恒老师对中医"痹证"的论治颇具独识，所拟驱湿靖痹汤，随症加减，效果显著。药理研究证实，方中黄芪可增强机体免疫力；薏苡仁镇痛作用与氨基比林相似，还有解热作用，为治疗慢性痹痛之必用良药；当归亦有明显镇痛消炎作用；木瓜则有解热和提高痛阈的作用。然而，痹证其成以渐，故去亦缓，治不可急功求成，要假以时日，方能收病愈于无形之功。

【验案】周某，男，17岁。患类风湿性关节炎4年，症见双膝关节，双足跟，左足中、小趾关节，左手中指末节肿大变性，第9胸椎至骶骨肿痛，脊柱弯驼强直，行走困难，疼痛肿胀如锥，舌苔薄白，脉弦紧。X线摄片示各关节呈类风湿样改变，血沉4mm／1h，类风湿因子测定阳性。此乃营卫虚疏，风寒湿邪乘虚而入，筋骨脉络痹阻，治以祛风化湿，舒筋活血止痛。药用：防风10g，薏苡仁15g，木瓜15g，黄芪20g，当归10g，牛膝12g，威灵仙12g，松节12g，秦艽10g，蚕砂15g。服药13天，疼痛减轻，但时发剧痛，寒气偏胜，原方去松节、秦艽、蚕砂，加附子6g，制草乌6g，麻黄5g，桂枝10g，白术10g，白芍10g，甘草4g，知母10g。服药约50剂，除膝关节、足跟外，其他关节肿痛消失，行走大有改善，观其舌苔微黄，脉略数，似有化热之势，更方黄芪20g，当归10g，木瓜15g，防风10g，薏苡仁30g，萆薢10g，地龙8g，蚕砂12g，木防己10g，川牛膝10g，秦艽10g。连续服50剂，肢体各关节肿痛消失，步履正常，血沉17mm／1h，类风湿因子测定阴性，临床治愈。

【简介】胡毓恒，生于1925年，湖南双峰人。胡氏自幼受家学熏陶，精研医典，深得中医之要旨。1957年考入湖南省中医进修学校，毕业留省立中医院，后转入湖南中医学院第一附属医院，1979年调入湖南省马王堆疗养院。为湖南省马王堆疗养院（又名湖南省老年医院）中医科主任医师，兼任湖南省中医学会理事。胡氏行医60余载，在继承家传医术的基础上，不断创新，融通中西，独具特色，积累了丰富的临床经验，对内、妇、儿各科皆不偏废，尤以老年病、肝胆脾胃病见长。参加编写了《传统老年医学》《湖南老中医医案选》等书；撰写了临床验案约30万字；发表论文数十篇。

通信地址：长沙市马王堆，湖南省马王堆疗养院（湖南省老年医院）

邮政编码：410001

四、骨性关节炎

芪藤汤（龚正丰）

【组成】红藤15g　生黄芪15g　当归10g　金银花15g　生蒲黄10g（包）　牛膝10g　生甘草6g

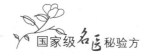

【功效】解毒除湿，通利关节。

【主治】膝关节骨性关节炎，属湿毒阻滞者。膝部肿胀疼痛明显，屈伸不利，伴有关节积液者。

【用法】水煎服，每日1剂，早晚各服1次。

【方解】生黄芪补气利水，合当归益气养血，扶正以祛邪；金银花、红藤通络解毒；蒲黄生用破血兼有利尿之功，使湿毒从小便而走；牛膝强腰膝，活血化瘀，引药下行；生甘草解毒除湿并调和诸药。全方药力专注，以疗膝腑疾患，诸药相合，解毒除湿、通利关节，使正气充邪气去，血脉通利，痹证得解。

【加减】风湿偏重者，加独活10g，防风10g，桑寄生15g，乌梢蛇10g；寒盛痛剧者，加桂枝6g，制川草乌6g，露蜂房15g，虎杖15g；湿热邪毒壅盛者，加薏苡仁15g，土茯苓15g，地龙10g；痰瘀互结者，加白芥子6g，山慈菇10g，制胆南星6g，露蜂房10g，虎杖15g；肝肾亏虚者，加仙茅10g，淫羊藿10g，生、熟地各15g，补骨脂10g。

【点评】本方可作为治疗膝关节骨性关节炎的基本方，尤其是对于肿痛明显伴有关节积液者疗效显著，本方加减组合运用于各种证型，均获良效。由于本病多见于老年人，用药多涉及虫类药，故不可过于温燥，在应用时应配以地黄、白芍等养血滋阴之品，取"养胃气、存津液"之义。

【验案】陆某，女，65岁，2006年1月3日初诊。左膝肿胀，疼痛1个月，屈伸不利，体检：左膝关节肿胀，浮髌试验（+），麦氏征（+），屈伸范围25～100度，X线：左膝关节骨质退变，MRI示：内侧半月板损伤Ⅱ度，伴关节腔积液，舌苔黄腻，脉细数。治则：解毒除湿，通利关节。处方：芪藤汤加土茯苓15g，薏苡仁15g，地龙10g。二诊2006年1月10日：诸症状明显减轻，浮髌（－），舌苔微黄，脉濡缓。处方：芪藤汤加独活10g，桑寄生10g，生、熟地各15g，补骨脂10g，白术10g，陈皮6g。2周后症状消失，活动改善。

【简介】龚正丰，生于1940年，上海市人。曾任苏州市中医医院骨伤科主任，江苏省中医药学会骨伤专业委员会副主任委员，苏州市中西医结合学会副理事长，苏州市中西医结合学会骨伤专业委员会主任委员，苏州市中医药学会骨伤专业委员会主任委员。擅长运用中医中药以及骨伤手法，有限手术治疗许多骨伤疑难杂症，研制的"外展牵引固定器"治疗股骨颈骨折，提高了非手术治疗的愈合率。著有《老年病的手法治疗学》等3部著作，发表论文20余篇。

通信地址：苏州市三香路353号，三香大厦1604室　邮编：200437

五、类风湿性关节炎

1. 温经消风活血汤（乔仰先）

【组成】川乌6g　炙麻黄6g　熟附子15g　桂枝6g　细辛3g　黄芪20g　白芍

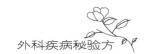

15g　甘草 6g　防风 15g　防己 15g　秦艽 15g　炙地龙 1 条　炙蜈蚣 1 条　乌梢蛇 15g　薏苡仁 30g

【功效】温通经络，消风活血。

【主治】类风湿性关节炎，属风寒湿痹者。症见关节酸痛，畏风怕冷，渐致多关节红肿疼痛，畸形，行动维艰，双手不能伸直和紧握等。

【用法】水煎服，每日 1 剂，早晚各服 1 次。

【方解】方中川乌、麻黄、附子、桂枝、细辛驱风散寒而止痹痛，且桂枝温通经脉，与通经活络、祛风止痛之地龙、蜈蚣相配，使风寒湿所滞之经脉畅通，通则不痛；佐以防风、秦艽祛风湿、止痹痛之品，增强驱邪之功；针对病久正虚，配伍黄芪补中益气，白芍养血敛阴，薏苡仁渗湿健脾除痹等药，标本兼顾以治标为主。诸药合用，共奏温通经络，消风活血之功。

【点评】类风湿性关节炎，属中医"顽痹"之一，目前治疗尚无满意方法。究其病因，不外乎风、寒、湿、热。本病者原无热象，盖缘"风寒湿三气杂至，合而为痹"；然考其征象，三象之中尤以寒象为重，所谓"寒则凝塞，通则不痛，痛则不通"也。《医学心悟》云："治痛痹者，散寒为主，而以疏风燥湿佐之，大抵参以补火之剂。"故下列医案，初诊时温通经络以乌附麻辛桂姜汤合搜风剔络，活血消风之虫类药化裁，先散其寒，止其痛。因此类病家之首要症状多为疼痛，故"急则治标"，先定其痛。患者病程绵延，正气亏虚，复诊时表现出肝肾阳虚之征。肾主骨，肝主筋，肾阳为温煦之根，如在天之日；火源亏乏，则痹痛难除。先贤所谓"补火之剂"，个人以为温补肾本是也，如仙茅、淫羊藿、巴戟天、肉苁蓉之辈。顽痹痼疾，非大剂大量难以奏效。有谓"细辛不过钱"，今细辛用至 10g，其余温通温补之品剂量也大，而患者受之泰然。药证相符故也。如斯辛燥之品，服用已近 2 年，而无伤阴之弊，盖患者体质使然，但寻常用时应慎之。天龙与地龙合用，祛风通络止痛，有良效，在临床上深有体会。

【验案】徐某，男，36 岁。1988 年 6 月 12 日初诊。主诉：反复关节酸痛 20 余年。患者有类风湿性关节炎病史 20 余年，平素反复肩、膝、踝关节疼痛，遇风酸胀，活动不利，曾在外院治疗。查抗"O"血沉俱高于正常，类风湿因子（RF）阳性，诊断为"类风湿性关节炎"，服用中西药物而效果不显，前来求治。刻下，诉近来关节酸痛较前加重，畏风怕冷，尤以两肩，右腕、肘膝关节为甚。如两膝及踝关节红肿疼痛，畸形，行动维艰，晨起较甚。下肢不生汗毛，无汗出。双手关节变形，不能伸直和紧握，伴耳鸣，头晕，腰酸。目前生活不能完全自理，休息在家。检查：神清，慢性病面容。两肩关节、右腕、肘关节均有压痛，但无明显红肿与关节畸形，活动尚可。双手指关节肥大，僵硬，类似"鸡爪样"，活动受限，握力差。两膝及踝关节红肿，压痛明显，活动极差，双下肢皮肤干燥有光，无汗毛。全身肌肉无萎缩。舌苔薄腻，脉弦少力。诊断：类风湿性关节炎，风寒湿者。治疗：温通经络，消风活血。予温经消风活血汤。1988 年 7 月 24 日二诊：药后关节酸痛好转，局部关节畏风感减轻，但全身怕冷，吹风不适，腰酸，耳鸣，上身动则易汗，下肢无汗。舌苔薄白腻，脉弦细。拟原法加温补肝肾之品。处方：炙麻黄

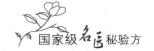

6g, 桂枝 6g, 仙茅 15g, 淫羊藿 15g, 巴戟天 6g, 肉苁蓉 12g, 生、熟地各 15g, 细辛 5g, 熟附子 15g, 制川乌 10g, 乌梢蛇 15g, 炙天地龙 1 条, 炙蜈蚣 1 条, 炙全虫粉 1.5g, 黄芪 20g, 炙甘草 6g。经上方调理近 2 年, 其中制川乌用至 1.5g, 细辛用至 10g, 仙茅、淫羊藿用至 20g, 巴戟天用至 9g。患者症情大为改善, 周身关节基本无疼痛, 活动也较前显著增强, 双手能紧握, 下肢汗毛已生, 且见汗出。数次复查血沉、抗 "O" 俱正常, 3 次查 RF 俱阴性。偶有腰酸、耳鸣, 已上班参加工作。目前定期随访, 服用中药及大活络丹以巩固疗效。

2. 养血祛邪化瘀汤 (娄多峰)

【组成】黄芪 30g　当归 15g　丹参 15g　鸡血藤 20g　青风藤 30g　忍冬藤 30g　独活 15g　桑枝 30g　穿山甲 12g　薏苡仁 30g　甘草 6g

【功效】益气养血, 祛邪活瘀。

【主治】类风湿性关节炎 (Ⅱ期), 属气血亏虚, 邪瘀留滞者。症见全身多关节肿胀, 压痛, 手指晨僵, 渐畸形, 屈伸不利, 精神疲惫, 面色萎黄, 舌质淡, 苔薄白, 脉细弦。

【用法】水煎服, 每日 1 剂, 早晚各服 1 次。

【方解】方中黄芪补气, 当归养血, 气血双补, 得养筋骨; 佐以鸡血藤、丹参活血行血, 薏苡仁渗湿健脾, 使补血而不滞血, 且邪瘀得除; 加之配伍青风藤、忍冬藤、独活、桑枝、穿山甲等驱风除湿、温通经络之品, 既可去邪瘀, 又可止痹痛; 甘草调和方中诸药。诸药合用, 共奏益气养血, 祛邪活瘀之功。

【加减】如寒盛者, 加细辛、制川、草乌; 湿盛者, 加防己、萆薢、木瓜; 风盛者, 加羌活、青风藤、海风藤; 热盛者, 加生石膏、木通、忍冬藤; 瘀血痰浊, 加制乳香、没药、田三七; 气血亏虚, 加黄芪、当归、白芍; 肾虚, 加桑寄生、何首乌等。

【点评】下列医案, 在治疗上取得了两个明显效果。一则稳妥地停用了激素; 二则控制了疾病的进一步发展。临床上, 激素类药物常用于此病。其不良反应确实令人生畏。往往可致骨质破坏, 造成终生残废。娄氏根据激素药物主要用于治疗肿胀疼痛的实际情况, 设想只要用中药解决该病的肿痛, 就可不用激素类药物。但目前尚无解决此肿痛的特效、速效药物。需要辨证用药, 坚持应用, 方可见效。根据临床观察和国外报道, 对于持续肿疼, 进行性加重的类风湿性关节炎, 临床治疗十分困难, 预后多差。本案初以扶正祛邪并用, 后以扶正为主, 兼以祛邪的治疗原则, 有效地控制了病情的进一步发展。因为此病较久, 正气已虚, 扶正有利驱邪, 邪去正气渐复, 两者相辅相成, 打破了邪侵伤正, 正伤旧邪难去, 新邪又至的恶性循环。

【验案】姜某, 女, 51 岁。1991 年 2 月 25 日就诊。主诉: 双腕、踝及手部关节肿痛, 进行性加重近 3 年。1988 年 10 月, 无明显诱因, 突然双踝关节肿胀疼痛。1 个月后, 双腕及手部关节亦肿痛, 手指晨僵。经某省级医院确诊为 "类风湿性关节炎", 服激素类药, 肿痛有减, 但停药则更甚。1989 年 6 月, 两手示指近端关节已呈棱形畸形。次年 12 月, 因外出受寒, 上述症状加重, 又见双膝、肘、右肩等关节肿痛，服泼尼松（每日 1.5 片）效不明显，来我院住院治疗。检查：神志清，精神疲惫，愁容，面色萎黄；舌质胖淡，苔薄白，脉细弦；腕关节肿胀，压痛明显，双手示、中、无名指近端关节呈棱形畸形，双肘关节微肿，屈伸不利，双踝关节肿胀疼痛，双膝关节肿痛。X 线片提示：双腕、各掌指和指间关节有不同程度的骨质疏松及皮质变薄，关节间隙有不同程度的变窄。化验：血沉、类风湿因子、血常规，均在正常范围。诊断：类风湿性关节炎（Ⅱ期），气血亏虚，邪瘀留滞者。治疗：益气养血，祛邪活瘀。予养血祛邪化瘀汤。4 月 18 日复诊：服上方 16 剂，停激素半月余，未出现不良反应。诸关节肿痛，晨僵若失。腕功能尚未恢复，部分指关节似变形（且疼痛不明显）。患者要求出院。将 3 月 12 日内服方之药物按比例为面，制成小丸，每服 9g，3 次／日，巩固疗效，并嘱其适当锻炼，避寒湿、调情志等。6 月 24 日来述：出院 2 个多月，除劳累过度，出现部分关节酸重外，余无变化。

3. 健脾除湿通络汤（娄多峰）

【组成】① 扶中通痹汤（自拟）：黄芪 30g　茯苓 15g　白术 15g　薏苡仁 30g　丹参 30g　穿山甲 12g　川牛膝 30g　木瓜 20g　桂枝 10g　② 二草二皮汤：伸筋草 60g 透骨草 60g　五加皮 60g　海桐皮 60g

【功效】健脾除湿，活血通络。

【主治】类风湿性关节炎（Ⅲ期），属脾虚邪瘀痹阻者。症见全身、尤其四肢关节压痛明显，四肢肌肉萎缩，双腕、踝、膝关节肿胀，功能受限，面色苍白，形体消瘦。

【用法】方①：水煎服，每日 1 剂，早晚各服 1 次；方②：水煎熏洗，1 剂用 3 天，加热后 1 日熏洗 3 次，每次 20～40 分钟。

【方解】方 ① 选黄芪、茯苓、白术、薏苡仁，健脾益气，兼燥湿渗湿；丹参、穿山甲、牛膝、木瓜、桂枝，活血通络，祛风散寒。方 ② 伸筋草、透骨草、五加皮、海桐皮 4 味药均为祛风散寒除湿之品，兼有强筋骨，活血通络之功。

【加减】局部欠温、畏风怯寒，皮色苍白者，加细辛、白芷；局部紫黯，瘀血者，加乳香、没药、儿茶；局部红肿热痛者，加大黄、蒲公英等。

【点评】顽痹，以其顽固难愈，甚则肢体关节畸形为特点。患者往往长年以药为伴，所以，保护胃气，使脾胃运化，受纳正常，尤为重要。一则，胃纳正常，有利于服药；二则，"脾为后天之本，气血生化之源"，脾运化正常，气血生化有源，气充养身逐邪，鼓动药力；血足柔筋濡脉，化精养骨。故前人"有胃气则生，无胃气则死"同样适应于"顽痹"的治疗、预后全过程。本方适于以脾胃虚弱、邪瘀留滞为特征者。当然，对"顽痹"的治疗，若脾胃功能尚可，或在热邪炽盛时，不应套用此方。顽痹致关节肿胀疼痛者，自拟"二草二皮汤"熏洗澡，长期应用于临床，效果满意，即使对其他原因所致者，临床加减，也多收功。

【验案】杨某，男，33 岁。1990 年 4 月 11 日初诊。主诉：周身多关节肿痛 7 年，手足指（趾）间关节变形 3 年。1983 年秋，夜间睡眠，醒后两肩部酸痛，半月后渐出现两手指晨僵，疼痛。继而时轻时重，进行性发展，波及周身多关节，以四肢小关节肿痛为主。跑遍各地，用中西药及多种疗法治疗，效均不显。1990年4月11日，以全身多关节肿痛，屈伸不利，夜间痛甚，手指小关节变形，饮食欠佳，自汗，倦怠乏力，住院治疗。检查：神志清晰，悲观面容，面色苍白，形体消瘦；全身、尤其四肢关节压痛明显，四肢肌肉萎缩，双腕、踝、膝关节肿胀，功能受限，跛行；手指间关节呈鹅颈畸形。化验：抗"O"阳性；类风湿因子阳性；血沉10mm/h；X线片所见：各骨均明显骨质疏松，皮质变薄，双膝、腕关节、各掌指关节、指间关节间隙明显变窄，部分骨质破坏。舌淡嫩有齿痕，苔白，脉沉细无力。诊断：类风湿性关节炎（Ⅲ期），脾虚邪瘀阻痹者。治疗：健脾除湿，活血通络。予健脾除湿通络汤。嘱对膝、肘、腕等关节，适当进行功能锻炼。4月27日查房：用汤剂15剂，熏洗5剂，现饮食尚可，双膝、踝关节肿痛见消。守上法治疗。5月9日查房：服汤剂12剂，病人体质有增，饮食、睡眠均好，面色渐见红润，诸关节肿痛明显消退，行走微跛，两膝、肘关节屈伸较前顺便。舌质淡红，苔薄白，脉和缓。上方加青风藤30g，制何首乌30g，继服。停用熏洗剂。6月28日查房：守上方服47剂。患者1个半月未感冒，四肢肌肉较前丰满。肿痛消失。带"痹苦乃停片"出院继服，巩固疗效。

1年后信告，服"痹苦乃停片"半年，病情稳定，除天阴寒冷，或劳累后，肢节微肿痛（数日自行消失）外，余无明显变化。

4. 通痹汤（李寿山）

【组成】黄芪30g　丹参20g　当归15g　熟地20g　山茱萸10g　枸杞子10g　炮附子15g　桂枝10g　蜂房15g　鸡血藤20g　炮穿山甲10g　地鳖虫7.5g　蜈蚣1条

【功效】养血温阳，通络蠲痹。

【主治】类风湿性关节炎，肥大性脊柱炎，属久病顽痹者。类风湿性关节炎，症见全身多关节肿胀疼痛，畸形而僵硬，肌肉萎缩，关节活动受限等；肥大性脊柱炎，症见腰部疼痛酸重，转侧不便，痛时腰背拘挛难以屈伸，逢天气阴雨则疼痛增重，晨起活动则痛减等。

【用法】水煎服，每日1剂，早晚各服1次。

【方解】方用黄芪、当归益气养血；熟地、山茱萸、枸杞子滋肾养肝；桂枝、附子温阳通络；丹参、鸡血藤养血活血；蜂房、炮穿山甲、地鳖虫、蜈蚣等虫类药搜风通络，蠲痹定痛。诸药合用，共奏养血温阳，通络蠲痹之功。

【加减】若夹热者，加忍冬藤、黄柏等；寒甚者，加炮川乌15g，细辛10g；关节痛剧者，配合内服外涂"痛风药酒"（炮川乌、炮草乌、红花、当归、老鹤草、怀牛膝各10g，好烧酒500ml，兑入浸泡7日后用。内服每次10～20ml，日3次，饭后服，外涂局部关节），肿痛剧者，配服加味龙马自来丹，每晚睡前服0.5～1.0g。

【点评】痹证久延不愈，一则表现为气血双虚，肝肾不足，再则为风寒湿热之邪深入经隧骨骱，胶着难解，而称"顽痹"，故方用养血滋阴，及搜风通络，蠲痹定痛之品；又顽痹以阳虚见证为多，故方中不乏温阳散寒之品。如此组方，不失为治疗久病顽痹之良药。

【验案】谷某某，男，45 岁。1984 年 4 月 19 日初诊。患者双腕、指关节及踝、趾关节肿胀疼痛，畸形而僵硬，肌肉萎缩，关节活动受限，恶风汗多，已延两载。X 线拍片骨质疏松，血沉 50mm / 1h，抗"O"700U，类风湿因子阳性。西医诊断：类风湿性关节炎。曾用激素治疗无明显效果，且病情日重，生活不能自理，舌质淡紫，脉沉细弦略数，体温 37.5℃左右。投通痹汤去蜈蚣、鸡血藤，加白芥子 5g，每晚临睡前配服龙马自来丹 1g，外涂痛风药酒。经治 3 个月，服药 80 余剂，病情大有好转，关节肿痛基本控制，生活可以自理，体温正常，血沉、抗"O"均在正常范围。再予调补气血，滋养肝肾，通经活络丸剂善后调理，随访 1 年，一般良好。

5. 通用痛风方（汪履秋）

【组成】生麻黄 5g 苍术 10g 川桂枝 6g 防风 10g 威灵仙 10g 制胆南星 10g 桃仁 10g 红花 10g 雷公藤 15g 全蝎 8g 防己 10g

【功效】祛风除湿，化痰消瘀。

【主治】类风湿性关节炎，属风湿入络、痰瘀痹阻者。症见肢体关节晨起僵硬强直疼痛，局部肿胀变形者。

【用法】水煎服，每日 1 剂，早晚各服 1 次，病情严重者日服 2 剂。

【方解】方中麻黄、苍术散寒除湿；桂枝、防风、防己、威灵仙祛风除湿；制胆南星化痰；桃仁、红花消瘀；全蝎为虫类之品，搜风剔络；再结合辨病加用雷公藤。诸药合用，共奏祛风除湿，化痰消瘀之功。

【加减】若关节红肿，邪郁化热，可加石膏、知母、虎杖；病久气血亏虚，肝肾不足者，加黄芪、当归、生地。

【点评】本方系由朱丹溪"上中下通用痛风方"化裁而来，功能祛风除湿，化痰消瘀。类风湿性关节炎，中医辨证当为风湿入络、痰瘀痹阻，投以本方甚为合拍。临床运用本方近 20 年，治疗 150 余例，有效率达 90%。在治病过程中须祛邪为主，扶正为辅，祛邪用大剂温经之品如麻、桂等，甚则可加乌、附之类。方中雷公藤因有一定的毒不良反应，日用量一般为 10～20g。

【验案】陈某某，女，51 岁。1982 年 5 月 12 日入院。肢体关节酸痛 1 年，加剧 1 周，入院时手指关节肿胀剧痛，晨起僵硬，两膝、踝关节明显肿胀，关节局部怕冷，查血沉 73mm / 1h，类风湿因子阳性。诊为类风湿性关节炎。中医辨证：寒湿久伏，痰瘀痹阻，络脉失和。治拟散寒除湿，化痰祛瘀，通络止痛。服本方 10 剂，疼痛缓解，肿胀减轻，续服 50 余剂，关节肿痛基本消失，肢体活动如常，血沉降至 15mm / 1h，类风湿因子转阴，临床近期治愈。

6. 龙马定痛丹（颜德馨）

【组成】马钱子 30g 地鳖虫 8g 地龙 8g 全蝎 8g 朱砂 0.3g

【功效】搜风祛湿，通络止痛。

【主治】类风湿性关节炎，风湿热，风湿性关节炎，风湿性肌炎，坐骨神经

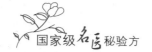

痛，腰肌劳损，颈椎病，肩关节周围炎等，属风湿痹阻肌肉、经络、筋骨、关节等者。

【用法】先将马钱子用土炒至膨胀，再入香油炸之，俟其有响爆之声，外呈棕黄色，切开呈紫红色时取出，与地龙、地鳖虫、全蝎共研细末，后入朱砂，制蜜丸40粒。每晚临睡前用糖水送服1粒；服1周后若不效，可于每晨加服1粒。

【方解】主药马钱子，搜风祛湿，通络止痛，透达关节，擅治痹痛，明·方贤《奇效良方》中以此治"历节风"及治风湿脚气攻注脚膝肿痛，筋挛不能屈伸，脚不能蹈地与一切疼痛；又加地鳖虫、全蝎、地龙祛风通络，重在搜剔，扩大治疗范围，增进临床效果；朱砂与蜜糖制马钱子之毒。诸药合用，共奏搜风祛湿，通络止痛之功。

【点评】本方渊出《医林改错》，用治痛证、瘫腿。临床运用本方30余年，价廉效优。临证应注意马钱子有毒，必须如法炮制，按规定剂量服用；若误服过量，可用绿豆汤或甘草汤缓解。

【验案】苏某某，男，60岁。患类风湿性关节炎多年，反复发作，四肢关节肿胀疼痛，游走不定，每逢天气变化及阴雨连绵，疼痛加剧，伴午后五心烦热，头晕气短，动辄乏力。经用阿司匹林、激素及中药补益肝肾、祛风除湿之品治疗，效果不显。实验室检查：抗"O"1 200U，血沉40mm／1h，黏蛋白47 mg／L（4.7 mg／dl）。查：脉弦滑，舌质紫、苔薄腻。投龙马定痛丹，每服1粒，每晚1次。1周后症状由减轻而消失。1月后复检抗"O"、血沉、黏蛋白均已正常。续投上方1料巩固，随访多年未发。

7. 寒热痹方（商宪敏）

【组成】生石膏30g（先煎）　桂枝6g　炙麻黄5g　赤、白芍各10g　防风10g　防己10g　连翘15g　制附片6g　生甘草6g　青风藤15g　秦艽15g　知母10g

【功效】散风清热，祛风除湿，通经活络。

【主治】类风湿性关节炎，属寒热错杂者。症见关节红肿疼痛，却又喜温怕冷，手足心热，喜放凉处，而久置凉处后又畏寒欲温；咽痛干痒，烦闷口渴；舌苔黄或黄腻，脉滑或滑数。

【用法】水煎，内服、外用，每日1剂。第一煎、二煎内服，分早晚各服1次；第三煎外洗双手及膝。

【方解】方中桂枝、麻黄、附片散风驱寒，温通经脉；石膏、连翘、知母清热透邪除烦；防风、防己、秦艽、青风藤散风清热，祛湿通络；白芍、甘草解痉止痛。诸药配伍共奏外散风寒，内清湿热，通经活络，宣痹止痛之功。

【加减】根据病情变化，寒热消长及转化调整石膏、连翘及桂枝、麻黄、附片的配伍用量。热盛者，石膏、连翘加量，加黄芩、生地、金银藤；寒盛者，桂枝、麻黄、附片加量，加细辛、淫羊藿；湿盛者，加萆薢、薏苡仁、青蒿；痰盛者，加僵蚕、浙川贝母、白芥子；血瘀者，加红花、地龙、虎杖、鸡血藤；痛甚者，加制马钱子粉、延胡索；气虚者，加黄芪、党参；血虚者，加当归、何首乌；肾虚者，加女贞子、地黄、桑寄生、补骨脂、骨碎补；痛在上肢，加川芎、姜黄、羌活；痛在下肢，加牛膝、木瓜；痛在颈项，加葛根；痛在腰胯，加牛膝、续断。

【点评】本方可以作为治疗类风湿性关节炎寒热错杂证的基础方，因其病情复杂，缠绵难治，时有加重，临证须明辨寒热，依寒热之间的兼夹、消长、转化及挟瘀、夹痰、夹虚之别而灵活加减运用，方奏良效。

【验案】赵某某，女，32岁。因关节肿3年，加重1月，于2004年4月16日初诊。患者于3年前盛夏汗出着凉，出现双膝关节肿痛，日渐加重，乃至全身关节疼痛，连及肌肉胀闷灼痛。曾在职工医院检查，确诊为类风湿性关节炎，予芬必得及中成药尪痹颗粒等药物治疗，症状虽有减轻，但每因感冒或交节变天又加重。2004年3月复受风寒而病情反复。刻下症：关节痛，昼轻夜重，因痛而难寐，晨僵，以双手指关节胀痛及双膝关节肿痛、灼痛为主，四肢活动欠灵活，恶寒怕冷，咽痛且痒，口渴烦饮，溲黄便干，2日一行，舌黯红，苔黄腻，脉沉滑稍数。体检：双手指近端指关节梭形变，四末欠温，双膝关节肿胀，触诊皮肤灼热。化验检查：C反应蛋白70.4mg/L，RF 425iu/ml，血沉60mm/h。中医诊断：痹证（尪痹，寒热错杂证）；西医诊断：类风湿性关节炎。治疗：宗急则治其标，缓则治其本，当以清热散寒，祛风除湿，通经止痛为先，予寒热痹方加减：生石膏30g（先煎），桂枝5g，炙麻黄3g，赤、白芍各10g，防风10g，防己10g，连翘30g，生甘草6g，青风藤15g，秦艽15g，知母10g，薏苡仁15g，虎杖15g，制马钱子粉0.4g（分冲），7剂水煎服，每日1剂，每剂第一煎、二煎分2次服，第三煎外洗双手及膝。二诊：服药7剂，症无明显进退，疼痛似有减轻之势，嘱首方继服7剂。三诊：关节肿痛减轻，咽痛除，仍咽痒，大便干，纳呆，舌脉同前，治予前方，改虎杖30g，加焦三仙各10g，继服。后经原方加减治疗2个月，关节肿胀消除，疼痛已去七八，纳增，便稠，睡安，继续巩固治疗。

8. 通络蠲痹汤（张崇泉）

【组成】防风10g　苍术12g　青风藤15g　忍冬藤20g　全虫3g　汉防己10g　乌梢蛇15g　安痛藤15g　丹参15g　当归10g

【功效】祛风除湿，通络行痹。

【主治】类风湿性关节炎，属风湿顽痹者。症见手指、足趾关节疼痛、肿胀，晨僵，屈伸不利，甚则强硬变形，或伴四肢关节疼痛，舌质淡苔薄，脉细弦。

【用法】水煎服，每日1剂，早晚各服1次。

【方解】类风湿性关节炎属中医之"历节""痛风""风湿顽痹""尪痹"范畴。本病病因由外感风寒湿邪，久病正虚，瘀血痰浊与外邪痹阻经络关节所致。因此治法应以祛风除湿、祛瘀通络、扶正祛邪为原则。方中防风、防己祛风除湿；苍术苦温燥湿；全虫、乌梢蛇搜内通络；当归、丹参养血活血，所谓"治风先治血"，扶正以祛邪之意，又兼制他药温燥之过；青风藤、忍冬藤、安痛藤其性偏凉，清热解毒，通络止痛，三药乃治一切顽痹痛风。诸药合用，共奏祛风除湿，通络行痹之功。

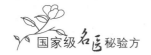

【加减】风邪偏盛，四肢关节游走性疼痛，加羌活、独活、威灵仙；湿邪偏盛，关节肿胀，加薏苡仁、茯苓；寒邪偏盛，关节剧痛，肢冷畏寒，去忍冬藤，加制川乌、细辛、麻黄；热邪偏盛，关节红肿热痛，加黄柏、知母；久痹气虚明显者，加黄芪、人参；肾虚明显者，加熟地、杜仲、续断、补骨脂；上肢疼痛明显，加桂枝、桑枝、片姜黄；下肢疼痛明显，加怀牛膝、木瓜。

【点评】本方系张氏治疗类风湿性关节炎的基本方，临床随症灵活加减，可用于各型风湿顽痹，有较好疗效。而顽痹日久，关节经络中必有瘀血郁热，故在祛风湿基础上常用虫类药搜风通络，藤类药清热通络，再加养血活血或补益肝肾以扶正祛邪，增强药效。

【验案】夏某某，男，40岁。2006年10月9日就诊。主诉：手指关节、肩、膝、踝关节疼痛1年，加重1个月。现症：手指关节肿胀、热痛，屈伸不利，晨起僵硬，双膝、踝关节肿痛，大便稀，每天1次，舌质黯红苔薄微黄，脉稍弦。查血沉50mm/h，类风湿因子阳性。诊断为类风湿性关节炎。中医辨证属湿热顽痹。治法：祛风除湿，清热通络。处方以通络蠲痹汤加减：羌活10g，独活10g，防风10g，苍术12g，青风藤15g，忍冬藤20g，茯苓15g，黄柏10g，全虫3g，汉防己12g，乌梢蛇15g，安痛藤15g，丹参15g，葛根15g，广木香10g，甘草5g。服药7剂，手指及肩膝关节肿胀，热痛减轻，大便转软。继服原方加减30余剂，关节肿痛基本缓解，肢体活动如常，血沉降至18mm/h，类风湿因子转阴，临床治愈。

9. 史氏痹痛散（史济柱）

【组成】蕲蛇肉30g　露蜂房30g　炙地鳖虫30g　地龙干3g　晚蚕砂60g　蜈蚣2条

【功效】搜邪剔络，活血止痛。

【主治】类风湿性关节炎中后期，属久病入络者。症见关节胀痛难忍，僵硬，畸形，难以屈伸等。

【用法】上药共研细粉，每次服1.5g，每日3次餐后吞服。

【方解】蕲蛇肉祛风湿，透筋骨；露蜂房祛风，攻毒；炙地鳖虫逐瘀，破积，通络；地龙通络，止痉；蚕砂祛风湿，舒筋脉；蜈蚣通络止痛，镇痉攻毒。合用而具有祛风燥湿，通络除痹，活血化瘀，舒筋活络，消肿定痛等作用。

【加减】可配合使用白僵蚕、陈胆南星等化痰散结逐瘀之品，则逐瘀化痰、搜邪剔络之效更佳。

【点评】本方由虫蛇类药物组成，均具有祛风燥湿，通络除痹，活血化瘀，舒筋活络，消肿定痛等作用。对类风湿性关节炎中后期邪入较深之证，临床用之屡有良效。本方为治标治实之剂，而类风湿性关节炎中后期为本虚标实之证。本虚多见后天失调，阴阳失衡，脾胃虚弱，肝肾两亏。故须辨证使用补益肝肾，强壮筋骨，健脾护胃，调补气血等法，与史氏痹痛散同用效果更著。

【验案】过某某，男，65岁，1993年5月26日初诊。两手足指趾掌关节僵硬疼痛，尤以清晨为甚，约持续4~6小时，肿胀变形2年余。曾在外院诊治，确诊："类风湿性关节炎"，服西药治疗。现病情未好转，手如鸡爪，两腕踝关节肿胀强直，屈伸不利，两肘膝屈曲难伸，两肩髋关节酸痛隐隐，活动艰难。伴低热起伏，午后为甚，胃纳不香，大便溏薄、日行 1 次。舌质黯红质裂少津、苔花剥，脉弦细。实验室检查：血沉 120mm／1h，类风湿因子 1：160（＋）。辨证：真元不足，肝肾两亏，寒湿内停，脾失健运，虚火内炎，痰瘀阻络，气血痹阻，筋骨两损。治拟补益肝肾，健脾化湿，搜风剔络，强壮筋骨。处方：大熟地 30g，制黄精 30g，炒苍术 30g，薏苡仁 30g，络石藤 30g，紫丹参 30g，炙黄芪 30g，鹿角片 15g，补骨脂 15g，骨碎补 15g，全当归 15g，潞党参 15g，羌活 10g，独活 10g，九香虫 10g，木防己 10g，皂角刺 10g，生甘草 10g，7 剂；另予史氏痹痛散 40g，每日 3 次，每次 1.5g，餐后吞服。经用上法调治半年左右，至 1993 年 11 月 30 日时，患者两手足指趾、掌踝、腕、踝关节疼痛已除，肿胀明显消减，两肘、膝、肩、髋关节伸展自如，晨起关节僵硬明显改善。检查血沉：16mm／1h，类风湿因子1：20（＋）。病情获得明显好转。

【简介】史济柱，生于 1918 年，浙江余姚人。出生于中医世家，家学渊源，深得真传，后毕业于上海中国医学院。曾任上海市北站医院中医科主任、主任医师，上海市中医学会理事及外科学委会副主委，上海市闸北区科协副主席及医学会副理事长。从事中医临床 60 余年，擅长内、外科，尤其对骨关节结核、类风湿性关节炎、痛风、脓胸及各种乳腺疾患有独特的诊疗经验，疗效显著。

通信地址：上海市闸北区胆南星路 29 号，上海市北站医院　邮编：200070

六、跌打挫闪损伤

1. 腰痛二号验方（石仰山）

【组成】川楝子 10g　香附 10g　青皮 10g　陈皮 10g　延胡索 12g　当归 10g　丹参 12g　白芥子 10g　制草乌 10g　桑寄生 12g　狗脊 12g

【功效】行气止痛，活血祛瘀。

【主治】腰痛，属气滞血瘀者，常见于跌打挫闪损伤腰部，使恶血留于经脉之中发生的腰痛。症见腰部痛胀，痛处拒按，转侧俯仰不利，局部可伴有肿胀等症。

【用法】水煎服，每日 1 剂，早晚各服 1 次。

【方解】方中用川楝子、香附、延胡索、丹参、青皮、陈皮等行气活血化瘀，配以制草乌通畅太阳督脉阳气，以助行气活血；狗脊、桑寄生以固真气之损；白芥子的运用，为其用药之妙，因气滞血瘀，肾气不利，可能会引起津气凝聚不畅，与气血相互结滞，白芥子不但能够通导行气，更能开结宣滞，从而增强了治疗效力。

【点评】石氏认为，一切损伤的病理变化无不与气血相关。故对此类腰痛，主张从气血立论治之，提出宜气血兼顾，以气为主，以血为先的治疗原则。损伤性腰痛损

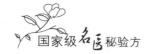

伤腰部或附近经络，致经脉瘀阻而腰痛，病之初多为气滞血瘀，故每用此方而多获良效。若病程延久，反复发作，即所谓"久病及肾"，则需温肾补虚为治疗原则。

2. 腰痛三号验方（石仰山）

【组成】生地 15g　熟地 15g　杜仲 10g　菟丝子 10g　淫羊藿 15g　补骨脂 10g　山茱萸 10g　独活 10g　桑寄生 10g　狗脊 12g　陈皮 10g　青皮 10g

【功效】温肾补虚，固腰息痛。

【主治】腰痛，属肾气亏虚者，常见于腰部损伤后治疗不及时，不彻底，导致症情缠绵不愈，腰痛反复发作。症见腰部隐隐作痛，腰膝疲软，喜按喜揉，遇劳更甚，经常反复发作。

【用法】水煎服，每日 1 剂，早晚各服 1 次。

【方解】方中菟丝子、补骨脂、淫羊藿温肾补其精气，生熟地、山茱萸滋补肾之阴血，温凉结合其意在温通，阴中求阳；杜仲、狗脊、桑寄生健筋壮骨、固腰，以益养肾；肝肾乙癸同源，当归养肝之血以生肾中之阴；青陈皮行气和血健脾胃；独活通行少阴督脉，以助气化为引药。全方用药把阴中求阳与阳中求阴辨证地统一起来，其意在治病必求于本。

【点评】肾气亏虚性腰痛除见于腰部损伤后外，亦见于老年人腰椎骨质增生所致之腰痛，临床运用本方，亦获良效。石氏还创有腰痛一号验方用于外感风寒型腰痛。药物组成：麻黄 6g，桂枝 10g，细辛末 3g，白芷 10g，威灵仙 15g，干地龙 10g，红花 10g，泽漆 10g，青皮 10g，陈皮 10g，狗肾 10g，制川乌 6g，制草乌 6g。

3. 固筋方（张文泰）

【组成】当归 150g　赤芍 100g　延胡索 100g　乳香 50g　没药 50g　红花 100g　薏苡仁 200g　苍术 100g　茯苓 150g　陈皮 150g　泽兰 100g

【功效】活血化瘀，续筋壮骨。

【主治】一切跌打损伤、伤及筋骨者。

【用法】上药提取制成粉剂装胶囊，每粒0.5g。成人每次4粒，每日 3 次，饭后服用。

【方解】人体因受外伤后造成肢体筋骨损伤，血离经脉，瘀于肌腠之间，作痛作肿。本方赤芍、乳香、没药、红花、当归活血祛瘀；薏苡仁、茯苓、渗湿利水健胃；泽兰活血利水；苍术燥湿；陈皮行气健脾；延胡索止痛。诸药合用，共奏活血化瘀，续筋壮骨之功。

【加减】如伤及上肢者，可加桂枝引诸药上行；伤及下肢者，可加牛膝引诸药下行，直达病所。

【点评】伤筋者可包括一切软组织损伤，本方可视为治疗软组织损伤的基本方，可视病情随症加减，陈旧性损伤除可口服外，此方可外用熏洗，同时加炙附子10g。本方年老体弱者慎服，孕妇忌服。

【验案】姜某某，男，21 岁。骑自行车摔伤踝部，致使右踝关节外侧副韧带损伤，局部明显肿胀、剧痛，内翻时痛甚，X线片显示骨质未见明显异常改变。经口服此胶囊，外加该方熏洗，3周痊愈。

4. 化瘀通痹汤（娄多峰）

【组成】当归 18g　丹参 30g　鸡血藤 21g　制乳香 9g　制没药 9g　香附 12g　延胡索 12g　透骨草 30g

【功效】活血化瘀，行气通络。

【主治】损伤后遗症、网球肘、肩凝症等，属瘀血痹证者。

【用法】水煎服，每日 1 剂，早晚各服 1 次。

【方解】方中乳香活血，没药散瘀，相得益彰，为治本要药；延胡索行血中气滞，气中血滞；香附理气解郁，为血中之气药，气行则血行，加强活血祛瘀之功；当归、丹参、鸡血藤活血养血，祛病而不伤正；透骨草祛风、除湿、通络以治标。诸药相合，共同达到活血化瘀，行气通络之目的。

【加减】偏寒者，加桂枝、细辛、制川草乌；偏热者，加败酱、丹皮；气虚者，加黄芪；久痹骨节肿大变形者，加穿山甲、全虫、乌梢蛇。

【点评】瘀血痹是由局部闪扭、外力损伤、慢性劳损等引起经络损伤，血行不畅或血溢脉外，留滞局部，筋脉肌肉失养，抗御外邪能力低下，风寒湿热之邪乘虚而入，加重络脉闭阻，导致痹症。此证临床实为多见。此类病证疼痛明显，且与气候变化及寒热有关，治疗时单用祛风除湿药收效甚微，而以活血化瘀为主，佐以祛风除湿药物则收效甚捷。且气为血帅、血为气母，故活血勿忘行气，通络勿忘益气，气血同调，方收全功。

【验案】刘某，女，16 岁。一年前不慎跌倒，左膝关节着地，当时听到"咔嚓"声响，随后膝关节处肿痛，经治疗局部肿胀消失，留有持续性左膝关节疼痛，经常"打软腿"，甚则跌倒，遇冷加重，局部怕冷，舌质淡红，脉弦。证属外伤瘀血，复感寒湿，经脉闭阻。用化瘀通痹汤加细辛 3g，桂枝 9g，川牛膝 9g，木瓜 18g，薏苡仁 30g，水煎服，每日 1 剂。连服 15 剂，疼痛消失，未再出现"打软腿"。随访 1 年未复发。

5. 牛蒡子汤（石仰山）

【组成】牛蒡子 9g　白僵蚕 9g　白蒺藜 9g　独活 9g　秦艽 9g　半夏 9g　白芷 9g　桑枝 12g

【功效】宣通气血，祛风逐湿，温经止痛。

【主治】各种新发或陈旧性软组织挫伤。症见周身四肢、颈肩腰骶麻痹尪痛，牵强掣痛或早期筋膜损伤，筋结筋块或骨骱宿伤，关节不利。

【用法】水煎服，每日 1 剂，早晚各服 1 次。

【方解】方用牛蒡子辛寒滑利，通行十二经络，宣肺利气，豁痰消肿，白僵蚕辛平宣化，消痰散结而和气血，为厥阴肝经之药，二味合用，宣滞破结，善搜经络顽痰浊邪，是为主药；助以秦艽之辛寒，独活之辛温，和血舒筋，通达周身，透阳明之湿热，理少阴之伏风；更伍用白芷之辛温，芳香通窍，活血破瘀，化湿排脓而生新；半夏之辛温，燥湿化痰，消痞散肿而和胃；复使以白蒺藜之辛温，疏肝风，行气血且散瘀结；桑枝功能养筋透络，祛风湿而利关节。全方以辛取胜，宣达气血，开破痰结；疏肝宣肺，导其壅滞；寒温兼用，温而不燥，寒而不凝，泄风逐湿之力尤捷。

【加减】本方的加减运用注意以下两点：① 视风、寒、湿之偏胜，加减取舍。寒湿甚者，合麻桂温经汤加减，或加制草乌以温经通阳；风湿盛者，加羌活、防风、煨天麻以泄风燥湿；痰湿内阻，胸痞脘胀，苔厚腻者，可入平胃散、陈胆南星、瓜蒌、薤白；若渐有化热之象，除去半夏、白芷，加忍冬藤、焦栀子以清泄；顽痰胶固或痰瘀互结，酌选丹皮、赤芍、红花、炙甲片、片姜黄；欲和胃气，则取木香、蔻仁、建神曲。② 根据阴阳气血偏衰的不同见证，配合相应方药。若肝少血养，失其调达濡筋之能，则应入当归、生地、白芍、何首乌、牛膝、桑寄生等养血柔肝、荣筋和络之药；若气阳不充，脾不化湿，聚而生痰者，又当配伍人参、黄芪、白术等益气化湿、养筋安络；若肾阳不足、火不化气者，则取鹿角、淫羊藿、石楠叶以助阳温经、健筋通络；若气血因筋络瘀阻失其流畅者，又宜相机选用舒筋活络之品；若病已损及元阳，当宗调中保元汤出入施治。

【点评】常谓：伤科疾病，无论病位是在经络、皮肉、筋骨，其发病机制以及辨证施治的理论基础总离不开气血。牛蒡子汤就是基于此理结合临证体验，发展成为伤科内治的代表方剂，体现了石氏伤科的特点。

【验案】杨某某，男，10 岁。倾跌挫伤，右髋关节酸胀疼痛，跛行，履地艰难，右腹股沟处明显压痛。曾于某医院诊治旬余，摄片未见骨质病变。苔薄白脉弦微滑。辨证属风痰互阻，经脉气血凝滞。治以疏风化痰、活血通络。处方：炒牛蒡子9g，炙僵蚕 9g，独活 9g，桑枝 12g，赤芍 9g，当归 9g，牛膝 9g，忍冬藤 12g，威灵仙 12g，红花 4.5g，地龙 9g，青皮 4.5g，陈皮 4.5g。服药 3 剂后，右髋关节胀痛减轻，行走尚觉牵制。继进原方 3 剂而愈。

七、原发性坐骨神经痛

通经行痹汤（林沛湘）

【组成】桂枝 10g　白芍 30g　炙甘草 8g　生姜 7g　威灵仙 10g　独活 8g　徐长卿 20g　牛膝 10g　苏木 15g　大枣 15g

【功效】散寒祛湿，调和气血，通经行痹。

【主治】原发性坐骨神经痛，症属寒湿痹阻，气血凝滞者。症见沿坐骨神经分布区域，以臀部、大腿后侧、小腿后外侧、足背外侧为主的放射性疼痛。

【用法】水煎服，每日 1 剂，早晚各服 1 次。5 天为 1 个疗程，可连服 2~3 个疗程。

【方解】本方以《伤寒论》中太阳经方桂枝汤加味，桂枝性温味辛，入足太阳经，可温通经络而达营郁，开痹涩而利关节，方中用之专通太阳经脉之阻滞；遣大量白芍配炙甘草，以缓经脉肌肉之拘急；再合大枣益养胃气而为通阳之资，且能助桂、芍、姜、草等调和营卫气血之运用；独活长于祛腰以下风寒湿邪，合威灵仙、徐长卿更能祛寒散湿，活络止痛；苏木、牛膝共成行血散瘀、强筋健骨之功；其中牛膝、独活引药下行，使桂枝汤成为有的之矢。观全方对证对症对位，温通并作，峻而不燥。

【加减】气虚，加黄芪 15g；寒凝痛甚，去徐长卿，加制乌头 6～10g（先煎）；腰痛，酌加续断、杜仲、桑寄生；服药后偏热者，加知母、黄柏各 10g；如颈、项、肩胛痹痛，可去独活、牛膝，加葛根、羌活、姜黄等；因于腰椎骨质增生继发的坐骨神经痛，应酌加鹿衔草、桑寄生、骨碎补等壮腰健肾之品。

【点评】坐骨神经痛，中医多按痹症辨治。痹症的病因早在《内经》已有定论。此多因风寒湿邪留连筋骨，气血凝滞，营卫行涩，经脉不通所致。痹证病机大致相同，然治疗有异。林氏根据痹症的病位，与足太阳经脉走向相似，其证多属寒湿，且与筋骨肌肉失养相关，故治疗宜温宜通宜养。本方的立意，乃通太阳经脉之经气。故凡太阳经脉不通所致之痹痛，症候偏寒者，亦可用本方化裁治疗。

【验案】曹某，女，34 岁，1990 年 1 月 13 日初诊。右腿疼痛 2 年余，加重 2 个月。疼痛自右臀部起，沿右腿外侧及后侧向下放射。症状常年不断，时重时轻，冬季为甚。近 2 个月来疼痛很明显。西医诊断为原发性坐骨神经痛。曾用中西药多种方法治疗，病情未见改善。诊得舌质淡、舌苔白，脉虚。证属寒凝血脉，足太阳经痹阻。予通经行痹汤加味治之：桂枝 10g，白芍 30g，炙甘草 8g，生姜 7g，大枣 15g，威灵仙 10g，独活 8g，徐长卿 20g，牛膝 10g，苏木 15g，制乌头 10g（先煎），全蝎 7g。上方连服 5 剂，右腿疼痛明显减轻。去乌头再进 10 剂，症状基本缓解。后用独活桑寄生汤化裁，调理近 1 个月。随访 1 年，未见复发。

【简介】林沛湘，生于 1906 年，逝于 1998 年，广西贵港人。广西中医学院教授。从医 50 余年，治学严谨，精通医理，医术精湛，积累了丰富的临床经验，擅长治内科疾病及眼科疾病，尤以治疗慢性肝炎、肾炎、胃炎等有独到之处。著有《林沛湘医案医话选》《西溪书屋夜话录评释》等。

原通信地址：中国广西南宁市明秀东路 179 号，广西中医学院

邮编：530000

八、慢性关节滑膜炎

通经活利汤（郭维淮）

【组成】黄芪 30g　当归 10g　续断 12g　柴胡 10g　丹皮 10g　姜黄 12g　川萆薢 15g　秦艽 12g　桑寄生 12g　川牛膝 10g　甘草 3g

【功效】活血化瘀，化湿通络。

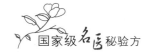

【主治】慢性膝关节滑膜炎，属气血痰湿阻络者。症见膝关节慢性肿胀疼痛，时轻时重，反复发作，肤色及温度无变化，活动轻度受限伸不直，屈曲时内部有酸胀难受感，局部无明显压痛点；日久可见大腿肌肉萎缩。

【用法】上方水煎内服，每日1剂，早晚各服1次；附局部外洗方甘戟利节汤：苏木15g，红花10g，花椒15g，艾叶30g，大戟15g，甘遂15g，甘草15g，伸筋草30g，老鹳草30g，黄柏10g，荆芥10g，防风10g，米醋500g。水煎洗，每剂洗3日，每日早晚各1次，每次15～20分钟。

【方解】慢性膝关节滑膜炎，其病理变化是气血瘀阻，经络不通，痰湿聚结，虚中有滞，属于痹证之著痹。治宜逐凝瘀，活气血，通经络，利关节，化痰湿。内服方中柴胡、秦艽、桑寄生、川牛膝通经活络；当归、丹皮、姜黄活血祛瘀滞，使气机运行通畅，凝滞得于消散；川草薢利水祛除痰阻之邪为辅，而且川草薢具有除阳明之湿而固下焦分清去浊，使胃气充旺则水湿之气不致复聚之功；黄芪、续断益气壮骨为佐；使药甘草调和诸药。外洗方中大戟、甘遂、甘草相反之药激而成效，使湿邪留饮尽去，使气机通畅、阳气复固；膝为筋之府，方中加米醋500g以活血软坚，舒展筋脉，使气血条达。

【加减】当痰饮集聚湿热相交之时，加用土茯苓、茜草，以去湿热利筋骨；阴虚骨蒸，加地骨皮；病久或体弱气虚，加大黄芪量以益气，并配防风；气滞血瘀重者，加莪术、赤芍。

【点评】慢性膝关节滑膜炎是临床常见病。因其易反复发作，治疗上颇为棘手。郭氏治疗此疾采用内服外洗，配合功能锻炼，取得了很好的临床效果，已形成一套完整的治疗方法。功能锻炼方法：患者仰卧，患肢直伸足背屈抬高自80°左右屈曲膝关节达130°左右（足不能着床），然后再将小腿伸直放置床上。开始每次作3～5遍，每日起床和睡觉前各做1次；以后逐渐增加遍数，每次不得超过20遍。

【验案】孙某，男，19岁。1992年9月7日来诊。1年前发现行走不便，并左膝关节肿胀。劳动后加重，休息后减轻，故未做治疗。刻下自觉膝部肿胀沉重无力，屈曲时整胀不适。查体见左股四头肌明显萎缩，膝关节肿胀、浮髌试验阳性、轻度压痛，肤色温度正常。X线片示左膝关节髌上下脂肪垫明显消失，关节滑膜肿胀，骨质未发现异常。诊断为左慢性膝关节滑膜炎。给以通经活利汤加土茯苓30g，茜草12g，水煎内服10剂。外用甘戟利节汤水煎温敷洗3剂，配合不负重床上功能锻炼。9月21日复诊：患肢沉重消失，肿胀明显减轻。继服上方加羌活10g，独活10g，淫羊藿10g，5剂；外洗药不变，2剂；加强功能锻炼。10月12日复诊：肿胀消失，肢体轻便，股四头肌萎缩已恢复。1993年3月随访，患者已参军，未复发。

【简介】郭维淮，生于1931年，河南平乐人，是"平乐郭氏正骨"第六代传人。任河南洛阳正骨医院院长，全国中医骨伤科学会副主任。为全国著名的中医骨伤科专家，对技术刻苦钻研，精益求精，全面地继承和发展了平乐郭氏正骨医术，对中医骨伤科学术有很深造诣，特别擅长于骨折、脱位（包括陈旧性关节错位）的治疗以及运用中药治疗慢性腰腿痛。

通信地址：河南省洛阳正骨医院，洛阳市启明南路1号　邮编：471002

九、强直性脊柱炎

通络解毒汤（龚正丰）

【组成】生黄芪 15g　生地 15g　知母 10g　当归 10g　青风藤 15g　络石藤 15g　龙葵 15g　白花蛇舌草 15g　虎杖 15g

【功效】益气养血，清热解毒，祛风通络。

【主治】强直性脊柱炎，属肾虚湿热瘀滞者。腰骶及背部反复疼痛，屈伸不利，肢节疼痛，酸楚痹着，伴有晨僵，苔薄白，脉沉细。

【用法】水煎服，每日 1 剂，早晚各服 1 次。

【方解】青风藤、络石藤祛风湿，通经络；龙葵、白花蛇舌草、虎杖清热利湿解毒；生黄芪益气补中；当归养血活血，扶正祛邪；生地、知母凉血滋阴，又可防风药太过燥伤阴液。本方以通利关节、解毒祛瘀为主，兼顾调和中焦，可祛邪实而不伤正气。

【加减】本病活动期病机以寒热错杂症多见，其中湿热为主，治宜清热利湿，凉血解毒，酌加连翘 15g，薏苡仁 15g，土茯苓 15g，地龙 10g，玄参 15g；缓解期，肝肾不足、督脉失养为本，治宜补肝肾，充督脉，强筋骨，酌加淫羊藿 10g，熟地 15g，杜仲 10g，补骨脂 10g，鹿角片 10g；若疼痛较甚者，可加露蜂房 15g，乌梢蛇或者白花蛇 10g。

【点评】强直性脊柱炎病机以肾虚督空为本，湿热瘀滞为标。本病的辨证分型目前尚未统一，根据多年临床经验，分活动期和缓解期两个阶段用药，可以执简驭繁，事半功倍。由于患者多需长时期服药，故宜选用和缓之法，坚决反对为图一时之效，而妄下搜风走窜重剂，徒伤正气，致邪气乘虚深入脏腑。孟浪用药害人非浅，宜遵叶天士"宿疾宜缓攻"之旨，选用藤类药物治疗痹证，因藤能入络，络能通脉，藤络能够通经脉，活络脉，并且引诸药直达病所。

【验案】赵某，男，35 岁。2006 年 3 月 20 日就诊。强直性脊柱炎 5 年余。腰脊疼痛反复发作，活动不利，伴晨僵，胃纳可，小便赤，大便稠，苔黄，脉细数。体检：腰椎活动范围前屈 60°，后伸 10°，双侧骶髂关节叩痛明显，X 线示：腰椎生理弧度变直，腰椎关节韧带无明显骨化征象，双侧骶髂关节增生，间隙变窄，免疫检查 HLB-27（+），血沉 27mm／h。治则：清热解毒，祛风通络。方药：通络解毒汤加薏苡仁 15g，土茯苓 15g，木瓜 10g，玄参 15g，乌梢蛇 10g，地龙 10g。2006 年 4 月 4 日二诊，患者病情缓解，腰痛症状减轻，晨僵亦好转，处方：通络解毒汤加淫羊藿 10g，熟地 15g，杜仲 10g，补骨脂 10g，鹿角片 10g，以补足肝肾。经过两个月治疗，患者已无疼痛，气色俱佳，活动自如。

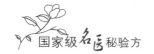

十、颈腰椎间盘突出症

1. 养阴清热通络汤（章真如）

【组成】生石膏（先煎）60g　麦冬 15g　知母 15g　白芍 15g　甘草8g　丹皮 10g　乳香 10g　没药 10g　细辛 3g　淮牛膝 15g　杜仲 15g　海桐皮 15g　桑枝 30g　生地15g

【功效】养阴清热，甘寒通络。

【主治】腰椎间盘脱出、神经根炎、坐骨神经痛，属风湿化热者。症见腰胀酸痛，动则痛如刀绞，不能行走，苦不堪言，口干口苦，舌质黯红，舌苔白腻，黄腻，脉弦紧。

【用法】水煎服，每日 1 剂，早晚各服 1 次。

【方解】首以甘寒通络，重用生石膏为君，直折其内盛之火；辅以生地、知母、丹皮、白芍、麦冬等养阴清热；佐以细辛、桑枝、海桐皮等祛风通络；乳香、没药行瘀止痛；使以牛膝、杜仲补肾固腰；甘草调药和中。诸药合用共有清热养阴，祛风通络，行瘀止痛之功。

【点评】痹证系感受风寒湿热之邪，阻滞经络，引起肢体关节疼痛，酸楚等病证。大凡历代医家多以行痹、痛痹、着痹、热痹辨治，庶不知久治不愈者，有阴虚热痹之类。章氏认为，祛风湿之燥性药物，津液耗损，痹痛亦甚。故阴虚者，乃肝肾之虚，经络失养也。下列医案患者形体肥胖，喜食膏粱厚味，嗜好饮酒，久酿湿热，又逢长途劳累，感受外邪，内外相兼，而病痹证。综观前医采用激素、药酒等温经通络为治，虚火内盛，灼伤阴液，湿热内阻气血不运，经络失养。有鉴于此，章氏救弊补偏，药后诸症减轻，后以滋养法，重用独活祛风止痛，此扶正祛邪之意。

【验案】黄某某，男，57 岁。1990 年 12 月 7 日入院。主诉：腰腿痛 3 月余。3 月前因出差长途乘车，过度劳累，渐感腰痛不适，遂到某医院住院，给予消炎痛、布洛芬等对症治疗，腰痛不减。经 CT 断层检查发现"腰椎肥大，第二、三腰椎间盘向左脱出"。采用牵引治疗 1 周，腰痛反而加剧，并引起右下肢后侧放射疼痛，该院考虑腰椎病引起神经根炎及坐骨神经痛，改用泼尼松龙封闭。初起腰腿痛减轻，5 天后因起床不慎，腰腿痛反复如故，又用针灸、神灯、超短波、敷药、口服药酒等治疗半月余亦无效。故请骨科会诊，考虑做椎间盘脱出手术，患者恐手术更痛苦和可能引起后遗症，而邀章氏诊治。检查：腰胀酸痛，动则痛如刀绞，不能行走，卧倒亦困难，坐以达旦，彻夜难寐，苦不堪言，口干口苦，舌质黯红，舌苔白腻，脉弦紧。嘱患者忍痛卧位体检，触腰肌紧张，右侧稍隆起，皮肤有针灸、火罐痕迹，疼痛拒按，触痛明显，右直腿抬高试验阳性，其余理化检查均正常。诊断：腰椎间盘脱出、神经根炎、坐骨神经痛，风湿化热者。治疗：养阴清热，甘寒通络。予养阴清热通络汤。12 月 12 日二诊：服药4剂，腰痛渐缓，能上床左侧卧位，但不能翻身，睡不安寐，口干不欲饮，晨起稍可床边活动，舌脉同前，仍宗前法。处方：生地15g，玄参15g，麦冬15g，当归10g，白芍10g，忍冬藤15g，桑枝30g，石斛10g，牛膝10g，狗脊10g，杜仲10g，续断10g，海桐皮10g，乳香10g，没药10g，薏苡仁40g，夜交藤10g，每日1剂。12月20日三诊：服上药8剂，腰痛大减，晨起能独自行走，由他人搀扶上下楼梯锻炼半小时，夜卧转侧自如，唯午后腰痛隐隐，右下肢酸胀不适。舌红，苔薄白，脉弦。细析脉证湿邪渐除，阴虚尚存，拟养阴清热，祛风通络法。处方：生地15g，玄参15g，麦冬15g，石斛15g，杜仲15g，续断15g，桑寄生15g，牛膝15g，秦艽10g，灵仙10g，细辛3g，独活30g，当归15g，忍冬藤15g，每日1剂。12月29日四诊：服药7剂，诸症悉除，步履如常，宿疾得已，嘱患者避风寒，忌辛辣，勿负重，适当锻炼，再予清滋达络之品，调理善后。于1991年1月20日出院，随访至今，健康无恙。

2. 枳壳甘草汤（龚正丰）

【组成】枳壳10g 甘草6g 当归10g 丹参10g 三棱10g 莪术10g 黑白丑各6g

【功效】理气活血，化瘀逐水。

【主治】颈椎间盘突出症、腰椎间盘突出症，属气血痹阻者。腰腿痛，活动困难，舌边紫暗，苔薄白或薄黄，脉涩。

【用法】水煎服，每日1剂，早晚各服1次。

【方解】用通下法治疗腰突症为本方特色，枳壳甘草汤中重用枳壳，以行气宽中除胀，下气消积除痞，甘草缓急止痛；当归、丹参活血补血养心；三棱、莪术破血化瘀；黑白丑利水。诸药合用，共奏理气活血，化瘀逐水之功。

【加减】急性期，加薏苡仁15g，土茯苓15g，水蛭6g，地龙10g，加强化湿利水、活血化瘀以缓解症状；慢性期，加山慈菇10g，白芥子6g，露蜂房10g，软坚散积化痰。风湿痹阻者，加祛风除湿药，如羌独活各10g，防己10g，防风10g，木瓜10g等；寒湿痹阻者，则加温肾散寒止痛药，如制川乌6g，制草乌6g，白附子6g，桂枝6g，杜仲10g，狗脊10g等；腰痛日久，气血亏虚，肝肾不足者，加二仙汤加减，生炙黄芪各15～30g，以达标本同治；便秘者，加制大黄10g，虎杖15g；骨质疏松严重者，加补骨脂10g，骨碎补10g，山茱萸10g，枸杞子10g，以补肾强骨；颈椎间盘突出症，加川芎6g，葛根15g；腰椎间盘突出症，加牛膝10g，以达引经之效。

【点评】六腑的生理特点是传化水谷，以通为用，泄而不藏，满而不实，动而不静。腰痛与便秘关系密切，病在下者，下取之。用通下法治疗腰突症为本方特色，疏理气机，涤荡胃肠，腑气通大便行，配合化瘀逐水则腰痛如失矣。北方人腠理致密，可枳壳、枳实同用。药理实验证实枳壳有松弛平滑肌作用，甘草缓急止痛具有类糖皮质激素的功效，对于缓解炎症水肿颇有裨益。

【验案】王某，男，53岁。2006年9月16日初诊。反复腰痛3年，加重半月伴左下肢牵痛、麻木，活动受限，四肢不温，大便干结，胃纳尚可，舌淡苔薄

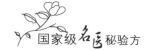

白，脉沉涩。体检：L4–5 椎旁压痛，伴左下肢放射痛；直腿抬高左 30°，右 90°，4 字试验（–），左足拇趾背伸肌力减弱，CT 示：L4–5，L5，S1 椎间盘突出，以 L4–5 为著。治则：理气活血，温经散寒通络。处方：枳壳甘草汤加桂枝 6g，制川草乌各6g，地龙 10g，虎杖 15g，制军 10g。2006 年 9 月 16 日二诊：药后，腰腿痛缓解，左小腿外侧稍有麻木不适，胃纳可，二便稠。原方去桂枝、黑白丑、制军，加独活 10g，桑寄生 15g，巴戟天 10g，守方 14 剂，腰腿痛消失。

十一、骨 结 核

结核散（流痰）（张文泰）

【组成】大熟地 200g　鹿角胶 100g　肉桂 100g　黄连 50g　蜈蚣30条　全蝎 30 条　穿山甲 50g　龟板 200g　茯苓 150g

【功效】滋补肝肾，解毒活血。

【主治】各种结核病，尤其是各部位的骨结核，属阴虚毒结者。症见低热，午后潮热，舌质红，少苔，脉弦数，或见两尺脉不足。

【用法】上药提取制成胶囊，每粒 0.5g。成人每次 5 粒，每日 3 次。

【方解】方中大熟地滋补肾阳；鹿角胶善补督脉补肾阳虚；龟板善补任脉补肝肾阴虚；肉桂补肝阴；黄连、全蝎解毒；穿山甲解毒活血；茯苓利湿健胃。诸药合用，共奏滋补肝肾，解毒活血之功。

【加减】热甚，去肉桂，加黄柏，或加蜈蚣；肌肤热，加知母；气血虚者，加人参、黄芪、当归；破溃者，加人参、黄芪。

【点评】结核一病在古典医籍中尚无此名，仅记述为流痰，如胸椎结核为龟背痰，膝关节结核为鹤膝痰等。本病成因多体质素虚，寒湿之邪侵入机体，郁而化热，蚀肉腐骨而成。本方以补益肝肾为主方剂，可在此基础加减运用，收效甚佳。本方孕妇忌服，小儿酌减。

【验案】秦某某，女，18 岁。背部疼痛已 2 年余。低热，午后潮热，经 X 线片示：第 7~8 胸椎间隙稍变，认为胸椎结核，经服结核散，每次 5g，日 3 次口服，适当卧床，经 3 个月治疗而愈。

十二、骨质疏松症

实骨方（张文泰）

【组成】熟地 200g　鹿茸 50g　龟甲 200g　杜仲 100g　何首乌 200g　茯苓 200g　炙黄芪 200g　汉三七 100g　鲜水蛭 50g　砂仁 150g

【功效】补益肝肾，强筋骨，健脾胃，行气活血。

【主治】各种骨质疏松症、骨折筋伤，属肝肾不足者。

【用法】上药提取制成胶囊，每粒 0.5g。每次 4 粒，日 3 次口服，1 个月为 1 个疗程，休 2 周再服。

【方解】何首乌、熟地、杜仲补益肝肾；鹿茸善补督脉，统人一身之阳，龟板善补任脉，统人一身之阴，使之阴平阳密；茯苓、砂仁健脾和胃，补人之后天之本；炙黄芪、三七行气；水蛭活血。诸药合用，共奏补益肝肾，强筋骨，健脾胃，行气活血之功。

【加减】腿无力者，加牛膝；有出血倾向者，可去水蛭。

【点评】中医古典医籍尚无骨质疏松一词，仅有骨痿一说，纵观此方，先补益先天之本肝肾，"肝主筋""肾主骨"肝肾二脏隆盛，筋骨坚实。又补后天之本脾胃，脾胃健康，所摄取充沛，何愁人体不健壮。二者有相得益彰的作用。本方活血作用较强，孕妇忌服。

【验案】李某某，女，68 岁。腰背疼痛多年，严重时不能翻身，走路时扶拐，背曲肩随，经骨密度测定诊为骨质疏松症。口服实骨方 1 个月，明显好转，走路有力，腰背痛明显减轻，经口服 3 个月药，全身症状基本消失而停药。

十三、骨质增生

骨痹汤

【组成】白芍 30～60g　生甘草 10g　木瓜 10g　威灵仙 15g

【功效】滋补肝肾，祛邪止痛。

【主治】骨质增生，包括颈椎骨质增生、腰椎骨质增生、足跟骨质增生等，属肾虚劳损，寒湿滞络，瘀血内阻者。颈椎骨质增生：症见颈项强痛，转侧不便，牵及单侧或双侧肩及上肢疼痛、麻木，并可引起头晕、心悸、恶心甚至颈项强痛不能平卧等；腰椎骨质增生：症见腰痛、活动不便，牵及一侧或双侧臀部及下肢疼痛、麻木；足跟骨质增生：症见单侧或双侧足跟疼痛、不能落地行走，清晨起床下地时疼痛加剧，足跟下如踏有硬物感。

【用法】水煎服，每日 1 剂，早晚各服 1 次。

【方解】本方是由白芍甘草汤加味而成。方中白芍、甘草酸甘化阴以缓筋急，药性守而不走；加入木瓜之酸温，威灵仙之辛温，加强了柔筋缓急止痛作用，同时取其温通走窜的功效以达到祛寒、除湿、通络的目的。全方敛而不守，行而不燥，阴阳兼顾。

【加减】若颈椎骨质增生，加葛根 30g，姜黄 10g；气虚者，加生黄芪 15～30g；疼痛剧烈者，加桃仁 10g，红花 10g；腰椎骨质增生，加续断 30g，桑寄生 30g；足跟骨质增生，加牛膝 15g，淫羊藿 10g；因方中白芍用量较大，脾弱者服

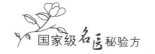

药后会出现便溏，甚至腹泻，此时可加入白术或苍术10～15g以健脾法湿。

【点评】骨质增生俗称"骨刺"，中医亦称之为"骨痹"。"骨痹"病多发于中老年人，青年患者偶可见到。病因是人到中年后，肝肾开始虚衰，气血有所不足，人的活动量减少，气血有所不周，加之外受寒邪湿气，客于骨髓，发而为痹。劳伤筋骨者，肝肾自伤，因此，越是青壮年时期运动量大的人和干重体力劳动的人，进入中老年后如不坚持活动，越容易患此病。本方多年来用在临床上治疗骨质增生病，收到了良好的效果，而且可以加减用来治疗胁痛、顽固性头痛以及痹证疼痛等病证。

【验案】董某，男，67岁。患腰腿疼30余年，近来日益增剧，不能转侧翻身，夜间痛甚，彻夜不眠，自觉腰背如针刺似刀割，痛苦万分，一次曾服5片去痛片，其痛未止，经服中药数剂未效。来诊时正值数九寒天，经检查发现第四、五腰椎有显著侧弯，右腿肌肉萎缩，X线拍片示：颈Ⅵ，胸椎Ⅴ，腰椎Ⅳ、Ⅴ和底椎大部均显示唇样增生，但未发现肿物，曾有多次外伤史，舌淡苔黑润，脉象沉紧，尺脉沉细。此乃"骨痹"，为肾虚劳损，寒湿滞络，瘀血内阻，宜遵急则治标，缓则治本的原则，先行活血化瘀，祛寒除湿治其标，定其痛，再以温补肝肾，养血温经固其本。处方：白芍30g，赤芍30g，生甘草10g，木瓜10g，威灵仙15g，川牛膝15g，骨碎补15g，血竭3g，川椒9g，当归10g，制乳没各9g，每日水煎服1剂。服用3剂，疼痛大减，夜能安睡3小时。原方又进3剂，由剧痛转为隐痛，能翻身和扶杖下床。以骨痹汤为基础加减：白芍150g，赤芍150g，生甘草60g，木瓜60g，威灵仙80g，川牛膝80g，骨碎补80g，杜仲80g，炮穿山甲80g，熟地80g，上药共为细末，炼蜜为丸每丸重9g，每次服1丸，日3次，温酒调服。服药3个月，疼痛全止。随防3年未复发，现病人行动自如，余症消失。

十四、骨 髓 炎

骨髓炎方（流注）（张文泰）

【组成】玄参150g 当归100g 金银花200g 穿山甲50g 生甘草150g 全蝎15条 蜈蚣20条 炙黄芪200g 熟地200g 茯苓150g 土虫50g

【功效】清热解毒，补气养血。

【主治】骨髓炎初期、中期未成脓或成脓尚无明显死骨形成，或少量X状死骨形成者。

【用法】上药提取制成丸剂或胶囊，丸剂为3g，胶囊为0.5g。每次4粒，日3次口服。

【方解】玄参、金银花、全蝎、蜈蚣清热解毒；炙黄芪补气；熟地补肾；当归养血；茯苓渗湿健脾；穿山甲、土虫活血化瘀，以通经络；生甘草解毒调药。诸药合用，共奏清热解毒，补气养血之功。

【加减】高热者，加犀角、生地；破溃流脓者，重用炙黄芪，加人参。

【点评】本方以清热解毒，补气养血为基本方，在此基础上可灵活加减。其中蜈蚣、全蝎、土虫用量不宜过多，熟地滋腻以茯苓佐之更能发挥其功效。

【验案】郝某某，男，16岁。自觉右小腿上部疼痛，继而红肿、疼痛，不能走路，体温39.8℃，化验显示白细胞 20×10^9 / L，X线片显示胫骨上段似骨膜反应。考虑急性骨髓炎，右腿制动，口服前方，经1个月治疗而愈。

十五、股骨头骨骺无菌性坏死症

活血养骨汤（何天祥）

【组成】当归10g　延胡索10g　陈皮10g　郁金10g　独活15g　白芷10g　肉桂10g　骨碎补15g　续断10g　狗脊15g　怀牛膝6g　透骨草10g

【功效】活血理气，散寒除湿，温通筋脉，强筋壮骨。

【主治】股骨头骨骺无菌性坏死症，属气滞血瘀，邪阻失濡者。症见髋关节疼痛，关节功能受限，跛行及下肢肌肉萎缩等。

【用法】上药可水煎服，每日1剂，早晚各服1次；亦可共碾为药末炼蜜为丸，每丸重10g，日服3丸；亦可再加乳香6g、没药6g共研细末，用白酒调，外敷于痛处。

【方解】本方当归、延胡索活血祛瘀镇痛；陈皮、郁金开郁行气；骨碎补、续断、肉桂、狗脊、透骨草温阳益肾，强筋壮骨；怀牛膝活血益肾；独活、白芷散寒湿，消肿痛。全方补肝肾、益气血、散寒湿、温经脉、强筋骨。

【加减】若气血凝滞，可酌加土鳖、血竭；寒湿较重者，可加苍术、威灵仙；病程日久，体质虚弱者，可加黄芪、白术、紫河车，以健脾祛湿，补益气血。

【点评】股骨头骨骺无菌性坏死症，又称股骨头骨骺软骨症，或扁平髋，由于髋部强力负重，股骨头骨骺多次受到损伤，气滞血瘀，复感风寒湿邪，致使血液供应受阻，失却濡养而致病。中医无此病名，但古医籍中早有描述，如清《医宗金鉴》卷八十九载有："胯骨，既髋骨也。若素受风寒湿气，再遇跌打损伤，瘀血凝滞，肿硬筋翻，足不能直行，筋短者足尖着地，臀努斜行……"此病初期由于症状不明显，髋部疼痛较轻，休息后又觉疼痛消失，常易漏诊误诊，本病在青少年中并不鲜见。本方是何氏治疗股骨头骨骺无菌性坏死的基础方，疗效显著。

【验案】霍某，男，15岁。患儿1972年中左髋部时痛时愈，1973年3月疼痛增加，外展、外旋功能受限，先后在某骨科医院及某医院按扭伤及化脓髋治疗，未效。1973年4月18日在某医院照X线片示："右髋臼边缘毛糙光滑，同时伴有骨质增生及破坏……有半脱位，右侧化脓性髋关节炎。"1973年4月15日来诊。根据临床症状，按右股骨头骨骺软骨症治疗。1月后有好转。由于家属对"化脓髋"的诊断有顾虑，1973年5月16日在某医科大学附属医院照X线片示："右髋关节间隙稍增宽，内有多个大小不等的骨片，髋臼象有轻度变深……股骨头变扁

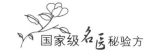

平，股骨颈变短，股骨头稍向上半脱位……综上所述，经晨会讨论，多为扁平髋表现……"治疗：按上法治疗，并手法整复半脱位，先后治疗 4 个月，疼痛消失，肌力恢复，双腿等长，外展、外旋功能恢复，拍片示：已愈合。

【简介】何天祥，生于 1923 年，四川成都人。其父何仁甫是何氏骨科第四代传人，名噪蜀中，成为四川三大骨科流派之一。何氏自幼随父学医行医，长期临床实践，刻苦精研医典，严于继承，勇于创新。又随岳父——蜀中西医耆宿赵伯钧学习生理解剖学、病理学、放射学等，深得中西医之要旨，加之几十年丰富的临证经验，对伤科疑难杂证有卓著疗效，治愈了大量来自国内外的骨科疑难重症患者，享誉海内外。曾任四川省舞蹈损伤研究所所长、研究员，国际艺术医学会会员等职。一生著述颇丰，尚有《何天祥正骨经验》《何氏治伤经验汇编》等著作，并于国内外杂志上发表学术论文 80 余篇。

通信地址：四川省舞蹈损伤研究所 邮编：610000

十六、红斑狼疮性雷诺症

参茸当归四逆汤（姚树锦）

【组成】当归 15g 白芍 15g 细辛 3g 通草 6g 桂枝 10g 炙甘草 10g 大枣 6 枚 红参 5g 鹿茸 1g

【功效】益气助阳，活血通脉。

【主治】红斑狼疮性雷诺症，属气滞血瘀型。症见受寒后手足皮色苍白，继而色暗发紫，四肢冰冷，伴有不规则发热，关节酸痛等。亦用于心绞痛、痛经、脉管炎及冻疮患者。

【用法】水煎服，每日 1 剂，早晚各服 1 次

【方解】当归四逆汤为《伤寒论》治疗血虚而寒症所设，有温通血脉、改善末梢循环作用。方中加红参、鹿茸补气助阳、使之血脉畅通。

【加减】病久面色黧黑者，加沉香 3g、藏红花 1.5g、体虚易感冒者，加生黄芪 30g、白术 15g、防风 6g；贫血者，加生黄芪 30g、方成当归补血汤。纳差食呆者，加砂仁 6g、鸡内金 10g。

【点评】本方为治疗气滞血瘀所致之症的基础方，除以上所治的范围外，亦用于无脉症效果较著。

【验案】苏某，女，22 岁。2002 年 10 月 10 日就诊。患系统性红斑狼疮已 10 余年，两手足乌青发黑，皮肤欠温，两手尤冷，触之冰凉。六脉沉细微弱，舌淡苔白滑。症属寒凝血瘀，治宜温阳通脉。方用参茸当归四逆汤，每日 1 剂，水煎温服，连诊 10 余次，服药近百剂，皮肤温暖，皮色复常。

十七、血栓闭塞性脉管炎

1. 活血通络解毒汤（余鹤龄）

【组成】① 金银花 60g　玄参 30g　当归 15g　甘草 10g　黄芪 15g　黄柏 10g　防己 10g　丹参 10g　川牛膝 10g　泽泻 10g　赤小豆 10g　生薏仁 10g　乳香 6g　没药 6g
② 黄连、生苦草各等份

【功效】活血通络，解毒祛瘀。

【主治】下肢血栓闭塞性脉管炎、骨髓炎，属气血瘀滞，热毒内盛者。症见患肢疼痛难忍，脚背动脉及胫后动脉不能触及，局部皮肤苍白，足趾黯红、发凉，或见足趾破溃、脱落，舌苔黄腻，脉弦细数。

【用法】方 ① 水煎服，每日 1 剂，早晚各服 1 次；方 ② 制成 5% 煎液淋洗患足创面。

【方解】方 ① 中重用金银花，旨在解血中之热毒；配玄参泻火；当归、丹参散瘀；黄柏、防己、薏苡仁清热利湿；赤小豆解下肢血中之热毒；牛膝引药下行通络活血；黄芪内托排毒；泽泻通利小便，祛湿泄热；乳香、没药活血止痛；甘草调药。方 ② 用黄连、生苦草清热凉血解毒。

【点评】肝肾不足，寒湿外受，以致经络闭塞不通，肢末失气血所养，日久郁化热毒，深窜筋骨，为本病病机。连续硬膜外麻醉能止痛和防止血管痉挛改善血运，且利于多次蚕食清创，清除失去活力的坏死组织，特别是清除坏死筋腱，实为一重要环节。

【验案】熊某某，男，42 岁，农民。1974 年 4 月 3 日入院。主诉：左下肢脚趾溃烂、疼痛已 2 月余。2 年前行走较多时即感左下肢麻木疼痛，稍事休息后可以恢复，此后症状逐渐加重，第 2 脚趾发黑、脱落、疼痛难忍，夜间需端坐抚摸稍感舒适。今年 2 月左脚背发黑溃烂，曾至多处就医，被诊为"闭塞性脉管炎"，服药打针无效，有 20 年大量吸烟史。检查：体格壮实，痛苦面容，舌苔黄腻，脉象弦细数，右脚第二趾已脱落，遗 5cm×6cm 二溃疡创面，可见坏死筋膜，创面呈紫黑色，有少许稀薄脓液，左第1趾内侧有 5 分镍币大之干性坏死区，脚背动脉及胫后动脉不能触及，小腿皮肤干燥、苍白，左脚蹠 X 摄片，第2、3蹠骨远端有骨髓炎表现。诊断：左下肢血栓闭塞性脉管炎；蹠骨骨髓炎，气血瘀滞，湿热内盛，深窜筋骨者。治疗：3 日后行连续硬膜外麻醉 5 天，清创 3 次，蚕食清除坏死筋腱，以不出血为度，内服活血通络解毒汤方 ①，适当增减。住院 70 天创面愈合，肿胀消退，脚背动脉及胫后动脉可以触知，下肢皮色红活，X 线摄片蹠骨炎症消失。

2. 养荣通脉汤（唐汉钧）

【组成】生黄芪 30g　当归 12g　参三七 9g　红花 9g　地龙 9g　泽兰 9g　桃仁

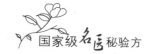

9g　赤芍 9g　川芎 9g　忍冬藤 15g　葛根 15g　茶树根 15g　丝瓜络 12g

【功效】益气养荣，活血通脉。

【主治】闭塞性动脉硬化症足、糖尿病足、血栓闭塞性脉管炎，属气虚络阻之脱疽者。症见患肢沉重、酸痛、麻木，间歇性跛行，趺阳脉搏动减弱或消失，局部皮肤苍白、足趾黯红、发凉，小腿肌肉萎缩，趾甲增厚，毳毛脱落，患肢（趾）疼痛，夜间加重，舌淡或舌红或舌紫黯，脉沉细或迟涩。

【用法】水煎服，每日 1 剂，早晚各服 1 次。

【方解】方中生黄芪、参三七与当归、红花、地龙、泽兰、桃仁、赤芍、川芎等合用有益气养荣，通脉活血之功；佐以葛根、茶树根、忍冬藤、丝瓜络，均入经络血脉，具清热解毒，通经活络之功，使该方通适于糖尿病、动脉硬化引起的脉管炎。

【加减】脱疽早期寒凝血滞，患肢酸麻，加桂枝、独活、木瓜、虎杖各12g；经络瘀阻，入晚静止疼痛，加延胡索、炙穿山甲、王不留行各 9g，乳香、没药各 3g；久蕴化热，足趾溃腐，加黄柏 12g，鹿衔草、紫花地丁各 30g；病久肝肾不足，元气亏损，可合人参养荣汤或六味、八味加减。

【点评】本方系补阳还五汤、桃红四物汤化裁而来，以益气养荣活血通脉为主旨，为适于脱疽各期之基本方剂。由于增加了葛根、茶树根等，故对于糖尿病足、动脉粥样硬化的脉管闭塞症亦均适应。

下列医案患者，患病日久，已出现间歇性跛行和静止痛，足背趺阳脉消失，毳毛脱落，肤色黯，足趾凉，证属气血亏虚，血脉瘀阻，曾有冠心病胸闷气急等心肌缺血，心阳不足之征兆，故以养荣通脉汤基础上，加用丹参、炙甘草、五味子等通养心脉之品而获功效。

【验案】李某，男性，78 岁。2005 年 12 月 7 日初诊。两下肢怕冷，冬季明显，间歇性跛行 8 年，近 1 年来双足趾疼痛加重，目前仅能连续行走 20 米左右，就感到小腿疼痛，需要休息才能缓解，足趾疼痛入夜加重，影响睡眠，时有胸闷气急，大便干，2～3 日 1 次。检查：形体消瘦，双足趾皮色黯红，肤凉趾端毳毛脱落，左足背动脉搏动消失，右足背动脉微弱，舌红，苔薄腻，脉细数。既往有脑梗史、冠心病史，证属心阳不足，血脉瘀阻，治拟益气养荣、活血通脉，给养荣通脉汤加丹参 30g，炙甘草 12g，五味子 15g，延胡索 12g。服药 2 月余，入夜双足趾疼痛减轻，睡寐改善，足趾足背肤温提高，连续步行距离可达 80～100 米，小腿酸疼亦减轻，此后又续服月余中药，由于气候亦转暖，故两小腿及足趾步履几近正常。

十八、颅脑外伤致亚急性或慢性颅内积血、积液

化瘀豁痰汤（孔昭遐）

【组成】① 当归 10g　赤芍 10g　桃仁 10g　地龙 10g　胆南星 10g　天竺黄 10g　制香附 10g　川芎 6g　红花 6g　丹参 30g　② 水蛭 9g

【功效】化瘀豁痰，疏经通络。

【主治】颅脑外伤致亚急性或慢性颅内积血、积液，属外伤后瘀阻痰蒙者。症见头部外伤后，可有意识障碍，醒后伴头痛、眩晕、呕吐，或癫痫抽搐，肢体瘫痪等。

【用法】方①水煎服，每日1剂，早晚各服1次；方②水蛭研细末，过100目筛，每次3g，1日2~3次。

【方解】方中水蛭为祛瘀主药；三七为治伤要药；当归、赤芍、桃仁、红花、丹参、川芎、地龙均可助水蛭以活血化瘀，疏经通络；香附开郁行气；胆南星为豁痰主药；天竺黄助胆南星以豁痰开窍，镇惊定痛。诸药合用，共奏化瘀豁痰，疏经通络之功。

【加减】新伤4天以内，方②改为用水蛭、参三七以2:1比例配伍，共研细末，过100目筛，3g/次，2~3次/日，配合方①煎剂服用；神志不清，加炙远志、石菖蒲；恶心呕吐，加陈皮、姜半夏；颅内积液多或兼有脑水肿者，加猪苓、茯苓、泽泻、车前子、路路通；头痛甚者，加生石决明、青龙齿、全蝎；年老体弱者，加生黄芪；伴有高颅压症状者，配合西药脱水降颅压。

【点评】中医关于"伤必致瘀"的观点，早在《黄帝内经》已有论述。由于外力损伤脑髓脉络，血溢脉外，离经之血即为瘀血。津液是血液的组成部分，血溢脉外的同时，津液亦随之外渗，外渗的津液可聚而为湿，凝而成痰，故颅脑外伤除有瘀血之外，尚有痰浊为患，在临床，颅脑外伤患者的急性期或亚急性期，舌苔大多黄腻而厚亦是明证。脑为髓海，是元神之府，清旷之所，外伤后痰瘀互结，清窍被蒙，神机堵塞，则神志障碍；神机逆乱，则癫痫抽搐；血瘀气滞，不通则痛，致头痛眩晕；痰浊中阻，胃失和降，则恶心呕吐；痰瘀流窜经隧，则肢体瘫痪。故治疗颅脑外伤必须化瘀，豁痰兼顾。孔氏20余年来应用上法治疗硬膜下积血或积液百余例，疗效可靠，其中1例右侧硬膜下积液达80ml，仅服中药2个月余，亦获痊愈，经长期随访，并无1例复发和发生外伤性癫痫后遗症。

【验案】周某，男，46岁。1995年5月17日初诊。患者不慎从二楼跌下已4天，有短暂意识障碍，伴头痛、眩晕、呕吐，舌质淡红，苔薄黄腻，脉弦滑。CT片示左侧后顶叶、颞叶积血伴脑挫裂伤，积血量35ml。西医予脱水降颅压等治疗。中医辨证属痰瘀互结，上扰清空。投以化瘀豁痰汤加石决明30g（先煎），全蝎5g。服5剂后，头痛眩晕明显减轻，呕吐停止，继服10剂，复查CT，血肿吸收1/3，仍以上方加减治疗，共服水蛭粉192g，汤药27剂。1个月后诸症消失，恢复正常生活、工作，CT复查证实血肿完全吸收。随访5年，情况良好，无任何后遗症。

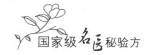

十九、颈颌部淋巴结炎、头面颈部疮疡

颈痰消肿汤（唐汉钧）

【组成】牛蒡子9g　金银花12g　连翘9g　板蓝根15g　玄参9g　象贝9g　僵蚕9g　夏枯草9g

【功效】疏风清热，化痰消肿。

【主治】颈颌部淋巴结炎、头面颈部疮疡，属风火痰热型。症见颈部、颌下淋巴结肿痛或头面部、颈项部毛囊疖肿，红肿热痛或穿溃出脓，可伴有恶寒发热，咽红咽肿，舌苔薄黄腻，舌质红，脉滑小数。

【用法】水煎服，每日1剂，早晚各服1次。

【方解】方中牛蒡子、金银花疏解风热；板蓝根、连翘清热解毒；玄参、象贝、僵蚕、夏枯草清热化痰消肿，专治颈颌痰热痈肿。诸药合用，共奏疏风清热，化痰消肿之功。

【加减】恶寒发热，加荆芥、防风各9g；寒热往来，加柴胡、黄芩各9g；咽喉红肿，加生栀子、西青果各9g；颈痈红肿酿脓欲溃，加皂角刺9g，生黄芪15g；肿块质硬可活动，加莪术15g，制胆南星12g，制穿山甲9g。

【点评】本方系清代《疡科心得集》牛蒡子解肌汤化裁而来，由于增加了板蓝根、金银花、象贝、僵蚕，减除了薄荷、荆芥、丹皮、石斛等，使本方对颈项头面部炎性感染疾患增强了清热解毒、化痰消肿的作用，在临床应用范围扩大，治效显殊。下列医案，乃由接种乙脑疫苗后发病。接种疫苗，当属外感特殊之毒，遇体质孺弱孩童，每可出现高热、头痛、咽肿，颈颌少阳经络处出现结块肿痛等风温痰热之症。应用颈痰消肿汤加减，及时疏解风热，化痰消肿，外敷湿热消肿之金黄膏，内外兼顾而获痊愈。

【验案】张某，男性，7岁。2006年4月12日初诊。右颈部结块肿痛伴发热2日。1周前接种乙脑疫苗后，次日发热，伴咽痛头痛，不思饮食，2～3日后出现右颈部结块肿痛，发热不退，在外院曾应用青霉素、头孢霉素等静滴，但是颈部肿块红肿疼痛仍日渐加重。求诊：体温39℃，右颈部结肿4.5cm×3.5cm，质中等硬，皮色酸红，压痛明显，未有波动感，边界清楚，舌红，苔腻，脉细数。证属风温痰热邪浊外侵，蕴结于少阳，治拟疏风清热，化痰消肿。拟方：柴胡9g，牛蒡子9g，防风12g，夏枯草9g，板蓝根15g，玄参12g，黄芩12g，僵蚕9g，桔梗6g，金银花12g，象贝9g，生甘草3g，水煎服；外敷如意金黄膏。用药3日，高热渐减，肿痛减轻，又经5日，发热已消，肿痛亦大减，右颈部肿块缩小，仅为1.5cm×1.0cm，局部皮肤恢复正常，质软，无压痛。嘱上方加减再进1周而愈。

二十、外 内 痔

清草饮（陈民藩）

【组成】夏枯草 15g　鬼针草 15g　苎麻根 15g　白芷 10g　甘草 6g　黄连 3g　黄柏 9g　枳壳 9g　丹皮 10g　瓜蒌仁 15g

【功效】清热泻火，解毒祛瘀，凉血利湿。

【主治】外内痔发炎，肛周生痈，属热毒内蕴型。症见肛周结块，局部病势急迫，肿势扩大，红肿触痛，质较硬，或伴有恶寒发热，身体困倦，食欲不振，大便秘结等。

【方解】夏枯草、鬼针草、黄连、黄柏清热解毒；苎麻根、丹皮凉血祛瘀；瓜蒌仁、枳壳、白芷、甘草祛风止痛，行气通便。诸药合用，共奏清热泻火，解毒祛瘀，凉血利湿之功。

【加减】便血加地榆、侧柏叶；痒加蝉蜕、蒺藜；便结加火麻仁、郁李仁等。

【点评】诸药以春夏秋冬，身体壮弱及地区不同，剂量随之加减。本方不可长时间（一般服用 1 周）服用。妇女孕及经期、儿童慎用。

【验案】林某某，男，32 岁。就诊时间 2006 年 9 月 11 日。肛门灼热胀痛一周，大便干结，舌红，苔黄，脉弦数。肛检：肛门左旁红肿 3cm×2cm。诊断：肛旁炎。清草饮水煎口服，1 日 2 次。3 剂好转，6 剂痊愈。

【简介】陈民藩，生于 1935 年，福建福州人。1956 年毕业于福建省中医进修学校，现任中国中医药学会肛肠学分会委员，福建省中医肛肠学会主任委员，福建省中医药学会常务理事等。福建省人民医院主任医师，从事医疗、教学、科研工作 50 余年。在临床工作中对严重内外混合痔、复杂性肛瘘、肛周局部脓肿、顽固性肛裂、重度肛管狭窄等有丰富的医疗经验。尤其对"枯痔疗法"有精心研究，曾获得福建省科技成果奖和全国科学大会奖。编著《肛门科临床手册》等，发表论文 50 余篇。

通信地址：福州市八一七中路 602 号，福建省人民医院　邮编：350004

二十一、疮 疡

1. 消痈汤（赵炳南）

【组成】金银花 15～30g　连翘 9～15g　蒲公英 15～30g　赤芍 9～15g　花粉 9～15g　白芷 6～9g　川贝母 9～15g　陈皮 9～15g　蚤休 9～15g　龙葵 9～15g　鲜生地 15～30g

【功效】清热解毒，散瘀消肿，活血止痛。

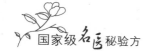

【主治】蜂窝织炎，痈证初起，深部脓肿化脓感染，属毒热壅滞者。症见局部突然肿胀，迅速结块，表皮酸红，灼热疼痛，日后逐渐扩大，变成高肿发硬，或疼痛转剧烈，痛如鸡啄，按之中软有波动感，发热不退，口渴，舌苔黄腻，脉象弦滑、洪数等症状。

【用法】水煎服，每日1剂，早晚各服1次。

【方解】方中大剂金银花、连翘、蒲公英、龙葵、蚤休清热解毒；花粉、赤芍、鲜生地凉血活血护阴；川贝、白芷、陈皮理气活血透脓。

【加减】伴有高热毒热炽盛者，可加局方至宝丹、紫雪散或加生玳瑁9g；合并消渴症者，加生白芍、生甘草。

【点评】本方以清热解毒为主，兼有活血内托之功。适用于痈症、蜂窝织炎等一切深部感染，属于毒热壅阻经络，气血阻隔者，脓未成则促其内消，脓已成则促其溃破。多年应用于临床，疗效颇佳。诸药合用，共奏清热解毒，散瘀消肿，活血止痛之功。

【验案】尹某某，男，32岁。臀部肿痛发热已8天。初时臀部初起一小红疙瘩，轻微痒痛，逐渐加重，伴有发冷发热，注射"青霉素"数日不效。现仍发热，口干，不思饮食，大便干，小便黄赤。因局部肿痛影响走路。检查：体温38.8℃，左侧臀部红肿范围约8cm×5cm，灼热明显，有压痛拒按，触之稍软，但波动不明显。左侧下肢活动受限，左腹股沟淋巴结肿大，有压痛。化验检查白细胞计数 $30.1 \times 10^9 / L$。脉弦数，舌苔黄厚，舌质红。西医诊断：左臀部蜂窝织炎。中医辨证：毒热壅滞，发为臀痈。立法：清热解毒，活血内托。予消痈汤3剂，服药后，体温38.6℃，臀部红肿渐退，疼痛仍剧烈，尤以夜间为甚。局部波动明显，局麻下切开一小口，流出脓汁约100ml，用红粉纱条填塞，继以清痈汤治疗。体温恢复正常，疮口日渐变浅，疮面清洁，6天后疮口愈合。

2. 清热消痈汤（唐汉钧）

【组成】菊花9g　黄芩9g　白芷9g　紫花地丁15g　蒲公英15g　紫草12g　当归12g　生黄芪30g

【功效】清热解毒。

【主治】痈、疽、疖、疔、丹毒、脑疽、发背等，属热毒壅盛之疮疡。症见局部酸红赤肿灼热疼痛，无论未溃已溃，舌苔黄腻，舌质红，脉弦滑或滑数。

【用法】水煎服，每日1剂，早晚各服1次。

【方解】方中菊花、黄芩、白芷清解头项之风热；地丁、蒲公英清消气卫之火热；紫草凉血分之热；当归、生黄芪乃疮家要药，对疮疡之未溃可消，已溃可透。诸药合用，共奏清热解毒，消散疮痈之功。

【加减】痈肿气火盛者，加黄连9g，黄柏12g，大青叶15g；热毒酿脓未熟者，加皂角刺12g，炙穿山甲9g；壮热口渴，加竹叶9g，生石膏30g，生地15g；大便干结，加枳实12g，生大黄9g（后下）。

【点评】本方系五味消毒饮、黄连解毒汤、仙方活命饮之精华组成，为一切阳证疮疡之基本方，痈肿初起或痈肿僵滞可清解消散，痈肿酿脓不能消散者可透可托。下列医案患者，颜面部疔疮系内热火毒所致，经强力挤压造成肿势扩散，疮头脓液干涸几近走黄危象，应用清热消痈汤加味内服，清热泻火通下解毒；外用金黄散箍围消肿排毒，终致危象得救，而告痊愈。

【验案】张某，女，39岁。2006年4月7日初诊，4日前右侧鼻旁患一脓疔，经抓捏挤压，红肿范围扩及上唇口角，伴恶寒发热，虽经外院抗生素治疗，肿势未能控制。求诊时右鼻旁脓头虽溃，未见脓液外泄，肿痛麻木延及右面颊，影响右侧眼睑和右唇口角，扪之灼热肿木，体温38℃，神清便干，苔黄腻，脉滑数。"疔疮原是火毒生"，颜面疔疮最忌强力挤压，致使火毒走散。治拟清热解毒，拟方：清热消痈汤加金银花12g，连翘9g，皂角刺9g，枳实9g，生大黄9g（后下），外用金黄散菊花水调箍围，脓头处点搽九一丹，1周后面颊肿势渐退，上唇肿胀亦减轻，疮头处有脓液脓栓外出，发热已退，大便亦畅。再以上方去生大黄，加陈皮、制半夏、白术等而愈。

二十二、水 火 烫 伤

1. 水火烫伤方 I（余鹤龄）

【组成】黄连6g　黄芩10g　金银花20g　连翘12g　赤芍10g　丹皮10g　生地20g　生甘草8g

【功效】清热解毒，活血止痛。

【主治】轻、中度水火烫伤（烧伤），属急性期者。症见Ⅱ度烧伤总面积9%以下（轻度烧伤），或烧伤总面积10%~29%，或Ⅲ度烧伤面积10%以下（中度烧伤），一般在48小时之内，急性液体渗出期。

【用法】水煎服，每日1剂，早晚各服1次。

【方解】本方为金银花甘草汤、黄连解毒汤、犀角地黄汤加减而成。方中金银花、连翘清热解毒，芳香辟秽；佐以生地、黄连、黄芩，加大清解热毒之功，且生地养阴生津可补耗失之阴液；赤芍、丹皮活血之力可消肿止痛；生甘草既有清热解毒之功，又可调和方中寒凉之品，以防损伤脾胃。诸药合用，共奏清热解毒，活血止痛之功。

【点评】我国古代对水火烫伤的治疗积累了较为丰富的经验，诸如认识到热盛则肉腐，热毒炽甚者可以伤及阴液及内攻脏腑出现变证，主张内外同治等。局部处理固属重要，但整体情况不可忽视，特别是损伤范围较大者，处理颇为复杂。若属Ⅱ度烧伤，小儿烧伤面积＞5%，成人＞10%，则应警惕休克发生。小儿烧伤总面积达15%，或Ⅲ度达5%，成人总面积＞30%，或Ⅲ度达10%，则应按严重烧伤处理。我国烧伤外用中药丰富，诸如清凉膏、地榆大黄膏等。总之外用药初期以防腐、止痛、清热解毒为主，中期则去腐拔毒，后期主张收敛、生肌、活血。内服药

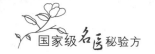

一般以金银花甘草汤、黄连解毒汤、清营汤或犀角地黄汤等酌情使用，若有火毒传心、传肺、传肝等则视具体情况辨证加减用药。

下列医案患者，夜半失火已属受惊、加上身体灼伤，疼痛，虽面积仅 13%，仍应警惕发生休克，故入院即移居暖室、给予镇静、止痛措施及时补液及注射 T.A.T，待稍事休息，患者情绪平稳，再予处理创面，当时时值 10 月，室温在 25℃ 左右，故创面暴露予以 2% 黄连煎液温敷。黄连性味苦寒，功能清热解毒，对金葡菌、链球菌、肺炎球菌等有抑制作用，创面不用包扎，便于观察，随时掌握局部创面变化。本例检查无鼻毛焦化及咳嗽、声嘶、流涎等症状，否则应警惕呼吸道烧伤。

【验案】郭某某，女，56 岁。1965 年 10 月就诊。主诉：面部、前胸及右臂灼伤，疼痛，约 2 小时。因厨房失火，延及居室，睡梦中惊醒外逃，复又入室抢救贵重物品，以致颜面、前胸及右臂灼伤，伤后全身被冷水浇湿，裹以被单抬送医院。过去史无特殊记载。检查：神志清楚，面色㿠白，精神疲惫，血压 15.7 / 10.7 kPa，体温 37℃，脉细数（96 次 / 分），右侧面部、前胸及右臂红肿有水泡，部分水泡已破溃，总面积约 13%，Ⅱ度为主，鼻毛无焦化，亦无咳嗽声嘶等现象。诊断：水火烫伤（Ⅱ度烧伤，面积 13%）。治疗：移居暖室后更衣，予以温热饮料清创，创面暴露，采用 2% 黄连煎液持续创面温敷。内服"水火烫伤方Ⅰ"。第 3 天全身情况良好，创面清洁，肿胀消退，停止静脉补液，内服方改为：玄参 20g，沙参 20g，麦冬 20g，白术 10g，淮山药 10g，金银花 20g，丹皮 10g，生甘草 8g，每日 1 剂。创面仍每日用黄连煎液湿纱布持续湿敷（更换纱布），15 天后创面全部愈合，未遗留瘢痕，痊愈出院。

2. 水火烫伤方Ⅱ（余鹤龄）

【组成】① 黄连 6g　黄芩 10g　栀子 10g　金银花 20g　甘草 8g　生地 20g　丹皮 10g　赤芍 10g　犀角 3g（冲）② 生地 20g　麦冬 20g　金银花 30g　连翘 20g　白术 10g　淮山药 10g　沙参 15g　党参 15g　甘草 8g

【功效】① 清热解毒，凉血散瘀。② 益气健脾，养阴生津。

【主治】轻、中度水火烫伤（烧伤），属早、中、后各期者。症见Ⅱ度烧伤总面积 9% 以下（轻度烧伤），或烧伤总面积 10%～29%，或Ⅲ度烧伤面积 10% 以下（中度烧伤），早期（急性液体渗出期）、中期（感染期）、晚期（修复期）。

【用法】分期分别使用方①、方②，水煎服，每日 1 剂，早晚各服 1 次。

【方解】方① 黄连、黄芩、栀子有良好清热泻火作用；金银花清热解毒；配合丹皮、生地、赤芍凉血散瘀；再加犀角锉粉冲服清热定惊，防止热毒内传脏腑；甘草调和，防苦寒伤胃。方② 金银花、连翘清热解毒；生地、麦冬、沙参养阴益血；党参、白术、山药、甘草健脾益气，使气血生化有源。

【点评】方① 适用于轻、中度水火烫伤（烧伤）早期或中期者，可清热解毒，凉血散瘀，防止火毒内攻脏腑；方② 适用于轻、中度水火烫伤（烧伤）后期者，可益气健脾，养阴生津，有利于创面愈合。下列医案患者，烧伤总面积 20%，多语好动呈兴奋状态，且一度出现轻微谵语幻觉，血压虽在正常范围，但脉率偏速，故在临床休克症状出现前应及早采取补液及早期中药内服等预防措施，这样远胜于休克症状出现以后的抢救，否则结果往往事倍功半。防止创面感染是十分重要的问题，如处理得当，不仅可促使创面早期愈合，且能防止火毒内攻脏腑，减轻毒血症、败血症及其他并发症的发生。在条件允许下，创面暴露较易干燥，结痂迅速，有利于控制感染，且便于观察创面变化，以便即时处理，但暴露时间过长又易发生痂下积脓或发生疮疖，而暴露与温敷交替可避免上述缺陷。本例采用此法收到良好效果。Ⅲ度创面一般宜早期切痂植皮，若待其自愈须 2～3 周方能与深层组织分离，且坏死焦痂易痂下积脓，极易招致不良后果。

【验案】王某某，男性，48 岁，焰火厂技师。1965 年 11 月入院。主诉：火焰灼伤背部、后项及部分双侧手臂，4 小时。制作焰火时不慎火药自燃，当时室内高压门拉不开，不能出走，继用钝物击碎玻璃，由窗户爬出，以致背部、手臂及后颈部灼伤，剧痛。当时未做任何现场处理，用被单包裹急送医院。过去史无特殊记载。检查：神志清楚，多语好动，呈兴奋状态，体温 37.5℃，脉搏 110 次/分，血压 17.3/12kPa，脉象弦细数，舌质红干，苔薄，背部及部分双上臂外侧皮肤苍白，有小水疱，后项皮肤呈焦黄色。诊断：水火烫伤（烧伤，Ⅱ 度 19%，Ⅲ 度 1%，总面积 20%）。治疗：患者移居暖室（可调温、调湿），更衣、补液（胶体及晶体液），注射 T.A.T 及抗生素、清洗创面，后项部涂布 0.1% 硫柳汞酊，其他创面采取暴露与温敷交替（暴露 6 小时后用 2% 黄连煎液湿敷 6 小时，再轮换交替）；内服中药，服方 ① 1 周后，改服方 ② 加减，结合创面处理。如此调治月余而创面全部愈合，除Ⅲ度烧伤处留有些瘢痕外，余仅有轻度色素沉着。

3. 皂角子散（周仲瑛）

【组成】皂角子 100 粒　硇砂 8g　米醋 500g

【功效】解毒消肿，散结消瘰。

【主治】瘰疬（淋巴结结核）。症见多发于体弱儿童或青年，起病缓慢，于颈部及耳后，初起时结核如豆，皮色不变，不觉疼痛，逐渐增大，并可串生，溃后流脓清稀，夹有败絮样物质，经久不愈等。

【用法】用米醋浸余二药一昼夜，然后文火煎煮，焙干，或放烘箱内烤干，研粉。分成 60 等份，每日早晚各服 1 等份，白开水送下。

【方解】方中皂角子祛风消肿，《本草纲目》谓"治瘰疬"；硇砂消积软坚，破瘀散结，可治瘰疬；米醋有散瘀解毒之效，且入肝、胃经，能引药至病位（颈前属阳明经，颈侧虽属少阳经，但肝胆互为表里）。共奏解毒消肿，散结消瘰之功。

【加减】若患者体虚，可辨证配合参芪膏或两仪膏以扶正祛邪。

【点评】本方《世医得效方》早有记载，《医林改错》硇砂丸之药物组成及主治亦与本方相同，可知此验方早已有之，且在民间广为流传。周氏用本方治疗淋巴结结核患者多例，消瘰之功颇著，适用于瘰疬，肿结者可消散，已溃者可收敛。实践证明，此方的疗效是经得起重复和验证的。

【验案】赵某某，女，45 岁。患肺结核继发肠系膜淋巴结结核、结核性腹膜炎，导致脐瘘，经西药抗痨治疗，脐瘘迁延 2 年余不愈，后服此药 3 料，脐瘘愈合。

儿科疾病秘验方

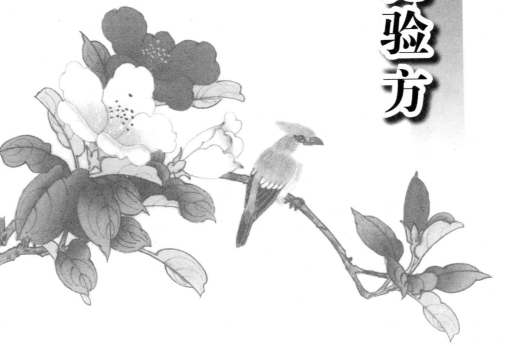

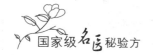

一、小儿高热

1. 发热方（裴学义）

【组成】生石膏 18g　薄荷（后下）4g　鲜芦根 20g　地骨皮 9g　金银花 15g　连翘 9g　白薇 10g　板蓝根 9g

【功效】清热透邪，凉血退热。

【主治】外感发热。症见高热不退，汗出热不解，精神倦怠，食纳不佳，小溲黄赤，舌质红，苔黄，脉滑数。

【用法】水煎服，每日 1 剂，每剂分 2~3 次服。

【方解】方中金银花、连翘清热解毒，轻宣透表；芦根、生石膏清热泻火，生津止渴；薄荷透邪达表，引邪外出；板蓝根清热解毒；地骨皮、白薇清热凉血退热。全方清热透邪，凉血退热。

【加减】若头痛加野菊花 9g；热盛加紫雪丹。

【点评】本方为裴氏之师，京城四大名医之一孔伯华（1884–1955）经验方。裴氏继承其师经验，临床加减应用本方，治疗外感发热，疗效颇著，服药 1~2 剂多可获效。服药期间注意避风。

【验案】杨某某，男，5 岁。1986 年 8 月 30 日初诊。身热 20 天，体温 39℃~40℃，汗出热不解，精神倦怠，食纳不佳，不思饮水，大便干燥，小溲黄赤，舌质红，舌边溃疡，苔中根黄厚，脉滑数。血常规：血红蛋白 185g/L，白细胞 20.8×10^9/L，中性粒细胞 0.70，淋巴细胞 0.27。尿常规正常。上方加银柴胡 9g，紫雪丹 1 支（冲服）。2 剂后，体温正常，精神较佳，诸证悉平，而告痊愈。

【简介】裴学义，生于 1926 年，毕业于北京国医学院，为北京"四大名医"孔伯华的高徒。为中医内儿科专家，原北京儿童医院中医科主任医师、教授、博士生导师。从医 50 多年，博学众长，对诊治儿科疑难杂症，如小儿心肌炎、多动症、小儿免疫功能低下、小儿气管炎、哮喘、儿童厌食症、脾胃失调，以及成人糖尿病、痛风、病经、中风等有较高造诣，尤其对乳儿黄疸综合征（乳肝）的诊治独具特色，经 3 000 余例临床观察治愈率达 98%，疗效奇特，被誉为京城儿科一绝。

通信地址：北京西城区南礼士路 56 号，首都医科大学附属北京儿童医院

邮编：100045

2. 生脉六神汤（何炎燊）

【组成】西洋参 5g　白术 10g　茯苓 10g　炙甘草 3g　山药 10g　扁豆 10g　五味子 3g　麦冬 10g　黄芪 10g（以上为 3 岁小儿量）

【功效】扶元气，健脾胃，生津液。

【主治】小儿暑热证。症见高热日久，迁延不愈，大渴引饮，小便清长，虚烦

不安；舌红，苔薄黄干，脉浮濡数。

【方解】小儿暑热证，属内伤，而非外感，日久则元气津液俱伤。故用六神汤（四君子汤加山药、扁豆，本方并以西洋参易人参）补脾健胃；合生脉散（人参、麦冬、五味子）益气救津；加黄芪升补元气，更增强疗效。诸药合用，共奏扶元气，健脾胃，生津液之功。

【加减】尿奇多，加桑螵蛸 8g，益智仁 5g；神情烦躁，加石斛 10g，象牙丝 6g。

【点评】小儿暑热症，虽高热（39℃以上）日久，但无六经证型，又不逆传营血，故属内伤而非外感。叶天士《幼科要略·暑症章》论及小儿夏日发热，经用发表、清里、利水、养阴滋清而热不除者，乃"元气无所归着，阳浮则倏然热矣，六神汤主之"。何氏宗此旨，用六神汤加生脉散，黄芪则益气、生津之力更强，数十年采用之累效。

【验案】胡某某，男，3 岁。1991 年 6 月中旬，发热、口渴，西医用抗生素，皮质激素治之不效。中医见其发热无汗口渴，用防风、荆芥、青蒿解表，栀子、黄芩、金银花清里热，热不退、口渴更甚。易医谓药误伤津，用玄参、生地、花粉等反增腹痛、泄泻。何氏诊之，先用东垣清暑益气汤加减（方略），3 剂腹痛、泄泻止，然后用生脉六神汤（上方）加牡蛎、乌梅治之，7 天热渴稍减。家人轻信人言，到某医处割治疳积，兼服治疳积药，热陡升至 40℃，大渴，尿奇多，神气消索。再就何氏诊之，脉细数无力，舌红无苔。此不仅肺脾元气津液大伤，而肾阴亦损。仍用生脉六神汤，加熟地 12g，山茱萸 8g，桑螵蛸 6g，芡实 10g，5 剂热降，渴减，身微汗，后用生脉六神汤随症加减，共服 38 剂始愈。

3. 柴羚地黄汤（王伯章）

【组成】柴胡 25g　黄芩 10g　法半夏 10g　生姜 8g　甘草 8g　红枣 4 个　党参 12g　羚羊角 4g（先煎）　生地 15g　丹皮 10g　白芍 15g　葛根 15g　桔梗 15g

【功效】解肌退热，凉血平肝。

【主治】外感高热不退，尤其小儿外感高热不退。症见高热数天不退，入夜热甚，或小儿稍高热即易抽搐，可伴咽痛、流涕，稍咳嗽，少许身疼等。

【用法】水煎服，每日 1~2 剂，隔 4~6 小时服 1 次。小儿按成人体重比例酌减用量。

【方解】方用小柴胡汤加桔梗、葛根解肌退热。对少阳邪热，或肺胃外感邪热迁延数日于肌表不解，用柴胡、黄芩、葛根、桔梗清解达表；半夏、生姜安胃和里；党参、红枣、甘草扶正，合方能调动机体阳气津液的调摄功能，透表达邪外出。犀角地黄汤是温病治热入营血、动风动血之方。不用犀角，改为羚羊角，是"犀角解乎心热，羚羊清乎肺肝"之谓；配丹皮、白芍、生地滋阴凉血平肝，可内助营阴，外协同柴胡、葛根达邪解表，犹如滋水行舟，表里协同而解热矣。

【加减】若咳，加杏仁 10g，浙贝 10g。

【点评】此方是小柴胡汤合犀角地黄汤化裁而来，对外感高热不退，尤其小儿外感高热有较好的疗效。但小儿稚阳之体，也多有阳常有余、阴常不足之体者，稍

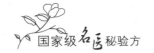

高热即易抽搐，或成人营亏木旺者，高热也常不易退，用之热反高，或不高而觉头重痛，即后世谓柴胡劫肝阴之谓。用羚羊角代替犀角，既可清热解毒，退热效果明显，又可滋阴平肝无劫阴之虑。本方一般当天服药，次晨多可退热。

【验案】叶某，男，2 岁。发热、少纳、流涕 2 天。初诊医生作上呼吸道炎用金银花、连翘、蓝根等及注射穿琥宁等热稍退，隔两天又热，如此迁延诊治 20 多天来诊：体温 39.4℃，咳嗽少许，流涕，唇红，舌苔白干，脉浮数。拟方：羚羊 2g（先煎），生地 10g，丹皮 5g，白芍 5g，柴胡 8g，黄芩 5g，法半夏 5g，生姜 5g，党参 5g，甘草 3g，桔梗 6g，甘菊 4g，葛根 8g，荆芥 2g（后下）。服药 1 剂，次晨热退，再服 1 剂，不再热。后改四君子汤加陈皮、桔梗、葛根、牛蒡子等善后。

二、小 儿 感 冒

清感方（王烈）

【组成】柴胡 10g　紫草 5g　石膏 20g　黄芩 10g　射干 10g　重楼 10g　菊花 10g

【功效】疏风清热，解毒利咽。

【主治】小儿急性上呼吸道感染，属风热感冒者。症见发热恶寒，头耳疼痛，流涕，喷嚏，咳嗽，咽喉肿痛，舌红苔薄，脉浮。

【用法】水煎服，每日 1 剂，早中晚食前 30 分钟各服 1 次。

【方解】方中紫草、重楼清热解毒；射干清利咽喉；菊花疏风清热；黄芩、青蒿入里清热；石膏、柴胡解表泄热。诸药合用，共奏疏风清热，解毒利咽之功。

【加减】热而不宁者，加地龙 10g，蝉蜕 10g；恶心呕吐者，加竹茹 10g，芦根 10g；大便干者，加大黄 3g，枳实 10g；尿赤者，加车前子 10g，木通 6g；急性咽峡炎，咽红肿甚者，加挂金灯 10g，山豆根 10g；急性扁桃体炎，局部化脓者，加马勃 10g，金银花 10g。

【点评】本方为治疗小儿感冒发热的基本方。恰当地运用了清、解二法，使阴阳相济从而热速退。但所用之药物性味偏凉，故不主张久用，热退即止。以此为基础方随症加减，定能毒去热解。

【验案】陈某，男，4 岁，2006 年 9 月 11 日初诊。患儿 2 天前因着凉后发热，体温高达 39℃，咳嗽，流鼻涕，咽痛，自行口服退热药 4 次无效。病后食少，吐一次，二便正常。查体：神乏，面赤，唇红，咽赤，舌红苔白厚，脉数有力，心肺正常。血常规：白细胞 4.5×10^9 / L，GR 50%，LY50%。诊断：感冒（风热）。药用清感方 4 日 4 剂，配服院内制剂小儿热必清，发热时服 2 粒。经治 2 日热降，连服 4 日而愈。

【简介】王烈，生于 1930 年，辽宁盖州人。著名中医儿科学家，长春中医药大学终身教授，兼任中华中医药学会儿科分会名誉会长，中国中医药高等教育学会儿科分会名誉理事长，国家确定的名老中医专家。毕生致力于小儿呼吸系统疾病研究，尤以小儿哮喘的防治为专。著书近 20 部，发表科研论文百余篇，研究新药 8 种，被中国中央电视台誉为"小儿王"。

通信地址：长春市工农大路 1478 号，长春中医药大学附属医院儿科

邮编：130021

三、小儿急性支气管炎

1. 止咳方（王烈）

【组成】白屈莱 10g　川贝母 5g　瓜蒌 10g　半夏 5g

【功效】清热止咳化痰。

【主治】小儿急性支气管炎，属痰热型。症见咳嗽，痰多，或伴有发热口渴，烦躁不安，大便干，小便黄，舌红苔黄，脉滑数或指纹青紫。

【用法】水煎服，每日 1 剂，早中晚食前 30 分钟各服 1 次。

【方解】方中白屈莱苦寒理肺镇咳；川贝母润肺散结，止咳化痰；半夏燥湿化痰，与川贝母相伍，寒热均宜；瓜蒌清热化痰止咳。诸药合用，共奏清热止咳化痰之功。

【加减】咽喉肿痛者，加射干 10g，重楼 10g；胸闷不畅者，加枳壳 10g；倦怠乏力者，加白术 10g，黄芪 10g；大便干者，加枳实 10g，番泻叶 2g；发热者，加柴胡 10g，黄芩 10g。

【点评】本方为治疗小儿咳嗽的有效方剂。止咳作用范围较广，适用于外感咳嗽及内伤咳嗽。实际应用，对百日咳、哮喘、肺炎、肺结核等病的咳嗽，均有止咳祛痰之效。

【验案】李某，男，4 岁，2006 年 11 月 1 日初诊。小儿于诊前 7 天因感寒后出现咳嗽，不发热，初起呈声咳，日达 15 次左右，逐渐加重，有痰难咳出。饮食、睡眠欠佳，二便正常。查体：神乏，面㿠白，唇干红，舌质红，舌苔薄黄，脉滑数。双肺呼吸音粗糙，可闻及不固定湿啰音。胸片示双肺纹理增强。血常规 白细胞 8.5×10^9 / L，GR 55%，LY 43%。中医诊断：肺热咳嗽；西医诊断：急性支气管炎。治法：清热止咳化痰。药用止咳方加白术 10g，4 剂 4 日口服。服药 3 天，咳嗽减轻，少痰，继服 4 日，咳嗽消失而病愈。

2. 复方黄芪益气健脾汤（时毓民）

【组成】炙黄芪 12g　太子参 12g　炒白术 9g　防风 5g　淮山药 30g　麦冬 9g　茯苓 12g　丹参 9g　甘草 4.5g

【功效】健脾益气活血。

【主治】小儿反复支气管感染，属脾肺不足者。症见纳呆少食，面色萎黄，消

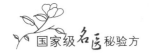

瘦，大便溏薄，舌质淡，苔薄白，脉细软。

【用法】水煎服，每日1剂，早晚各服1次。

【方解】方中炙黄芪、太子参补益肺气；山药、茯苓健脾益胃；白术健脾燥湿；防风与黄芪合用有祛风固表作用；麦冬滋肺养阴；丹参活血；甘草和中。诸药合用，共奏健脾益气活血之功。

【加减】食积，加炙鸡金6g；苔白腻，加苍术9g；发育不良，身材矮小等肾虚表现，加肉苁蓉9g，淫羊藿9g。

【点评】小儿反复支气管感染是小儿时期常见病，此与小儿时期五脏六腑形气不足，其中尤以肺、脾、肾三脏突出有关。反复呼吸道感染多有脾肺不足，故以健脾胃，益肺气为主。据"四季脾虚不受邪"的理论，故方中重用山药。患儿正气虚，病程往往较长，根据"病久入络"及甲皱微循环检查多数有异常表现，故加丹参活血化瘀，疏通血脉，丹参尚有增强巨细胞吞噬功能的作用，从而提高机体免疫力，减少感冒次数。

【验案】陈斌，男，5岁。1999年3月10日初诊。患儿平时经常感冒，发热，每月1~2次之多。症见面色萎黄，形体消瘦，胃纳不佳，盗汗。检查：咽微红，心肺正常，舌淡红，苔薄白，脉细软。血CD354.16%，CD432.20%，CD823.84%，提示细胞免疫异常。甲皱微循环有红细胞瘀滞。证属肺脾两虚，治拟健脾益气活血。药用炙黄芪12g，太子参12g，白术9g，防风5g，淮山药30g，丹参9g，当归9g，麦冬9g，茯苓12g，甘草3g，红枣6枚。经上方治疗3个月，停药后随访3个月，其间虽有1次感冒，但发作较轻，未用抗生素。患儿面色转红，体重增加2kg，盗汗减少。查血细胞免疫指标CD369.50%，CD435.60%，CD824.40%。甲皱微循环已正常。

【简介】时毓民，生于1938年，上海市人，毕业于上海第一医学院医疗系，1967年师从上海市四大儿科名中医顾文华教授。上海复旦大学儿科医院教授，主任医师，博士生导师。擅长于小儿哮喘、反复呼吸道感染、紫癜性肾炎、性早熟的治疗。发表论文96篇，主编及参与编写专著26本。先后获得上海市、国家中医管理局等科技成果奖7项。

通信地址：上海市徐汇区枫林路183号，上海复旦大学附属儿科医院

邮编：200032

3. 宣肺止咳汤（王霞芳）

【组成】桔梗6g　荆芥9g　炙百部6g　白前6g　紫菀6g　橘皮络各6g　甘草3g　杏仁9g　姜半夏9g　辛夷6g　蝉蜕9g　川贝5g　象贝10g

【功效】清热宣肺，化痰止咳。

【主治】小儿支气管炎，属内有痰湿，复感外邪者。症见咳嗽阵作，痰阻难咳，鼻塞流涕，咽痛咽痒，舌红，苔白，脉滑。

【用法】水煎服，每日1剂，早晚各服1次。

【方解】方中荆芥、桔梗上行能解表利咽，宣通肺气；百部、白前、紫菀下

行能润肺降气，消痰止咳；橘皮、甘草和中化痰快膈；川贝、象贝、橘络润肺化痰通络；苏梗理气宽中；辛夷、蝉蜕祛风通鼻窍。诸药合用，使痰浊蠲化，肺得宣肃，通窍快膈止咳，起验快捷。

【加减】若见大便秘结，加枳实、杏仁、瓜蒌仁；舌苔花剥，加南沙参、桑叶；咽红疱疹，加大力子、芦根；痰黄身热，加黄芩、桑叶、竹茹；涕黄稠，加白芷、黄芩；咳嗽阵作，加苏子、款冬。

【点评】全方温润和平，不寒不热，既无攻击过当之虞，又大有启门驱贼之势。是以客邪易散，肺气安宁。适用于小儿久咳、复咳，尤其目前多见的变异性咳嗽，临床屡用屡验。

【验案】张亚智，男，6岁。初诊：2003年6月30日。咳嗽2天。昨新感流涕，咽痒咳嗽，痰多色黄，无发热，纳可，二便稠。舌红苔薄微剥，脉浮滑。体检：扁桃体肿大，两肺呼吸音粗。辨证：外感风热，肺失宣肃。治拟清热宣肺，化痰止咳。宜宣肺止咳汤。桔梗6g，荆芥9g，炙百部6g，白前6g，紫菀6g，橘皮络各6g，甘草3g，杏仁9g，姜半夏9g，辛夷6g，苍耳子10g，炒大力子10g，川贝5g，象贝10g。医嘱：忌海鲜冷饮甜食。服药3天，咳止，上症悉除，感冒已愈。

【简介】王霞芳，生于1937年，浙江鄞县人，师承全国著名中医儿科泰斗董廷瑶教授。现任董氏儿科工作室主任，中华医药会中医儿科学会名誉会长，上海中医药大学王霞芳名中医工作室主任。擅治小儿厌食、顽吐、生长迟缓、弱智、哮喘、支气管炎及慢性结肠炎、复发性肠套叠、抽动症、癫痫等疑难顽症，疗法显著。发表论文40余篇，主编《董廷瑶幼科撷要》等著作3部，参编《中国中医独特疗法大全》等著作共16部。课题曾荣获国家中医药管理局科技进步三等奖，上海市科委科技进步三等奖。

通信地址：上海市芷江中路274号，上海市中医医院　邮编：200071

4. 祛痰方（王烈）

【组成】陈皮10g　半夏8g　桔梗10g　莱菔子10g

【功效】祛痰止嗽。

【主治】小儿痰证。症见咳嗽痰多，痰出咳平，痰黏腻或稠厚成块，胸闷，脘痞，便溏；舌淡红，苔白厚，脉缓。

【用法】水煎服，每日1剂，早中晚食前30分钟各服1次；亦可制成散剂。

【方解】半夏燥湿化痰；陈皮理气燥湿；桔梗、莱菔子增强理气祛痰之功；桔梗消肺中聚痰；莱菔子去积、化食、下气、宽中。诸药合用，共奏祛痰止嗽之功。

【加减】呕吐者，加竹茹10g，葛根10g；腹满胀者，加枳壳10g，佛手10g。

【点评】本方为治疗小儿痰证的基本方。可单用，亦可与其他药合用。方中仅4味药，但祛痰功效颇佳。可汤剂口服，亦可制成散剂。

【验案】李某，女，3.5岁。2006年4月15日初诊。患儿自生后常有咳嗽，咳嗽之后，痰壅喉间，日久不消。经用抗炎、止咳治疗均无效。近3天咳重，痰多，黏稠成块，胸闷，便溏。查体见神清，咽赤，双肺可闻及痰鸣音。舌红，苔

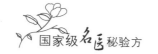

腻，脉缓。诊为支气管炎。治法：祛痰止咳。药用祛痰方加瓜蒌 10g。同时口服该方散剂。经治 4 日，痰去咳止。随访 2 个月，未见咳嗽发作。

四、小儿肺炎

1. 苦降辛开汤（刘弼臣）

【组成】黄连 1g（或用马尾连 3g 代）　黄芩 10g　干姜 1g　半夏 8g　枳壳 5g　川郁金 5g　莱菔子 8g

【功效】清热宣肺，涤痰定喘。

【主治】小儿肺炎喘嗽，属痰热内羁者。症见发热较高，喉中痰鸣，咳逆喘急，胸闷胀满泛吐，舌苔白腻，脉象弦滑等。

【用法】水煎服，每日 1 剂，分 5 次温服，2 小时 1 次。

【方解】黄连、黄芩苦寒沉降，清热降逆；干姜、半夏味辛开散，化痰除满；枳壳、郁金苦辛行气，解郁宽中；莱菔子降气消胀，导滞化痰。诸药合用，共奏清热宣肺，涤痰定喘之功。

【加减】如高热不降，加生石膏 25g（先下）；心烦懊恼，加栀子 1.5g，淡豆豉 10g；惊促不宁，加钩藤 10g，天竺黄 6g；呃逆甚者，加藿香 10g，灶心土 15g（代水）；大便不通，加制大黄 10g，瓜蒌仁 10g；咳嗽不畅，加杏仁 10g，紫菀 5g，牛蒡子 10g，炙杷叶 10g；颧赤痰多，加黛蛤散 10g（包），海浮石 10g，大川贝母 5g；气喘甚者，加葶苈子 3g，苏子 10g。

【点评】小儿肺炎的病机有：风邪犯肺，痰热闭肺，正虚邪恋，累及脾胃，内窜心肝，阳气虚衰等。本方证乃多因外受非时之感，内有壅塞之气，膈有胶固之痰，三者相合，气动痰升而发。证属痰热内羁，肺胃同病，治当宣降兼施，故用苦降辛开汤加味，以宣肺涤痰、苦辛通降，而多获良效。本方系刘氏以半夏泻心汤加减变化自拟而成，取半夏泻心汤辛开苦降之品，去甘温益气之药，又加枳壳、郁金、莱菔子以助降气化痰。临床长期应用，不下千例，疗效确切。但应用本方，药用量不宜过大。

【验案】高某某，男，3 岁。半月来发热夜重，咳嗽痰多，西医院经化验、胸透，诊断为小儿肺炎。选用西药，收效不显。测体温 39.3℃，日轻暮重，夜间最高达 40.5℃，咳嗽痰多，剧烈泛吐，鼻流浊涕，心烦气粗，胸腹胀满，纳呆，便干，小便黄，咽红，舌质红，苔白腻，脉象弦滑。听诊：两肺呈湿性啰音。证属痰热内羁，肺胃同病，治当宣肺涤痰，苦辛通降法。苦降辛开汤加杏仁 10g，栀子 3g，淡豆豉 10g，炙杷叶 10g。服 1 剂，身热解，体温 36.5℃，心烦定，咳嗽轻，泛吐止，大便稠，腹胀减，饮稍振，两肺湿性啰音消失，治从原意，以尽全功。予南沙参 10g，桑白皮 10g，地骨皮 10g，黄芩 10g，半夏 3g，黛蛤散 10g（包），杏仁 10g，马尾连 3g，生姜 2 片，炙杷叶 10g。每日 1 剂，连服 3 剂。

【简介】刘弼臣,生于1925年,江苏扬州人。北京中医药大学教授,中华全国中医学会理事,著名儿科专家。主治小儿支气管炎,哮喘,病毒性心肌炎,重症肌无力,肾炎肾病,癫痫,厌食症,贫血,血液病,过敏性紫癜等各种疾病,效如桴鼓,其中小儿眼肌型重症肌无力和小儿病毒性心肌炎的临床研究达较高水平。曾获部级科技成果奖1项,北京市级奖1项。研制了多种药品,如复方冲剂治疗重症肌无力,调肺养心冲剂治疗病毒性心肌炎和镇喘蜜膏治疗小儿哮喘等。

通信地址:北京东内海运仓5号 北京中医药大学东直门医院

邮编:100700

2. 泻肺方（王烈）

【组成】紫草5g 黄芩10g 紫苏子10g 枳实10g 葶苈子10g 瓜蒌10g 射干10g 桑白皮10g

【功效】泻肺解毒,化痰定喘。

【主治】小儿肺炎,属痰热闭肺型。症见发热或不热,咳嗽,喉间痰鸣,呼吸急促,胸闷纳呆,泛吐痰涎,舌红苔黄厚,脉滑数或指纹青紫。

【用法】水煎服,每日1剂,早中晚食前30分钟各服1次。

【方解】方中紫草、黄芩重在解毒败温;葶苈子、枳实、射干泻肺化痰;紫苏子降气止咳;瓜蒌、桑白皮祛痰清热。诸药合用,共奏泻肺解毒,化痰定喘之功。

【加减】高热者,加柴胡10g,寒水石10g;咳重者,加白屈莱10g,川贝母5g;惊惕不安者,加蝉蜕10g;喘重者,加麻黄5g;食少者,加石斛10g;呕吐者,加竹茹10g;大便干者,加番泻叶2g;大便稀,加白术10g;尿赤者,加竹叶10g。

【点评】本方具有抗毒、杀菌、止咳、消炎等多种药理作用,对细菌和病毒等感染引起的肺炎均可应用,是治疗小儿肺炎的通用方。对重症肺炎与抗生素相伍治疗,疗效令人满意。

【验案】耿某,男,2.5岁,2000年3月22日初诊。诊前3天,因感寒后出现发热、咳嗽,继而喘促。曾用青霉素静点治疗3天无效。现症:发热,体温38.5℃,咳嗽,喘促,有痰。肺部听诊可闻及细小水泡音。舌红苔白厚,脉数有力。胸片示右下肺炎性改变。诊断:肺炎喘嗽（痰热闭肺）。治法:泻肺解毒,化痰定喘。药用泻肺方加柴胡10g,寒水石10g,大青叶5g,地龙10g。用药2日2剂,热退喘减;继用4剂,喘停,仅有偶咳,改服沙参、麦冬、玉竹等养阴清肺之剂4日,病情痊愈。

3. 清肺化痰汤（曾章超）

【组成】蜜麻黄3g 苦杏仁4.5g 玉泉散15g 葛根6g 葶苈子6g 莱菔子4g 茯苓6g 黄芩9g 鱼腥草10g 浙川贝母6g 法半夏3g 盐陈皮6g 竹茹6g 瓜蒌15g

【功效】清热宣肺,化痰通腑。

【主治】肺炎、急性支气管炎,属痰热闭肺型。症见高热不退,咳嗽,咳声不

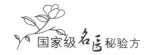

扬，痰声辘辘，大便干结，小便短赤，舌质红苔黄腻，脉浮数。

【用法】水煎服，各药用量根据患儿年龄及病情酌定，每日1剂，早晚各服1次。

【方解】方中蜜麻黄、苦杏仁宣肺止咳；葛根、玉泉散解肌退热；黄芩、鱼腥草清泄肺热；竹茹、葶苈子、浙川贝母、清热化痰；瓜蒌祛痰通腑泄热。全方共奏清肺泄热化痰之功。

【加减】咳剧而喘者，可加苏子降气平喘；寒热往来者，可去葛根加青蒿、柴胡以达和解之效；痰涎壅盛者，可加制胆南星、天竺黄，以助清热化痰。

【点评】本方是治疗痰热蕴肺的主方。全方结构严谨，直中病机，故可取得较好疗效。值得一提的是，通腑法在肺炎喘嗽中的应用，腑气一通，不仅热势顿减，而且咳喘趋平，轻症用瓜蒌，重者用大黄。

【验案】杨某，男，5个月。2004年4月5日就诊。患儿发热，咳嗽，痰多反复10余天，大便3日未解。查体：体温39℃，气促，鼻煽，痰鸣如锯，舌红苔黄腻，指纹紫滞透气关。胸片示：左下肺炎。血常规：白细胞总数 19×10^9 / L，中性76%。中医辨证：肺炎喘嗽（痰热闭肺）。治则：宣肺泄热，化痰止咳。方药：清肺化痰汤，蜜麻黄3g，苦杏仁4.5g，玉泉散15g，葶苈子6g（包），葛根6g，黄芩9g，鱼腥草10g，浙川贝母6g，大黄3g（后入）。上药清水浸泡后浓煎，取汁150ml，分3次温服，每日1剂。2天后热退，神气转佳，但痰仍多，继以上方加天竺黄6g，陈皮6g，枳壳6g，加强化痰，计6天而愈。

【简介】曾章超，生于1943年，福建闽侯人，毕业于福建中医学院，师从福建省名老中医邹素庵。曾任福建中医学院附属人民医院儿科主任、儿科教研室主任、硕士生导师，中国中医高等教育儿科学会副理事长，中国中医儿科学会理事，福建省中医儿科学会主任委员等职。擅长治疗小儿呼吸道、消化道疾病，尤其对小儿难治性肾病颇有研究。著作有《实用中医儿科临床手册》等；发表学术论文68篇。

通信地址：福建省福州市湖东支路13号 邮编：350003

五、小儿咳嗽变异性哮喘

1. 哮咳方（王烈）

【组成】白屈莱10g 紫苏子10g 前胡10g 地龙10g 射干10g 桃仁5g 苦杏仁5g 川贝母5g 挂金灯10g 冬瓜仁10g 莱菔子10g 芦根10g

【功效】降气镇咳，化痰止哮。

【主治】小儿咳嗽变异性哮喘，发作期实型。症见反复咳嗽半个月以上，呈阵发痉挛样咳，早晚为重，或活动后加剧，或遇气味、气温变化突然发作，抗生素及止咳药物无效。

【用法】水煎服，每日1剂，早中晚食前30分钟各服1次。

【方解】方中白屈菜理肺镇咳；苏子降气平喘；前胡清肺止咳化痰；地龙开肺活血通络；桃仁、苦杏仁活血调气，与冬瓜仁、莱菔子同用，润肠通便，使肺之痰热从大肠导出；射干、挂金灯利咽止咳；芦根清肺胃之热；川贝母润肺止咳。诸药合用，共奏降气镇咳，化痰止哮之功。

【加减】大便干者，加枳实 10g，番泻叶 2g；食欲不佳者，加佛手 6g，麦芽 10g；夜卧不安者，加蝉蜕 10g，僵蚕 10g；鼻不利者，加苍耳子 5g，辛夷 5g；咳重者，加百部 10g；痰多者，加法半夏 5g。

【点评】本方体现了治肺、治热、治痰、治气、治血、治积的特点，肺脾同调，使气行血畅，积消痰除，则咳嗽自止。临床应用，尚可随症加减，但加减幅度不宜过大，限 1~2 味而已。

【验案】景某，女，5 岁，1998 年 2 月 28 日初诊。诊前 2 个月，因闻辣味而呛咳不止，后着凉而加重。用多种抗生素及中西止咳药治疗无效。现症：阵发性呛咳，以晨起、夜间为重，痰少，饮食、大便正常。双肺听诊呼吸音略粗糙。诊为咳嗽变异性哮喘，发作期实型者。治法：降气镇咳，化痰止咳。药用哮咳方 4 剂，水煎服，合用小儿哮咳喘，每次 3 粒，1 天 3 次。经治 4 天，咳嗽大减；继服 4 天，咳嗽顿除。病情缓解，改用黄芪、玉竹、五味子等稳定期常规治疗 1 个月停药。随访半年，未再作咳。

2. 止哮方（王烈）

【组成】紫苏子 10g　地龙 10g　前胡 10g　川贝母 5g　川芎 10g　射干 10g　黄芩 10g　白屈菜 10g　白鲜皮 10g

【功效】止哮平喘，活血化瘀。

【主治】小儿哮喘发作期，热型。症见咳嗽气促，喉间哮鸣，甚则呼吸困难，喘憋，烦躁不得卧，溲赤，便秘，双肺满布哮鸣音。

【用法】水煎服，每日 1 剂，早中晚食前 30 分钟各服 1 次。

【方解】方中紫苏子、射干、前胡通宣开肺，降气平喘；地龙、川芎开肺解痉，活血通络；黄芩、白鲜皮宣肺清热；白屈菜、川贝母清热止咳。诸药合用，共奏止哮平喘，活血化瘀之功。

【加减】发热者，加石膏 10g，柴胡 10g；咳嗽频且重者，加百部 10g，苦杏仁 5g；哮鸣不已者，加全蝎 2g；夜寐不安者，加白僵蚕 10g，蝉蜕 10g；痰盛者，加瓜蒌 10g，葶苈子 10g，胆南星 5g；大便干结者，加枳实 10g，番泻叶 2g。

【点评】本方是根据小儿哮喘发作期的气滞、血瘀、痰阻病理特点拟定的治哮验方。哮喘发作，以热型、实型居多，而该方药性偏凉而清，适用较广，可作为小儿哮喘发作期的基本方，临症灵活加减，往往可取得奇效。

【验案】苏某，男，3 岁，1991 年 1 月 7 日初诊。罹患哮喘 2 年，此次发病 3 日。症见咳嗽气促，喉间哮鸣，早晚尤甚，痰多难出，便干，溲赤。检查：神烦，面赤，唇干，舌尖黯红，双肺听诊满布哮鸣音。胸透双肺纹理增强。诊断：哮喘发作期，热型。治法：止哮平喘，活血化瘀。药用止哮方加全蝎 2g。经治 4 日，哮喘缓解，咳嗽减轻，有痰。继服 4 剂 4 日，症状完全缓解，不咳不喘。改用

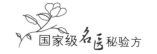

自拟"防哮汤"（黄芪、玉竹、五味子、女贞子、补骨脂、牡蛎、太子参、大枣）连服4周，患儿状态好转，体力增强。偶有外感，哮亦未作。

3. 定喘方（王烈）

【组成】紫苏子5g　地龙5g　射干5g　黄芩5g　苦参3g　前胡5g　川芎5g　刘寄奴5g　白鲜皮5g　麻黄2g

【功效】开肺平喘，活血化瘀。

【主治】小儿毛细支气管炎，属瘀热阻肺者。症见咳嗽气促，喉间哮鸣，甚则呼吸困难，喘憋，烦躁不得卧；咽红，舌质红，苔黄腻，指纹青紫现于气关。

【用法】水煎服，每日1剂，早中晚食前30分钟各服1次。

【方解】方中紫苏子、射干、麻黄、前胡宣通开肺，降气平喘；地龙开肺解痉；苦参、黄芩、白鲜皮宣肺清热；川芎、刘寄奴、地龙活血通络。方中一宣一降，一清一活，配伍甚妙。

【加减】痰盛者，加瓜蒌5g；哮吼重者，加白前5g，马兜铃2g；咳嗽频繁者，加白屈菜5g，川贝母3g；发热者，加柴胡5g，青蒿5g；咽痛者，加重楼5g；夜寐不安者，加僵蚕5g，蝉蜕5g；大便干者，加枳实5g。

【点评】毛细支气管炎归属于中医哮喘范畴，病理改变为气滞、血瘀、痰阻。故本方立法于开肺平喘，注重于活血化瘀。血活络通瘀自去，则气行痰化，从而达到止咳平喘之功效。

【验案】周某，男，7个月，1997年4月4日初诊。症见咳嗽，喘吼，气促，夜间为甚，烦躁，食纳差，寐不安，二便尚可。检查：神烦，面红，喘急，鼻煽，唇干，舌红苔白厚，心音纯而快，双肺可闻及哮鸣音及小水泡音。胸片示双肺纹理增强。诊断为毛细支气管炎。治法：开肺定喘，活血化瘀。药用定喘方加僵蚕5g，蝉蜕5g，重楼5g。治疗2日，患儿喘止，仍咳有痰。继服6剂6日，偶咳无痰，病情缓解。再服王氏自拟缓哮方（苏子、白前、前胡、桃仁、杏仁、莱菔子、木蝴蝶、冬瓜子、薏苡仁、芦根、白屈菜、胆南星）、防哮汤（黄芪、玉竹、五味子、女贞子、补骨脂、牡蛎、太子参、大枣）等剂4周，状态如常。随访半年，未见反复。

4. 防哮方（王烈）

【组成】黄芪10g　冬虫夏草1g　玉竹10g　五味子2g　太子参2g　女贞子10g　补骨脂10g　牡蛎10g　大枣10g

【功效】益气养阴，补肾强身，健脾保肺，御感防哮。

【主治】小儿哮喘稳定期，易感多病，易发作哮喘。

【用法】水煎服，每日1剂，早中晚食前30分钟各服1次。

【方解】方中黄芪益气为主，与冬虫夏草相伍，增强益气升阳和调和气血阴阳之功；玉竹滋阴润肺；太子参补气养脾；五味子善滋诸阴；女贞子和补骨脂滋养肾脾；牡蛎根除伏痰，旨在防哮；大枣益脾和中，调和诸药。全方疗虚除伏痰，增强御邪力，故而防哮。

【加减】若脾胃失调、见食少不化者，加佛手10g、山药10g；气血不足者，加熟地黄10g；形虚乏力者，加何首乌10g；哮喘反复发作者，加海螵蛸10g。

【点评】本方乃哮喘系统规范治疗必用之方，临床用于哮喘病稳定期的治疗。临床实践，不仅能减少和防治哮喘发作，而且，对小儿易感多病亦有增强体质、御邪防感效果。实验提示，方有提高免疫功能，降低敏感反应，改善肺之气道的反应性，故有防哮作用。

【验案】全某，男，4岁。2005年10月6日就诊。患儿平素易感，1岁患哮喘，1年犯6次，几乎每感必犯。此次犯哮喘，经系统治疗，哮喘稳定，服防哮方：黄芪10g，冬虫夏草1g，玉竹10g，五味子2g，太子参2g，女贞子10g，补骨脂10g，牡蛎10g，大枣10g，山药10g，熟地10g，何首乌10g，海螵蛸10g。服药1个月，停药3个月。复查病儿药后未感，哮喘未见发作。上方连服1个月，经1年观察，虽有2次感冒，但哮喘未见发作。上方再服15天而善。

5. 通络平喘汤（王霞芳）

【组成】炙麻黄6g　黄芩6g　紫菀6g　炙百部9g　杏仁9g　辛夷9g　苍耳子10g　姜半夏10g　款冬10g　僵蚕12g　蝉蜕9g　炙苏子12g　甘草3g　广地龙12g

【功效】宣肺化痰，通络平喘。

【主治】过敏性哮喘发作期，或肺炎喘嗽，属痰热内伏，外感风寒，肺失宣肃者。症见咳嗽，喘鸣，气急，痰多难咳，甚者呼吸不畅，甚者张口抬肩，鼻煽口绀，舌红苔白腻或黄，脉数。

【用法】水煎服，每日1剂，早晚各服1次。

【方解】方中麻黄宣肺发表以平喘；黄芩清泄肺热；以莱菔子、广地龙、僵蚕化痰通络，降气平喘；紫菀、炙百部宣肺化痰止咳；苏子、杏仁、款冬、半夏降气平喘，止咳化痰；辛夷、苍耳子通鼻窍，以宣通肺气；蝉蜕祛风解痉；甘草调和诸药为使。诸药合用，共奏宣肺化痰，通络平喘之功。

【加减】若肺热重，可加重黄芩、桑白皮用量；若鼻部症状较重，可加白芷；痰多喘鸣，可加白芥子、细辛、葶苈子；大便秘结，加莱菔子、连翘、枳实；盗汗多者，加用麻黄根；咽红肿痛，加桔梗、炒大力子。

【点评】哮喘发作皆痰浊阻络，肺失宣肃，治当宣肺化痰通络，止咳平喘。王氏据多年临床经验，自拟通络平喘汤用于哮喘发作期的治疗用药，并据病症寒热辨证，灵活加减。诸药同用，则邪去痰化，喘平咳止。服一二剂哮喘得平，临床效捷，屡用屡验。

【验案】徐霖，女，6岁。初诊：2003年12月24日。咳喘1年，发作1天。有哮喘史1年，昨夜受凉诱发咳喘，痰阻气闭，呼吸困难，外院急诊静滴"地塞米松、氨茶碱"后喘稍平，阵咳频作，呕白黏痰，纳减神萎，面及双腿发疹成片，瘙痒，纳减便稠，汗出较多，咽红痛。舌质红，舌苔薄白，脉滑。体检：神清，扁桃体（++），两肺干啰音，闻及少量哮鸣音。辨证：过敏体质，体虚易感，痰热内伏，外感风寒。治拟宣肺平喘，祛邪化痰。宜通络平喘汤加减。炙麻黄6g，黄芩6g，紫菀 6g，炙百部 9g，杏仁 9g，辛夷 9g，苍耳子 10g，姜半夏 10g，桔梗 5g，炒大力子 10g，赤芍 15g，款冬 10g，僵蚕 12g，蝉蜕 9g，炙苏子 12 g。服上方 2剂，喘平，单声偶咳，痰白，鼻塞晨嚏，纳便稠，苔薄白，两肺（－），再拟星附 六君子汤（六君子汤加制胆南星、白附子）加桔梗 5g，炒大力子 10g，蝉蜕 6g，川 贝 5g，调治而和。

六、小儿百日咳

1. 顿咳方（王烈）

【组成】白屈莱 10g　百部 10g　天冬 8g　北沙参 8g　白前 6g　川贝母 3g

【功效】清肺润燥止咳。

【主治】百日咳，各类咳证，属肺阴虚者。症见咳声频数，痰少，鼻燥唇 干，或久咳无力，舌红，苔白，脉沉或缓。

【用法】水煎服，每日 1 剂，早中晚食前 30 分钟各服 1 次。

【方解】方中白屈莱理肺镇咳；百部、川贝母润肺止咳；天冬、北沙参养阴润 肺；白前降气祛痰。诸药合用，共奏清肺润燥止咳之功。

【加减】浊痰咳嗽者，加枳壳 10g，桔梗 10g；咳声低微者，加黄精 10g；干咳 无痰者，加苦杏仁 5g；咳声清脆者，加射干 10g。

【点评】本方是治疗百日咳有效方剂，亦可作为各类咳证的基本方。以此方为 基础，临证加减，可取得执简驭繁之效。用药方面，不主张白前用量过大，因用其 目的在于降气止咳，不同于化痰。

【验案】患儿刘某，男，4 岁。2006 年 1 月 17 日就诊。患儿于 6 天前因感寒 后出现咳嗽，痰少，呈刺激性干咳，口干咽燥，舌红少苔，脉沉。肺部听诊呼吸音 粗糙，未闻及啰音。胸片示双肺纹理增强。诊断为咳嗽（肺阴虚）。治法：清肺 润燥止咳。药用顿咳方加苦杏仁 5g，射干 10g。服药 4 日 4 剂，咳嗽大减，继服4 剂，咳止，病情痊愈。

2. 百日咳病方（沈自尹）

【组成】黄精 9g　百部 9g　射干 6g　天冬 9g　麦冬 9g　枳实 6g　紫菀 6g 百合 12g　甘草 3g

【功效】润肺解痉，化痰止咳。

【主治】百日咳。症见阵发性痉挛性咳嗽，并伴有深长的鸟啼样吸气声，一次 比一次加重，直到痰液咳出，咳嗽日渐加重，日轻夜重，缠绵难愈。

【用法】每日 1 剂，水煎 2 次分服。

【方解】方中黄精、射干、百部均对百日咳杆菌有抑菌作用，三味复方组合也 可避免细菌产生耐药性，加强药物的协同抗菌作用；天冬、麦冬、黄精润肺养阴扶正，补阴而不助邪，并能制菌；百部镇咳，枳实兴奋已疲劳的支气管平滑肌，紫菀协助祛痰，痰既松动易出，咳就自然减轻，三药共同治标，化痰止咳。全方精选药物，辨证与辨病结合，祛邪与扶正同用，配合恰当，效果自然显著。

【点评】百日咳基本上是婴幼儿的疾病，是由百日咳嗜血杆菌引起的急性传染病，它的特征是阵发性痉挛性咳嗽，并伴有深长的鸟啼样吸气声，一次比一次加重，直到痰液咳出。如不及时治疗，常可拖延三四个月之久，所以叫作百日咳。沈氏在传统的中医理论的基础上，结合现代医学观点，从抗菌、扶正、治标 3 个重要环节入手，拟定"百日咳病方"。本方的组成既包含了西医理论抗菌的长处，也包含了中医理论扶正的长处，既适合于早期有百日咳杆菌传染性的患儿，也适合于较后期因久咳而体质受损的患儿，既可用于预防，也可用于治疗。沈氏在一次山区防病治病中，治疗观察了 73 名患儿，有效率达 90.49%。

【简介】沈自尹，生于 1928 年，浙江镇海人，毕业于上海医学院，后从师姜春华老中医学习中医。曾任上海医科大学附属华山医院教授，中医教研室主任。现任上海医科大学华山医院终身教授，上海医科大学中西医结合研究所名誉所长，中国中西医结合学会副会长，1997 年当选为中国科学院院士。中西医结合专家，对中医肾虚证研究深入，在全国中西医结合领域产生了较大影响。在国内外发表论文 100 余篇，出版专著 6 部，其中《肾的研究》为日本学者翻译在日本出版。获国家级和上海市科技成果奖 16 项。

通信地址：上海市乌鲁木齐中路 12 号，上海医科大学中西医结合研究所

邮编：200040

七、小儿多发性抽搐

泻心宁神汤（王霞芳）

【组成】川连 3g　沥半夏 10g　黄芩 9g　白蒺藜 10g　石决明（先煎）30g　九节石菖蒲 10g　野百合 15g　远志 6g　生地 15g　竹叶 10g　龙齿（先煎）30g　赤芍 12g

【功效】清心豁痰，平肝熄风。

【主治】小儿多发性抽搐症，属心火亢盛型。症见皱眉眨眼，肌肉抽动，摇头耸肩，高声怪叫，发作频繁，烦躁易怒，体壮面赤，大便干结；舌红苔黄，脉弦数。

【用法】每日 1 剂，水煎 2 次分服。

【方解】黄连、黄芩、竹叶清心泻火，沥半夏、九节石菖蒲、远志豁痰开窍安神；白蒺藜、石决明、龙齿重镇安神，平肝熄风；百合、生地、赤芍养阴活血。诸药合用，共奏清心豁痰，平肝熄风之功。

【加减】抽搐严重，加全蝎、琥珀、钩藤、天麻；喉间痰多，加僵蚕、胆南星、白附子；大便干结，加连翘、莱菔子、枳实；舌苔黄腻，加藿香、川朴、苍

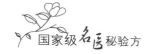

术；面赤唇红，加杭菊花、栀子。

【点评】小儿多发性抽搐症多以阴虚内热，五志过结，心肝火旺，风火痰互结而致。本方以《伤寒论》泻心汤豁痰清泄心火；《金匮》百合地黄汤加味滋阴平肝熄风相结合，同时注重化痰宁神，是应用经方治疗现代儿童常见顽症取得显效的代表方，有所创新。

【验案】浦某某，女，13 岁。初诊：2003 年 12 月 17 日。摇头怪叫抽动 1 年，加剧半月。近半月因病毒感染，咽痛口炎，增剧旧疾。摇头怪叫，四肢抽动明显加剧（服氟哌醇 2 片1次，2 次／日，安坦 1 片1次，2 次／日），渴欲多饮，体壮面红，纳佳便干。舌质红赤，舌苔白腻，脉弦滑。辨证：心火亢盛，上扰心神。治拟清心泻火，安神熄风。宜泻心宁神汤。川连 3g，沥半夏 10g，黄芩 9g，白蒺藜 10g，石决明 30g（先煎），九节石菖蒲 10g，野百合 15g，远志 6g，生地 15g，竹叶 10g，龙齿 30g（先煎），赤芍 12g。服药半月，病情好转，怪叫未作，尚有肢搐点头眨眼，近有面发红疹，便稠，舌红苔薄白，脉细弦。再拟清心泻火，涤痰平肝。竹叶 10g，生石膏 30g（先煎），白蒺藜 10g，珍珠母 30g（先煎），生地 12g，九节石菖蒲 10g，远志 6g，沥半夏 10g，胆南星 6g，川牛膝 10g，北沙参 10g，赤、白芍各 9g。服药 2 周，症情逐缓，怪叫声停，肢搐眨眼偶发，舌红面红，苔薄白，脉弦。宗前法，原方加龙齿 30g（先煎），天麻 9 g，甘草5 g，牡蛎 30g（先煎）。继服 2周，病情缓解，已能上课。

八、小儿厌食

1. 厌食灵（王霞芳）

【组成】桂枝 3g　炒白芍 6g　甘草 3g　生姜 6g　红枣 9 枚　陈皮 6g　佛手 9g　炒枳壳 9g　炒谷芽 15g　炒麦芽 15g

【功效】调和营卫，健脾醒胃，理气消食。

【主治】小儿厌食，属营卫不和，胃纳不振者。症见厌食兼自汗盗汗，反复感冒，两便尚调，腹软无积，睡时露睛，舌淡红苔薄润，脉细缓和。

【用法】每日 1 剂，水煎 2 次分服。

【方解】方中桂枝、白芍调和营卫，调理气血；生姜辛甘化阳，具少火生气之意；大枣助白芍以调营阴，合甘草可以升腾脾胃生发之气，使脾升胃降，脾运胃纳；陈皮、佛手、枳壳理气消食助运；麦芽乃脾之升；谷芽乃胃之降。诸药合用，共奏调和营卫，健脾醒胃，理气消食之功。

【加减】汗淋易感，则加太子参、黄芪、糯稻根、浮小麦；腹痛便软，则加炒扁豆、焦楂曲、煨木香；舌红少苔或有鼻衄，则加川石斛、炒藕节；大便干结，加莱菔子、连翘、火麻仁等。

【点评】桂枝汤加味治疗厌食是董氏儿科特色之一，经云："脾胃主一身之营卫，营卫主一身之气血。"小儿营卫不和，常能影响脾胃的气机升降，而致胃纳不振。本病既不宜消，又不合补，唯当调和营卫，促醒胃气，使之思食。经云"心气通于舌，心和则能知五味矣"，桂枝汤又善能通心气，心气和调，则舌能知五味。本法即董氏儿科著名的倒治法之代表。

【验案】谢某，女，6 岁。初诊日期：2003 年 6 月 6 日。厌食 3 年。患儿不思饮食日久，形体消瘦，身矮不长，汗出淋多，容易感冒，面黄少华，腹软不胀，大便间日，偏干肛痛。舌质红，苔薄白腻，两脉濡软。针刺四缝穴有黏液。辨证：营卫不和，脾胃失调。治拟调和营卫，健脾醒胃。予"厌食灵"加减。桂枝3g，炒白芍 6g，甘草 3g，生姜 3 片，红枣 5 枚，炒五谷虫 10g，炒枳壳 9g，炒莱菔子 10g，连翘 10g，砂仁 3g，蔻仁 3g，，生二芽各 15g。服药 2 周，苔化纳谷稍增，仍见多汗，再拟原方加糯稻根 9g，浮小麦 15g，经 2 个月调理，患儿纳增胃开病愈，生长发育良好。

2. 开胃散（王霞芳）

【组成】胡黄连　青陈皮　枳壳　木香　三棱　莪术　五谷虫　莱菔子　谷麦芽　神曲等

【功效】消积化滞，醒脾开胃。

【主治】小儿厌食症，属湿食里滞型。症见乳食失节，脘腹胀满，便结口臭，烦躁难宁，舌质红，苔黄腻，指纹紫红，未达风关。

【用法】将药物研粉，每晚取 10g，加醋几滴润湿，敷贴于神阙穴部位，晨起除之。

【方解】方中以胡黄连、五谷虫为君，清热燥湿化滞消食；青陈皮、枳壳、木香为臣，调气消积，健运脾胃；佐以三棱、莪术，行气化瘀去积；莱菔子、谷麦芽、神曲为使，消食助运开胃。诸药合用，共奏消积化滞，醒脾开胃之功。

【加减】大便秘结，加火麻仁、连翘；舌苔厚腻，加藿香、川朴、苍术；嗳气呕恶，加姜半夏、竹茹、佛手；脘腹胀满，加槟榔、山楂；舌苔花剥，加石斛、麦冬；烦躁，夜寐不宁，加柏枣仁、夜交藤。

【点评】《内经》云："饮食自倍，肠胃乃伤。"小儿形气未充，稚阴稚阳，脾常不足。家长片面强调营养，超量喂以高蛋白高能量，厚味乳食并进，超越脾胃运化之能，积滞于中，损伤脾胃而厌食。因此方奇苦，患儿年幼，汤药难进，获效甚艰。王氏遵其师——中医儿科泰斗董廷瑶之旨，灵活变通，改以散剂外敷脐部，家长及患儿易于接受，使药达病所而获奇效。

【验案】何某，女，1 岁半。初诊：2004 年 7 月 12 日。嗜奶拒饭 1 年。患儿自断母乳后，每日喂进口奶粉 800～1000ml、2 个鸡蛋，另加果汁，拒吃米饭及蔬菜，脘腹胀满，大便秘结，3～5 天 1 次，常用"开塞露"通下。烦躁易怒，夜寐易醒，面红口臭。针刺四缝穴有 6 指黄黏液。舌质红，苔黄腻，指纹紫红，未达风关。辨证：湿食里滞，脾胃失运。治拟消积化滞，醒脾开胃。予开胃散外敷1周。医嘱：暂停奶粉，进食粥面食品及蔬菜。复诊：纳谷显增，每餐 25g 粮食，大便变软，2 天 1 次，夜寐转安。诊治颇合，再宗原法。予"董氏开胃散"（主要药物有胡黄连 3g，三棱、莪术各 6g，陈皮、枳壳各 3g，谷芽 9g，具理气消食，健脾开胃之功）外敷 1 周，加"健儿清解液"（成药，由金银花、菊花、连翘、山楂、苦杏仁、陈皮组成，具清热解毒，消滞和中之功）口服，每日 3 次，每次 10ml。用药 4 周后，患儿胃纳甚佳，每顿进粮食 50g，便稠日行，面色转润，口气已清。病愈胃开，故嘱停药，渐进适量鲜奶。

予董氏开胃散外敷，主要药物有胡黄连 3g，三棱、莪术各 6g，陈皮、枳壳各 3g，谷芽 9g。

3. 运脾开胃汤（唐江山）

【组成】山药 15g　扁豆 15g　苍术 6g　甘松 3g（或砂仁 4g）　炒麦芽 10g　炒山楂 6～10g　鸡内金 5g　稻香陈 4g　余甘果 5 枚

【功效】平补脾胃，助运导滞。

【主治】小儿厌食症。症见小儿见食不贪，不思纳食，或食物无味，甚至拒食，病久可兼见面色少华，形体消瘦，倦怠神疲，舌红，苔白腻，脉缓。

【用法】水煎服，每日 1 剂，早晚各服 1 次。

【方解】方中山药性平不燥，补脾益阴，补脾以促湿化；扁豆性温和，味甘而气清，善于和中化湿，以助脾之健运，二药共成调补脾胃，和中化湿之功；苍术味微苦而气芳香，其性走而不守，功能醒脾助运，温化水湿，正合脾之所喜；为防性温刚燥之性，同山药合用，起健脾之效，而免过于温燥之弊，为刚中寓柔之意；甘松微辛甘温，专入脾胃，擅长开郁醒脾；麦芽甘平，既能启脾开胃，消食和中，又能舒肝解郁；山楂味酸甘，性微温，功善消食化积，炒后酸味减弱，药性缓和；鸡内金甘平，能生发胃气，养胃阴，具有健脾消食之功。三味消导药配用，相得益彰，使胃气生，脾气健，肝气舒，消食导滞功能明显增强。稻香陈理气运脾，又能调味；余甘果甘酸涩凉，健胃消食。

【加减】脘闷恶呕，舌苔厚白腻，中焦湿性偏重，加藿香、佩兰、白蔻仁；小便黄赤，舌苔黄腻，兼见湿热，加绵茵陈、天青地白、滑石；里热盛，口渴引饮，加天花粉、芦根；兼外感风寒，加苏叶、神曲；兼外感风热，加金银花、板蓝根；烦躁易啼，加蝉蜕、龙齿；夜不宁睡，加夜交藤、酸枣仁；兼咳喘痰鸣，加法半夏、千日红；仅干咳，加枇杷叶、川贝母、炙款冬；低热，加白薇；手足心热，加地骨皮；脾胃气虚，加太子参、白术；大便干结，加瓜蒌仁、枳实；脘腹胀痛，加木香、厚朴；腹呈痉挛痛，加白芍、甘草；口舌干燥，去苍术，加石斛、麦冬、沙参；兼蛔虫加使君子，蛲虫加槟榔；蛔虫痛，加乌梅、胡连；气虚自汗，加黄芪、牡蛎；阴虚盗汗，加桑叶、浮小麦；阳虚肢冷，加人参、附子；大便稀溏，加煨肉豆蔻、补骨脂；大便黏滞，味带秽臭，加连翘。

【点评】厌食症患儿多因饮食不节，喂养不当，造成运化功能失调。治疗宜健脾助运为主，以恢复正常纳运功能。整个方剂组成起着舒展脾气，开导胃气之功，是一组振食欲，促消化之佳品。治愈万例儿童，历验不衰。

【验案】兰某某，男，4岁，2004年5月10日就诊。平时纳食甚少，发展至厌恶进食，病程3个月。就诊时面色无华，形体消瘦，神疲肢乏，大便溏薄，日2～3次，舌质淡，苔白腻，脉缓。证为脾胃气虚，脾运失健，精微不输，治以补脾与运脾兼施。处方：党参10g，山药15g，扁豆15g，土炒白术6g，苍术6g，甘松3g，炒山楂10g，炒麦芽10g，鸡内金5g，煨肉豆蔻3g，稻香陈5g。服4剂复诊，食欲增进，精神好转，大便成形，每日1次，苔转薄白，药已应证，守上方去肉豆蔻、白术，党参改用太子参，加余甘果5枚。继服10剂，并嘱咐家长，注意定时进餐，合理搭配，平衡营养。服药后食欲正常，体重由16kg增至18kg。

【验案】蔡××，男，3岁5个月，2005年7月15日就诊。患儿平时偏食、挑食，喜食高糖、高脂肪食物，导致正常三餐食量逐渐减少。因饮食不节，突发食后呕吐，口渴，腹胀痛，大便2日未解，小便黄赤，舌红，苔黄腻，脉滑数。证为食积中阻，郁而化热，拟运脾导滞，调中清胃。处方：扁豆15g，茯苓10g，炒山楂10g，炒麦芽10g，神曲10g，连翘10g，枳壳5g，绵茵陈9g，稻香陈4g，炒莱菔子10g，大黄3g，余甘果5枚。服1剂，拉稀样便1次，味带秽臭，腹胀痛随之减轻，呕吐止，仍厌食，伴呃逆，苔转薄腻，守原方去大黄、神曲、莱菔子，加山药15g，甘松3g，并嘱其家属注意调节饮食，勿乱投零食。连服5剂，食欲复初。

4. 温中运脾汤（蒋仰三）

【组成】制附子13g　肉桂1g　干姜2g　炒白术6g　炒苍术5g　茯苓6g　鸡内金5g（研末分冲）　焦山楂10g　神曲10g　炒枳实6g　青陈皮各5g　甘草3g

【功效】温中运脾。

【主治】厌食症，属寒湿困中，脾失健运者。症见小儿较长时期内食欲不振，甚至拒食，或伴有腹痛、便溏等。

【用法】水煎服，每日1剂，早晚各服1次。

【方解】小儿厌食症，一般病程较长，多以不思饮食为主要症状，究其原因，不外乎先天脾胃虚弱，加之后天调理失当，如恣啖生冷之物等，而致寒湿阻困，脾虚食滞，导致运化失司。《名医方论》云："阳气始动于温，温气得而谷精运。"方中附子、肉桂去脏腑之寒湿，补火暖土；配干姜以增强暖中除寒之功；苍术、白术皆可升可降，一为阳，一为阴中之阳，一为补中除湿，一为益气和中，且能强脾土，伍茯苓共奏燥湿健脾之功而温运脾胃；枳实能消胃中之虚痞，逐心下之停水；青、陈皮破滞气，削坚积，且消食宽胃，相伍而行气导滞；鸡内金、焦山楂、神曲皆为消食开胃之品。诸药相伍，中宫得温，脾土始运，磨谷消滞，升降调和，恙疾皆除矣。

【加减】兼泄泻者，加砂仁3g，薏苡仁30g；兼呕吐者，加姜半夏6g，苏叶梗各6g，旋覆花6g（包），蔻仁3g；兼积滞者，加槟榔5g，莱菔子6g，谷麦芽各10g。

【点评】厌食，是指小儿较长时期内食欲不振，甚至拒食的一种病症，病久则可转为积滞或疳症。如果小儿的发育营养比较好，只是偶有食欲低下的情况，则不视为厌食症；正在患病的小儿而出现的食欲不振，亦不属此范围。厌食症在城市的小儿较为多见。由于部分家长，缺乏喂养知识，盲目增加过多的营养物质，特别是一些滋补食品，或偏食、挑食影响了小儿脾胃的腐熟运化能力，损伤脾胃而引起本症。且小儿脾常不足，若恣啖生食冷饮，常导致寒湿困中，脾土失运而厌食，久之则有碍健康，这在独生子女中每每易见，故蒋氏拟"温中健脾汤"可谓独具匠心。本方加减后还可疗寒湿中阻之滞泻、呕吐、积滞等脾胃运化失司之证。方中鸡内金应研末冲服方不破坏其有效消化酶素。

【验案】蒋某，女，4岁。1985年初诊。患儿经常不欲食，伴有腹痛、溏泻，睡喜俯卧，有时呕吐，舌苔薄白，脉沉弦。证属脾失健运，胃有寒湿。治宜健脾和胃，祛湿散寒。方用温中运脾汤略加减。上方服6剂后食欲好转，腹已不痛，诸症都有所减轻。又以上方加减，并服肥儿丸1丸日2次，进7剂症愈。

【简介】蒋仰三，生于1912年，逝于1991年。儿科主任医师，江苏省名老中医。业医60余载，精研儿科，尤其对小儿脾胃病的治疗独具心得，辨证用药以维护脾气为率。注重小儿禀赋强弱，处方用药补中有消，消中寓补，机圆法活，不执一端。

通信地址：江苏省南通市崇川区建设路41号，南通中医院儿科蒋蓉蓉（蒋仰三之女）　邮编：226001

九、小儿消化不良

1. 加味异功散（沈英森）

【组成】炒鸡蛋壳4只　炒大米一小撮　五谷虫6g　焦白术6g　茯苓10g　炒谷芽6g　鸡内金6g　党参6g　陈皮3g　甘草3g　灶心土一小撮

【功效】补脾、暖胃、散寒。

【主治】小儿完谷不化，疳积，消化不良，泄泻，属脾胃虚寒者。

【用法】水煎服，每日1剂，早晚各服1次。

【方解】方中灶心土、炒鸡蛋壳、大米，加上焦白术，取其入脾、胃经，温中燥湿收敛，且能补脾阳；党参、茯苓、陈皮补气行气以健脾，使脾阳得复，脾气得健；炒谷芽、五谷虫、鸡内金消食去滞；甘草则为调和之品。诸药合用，共奏补脾、暖胃、散寒之功。

【加减】若见眼睑糜烂，眼目乏神，反应迟钝，口渴者，加用连翘、地骨皮、枳壳、知母、乌梅、莱菔子。

【点评】本方亦可治疗慢性结肠炎病者，其主要症状是完谷不化，均用灶心土、炒鸡蛋壳、炒大米合其他健脾导滞之药而取效。

【验案】陈某，男，5岁半，于1975年5月中旬由其母带来求诊，并代诉该患儿半个多月来进食时，每次食后不到半小时，就解大便，解出大便均如新鲜食物，即食大米饭，则排出大米饭。每天排便次数，由饮食而定，如饮食3次，则排便 3 次，由此类推。曾服中西药未效。舌淡体胖有齿印，苔白脉弱。从整个病情分析，本病属泄泻证，其主症为完谷不化，引起本病的原因主要是脾胃虚寒，治疗上应温补脾阳为主。故予以异功散加味 3 剂。再诊时，其母诉患儿大便已成形，无完谷解出，但每日仍有 2~3 次，再服 3 剂而愈。

2. 滋脾饮（散）（午雪峤）

【组成】太子参 8g　扁豆 8g　山药 10g　山楂 6g　白芍 6g　莲子肉 8g　鸡内金 5g　薏苡仁 8g　麦芽 8g　葛根 8g　大枣 2 个

【功效】滋脾养阴，柔肝和胃。

【主治】小儿厌食症，属脾阴虚者。症见厌食纳呆，面黄肌瘦，烦热躁扰，唇红口干，皮肤干燥，毛发憔悴，手足心热，盗汗，大便干或如羊矢，舌质嫩红，少苔或无苔或花剥苔，脉细数，指纹淡紫细等。

【用法】水煎服，每日 1 剂，早中晚各服 1 次；或将上药共研细末，制成散剂，每日 3 次，每次 1~2g。

【方解】方中山药、扁豆、莲子肉、太子参甘缓和中，滋补脾阴为君；鸡内金、山楂、麦芽开胃扶脾为臣；白芍酸敛缓肝，防木克土，且有与主药酸甘化阴之功；薏苡仁健脾渗湿，以防水湿滞留；葛根升阳生津，三味共为佐；大枣调脾和胃为使。共奏滋脾养阴，柔肝和胃之功效。

【加减】大便干燥，加麻仁；虚热，加胡连、地骨皮；气虚，加党参、黄芪；血虚，加当归、黄芪。

【点评】小儿脾阴虚证临床甚多，午氏自拟滋脾饮（散），临床运用30余年，疗效满意。

【验案】李某，女，1 岁。1980 年 2 月 25 日就诊。患儿出生后乳食差，2~3月时经常吐奶，6~7 月每日可吃牛奶 500g，以后食量渐减，近来每日只吃牛奶250g，勉强进食则吐，夜间哭闹，面黄肌瘦，便干，舌红，苔少，指纹不清。证属脾阴虚，方用滋脾饮去太子参，加蝉蜕 2g。服药 3 剂，饮食增加，每日可吃牛奶500g、鸡蛋 1 个，及面条饼干等辅食少量，夜啼好转，舌质淡红，苔少而润。继用前方加减调理数日而愈。

【简介】午雪峤，生于 1926 年。历任中国中医学会理事、儿科专业委员会委员、陕西省分会副理事长，陕西省中医儿科专业委员会主任委员，西安新城中医医院院长，西安中医儿童医院院长、主任中医师。在 1985 年创建了我国第一所中医儿科医院。他善用传统中医疗法治疗儿科杂病，对小儿腹泻、咳喘、热性病、脾阴虚、惊风、佝偻病等颇有独特之法。著有《实用中医儿科学》。

通信地址：陕西省西安中医儿童医院　邮政编码：710002

3. 增食丹（何世英）

【组成】焦神曲 9g　焦山楂 15g　云茯苓 9g　法半夏 6g　陈皮 9g　连翘 6g　莱菔子6g　焦麦芽 6g　焦谷芽 6g　炒枳壳 6g　厚朴 6g　砂仁 3g　焦鸡内金 9g　焦

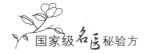

槟榔 9g

【功效】健胃化食导滞。

【主治】消化不良之厌食症，属伤于饮食，郁滞生热者。症见纳呆，食后胀饱，停乳，停食，嗳气，矢气，消化不良，腹泻及大便黏稠腥臭。

【用法】水煎服，每日 1 剂，分 3 次餐后服；或制成水丸，每丸 0.3g。1 日总量：1 岁 4 丸，3 岁 9 丸，6 岁 12 丸，分 2~3 次服。

【方解】本方系由保和丸（山楂、神曲、半夏、茯苓、陈皮、连翘、莱菔子）加槟榔、谷芽、炒枳壳、厚朴、砂仁、焦鸡内金、焦麦芽而成。适用于婴幼儿伤于饮食、食积不化、郁滞生热者。保和丸功专消积和胃，清热利湿；又加以上诸药，可增强其消食导滞之功，故为解决停水停食、湿热内生之专药。

【点评】因小儿脏气未充，脾胃功能薄弱，故本方治疗消化不良之厌食症，必须本着中病即止，攻邪勿伤正的原则。脾胃虚弱者本方不宜。

【简介】何世英，生于 1912 年，逝于 1990 年，天津市人。1936 年北京华北国医学院中医专业毕业。主任医师，曾任天津市中医医院总顾问，中华医学会及中华全国中医学会理事、脑病专业委员会主任委员，天津市中医药学会会长，天津市老年科技工作者协会副理事长。从事中医事业近 60 年，在医疗、教学、科研等方面均有建树。特别是针对儿科特点，研制出儿科常见病、多发病系列中药数十种，不但疗效高，而且简便易服，深受患者赞誉，为全国各地医院所采用。依据多年临床经验及对中医理论的研究，在全国范围内首创中医脑病新学科，填补了中医学在脑病研究上的空白。著有专著 10 余部，发表论文 40 余篇。

原通信地址：天津市河北区中山路 125 号，天津市中医医院　邮编：300140

十、小儿嗜异症

异功汤（王鹏飞）

【组成】青黛 3g　紫草 9g　贯众 15g　绿豆 15g　白矾面 1.6g（或雄黄面 1.2g）（冲服）

【功效】清热解毒。

【主治】小儿嗜异症，属胃内有热者。症见婴幼儿善饥，嗜好进食非食物性异物，进行难以控制的咀嚼和吞食，食久成癖等。

【用法】水煎服，每日 1 剂，早晚各服 1 次。

【方解】方中青黛、紫草、绿豆清热解毒；贯众、白矾清热解毒，杀虫。合用具有清胃解毒的功效。

【加减】后期辅以健脾和胃的建曲、草蔻、砂仁、焦楂等；若阴血耗伤较重，又应辅以黄精、白芍、何首乌等养血之品。

【点评】嗜异症在中医文献中虽然没有专门的论述，但对本症的主要症状、病因与治疗已有较详细的描述。宋·钱乙《小儿药证直诀》有"脾疳，体黄腹大食泥土"的记载，明·龚廷贤《寿世保元》中说："或好食生米，或好食壁泥，或食茶炭咸辣等物者是虫积。"本病的治疗法则以驱虫、消导攻积、理脾益气为主。但王鹏飞教授通过数十年的临床实践，认为此病不是疳证，也不是虫积所致。他认为此病属胃内有热，因"胃热者善饥"，不择食物而误食异物，食久成癖。所以在治疗上主张除清热外尚应解毒，继而理脾和胃。本方具有清胃解毒的功效，是临床屡效不鲜的经验方。曾运用本方治疗小儿嗜异症42例，其中疗程最短者半个月，平均服药3.5周。痊愈10例，显效14例，有效10例，无效8例。显效率为57.6%，有效率88.9%。

【验案】王某某，女，13岁。1976年6月3日初诊。诉1年来每天喜欢吃火柴梗，嗜食成癖，以致大便中常夹有火柴梗。患儿面黄、纳少神疲，大便常规（－）。舌质微红苔少，脉沉细缓。症属嗜食异物日久，毒入血分，脾胃受损。治以清热解毒，稍佐理脾之法：青黛3g，紫草9g，贯众15g，绿豆15g，焦楂9g，砂仁6g，白矾面1.6g（分2次冲）。连服4剂，症无变化，上方去贯众、砂仁，加钩藤9g，竹茹6g，雄黄面1.2g（混合分2次服）。7剂后，症状开始好转，上方去白矾、雄黄面，续服2周，患儿痊愈。

【简介】王鹏飞，生于1911年，逝于1983年，北京市人。儿科世家出身，秉承家学，并问业于北京名医汪逢春、马佐良、袁鹤齐等著名中医。悬壶于京都，因疗效卓著，而被誉为"京城小儿王"。曾任北京儿童医院主任医师、教授，中华全国中医学会理事等。著有《王鹏飞临床经验集》等。

原通信地址：北京市西城区复兴门外南礼士路56号，北京儿童医院

邮编：100045

十一、小 儿 腹 泻

1. 小儿止泻散（马莲湘）

【组成】苍术180g　车前子90g　生熟大黄各30g　制川乌30g　生甘草30g

【功效】健脾祛湿，消积止泻。

【主治】小儿各种急慢性腹泻，特别是脾虚湿蕴食滞所致的反复迁延不愈的婴幼儿腹泻；对成人慢性肠炎及肠功能紊乱的腹泻也有良好的效果。

【用法】上药共为极细末，贮瓶备用，盖严勿受潮。6个月以内婴儿，每次1g；6个月至3岁每次2g，3周岁以上每次3g，每日3次，温开水冲服。

【方解】方中苍术健脾燥湿，羌活祛风胜湿，车前子清热利湿，三者相伍使湿从上中下分消；大黄熟用健脾和胃，清热除湿，生用苦寒下行，通腑泻热，荡涤积垢，与辛温之川乌相配，一温一寒，相须相使，不但可治热实积滞，也可用于寒实积滞，积滞去则肠胃洁而升降复，符合"通因通用"之法；甘草调和诸药，解毒缓急。全方配伍，有寒有热，能疏能清，补消兼施，兼散风寒暑湿之邪，故对小儿各

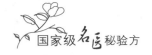

种类型的腹泻均有显著疗效。

【点评】本方源于《验方新编》（清·鲍相璈），马氏根据多年实践，结合小儿特点，调整配伍剂量，制成此散，经 40 余年临床运用，对小儿各种类型的腹泻均有显著疗效。且味甘不苦，服用方便，深受病家欢迎。临床运用此方治疗本证 485 例，以服药 3 天为 1 疗程，总有效率为 86.4%；以服药 6 天为1疗程，总有效率 97.3%。本方 1986 年已与杭州胡庆余堂制药厂共同研制成冲剂，每小包含本方生药 2g，味甘不苦，药效不变，并经临床验证及专家鉴定，正式投产，经销全国。暴泻脱水及久泻脾胃阴伤，舌红苔光者慎用。

【验案】郭某某，男，6 个月。患儿因受凉发热，咳嗽痰鸣，每日腹泻 7～8 次，经西医治疗后热退咳止已 5 天，但腹泻加剧，每天 10 余次，泻下深黄黏稠水样便。大便镜检：白细胞（＋），脂肪球（＋＋），诊为小儿泄泻（湿热型），用止泻冲剂 8 天后，大便减至每天 4～5 次，溏薄气秽，再服 3 天，大便正常，每天 1 次，镜检阴性。

【简介】马莲湘，生于 1907 年，逝于 1992 年，浙江奉化人。曾任浙江省中医院内儿科主任。浙江中医学院教授，内科、儿科教研室主任，浙江中医学会理事。擅长内科和儿科，尤精于肾病。在全省首创制成《马莲湘肾病电脑诊治系统》软件。编撰了《中医儿科手册》等著作，以及数十篇论文。在中药制剂改进方面，亦有成就。早在南浔行医时，就研制成"马上好寒热丸""川贝母精"等，疗效显著，价格低廉。晚年又制成"小儿止泻散"，经省级鉴定，由胡庆余堂制药厂大批生产，销往全国各地。

原通信地址：杭州市滨江区滨文路 548 号，浙江中医学院　邮编：310053

2. 秋泻方（钟坚）

【组成】粉葛根 6g　炒条芩 3g　车前子 5g（包）　炒苍白术各 5g　炒石榴皮 5g　焦神曲 5g　生甘草 3g

【功效】解表清里，消导止泻。

【主治】婴幼儿秋季腹泻，细菌性肠炎等急性感染性腹泻。症见身热下利，日 10 余次，烦热口干作渴，纳呆，指纹紫滞，舌红，苔薄黄腻。

【用法】水煎服，每日 1 剂，频频喂服。

【方解】方以葛根为君药，既能清热解表，又能升发脾胃之气而治下利；黄芩性寒清肠胃之热，味苦燥肠胃之湿；车前子渗湿止泻；石榴皮涩肠止泻，能抑止痢疾杆菌、伤寒杆菌，并有抗病毒作用，四药共为臣药；炒苍白术、神曲、甘草健脾燥湿、消导和中，调和诸药为佐使药。诸药合用，辨证与辨病结合，共奏解表清里，消导止泻之功。

【加减】体温 39℃ 以上，高热不退者，加生石膏 15g，柴胡 5g，金银花 5g；伴恶心呕吐者，加姜半夏 5g；苔腻、纳呆，食滞明显者，加炒谷麦芽各 5g，焦山楂5g；腹胀腹痛，加木香 4g，白芍 5g 以行气缓急止痛。

【点评】本方以《伤寒论》中葛根黄芩黄连汤为基础化裁而成，原方治伤寒表证未解，误下邪陷阳明之热利。钟氏以此方为基础，用于轮状病毒性肠炎（婴幼儿秋季腹泻），一般服药 3 剂热退，泻止，屡用屡验。服此药婴幼儿须频频代饮，多次喂服。中度以上脱水患儿须补液纠正脱水，吐至电解质平衡后即服此方。

【验案】李某，男，7 个月，1999 年 11 月 23 日初诊。高热，泄泻 3 天，伴呕吐、尿少、口渴，经市妇幼医院住院实验室检查确诊为"轮状病毒性肠炎（秋季腹泻）"。曾予输液、抗病毒、抗生素治疗 3 天，呕吐虽止，但高热（39.7℃）不退，大便每日 10～15 次，稀水状，神疲，口渴喜饮，尿少色黄，舌边尖红，苔薄黄腻，指纹浮紫。诊为湿热泄泻。治以解表清里，消导止泻。方以秋泻方加减：粉葛根5g，炒条芩3g，柴胡 4g，焦神曲 5g，焦山楂 5g，炒苍白术各 5g，石榴皮 5g，车前子 5g（包），生石膏 10g，生甘草 3g，3 剂。每日 1 剂，煎 2 次合一起，频频喂服。11 月 26 日二诊，患儿服药后，高热已退，体温 36.5℃，精神转佳，泄泻止。纳差，苔薄白，指纹淡红，再拟健脾消导善后：太子参 6g，炒白术5 g，白茯苓 5g，山药 6g，砂仁 3g（后下），炒谷麦芽各 5g，焦神曲 5g，鸡内金 4g，炙甘草 3g，5 剂。药后恢复如常。

【简介】钟坚，生于 1946 年，浙江杭州人，毕业于浙江中医药大学。现任浙江中医药学会理事，衢州市中医药学会副会长。为浙江中医药大学兼职教授，临床擅长治疗心脑血管疾病、免疫性疾病和胃肠疾病。根据温病学理论自拟清热饮治疗急性感染性发热，已载入《中国特色医疗大全》；小儿秋泻方治疗轮状病毒性肠炎收入《名医名方录》；祛风活血化瘀法治疗过敏性紫癜，疗效好且能防复发。发表论文 30 余篇，并为多种医学专著撰稿。

通信地址：衢州市衢化路 117 号，浙江衢州市中医院　邮编：324002

3. 六味止泻散（张介安）

【组成】白术 200g　泽泻 150g　茯苓 200g　猪苓 150g　车前子 100g　木瓜50g

【功效】健脾渗湿，分清止泻。

【主治】泄泻，属脾士亏虚，清浊不分者。症见大便泻下清谷，或食后则便，或稍进油腻生冷之物则泻次增多，饮食减少，神疲倦怠，睡眠露睛，小便短少，面色萎黄，舌苔薄白，质淡。

【用法】以上诸药，按质分炒，共研细末，瓶装备用，开水泡服。用量：1岁以内每次 10g，每日 2 次；1～3 岁，每次 15g，每日 2 次；4～7 岁及以上，每次15～20g，每日 3 次。

【方解】方中以白术健脾燥湿为主；辅以泽泻利水渗湿，直达下焦膀胱；猪苓、茯苓、车前增强利水之功为佐；使以木瓜酸收而固涩。六药合方，则脾健湿除，其泻自止。

【加减】若乳食不化，加山楂、神曲；久泻不止，加诃子、石榴皮。

【点评】小儿"脾常不足"是泄泻发病的内在因素。祖国医学认为："泄泻之本，无不由于脾胃。"脾主运化，其气宜升；胃主受纳，其气宜降。升降失调，纳运失职，致使清浊不分，则生泄泻。故调理脾胃是治疗泄泻的基本法则。利尿止泻

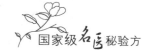

之法常为临床所用，《景岳全书》指出："治湿不利小便，非其治也。"所以择其健脾利湿之意则寓在此中。本方源于四苓散加车前与木瓜而成。一是增强利尿之功，意在利小便以实大便；二是妙用木瓜一味乃借其酸收涩肠，既止泻而又防利水太过。验之临床确是治疗脾虚泄泻的有效方剂。

【验案】梁某，男，7个月。腹泻5月，每日10余次，泻下清谷，伴纳谷不香，睡眠露睛，汗多，小便短少。曾连续3次住院，中西药治疗，时有好转，终未根除。初诊，患儿神疲倦怠，面色白，舌质淡红，苔薄白，指纹淡。治宜健脾渗湿，分清止泻。方用六味止泻散20g，每日分2次开水泡，澄清取汁加少许白糖频服。连服2日症减，服4日而愈。

【简介】张介安，生于1921年，湖北黄陂人，已故。家世六代中医，专擅儿科。曾任武汉市中医医院副院长、儿科主任医师，全国中医儿科学会理事，湖北省中医儿科学会理事长。行医60余载，经验丰富，学识渊博，临证遣药独具匠心，方简效专，疗效显著。在儿科望诊及用药方面有独特的见解和宝贵的经验，自创多种经验方，几十年运用临床，获效良多。

通信地址：武汉市汉口中山大道1307号，武汉市第八医院 张绍莲（其女）

邮编：430010

4. 加味益脾镇惊散（周炳文）

【组成】党参9g 白术5g 茯苓6g 甘草3g 钩藤5g 朱砂0.3g 琥珀1g

【功效】益气镇惊，理脾养血。

【主治】泄泻，属惊吓所致者。症见惊惕不宁，睡中时惊醒，泄泻粪便如水或粪青如苔，目珠淡蓝，指纹淡红，或青色。

【用法】每日1剂，水煎分服。

【方解】方中党参、白术、茯苓、甘草健脾益气化湿；钩藤平肝祛风；朱砂、琥珀镇惊安神。诸药合用为扶脾抑肝镇惊之剂。

【加减】如兼肠热食滞，腹胀，大便次数无度，黏如胶，矢气者，加黄连、木香、砂仁、焦三仙、陈米。

【点评】惊泻是婴幼儿泄泻中的一个类型。惊泻粪青如苔，泻物色青，发热有味，睡卧不安，大便日行4~5次，多则10余次，平素胆怯易惊，寐时多汗，胃纳欠佳，紫纹多淡红，若调治不当，往往缠绵难愈。本方宜于以上诸症治疗，小儿稚阴稚阳，脾常不足，肝常有余，故脾易虚肝易旺，加之小儿神气怯弱，易受惊吓，每易导致肝旺侮脾，脾失健运，乳食不化而成泄泻。因此，婴幼儿惊泻主要是肝脾功能失调所致，脾虚肝旺乃惊泻病机关键，本方药组成与之甚为合拍。另外还要强调饮食忌口，饮食需择清淡易消化之品，忌食生冷瓜果，肥甘厚味。

【验案】患儿，男，3岁。因透视进暗室受惊，当天即开始腹泻，初未弄清病因，经10天中西药治疗，泻不止，日七八次，下苔绿色水样大便，神倦目蓝，纹青，食少，惊惕不宁，寐则惊醒。始悟为惊泻，即改用加味益脾镇惊散，1剂见效，3剂痊愈。

【简介】周炳文，生于 1916 年，江西吉安人。江西吉安地区人民医院中医科主任，主任医师，精于内妇儿科。从事中医临床 60 余年，接治病人百万人次中，屡起疑难沉疴。倡"运脾转枢"论点，对脾胃学说有独到见解，运用于临床，著有《周炳文临床经验集》；发表论文 50 余篇。

通信地址：吉安市井冈山大道 50 号，江西吉安地区人民医院

邮编：343000

十二、小 儿 肝 炎

王氏肝炎基本方（王鹏飞）

【组成】青黛 5g　紫草 12g　贯仲 10g　寒水石 10g　焦楂 10g　乳香 6g　茜草 10g　木瓜 10g　绿茶 10g

【功效】清热活血，利湿退黄，消积止痛。

【主治】小儿黄疸性肝炎、非黄疸性肝炎及乙型肝炎等，属热毒瘀阻者。症见右胁胀痛，口苦口臭，恶心厌油，大便秘结或黏滞不爽，可兼有发热或身热不扬，或身、目、小便俱黄，口干口黏，心烦，倦怠等。

【用法】水煎服，每日 1 剂，早晚各服 1 次。

【方解】方中紫草、乳香、焦山楂入血分，凉血活血化瘀，主以清血分瘀热，血中瘀热得清，脾胃气机得畅，则湿热之邪得除，此即所谓"黄疸必伤血，治黄要治血"的论点，且三药化瘀血而不伤新血，开郁气而不伤正气，乳香，行气活血而不伤血，气血互相通和，故亦有生血之功，血行畅通，瘀结祛除，解除阻塞，疏通胆道，为除黄疸、缩肝大之主药；青黛、寒水石清热解毒，且有利湿退黄之功；配以贯仲则湿热邪毒易除；加木瓜则咸寒之品中佐以酸温以和胃化湿；绿茶微苦、凉，主治肝胆湿热，利水退黄，对降转氨酶有卓效。全方以活血化瘀为主，辅以清热解毒，正符《素问·至真要大论》"谨守病机，各司其属，有者求之，无者求之，盛者责之，虚者责之，必先五胜，疏其血气，令其调达，而致和平"之义，且辨证与辨病相结合，切中病情。

【点评】王氏在近 20 年中，应用本方加减治疗200 余例肝炎患儿（其中包括黄疸型肝炎、无黄疸型肝炎及乙型肝炎），发现本方对退黄、降转氨酶、降浊、降絮均有良好的疗效。一般黄疸型及无黄疸型肝炎，服药 1 个月后，肝功能可恢复正常。乙型肝炎需 2～3 个月服药，可促使部分患儿乙型肝炎表面抗原转阴。

【验案】张某某，男，7 岁。1 周来，患儿疲倦，食少恶心。检查见巩膜中度黄染，心肺（－），肝于剑突下 4 cm，肋下 2 cm。谷丙转氨酶 500 U／L，总胆红素 1.2 mg％，麝香草酚浊度试验 3 U，尿胆红质（＋）。舌质微红、苔薄白，上腭乳黄，脉弦数。诊为急性黄疸型肝炎。辨证为湿热内蕴，气滞血瘀。予基本方加减治疗 21 天，黄疸消退，精神、食欲转佳，临床症状控制，肝已不大。一月后追

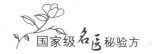

防，肝功能正常，一般情况正常，已上学。

十三、小儿再生障碍性贫血

健脾滋肾方（时毓民）

【组成】黄芪 15g　党参 12g　当归 9g　鸡血藤 15g　山药 15g　熟地黄 9g　丹参 15g　补骨脂 12g　菟丝子 12g　鹿角片 9g　炙甘草 4.5g。

【功效】健脾益气，养血滋肾。

【主治】再生障碍性贫血，属脾肾两虚型。症见面色苍白，纳呆少食，夜寐不安，盗汗，舌淡，苔薄白，脉细软。

【用法】水煎服，每日 1 剂，早晚各服 1 次。

【方解】方中黄芪、党参益气；当归、鸡血藤、丹参活血生血；山药健脾胃；熟地滋肾阴养血；补骨脂、菟丝子、鹿角片培补肾阳；炙甘草调和诸药，益气补中。诸药合用，共奏健脾益气，养血滋肾之功。

【加减】纳呆少食，加焦山楂 12g，六曲 9g；盗汗，加煅龙骨 30g，煅牡蛎 30g，糯稻根 9g；牙龈出血，加仙鹤草 30g，茅根 30g。

【点评】小儿脾常不足，若脾失健运，水谷不能化生精微，气血来源不足，则出现气血虚损。肾为先天之本，肾精失充，骨髓空虚，则精血难以再生。所以，脾肾同治是治疗再生障碍性贫血的大法。另一方面，气虚则血行无力，致使血脉阻滞，瘀血不去，精血难以再生。现代医学证明，再生障碍性贫血时骨髓微循环有明显障碍，故治疗中加入活血化瘀中药可取得事半功倍的效果。

【验案】张某某，女，8 岁。1997 年 3 月 27 日初诊。患儿在外院骨髓检查确诊为"再生障碍性贫血"，用皮质激素治疗。刻下见患儿面色苍白，神疲乏力，夜寐不安，盗汗，胃纳欠佳，二便正常。检查见库欣综合征"++"，心肺正常，舌质淡，苔薄白，脉虚细。血常规检查：血红蛋白 80g／L，红细胞 2.8×10^{12}／L，白细胞 2.2×10^9／L，血小板 14×10^9／L。辨证为气血两虚，脾肾不足，拟健脾益气，养血滋肾法。药用黄芪 15g，党参 12g，当归 9g，鸡血藤 15g，山药 15g，熟地黄 9g，丹参 15g，补骨脂 12g，菟丝子 12g，鹿角片 9g，炙甘草 4.5g。每日 1 剂，并逐渐减少皮质激素量。服药 2 周后，患儿面色及食欲有所好转，于原方中改山药为 30g，加太子参 15g，大枣 12 枚，陈皮 4.5g。连服 3 个月，停用皮质激素。复查血常规：血红蛋白 110g／L，红细胞 3.2×10^{12}／L，白细胞 4.1×10^9／L，血小板 60×10^9／L。库欣综合征消失，面色转红，继用中药治疗。随访 1 年，疗效巩固。

十四、小儿遗尿

1. 固本止遗汤（杜雨茂）

【组成】党参 6g　黄芪 9g　白术 6g　山药 9g　菟丝子 8g　枸杞子 8g　覆盆子 9g　肉桂2g　小茴香 8g　五味子 9g　当归 6g

【功效】益气固肾，温下止遗。

【主治】小儿及成人遗尿，属肾气不固者。症见睡中经常遗尿，甚者一夜数次，尿清而长，熟睡不易唤醒，醒后方觉，神疲乏力，面白肢冷，腰腿酸软，记忆力减退或智力较差，小便清长，舌淡，苔少，脉细。

【用法】水煎服，每日 1 剂，早晚各服 1 次。以上为 10 岁小儿用量，年龄小于 10 岁者酌减，大于 10 岁者酌增。

【方解】方中五味子补五脏尤长于益肺肾，既能收耗散之气，又可温暖水脏，为治本病之主药，故用量需大；党参、白术、黄芪、山药、陈皮健脾益肺，脾肺双顾；菟丝子、枸杞子、覆盆子、肉桂、小茴香补肾暖胪。各药相伍，共奏益气固肾，温下止遗之功。

【加减】伴有少腹不温，乏力恶寒，加附片 6g，芦巴子 6g；手足心热，舌红口干，加山茱萸 6g，熟地 8g，去陈皮；脘腹作胀，纳食减少，加神曲 6g，砂仁 4.5g；妇女腰痛，白带多者，加补骨脂9g，芡实 15g。

【点评】本方为杜氏自拟验方，应用此方 20 余年，治疗小儿及成人遗尿150余例，有效率达 80%，且治愈后一般不易复发，对年久不愈，体质较差者，可随症加减。对于热邪内留，郁迫膀胱，水液失约而致之遗尿，患者常伴见烦躁口渴，脉数有力，舌红苔黄者，当清宣郁热，非本方所宜。

【验案】康某某，男，13 岁。自小夜间遗尿，至六七岁始求医，经中西医多方治疗，效不显著，辍而不治。现仍每夜遗尿，每年需更新被褥数条，居室常闻尿臭。察患儿精神不够活泼，自感少腹及骶部有发凉感，面色略萎黄，脉细缓，舌淡红苔薄白，给予固本止遗汤加附片 6g。服 7 剂后遗尿好转，每隔一二日遗 1 次，15 剂后遗尿停止，又续服 15 剂以资巩固。随访 10 余年未见复发。

2. 徐氏小儿遗尿验方（徐小洲）

【组成】补骨脂 10g　金樱子 10g　防风 10g　藁本10g　浮萍 10g　石菖蒲 10g　甘草 5g

【功效】温肾固摄，宣发肺气。

【主治】小儿遗尿症，属肾气虚惫，膀胱约束无权者。症见睡中经常遗尿，甚者一夜数次，伴神疲乏力，腰腿酸软等。

【用法】水煎服，每日 1 剂，早晚各服 1 次。7 剂为一诊，四诊为 1 个疗

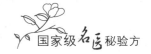

程，一般需服药 4 周。

【方解】对于遗尿的病因病机。《幼幼集成》认为："此皆肾与膀胱虚寒也。"徐氏认为，是由于肾气虚怯，膀胱约束无权。欲纳其肾，先温其阳，所以徐氏治疗此症首选补骨脂，此药为中医历来治遗尿的要药，性温入肾经，补肾壮阳；配以金樱子加强固摄下元作用；重用防风、藁本，加强温煦之功，此二药入肺和膀胱经，有较强的散寒、祛风胜湿的作用，可散膀胱寒湿；浮萍性寒，能宣发肺气，通调水道，与温燥药寒温相配，使之温而不燥；肾阳不足者心阳不振，致使睡眠过深而遗尿不自觉，以石菖蒲芳香化湿，开心窍，有助于遗尿早愈。诸药合用，共奏温肾固摄，宣发肺气之功。

【加减】随症加减，可配以芳香开窍，或清热泻火，或健脾益气之品，如选用麻黄 10g，知母 10g，黄柏 2g，以及参、芪、楂肉等。

【点评】《景岳全书·遗漏》："治水者必须治气，治肾者必须治肺。"徐师认为，肾气与肺气密切相关。肺在上焦，通调水道，下输膀胱，为水之上源。肾在下焦，主水液，司二便，为水之下源。肺气盛，宣降正常；肾气足，固摄有权。所以重用防风、藁本、浮萍，以宣发肺气。部分顽例加用麻黄，以其性温入肺、膀胱两经，能加强宣发温煦之功，俾肺气宣通，三焦气化正常运行。此增强膀胱气化，改善其制约功能，属"下病上治"之法。而本方拟制特点：温肾固摄，重视温煦膀胱；宣发肺气，注重寒温相配。经用本方治疗 109 例患儿，有效率占 71.56%，收到满意效果。

【简介】徐小洲，1919 年生，上海川沙人。其父徐丽洲先生，系申城一代儿科名家，小洲先生 18 岁起在父亲身边侍医，耳濡目染，积累了许多治病经验；后毕业于上海中国医学院。上海著名的中医儿科专家，现任上海中医药大学附属曙光医院儿科主任医师。从事中医儿科临床 60 余载，富有开拓精神，不墨守成规，不拘中西，不分学派，善于在临诊中，融会贯通，立足破旧，自创新方。治疗小儿反复呼吸道感染、哮喘、腹泻病、消化障碍、口腔炎、遗尿、癫痫等疑难杂症，效果显著，深受病家信赖。著有《儿科拾遗》，并先后发表论文 30 余篇。

通信地址：上海市卢湾区普安路 185 号，上海中医药大学附属曙光医院
邮编：200021

十五、小儿肾炎

1. 养阴清毒饮（姚正平）

【组成】生地 10g　玄参 10g　射干 10g　锦灯笼 10g　金银花 15g　蒲公英 15g　小蓟 15g　板蓝根 12g　鲜茅根 30g　生甘草 3g

【功效】养阴清热，凉血解毒。

【主治】急性链球菌感染后肾炎，属表邪内传者。症见咽峡充血，咽壁淋巴滤

泡增生，扁桃体慢性炎症增大，可有轻度浮肿或不肿，口干，尿少短涩或为洗肉水色，舌苔薄白或无苔，质红，脉沉细数或滑数。

【用法】水煎服，每日1剂，分2～3次服。

【方解】生地、玄参、金银花、射干、板蓝根、甘草为养阴清热解毒之品，是治咽炎的要药；茅根、小蓟为清热凉血利尿之剂。诸药合用，共奏养阴清热，凉血解毒之功。

【加减】咽炎明显滤泡增生者，蒲公英用至30g，加青果榄10g；细菌感染性咽扁桃体炎，同时应警惕风湿性心肌炎、肾病，应加重蒲公英的用量，并加大青叶10g，板蓝根15g，射干（山豆根代亦可）15g，若是猩红热后肾炎，加大青叶；鼻炎，去射干改用苍耳子10g，辛荑花5g；若是皮肤脓疱病后肾炎，加土茯苓15g，白鲜皮10g。

【点评】本病常在链球菌感染后1～4周起病，在临床上甚为多见，体格检查时可在咽部、颈淋巴结、皮肤等处发现先驱感染未彻底治愈的残迹，若不仔细询问病史，极易忽略了原发病灶，因而不能从根本上得到治疗，使病情迁延，治疗失败。

【简介】姚正平，生于1908年，逝于1979年，浙江绍兴人。姚氏17岁师从刘芷菁学医，后又从张友松学习。曾就职于北平国医学院、北京市中医学校内科教研室、北京中医医院内科。曾任中华医学会全国中医学会常务理事，北京中医学会理事等。其临床经验丰富，擅长治疗肾病、肝炎、肺心病、冠心病、男子不育症、慢性前列腺炎、泌尿系感染等。

原通信地址：北京市东城区美术馆后街23号，北京中医医院　邮编:100010

2. 肾病清肺汤（刘弼臣）

【组成】玄参10g　板蓝根10g　山豆根5g　鱼腥草15g　车前草15g　倒叩草15g　益母草15g　灯芯草1g

【功效】清肺利咽，利尿消肿。

【主治】小儿肾病，急慢性肾炎等，属肺失通调者。症见浮肿，少尿，伴有鼻塞流涕，咽喉不利，咳嗽喉中痰鸣等。

【用法】日1剂，水煎2次，可分多次服用，当日服完。

【方解】本方是刘氏在其独创的鱼腥草汤基础上，经过进一步加减化裁而成。方中玄参、板蓝根、山豆根清利咽喉，使肺之门户得清；鱼腥草、车前草清肺利尿消肿；益母草活血利尿消肿；灯芯草通利膀胱，利尿消肿；倒叩草清肺利咽，化浊消肿。诸药合用，共奏清肺利咽，利尿消肿之功效。

【加减】兼鼻塞流涕者，加辛夷10g，苍耳子10g；兼咽喉肿痛者，加锦灯笼10g，青果10g；兼声音嘶哑者，加蝉蜕3g，钩藤10g；兼咳嗽有痰者，加桑白皮10g，地骨皮10g，南沙参10g；兼表卫不固而汗多者，加生黄芪15g，防风10g，炒白术10g；水肿较重者，加桑白皮10g，茯苓皮10g，生姜皮1g。

【点评】中医治疗肾病，多从脾、肾论治，刘氏经过多年潜心钻研，根据小儿的生理和病理特点认为，小儿肾病综合征与成人有明显的区别。小儿脏腑娇嫩，卫外不固，肺脏受外邪侵袭的机会远比成人要高得多，因外邪困肺，肺气不利，不能正常通调水道，而致水液泛滥发为肾病。提出了从肺论治小儿肾病综合征的方案。首先是清除肺脏中的外邪，恢复肺脏通调水道的功能，切断邪气内传脾、肾的通路，脾、肾不被邪气所扰而发挥其水液代谢的正常功能。达到正本清源，消除水肿之目的。特别强调清肺务要彻底，以防邪气深伏，病情反复难愈。清肺的关键是清利鼻咽，使肺之门户得清，抵抗外邪的功能增强，所立肾病清肺汤经临床验证，可明显提高临床疗效。另一方面，从肺论治小儿肾病综合征，并不是单强调肺，而置脾、肾于不顾。在病情中，只要见到脾、肾二脏之症状，必加用适当的药物兼顾之，尤其到了疾病后期或病程较久的病例，脾、肾二脏虚象明显者，则多用健脾补肾之法以治之。不可拘泥守方，墨守陈规。

【验案】吴某某，男，5岁6个月。患肾病综合征2年，于1992年6月3日住院治疗。入院时颜面肿胀，咽红；扁桃体肥大Ⅱ度，未见分泌物；心、肺（−）；腹部膨隆，腹围66cm，移动性浊音（+）；阴囊水肿，双下肢有凹性水肿；纳可，小便量少，每日约100ml；脉弦滑。实验室检查：尿蛋白（++++），血浆总蛋白36g/L，白蛋白10g/L，球蛋白26g/L，胆固醇16.61 mmol/L，肌酐17.68μmol/L，尿素氮1.43 mmol/L。证属外邪困肺，不能通调水道，则水液泛滥而发水肿。治宜清咽泻肺，利水消肿。处方：玄参10g，板蓝根10g，山豆根5g，鱼腥草15g，车前草15g，益母草15g，倒叩草15g，灯芯草1g，猪苓10g，大腹皮10g，生姜皮1g，经上方略加出入治疗2月余，尿量正常，浮肿消退无反复，腹围62cm，移动性浊音（−），实验室检查：尿蛋白（−），血浆总蛋白60g/L，白蛋白36g/L，球蛋白24g/L，胆固醇4.13 mmol/L。

十六、小儿肾病综合征

1. 清解肾康灵（肾康灵系列方Ⅰ）（曾章超）

【组成】知母、黄柏各6g　生地15g　山茱萸、淮山各9g　茯苓12g　白花蛇舌草15g　丹皮9g　黄芪15g　绣花针12g

【功效】滋肾养阴，益气健脾。

【主治】儿童肾病综合征，属阴虚火旺型。症见浮肿，或口燥咽干，两颧潮红，手足心热，痤疮，舌红少津，脉数。

【用法】水煎服，每日1剂，早晚各服1次。

【方解】方中知母、黄柏清虚热；生地、山茱萸滋肾阴；黄芪、淮山益气健脾；白花蛇舌草清热解毒；绣花针、丹皮活血化瘀。诸药合用，共奏滋肾养阴，益气健脾之功。

【加减】肾病早期有外感症状，可加苏叶、蝉蜕等；肾虚精关不固，蛋白尿不消者，可加金樱子、芡实；浮肿不消者，可加车前子、茯苓皮、大腹皮等；舌质黯紫者，可加桃仁、红花、泽兰、当归等。

【点评】肾康灵系列方组方严谨，标本兼顾，温补之中蕴含清解，滋阴之中兼以行血。不但可以增强激素效应，而且能减少激素不良反应。而本方适用于肾病水肿期和大剂量激素诱导期临床表现为脾虚湿困兼有外感和阴虚火旺的症候。经过多年的临床验证，对难治性肾病综合征患者辨证应用肾康灵系列方，不但可以缩短水肿和蛋白尿消失的时间，巩固疗效，减轻激素不良反应，还能改善肾血流和肾功能，减少停用激素后造成"反跳"等现象。

【验案】陈某，男，11 岁，2004 年 4 月 20 日就诊。患者诉全身浮肿，尿少 1 周，伴神疲、纳差。肝脾肋下未触及，移动性浊音（＋），阴囊、双下肢均浮肿，舌淡苔白滑，脉沉，尿蛋白（＋＋＋），血常规正常，生化示：总蛋白 39g／L，白蛋白 18g／L，球蛋白 21g／L，肾功正常，血脂、胆固醇均升高。中医辨证：水肿（脾肾阳虚证）。治则：健脾温肾，利水消肿。方药：健脾固肾灵（见下方）：生黄芪 20g，党参 15g，白术 9g，茯苓 15g（带皮），山药 15g，大腹皮 6g，山茱萸 9g，陈皮 6g，桑白皮 9g，淡附片 6g，白花蛇舌草 15g，车前草 15g。上药服 2 周，浮肿明显消退，尿量增多，继以上方续服。与此同时该患者因服用泼尼松 3～4 周后即出现面赤颧红，口干咽燥，痤疮，舌红少津，脉细数等阴虚阳亢之象，此时应改拟滋肾养阴治之，方予清解肾康灵（本方）加减，持续服用至激素减量，患者在减少尿蛋白的同时，口干咽燥，痤疮等症状亦随之消失。

2. 健脾固肾灵（肾康灵系列方Ⅱ）（曾章超）

【组成】党参、黄芪、熟地、淮山药各 15g　附子 6g　菟丝子 9g　淫羊藿 9g　绣花针 12g

【功效】温肾健脾，活血化瘀。

【主治】儿童肾病综合征，属脾肾阳虚型。症见浮肿，神疲体倦，面色苍白，畏寒肢凉，腰膝酸软，少气懒言，舌淡胖苔白，脉沉细等。

【用法】水煎服，每日 1 剂，早晚各服 1 次。

【方解】方中党参、淮山、黄芪益气健脾；熟地、山茱萸滋肾养阴；附子、菟丝子、淫羊藿温补肾阳；绣花针活血化瘀。诸药合用，共奏温肾健脾，活血化瘀之功。

【加减】肾病早期有外感症状，可加苏叶、蝉蜕等；肾虚精关不固，蛋白尿不消者，可加金樱子、芡实；浮肿不消者，可加车前子、茯苓皮、大腹皮等；舌质黯紫者，可加桃仁、红花、泽兰、当归等。

【点评】肾康灵系列方组方严谨，标本兼顾，温补之中蕴含清解，滋阴之中兼以行血。不但可以增强激素效应，而且能减少激素不良反应。本方适用于肾病后期或激素减量维持期表现为脾肾两虚的症候。经过多年的临床验证，对难治性肾病综合征患者辨证应用肾康灵系列方，不但可以缩短水肿和蛋白尿消失的时间，巩固疗效，减轻激素不良反应，还能改善肾血流和肾功能，减少停用激素后造成"反跳"等现象。

【验案】陈某，男，11 岁，2004 年 4 月 20 日就诊。患者诉全身浮肿，尿少 1 周，伴神疲、纳差。肝脾肋下未触及，移动性浊音（＋），阴囊、双下肢均浮肿，舌淡苔白滑，脉沉，尿蛋白（+++），血常规正常，生化示：总蛋白 39g / L，白蛋白 18g / L，球蛋白 21g / L，肾功正常，血脂、胆固醇均升高。中医辨证：水肿（脾肾阳虚证）。治则：健脾温肾，利水消肿。方药：健脾固肾灵（本方）：生黄芪 20g，党参 15g，白术 9g，茯苓（带皮）15g，山药 15g，大腹皮 6g，山茱萸 9g，陈皮 6g，桑白皮 9g，淡附片 6g，白花蛇舌草 15g，车前草 15g。上药服两周，浮肿明显消退，尿量增多，继以上方续服。与此同时该患者因服用泼尼松 3~4 周后即出现面赤颧红，口干咽燥，痤疮，舌红少津，脉细数等阴虚阳亢之象，此时应改拟滋肾养阴治之，方予清解肾康灵（见上方）加减，持续服用至激素减量，患者在减少尿蛋白的同时，口干咽燥，痤疮等症状亦随之消失。

3. 小儿肾病合剂（李少川）

【组成】嫩苏梗 9g　制厚朴 10g　广陈皮 6g　炒白术 6g　肥知母 9g　茯苓 9g　抽葫芦 10g　炒枳壳 9g　麦冬 9g　猪苓 5g　泽泻 10g　甘草 6g

【功效】健脾化湿，调整脾胃。

【主治】小儿肾病综合征，属脾虚不运者。症见肢体浮肿，按之凹陷难起，面色苍白或萎黄，神倦，纳少，小便短少等。

【用法】水煎服，每日 1 剂，早晚各服 1 次。

【方解】"开鬼门""洁净腑""去宛陈莝"为治水肿之宗旨，医家治水肿之法，多遵内经此古训，故其源一也。开鬼门即发其汗，方中苏梗能开腠疏表以发其汗，远比麻、桂辛温过燥为妥；洁净腑即利其便，方中抽葫芦、泽泻皆有甘淡利湿之功，又比过投栀子、木通苦燥伤阴为佳；去宛陈莝即涤肠胃之郁，使脾胃得以维持正常的受纳腐熟，俾漫渍之水可以归经，方中厚朴、陈皮、白术、枳壳，借其辛温苦燥，以调理脾胃升降枢机；加知母、麦冬者，一则可佐白术之燥，二则又可顾胃之阴。诸药合用，共奏健脾化湿，调整脾胃之功。

【加减】若感受风热，出现发热、咳嗽、咽痛时，可去方中苏梗、白术，加薄荷、芥穗、连翘、金银花；感受风寒而见畏寒、身热、肢冷者，可加羌活、防风、苏叶；正气偏虚，兼受时邪者，可加太子参、葛根、柴胡，仿人参败毒散意，以扶正祛邪；病久气阴两虚，或久服激素，出现面赤火升，阴虚阳亢时，可去白术、猪苓，重用知母、麦冬或配生地以甘润滋阴。

【点评】本方治疗因脾虚湿困，三焦气化失司所致之小儿肾病水肿。小儿肾病综合征，当属中医"水肿"范畴。其病机固然与肺的肃降，肾的开合温煦有关，但小儿"脾常不足"，故主要病因为脾气不足，中焦湿困，运化失司所致。因此，如何促使脾胃功能健运，维护其脏腑升降气化作用，调和阴阳，增强体质，防止继发感染，已成为治疗小儿肾病的中心环节。动物实验表明：此方对提高血浆蛋白，降低尿蛋白、胆固醇均有一定效果。

小儿肾病乃因脾受湿困为病，湿性黏腻，难获速效；且感受时邪，或湿邪蕴久化热，也每多出现变症。故在治疗中，均不可"胶柱鼓瑟""刻舟求剑"，一成不变，既要掌握健脾化湿的原则性，又要考虑到见是症用是药的灵活性，阴阳表里，虚热虚实，辨证确切，庶不致误。即用此方时，守法守方还须通权达变，方可收到预期效果。

【验案】王某，女，13岁。1984年5月20日来诊。自1984年4月15日感冒低热咽痛，继之面及全身浮肿，4月20日诊为"急性肾炎""小儿肾病综合征"，经某医院用中、西药与泼尼松10mg，每日3次，尿蛋白自（+++）降至（+），后持续不降，经常呕吐，面部及腿仍有浮肿。于5月20日来诊，患者面色苍白，舌苔薄腻，脉象稍滑。随嘱其递减停用泼尼松，处方：太子参20g，苏梗9g，茯苓15g，猪苓10g，泽泻12g，白术10g，白茅根10g，每日煮服1剂。服用10剂后，浮肿消失，食欲转佳，尿蛋白微量（-），前方加藿香10g，佩兰10g，又服7剂，先后复查3次尿蛋白（-），而治愈。

【简介】李少川，生于1923年，逝于2006年。四世业医，精专儿科，早年受业于北京四大名医之一的汪逢春先生。曾任天津中医学院副院长，天津中医学院一附院副院长，天津市科协常委，天津市中医药学会副会长、名誉会长等职，主任医师，教授。对小儿肾病、癫痫等疑难病证积累了丰富的经验。多次获天津市科技进步奖；著有《中医学解难》《李少川儿科临证传心录》等多部著作。

原通信地址：天津市河北区王串场2号路，天津中医学院第一附属医院

邮编：300150

十七、小儿癫痫

除痫散（林夏泉）

【组成】天麻72g　淡全虫60g　当归150g　炙甘草60g　胆南星21g

【功效】祛风，化痰，养血。

【主治】小儿癫痫。抽搐，痰阻清窍，则神志不清，而出现昏倒。

【用法】以上各药共为细末，重者日服2~3次，轻者日服1~2次，每次3g，以开水送服。

【方解】先贤曾云："治疗小儿癫痫，不外乎清肝、养血、清心、豁痰，如有虚损，则须补益。清肝，在于清肝经之热而达到熄风定搐，佐以养血，则血和风灭。清心，在于泻心经之火而安神开窍。肝热心火，皆能使气血不顺，炼液成痰，火升痰壅，肝失条达，肝风内动，而作抽搐，痰阻清窍，则神志不清，而出现昏倒，所以必须着重于祛痰。如有亏损，自当于缓解后进行补益。"方中天麻甘平入肝经，为祛风镇静之主药，且有疏痰气、清血脉之功；淡全虫入肝经，搜风以定搐，与天麻相得益彰；风之由来，是肝血少，血少而生风，肝风内动则眩晕抽搐，所以用当归以养血、活血，而得到血行风自灭的效果；治痫之法，首先治痰，胆南星性味苦凉，清热化痰，熄风定惊，化痰而不温，熄风而不燥；并以炙甘草解毒调和诸药，且固中而助当归之补养。诸药合用，共奏祛风，化痰，养血之功。

【加减】在治疗癫痫过程中，常以除痫汤剂与散配合应用，以散剂长期服用，汤剂则间断服用，一般在发作时配合使用以增强药效。汤剂亦以除痫散为基础，分量加以调整，改：天麻 6g，淡全虫 4.5g，当归 15g，炙甘草 4.5g。如痰多，舌白腻，脉滑者，加法半夏 9g；顽痰不化者，加礞石 4.5g，乌豆花 9g；肝火旺而心烦善怒，舌质红，脉弦者，加干地黄 15g，白芍 12g，生石决 15g 或珍珠母 30g；肾虚耳鸣，腰酸者，加女贞子 9g，菟丝子 9g，续断 15g；血虚面色苍白，舌淡，脉细者，加何首乌 15g，桑寄生 15g，鸡血藤 15g；心悸惊恐，睡眠不宁者，加麦冬 9g，五味子 4.5g，生龙齿 15g；大便稀薄者，加茯苓 15g，蚕砂 15g；大便秘结者，加肉苁蓉 15g，秦艽 12g。

【点评】小儿癫痫之因，先天多由胎惊、遗传等因素有关；后天则多由痰、热、风、惊、食滞、血瘀等因素所致。而其所发生，主要由于体内气血虚弱，脏气不平，而造成风、痰、虚交错为患。由此可见，癫痫之发作总不离在本为虚，在标为实，虚者正气虚，脏腑气血虚弱；实者，邪气实，风盛痰壅，故其治疗应抓住风、痰、虚之理；而立祛风、化痰、养血之法。"除痫散"一方用于临床颇有效验，即缘于此也。

【验案】患儿，男，10 岁。于 1973 年 5 月，在发热后 10 余天，即出现全身阵发性不自主的抽动，日 10 余次不等，在某医院曾做脑电图等检查诊断为癫痫。1973 年 8 月上旬来诊时亦曾发作 1 次。病孩面色萎黄，喉间痰多，舌淡，脉细滑。此为正虚外感，邪与痰郁于络脉。治以补虚、祛风、化痰、镇痉。处方；天麻 6g，淡全虫 4.5g，当归 15g，炙甘草 4.5g，胆南星 6g，法半夏 6g，党参 12g，菟丝子 9g。进服 2 剂后，随症加减礞石、茯苓、乌豆衣等味，共进 20 剂，抽搐完全消失。遂以除痫散日 1 次，每次 3g，以巩固疗效。至当年 9 月 25 日复诊，一直没有发作。

【简介】林夏泉，毕业于广东中医药专科学校。曾任农工党原广州中医学院省中医院支部主委。为广东省名老中医，广东省中医院"九大学术流派"中一大流派的代表，学术造诣颇深，临床经验丰富，屡起沉疴。

通信地址：广州市越秀区天德路 111 号，广州中医药大学附属广东省中医院
邮政编码：510120

十八、婴 儿 湿 疹

1. 三心导赤饮（徐宜厚）

【组成】栀子心 6g　莲子芯 6g　连翘心 3g　灯芯 3 扎　生地 10g　淡竹叶 6g　生甘草 6g　车前子草各 10g　蝉蜕 6g　赤小豆 15g　枯芩 3g

【功效】清胎热，去湿毒。

【主治】婴儿湿疹，属胎中遗热者。症见患儿前额和面颊两侧等处可见红斑丘疹，部分融合成片，伴有轻微渗出或者轻微糜烂，或者有糠秕状鳞屑，因瘙痒而刁

吵，甚者夜间烦躁不安；指纹红显，舌质红少苔等。

【用法】每日 1 剂，给药途径有两种：其一，哺乳为主者，由患儿母亲口服，每次 200ml，每日 2 次，通过乳汁达到治疗的目的。其二，浓煎取汁 100～120ml，然后加入冰糖适量，每日数次喂患儿服之。

【方解】方中用三心加灯芯旨在清热解毒；配以生地、车前、竹叶、赤小豆甘寒渗除湿；少佐枯芩既取上清肺热，下给出路之利，又有其防止苦寒伐胃之弊；用蝉蜕祛风宣透，引药达表。诸药合用，共奏清胎热，去湿毒之功。

【加减】皮损以红斑脱屑为主即干胎敛疮时，可加天然牛黄 0.2g，分两次喂下，通常在 3 天左右即可收到良好效果；或者另用羚羊角粉 0.6g，加水 10ml 左右隔水蒸 1 小时，取其汁水频频饮之，3～5 天，亦有殊效；皮损以糜烂渗出为主者，在服前方的同时，加用黄连 6g，炒地榆 12g，橄榄油 100ml 浸泡 1 周后外搽患处，每日 2～3 次。

【点评】婴儿湿疹多由胎中遗热所致，用药当以清胎热，淡渗湿为其要务。方用三心是本着"诸痛疮疡，皆属于心"之旨而来。本方在临床上治疗婴儿湿疹，是一首不可多得的良方。但在用药分量上宜轻不宜重，否则有损伤稚阳之弊。

【验案】舒某，女性，1 岁半，1984 年 2 月 28 日初诊。其母代叙：从出生两个月后，便在颜面、前胸及背后出现大片红斑，并在其红斑上出现丘疹、渗液和痂皮，部分融合成片，痒甚。多次求治于中西药物，均未根治。来我院就诊后，给予三心导赤饮服用 12 剂后，皮损干燥，红斑逐渐消退，又服用 20 余剂，皮损见好 90%，改用健脾之剂以善其后，又进 10 余剂，诸症全除，皮损恢复正常。追踪 3 月，未见复发。

【简介】徐宜厚，生于 1940 年湖北武汉人，毕业于原武汉中医学院，从师于武汉名医单苍桂老中医、北京名医赵炳南教授。武汉市中医医院主任医师，湖北中医学院教授，中医皮肤科专家。现任中国中医药学会外科委员会副主任委员、新加坡中华医学会学术顾问等。对花类药、藤类药在皮肤病的应用中颇多心得。主要著述有《皮肤病中医诊疗学》《徐宜厚皮肤病临床经验辑要》《中医皮肤病临床手册》《结缔组织病中医治疗学》《皮肤病针灸治疗学》等 12 本专著。

通信地址：武汉市江岸区黎黄陂路 49 号，武汉市中医医院　邮编：430014

十九、小儿佝偻病

抗佝方（朱瑞群）

【组成】黄芪 20g　菟丝子 20g　煅龙骨 10g（先煎）　炒谷芽 10g　炒麦芽 10g

【功效】益气补肾，健脾壮骨。

【主治】小儿维生素 D 缺乏性佝偻病，属脾肾两虚者。症见小儿多汗，夜惊，烦躁，纳呆，乒乓头，枕秃等。

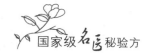

【用法】水煎服，每日1剂，分2~3次服。

【方解】本方证是由先天不足，后天失养，脾肾两虚所致。方中重用黄芪、菟丝子，以黄芪健脾益气，固表止汗；菟丝子补肾固精、助脾止泻，共奏脾肾双补，精气血互生之效；龙骨安神收敛；谷麦芽消食和中。诸药合用，共奏益气补肾，健脾壮骨之功。

【加减】如脾虚便溏者，加炒党参10g，炒白术10g；如纳呆腹胀者，加陈皮10g，鸡内金6g，焦楂10g，焦曲10g；如湿困苔腻者，加苍术10g。

【点评】维生素D缺乏性佝偻病是小儿常见慢性病之一，属于中医的"五迟""五软"范畴。朱氏运用此方加味治疗近千例患者，疗效满意。通过临床发现，使用抗佝方组患儿神经精神症状、乒乓头等体征消失的时间，以及X线长骨片恢复时间较维生素D制剂组明显缩短，抗佝方组血生化指标改善也较对照组显著，且无不良反应。动物实验证实，抗佝方能促进钙在骨骼中沉积，加速骨骼病变愈合。

【验案】陶某，男，8个月。1985年10月9日初诊。出生体重3200g，混合喂养。4个月前曾腹泻淡黄色稀水，此后一直食欲不振，多汗烦躁，屡经西药治疗未见好转。就诊时面色少华，形体消瘦（体重6300g），汗多烦躁甚，夜啼易惊，食欲不佳，两便尚调。体检：前囟大，颅缝增宽，顶骨中央按压有乒乓感，肋骨骺部膨大形成串珠，肋弓缘上部内陷形成肋软骨沟，腹膨隆，发疏枕秃，舌苔白薄，脉象濡软。血磷0.969mmol/L（3mg/dl），血钙1.825mmol/L（7.3m/dl），碱性磷酸酶45U（改良金氏法）。X线检查：长骨骨质明显稀疏，干骺端临时钙化带模糊，呈毛刷状，并有杯口变形，骨骺端见软骨球影。此乃脾肾不足，湿浊困遏。治宜益气补肾，化湿运脾。以抗佝方加苍术、陈皮、鸡内金治之，服药1个月。二诊时出汗明显减少，夜啼、惊跳消失，神安纳增，体重7100g，苔腻大部已化，脉有力。X线复查：长骨骨质疏稀减轻，干骺出现新的临时钙化带。治法合度，守法再进。原方继服1个月，诸症消失，面现华色，体重达7750g，苔净，脉和缓。血生化检查：血磷1.45mmol/L（4.5mg/dl），碱性磷酸酶25.5U，X线检查：长骨骨质密度正常，临时钙化带增厚，杯口状逐渐变平，干骺端部分骨质致密。单以抗佝方治疗1个月，以冀巩固。1988年1月X线复查已完全恢复正常，体重达8500g，已告痊愈。

【简介】朱瑞群，生于1920年，江苏吴县人。曾任上海中医学院儿科教研室主任、曙光医院儿科主任，上海市中医学会儿科学会委员兼秘书。现为上海中医药大学教授、曙光医院中医儿科主任医师、上海市第一人民医院中医儿科顾问。从事儿科临床研究50多年，对小儿呼吸道疾病、营养性疾病、血液病等颇有研究。疏方精巧，医术精湛，经验丰富，屡起沉疴。

通信地址：上海市零陵路530号，上海中医院大学　邮编：200032

皮肤科疾病秘验方

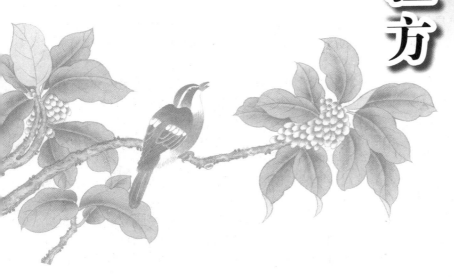

一、湿 疹

1. 全虫方（赵炳南）

【组成】全虫 6g　皂刺 12g　猪牙皂角 6g　刺蒺藜15～30g　炒槐花 15～30g 威灵仙 12～30g　苦参6g　白鲜皮15g　黄柏15g

【功效】熄风止痒，除湿解毒。

【主治】慢性湿疹，慢性阴囊湿疹，神经性皮炎，结节性痒疹等慢性顽固瘙痒性皮肤病，属风湿内侵，结为湿毒者。

【用法】每日 1 剂，水煎 2 次，早晚分服。

【方解】方以全虫、皂刺、猪牙皂角为主要药物，其中全虫性辛平入肝经，走而不守，能熄内外表里之风；皂刺辛散温通，功能消肿托毒，治风杀虫；猪牙皂角能通肺及大肠气，涤清胃肠湿滞，消风止痒散毒。盖"热"性散、"毒"性聚，若欲祛其湿毒，非攻伐内托辛扬不得消散，而全虫、皂刺、猪牙皂角三者同伍，既能熄风止痒，又能托毒攻伐，对于顽固蕴久深在之湿毒作痒，用之最为相宜。白鲜皮气寒善行，味苦性燥，清热散风，燥湿止痒，协同苦参以助全虫祛除表浅外风蕴湿而止痒；刺蒺藜苦温，祛风"治诸风病疡""身体风痒"，有较好的止痒作用，刺蒺藜协同驱风除湿通络的威灵仙，能够辅助全虫祛除深在之风毒蕴湿，而治顽固性的瘙痒；脾胃气滞则蕴湿，湿蕴日久则生毒，顽湿聚毒客于皮肤则瘙痒无度，故方中佐以炒枳壳、黄柏、炒槐花，旨在行气清胃肠之结热，以期调理胃肠，清除湿热蕴积之根源，标本兼顾，寓意较深。

【加减】限局性或泛发的慢性湿疹、阴囊湿疹、神经性皮炎、结节性痒疹等，如用之不应，可加乌梢蛇；如瘙痒甚烈，皮损肥厚，明显色素沉着或伴有大便干燥者，可加川军 9～15g。

【点评】本方对于慢性顽固的瘙痒性皮肤疾病偏于实证者最为相宜。而对于血虚受风而引起的隐疹（如皮肤瘙痒症）不宜用，除非患者素来体质健康，外受风邪，复因搔抓，皮肤苔癣样变，瘙痒无度者，尚可加减使用。运用本方时，如瘙痒甚烈，皮损肥厚，明显色素沉着者加用川军，一般都惧其通下太过，岂不知川军能活血破瘀，少用则泻下，多用反而厚肠胃，与诸药相配合不但止痒功效增强，而且可以促进肥厚皮损的消退。服此方时禁食荤辣腥海味、辛辣动风的食物，孕妇慎用，儿童与老年人酌情减量。

【验案】王某，男，58 岁。1 年来全身皮肤瘙痒，搔后皮肤发红，不起风团，影响入睡，曾用过镇静药及脱敏药，未效。检查：全身皮肤粗糙，个别区域苔癣样变；无渗出液，有明显抓痕血痂。西医诊断：皮肤瘙痒症。中医辨证：风湿内侵，结为湿毒。立法：除湿解毒，熄风止痒。方药：全虫 6g，皂刺 12g，猪牙皂角 6g，刺蒺藜 15g，炒槐花 15g，炒枳壳 9g，苦参 6g，荆芥 6g，蝉蜕 6g，威灵仙 12g，白鲜皮 30g，紫草根 9g。服上方 10 剂后，瘙痒已减退，全身皮损也逐渐光滑，瘙痒减轻，皮肤润泽已见恢复。又服上方 15 剂，基本治愈。

【简介】赵炳南，生于 1899 年，逝于 1984 年，河北宛平人。曾任北京中医医院名誉院长等职。擅治皮外科痈疽恶疮、疔毒、疖肿、痰核病、术后瘘管及全身性感染等急慢性病症。我国中医界德高望重的名老中医之一，在国内外享有较高的声誉。著有《赵炳南临床经验集》，收藏了数十个确有疗效的经验方。

2. 除湿解毒汤（刘复兴）

【组成】龙胆草 10g　车前子 15g　川木通 10g　苦参 15g　九里光 30g　昆明山海棠 30g　土茯苓 30g　乌梢蛇 30g　黄芩 15g

【功效】清热利湿，解毒止痒。

【主治】急性湿疹（浸淫疮）、接触性皮炎（湿毒疡）、药疹（中药毒）、天疱疮（火赤疮）、带状疱疹（蛇串疮）、水痘样疹（痘风疮）、脓疱疮（黄水疮）、糜烂性龟头炎（袖口疳）等，证属湿热型。症见发病急，局部皮损初起潮红灼热，肿胀，水疱，瘙痒无度，破后糜烂流滋，大便秘，小便短赤，舌红，苔黄腻，脉弦数有力。

【用法】水煎服，每日 1 剂，早晚各服 1 次。

【方解】湿为阴邪，黏腻而滞，故不易速去，常经久不已，郁久易化热，湿热浸淫肌肤而发本病。治宜清热利湿，解毒止痒为法。方中龙胆草，大苦大寒，既能泻肝胆实火，又能清利下焦湿热，泻火除湿，两擅其功，切中病情，故为方中君药；黄芩，苦寒，清热燥湿，泻火解毒，以加强君药清热泻火燥湿之功；"治湿不利小便，非其治也"，湿热壅滞，故用渗湿泄热之车前子、川木通，清热利湿，导湿热下行，从小便而去，使邪有去路，则湿热无留，故黄芩、车前子、川木通为臣药，与君药合用，既能泻火，又利湿热，君臣相济，其力倍增，共奏清热利湿之效；湿热蕴结，皮肤瘙痒难忍，配合苦参，清热燥湿，祛风杀虫，通利小便，解毒止痒，以治皮肤瘙痒，湿热疮毒，疥癣诸证；九里光，清热解毒止痒，祛风除湿；昆明山海棠，祛风除湿活络，清热解毒；土茯苓，性味淡平，渗利导泄，功能清热利湿解毒，对湿热蕴结之无名毒气，红赤痛痒等皮肤病有独特疗效；乌梢蛇，性善走窜，祛风通络，善于内走脏腑，外达肌肤，透骨搜风，故内外风邪所致诸证，皆可应用，为截风之要药，以达祛风止痒之效，治顽癣、皮肤瘙痒等，上述 5 味药，共为佐使药。综观全方，既能清热泻火、渗利湿热，又可止痒解毒，标本兼治，是治疗湿热型皮肤病的有效方。

【加减】热盛者，加野菊花、蒲公英；湿重者，加茵陈、泽泻、滑石；热结便秘，加生大黄、芒硝、生何首乌；风甚痒剧者，加蜈蚣、乌梢蛇或全蝎；龟头脓水淋漓者，加萹蓄、瞿麦；素有胃痛者，加郁金、重楼。

【点评】本方是治疗湿热型皮肤疾病及部分性传播疾病、前列腺炎、糜烂性龟头炎的特效方。药味苦寒，口感差，部分患者对药的依从性差，方中可酌加荜茇或砂仁。本方配合外洗方疗效尤佳。虚寒证忌用。

【验案】郑某某，女，48 岁，1995 年 5 月 12 日初诊。肛周瘙痒数月，平时用激素类药膏外涂，时好时发。近几天来因过量食用海产品，致瘙痒加剧，因过分瘙抓致局部灼痛，并觉有黏液分泌，经用高锰酸钾湿敷及外涂药膏和服用中、西药，症情未能控制。查：肛周边呈界限不清的弥漫性红斑，并向四周扩散，上有针头大小的丘疹，水疱密集分布，灼痛，瘙痒难忍，因搔抓致部分皮损感染化脓，结脓痂。平素大便秘结 3～4 日一行，小便短赤。舌红苔黄腻，脉弦数。西医诊断：肛周湿疹急性发作。中医诊断：湿疮（湿热型）。治法：清热利湿，解毒止痒。处方：除湿解毒汤加减。药物：龙胆草 10g，车前子 20g，川木通 10g，苦参 15g，九里光 30g，昆明山海棠 30g，土茯苓 30g，蒲公英 30g，生何首乌 30g。上药冷水浸泡 1 小时后，小火煎煮，沸后 5～10 分钟离火，每次服用 150ml，每日煮 2 次，每剂连用 2 天。忌口。外用：龙胆草、白头翁、苦参、黄芩等，煎煮后加老陈醋，频频冷湿敷患处。共进 6 剂，诸症痊愈，皮肤留有轻度色素沉着斑。

【简介】刘复兴，生于 1939 年，广东梅县人。云南省荣誉名中医。曾任中华中医药学会外科分会常务委员，中国中西医结合学会疡科分会第二、三届委员，云南省中医药学会常务理事、云南省中医药学会皮肤、外科专业委员会主任委员，云南省中西医结合学会及皮肤病性病专业委员会副主任委员，中华医学会云南分会皮肤科学委员会委员，云南中医学院外科教研室主任，云南中医学院第一附属医院（省中医医院）皮肤科主任。现任中华中医药学会外科分会顾问，中华中医药学会美容分会常务理事，云南民族民间医药研究会常务理事。擅用虫类药、活血化瘀药、药对等以治皮肤、美容、外科、疮疡及性传播疾病等顽疾和疑难杂症。发表论文 25 篇。著有《难治病中医证治精华》等。

通信地址：昆明市盘龙区光华街 120 号，云南中医学院第一附属医院（云南省中医医院）　邮编：650021

3. 养血消风汤（赵纯修）

【组成】黄芪 21g　金银花 15g　连翘 15g　黄芩 10g　当归 15g　丹参 18g　赤芍 18g　白芍 21g　川芎 10g　白鲜皮 18g　白蒺藜 12g　荆芥 10g　蝉蜕 10g　甘草 6g

【功效】益气养血活血，佐清热祛风。

【主治】皮炎类疾病，如湿疹、神经性皮炎、扁平苔藓之晚期，及慢性荨麻疹等病，日久伤阴化燥之血虚风燥症候，且有余热未尽，血瘀未散病象。

【用法】水煎服，每日 1 剂，早晚各服 1 次。

【方解】黄芪、当归、白芍益气养血；金银花、连翘、黄芩清余热；当归、丹参、赤芍、川芎活血；白鲜皮、白蒺藜、荆芥、蝉蜕祛风止痒；甘草和中。诸药合用，共奏益气养血活血，佐清热祛风之功。

【点评】尊《外科正宗》当归饮子化裁，以其益气养血祛风方义，加丹参、赤芍以散瘀，金银花、连翘、黄芩以退余热，该方辨证用药更细，适应证更广。

【简介】赵纯修，生于 1936 年，山东章丘人，毕业于山东中医药大学。曾任山东中医药大学中医系主任、附属医院院长，中华中医药学会外治法专业委员会副主任，名医学术研究专业委员会副理事长，中华中西医结合学会皮肤性病专业委员会理事。擅长治疗银屑病、湿疹、荨麻疹、药疹、过敏性皮炎、过敏性紫癜、黑变病、疮疡、脉管炎等。主编《中医皮肤病学》《皮肤科学》，参编《中医外科学》六版全国教材、《实用中医外科学》、《实用中医保健学》、《中医临床各科》等，发表论文 5 篇。

通信地址：山东省济南市文化西路 42 号，山东中医药大学　邮编：250011

4. 急性湿疹汤（赵纯修）

【组成】金银花 21g　连翘 21g　黄芩 12g　黄柏 10g　苦参 10g　赤小豆 21g　茵陈 15g　薏苡仁 30g　苍术 12g　白鲜皮 21g　地肤子 21g　浮萍 12g　白蒺藜 12g　荆芥 10g　防风 10g　甘草 6g

【功效】清热，利湿，祛风。

【主治】急性湿疹之湿热风盛症候，及下肢静脉曲张和足癣出现湿烂皮损者。

【用法】水煎服，每日 1 剂，早晚各服 1 次。

【方解】金银花、连翘、黄芩、黄柏清热解毒；苦参、赤小豆、茵陈、薏苡仁清热利湿；苍术、荆芥、防风、白鲜皮、地肤子祛风燥湿；再加浮萍、白蒺藜共解瘙痒之苦；甘草和中。诸药合用，共奏清热、利湿、祛风之功。

【点评】本方根据湿烂皮损的湿、热、风蕴结之病机，依据清热、利湿、祛风之法则，优选使用药物，临床应用多年，疗效颇著。

5. 除湿止痒汤（马绍尧）

【组成】白鲜皮 30g　地肤子 9g　苦参 9g　土茯苓 30g　徐长卿 15g　生地 20g　丹皮 9g　生甘草 3g

【功效】清热除湿，祛风止痒。

【主治】湿疹，神经性皮炎，过敏性皮炎等，属湿浊内蕴，复感热毒，蕴阻肌肤。症见红斑，丘疹，疱疹，结痂，脱屑，伴有瘙痒，舌红，苔薄白，脉象弦滑或细数。

【用法】水煎服，每日 1 剂，早晚各服 1 次。

【方解】白鲜皮性味苦寒，归脾、胃经，能清热燥湿、祛风止痒，为主药；配以苦参利尿燥湿、清热解毒；地肤子清热利湿为辅助药；土茯苓渗湿；徐长卿止痒；生地、丹皮凉血清热为佐药；生甘草调和诸药，以加强除湿止痒的效果，为使药。诸药合用，共奏清热除湿、祛风止痒之功。

【加减】发热者，加生栀子 9g，黄芩 9g；皮疹发于上部或弥漫全身者，加桑叶 9g，黄菊花 9g，苍耳草 9g；发于躯干或肝经分布处者，加龙胆草 9g，柴胡 9g，龙葵 15g；发于下肢者，加车前草 30g，黄柏 9g，川牛膝 9g；瘙痒剧烈者，加白蒺藜 9g，夜交藤 30g，珍珠母 30g（先煎）；胸闷纳呆者，加厚朴 9g，枳壳 9g，焦六曲 15g。

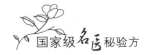

【点评】本方可作为治疗湿疹的基本方，尤适用于急性发作者，慢性阶段可加当归、鸡血藤、豨莶草以养血祛风润燥；本方属苦寒之品，易伤胃气，伤胃纳呆者，应加焦山楂、焦六曲等。

【验案】薛某，男，73岁。2003年11月12日初诊。皮疹瘙痒反复发作20多年，近1周加剧。患者素有湿疹20多年，冬季发作，1周前全身泛发性皮疹，瘙痒难忍，口服抗组织胺药物，外搽激素类药膏，未能控制病情发展，伴有心烦意乱，夜难入眠。检查：颈部、躯干、四肢见有密集成片的红色斑丘疹，水疱，部分糜烂、渗出。舌质红，苔薄黄，脉滑数。诊断：湿疹（湿疮）。辨证：湿浊内蕴，复感热毒，蕴阻肌肤。治则：清热燥湿，凉血解毒。方药：白鲜皮30g、地肤子9g、苦参9g、土茯苓30g、徐长卿15g、车前草30g、生地30g、赤芍9g、丹皮9g、金银花15g、黄芩9g、生甘草3g。二诊：服药2周，皮疹部分消退，多数结痂、脱屑，舌质淡红，苔黄腻，脉弦滑。前方加苍术15g、黄柏9g。三诊：服药4周后，皮疹消退，留有色素沉着，舌红，苔薄，脉滑。上方去黄芩、黄柏，加姜半夏9g、陈皮9g，巩固疗效。

【简介】马绍尧，生于1937年，安徽淮南人。上海市名中医，上海市中医药学会皮肤科分会顾问，上海市中西医结合学会皮肤性病专业委员会顾问，上海中医药大学附属龙华医院教授、主任医师。擅用中医中药治疗疑难性皮肤病，如湿疹、银屑病、过敏性皮炎、脱发等。编著《现代中医皮肤性病学》等12部，参编《医学百科全书》等20多种。

通信地址：上海市宛平南路725号，上海中医药大学附属龙华医院

邮编：200032

6. 蛇草湿疹汤（尹莲芳）

【组成】金银花30g　连翘15g　野菊花10g　紫草10g　赤芍15g　丹皮10g　白蒺藜10g　白鲜皮10g　蛇蜕6g　泽泻15g　车前草30g　益母草30g

【功效】清热利湿，凉血活血，祛风止痒。

【主治】急性湿疹，慢性湿疹急性发作期，症属湿热型者。症见皮损肿胀潮红，脓水疱，糜烂渗液，小便短赤，大便干结，苔黄腻，脉滑数等。

【用法】水煎服，每日1剂，早晚各服1次；余液同药渣再加适量水煮沸待温后外洗，并湿敷于患处，每日2次，每次20分钟左右，拭干后用冷开水调敷青黄散（青黛、黄连粉、冰片、枯矾），亦可将青黄散直接撒于渗液皮损处。

【方解】本方证由于湿热内蕴，浸及营血，壅搏肌肤而发，故方中金银花、连翘、野菊花、紫草、泽泻、车前草清热解毒利湿；丹皮、赤芍、益母草凉血活血；白蒺藜、白鲜皮、蛇蜕散风止痒。诸药合用，共奏清热利湿、凉血活血、祛风止痒之功。

【加减】如烦渴饮凉，加生石膏；头晕目赤，心烦易怒者，加龙胆草、栀子；如因年高体弱，或病程缠绵，渗水日久，出现皮损粗糙肥厚，干燥皲裂，舌质红绛等伤阴耗血者，可加生地、枸杞子、石斛等滋阴生津之品；如经治疗后局部及

全身症状改善，皮损无水泡、渗液，可在外用青黄散中去枯矾，加入白及粉调敷患处，日1~2次。

【点评】湿疹属中医浸淫疮范畴，推究病机，急性期多为风、湿、热邪客于肌肤而成，故以祛风止痒，利湿清热凉血等治法。尤方中加入蛇蜕，其性走窜去风，属皮而性善脱，故治皮肤疮疡神效；益母草祛瘀生新，利水消肿；加入白及一味，《本草纲目》载有"白及，性涩而收……止血，生肌治疮也"。其"生肌"即为促进组织新生，能使皮损迅速消退脱落。本方多年应用于临床，疗效满意。

【验案】宋某，女，60岁，1998年3月12日初诊。于1996年10月始见指掌皮肤渐进性干燥皲裂，继而胸腹、面部皮肤潮红，干裂作痒，丘疹红斑，躯干部散发血疱疹。西医皮肤科诊断为泛发性湿疹，用西药外搽、普鲁卡因静滴、安他乐口服等治疗未见好转。于1998年3月12日来诊时，见面部、手背、前臂及胸部密布红色斑块、丘疹、血疱、脓疱疹，糜烂处有渗液，眼睑、口周、面颊部肿胀、皲裂，皮肤肥厚，局部灼热，疼痛麻木，触之感觉迟钝，伴心烦易怒，大便干结，小便黄赤。来诊时提壶频饮，手持凉水湿巾敷于面部，方能暂时减轻灼热疼痛之苦，舌红、苔黄腻，脉弦滑数，血压为24/14 kPa（180/105mmHg）。按上方加龙胆草6g，生石膏30g，枸杞子15g，石斛15g，内服外洗，并以青黄散外用，1周后症状逐渐好转。3周后复诊，见面部、胸部及上肢皮损明显减轻，部分结痂，面部肿胀日渐消退，触觉较前敏感。如上法共治疗两个多月，躯干、上肢、手背等皮损大部分结痂脱落，面部皮肤已光平如常，随访至今未见复发。

二、荨麻疹

1. 枳术赤豆饮（徐宜厚）

【组成】枳壳6g　砂仁6g（另包后下）　　益母草10g　蝉蜕6g　白术6g　荆芥6g　赤小豆12g　防风10g　赤芍10g

【功效】健脾利湿，消风止痒。

【主治】丘疹性荨麻疹，属脾虚卫弱者。症见躯干下肢可见纺锤状风团，呈散状分布，痒感时轻时重，抓破则会毒染化脓，舌质正常，苔薄黄，脉细数。

【用法】水煎服，每日1剂，早中晚各服1次。

【方解】方中白术、枳壳、赤小豆、砂仁取其芳香健胃，扶脾化湿，其治在本，特别是方中的白术、枳壳两味主药，清代黄宫绣赞誉前者为"脾脏补气第一要药"，《神农本草经》称后者是"善治皮肤中麻豆苦痒"的佳品，一补一理使之正气得扶，邪气得驱，经气宜达，诸症俱平；蝉蜕、防风、荆芥皆为气味俱薄、性浮达表之药，以疏风邪，风去则痒休；佐用活血之类赤芍、益母草，寓意"治风先治血，血行风自灭"，更能助荆芥、防风抗敏止痒的功效。诸药合用，共奏健脾利湿、消风止痒之功。

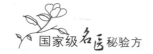

【加减】瘙痒剧烈时，加白蒺藜 10g，白鲜皮 10g，苍耳子 3g；皮损破烂渗出，加赤石脂 12g，蚕砂 10g；毒染化脓时，加蒲公英 10g，地丁 10g，绿豆衣 15g；因食鱼虾或饮食不当，加苏叶 6g，神曲 10g，胡黄连 3g；皮损出现水疱时，加紫草 10g，冬瓜皮 15g，茯苓皮 15g。

【点评】本验方由《脾胃论》的枳术丸演变而来，是治疗丘疹性荨麻疹的基本方。该方在用药上有两大特点：一是健脾除湿，二是散风止痒。药味不多，贴切病情，以此为基础加减施治，效验恒多。

【验案】郑性，男 1 岁半，1987 年 4 月 10 日初诊。在腰骶、大腿及上肢均可见散在的形如花生米大小的纺锤形风团，其中央部有一个小的水疱，自觉瘙痒，夜间哭闹，病程 3 日。诊断为丘疹性荨麻疹。系由脾虚卫弱所致，治拟扶脾化湿，用上方加紫草 6g，茯苓皮 10g，冬瓜皮 15g。服用 3 剂后，风团消，痒感除，诸症平息而愈。

2. 清热疏风汤（赵纯修）

【组成】金银花 21g　连翘 18g　黄芩 10g　栀子 10g　生地 15g　丹皮 15g　紫草 10g　赤芍 15g　白鲜皮 18g　浮萍 12g　生石膏 15g　菊花 15g　苦参 10g　荆芥 12g　蝉蜕 12g　白蒺藜 12g　薄荷 10g　甘草 6g

【功效】清热凉血疏风。

【主治】荨麻疹、湿疹初发，过敏性皮炎，玫瑰糠疹，药疹等病，属风热蕴结皮肤之者。

【用法】水煎服，每日 1 剂，早晚各服 1 次。

【方解】金银花、连翘、黄芩、栀子解毒清热；生地、丹皮、紫草、赤芍凉血清热；白鲜皮、浮萍、菊花、荆芥、蝉蜕、白蒺藜、薄荷疏风止痒；佐以苦参清湿热；生石膏解肌肤之热；甘草和中。诸药合用，共奏清热凉血疏风之功。

【加减】热胜加板蓝根 10g，蒲公英 10g；血热加茜草 12g。

【点评】本方尊毒邪化热，热入血分，透发皮肤，生风作痒之皮肤学科基本理论，解毒清热，清病根源，凉血清热，治病机转，解肌疏风，透病于外，实属内清解、外疏达之法。临床应用，多获良效。

3. 凉血止痒汤（刘复兴）

【组成】紫草 30g　生地 30g　丹皮 15g　赤芍 30g　黄芩 9g　荆芥 15g　白蒺藜 30g　炙何首乌 30g　生黄芪 45g　僵蚕 15g

【功效】清热凉血，祛风止痒。

【主治】荨麻疹（瘾疹）、湿疹（顽湿）、神经性皮炎（摄领疮）、日光性皮炎（日晒疮）、药物性皮炎（中药毒）、银屑病（白疕）、色素性紫癜性苔藓样皮炎（血风疮）、玫瑰糠疹（风癣）等，属血热型者。症见皮肤瘙痒，潮红、灼热，红斑，肌肤失养则干燥，脱屑，增生肥厚，苔藓化，瘙痒无度，舌红，苔薄黄，脉数或弦。

【用法】水煎服，每日1剂，早晚各服1次。

【方解】紫草专入血分，长于凉血活血，解血分热毒，以治血热、热毒所致的皮肤瘙痒；生地清热凉血、养阴，一助紫草清血分热，二可滋阴，以复热邪所伤之阴，阴滋火自熄，此二药为君药；丹皮泄血中伏火；赤芍既能清热凉血，又可活血行瘀，有凉血不留滞、活血不妄行的特点，两药合用增强了紫草、生地的凉血之力；黄芩苦寒，清热泻火解毒，此三药皆为臣药；紫草、生地、丹皮、赤芍、黄芩相伍，清热凉血，实为澄本清源以消除病因；在消除病因的同时，尚须针对主症，痒自风来，"无风不作痒"，止痒必先疏风，故配伍荆芥，温而不燥，祛风止痒，尤其善祛血中之风，透达在表之风邪；白蒺藜，祛风止痒，风去则瘙痒自止；血热易伤阴血，阴血不足，肌肤失养，生风生燥，风胜则燥，风动则痒，故配伍炙何首乌，养血益精，滋阴润燥；何首乌、赤芍合用，此即"治风先治血，血行风自灭"之理；生黄芪益气实卫固表，托毒，润泽肌肤；僵蚕，祛风止痒，解毒散结，通络，此5味药为佐使药。诸药合用，清热凉血，祛风止痒。使血热得清，风邪祛除，瘙痒自止；标本同治，为清热凉血、祛风止痒之良方。

【加减】痒甚者，加苦参、乌梢蛇或蜈蚣、全蝎；血热甚者，加生地榆、生槐花或白茅根、生槐花；热甚者，加白花蛇舌草、蒲公英或生石膏、知母；大便秘结者，加生大黄、芒硝或生何首乌；银屑病，加水牛角、小红参；脂溢性皮炎重者，可合清胃散（《外科正宗》方）；咽喉红肿，酌情加用清咽之品。

【点评】本方为血热型皮肤瘙痒症的良方，湿热证忌用。内分泌疾病、血液病及部分恶性肿瘤等，均能引起皮肤瘙痒，须审证求因，辨证治疗。

【验案】张某，男，50岁，1998年8月10日初诊。后头枕部，皮肤作痒，病程6年，经用各种中、西药内服、外用，均只能暂时缓解，未能治愈。查：患部由于反复搔抓及长期使用激素类外用药，使皮肤增厚，干燥粗糙，皮肤纹理色素加深，形成肥厚斑块及苔藓样改变，表面有少许鳞屑，阵发性剧痒。舌红苔薄，脉弦。西医诊断：神经性皮炎。中医诊断：牛皮癣（血热型）。治法：清热凉血，祛风止痒。处方：凉血止痒汤加味。药物：紫草30g，生地30g，丹皮15g，赤芍30g，黄芩15g，荆芥15g，白蒺藜30g，炙何首乌30g，生黄芪45g，僵蚕15g，苦参15g。用法用量：上药冷水浸泡1小时后，小火煎煮，沸后5~10分钟离火，每次服用150ml，每日煮2次，每剂连用2天。忌口。外用：川椒、茵陈、苦参、紫草等，煎煮后加老陈醋、蜂蜜、盐，稍温，频频湿敷患处。1剂药后，痒止，共用5剂诸症痊愈。

4. 活血消风汤（赵纯修）

【组成】金银花21g　连翘15g　黄芩10g　生地15g　丹皮15g　赤芍15g　丹参15g　当归15g　川芎10g　苦参10g　白芷15g　白鲜皮18g　浮萍12g　荆芥10g　防风10g　白蒺藜12g　蝉蜕10g　甘草6g

【功效】清热解毒，凉血活血，祛风止痒。

【主治】荨麻疹，神经性皮炎，玫瑰糠疹，过敏性皮炎，慢性湿疹等疾病，属

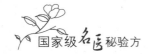

热入血分日久，热与血结者。症见皮损数月不退，皮损褐红色，伴瘙痒等。

【用法】水煎服，每日 1 剂，早晚各服 1 次。

【方解】金银花、连翘、黄芩清热；生地、丹皮、赤芍凉血；丹参、赤芍、川芎、当归活血；白芷、白鲜皮、浮萍、荆芥、防风、白蒺藜、蝉蜕疏风止痒；佐苦参清湿热；甘草和中。诸药合用，共奏清热解毒、凉血活血、祛风止痒之功。

【加减】据热胜，血热，血瘀，风胜之轻重，灵活调整剂量，或加同类药物一两味。

【点评】本方根据热邪胜衰、血热、血瘀之变化，瘙痒之轻重，三项病机变化，采用清热、理血、疏风 3 个治疗法则，根据 3 个病机之盛衰灵活使用剂量，以达精确恰如其分之施治。

5. 荆防除湿汤(张作舟)

【组成】荆芥 10g　防风 10g　刺蒺藜 10g　黄芩 10g　白鲜皮 15g　苦参 10g　车前子10g　藿香 10g　佩兰 10g　白茅根 15g

【功效】透热解表，化湿消疹。

【主治】水痘、丘疹性荨麻疹及部分荨麻疹、脂溢性皮炎、接触性皮炎等病，属外感湿热，兼受风邪，发于皮表者。症见发病较急，病位多偏上偏表，皮损多为红斑、丘疹、水疱、风团等，自觉瘙痒，舌质淡红，苔薄白，脉浮滑。

【用法】每日 1 剂，水煎2次，早晚分服。

【方解】方中用荆芥、防风、刺蒺藜、黄芩透热疏风；白鲜皮、苦参、车前子清利湿热而止痒；藿香、佩兰芳香化浊，除湿解表；白茅根一味，既可清心透热，又可凉血利湿，且甘寒而不伤正。诸药合用，共奏透热解表、化湿消疹之功。

【点评】临床治疗各类皮炎，多用清热解毒、清热凉血、活血化瘀等法。张氏认为湿热证在皮肤科较为常见，凡皮肤表现为红斑、水疱、渗液浸淫、糜烂结痂、瘙痒不止等，均可以清热除湿为治疗大法。临证时详加辨证，灵活运用，收效颇佳。

【验案】欧某某，男，62 岁。四肢躯干出现风团 3 天，色红而剧痒，此起彼伏，伴头痛咽痛，烦倦，口不渴，大便干。舌质淡红苔薄白，脉浮数。诊为荨麻疹。辨证为风热挟湿，侵袭肌肤。拟荆防除湿汤加减：荆芥 10g，防风 10g，藿香 10g，佩兰 10g，浮萍 10g，泽泻 10g，车前子 10g，黄芩 10g，射干 10g，白鲜皮 15g，白茅根 15g。3剂后复诊，皮疹全消，诸症大减；继服 2 剂，再未复发。

【简介】张作舟，生于1923年。师从著名中医外科专家哈锐川和赵炳南，毕业于北京国医学院和北京大学医学院。广安门中医院主任医师、教授，著名中医皮外科专家。任北京中医药学会顾问、全国外治法学会副主任、皮外科学术委员会主任委员等职。从事中医医疗、科研、制药、教学等工作已有 60 余年，在治疗痤疮、湿疹及各型皮炎、银屑病、荨麻疹、白癜风、红斑狼疮等多种疑难皮肤病方面立足整体，内外兼调，疗效显著，蜚声海内外。多有著述，并多次赴海外讲学交流。

通信地址：北京市宣武区广安门内北线阁 5 号，广安门中医院

邮编：100053

三、银 屑 病

1. 生地清热汤（周玉朱）

【组成】生地 10～30g 牡丹皮 6～15g 紫草、炒槐花、板蓝根、黄芩各 20～30g 黄柏、苦参各 6～10g 制蜈蚣 3～4条（研末吞服） 炙全虫 6～8g

【功效】清热除湿，凉血润燥。

【主治】泛发性银屑病，属湿热入血型。症见全身红斑，上覆鳞屑，或口干，心烦；舌红或淡红或绛，脉弦数或弦。

【用法】水煎服，每日 1 剂，早晚各服 1 次。

【方解】湿热入血，外淫肌肤，则片片红斑，抓之渗血，方用生地、牡丹皮、紫草、炒槐花、板蓝根清营凉血；湿性黏腻，难以速除，加黄芩、黄柏、苦参，泄热燥湿；风性善行，风胜则肤干而糙，白屑层出，配蜈蚣、全虫，助苦参祛风通络之力。诸药合用，共奏清热除湿、凉血润燥之功。

【加减】阴虚毒蕴招致皮损色红，加炙玄参、大青叶各 10～20g，清热解毒，凉血消斑；风邪偏胜引起肤燥，瘙痒，加蜂房、干地龙5g，熄风止痒。

【点评】该病病程漫长，责之于湿热入于血分；皮损遍及全身，归咎于风淫肌肤，故在重用清热除湿、凉血润燥的同时参以蜈蚣、全虫祛风解毒，较为合拍。

【验案】交某，女，26 岁。1996 年 4 月 16 日初诊。全身皮屑微痒 8 月余。用过左旋咪唑等药。刻初诊：满身红斑，以下肢凸显，上布多层鳞屑，色白，抓之则可见渗血。舌淡红，苔薄黄，脉弦劲。证属湿热夹风，乘袭血分。治宜却除湿热，凉血祛风。处方：生地 30g，牡丹皮8g，紫草、炒槐花、板蓝根、黄芩各 30g，黄柏、苦参各6g，蜈蚣 3 条（研末吞服），全虫 6g，10 剂。二诊：皮损略减，其斑仍红，上方去苦参，加炙玄参 15g，雷公藤 8g，10 剂。后来又治疗 4 次，每次服二诊方 10 剂，皮肤复常。随访半年未发。

2. 清热消银汤（赵纯修）

【组成】金银花 21g 土茯苓 21g 白花蛇舌草 21g 半边莲 21g 丹皮 15g 紫草 15g 槐米 12g 赤芍 18g 丹参 18g 桃仁 12g 乌梢蛇 10g 白鲜皮 21g 蝉蜕 12g 甘草 10g

【功效】清热解毒，凉血活血，祛风止痒。

【主治】银屑病发展期及静止期，属热毒风盛和血瘀风热者。发展期症见皮损不断增多，原有皮疹不断扩大，颜色酸红，筛状出血点明显，鳞屑较厚增多，瘙痒明显，伴有怕热，大便干结，小便黄赤，苔薄黄，舌质红，脉滑数；静止期症见皮损不扩大，或者部分皮损消退，红疹变淡，有色素沉着斑，但皮肤粗糙、肥厚，在

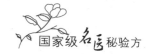

关节伸侧可有破裂、疼痛等。

【用法】水煎服，每日 1 剂，早晚各服 1 次，1 个月为 1 个疗程。

【方解】金银花、土茯苓、白花蛇舌草、半枝莲清热解毒；丹皮、紫草、槐米凉血；赤芍、丹参、桃仁活血；乌梢蛇、蝉蜕、白鲜皮祛风止痒；甘草调味和中，以利长期服药。诸药合用，共奏清热解毒、凉血活血、祛风止痒之功。

【加减】热胜，加连翘、鱼腥草；扁桃体肿大，加板蓝根、山豆根；血瘀，可加红花、莪术、三棱；风胜，可加浮萍、白蒺藜、荆芥等。

【点评】本方抓住热、血、风 3 个病机。治热使用解毒清热及凉血清热；理血使用凉血、活血、破瘀；祛风采用蜕皮之虫类药。其方抓住了病机关键，故临床应用多获良效。

3. 祛风解毒汤（周世印）

【组成】金银花 30g　地丁 20g　蒲公英 30g　野菊花 15g　蜂房 30g　黄柏 10g　板蓝根 15g　蝉蜕 6g　生地 20g　赤芍 15g　白鲜皮 15g　土茯苓 30g　蜈蚣 2 条　生黄芪 30g　炒麦芽 10g

【功效】清热解毒，化湿祛风。

【主治】银屑病继发肾炎，属热毒内盛，湿聚于表者。症见局部皮肤红肿热痛，疹块红赤伴有痒感，表面覆盖银白色鳞屑，或身热微恶寒，烦热口渴，小便少而尿黄，查尿常规有蛋白、管型，舌质红，苔薄黄，脉数。

【用法】水煎服，每日 1 剂，早晚各服 1 次。

【方解】本方取五味消毒饮为基础，金银花清热解毒，消散痈肿为主药；地丁、蒲公英、野菊花、板蓝根清热解毒之品为辅；生地、赤芍清热凉血，活血散瘀，两药相伍，既能增强凉血之功，又可防止瘀血停滞，积久化毒之害；黄柏、土茯苓、白鲜皮燥湿祛风，撤湿浊之邪，以减与热相搏为害；由于湿热毒邪久蕴，深伏于里，故用蜂房、蝉蜕、蜈蚣等药，以搜风解毒；久病正气耗伤，精微不能输布于机体，故加生黄芪益气固表，使营卫调畅，则外能疏泄，内能利导，湿毒消清，气血运行，精微布达，正胜邪却；麦芽消食和胃，防清热解毒之品损伤胃气。本方以清热解毒为主体，具有气血两清、表里同治、湿热分消、扶正祛邪、消肿散结、活血止痛的功效。

【加减】上肢疹甚者，加桑枝；下肢甚者，加川牛膝；疹痒久不止者，加活血通络的桃仁、红花、穿山甲、水蛭；伴腰痒者，加菟丝子、杜仲。

【点评】银屑病（牛皮癣）是一种病因不明、易复发的慢性皮肤病，其继发肾炎病例甚是少见，究其病因可能与自身免疫受损有关，属祖国医学的"白疕"病范围，认为风热是本病发病的主要原因，患者久罹银屑病，风热之邪聚结于皮肤，则气血运行失畅，郁久则血热，若外感湿毒，血热夹毒，窜于营血，内扰脏腑必发此证。正如《类证治裁》说："凡脏腑之精悉输于肾，而恒动于火，火动则肾之闭藏不固。"今湿毒内扰，血热沸腾，肾脏受累，肾不藏而耗泄，故尿检异常；肾主水，通调气化失司，故眼睑及足踝浮肿；腰为肾之外腑，肾经亏损故腰酸困沉重。

从辨证施治考虑，肾因湿热毒邪所损，故治从湿毒着眼。初用解毒利水法，以辙水湿，湿除则热势孤矣。进而清热解毒，化湿祛风，后以知柏地黄汤加清热利湿祛风之品，以修复久伤之肾阴，兼以祛邪，攻补兼施，方收全功。

【验案】顾某，男，53 岁，工人。患者自 1968 年患银屑病，1988 年 6 月继发肾小球肾炎，伴肾功能不全，住我院皮肤科治疗好转出院。近因劳累过度，病证复发，经用维生素 E、维生素A、甲氨喋呤、泼尼松等西药治疗，病情未见好转，转中医治疗。1988 年 10 月 15 日初诊，患者头部、四肢、躯干有绿豆大或蚕豆大棕色丘疹、斑块，疹形不一。多数呈地图形，边界清楚，表面覆盖银白色鳞屑，伴有白色鳞屑脱落，皮疹甚痒。眼睑浮肿及踝部指凹性水肿，腰沉重酸痛，四肢无力，大便干，小便黄。血压 17.3 / 12 kPa，白细胞分类计数：白细胞总数 11.8×10^9 / L，中性0.70，淋巴 0.27，尿蛋白（++），白细胞（+），颗粒管型（++），舌质红，苔黄腻，脉滑散。诊为热毒内扰，水湿浸渍。治以清热解毒，利水化瘀。药用：金银花 20g，地丁 20g，黄柏 12g，蜂房 20g，蜈蚣 2 条，腹皮 30g，冬瓜皮 30g，泽泻 15g，茯苓皮 15g，川朴 15g，当归 15g，赤芍 15g，川军 6g，穿山甲 10g，白商陆 5g，水煎服。二诊：10 月 27 日。上方服12剂后，水肿基本消失，大便通畅，局部鳞屑减少，痒亦减轻，舌质红，苔薄黄，脉数。治以清热解毒，益气活血。药用：金银花 30g，地丁 20g，蒲公英 30g，野菊花 15g，蜂房 30g，黄柏 10g，板蓝根 15g，蝉蜕 6g，生地 20g，赤芍 15g，白鲜皮 15g，土茯苓 30g，蜈蚣 2 条，生黄芪 30g，炒麦芽 10g，水煎服。以上方略加化裁，连服 30 余剂，停服泼尼松。再守方施治，服140 余剂，局部皮疹消失，诸症痊愈。尿检（−），血常规、血沉均转正常。唯患者略有腰酸，舌质红，脉沉有力，遂以知柏地黄汤加当归、金银花、白鲜皮、土茯苓、地肤子、白花蛇舌草，继续巩固治疗 1 个月，随访 1 年，病情稳定，未复发。

4. 凉血解毒汤（马绍尧）

【组成】水牛角 30g（先煎）　生地 30g　赤芍 9g　丹皮 9g　板蓝根 30g　紫草 9g　白茅根 30g　土茯苓 30g　蜀羊泉 30g　石见穿 30g　半枝莲 30g　生甘草 6g

【功效】凉血活血，清热解毒。

【主治】银屑病，属血热毒炽者。症见全身散在红斑、脱屑，抓之有出血点，伴有灼热、瘙痒，或有急躁不安，大便干，小便黄，舌质红，苔薄黄，脉滑数等症状。

【用法】水煎服，每日 1 剂，早晚各服 1 次。

【方解】本方乃犀角地黄汤加味，犀牛角昂贵、稀少，用水牛角代替。水牛角性咸寒，归心、肝、胃经，能入血分，清心肝胃三经之火，凉血解毒，为主药；配以生地甘寒凉血、清热滋阴，赤芍活血祛瘀，丹皮活血中伏热、兼凉血散瘀，为辅助药；板蓝根、紫草、蜀羊泉、石见穿、半枝莲等均甘、苦寒之品，能清热解毒，为佐药；白茅根甘寒，凉血止血，清热利尿，能清血分之热；生甘草解毒、调和诸药，为使药。诸药合用，共奏凉血活血、清热解毒之功。

【加减】初次发病，或小儿患者，可减半应用；有糜烂流滋水者，加萆薢、猪苓、车前草各 15g；因感冒、上呼吸道感染发疹者，加牛蒡子、金银花、黄芩各 9g；病久皮肤肥厚，色素沉着，颜色瘀紫者，加三棱、莪术、桃仁泥各 9g；伴有关节酸痛者，加独活、秦艽、威灵仙各 9g；伴有脓疱者，加黄芩、黄连、黄柏各 9g（加用西药）。

【点评】本方可作治疗银屑病的基本方，大多数寻常型患者可加减应用，但对反复发作的严重病人，或已是红皮病型、脓疱型、关节病型患者，应中西医结合治疗。

【验案】张某某，男，39 岁。2004 年 4 月 6 日初诊。全身皮疹逐渐增多半年余。患者 8 个月前无明显诱发因素，发现两肘部有斑片、脱屑，稍有瘙痒，抓之有出血，以后逐渐发展到全身均有类似皮疹。检查：躯干、四肢散在绿豆到蚕豆大小红斑，部分融合成圆形或不规则形斑片，上覆很厚银白色鳞屑，周围有红晕，抓之有筛状出血点，舌质红，苔薄白，脉滑数。诊断：寻常型银屑病（白疕：热毒证）。辨证：血热毒炽。治则：凉血活血，清热解毒。方药：水牛角 30g（先煎），生地 30g，赤芍 9g，丹皮 9g，板蓝根 30g，紫草 12g，白茅根 30g，蜀羊泉 30g，石见穿 30g，石上柏 15g，半枝莲 30g，丹参 30g，虎杖 30g，生甘草 6g。二诊：服药 4 周，皮疹部分消退，上方加苏木 9g。三诊：服药 8 周，皮疹大部分消退，前方加鸡血藤 30g。四诊：服药 12 周，基本痊愈，上方巩固治疗。嘱患者注意休息，避免感冒，忌食牛肉、羊肉、火锅、酒、蟹等，以防复发。

四、带状疱疹

1. 带状疱疹方（王敏淑）

【组成】金银花 20g　连翘 12g　板蓝根 15g　蒲公英 15g　灵磁石 15g　生龙骨 15g　生牡蛎 15g　延胡索 15g　米壳 5g　白鲜皮 10g　蛇床子 10g　地肤子 10g

【功效】清热解毒，重镇止痛。

【主治】带状疱疹，属热毒蕴结型。症见皮肤出疹较多，皮损鲜红，灼热刺痛，口苦咽干，心烦失眠，便干或小便黄；舌红，苔薄黄或黄厚，脉弦滑数。

【用法】水煎服，每日 1 剂，早晚各服 1 次。

【方解】金银花、连翘、板蓝根、蒲公英清热解毒；灵磁石、生龙骨重镇安神；延胡索、米壳理气止痛；白鲜皮、蛇床子、地肤子燥湿止痒。诸药合用，共奏清热解毒、重镇止痛之功。

【加减】热毒深入营血，加丹皮 10g，赤芍 10g，凉血活血通络；皮疹消退期，湿热渐去，气血耗伤，气血运行不畅，舌黯，苔白，脉弦细，加生黄芪 15g，益气固表。

【点评】本方可以作为治疗带状疱疹的基本方，以此为基础灵活加减，取得较好疗效。唯米壳用量不宜过大，4~6g 为宜。

【验案】患者，苏某某，女性，56 岁。右侧胸背散在皮疹伴疼痛 2 天，于

2004 年 5 月 6 日初诊。患者 2 天前突然出现右侧胸背部剧烈烧灼样疼痛，不思饮食，夜间难以入睡。查体：右侧胸背连及腋窝可见散在带状红色斑丘疹、疱疹，舌尖红，苔白，脉滑。治疗：清热解毒，重镇止痛。处方：金银花 20g，连翘 12g，板蓝根 15g，蒲公英 15g，灵磁石 15g，生龙骨 15g，生牡蛎 15g，延胡索 15g，米壳 5g，白鲜皮 10g，蛇床子 10g，地肤子 10g。服药后第二天，疼痛明显减轻，夜间能入睡。第三天皮疹开始结痂，第七天痂皮全部脱落，胸背部仍感有时疼痛，上方减白鲜皮 10g、蛇床子 10g，共 10 剂，皮疹全部脱落，疼痛消失。

2. 增液逐瘀汤（段行武）

【组成】秦艽 10g　桃仁 10g　红花 10g　鸡血藤 15g　没药 6g　五灵脂 6g（包煎）　地龙 10g　生地 20g　玄参 15g　天冬 10g　麦冬 10g

【功效】养阴清热，活血止痛。

【主治】带状疱疹后遗神经痛，属肝肾阴亏，瘀血阻络者。症见多为老年患者，受损病部位灼痛、窜痛、刺痛，而且疼处固定不移，频繁发作，经久不愈。

【用法】每日 1 剂，分早晚 2 次水煎服。

【方解】本方以增液汤配合《医林改错》的身痛逐瘀汤加减而成。用桃仁、红花、鸡血藤、没药、五灵脂、秦艽、地龙等活血通络止痛而不伤阴；再配以滋而不腻，滋而能通之生地、玄参、天冬、麦冬以增其液，使阴液充，经络通，损伤复。诸药合用，共奏养阴清热，活血止痛之功。

【加减】疼痛发于头部，加川芎 10g，蜈蚣 3 条；发于躯干部，加延胡索 10g，香附 15g；发于上肢者加姜黄 10g；发于下肢者加牛膝 10g；胃脘部不适，大便溏泄，可酌加砂仁 6g，山药 20g，以开胃健脾；大便干结，可加酒大黄 6g，以通便泄热。

【点评】临床常见部分老年带状疱疹患者在皮损消退后，后遗的神经痛往往顽固难治，甚至经年不愈。带状疱疹后遗神经痛，中医辨证应归于"瘀"证范畴。血瘀与阴虚密切相关，阴虚是诸多致瘀因素的病理枢机，是血瘀证的重要病理基础。如阴液不足，可导致脉络枯涩，血行迟滞，易于产生瘀血。如果以养阴之品濡润脉道，增水行血则有利于血液的运行。而且阴津为血液的组成成分，水津充足，血能畅行。现代研究还表明，养阴可补充人体多种营养，有调节机体免疫功能之作用，有助于受病神经的修复。因而，益阴扶正对于带状疱疹后遗神经痛具有重要作用，在治疗中，是不可缺少的另一个方面，从而取得了较为满意的治疗效果。运用本方经 1～3 个月的连续治疗，疼痛可完全缓解，总有效率达 89.5%。

【验案】乔某，男性，62 岁，1996 年 4 月 7 日初诊。患者于 1994 年 12 月感冒后，在左侧头面部出现簇集的红斑、水疱，伴有烧灼痛。在某医院诊断为"带状疱疹"，经用中药、西药治疗月余后疱疹消退，痂皮脱落，但疼痛有加重之势。曾在多家医院用维生素、芬必得、中药等治疗，均未见明显好转，遂来我科就诊。当时患者左侧前额、头皮刺痛不可触碰，以夜间为甚。左侧颊部、口角麻木，口干寐差，烦躁易怒，大便偏干。查：左前额可见散在的片状色素减退斑，左面部略有感觉障碍，舌质黯红少苔，脉沉细涩。证属肝肾阴亏，瘀血阻络。治以益阴清热，活血通络。用上

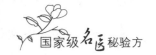

方加川芎 10g，蜈蚣 3 条，酒大黄 6g。服药 15 剂后，疼痛减轻，情志好转，大便不干。原方去酒大黄继服 20 剂，疼痛完全缓解，病告痊愈。随访 2 个月未见复发。

【简介】段行武，河北尚义人。医学博士，北京中医药大学附属东直门医院皮肤科副主任医师，硕士研究生导师。中国性学会性病专业委员会委员。1988 年大学毕业后一直从事中西医皮肤科的临床、教学和科研工作。先后在河北医科大学附属二院、北大医院、北京中医药大学附属东直门医院等单位进行皮肤病方面的学习和工作。

通信地址：北京东城区海运仓 5 号，北京中医药大学东直门医院

邮编：100700

六、弥漫性系统性硬皮症

温阳通痹汤（徐宜厚）

【组成】黄芪 12g　山药 15g　赤芍 12g　党参 12g　当归 10g　丹参 12g　茯苓 12g　白术 10g　陈皮 10g　桂枝 6g　制川草乌各 6g　路路通 10g　炙甘草 10g

【功效】温阳通痹。

【主治】弥漫性系统性硬皮症，属阳虚气血瘀阻者。症见周身皮肤肿胀硬化，状如涂蜡，自觉全身皮肤如绳所缚，肢端青紫冰冷，甚者口张不大，舌体活动受阻，伴有大便稀溏，舌质淡白，苔薄，脉象沉细无力。

【方解】本病在治疗中，其治疗的重点当以调治脾肾为主，活血通痹为辅。方中用黄芪、党参、白术、当归、桂枝、制川草乌等甘温之品，益气助阳，补脾温肾；佐以丹参、赤芍、路路通等活血通痹，在通痹之中尤以重视通孙络之痹的迫切。诸药合用，共奏温阳通痹之功。

【加减】心慌气短，加红参 8g，冬虫夏草 10g；心悸气闷，加冠心苏合丸、宽胸丸等；肢端清冷，加姜黄 6g，活血藤 15g，桑枝 6g，地龙 6g；食少呕吐，吞咽困难，加刀豆子 12g，竹茹 10g，代赭石 30g（先煎 30 分钟）；皮肤肿胀为主，加大腹皮 12g，冬瓜皮 15g，扁豆皮 10g；皮肤硬化，加三棱 6g，莪术 6g，桃仁 12g；皮肤萎缩，加龟胶 10g（黄酒烊化），鹿角胶 10g（黄酒烊化）；指冷畏寒，加九香虫 6g，干姜 3g，雄蚕蛾 3g；指端溃烂不收，加制乳香 6g，制没药 6g，血竭 3g；腹胀便溏，加广木香 6g，陈皮 10g，黄连 3g，建曲 10g；月经不调，加紫石英 12g，泽兰 10g，益母草 12g；腰酸膝软，加仙茅 6g，淫羊藿 10g，巴戟天 10g，肉苁蓉 10g。

【点评】弥漫性系统性硬皮症属于中医的虚劳及痹症范畴。其病位病机主要在肺、脾、肾三脏。肺主气属卫，合皮毛而润泽肌肤，肺气虚损则短气乏力，毛失润泽，肌肤甲错，硬化。脾主肌肉为生化之源，五脏六腑、四肢百骸皆以赖养，脾气虚亏，运化无权，气血虚少，故腹胀、便溏。肾主藏精，不宜泄露，久病失养，"穷必及肾"，表现为脉沉细，舌质淡白。因此在治疗中既要温阳扶助脾

肾，又要顾及化瘀活络通痹。但在用温燥药中分量宜轻，否则有伤阴劫津之弊。全方配合，扬长避短，各施其性，确收良效。

【验案】雷某，女，42岁。1979年6月1日初诊。患者自1974年冬天起，始觉皮肤麻木紧张，继而如绳所缚，曾在院外确诊为弥漫性系统性硬皮症。就诊时，颜面皮肤光亮，如蜡所涂，口张不大，舌体活动受阻，鼻翼缩小变尖；表情淡漠，躯干和四肢皮肤硬化，难以用手捏起，指端冰冷，伸屈不利。病情是冬季加重，大便清稀，偶有完谷不化；脉象沉细，双尺尤甚，舌质淡白，少苔。给予上方，1日1剂，水煎服。连续服用3个月后，全身皮肤柔软，紧张感完全消失，损害区有毳毛生长及出汗现象，嗣后又在门诊坚持1周服药5剂。共经10个月治疗，皮肤及内脏诸证明显改善，上班工作。

七、瘢痕疙瘩

平消瘢痕疙瘩汤（尹莲芳）

【组成】白花蛇舌草30g　牡蛎30g　夏枯草20g　象贝20g　玄参20g　威灵仙20g　天花粉20g　半枝莲20g　三棱10g　桃仁10g　红花10g　赤芍10g　炒谷芽10g　甘草5g

【功效】活血散瘀，软坚消结。

【主治】瘢痕疙瘩，属气血凝滞不散者。症见由于皮肤外伤、烧伤及皮肤感染化脓治愈后或手术后受损部形成高出皮面，触之坚实，颜色嫩红或深红的瘢痕疙瘩，表面可见毛细血管像树枝一样分布，有的向外伸出如蟹足状分布，局部微痒或奇痒、刺痛，阴雨天加重。

【用法】水煎两次，分2～3次温服，每日1剂。夏秋季可取头汁适量浸透纱布外敷局部，1日2～3次，每次20分钟左右。

【方解】方中红花、赤芍、三棱、桃仁通经活血，散瘀止痛，破血行气，兼疏肤腠之瘀；夏枯草、象贝清郁热、消痰结；牡蛎、玄参软坚散结化瘀，其中玄参直走血分而通血瘀，亦能外行于经隧而消散热结；威灵仙、天花粉通经达络，消肿解毒；白花蛇舌草、半枝莲清热消瘤，消炎止痛；佐以甘草、谷芽补虚解毒，健脾和中，以防祛邪伤正之弊。

【加减】根据瘢痕疙瘩发生的部位不同，可加入相应的引经药。如头面部加白蒺藜6g；肩、上肢加桑枝20g；胸胁部加青皮6g，柴胡6g；腹部加香附或乌药10g。

【点评】本病为大量结缔组织增生物，属皮肤肿瘤之类，类似中医文献中的"肉龟疮"，是临床上较顽固的疑难病症。本方具攻补兼施，祛邪扶正等特点，依据中医外病内治原理，运用具有清热解毒、活血化瘀、软坚散结作用的中草药治疗，使气血畅行，血瘀得化，壅聚之物消散。同时，可改善局部组织微循环，使异常增生的瘢痕疙瘩逐渐软化、缩小，甚至消失。

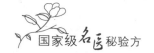

【验案】刘某，女，36 岁，1991 年 12 月 15 日初诊。于 1983 年 3 月，因胸部（相当于膻中穴）皮肤表面有一如指甲大小红色疙瘩，微痒疼痛。曾在南京某医院手术，术后照光 6 次。约 40 天又长如手术切口大的疙瘩约 5cm。1983 年底至 1991 年 1 月先后在多家医院肿瘤科诊治无效，于 1991 年 12 月来诊时，胸部瘢痕疙瘩已有约 6cm×7cm 大小，局部灼热作痒，阵发刺痛，伴心烦失眠，溲黄便干，舌胖苔淡黄腻，脉细弦略数。治以清热解毒、活血化瘀、软坚散结。方用平消瘢痕疙瘩汤加青皮 6g，柴胡 6g，水煎服，每日 1 剂。服 10 剂后瘢痕表面皮肤变软，范围逐渐缩小，全身及局部症状缓解，继服 10 余剂告愈，于 1992 年 5 月 10 日，因胰腺炎来诊时，胸部瘢痕已平。随访至今未见复发。

八、丹 毒

牛膝活血汤（周玉朱）

【组成】川牛膝、川芎各 20～50g　泽兰、红花、降香各 10～15g　牡丹皮、茺蔚子各 10～20g　地锦草、王不留行各 15～30g

【功效】活血化瘀，消肿止痛。

【主治】复发性丹毒，属血液瘀滞型。症见患处疼痛，微肿，呈片状，色红或暗紫，边界清楚；舌淡或有瘀点，脉弦或涩。

【用法】水煎服，每日 1 剂，早晚各服 1 次。

【方解】血液瘀滞，瘀久化热，则患处肿痛，色红，入川牛膝、川芎、泽兰活血化瘀，气滞则血瘀，气行则血畅，除泽兰有活血行气之能外，长于止痛的川芎，为血中气药，活血行气，兼容并蓄；辛能散瘀，血得温则行，加红花、降香，温通血脉，散瘀止痛；久病在血，配牡丹皮、茺蔚子，去其血分郁热；湿性缠绵，倾向于下，瘀湿相结则肿痛，佐地锦草、王不留行，祛瘀除湿。诸药合用，共奏活血化瘀、消肿止痛之功。

【加减】肝肾不足引起尿频，腰膝酸楚，加怀牛膝、杜仲各 10～15g；肝胃不和导致胃脘或胸胁胀闷，加甘松、玫瑰花各 10～15g。

【点评】复发性丹毒，好发于肝肾之阴始衰的中老年人。苦寒伤阴之辈不宜用之，选苦而不泄，寒而不峻，祛邪又不伤正的活血利湿之品之所以有效，以期血脉流通，湿毒已去而病自渐愈。

【验案】刘某某，男，51 岁。2006 年 3 月 6 日初诊。右小腿红肿痛热 2 周。开始发热，恶寒，经他院静滴青霉素等药，热退痛减。2 年内已发 10 多次，每次均用抗生素治疗。刻诊：右小腿下段及足背内侧黯红微肿，按之退色，压痛明显。舌淡苔薄黄，脉弦。拟诊右下肢复发性丹毒。血瘀脉痹。治以活血化瘀。处方：川牛膝、川芎各 30g，泽兰 20g，红花、降香各 6g，牡丹皮、茺蔚子各 12g，地锦草、王不留行各 20g。7 剂。二诊：病情无明显减轻，自诉胃脘隐闷，原方加玫瑰花 10g，7 剂。三诊：脘闷消失。位于原处的肿痛虽略减轻，但呈向前蔓延之势。初诊方（最前 2 味各 40g）7 剂。四诊：向前蔓延之红肿得以控制。原方（三诊方）7 剂。而后又连服三诊方（加减）63 天，肿消痛息。随访半年，未见复发。

九、痤 疮

1. 清热消痤饮（刘复兴）

【组成】黄芩 15g　云黄连 10g　生枇杷叶 15g　生桑白皮 30g　蒲公英 30g　滇重楼 30g　生地 30g　丹皮 15g　皂角刺 30g

【功效】清热解毒，凉血泻火。

【主治】痤疮（肺风粉刺），肺胃积热型。症见多于颈、颜面、胸、背等处生粉刺，颜面潮红，或有脓疱、结节、囊肿等，舌红，苔薄黄，脉数。

【用法】水煎服，每 2 日 1 剂，早晚各服 1 次。

【方解】本病多因素体阳热偏盛，营血偏热，血热外壅，气血郁滞，蕴阻肌肤；或因饮食不节，过食辛辣肥甘之品，致肺胃积热，循经上熏，血随热行，上壅于胸面等而发本病。宜用清热解毒，凉血泻火之法治之。方中用大苦大寒之云黄连、黄芩为君药：黄连清泻心火，因火主于心，泻火必先泻心，心火宁则诸经之火自降，并且兼清中焦之胃火；黄芩清泻肺火，芩、连合用，清热泻火以去肺胃之积热，故为本方之君药；生枇杷叶、生桑白皮助芩、连清泻肺胃之热，并可载诸药上达头面；蒲公英、滇重楼清热解毒，消肿散结，二药合用，清热解毒之力更强，有消散痤疮之效，四药皆为臣药；然苦寒之品有伤阴之弊，故配伍生地清热凉血、养阴；丹皮清热凉血，活血散瘀，可清血中之伏热，有消痈散疮之效；皂角刺辛散温通，性锐力利，活血消肿散结，攻走血脉，直达病所，既具攻散之力，复兼开导之能，且能缓解芩连等苦寒伤胃；上述 3 药为佐使药。诸药合用，有清热解毒、凉血泻火之效以消除痤疮。

【加减】热毒盛者加金银花、野菊花；挟湿者加生薏苡仁、土茯苓；囊肿多者加夏枯草；结节多者加三棱、莪术、水蛭；大便干结加生何首乌或生大黄；素有胃痛者加郁金；咽痛者加牛蒡子，重者加马勃、青黛。

【点评】本方为治疗痤疮的有效方。亦可用于治疗毛囊炎、酒渣鼻。方中的桑白皮及枇杷叶，必须生用，炙者效差。脾胃虚寒者慎用。

【验案】白某，男，22 岁，1996 年 10 月 9 日初诊。面部丘疹、结节、脓疱，反复发作 5 年，近半年来加重，曾服用过四环素、美满霉素及抗生素针剂，症情虽有所控制，但不过几日新疹又出现，此起彼伏。查：面部皮肤油腻，面部布满黑、白头粉刺，前额、面、颊部有密集红色丘疹，其间散在黄豆大小之结节及脓疱，部分溃破，由于反复不断地挤压，使颜面部多处形成凹陷、瘢痕及色素沉着；伴口干，便秘，舌质红，苔薄黄，脉滑数。治法：清热解毒，凉血泻火。处方名：清热消痤饮加味。药物：黄芩15g，云黄连10g，生枇杷叶15g，生桑白皮30g，蒲公英30g，滇重楼30g，生地30g，丹皮15g，皂角刺30g，野菊花30g，生何首乌30g，蜈蚣2g。用法用量：上药冷水浸泡1小时后，小火煎煮，沸后5~10分钟离火，每次服用150ml，每日煮2次，每剂连用2天。药渣勿弃之，再煎煮，沸后，滤渣，温后加老陈醋约30ml，敷患处，效更佳，忌口。治疗2周后，痤疮平复治愈。仍留因挤压形成的凹陷性瘢痕及轻度色素沉着。

2. 痤愈方（夏少农）

【组成】夏枯草10g　桑叶10g　野菊花10g　蚤休10g　蒲公英10g　生山楂10g　大黄6g　白花蛇舌草15g　淫羊藿12g　丹参12g

【功效】祛风清热，活血调冲任。

【主治】痤疮（肺风粉刺），属风热壅滞者。症见多于未婚青年男女颜面、胸、背等处生粉刺，颜面潮红等。

【用法】每日1剂，水煎服，头煎沸后文火熬15分钟，取汁；二煎沸后文火熬10分钟取汁；早晚各服1次。

【方解】方中的夏枯草、蒲公英、白花蛇舌草、蚤休、桑叶、大黄、菊花都具有明显的清热解毒作用，且可祛风；配合山楂以助活血祛瘀；如淫羊藿、丹参，对治疗囊肿性痤疮，更为有效，能促进皮损的修复和再生。诸药合用，辨证与辨病相结合，共奏祛风清热、活血调冲任之功。

【点评】痤疮俗称青春痘，也叫粉刺、痤痱疮、酒刺等，好发于面部、胸背部。现代医学认为痤疮的病因一般与细菌感染如痤疮棒状杆菌的桑寄生、内分泌障碍如雄性激素水平增高、代谢紊乱如脂肪分泌旺盛、肠胃疾病等都有一定关系。方中多数药物，均有明显的抑菌作用，另配合山楂等改善感染部位血液循环。比较严重的痤疮如结节性、囊肿性痤疮则加入白花蛇舌草，此药有较强的抑制皮脂腺分泌作用。并有调冲任和活血化瘀的药物，如淫羊藿、丹参，对治疗囊肿性痤疮更为有效，有抗雄性激素水平增高、调整内分泌紊乱和免疫失调的功能，能促进皮损的修复和再生。因此，本方对痤疮的治疗作用是多方面的。

用本方对45例患者的观察治愈率为77.8%，总有效率占97.8%。服药疗程最长3个月，最短2个星期，服药后半年随访无明显复发。

【简介】夏少农，生于1918年，逝于1998年，浙江德清人，中医外科名家夏墨农之子。1938年毕业于上海市中国医学院。曾任上海曙光医院中医外科主任、主任医师，兼上海中医药大学（原上海中医学院）教授等职。曾赴新加坡、中国香港讲学、会诊及出专家门诊。发表论文100余篇。

原通信地址：上海市普安路185号，上海曙光医院　邮编：200021

3. 凉血清肺饮（顾伯华）

【组成】生地15g　玄参12g　川石斛12g　生石膏30g　寒水石12g　白花蛇舌草30g　桑白皮12g　黄芩9g　生山楂15g　虎杖15g　生甘草3g

【功效】清热泻肺，凉血解毒。

【主治】脂溢性皮炎，痤疮，酒渣鼻，属肺热者。

【用法】水煎服，每日 1 剂，早晚各服 1 次。2 周为 1 个疗程，根据症情可以连续用 3～4 个疗程。

【方解】方中生地、玄参、川石斛滋阴清热凉血，玄参更兼泻火解毒；生石膏、寒水石清热泻火；桑白皮、黄芩专为清热泻肺；白花蛇舌草、虎杖清热凉血；甘草解毒和中；山楂一味，取其清除肠胃湿热壅滞作用。诸药合用滋阴凉血，清热解毒，泻肺中火，清肠胃湿热。

【加减】病者皮疹糜烂及伴油腻性脱屑者，加茵陈 15g，薏苡仁 15g；鼻翼潮红者，加制大黄 9g，苦参片 15g；皮损结节囊肿，加益母草 15g，莪术 12g 等，活血化瘀；大便干结者，加全瓜蒌 12g，枳实 9g。

【点评】本病在服用此验方治疗的同时，在饮食上忌食辛辣，少食油腻和甜食，多食蔬菜和水果，保持大便通畅。局部经常用温水硫黄肥皂洗涤，也是防治的重要环节。

【验案】刘某某，男，27 岁。面部垢腻，见颜面鼻部赤疹累累，症已 7～8年。舌苔薄黄腻，脉弦滑，病程缠绵，迁延不愈。以上方稍事加减，服用 2 周后，面部赤疹逐渐隐退，巩固治疗近半年，间断服用本方加减，并配合外用颠倒散洗剂（硫黄 7.5g、生大黄 7.5g 研极细末，加入生石灰水 100ml），涂搽患处，未见复发。

十、坐板疮、发际疮

消炎方（朱仁康）

【组成】黄连 8g　黄芩 10g　丹皮 10g　赤芍 10g　金银花 10g　蚤休 10g　连翘 10g　三棵针 15g　生甘草 8g

【功效】清热解毒，散瘀消肿。

【主治】坐板疮，发际疮，属热毒瘀阻者。症见臀部和颈后发际部位初起皮色红痒，或兼有粟米大、豆粒大之丘疹，继之则见红痒部酸赤肿痛，形成红色坚实的结节，黄豆到蚕豆大小，中央有毛发穿过，红、肿、热、痛明显等。

【用法】水煎服，每日 1 剂，早晚各服 1 次。

【方解】黄连、黄芩、金银花、连翘、蚤休清热解毒；丹皮、赤芍凉血散瘀，活血消肿；三棵针清热解毒，活血消肿；生甘草既助清热解毒，又可调和诸药。诸药合用，共奏清热解毒、散瘀消肿之功。

【加减】发际疮，可加荆芥 10g，桔梗 5g；坐板疮，可加牛膝 10g，赤芍10g；大便干者，加生大黄 10g（后下）。

【点评】疖是一种生于皮肤浅表的急性化脓性疾病，随处可生。临床上见到多个疖在一定部位反复发作者，称为疖病。生在臀部的，称"坐板疮"，发于颈后发际部位的，称"发际疮"。本方系朱氏自拟方，具有清热解毒、散瘀消肿的功效，用于多发性疖病。临床运用时如上述随症加减，则疗效更佳。患者宜勤理发，勤洗澡，勤换衣服，保持皮肤清洁。此外，还应忌食辛辣、鱼腥发物，少食甜腻饮食。

【验案】

案一：坐板疮。崔某，男，35 岁。臀部常起疖肿已 2 年。经常发生小硬结节，潮红疼痛，渐即破溃出脓而愈，时隔一两星期，又发生两三个结节，如此反复不断，甚为痛苦。内服消炎方，先后共 20 余剂，未再复发。

案二：发际疮。张某，男，31 岁。头部长小脓疮已 5 年。开始在头部起几个小红疙瘩，渐成脓疱疼痛，继之此起彼伏，成批出现，波及整个头部及颈部、额部，屡治少效。后用消炎方随症加减，共服 30 余剂，不再复发。

【简介】朱仁康，生于 1908 年，逝于 2000 年，江苏无锡人。曾任《国医导报》主编，卫计委中医研究院西苑医院外科主任，广安门医院外科主任、皮肤科主任、研究员，中华全国中医学会第一届理事，中华全国中医外科学会主任委员。为我国著名的中医皮外科专家，从事临床 70 余年，他在中医皮外科领域，潜心钻研，积极探索，攻克了许多疑难病症，对皮肤科常见病、多发病及外科疾患均有较好的临床治疗效果。治疗时重视辨证论治，同时主张运用小方，对适用于农村推广的简、验、便、廉的方药尤其推崇。

原通信地址：北京宣武区北线阁 5 号，中国中医研究院广安门医院

邮编：100053

十一、颜 面 疔 疮

芩连消毒饮（顾伯华）

【组成】黄芩 9g　黄连 3g　生栀子 9g　制川军 9g　野菊花 9g　草河车 9g　金银花 12g　连翘 12g　赤芍 9g　生甘草 3g　紫花地丁 15g

【功效】清热解毒。

【主治】颜面疔疮，头面丹毒，疮疖疔毒，属热毒炽盛者。

【用法】水煎服，每日 1 剂，早晚各服 1 次。

【方解】方中黄芩、黄连、野菊花、紫花地丁、金银花、连翘、草河车，均为清热解毒之品，直折其火；生栀子、制川军清热降火，使热毒从二便而泄；赤芍凉血散瘀，活血消肿；生甘草既助清热解毒，又可调和诸药。诸药合用，共奏清热解毒、消散疔疮之功。

【加减】如伴见大便秘结者，加生大黄 9g（后下），元明粉 9g（在头 2 煎中各半份冲），意在釜底抽薪；疔疮脓出不畅者，可加皂角刺 9g，使毒随脓泄；若

火毒攻心，神明受扰者，加神犀丹 1 粒（研冲吞服），或加广犀角 5g（先煎1小时）、细生地、粉丹皮清营凉血。

【点评】本方为顾氏外科治疗疔疮家传方，由黄连解毒汤、五味消毒饮、七星剑等衍化发展而来。疔疮是一种病势凶险的外科重症，本病如不及时治疗或处理不当，毒邪易于扩散，可引起"走黄"。本病的致病因素是大热之毒，其毒或因恣食膏粱厚味，醇酒辛辣炙爝，脏腑蕴热，火毒结聚所致；或因感受火热之气，竹木刺伤染毒而成。其治首重清热解毒，故方中一派清热解毒之品，直折其火，收效甚著。疔疮外治忌早期切开，忌用力挤脓。饮食宜忌烟酒、辛辣、鱼肉海鲜等荤食，以免助邪生火。

【验案】刘某某，男，34 岁。患眉心疔 5 天，疮疔不高，红肿散漫不聚，眼睑鼻旁尽肿，酸热，坚肿疼痛，高热持续，大便燥结，苔黄腻，脉弦滑数。证属心火上炎，火毒攻心，防毒走黄，急以清热解毒。芩连消毒饮加生大黄 9g，外科蟾酥丸 3～5 粒（吞），并配合外用药。2 日后虽未出脓，疮顶渐高，漫肿已趋局限，唯壮热颇甚，酸热疼痛，再以前法清热解毒，泻火通腑。服药 1 剂后，疮顶自溃脓出，疼痛见减，身热渐退，大便得畅，热毒随泄，病势已入坦途。日后取出脓栓疔脚1枚，再方去芩连之苦寒，加花粉、竹叶、芦根清润之品，以清余毒，外用玉露膏、九一丹。病经半月得愈。

十二、疽

清解透脓汤（施汉章）

【组成】当归 10g　生黄芪 20g　金银花 15g　天花粉 10g　皂刺 10g　连翘 10g　蒲公英 15g

【功效】清热解毒，透毒排脓。

【主治】有头疽成脓期，属热毒炽盛者。症见多发于项背部，局部红肿热痛，疮头有如粟米一只或多只不等，疼痛剧烈，易向深部及周围扩散，脓头相继增多，甚则伴有全身寒热，口渴烦躁，便秘溲赤，脉见洪数，舌红苔黄者。

【用法】水煎服，每日 1 剂，早晚各服 1 次。

【方解】方中金银花、连翘、蒲公英清热解毒；黄芪、当归补益气血，扶助正气，托毒外出；天花粉、皂刺透毒排脓。诸药共奏清热解毒、透毒排脓之功。

【加减】剧痛者，可加乳香、没药各 10g；舌质红，苔黄腻，可加黄芩 10g，黄连 4g，栀子 10g；壮热口渴，加生石膏 30g，知母 10g；伴有消渴病者，加玄参 20g，葛根 10g，山药 10g。

【点评】本方为施氏自拟方，多用于中老年人项背之有头疽成脓期。有头疽多发于项背部，项背部皮肉较厚，脓毒不易外泄，易向四周扩散。初起时仅有脓头一个，漫肿不高，易为患者忽视，一旦就诊，多已至成脓期。本病易发于中老年体

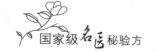

虚之人，正气无力托毒外出，故脓成时疮面大，腐溃时间长，若治之不当，久溃不愈，患者痛苦不堪，或遗留大片瘢痕，甚至导致内陷，危及生命。本方集大量清热解毒、透毒排脓之品，直指毒邪，故收效显著。

【验案】张某某，男，50岁。1987年6月1日初诊。右侧项部肿痛，4天前曾切开，因挤压而加重，伴发热（体温38℃），局部疼痛较剧，脉弦数，舌苔薄自。检查：右侧项部肿块约7cm×7cm，色微红，中间有粟粒状脓头数个，范围约1.5cm×1.5cm，有少量脓液。药用上方，日服1剂，外敷五五丹、金黄膏，每日换药1次。7日后，肿痛减轻，体温正常，局部腐肉渐见脱落，但脓液较多，色黄稠，疮口比原来大一倍，脉弦，苔黄。继以原方增删，外敷九一丹、金黄膏，10日后肿势全消，疮口肉芽新鲜。停内服药，外用提脓生肌药，以九一丹、黄连膏外敷（黄连10g、黄芩10g、黄柏10g，共研细末，凡士林100g，调匀）而痊愈。

十三、疣

1. 治疣方（朱仁康）

【组成】马齿苋60g　败酱草15g　紫草10g　大青叶15g

【功效】清热解毒，凉血祛瘀。

【主治】疣目，扁瘊，鼠乳，属热壅血滞者。症见皮肤生赘生物，多无自觉症状。发生于手指、手背、头皮等处者，称疣目；发于颜面、手背、前臂等处者，称扁瘊；发于胸背，皮损中央有脐窝的赘疣，称鼠乳等。

【用法】水煎服，每日1剂，早晚各服1次。7剂为1疗程，至多服用3个疗程，不效则宜停服。

【方解】马齿苋、败酱草、紫草、大青叶均有清热解毒之功，败酱草、紫草又可凉血祛瘀，消散瘀结。共奏清热解毒、凉血祛瘀之功。

【点评】疣目相当于西医的寻常疣，多发于儿童及青年；扁瘊相当于西医的扁平疣，多发于青年妇女，故又称青年扁平疣；鼠乳相当于西医的传染性软疣，多见于儿童和青年。本方具有清热解毒、凉血祛瘀之功，可治寻常疣、扁平疣，亦可治传染性软疣。从1972年6月至1974年，用此方治疗观察扁平疣75例，治愈47例，皮损基本消退11例，无效17例，总有效率为77.3%。

【验案】

案一：刘某某，女，55岁。1972年3月12日初诊。脸上长疣多个已2年。曾多方治疗，未见效果。检查：脸部见花蕊形小指头大疣状物多个，无痒痛感。诊断：多发性寻常疣。投以治疣方5剂，仅服3剂后疣子即完全脱掉。

案二：杨某某，女，13岁。脸及手背部起扁平疣1年，1周来加重。面部可见50~60个0.1cm×0.3cm大小的扁平丘疹，稍高起皮面，呈正常肤色，手背亦有同样皮疹，无明显自觉症。服用治疣方18剂，疣全部脱落，不留痕迹。

2. 清热祛风散结汤（胡建华）

【组成】夏枯草 9g　地丁草 15g　苦参片 9g　地肤子 9g　白鲜皮 12g　生甘草 6g　京玄参 12g　青防风 4.5g　薏苡仁 15g

【功效】清热利湿，祛风散结。

【主治】扁平疣，属风热湿邪，侵于肌肤者。症见皮肤生赘生物，皮损为表面光滑的扁平丘疹，芝麻至黄豆大小，淡红色、褐色或正常皮肤颜色，数目较多，散在分布，或簇集成群，亦可互相融合，可因搔抓使皮损呈线状排列，好发于颜面、手背、前臂及肩胛等部，一般无自觉症状，偶有瘙痒感，病程慢性，可持续数年。

【用法】水煎服，每日 1 剂，早晚各服 1 次。

【方解】地丁草、苦参片、地肤子、白鲜皮、生甘草、青防风以清热利湿，祛风解毒；玄参滋阴降火，清热消肿；夏枯草以软坚散结；薏苡仁不仅能清利湿热，且有散结消肿作用，为治疗扁平疣要药。诸药合用，共奏清热，祛风，散结之功。

【点评】扁平疣多见于青年患者，多发于面额或手背，皮损为扁平丘。大多数患者无明显自觉症状，少数患者有瘙痒症状。多由风热湿邪，侵于肌肤所致。本方清热利湿，祛风散结，恰中病机，故临床收效颇著。

【验案】沈某某，女，21 岁，工人。1976 年 10 月 5 日初诊。主诉右手背及额上生扁平疣半年余。生扁平疣已半年余，逐渐扩散增多，身上亦有皮肤瘙痒。曾服病毒灵以及煎药、中成药等，病情未能控制。检查：右手背有一片皮肤肥厚，四周散在扁平丘疹、皮损。额部扁平疣数粒，大者如黄豆，虽以头发掩盖，犹隐约可见；舌尖红，苔薄腻，脉细数（90 次／分）。诊断：扁平疣，风热湿邪，侵于肌肤者。治疗：清热利湿，祛风散结。予清热祛风散结汤。10 月 12 日二诊：近日右手背扁平疣有所好转，身上瘙痒亦减；脉细数，舌尖红，苔薄腻。原方薏苡仁改为 30g，7 剂。10 月 24 日三诊：右手背扁平疣，已渐见消散。原方 7 剂。11 月 1 日四诊：右手背扁平疣续减，额上扁平疣已消失。原方 7 剂。11 月 16 日五诊：右手背扁平疣已见平伏；舌尖红，脉细（82 次／分）。处方：夏枯草 9g，地丁草 15g，苦参片 9g，薏苡仁 15g，地肤子 9g，白鲜皮 12g，生甘草 4.5g，京玄参 12g，6 剂。患者服药 30 余剂，于同年12月21日随访，右手背及额部皮肤平坦光滑，扁平疣已告痊愈。

十四、黄　褐　斑

1. 颜玉饮（刘复兴）

【组成】女贞子 30g　旱莲草 15g　明玉竹 45g　白芍 30g　肉苁蓉 15g　紫丹参

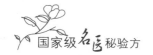

30g　冬瓜仁 30g　玫瑰花 6g　炒柴胡 10g　水蛭 10g

【功效】滋补肝肾，疏肝解郁，化瘀祛斑。

【主治】黄褐斑（黧黑斑），属肝肾阴虚，气滞血瘀型。症见颜面部大小、形状不等的色素斑，呈褐色或暗褐色，慢性经过；女子常伴月事不调，经潮时乳房胀痛，两胁不舒，斑色加深，时有头晕，耳鸣，烦躁易怒，舌淡，苔薄白，脉弦滑。

【用法】水煎服，沸后 5～10 分钟离火，每次服用 150 ml，早晚各服 1 次，每剂连服 2 天。

【方解】方中女贞子、旱莲草补肾养肝，为平补肝肾之品，以治肝肾阴虚，为方中君药。明玉竹质柔而泣，养阴润燥，《本经》"久服去面黑䵒，好颜色，润泽"；白芍酸苦微寒，养血敛阴，柔肝缓急，润肤；肉苁蓉补肾阳，益精血，温而不燥，补而不峻，且可润肠通便，《药性论》谓其"益髓、悦颜色"，有温阳皮肤，悦泽面容之功。此三药共为臣药，加强君药滋补肝肾之功。"久病入络"，故用水蛭，咸苦而平，入肝经血分，破血通络，逐瘀散结；紫丹参活血祛瘀，两药合用，加强了活血通络、化瘀祛斑之效；肝性喜条达，恶抑郁，为藏血之脏，体阴而用阳，情志不畅，肝木不能条达，则肝体失于柔和，肝气郁结，使血瘀颜面，故用柴胡条达肝气，疏肝解郁，以顺肝之性，针对肝气郁结，又为引经药；玫瑰花疏肝理气解郁，和血散瘀，加强了柴胡疏肝解郁之力；冬瓜仁利湿，有润泽肌肤、增白之功，《日华子本草》谓其"去皮肤风剥黑䵒，润肌肤"。不论内服或外用，均能令人皮肤白净如玉。上述水蛭、丹参、柴胡、玫瑰花、冬瓜仁皆为佐使药。诸药合用，共奏滋补肝肾、疏肝解郁、活血化瘀、祛斑美容、润肤增白之效。

【加减】肝肾阴虚甚者，加桑椹、果杞、炙黄精、炙何首乌；肝郁气滞甚者，加香附、青皮；血瘀甚者，加三棱、莪术、三七；午后身热者，加青蒿、地青皮、银柴胡、丹皮。

【点评】黄褐斑为颜面部局限性淡褐色或褐色皮肤色素改变，类似于祖国医学的"面尘""黧黑斑"，俗称"肝斑""妊娠斑"。大凡因于肾虚精血不足，肝郁气滞血瘀，颜面不得荣润而生本病。治宜滋补肝肾，疏肝解郁，化瘀祛斑为法。本方恰中病情，故收效颇佳，为祛斑美容、润肤增白之效方。由于本病疗程较长，可加上果杞、冬虫夏草、西洋参、核桃、珍珠、灵芝、当归、黄芪、绞股兰、阿胶、黄酒、蜂蜜等做成膏方以方便服用。

【验案】李某某，女，32 岁，2000 年 7 月 21 日初诊。面部对称性黄褐色斑片近 3 年，逐渐加深。曾服用过维生素类药，中、成药，多种增白养颜的保健品，外擦过各种名贵的祛斑类化妆品及面膜，效果不明显且有加重之势。查：面色晦暗，两颊可见明显的约 2.5cm×3cm 大小的黧褐色斑片，鼻及颏部亦可见散在的 0.5cm×1cm 大小不等的色斑，经前烦躁，乳房胀痛，神疲乏力，头晕，耳鸣，舌淡暗，苔白，脉弦略涩。西医诊断：黄褐斑。中医诊断：黧黑斑（肝肾阴虚、气滞血瘀型）。治法：滋补肝肾、疏肝解郁、化瘀祛斑。方名：颜玉饮加味。药物：女贞子 30g，旱莲草 15g，明玉竹 45g，白芍 30g，肉苁蓉 15g，紫丹参 30g，冬瓜仁 30g，玫瑰花 6g，炒柴胡 10g，果杞 30g，水蛭 10g，川芎 12g，炙香附 15g。用法用量：上药冷水浸泡 1 小时后，小火煎煮，沸后 5～10 分钟离火，每次服用 150 ml，每日煮 2 次，每剂连服 2 天。用药 2 月余，黄褐斑全部消退，面色红润。

2. 清胃凉营汤（高咏江）

【组成】生石膏 15g　知母 9g　白薇 9g　升麻 9g　生地 9g　赤芍 9g　丹参 12g　益母草 12g　蝉蜕 6g　蛇蜕 3g

【功效】清胃解热，凉营消斑。

【主治】面部黄褐斑，属热蕴阳明，迫及营血者。症见多以两颧部始发黄褐色斑，形似蝶状，或漫延至面颊、前额、鼻部及口唇周围。

【用法】水煎服，每日 1 剂，早晚各服 1 次。

【方解】《针灸大成》尝言："经络所属惟胃脉起于鼻、交频中，入上齿中，循口环唇，循颊车，上目前过客主入穴，故人面阳明之属也。"可见面部黄褐斑与阳明胃经关系密切。本病多属热蕴阳明，迫及营血，血受煎熬而成瘀，日久瘀热循经上犯颜面所致。故以方中生石膏、知母、白薇、升麻清胃热；生地、赤芍、丹参、益母草凉营血；蝉蜕、蛇蜕均具善脱之性，以助脱斑，而为佐药。诸药合奏清胃解热、凉营消斑之功。

【验案】杨某，女，34 岁。发现两颧部不规则黑斑 1 年余，近 2 个月来两颧部黑斑颜色加深，且漫延至鼻部及口唇周围，伴口疮、口臭，月经先期、色红质稠量多。诊见两颧部黑斑色深浓，鼻翼及唇周黑斑浅淡，形状均为不规则；舌红苔黄，脉滑数。辨证为热蕴阳明，迫及营血，遂拟清胃凉营汤。药用：生石膏 15g（先煎），知母 9g，白薇 9g，升麻 9g，生地 9g，赤芍 9g，丹参 12g，益母草 9g，蝉蜕 3g，蛇蜕 3g。服药 20 余剂，鼻翼及唇周之黑斑消退，两颧黑斑亦浅淡，口臭显减，口疮愈合。共用此方调治 2 月，面部黑斑完全消失，月经调顺而收功。

3. 清肝丸（李秀敏）

【组成】柴胡 100g　当归 100g　白芍 120g　生地 120g　丹参 200g　丹皮 150g　栀子 100g　凌霄花 100g　益母草 200g　香附 100g　白芷 60g

【功效】清肝解郁，理气活血。

【主治】面部黄褐斑，属肝郁气滞，血热瘀结者。症见多以两颧部始发黄褐色斑，形似蝶状，或漫延至面颊、前额、鼻部及口唇周围；伴口苦，咽干，头晕，头痛，易怒，易惊，胁胀，纳差，太息，食后腹胀，失眠，多梦，善忘，月经不调，前后错期，经血块多，舌质红，苔薄白，脉弦滑。

【用法】上药共研细末，炼蜜为丸，每丸 10g，每日服 3 次，每次 1 丸。一般需服药 3～6 月。

【方解】以四物汤为基本方，并加益母草、凌霄花以养血柔肝；柴胡、丹皮、丹参、栀子、香附清肝热、理气血，有逍遥之意；加白芷以引药上行，华颜面气血。诸药合用，共奏清肝解郁，理气活血之功。

【点评】黄褐斑是病因不甚明确，临床治疗也较为困难的皮肤病之一。李氏积多年临床经验，潜心研究黄褐斑的治疗，将其辨证分为肝郁型、肾虚型、脾虚型三种。对应制定了清肝丸（柴胡 100g，当归 100g，白芍 120g，生地 120g，丹参 200g，丹皮 150g，栀子 100g，凌霄花 100g，益母草 200g，香附 100g，白芷 60g，炼蜜为丸）、益阴丸（菟丝子 300g，女贞子 300g，生地 150g，熟地 150g，丹皮 150g，桑寄生 300g，当归 120g，旱莲草 200g，鸡血藤 200g，花粉 120g，茯苓 120g，炼蜜为丸）、实脾丸（党参 120g，白术 100g，薏苡仁 300g，冬瓜皮 300g，木香 100g，茯苓 120g，生地 120g，当归 100g，鸡血藤 200g，鸡内金 100g，炼蜜为丸）治疗，还配合同时使用化瘀丸、祛斑霜（当归 30g、白芷 30g、丹参 30g、紫草 30g 等，经醇提浓缩，制成水包油型霜膏）。临床疗效显著，达85%以上。

【验案】张某某，女，41 岁。患者 3 年前春季患病，右颧部有条形黄褐色斑块，逐渐扩大到双侧颧部、颞部。素有神经衰弱史，平时易怒，眠差，多梦，胸胁满闷，善太息。诊见舌质红，尖赤，苔薄黄，脉弦滑。证属肝郁气滞，治以清肝活血，予"清肝丸"，每日 3 丸。服药 2 个月，斑色无变化，但烦急、失眠、多梦等症状明显减轻。继服 1 个月，斑色由深变浅，范围变小，直至完全消退。为巩固疗效，又服药半个月以巩固。

【简介】李秀敏，1965 年毕业于北京中医学院中医系，曾从师著名皮肤科专家赵炳南、马海德、陈集舟教授。北京中医药大学附属医院皮肤科主任，皮肤科教研室主任、教授，中华全国中医学会外科学会美容分会委员，中华全国中西医结合会北京皮肤科分会委员。曾任北京中医药大学教授，附属东直门医院主任医师。潜心研究黄褐斑治疗20余年，并设立专科门诊，治愈者众。

通信地址：北京东内海运仓5号，北京中医药大学附属东直门医院
邮编：100700

十五、老年性皮肤瘙痒

何首乌润肤汤（徐宜厚）

【组成】制何首乌 12g　干地黄 12g　山药 12g　黄柏 6g　五味子 6g　菟丝子 15g　沙苑子 15g　生龙牡 15g　茯神 9g

【功效】养阴润燥，滋肤止痒。

【主治】老年性皮肤瘙痒病，属肝肾阴虚，肤失濡养者。症见患者年龄多数在60 岁以上，皮肤干燥发痒，或脱屑如糠秕，秋冬天或者夜间痒感更加明显，甚者抓破结有血痂；舌质红苔少，脉细数重按无力。

【用法】水煎服，每日 1 剂，早晚各服 1 次。

【方解】老年性皮肤瘙痒症，其发病原因多是肝肾阴虚，郁生内热，热甚灼阴，肤失濡养，故皮肤干燥脱屑如糠秕；热搏与肤，遇之风邪则瘙痒不已。方用制

何首乌、干地黄、沙苑子、黄柏之类养肝滋肾；辅以菟丝子补肾；五味子益心；茯神化湿；山药健脾；生龙牡平肝。互相配伍，肝肾之虚得补，风邪之实得驱，邪去正复，痒感自除。

【加减】瘙痒病变在上半身，加桑叶 10g，杭菊花 10g，白附子 6g；瘙痒病变在下半身，加炒杜仲 10g，怀牛膝 10g，桑寄生 10g；瘙痒泛发全身，加白鲜皮 12g，白蒺藜 12g，苦参 6g；顽固瘙痒，加皂刺 6g，乌梢蛇 10g，灵仙 6g，益母草 12g；瘙痒有渗出时，加茯苓皮 12g，茵陈 15g，蚕砂 12g；瘙痒抓破毒染时，加黄柏 6g，白花蛇舌草 12g，蒲公英 12g；口干便秘时，加枳壳 10g，西锦文 8g；心烦失眠，加百合 12g，小麦 30g，枣仁 10g。

【点评】老者肝肾亏虚较为多见，本病本虚标实，是其特征之一，因此在治疗中，滋肝补肾是其重点，适当佐以散风止痒之品，也是必要的。不过，应当指出肝肾阴虚，常能燥热生风，风药不可妄投，否则易致痒感更重。

【验案】徐某，男，71 岁。冬天，开始感觉胫前皮肤瘙痒，继而痒感波及到躯干部分，曾用过钙剂治疗，病情未见控制。脉细数，舌黯红龟裂，少苔。就诊时发现胫前和躯干可见线状抓痕，皮肤干燥，并有少量血痂和少量糠秕状鳞屑。治宜养阴润肤止痒，方用何首乌润肤汤加白蒺藜 10g，玄参 10g。3 剂后，痒感明显减轻，又进 5 剂诸症痊愈。

十六、脱　发

生发散（周鸣岐）

【组成】生地 15g　熟地 15g　当归 20g　侧柏叶 15g　黑芝麻 20g　何首乌 25g

【功效】养血生发。

【主治】各型脱发症。

【用法】水煎服，每日 1 剂，早晚各服 1 次，须连服 3～5 个月。

【方解】因为"发为血之余"，头发的营养来源于血，脾胃为气血生化之源，脾胃功能的好坏，除影响五脏六腑的正常功能之外，每每影响到头发的光泽、荣枯、生长与脱落；头发的生机，根源于肾，肾生髓，通脑，主骨，其华在发，倘若肾气充沛，肾精盈满，则头发光泽，肾阴亏损，则头发枯落；或因禀赋素弱，毛孔疏松，风邪乘虚而入，日久化热化燥；或火盛血热，发失滋养荣润所致；亦可因情志所伤，气机紊乱，气滞血瘀，瘀血阻塞脉络，新血不能养发，故发脱落。所以全方用药熟地、黑芝麻、何首乌重在养血益精，滋补肝肾；辅以生地、侧柏凉血润燥；当归养血活血。根据病情辨证加减用药，共奏养血生发之功效。

【加减】风盛血燥者，去熟地，生地改用 30g，加丹皮 10g，蛇床子 15g，蝉蜕 10g，苦参 20g，川芎 10g，白鲜皮 20g；气滞血瘀者加红花 10g，赤芍 15g，桃仁

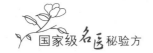

10g，川芎 10g，鸡血藤 20g；无论辨证为哪一种类型，凡皮肤瘙痒且落屑者，均加苦参、白鲜皮、地肤子各 10g。

【点评】运用本方治疗 30 例患者，痊愈 7 例，好转 23 例，全部有效。本组病例服药最短时间 30 天，最长 120 天，平均服药 70 天；7 例治愈者平均服药天数为 90 天。

【验案】杨某某，男，47 岁。脱发 3 月余，逐渐全部脱光，经皮肤科诊为"脂溢性皮炎"，曾服谷氨酸、维生素类药物数月，罔效。于 1979 年 6 月 5 日来院求治。初诊：除头发全部脱光外，还伴有瘙痒无度，皮屑如雪片，烦躁不宁，彻夜不眠等症，只有服用安眠镇静之剂方能入睡。另溲赤，便秘，舌红无津，苔薄黄，脉弦。诊为风热血燥所致脱发。治以清热凉血，祛风止痒。方药：苦参 20g，白鲜皮 75g，何首乌 30g，当归 20g，生地 25g，丹皮 10g，紫草 15g，蛇床子 15g，川芎 15g，熟地 15g，蛇蜕 5g。二诊：服上方 6 剂，头皮瘙痒减轻，鳞屑减少，始能入眠，舌红苔薄，脉弦，仍按上方继服 6 剂。三诊：上剂服后，头皮瘙痒、烦躁悉除，尚能安静入眠，心情舒畅，头部已有绒毛状毛发长出，唯腰膝有酸软之感，五心烦热，舌红，脉细数。此乃风燥之邪伤阴之故，再拟育阴清热、生津滋液之剂。药用：生地 20g，熟地 20g，当归 20g，侧柏叶 10g，何首乌 25g，黑芝麻 25g。四诊：上方服至 30 剂，见体力增强，诸证皆除，精神转佳，毛发全部长出，且色黑光泽有华，随访年余，发黑光泽如常人，未再脱落。

十七、斑 秃

一麻二至丸（董建华）

【组成】黑芝麻 30g　女贞子 10g　墨旱莲草 10g　制何首乌 10g　侧柏叶 10g　枸杞子 10g　生地 15g　熟地 15g　黄精 20g

【功效】补肾养血，凉血润燥。

【主治】斑秃，属肾虚精血不足而兼血热者。症见头发成片脱落，皮红光亮、瘙痒，伴头晕腰酸，烦闷失眠，多梦，或月经量少、错后，舌红，苔黄，脉细等。

【用法】水煎服，每日 1 剂，早晚各服 1 次。

【方解】方中二至丸（女贞子、墨旱莲草）滋而不腻，补而不滞，且有凉血润燥作用；加入制何首乌养血乌发；生熟地补肾填精；枸杞子、黑芝麻、黄精养血滋肝，以增强滋补之力；侧柏叶凉血润燥，以助凉血润泽之功。诸药合用，共奏补肾养血，凉血润燥之功。

【加减】若血虚神倦、头晕、心悸甚者，加当归、白芍、玄参等；失眠重者，加生龙骨、生牡蛎、栀子，或丹参、酸枣仁、夜交藤；若失眠而苔腻夹痰者，加合欢皮；腰酸重者，加菟丝子、续断；口干少津者，加石斛、麦冬；头皮红亮且瘙痒者，加白蒺藜、地骨皮；若头皮不甚红亮、瘙痒不甚者，减侧柏叶为半量。

【点评】根据斑秃的临床表现，属于中医"油风""鬼剃头"病的范畴。据《内经》有关"肾藏精，主骨生髓""其华在发"，以及精血相生，精足血旺，毛发蕃茂润泽等理论，治疗脱发斑秃当以补肾养血为主，兼以凉血。临床运用时，尚需随症加减。

在服中药的同时，可配合使用外搽药，如将鲜侧柏叶纳入75%酒精中浸泡1周后，即用棉球蘸液外搽脱发的头皮，以助头发再生。治疗过程中和治愈后一定时期内，应禁食辛辣食物及葱蒜酒和虾羊肉等食物，以免助火伤血，防止复发。同时保持头皮清洁透风，避免硬皮帽摩擦刺激。还要嘱患者保持情绪稳定，心情舒畅，不要过度用脑熬夜。早上注意饮足量温开水，注意大便通畅。本方偏于甘凉滋补，故脾虚便溏及胃寒者慎用。

【验案】黄某某，女，26岁。脱发15个月，因工作劳累，睡眠不好，头顶部毛发成片脱落，两周内头发全部脱光，头皮瘙痒，曾在几个医院检查治疗，均诊为斑秃，全秃型。先后用过斑秃丸60丸、胎盘组织浆及维生素 B_{12} 等药，均无疗效。来诊时伴见头晕腰酸，烦闷易躁，神倦乏力。月经量少、错后，胃纳尚可。舌质红、苔薄，脉象细弦。局部头皮无炎症表现，查体亦无异常发现。证属劳累伤肾，精血不足，毛发失养。治以补肾养血，凉血活血。予以一麻二至丸加白芍10g，菟丝子10g，红花5g。连服20剂，两鬓渐生淡黄色纤细头发，夜眠好转，腰酸亦轻，再服10剂，两鬓新生的细发变粗变黑，头顶也长出纤细头发，腰酸、失眠情况基本消除，月事转调。继以上方10倍量，配成蜜丸，每丸重10g，日2次，以巩固疗效。半年后复查，头部长满黑发，一如常人。食眠二便如常，月经正常。肾气充，血气旺，斑秃痊愈。

五官科疾病秘验方

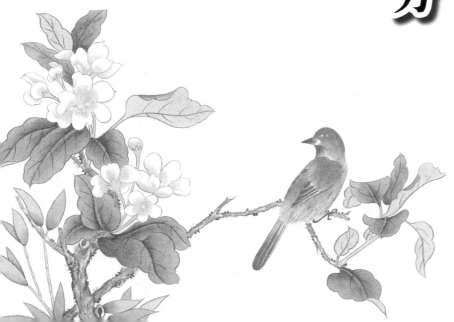

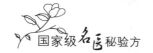

一、青光眼

泻肝利水通络汤（庞赞襄）

【组成】桔梗、茺蔚子、车前子、葶苈子、防风、黄芩、香附、泽泻各10g
芦根、夏枯草各30g　甘草3g

【功效】泻肝解郁，利水通络。

【主治】青光眼，属肝经郁热者。症见双眼疾患，但常为一眼先发病，眼球涨痛，视力急剧下降，同侧偏头痛，甚至有恶心、呕吐，体温增高和脉搏加速等；球结膜充血、角膜水肿、前房极浅、瞳孔变大、晶体混浊、眼压高、眼球坚硬如石；也有一些患者眼压很高，但无任何症状，因而往往容易被忽略而导致耽误治疗，其后果更为严重。

【用法】水煎服，每日1剂，早晚各服1次。配合应用0.25%噻吗心安和1%匹罗卡品液点眼。

【方解】方中泽泻利水渗湿；桔梗、黄芩解目中之郁；夏枯草、芦根泻肝解郁散结；香附、茺蔚子、葶苈子、车前子理气行血利水；防风散风疏络；甘草健脾和胃，调和诸药。诸药合用，共奏泻肝解郁，利水通络之功。

【点评】青光眼多因七情过激，思虑过度，肝经郁热，玄府郁闭，水道不利，神水瘀滞，通路闭塞，眼压升高所致。治宜泻肝解郁，利水通络。一般急性充血性青光眼，大多数采用手术治疗，应用中药可以起到利水疏络，散结通利，防止视功能受损的作用。

【验案】张某，男，57岁，工人。1985年10月16日就诊。主诉：右眼疼痛，视物不清，头痛20天。在20天前，患者自觉右眼疼痛不适，曾在本科门诊检查诊为"青光眼"，用点眼药水、中药治疗，症状好转，今日来诊。检查：右眼视力0.01；裂隙灯观察：右眼球结膜充血，角膜水肿，前房浅，瞳孔散大；眼压：9.23kPa。舌质红苔黄，脉弦。诊断：青光眼，肝经郁热者。治疗：泻肝解郁，利水通络。10月19日二诊：右眼视力0.6，眼压1.94kPa，继服前方。10月29日三诊：右眼眼压2.9kPa，前方去泽泻，加槟榔、荆芥、枳壳各10g。12月17日四诊：右眼视力0.8，左眼视力1.0，右眼结膜不充血，角膜透明，前房浅，瞳孔药物性缩小。以泻肝解毒汤善后，眼部情况良好。

【简介】庞赞襄，生于1921年，逝于2005年，河北巨鹿人。生于三代中医眼科世家，14岁随父庞信卿老先生学徒，18岁独步杏林，21岁自立诊所，行医送药，庞氏眼科享有盛誉。为主任医师、教授。曾任河北省医院副院长、中医眼科主任，中华全国中医学会第一届理事，河北省中医学会副理事长，中华医学会河北省眼科分会副主任委员。是我国著名的中医眼科专家，一生致力于中医眼科和卫生管理工作。主要著作有《中医眼科临床实践》《庞赞襄中医眼科临床经验选编》。

原通信地址：中国河北省石家庄市和平西路 348 号，河北省医院

邮编：050051

二、溃疡性口腔炎

加味犀角地黄汤（曾章超）

【组成】水牛角 20g　生地 10g　丹皮 9g　赤芍 10g　栀子 6g　大黄 3g　紫草 6g　青黛 3g

【功效】清热凉血，泻火解毒。

【主治】溃疡性口腔炎，属热燔营血型。症见发热，口腔黏膜、齿龈、舌面充血、溃疡，伴口痛，流涎，拒食，大便干结，小便短赤，舌红苔黄，指纹紫滞等。

【用法】水煎服，每日 1 剂，早晚各服 1 次。

【方解】水牛角、生地、丹皮、赤芍、紫草清热凉血化瘀解毒；栀子清三焦之火；青黛泻火解毒；大黄通腑、泄热、解毒、祛瘀。诸药合用，共奏清热凉血，泻火解毒之功。

【加减】火甚者，可加黄连，黄芩；口干，加天花粉；便秘甚者，加芒硝粉冲服。

【点评】口腔溃疡中医称口疮，临床上多见火热亢盛的实热证，而采用大量清热解毒之剂治之，但临床疗效欠佳；而加味犀角地黄汤在本证的应用，则是针对其营血分热毒予以凉血清热解毒，故疗效较好。

【验案】患者，杨某，2 岁 3 个月，2005 年 6 月 8 日就诊。诉发热，口痛，流涎，拒食，烦吵，大便干结。查体：面赤唇干，口腔黏膜齿龈，舌面多处溃疡，舌红苔黄，指纹紫滞。血常规：白细胞 1.6×10^9 / L，NE60%，LY30%。中医辨证：口疮（热燔营血）。治则：清热凉血，泻火解毒。方药：加味犀角地黄汤。家山药 12g，黄连 3g，甘草 3g。服药后再诊即热退，口痛明显减轻，稍能进食，口腔黏膜红肿明显减轻，继以上方续服 2 剂后复诊，病近愈。

三、慢性单纯性咽炎

1. 甘露利咽茶（谢强）

【组成】人参叶 3g　五味子 3g　乌梅 3g　甘草 3g　白花蛇舌草 6g　桑叶 3g　橘络 3g　瓜蒌皮 3g　薄荷 3g（做药引）

【功效】生津益气，清燥化痰，润利咽窍。

【主治】慢性单纯性咽炎，慢性肥厚性咽炎，萎缩性咽炎，慢性扁桃体炎，咽

神经官能症（又名梅核气），属气阴亏虚型。症见口干咽燥，咽肿痛不适，咽异物感，梗梗不利，干咳痰黏，频频清嗓，五心烦热，气短乏力等；舌淡或红，苔少或薄黄，脉细。

【方解】方中君用人参叶、五味子生津益气，润利咽窍；臣配乌梅、甘草，助君药生津益气利咽；佐以白花蛇舌草、桑叶、橘络、瓜蒌皮、甘草，助君药清燥化痰利咽；使用薄荷清利咽喉，引诸药上达咽窍。共奏生津益气，清燥化痰，润利咽窍之功效。

【加减】忧郁叹息者，加素馨花 3g；嗳气泛酸者，加厚朴花 3g；月经不调者，加月季花 3g；胁肋不舒者，加玫瑰花 3g；干咳或清嗓频甚者，加绿萼梅 3g；咽后壁淋巴滤泡增多甚者，加红花 2g，橘叶 3g，丝瓜络 2g。

【点评】本方用药轻清，最利清窍，可作为治疗各种慢性咽炎、扁桃体炎的基本方，随症加减。此外，上药共放热水瓶中冲泡半小时后（加盖），先趁热用毛巾围住热水瓶与口腔，熏咽喉 15 分钟，然后分多次缓缓含咽，颇宜黏膜吸收，尤如品茶，每次数口，饮用不拘时，咽不适时，即可随时饮用。

【验案】方某某，男，39 岁。2005 年 11 月 17 日初诊。患慢性咽炎 10 余年。咽灼热疼痛，口干少饮，痰黏不适，干咳痰少，喜清嗓，舌质淡，苔薄黄，脉细涩。间接咽喉镜检查见：咽峡黯红，咽侧束肥厚，咽后壁淋巴滤泡增多，并有黏液附其上。西医诊断：慢性肥厚性咽炎；中医诊断：慢喉痹；证属气阴亏虚，血瘀痰凝。治以生津益气，软坚化痰，润利咽窍法。处方：甘露利咽茶加红花 2g，橘叶 3g，丝瓜络 2g。每日 1 剂，泡水代茶。先熏口咽后含饮。20 天后复查，咽灼疼改善，清嗓减少，舌淡红，苔薄，脉细濡；间接咽喉镜下见：咽峡、咽侧束肥厚改善，咽后壁淋巴滤泡减少。守原方继续治疗 1 个月，咽喉舒适。检查见咽部肥厚基本消失，1 年后随访未复发。

2. 养阴利咽汤（张赞臣）

【组成】白芍 9g　川百合 10g　南北沙参各 10g　天花粉 9g　白桔梗 4.5g　生甘草 2.5g　嫩射干 4.5g

【功效】滋养肺胃，清热利咽。

【主治】慢性咽喉炎（阴虚喉痹），属肺胃阴虚者。症见咽部异物梗阻感，咽红干燥作痛，喑哑等。

【用法】水煎服，每日 1 剂，早晚各服 1 次。

【方解】咽喉是肺胃之门户，肺胃阴虚往往引起喉痹。故方中滋养肺胃阴液之南北沙参、川百合、天花粉等就成为治疗本病的主药；而桔梗、甘草、射干乃治咽喉部位之要方要药；方中白芍一味，虽不入肺胃二经，而其味苦酸，与甘润之品相配，可增加敛阴养津之力。诸药合用，共奏滋养肺胃，清热利咽之功。

【加减】如喉头无痰而喑哑者，加玉蝴蝶、凤凰衣、藏青果润肺开音；头晕目眩者，加稽豆衣、嫩钩藤、杭菊花以平肝益阴；两目红丝缠绕者，加粉丹皮、杭菊花凉肝明目；失眠者，酌加炙远志、淮小麦、合欢花、忘忧草养心安神；胸闷者，加广郁金、麸炒枳壳、野蔷薇花理气解郁开胸；痰黏喉头者，加川贝粉、地枯萝以清化痰热；纳少、腹痛者，加广木香、土炒白术、台乌药理气健脾和中；肾虚遗尿者，加益智仁、制何首乌、山茱萸益肾养阴；大便干燥者，选加瓜蒌仁、制何首乌、桑椹子滋阴润肠通便；咽部嫩红、赤脉纹粗、面色红者，加粉丹皮、赤芍清热凉血，并配制珠黄青吹口散：珍珠、牛黄、薄荷叶、尿浸石膏（煅、水飞）、人中白（水飞）、老月石、天竺黄、川连、西瓜霜、冰片、飞青黛、生甘草诸药适量，共研极细末，吹喉；咽底壁结节色淡而肥厚者，加薏苡仁、茯苓、泽泻等淡渗利湿；对阴虚喉痹恢复期患者，常用珠儿参、白桔梗、生甘草、嫩射干等药适量，以开水泡，代茶常饮之，巩固其疗效。

【点评】阴虚喉痹，亦即现代医学所谓"慢性咽喉炎"，以咽部异物梗阻感、咽干、咽痛和声音嘶哑为主要临床表现。咽部异物梗阻感，与"梅核气"相近似，多由肝气郁结所致。若兼有痰黏难咳或痰厚色黑成块，则属痰阻；咽干作痛之证，每于午后或夜间为甚者，多系阴液不足之故。应结合其他见症进行辨证：若语声无力，动则气急，属肺阴虚挟有郁热；兼见纳少，食后脘腹满闷或大便溏泻者，为脾胃失运，津液不得上承；见有头晕目眩，两目红丝缭绕的，属阴虚肝旺；声音嘶哑者，多属肺热阴亏，亦有的兼见痰堵喉头，为痰热互阻所致；失眠者，为心神不宁；大便干者，为阴液不足，腑气失于滋润；至于咽红总归于火，不过其色黯红者属虚火，鲜红者属实火，红点又称"小瘰"，赤脉又叫"哥密纹"。哥密纹粗而色鲜红者，属虚火与实火相参；纹细而色黯红者为虚；小瘰细而色红者属虚火上炎；小瘰形大，斜视之如水晶泡状，其色透明者，往往挟湿；若是咽底壁结节色红而高实者，为火盛；色淡而肥厚者，为痰湿内阻。这些对辨证用药有一定的参考价值。此外，治疗阴虚喉痹，要避免使用辛燥伤阴耗津之品，益气不可升阳，健脾不用温燥，这对素体阴虚者，尤应注意，故用药总在甘寒清润、酸甘敛阴、养胃生津的范围，以缓缓图功。

【简介】张赞臣，生于 1904 年，逝于 1993 年，江苏武进人。祖育铭、父伯熙精于外、喉科，张氏幼承家学，后入上海中医专门学校，转读于上海中医大学，师从谢利恒、曹颖甫、包识生诸名家。历任上海市中医门诊部副主任，上海市卫生局中医处副处长，上海市中医文献研究馆副馆长，卫计委医学科学委员会委员，国家科委中医专业委员会委员，上海中医学院耳鼻喉科教研组主任、教授。张氏精内、外、妇、儿、五官各科，尤以外、喉科见长，提倡弘扬中医传统特点，汲取现代医学之长，临床治疗参用现代医学诊断手段，总结临床经验采用现代认识和方法，医道益精。首创"舌下经脉诊察法"，创制多种喉科验方。晚年主编《中医喉科集成》巨著，并撰有专著 10 余种，及医话、养生、临床总结等学术论文数十篇。

原通信地址：上海市蔡伦路 1200 号，上海中医药大学　邮编：201203

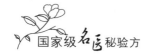

四、咽肌麻痹

化瘀利咽汤（田维柱）

【组成】党参15g 黄芪20g 升麻10g 柴胡10g 当归15g 生地20g 赤芍15g 桃仁15g 红花15g 玄参10g 枳壳5g 桔梗15g 甘草10g

【功效】补气活血，利咽通窍。

【主治】咽肌麻痹，属气虚或气血瘀滞结于咽部者。症见咽下困难，喝水呛，舌质淡红，苔薄，脉沉无力。

【用法】水煎服，每日1剂，早晚各服1次。

【方解】方中党参、黄芪、升麻补气升阳；柴胡、枳壳疏肝理气，升清降浊；玄参开瘀散结；当归、生地、赤芍、桃仁、红花补血活血，祛瘀散结；桔梗宣肺祛痰利咽，引药直达病所；诸药合用，共奏补气活血，利咽通窍之功。

【加减】气虚甚者，党参改人参15g；痰盛者，加陈皮15g，半夏15g；气郁者，加香附10g，乌药10g。

【点评】本方专治气虚或气血瘀滞结于咽部而致的吞咽困难，重症肌无力（咽肌型）或中风所致球麻痹，均可应用此方。

【验案】张某某，女，16岁，1984年4月20日就诊。主诉：吞咽困难2月余。患儿平素性情急燥，经常因与家长生气，不吃早餐就上学。2月前感觉咽部不适，进而出现吞咽困难，逐渐加重，在中国医大一院、陆军总院、202医院、北京协和医院均诊断为重症肌无力，咽肌麻痹。服用新斯的明有效，但剂量需不断增加，近日服新斯的明几乎无效，在当地医院住院治疗，下鼻饲管进食，由于进食质量不够，营养不良，病人极度消瘦，痰浊阻塞气道，呼吸停止7次，经及时行气管插管人工呼吸而得救，但仍无法进食而来诊。查：患儿神清，毛发枯黄，两眼内陷，颧骨高突，蜷卧于床，身体极度消瘦，骨瘦如柴，身高1.62m，体重仅21kg，顺着皮肤可见骨骼外形，全身无肉，盆腔如盆，不能站立，口角流涎，用6条毛巾不断擦拭，肌肤甲错，胸部皮肤遍布瘀斑，月余未大便，小便黄少，舌质黯淡，少苔，脉沉涩无力。此属患儿情志不畅，肝气郁结，日久气滞血瘀，阻于咽部而致。治以舒肝理气，活血化瘀。选用化瘀利咽汤加减：当归9g，生地9g，赤芍9g，柴胡9g，桃仁9g，红花9g，甘草10g，川芎9g，桔梗20g，水煎服。服药3剂后，口腔流涎明显减少，舌脉未变。处方：当归12g，生地12g，赤芍12g，柴胡12g，桃仁12g，红花12g，甘草15g，川芎12g，桔梗20g，水煎服。连服6剂后，可以饮水，但水到咽部时发出"咕咕"的声音，口腔流涎明显减少。处方：人参15g，当归15g，生地20g，赤芍15g，柴胡12g，桃仁15g，红花15g，川芎15g，桔梗25g，甘草15g，水煎服。连续服3剂后，患儿可以进半流食及罐头中的水果块。又服3剂后，患儿可正常进食，拔掉鼻饲管，患儿进食量极大。为防止过量伤胃，由家人控制，定时定量。但患儿竟偷吃、抢吃，食物总吃不饱，可以下床活动，舌质淡红，苔薄，脉沉无力。更方为：人参 15g，白术 15g，茯苓 15g，当归 15g，川芎 15g，赤芍 15g，生地 20g，桔梗 25g，桃仁 15g，红花 15g，甘草 15g，水煎服。连服 20 剂停药，病人进食正常，体重增至 34kg，生活自理，可正常活动。随访：病愈后病人没再出现吞咽障碍症状，现已结婚生子，生活正常。

五、慢性单纯性喉炎

润喉悦音茶（谢强）

【组成】人参须 2g　五味子 3g　西藏青果 3g　木蝴蝶 3g　乌梅 3g　甘草 3g　金银花 6g　桑叶 3g　竹茹 3g　薄荷 3g（做药引）

【功效】生津益气，清燥化痰，润喉悦音。

【主治】慢性单纯性喉炎，慢性肥厚性喉炎，慢性声带炎，声带疲劳症（又名喉肌弱症），癔病性失音，属气阴亏虚型。症见声音嘶哑或语音低微，口干喉燥，喉中异物感，干咳痰黏，频频清嗓，五心烦热，气短乏力等；舌淡或红，苔少或薄黄，脉细。

【用法】每日 1 剂，泡水代茶。

【方解】方中君用人参须、五味子、西藏青果、木蝴蝶，生津益气，润喉悦音；臣配乌梅、甘草，助君药生津益气利喉；佐以金银花、桑叶、竹茹、甘草，助君药清燥化痰利喉；使用薄荷，清利咽喉，引诸药上达喉窍。共奏生津益气，清燥化痰，润喉悦音之功效。

【加减】复外感风热，声嘶甚者，加蝉蜕 3g；多言声嘶甚者，加槐花 3g；干咳声嘶甚者，加梨皮 3g；大便秘结者，加胖大海 3g；喉灼热声嘶者，加干冬菜 3g；声哑日久，声带肥厚甚或有小结、息肉者，加红花 2g，橘络 3g，丝瓜络 2g；动则气短声低者，加诃子 3g。

【点评】本方用药轻清，最利清窍，可作为治疗各种慢性喉病、嗓音病的基本方，随症加减。此外，上药共放热水瓶中冲泡半小时后（加盖），先趁热用毛巾围住热水瓶与口腔，熏咽喉 15 分钟，熏毕 30 分钟内禁止讲话，然后分多次缓缓含咽，颇宜黏膜吸收，如品茶般，每次数口，饮用不拘时，喉不适时即可随时饮用。

【验案】张某，男，46 岁，教师。2006 年 5 月 16 日初诊。声嘶日久，讲话费力，多言声低难出，口干饮少，喉有异物感，喜清嗓，舌质黯红，苔薄，脉细涩。间接喉镜检查：喉黏膜及声带肥厚，有丝状黏液附其上，声带闭合差。西医诊断：慢性肥厚性喉炎；中医诊断：慢喉喑，证属气阴亏虚、血瘀痰凝。治以生津益气，软坚化痰，润喉悦音法。处方：润喉悦音茶加红花 2g，橘络 3g，丝瓜络 2g。每日 1 剂，泡水代茶。先熏喉后含饮。15 天后复查声嘶改善，清嗓亦减少。间接喉镜检查：喉黏膜、声带有轻度充血。守原方继续治疗，2 个月后复查，声音恢复正

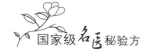

常，喉黏膜及声带肥厚消失，半年随访未复发。

六、慢性单纯性鼻炎

煦鼻通窍汤（谢强）

【组成】桂枝 6g　杏仁 6g　炙黄芪 15g　葛根 15g　白术 12g　防风 6g　覆盆子 12g　熟附片 6g　干地龙 6g　白芍 6g　辛夷花 6g（做药引）

【功效】温阳散寒，化浊止涕，煦鼻通窍。

【主治】慢性单纯性鼻炎，慢性肥厚性鼻炎，变态反应性鼻炎，血管运动性鼻炎，慢性鼻窦炎，属气虚型。症见头昏，鼻塞，涕清或浊，胸闷，气短乏力，食欲欠佳等；舌淡，苔薄或腻，脉细弱。

【用法】水煎服，每日 1 剂，早晚各服 1 次。

【方解】方中君用桂枝、杏仁温肺散寒；臣配黄芪、葛根、白术、防风，助君药温脾益肺，屏御外寒；覆盆子、熟附片，助君药温肾益肺，温散内寒；佐以干地龙擅行湿地之性，祛湿消肿，佐助君药通窍除涕；又以白芍敛阴和营，佐制桂枝、附片燥热之性；使用辛夷花上通鼻窍之性，宣鼻通窍，引诸药上达鼻窍。共奏温阳散寒，化浊止涕，煦鼻通窍之功效。

【加减】鼻塞日久者，加三七粉 3g，川芎 12g；喷嚏、清涕多者，加五味子、乌梅各 6g，金樱子 15g；浊涕多者，加鱼腥草 15g，皂角刺 6g；头晕血虚者，加当归 12g；大便软烂、气短乏力者，加党参 15g。

【点评】本方可作为治疗各种慢性鼻炎、变态反应性鼻炎、血管运动性鼻炎、鼻窦炎的基本方，随症加减。要重视益气温阳药的应用。涕多者，宜注重用收摄精气之品。此外，药煎煮完毕，先用毛巾围住鼻与药罐趁热熏鼻 15 分钟，然后内服。

【验案】迟某某，女，46 岁，干部。2005 年 2 月 9 日初诊。患变态反应性鼻炎 7 年，每年冬春季节发作，直至初夏方缓解。近来鼻症加重。症为上午鼻症甚，头昏头重，鼻塞声重，喷嚏频频，清涕长流，胸闷，气短乏力，食欲欠佳，大便软烂，舌胖淡、边有齿痕，苔薄白，脉细弱。检查：鼻黏膜苍白水肿，下鼻甲肥大。西医诊断：变态反应性鼻炎；中医诊断：鼻鼽；证属阳气亏虚。治以温阳散寒，化浊止涕，煦鼻通窍法。处方：煦鼻通窍汤加五味子 6g，乌梅 6g，金樱子、党参各 15g。服 20 剂，鼻症除。检查：鼻黏膜淡红，水肿消失，下鼻甲肥大改善。遂进煦鼻通窍汤原方调治 40 天，鼻症未见复发。检查鼻腔恢复正常。1 年半后随访未复发。

七、过敏性鼻炎

过敏性鼻炎方（王德鉴）

【组成】方① 芪术汤：北黄芪 30g　白术 12g　防风 10g　党参 15g　茯苓 15g　甘草 8g　苍耳子 12g　辛夷花 12g　白芷 12g　杭菊 12g　木通 12g　　方② 碧云散（《医宗金鉴》方）：鹅不食草 12g　川芎 10g　细辛 6g　辛夷花 6g　青黛 3g

【功效】补肺固表，散风通窍。

【主治】过敏性鼻炎，属营卫不和，肺气虚寒者。症见以发作性鼻痒、鼻塞、喷嚏、流清水样鼻涕及鼻黏膜水肿、苍白、鼻甲肿大等。

【用法】方① 水煎服，每日 1 剂，早晚各服 1 次；方② 各药共研极细末，装瓶备用，每日 3~4 次涂入鼻中，每次 0.1g，涂药时，仰卧于床上，分别将药涂于两侧鼻腔，涂药时停止呼吸，以免将粉喷出或吸入。

【方解】北黄芪、白术、党参、茯苓温补肺气；配防风、白芷祛寒邪，固卫表；苍耳子、辛夷花、杭菊散风通窍；木通通利血脉，且《本经》谓其"通利九窍"；甘草健脾益肺，并调和诸药。诸药合用，共奏补肺固表，散风通窍之功。

【加减】见腰疼痛，手足冷者，加山茱萸 12g，熟附片 15g；血虚者，加何首乌 25g；头痛加川芎 10g，牛膝 15g；喘者加紫菀 12g，附子 15g。

【点评】碧云散为《医宗金鉴》方，有辛散风寒通鼻窍之作用。芪术汤为经验方，本方适用于营卫不和、肺气虚寒所引起的过敏性鼻炎。过敏性鼻炎病因较复杂，其治法不外补肺、健脾、温肾。本病内外兼治，其效尤著。涂碧云散后，即引起喷嚏流清涕，1 分钟内消失。应坚持上述内外治法，2 周后，开始见效。

【验案】张某某，男，25 岁。1987 年 10 月初诊。患过敏性鼻炎 2 年多，曾用抗过敏西药、维生素，并多次服食胎盘等疗效不显。每遇寒冷空气或刺激气体、粉尘，则阵发喷嚏，流清涕加剧，交替鼻塞，头痛，耳鸣，听力下降，夜间气喘。检查：鼻黏膜及鼻甲水肿，呈灰白色，无涕，脉细，舌质淡苔薄白。用芪术汤为主，配用碧云散涂鼻。服药及涂鼻 7 天，未见明显效果，按上方加熟附片又服 7 剂，仍配用碧云散。半个月后，症状基本消失，偶有流清涕打喷嚏，为巩固疗效，隔天服芪术汤，每天仍用碧云散，又 10 天而愈。

【简介】王德鉴，生于 1926 年，逝于 2006 年，广东台山人。幼承祖传医术，后在广东中医药专科学校学习5年，毕业后从医。中华中医药学会耳鼻喉科分会顾问，全国著名中医耳鼻喉科专家，广东省名中医，曾任广州中医药大学耳鼻喉科教研室主任。毕生致力于中医耳鼻喉科医疗、教学、科研工作，富于开拓精神，是中医耳鼻喉科学的创始人之一。20 世纪 80 年代他主编了全国高等医药院校规划教材《中医耳鼻喉科学》（第 4、5 版）、《中国医学百科全书——中医耳鼻喉口腔科学》、《中医耳鼻咽喉口腔科学》等著作。

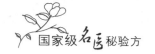

原通信地址：广州市机场路12号，广州中医药大学　　邮编：510405

八、神经性耳鸣

聪耳止晕汤（谢强）

【组成】磁石20g　五味子6g　益智仁6g　骨碎补12g　炙黄芪12g　葛根12g　黄精12g　三七粉3g　钩藤6g　竹茹6g　石菖蒲3g（做药引）

【功效】益肾聪耳，益志宁神，息鸣止晕。

【主治】神经性耳鸣，感音神经性耳聋，混合性耳聋，突发性耳聋，梅尼埃病，属精气不足型。症见时有耳鸣，耳聋，眩晕，健忘，食纳差，神疲乏力，腰膝酸软等；苔薄或腻，脉细或弦。

【用法】水煎服，每日1剂，早晚各服1次。

【方解】方中君用磁石潜阳益阴，聪耳宁神，息鸣止晕；五味子补肾养心，益精安神；益智仁益阳固精，益志聪耳；骨碎补益肾聪耳；臣配黄芪、葛根、黄精、三七，升清益气，养血活血，助君药聪益耳窍；佐以钩藤、竹茹熄风除痰，清烦止呕，助君药靖耳宁神、息鸣止晕；使用石菖蒲上通耳窍之性，聪耳宁神，引诸药入耳窍，共达聪耳息鸣止晕之功效。

【加减】耳鸣眩晕甚、口苦咽干者，加菊花、桑叶、黄芩各10g；头困重、胸闷、呕恶者，加姜半夏10g，藿香梗6g；耳鸣、耳聋、眩晕日久，气血亏虚者，加当归、党参各15g；耳鸣、耳聋、眩晕日久，阳气亏虚者，加熟附片10g，党参15g。

【点评】本方可作为治疗耳鸣、耳聋、眩晕的基本方，随症加减。体虚者黄精、黄芪、葛根、骨碎补可重用；病初起风火痰甚者，则钩藤、竹茹、磁石可酌加。

【验案】陈某某，女，53岁，家务。2005年10月5日初诊。患眩晕4年，每年发作4~6次，近2日又复发眩晕。症为晨起眩晕心悸，耳鸣耳闭，恶心呕吐，身出冷汗，体重困倦，腹满便溏，苔白腻，脉略弦滑。检查：有感音神经性耳聋和水平性自发性眼震。西医诊断：梅尼埃病；中医诊断：耳眩晕，证属阳气亏虚、精气不足。治以益肾聪耳，益志宁神，息鸣止晕法。处方：聪耳止晕汤加熟附片10g，苍术10g，姜半夏10g。服5剂眩晕除。检查：未见水平性自发性眼震。继服20剂，体复大便成形。检查：听力恢复正常。遂进聪耳止晕汤原方调治1个月，神清气爽，耳聪无恙。1年后随访未复发。

男科疾病秘验方

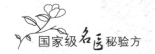

一、前 列 腺 病

1. 滋阴通利汤（任继学）

【组成】熟地 10g　龟板 20g　白芍 10g　威灵仙 15g　地肤子 10g　海金沙 15g　生牛膝 20g　瞿麦 15g　荔枝核 15g　通草 5g　炒麦冬 15g　炒皂刺 5g　官桂 10g

【功效】滋阴通利。

【主治】前列腺炎，属肾阴亏虚，热瘀互结者。症见尿频，尿急，尿有余沥，尿等待，尿失禁，尿分叉，尿线细，会阴胀痛，性功能减退，神情焦虑，毛发焦干，颜面绯红；舌质红，舌体胖大，苔薄黄，脉虚大。

【用法】水煎服，每日 1 剂，早晚各服 1 次。

【方解】方中熟地、龟板补肾滋阴，壮水制火，以培先天之本；金水相生，肝肾同源，白芍、麦冬养肝滋肺，以养肾阴；威灵仙祛风除湿，通络止痛，消痰散积；荔枝核理气散结；皂刺消瘀；海金沙、瞿麦、地肤子、通草清热利水渗湿，通利膀胱；官桂既助膀胱气化，又可引火归元；生牛膝引药直达病所。诸药合用，共奏滋阴通利之功。

【点评】淋浊不同，实为二证，浊出于精窍而淋出尿道。《素问·痿论》曰："思想无穷，所愿不得，意淫于外，入房太甚，宗筋弛纵，发为筋痿，及为白淫。"此浊证之本原也。病理上多由脾虚土不胜湿，升降失司，肺气焦满，治节无权，再加心肾不交，相火内动，精关不固，湿热之邪与败精互结于下，膀胱气化不利而成。任氏认为，本病虽云属虚，然不可骤进温补，所谓助阳过剂阴反灼，养死而不知悔，亦不可泥用八正之类。盖实火可以直折，而虚火则应壮其水主。诸药配合，法因证立，通以济塞，寓补于通利之中。

【验案】胡某某，男，47 岁，1987 年 8 月初诊。主诉尿频，尿急，尿有余沥1月。询知工作繁忙，长期精神紧张，有烟酒之好。1 个月前出现腰酸乏力，尿频尿急，尿有余沥，尿液混浊。经市医院化验前列腺液，确诊为"慢性前列腺炎"，给予"前列康片"口服，症状不见好转，烦躁不宁，忧心忡忡。现症状：腰酸乏力，头晕头涨，身倦怠言，尿频而急，尿线变细，尿有余沥，时有混浊尿，少腹坠胀刺痛，阳事不举，举而不坚，虚烦少寐，发落目眩。检查：神情焦虑，毛发焦干，颜面绯红。舌质红，舌体胖大，苔薄黄，脉虚大。体温正常，血压 20/12kPa。前列腺液：红细胞 3~5，白细胞20，卵磷脂小体 40%。诊断：前列腺炎，属肾阴亏虚，热瘀互结者。治法：滋阴通利。上方服 6 剂，尿频尿浊消失，余症均减轻，去官桂，续服 16 剂，并合用延龄长春丹 1 月，阳事复举，诸症俱平。嘱其调情志，远房帏，1 年后见之，言病未再作。

2. 固摄利尿汤（姚树锦）

【组成】益智仁 15g　桑螵蛸 15g　山茱萸 15g　五味子 10g　车前子 15g　泽泻 10g　白茅根 30g

【功效】益肾固摄，利尿通淋。

【主治】慢性前列腺病，属肾虚不固型。症见小便失约，尿频，尿后余沥不尽，或排尿不畅，小腹憋胀等；舌淡苔白或腻，脉弦滑或细弦。

【用法】水煎服，每日 1 剂，早晚各服 1 次。

【方解】方中益智仁、桑螵蛸摄纳缩尿；山茱萸、五味子补肾固涩；车前子、泽泻利水通淋；白茅根清热利尿。诸药合用，共奏益肾固摄，利尿通淋之功。

【加减】遗尿不能自控者，加生黄芪 60g，太子参 30g；尿灼尿痛者，加土茯苓 15g，滑石 10g，甘草 5g；尿液混浊者，加川草薢 10g；兼腰酸困痛者，加焦杜仲 15g，狗脊 15g，怀牛膝 15g。

【点评】本方可作为治疗中老年慢性前列腺炎或前列腺增生病的基础方，前 4 味收敛固涩，后 3 味利水通淋，止通并用，相反相成，并行不悖，屡用不爽。

【验案】王某某，男，70 岁。2004 年 12 月 12 日就诊。夜尿无数次，不到 1 小时即入厕，但尿量每次 50ml，查尿常规（-），伴有气短、浮肿；脉沉细，舌淡苔白。症属肾虚不固，治宜补肾利尿。方用固摄利尿汤加太子参 30g，每日 1 剂，水煎服。连服 7 剂后，夜尿 2 次，每次 300ml，告愈。

3. 加味利火汤（窦金发）

【组成】白术、石膏各 15g　大黄、黄连、知母、栀子、车前子、王不留行、刘寄奴、茯苓、枸杞子、乌药各 10g

【功效】泻火渗湿，疏利膀胱。

【主治】慢性前列腺炎急性发作，前列腺肥大增生合并炎症，属下焦湿热之癃闭、尿浊、淋证，以及妇科黑带、黄带、赤带等。

【用法】水煎服，每日 1 剂，早晚各服 1 次。

【方解】本方为《傅青主女科》利火汤加枸杞子、乌药而成，载于《傅青主女科·带下篇》"黑带"条下。傅氏谓："火盛之时，用不得依违之法，譬如救火之焚，而少为迁缓，则火势延燃，不尽不止。今用黄连、石膏、栀子、知母一派寒凉之品，入于大黄之中，则迅速扫除，而又得王不留行与刘寄奴之利湿甚急，则湿与热俱无停住之机；佐白术以辅土，茯苓以渗湿，车前以利水，则火退水进，便成既济之卦矣。"加枸杞子、乌药补肾精、疏膀胱。诸药合用，共奏泻火渗湿，疏利膀胱之功。

【加减】大便燥结者，加重大黄、栀子用量；小腹胀痛，会阴部坠甚者，加青皮、川楝子、炒橘核各 10g。

【点评】傅青主认为"黑带者，乃火热之极""火结于下而不炎于上"，而窦氏认为此切合前列腺炎病机，故宗以直折火势，待尿频、尿痛等急性症状消退，再滋养肝肾不迟。

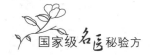

【验案】章某某，男，36岁，2002年2月经治，主诉罹前列腺炎历3年多，一直在专科治疗，尿频、尿急、尿痛直未了了，伴小腹胀痛，会阴部作坠，连接两大腿内侧拘急难变。曾多次做B超探测提示前列腺炎。舌红，苔粗白，脉沉紧。辨证为湿热蕴结下焦，膀胱气化不利，予本方泻火渗湿为先。旬日后诸种不适均减，越月余而告愈，后以知柏地黄丸巩固，谨嘱如傅青主指出的"节饮食，戒辛热之物"以防宿恙举发。

4. 三草安前汤（谭新华）

【组成】金钱草20g　益母草20g　鱼腥草20g　丹参10g　穿山甲5g（先煎）红藤10g　何首乌10g　延胡索10g　乳香10g　没药10g　白芍15g　女贞子10g甘草5g

【功效】清热利湿，行气活血。

【主治】慢性前列腺炎，属湿热下注型精浊。症见阴茎口常流米泔样或糊状浊物，茎中或痒或痛，少腹、下阴坠胀不适，尿道有灼热感，而尿色自清，舌红，苔薄黄，脉弦数。

【用法】水煎服，每日1剂，早晚各服1次。

【方解】方中三草为君，清下焦湿热，导膀胱瘀滞；丹参增清热解毒、活血化瘀之功为臣药；穿山甲达病所而疏经络；甘草和诸药而护阴。诸药合用，共奏清热利湿，行气活血之功。

【加减】苔腻腹胀、湿重于热，加佩兰、厚朴、白花蛇舌草（易鱼腥草）；苔黄便秘，热重于湿，加栀子、大黄；阴虚火旺，阳强血精，选加知母、黄柏、玄参、蒲黄、大蓟、小蓟、琥珀；坠胀疼痛，酿脓成痈，加红藤、败酱草（易益母草）、延胡索。

【点评】本方为谭新华治疗湿热下注型精浊经验方，重在清利，辅以补肾，标本兼顾。多年应用于临床，多获良效。下列医案患者，初诊时湿热为患，症状较重。用三草安前汤清利湿热，加上行气活血之药止痛，将标症缓解。复诊时，从本病肾虚、湿热、瘀滞三方面病理变化着手，用经验方，清热利湿，行气止痛，佐以补肾为法，标本兼顾而收功。

【验案】患者，男，32岁。2005年9月28日就诊。患者小腹坠胀不适半年余，加重7天。食辛辣发物诱发。就诊时患者小腹、会阴处坠胀不适，尿道灼热感。前列腺液常规示：卵磷脂小体（＋），白细胞（＋＋），脓球0~3/HP。肛门指检示：前列腺大小正常，质地正常。曾用西药治疗效果不佳。舌质红，苔薄黄，脉弦数。证属湿热下注型精浊（慢性前列腺炎）。此乃患者嗜食辛辣肥甘厚味，伤及脾胃，脾胃运化不利，湿热内生，注于下焦，蕴于精室。湿阻气机，气滞血瘀，故见小腹、下阴坠胀不适；热灼尿道，故尿道有灼热感；舌红，苔薄黄，脉弦数，一派湿热之象。法拟清热利湿，行气活血。拟三草安前汤。处方：金钱草20g，益母草20g，鱼腥草20g，丹参10g，穿山甲5g（先煎），红藤10g，何首乌10g，延胡索10g，乳香10g，没药10g，白芍15g，女贞子10g，甘草5g。每日1剂，水煎服，分2

次服。服药 12 剂后，患者尿道灼热感消失，小腹坠胀有所好转，患者时感疲乏。以清热利湿，行气止痛，佐以补肾为法。处方：黄芪 20g，白术 15g，茯苓 15g，三七粉 6g，乌药 10g，蒲黄 10g（包），五灵脂 10g（包），附片 15g，甘草 6g。水煎服，日 1 剂。服药 7 剂后，患者诸症渐消。嘱服宁泌素 1 个疗程，巩固疗效。

【简介】谭新华，生于 1936 年，湖南炎陵人。湖南中医药大学附一院中医外科主任医师、教授、博士生导师。曾任中华中医药学会外科学会委员，湖南中医药学会副理事长，中国蛇协名誉会长，为湖南省名中医。从事中医医疗、教学、科研工作 50 余年，衷中参西、学验俱丰，在中医外科外治法、皮肤病、男性病、蛇伤防治等方面有独到研究。

通信地址：湖南省长沙市韶山中路 113 号，湖南中医药大学　邮编：410007

5. 前炎清方（谭新华）

【组成】黄芪 20g　女贞子 15g　旱莲草 15g　萆薢 15g　车前草 10g　虎杖 15g　黄柏 15g　红藤 10g　乌药 10g　菟丝子 10g　枸杞子 10g　益母草 10g　露蜂房 10g　甘草 6g　丹参 10g　石菖蒲 10g

【功效】益气养阴，利湿导浊，通瘀止痛。

【主治】前列腺炎，属肾虚湿热瘀滞型精浊。症见腰膝酸软，头晕眼花，失眠多梦，遗精或血精，尿频、尿急、尿痛，尿有灼热感，排尿或大便时尿道口有白浊溢出，或有血尿，会阴、腰骶、睾丸坠胀疼痛等。

【用法】水煎服，每日 1 剂，早晚各服 1 次。

【方解】本方取女贞子、旱莲草（二至丸）功善滋阴补肾，仿萆薢分清之意，选萆薢以分清浊，三药滋阴、泄浊以为君药；久病之体，单用二至丸仍嫌其力薄，故又选菟丝子、枸杞子善补肾固精以辅之；虎杖、黄柏之苦寒，车前草之利湿热，协萆薢以清下焦之湿热而坚阴；丹参、红藤补血、活血以去瘀滞，共为辅君之臣药；病久气弱，是以再选黄芪、甘草益气调中作为佐药；膀胱乃州都之官，气化则能出焉，故用石菖蒲行气通溺窍以为使药。全方治本而兼顾其标，治标而不忘固本，共奏补肾固精，泄浊化瘀之功，用以治疗肾虚湿热挟瘀型的慢性前列腺炎。

【加减】湿热久蕴证，去菟丝子、枸杞子，加苍术、滑石、龙胆草等；阴虚火旺证，加益母草、知母、生地等；会阴隐痛，腰骶酸软，可加用龟板、牛膝等滋肾补阴之品；气血瘀滞证，加延胡索、泽兰、赤芍、桃仁、红花、川楝子、青皮等入方；心脾两虚型，加酸枣仁、浮小麦。

【点评】本方为谭氏治疗慢性前列腺炎基本方，针对慢性前列腺炎虚实夹杂、证型兼夹之病机特点，集扶正固本、利湿泄浊、理气止痛、活血化瘀、软坚散结等诸法而设，临床应用多年，疗效满意。

下列医案患者，属肾虚、湿热、瘀滞相兼为患，致使病情复杂，难以速愈。其中肾虚精关不固为发病之本，而湿热蕴结、气血瘀滞为致病之标。谭氏临证以清热利湿、补气行气、佐以补肾为治法。前后两方虽用药有所不同，但紧扣病机，故收效均佳。

【验案】患者，男，38 岁。2005 年 6 月 8 日就诊。患者近 2 年来少腹、腹股沟处坠胀不适。既往有急性前列腺炎。到当地医院就诊，多次使用抗生素（具体不详）治疗，病情反复。就诊时患者少腹、腹股沟处坠胀不适，腰部隐隐作痛。肛门指检示：前列腺大小正常，有轻压痛。患者性功能下降，常感疲乏无力。舌淡红，苔白腻，脉弦细。证属气虚湿阻精浊（慢性前列腺炎）。此为患者患"热淋"治疗不彻底，湿热余毒未清，蕴于精室，日久致肾元亏虚，气化无力。湿浊阻滞下焦，故见少腹、下阴部坠胀不适；肾气虚损，则腰部隐隐作痛，性功能下降，疲乏无力；舌淡红，苔白腻，脉弦细，为气虚湿阻之象。法拟清热利湿，补气行气。拟前炎清方：黄芪 20g，女贞子 15g，旱莲草 15g，萆薢 15g，车前草 10g，虎杖 15g，黄柏 15g，红藤 10g，乌药 10g，菟丝子 10g，枸杞子 10g，益母草 10g，露蜂房 10g，甘草 6g。每日 1 剂，水煎，分2次服。服药 7 剂后，患者少腹、腹股沟处坠胀不适感明显改善。仍以清热利湿，补气行气之法，佐以补肾。药用黄芪 20g，茯苓 15g，杜仲 15g，菟丝子 15g，枸杞子 15g，白芍 10g，乌药 6g，石菖蒲 10g，蒲黄 10g（包），五灵脂 8g（包），延胡索6g，鱼腥草 20g，甘草 5g。每日 1 剂，水煎，分 2 次服。服药 7 剂，患者腰痛消失，性功能恢复正常，少腹及腹股沟处偶有胀感。嘱服前列解毒胶囊 1 月，巩固疗效。随访半年，患者无不适感。

6. 草菟汤（徐福松）

【组成】粉萆薢 15g　菟丝子 10g　茯苓 15g　车前子 15g　泽泻 10g　牡蛎 20g　枸杞子 15g　续断 10g　山药 20g　沙苑子10g　丹参 20g　石菖蒲 3g　黄柏 6g　甘草 3g

【功效】补肾利湿。

【主治】慢性前列腺炎，属本虚标实者。症见尿频或总有尿意，轻微尿痛，尿道口疼痛，尿道偶有溢出白色黏液；下腹部隐痛，阴部或睾丸疼痛或不适，性功能异常等。

【用法】水煎服，每日 1 剂，早晚各服 1 次。

【方解】本方据程钟龄《医学心语》萆薢分清饮、菟丝子丸之意加减创立。方中萆薢、菟丝子具治湿不伤阴，补阴而不腻湿之功；茯苓、车前子、泽泻、牡蛎能渗利导湿，分清去浊；续断、山药、沙苑子、枸杞子具益肾填精，滋阴和阳之妙；丹参能活血通络，祛瘀生新；石菖蒲豁痰开窍；黄柏清泄湿火、相火；甘草梢和中解毒而引诸药直达下焦。诸药合用，共奏补肾利湿之功。

【点评】草菟汤具益肾、导湿、化瘀、豁痰、清火等功效。全方配伍周密精当，除用治疗慢性前列腺炎外，还用于男性免疫性不育、精索静脉曲张、阳痿、遗精、前列腺增生等，皆有良效。

【验案】宣某某，男，36 岁，1995 年 3 月 15 日初诊。患者 3 年来常会阴部不舒，经直肠指诊检查及前列腺液化验，诊断为慢性前列腺炎。屡进中西药物鲜效，近半年来病情加重，且伴性功能减退。刻诊：会阴及少腹胀痛，尿末时带白浊，性欲虽强，但阳物勃起不能如愿，不耐疲劳，肢倦乏力，舌质红、少苔、根黄腻，脉细弦。前列腺液化验：红细胞（+），白细胞（++），脓细胞少量；直肠指检：前列腺肿大，疼痛。证属本虚标实，其虚在肾，其实责之湿浊下注，治宜补肾导浊为主。药用：粉草薢 15g，菟丝子 10g，茯苓 15g，山药 20g，泽泻 10g，车前子 15g（包），煅龙牡 20g（先入），丹参 20g，熟地 10g，山茱萸 15g，五味子 10g，龟板 20g（先入），黄精 10g，枸杞子 15g，上方加减，稍事出入，服 90 余剂，痊愈。

【简介】徐福松，生于 1940 年，江苏江阴人，从师许履和教授习外科。任南京中医药大学教授、主任医师，华东地区男性学专业分会副主任委员。临证 40 余载，学验俱丰，以中医外科及男性专科为其专业特长，造诣良深，不仅善治疮疡、乳房病、外科杂病，并对男子不育症、男子性功能障碍、前列腺疾病、泌尿系感染、结石等尤为擅长。

通信地址：南京市汉中路 155 号，南京中医药大学附属医院　邮编：210005

7. 通癃汤（梁乃津）

【组成】王不留行 15g　淫羊藿 15g　怀牛膝 15g　黄芪 60g　穿山甲 10g　生大黄 10g

【功效】祛瘀通络，益气通癃。

【主治】前列腺增生症，属气虚瘀阻者。症见排尿困难，小便量少，点滴而出，甚则小便闭塞不通，伴小腹坠胀不适。

【用法】水煎服，每日 1 剂，早晚各服 1 次。

【方解】本方以王不留行、穿山甲、淫羊藿等补肾活血通窍为君；黄芪益气助活血通窍为臣；佐以生大黄清热除湿通瘀；怀牛膝导诸药下行，直达病所为使。共奏祛瘀通络，益气通癃之功效。

【加减】如伴阳虚，加附子、肉桂以助阳化气；湿热盛，加知母、黄柏、车前子、木通、白花蛇舌草以清利湿热；瘀血重，加蜈蚣、琥珀末、桃仁以活血化瘀通窍；消痰散结，加猫爪草、山慈菇等。

【点评】在治疗本病的过程中，梁氏认为要注意三个问题。一是补气：气虚当补气，以黄芪为首选，该药入肺、脾二经，《本草逢源》谓其能"补肾中之气不足"，三脏兼顾，颇切合本病病机，而且重用，一般 60g 以上，力专效宏，直达下焦，鼓动真气运行，协同诸药治疗。二是通窍：本病为慢性病，败精痰瘀凝结下焦，造成窍道阻塞，一般活血化瘀药很难奏效，必用虫类活血药，取其性行散，善于走窜能直达病所，可用蜈蚣、水蛭、土鳖虫、穿山甲等。三是湿热蕴结的清除：用于气虚导致痰瘀阻结下焦，蕴积日久，必内生湿热，湿热不除，瘀结难解，窍道难通，数者互为因果，因此，治疗本病应加消热除湿之品，大黄性味苦寒，苦胜湿而寒胜热，能荡涤下焦蕴结之湿热，且具有活血通络散郁之功，最适宜用于本病治疗。

【验案】谢某，71 岁，1992 年 11 月 10 日初诊。患者1年前出现尿频、夜尿增多症状，此后渐感排尿不畅，尿后余沥。近周症状加重，滴沥不尽，伴头晕、畏冷、腰膝酸软。刻诊：面色淡白，肢凉，夜间口干，舌质淡红有齿痕、苔薄白润，脉沉细尺弦。直肠指诊：前列腺Ⅱ度肿大，质较硬，中央沟消失，表面光滑有

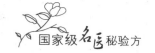

压痛。西医诊断：前列腺增生症。中医诊断：癃闭，证属脾肾两虚，湿热内蕴，治以益气温阳，清热祛瘀通络。处方：黄芪 60g，王不留行 15g，菟丝子 15g，怀牛膝 15g，穿山甲 15g（先煎），淫羊藿 15g，肉桂 3g，生大黄 10g，熟附片 10g，蜈蚣 2 条。服 3 剂后排尿困难明显减轻，继服 7 剂，症状基本消失，尿线已变粗。依上方加减连服 21 剂，排尿已畅通，精神转好，已无头晕，畏冷减轻。

【简介】梁乃津，广东海南人，生于1915年，广州中医药大学教授，内经学博士研究生导师。曾任广东中医院院长，广东中医学会会长。从事中医临床、教育工作 60 年，熟悉中医典籍，临床经验丰富，擅长内、儿、妇科，尤其是对心血管、消化疾病的治疗，得心应手，享誉一方。

通信地址：广州市机场路 12 号，广州中医药大学　邮编：510405

8. 宣导通闭汤（查玉明）

【组成】黄芪 15g　车前子 30g　甘草 20g　升麻 7.5g　怀牛膝 25g　淫羊藿 15g　滑石 25g

【功效】益气升清，利水通闭。

【主治】老年前列腺肥大，属肾气不充，失于温煦气化者。症见夜尿频繁，或尿流率减少，出现排尿无力，尿线细，分叉，尿不干净等。

【用法】水煎服，每日 1 剂，早晚各服 1 次。

【方解】方中黄芪为君，升气补中，助阳化气，车前子主气癃，利水道，两药一升一降，下走膀胱以行水；甘草补三焦元气，可升可降，助气化通其闭塞为佐；升麻上行，气升则水降；牛膝下行，活血通脉，以助升降之机；淫羊藿主阴痿，茎中痛，利小便，益气力；配滑石利窍，能行上下表里之湿，尿道涩痛可除。全方补气力专，升举元气，化气行水，使小便通利。

【加减】若大便秘结，加肉苁蓉 20g；尿道涩痛，加蒲公英 25g，木通 10g；咳喘，加杏仁 5g，细辛 5g。

【点评】老年前列腺肥大，起病缓慢，逐渐加重，主要表现为排尿功能障碍，尿路感染和慢性肾功能不全。对此，中医学认为，多由脏腑虚衰，无以助阳通窍，肾气不足，阴无以化，开阖失调，则小便不利。本方系由《医林改错》黄芪甘草汤化裁加味而成。立意不是单纯利尿，功在上开肺气，以司肃降；升举中气，以升清降浊，上气升，则下窍自通，乃下病上取之法，每多奏效。凡症见小腹坠胀，时欲小便而不得出，或量少而不爽利，或小便不能控制，时有夜间遗尿，神疲倦怠等可选用本方。

【验案】孙某，男，68 岁。2 年来小便排出无力，尿后余沥，每逢寒凉，排尿困难，小溲点滴而下，小腹胀满。曾去医院检查，诊为前列腺肥大。每次发作，必去医院导尿方缓解。近 3 天尿少，溺不得出，尿道涩痛，小腹膨胀，腰膝酸软，神疲，表情痛苦，舌润，质暗，舌下络脉色紫，脉沉缓而细，此乃年老多虚之体，阳虚于内，肾气不充，不能温煦气化，导致小便不利，拟用宣导通闭汤，服用3剂小溲通利，尿量逐增，小腹胀急消失。继服 3 剂，诸症悉平。随访 1 年，未见复发。

二、阳 痿

振阳起痿汤（吴光烈）

【组成】川蜈蚣 3 条　肉桂 4.5g　洋参 6g　川芎 9g　仙茅 15g

【功效】调畅气血。

【主治】阳痿证，属气血凝滞，阴茎失养者。症见阴茎不能勃起、勃起不坚或坚而不持久，以致不能不能圆满进行正常的性生活等。

【用法】先将蜈蚣、肉桂研末备用；洋参、川芎、仙茅三药合煎，取汁300ml，合雄鸡炖烂熟；兑入蜈蚣、肉桂伴匀服，每 2～3 天服 1 剂，以临卧时为佳。

【方解】方中蜈蚣辛温走窜之力最为迅速，内而脏腑，外而经络，无所不到，凡气血凝聚之处皆能用，能调畅气血，疏通经络；川芎味薄气雄，性最疏通，走而不守，且能补五劳，壮筋骨，肉桂温通血脉，鼓舞气血，祛除寒滞，二药协同蜈蚣发挥更大的走窜作用；更辅以仙茅益阴道，填精髓，助房事，为补阳温肾之要药；洋参大补元气，养阴生津，与温热药配伍，可免除伤阴之弊。诸药合用，共奏辛温走窜以调畅气血，补肾填精，养阴生津之功。

【加减】腰膝酸软，加杜仲、牛膝；头目眩晕，加山茱萸、甘枸杞子；夜寐不宁，加酸枣仁、茯神；小便热赤，加知母、黄柏；四肢不温，加附子、干姜；梦遗失精，加芡实、莲须。

【点评】本方辛温走窜以调畅气血，补肾填精，使气血充盛，肾精得养，阴茎得荣，从而达到阴茎勃起之疗效。然吴氏强调，治疗阳痿除服药外，更重要的是常须注意开导工作，以解除患者不必要的思想顾虑，对缩短疗程具有重要的指导意义。此方问世，解决了不少夫妻不睦的痛苦。对老年天禀赋已尽而阴茎不举者应用此方无效，应谨而慎之。

【验案】黄某，23 岁，未婚。患者少时有手淫史，每次须达射精而后快。初不为意，也无自觉症状。近 1 年来发现阴茎痿软不举，曾到某医院男科治疗，服过温补肾阳之中药及西药甲睾酮片半年，未见获效，婚期又在即，焦虑万分而求治于吴氏。症见营养中等，眠食如常，唯腰膝酸软，四末不温而已。舌质淡红，苔薄而白，脉沉缓。证属气血凝滞，阴茎失养，治宜辛温走窜，以调畅气血。方用自拟振阳起痿汤加杜仲、牛膝、附子、干姜合雄鸡炖服，每 3 天服 1 剂，连服 15 剂而收全功。已婚，性生活正常，育一女。

【简介】吴光烈，生于 1925 年，福建南安人，出身六代中医世家。是福建省著名老中医，现任福建省南安市中医院名誉院长、主任中医师。从医 60 余载，学识渊博，经验丰富，在海内外享有盛誉，擅治内科杂症，对妇科也有较深造诣。

通信地址：福建省南安市溪美镇新华路 128 号，南安市中医院　邮编：362300

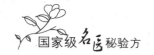

三、不 育 症

1. 益精汤（吕绍光）

【组成】植物花粉 15g　紫河车 15g　黄精 15g　何首乌 15g　熟地黄 15g　仙茅 10g　巴戟天 10g　淫羊藿 10g　黄柏 10g　红藤 15g

【功效】补肾益精。

【主治】少精症、弱精症、排卵功能障碍等不孕育症，属肾虚精亏者。症见婚后日久不孕，男性精液过少，或精液化验精子密度、成活率、活动力均降低者；女性排卵障碍，除不孕之外，常伴月经失调、闭经、多毛、肥胖等。

【方解】方中植物花粉为君，仿五子衍宗丸之意，寓"开花结果"，补肾益精；紫河车、黄精、何首乌、熟地黄等滋肾养血益精；仙茅、巴戟天、淫羊藿，温肾益气；黄柏、红藤清热利湿。全方阴阳双补，补中兼清，寒热平调，共奏补肾益精之效。

【加减】气虚者，加党参 30g，黄芪 30g；血虚者，加当归 10g，枸杞子 15g；精液不液化者，加生地黄 15g，玄参 15g；脓精者，加金银花 15g，蒲公英 15g；输卵管不通者，加王不留行 15g，路路通 15g；血瘀者，加三棱 15g，莪术 15g。

【点评】本方作为治疗不孕育症基本方。以此方为基础随症灵活加减，取得一定疗效。于 1991 年至 1994 年 9 月以本方为基础的龙马合剂治疗 76 例不育症，总有效率达 78%（刊《海峡药学》1995 年第 7 卷第 3 期第 98 页）；1996 年 2 月以本方为基础研制出医院院内制剂龙马胶囊治疗不育症，总有效率为 65%（刊《福建医药杂志》1996 年第 18 卷第 5 期第 1～3 页）。该项研究，于 1998 年获福建省医药卫生科技进步二等奖，于 1999 年获福建省科学技术进步三等奖。

【简介】吕绍光，生于 1946 年，福建建瓯人。中医临床学家，福建医科大学省立临床医学院主任医师、中医教研室主任，中国中西医结合学会理事，福建省中医药学会常务理事、糖尿病分会副主任委员，福建省中西医结合学会妇产科分会副主任委员。专业方向包括：内科内分泌（糖尿病、甲状腺病）；妇科内分泌（月经不调、不孕症）；男科内分泌（不育症）等。撰写论文 30 多篇，获有 4 项科技成果奖。

通信地址：福建省福州市东街134号，福建省立医院　邮编：350001

2. 补阴地黄汤（徐福松）

【组成】生地 10g　熟地 10g　丹皮 10g　山茱萸 10g　枸杞子 10g　黄精 10g　山药 10g　知母 10g　茯苓 10g　生鳖甲 30g　生牡蛎 30g　瘪桃干 15g　碧玉散 15g

【功效】滋补肝肾，育阴泻火。

【主治】男子免疫性不育症，属肝肾亏虚型。症见多有房劳过度，性欲亢进或性生殖器损伤或感染史，伴午后潮热，五心烦热，口渴喜饮，腰酸膝软，尿黄便秘，夜寐盗汗，舌红少苔，脉细弦。

【用法】水煎服，每日 1 剂，早晚各服 1 次。

【方解】本方由补阴丸、六味地黄汤化裁而成。方中熟地、山茱萸、枸杞子、黄精滋补肝肾；山药、茯苓健脾渗湿，化源肾精；生地、生鳖甲、生牡蛎育阴潜阳，清泻虚火；碧玉散清利湿热；瘪桃干活血逐瘀。诸药合用，共奏滋补肝肾，育阴泻火之功。

【点评】徐氏认为，免疫性男子不育病有虚实之别，其虚因于脏气不足，其实起源湿热、痰浊、瘀毒等邪内扰。病位首在肝肾，次在脾肺。临证中"补虚"则补益阴阳气血，以填养精室，增强机体抗病能力，稳定调节免疫功能；"泻实"可消除破坏免疫平衡诸多因素，清理生精之所，畅达输精之道，使抗体消失，施精成孕。故本方补泻兼实，临床效果满意。

【验案】张某某，35 岁。1994 年 9 月 6 日初诊。自述婚后 3 年不育，夫妻同居，性生活正常。女方妇检等未见异常。精液检查在正常范围，血清抗精子抗体阳性。刻诊：精神萎靡，头晕目涩，时有耳鸣，口干欲饮，腰膝酸软、溲黄，舌红苔少，脉细数。证属肝肾阴虚，虚火内扰。治宜滋阴降火：以上方药加减，治疗 4 个月后，复查精液常规，血清抗精子抗体 2 次均正常，以此巩固 2 个月，其妻受孕。

3. 温肾益精汤（罗元恺）

【组成】炮天雄 6~9g　熟地 20g　菟丝子 20g　怀牛膝 20g　枸杞子 20g　炙甘草 6g　淫羊藿 10g

【功效】温肾益精。

【主治】不育症，属肾虚精绝者。症见非女方原因婚后日久不孕，或孕后多次流产，男方精液检查，多见精子计数、活动率均下降，畸形精子率增加，液化时间延长等。

【用法】水煎服，每日 1 剂，早晚各服 1 次。

【方解】方中炮天雄、淫羊藿温肾壮阳；熟地、枸杞子、菟丝子、怀牛膝，滋阴养肝，平补肝肾；炙甘草，调和诸药。诸药配合，平补阴阳，温肾益肝，填精育嗣。

【点评】本方为罗氏经验秘方，药味不多，但功专力宏，用之对症，多能取效。从临床观察，对阳虚者用之尤宜。因方中阴阳并调，多服、久服无伤阴化火之弊，故可久服。对于因炎症所致不育者，当先行"消炎"，否则一味温补，往往徒劳无功。

【验案】方某某，男，30 岁。1986 年 1 月初诊。结婚 3 年多，爱人曾怀孕 2 次，但均于 2 个月左右自然流产。女方曾行妇科检查未发现异常，且月经周期及经量等均正常，基础体温双相，输卵管造影检查亦通畅，也无其他全身性疾病。男方精液常规示：精子计数仅 800 万／ml，活动率 40%，畸形精子达 43%，液化时间为 7.5 小时。患者平素体疲易乏，时有遗精，伴睡眠欠佳，晨起口苦等症，舌淡胖，苔薄白，脉细略弦。因之元气虚衰，肾精不健，所以虽能得以身孕，但胎元难寿，子嗣无望，治当滋补肾气。处方：熟地 20g，淫羊藿 10g，枸杞子

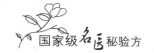

15g，肉苁蓉 20g，党参 25g，菟丝子 20g，山茱萸 15g，白术 15g，炙甘草 6g。同时服市售滋肾育胎丸，每天 2 次，每次 5g，并嘱其节制房事。上方连续服用 3 个月后，复查精液常规，精子计数已提高到 7500 万 / ml，但活动率仍滞于 40%。在上法治疗同时，加服吉林参，每天炖服 6g，15 天为 1 个疗程，服完 1 疗程后，停服 10 天，再行第 2 疗程。治疗半月后，除精神明显好转外，精液检查精子数已达 9000 万 / ml，活动率提高至 50%，畸形精子率降至 10%。继以上法治疗子 1 个半月，复查精液常规：正常。继治半年左右，其妻于 1987 年 3 月再次怀孕，当顾护胎元，以防流产，嘱其妻连服寿胎丸合四君子汤加减。及至 1988 年 1 月足月顺产一男婴，母子康健。

【简介】罗元恺，生于 1914 年，逝于 1995 年，广东南海人。曾任中华全国中医学会妇科委员会副主任委员。广东省中医院"九大学术流派"中一大流派的代表，学术造诣颇深，从事中医医疗、教学、研究工作 50 余年，长于内、儿、妇科，尤精于妇科。对许多常见病及疑难病的诊治有独到的经验。曾先后赴泰国、马来西亚、新加坡、中国香港等地做学术交流。

原通信地址：广州市越秀区天德路 111 号，广州中医药大学附属广东省中医院

邮政编码：510120

4. 韭子五子丸（谢海洲）

【组成】狗肾 1 具　韭菜籽 15g　蛇床子 10g　五味子 10g　菟丝子 30g　补骨脂 12g　桑螵蛸 30g　覆盆子 15g　生山药 15g　车前子 9g　盐炒知母 9g　盐炒黄柏 9g　全当归 12g

【功效】温肾壮阳，益阴填精，清热利湿。

【主治】不育症，属肾虚精亏，兼湿热者。症见婚后日久不孕，或阳痿早泄，腰酸疼痛，神疲乏力等。

【用法】水煎服，每日 1 剂，早晚各服 1 次。

【方解】本方仿"五子衍宗"之意，以菟丝子、覆盆子、五味子补肾育嗣，车前子利湿热；加狗肾、韭菜籽、补骨脂温补肾阳；桑螵蛸固精气；生山药盖脾阴；全当归养血和血；蛇床子助车前子利湿热；知母、黄柏坚阴利湿。诸药合用，共奏补肾利湿之功。

【验案】杨某，男，34 岁。婚后 10 年无子。症见阳痿早泄，腰酸疼痛，神疲乏力。舌质胖嫩而有齿印，脉虚无力尺部尤甚。精液检查示：精子成活率仅 10% ~ 20%。证属肾阳衰微，阴精亏耗。处以上方，服 60 剂后，阳痿早泄已除，精神亦见好转，脉象渐趋有力，精子成活率增至 70%。原方更加熟地、白芍、山茱萸等，以宏养阴益精之力。继进 30 剂，后又去知柏，入羌活、益母草、丹皮、川芎，更进 20 剂。前后共进 110 剂，诸症悉除，精子成活率达 80% ~ 90%。次年其爱人得以妊娠，至期顺产一子。

5.加味七子衍宗汤（方惠玲）

【组成】甘枸杞子 12g　覆盆子 9g　菟丝子 9g　车前子 12g　五味子 4.5g　肉苁蓉 9g　鹿角胶 9g　全当归 9g　何首乌 9g　山茱萸 9g　补骨脂 9g　续断 9g

【功效】补肾益精。

【主治】男性不育症，属肾虚精亏者。症见精液异常和性生活障碍，如阳痿、早泄、性交不射精、梦遗，或有慢性前列腺炎、精囊炎及精索静脉曲张等。

【用法】水煎服，每日 1 剂，早晚各服 1 次，连续服用 3 个月为 1 个疗程。

【方解】本方仿"五子衍宗"之意，以菟丝子、覆盆子、五味子、枸杞子补肾育嗣，车前子利湿热；加肉苁蓉、鹿角胶、补骨脂、续断温补肾阳而益精；山茱萸滋肾益精；全当归、何首乌养血和血。诸药合用，共奏补肾益精之功。

【加减】若阴虚者，加白芍、黄柏、丹皮，去补骨脂、鹿角胶、山茱萸；若阳虚者，加巴戟天、淫羊藿、熟附子，去何首乌、五味子、全当归；不排精者，加虎杖、炮穿山甲，另以蛤蚧去头足，研粉，早晚各吞服 3g。

【点评】男性不育症是一种较为难治的疾病，其常见的病因多为精液异常和性生活障碍，或有慢性前列腺炎、精囊炎及精索静脉曲张等。方氏近几年来，采用"加味七子衍宗汤"，其意在于滋补肝肾，补养精血，使肾气旺盛，两精相合，则能生育。治疗 385 例男性不育者，服药 1～6 个月后，主要症状消失，女均妊娠。临床资料：本组病例中年龄最小的 25 岁，最大的 42 岁；结婚 3～5 年 267 例，6～8年 48 例，8 年以上 43 例；精子存活率每精子计数皆低于正常值，其中精子存活率15%～30% 123 例，31%～50% 235 例；精子计数 4 500万/ml 238 例，低于 3 000万/ml 118 例，无精子 2 例；伴头昏乏力、腰膝酸软者 232 例，失眠者 25 例，阳痿者 23 例，其他无明显不适者 18 例。

【简介】方惠玲，副主任医师，福建省厦门市思明区中医妇科门诊部妇科主任。曾师从中国近代著名不孕症专家林心铿，擅于治疗女性不孕、男性不育等多种疑难杂症。

通信地址：福建省厦门市思明路 325 号，福建省厦门市思明区中医妇科门诊部

邮编：361005

四、男性乳房肥大症

乳病Ⅲ号方（李廷冠）

【组成】生地黄 15g　沙参 12g　麦冬 12g　枸杞子 10g　川楝子 12g　丹参 15g　玄参 15g　浙川贝母 10g　生牡蛎 30g　海藻 15g　昆布 15g　甘草 5g

【功效】滋补肝肾，理气活血，化痰散结。

【主治】男性乳房肥大症，属肝肾阴虚者。症见男性一侧或双侧乳房肥大，乳

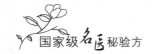

晕区出现扁圆形肿块，疼痛或压痛，伴有口苦咽干，心烦易怒，失眠多梦，头晕耳鸣，腰腿酸软，舌红少苔，脉弦细或细数等。

【用法】水煎服，每日 1 剂，早晚各服 1 次。

【方解】方中生地黄、沙参、麦冬、枸杞子滋补肝肾，滋水涵木；川楝子疏肝清热，理气止痛；生牡蛎、浙川贝母、玄参清热消痰，软坚散结；海藻、昆布咸寒，化痰散结；丹参活血散瘀，消肿止痛；甘草调和诸药，并增强海藻化痰散结之力。诸药为伍，共奏滋补肝肾，理气活血，化痰散结之功。

【加减】乳房疼痛明显者，加郁金、玄胡各 10g；失眠多梦者，加酸枣仁 12g，远志 10g；胃纳不佳者，加鸡内金 10g，麦芽 15g；肿块坚硬者，加三棱、莪术各 10g。

【点评】男性乳房肥大症，亦称男性乳房发育异常症，属中医学"乳病"范畴。中医学认为本病主要病因病机是肝郁气滞、气滞血瘀、气阻痰凝、痰瘀互结。男子乳头属肝，乳房属肾。《外科正宗》曰："男子乳节与妇发微异，女损肝胃，男损肝肾，盖怒火房欲过度，以此肝虚血燥，肾虚精怯，血脉不得上行，肝经无以荣养，遂结肿痛。"肝肾阴虚，虚火自炎，炼液为痰，痰火互结，聚于乳络，可发为本病。本方为补阴之剂，具有滋补肝肾，理气活血，化痰散结之功，用于乳病之肝肾阴虚证者，每获良效。但对于病程长久，乳房过大，肿块坚硬者，难能速效。若患者因乳房过大影响美观，或肿块坚硬而恐有瘤变者，应予考虑手术治疗。

【验案】患者，男，71 岁，1999 年 9 月 21 日初诊。右侧乳房增大，乳晕部肿块疼痛、压痛 2 月余，因惧怕手术治疗而转中医治疗。伴口苦咽干，心烦易怒，失眠多梦，头晕耳鸣，腰腿酸软，胃纳衰少，大便干结。查体：患者形体较瘦。右侧乳房稍增大，乳晕皮肤黯黑，皮下触及一约 3cm×3cm 扁圆形肿块，质地韧硬，边界清楚，推之可动，轻度压痛。舌质红，少苔，脉弦略数。诊断：乳病（男性乳房肥大症、男性乳房异常发育症），证属肝肾阴虚证（型）。治以滋补肝肾、化痰散结为法。方用乳病Ⅲ号方加减：生地黄 15g，北沙参 12g，麦门冬 12g，枸杞子 10g，川楝子 12g，丹参 15g，玄参 15g，生牡蛎 30g，浙川贝母 10g，海藻 15g，昆布 15g，鸡内金 10g，麦芽 12g，甘草 5g。每日 1 剂。连服 12 剂。10 月 2 日复诊，乳晕部肿块缩小，疼痛消失，余症好转。按原方去鸡内金、麦芽，又进 7 剂。10 月 9 日再诊，乳块缩小 1/2 以上，疼痛消失，余症好转。再按原 10 月 2 日方复进 12 剂。10 月 21 日复诊，乳房外形基本恢复原形，乳晕肿块完全消散，疼痛消失而告愈。停药随访半年未见复发。